科学出版社"十四五"普通高等教育本科规划教材

# 中西医结合妇产科学

主　编　俞超芹　赵瑞华

主　审　石一复

科　学　出　版　社

北　京

# 内 容 简 介

本书是科学出版社"十四五"普通高等教育本科规划教材之一,是一部系统介绍中西医结合妇产科基础理论与专业知识的教科书。本书共设 18 章,涵盖了妇产科学中西医基础理论、常见妇科和产科疾病的诊疗。第一章至第七章介绍了中医妇产科与西医妇产科的发展史以及中西医结合的历史与现状;概述了妇产科学中西医基础理论和诊疗特点,包括女性生殖系统解剖、特殊生理、妇产科疾病的病因病机、妇产科诊治概要、预防与保健。第八章至第十五章详细论述了生殖内分泌疾病、带下病与女性生殖系统炎症、外阴色素减退性疾病、女性生殖器官肿瘤及妊娠滋养细胞疾病、盆底功能障碍性疾病、妊娠病、产时病、产后病等妇产科常见病症的中西医结合诊治方法。每个病症均列出中西医病因病理、诊断与辨证要点、中西医治疗方法,并列出"思维导图"。

此外,本书还包括不孕症与辅助生殖技术、生育调节以及妇产科常用特殊诊断检查等内容(第十六章至第十八章),并设有常用方剂索引。本书以教师教学和学生学习需求为导向,以中西医有机融合为目标,力求中西医并重,注重中西医结合临床思维培养。同时,本书还强调实用性、系统性和连贯性,为教师的教学、学生的学习及应对各类考试提供帮助。

本书可供医药院校中西医结合专业本科生使用,也可供广大中西医临床工作者参考。

图书在版编目(CIP)数据

中西医结合妇产科学 / 俞超芹,赵瑞华主编. 北京 : 科学出版社,2025. 3. -- (科学出版社"十四五"普通高等教育本科规划教材). -- ISBN 978-7-03-081100-4

Ⅰ. R710.5

中国国家版本馆 CIP 数据核字第 2025BV6687 号

责任编辑:刘 亚 / 责任校对:刘 芳
责任印制:徐晓晨 / 封面设计:蓝正设计

**科 学 出 版 社** 出版
北京东黄城根北街 16 号
邮政编码:100717
http://www.sciencep.com
三河市骏杰印刷有限公司印刷
科学出版社发行 各地新华书店经销
*
2025 年 3 月第 一 版 开本:787×1092 1/16
2025 年 3 月第一次印刷 印张:32
字数:860 000
**定价:139.00 元**
(如有印装质量问题,我社负责调换)

# 《中西医结合妇产科学》编委会

# 前　言

　　党的二十大报告指出，要坚持人民至上、生命至上，增进民生福祉，提高人民生活品质，要推进健康中国建设，把保障人民健康放在优先发展的战略位置，促进中医药传承创新发展，增强中华文明传播力、影响力。习近平总书记也先后多次就中医药工作做出重要指示，他嘱咐我们要"切实把中医药这一祖先留给我们的宝贵财富继承好、发展好、利用好"。为贯彻二十大精神，习近平总书记指示，落实《国务院办公厅关于加快医学教育创新发展的指导意见》《教育部 国家卫生健康委 国家中医药管理局关于深化医教协同进一步推动中医药教育改革与高质量发展的实施意见》，科学出版社"十四五"普通高等教育本科规划教材《中西医结合妇产科学》的建设承载着弘扬中医文化，传承祖国医学精粹，融合现代医学精华的责任，旨在整合中医传统和西医现代医学优势，推动中西医结合理念的深入发展，促进中西医结合高质量医学人才的培养。

　　教育部对中西医临床医学专业本科医学教育已提出明确的标准和要求，要求该专业学生具备良好的人文科学与职业素养；具备较为系统的中西医基础理论与专业知识，具备较强的中西医结合思维与临床实践能力；掌握相应的科学方法；具有自主学习、终身学习和创新创业的能力；最终达到知识、能力、素质全面协调和可持续发展。根据教育部要求，本教材坚持立德树人，将课程思政融入教材建设中；以教师教学和学生学习需求为导向，注重实用性，坚持"三基"（基本知识、基本理论、基本技能），突出"五性"（思想性、科学性、先进性、启发性、实用性）；以中西医有机融合为目标，力求中西医并重，取长补短，发挥中西医结合优势。

　　本教材建设过程中，高度重视编委的遴选。本教材编委会由全国24所高等中、西医院校的35名专家、教授及3位编写秘书组成编写团队。编委会所有成员均具有丰富的教学和临床经验，熟悉中西医结合妇产科理论和实践，具有较高的学术水平和科研能力，具备教学教育理念和创新意识。

　　本教材建设，注重以下特点。

　　**1. 立德树人，体现课程思政新要求**　在教材建设中潜移默化地融入思政内容，让学生拥有"悬壶济世""仁心仁术"的胸怀，明确"为医者，须绝驰骛利名之心，专博施救援之志"；形成尊重患者隐私（包括身体的隐秘部位、某些疾病、病史、生理缺陷、特殊经历、遭遇等）的职业情感；树立理解女性特殊生理、心理，关爱患者身心需求的职业观；建立牢固的专业思想和严谨求实的科学态度。

**2. 注重融合，突出中西医结合特色** 针对女性的生理病理特点，经、带、胎、产、杂等常见病、多发病的诊断与治疗，分别从中医、西医的角度进行系统、全面的阐述，并根据中西医各自的优势，对疾病的诊治提出中西医结合的策略和方法。在诊断方面，采用病证结合方法；在治疗方面，依据病证结合诊断结果，结合患者的个体特异生活和社会环境特征等，对中、西医两种治法择优而从，取长补短，或主辅互补，或单用一法，或联合应用，或先后应用，使两者有机结合。本教材兼顾中西医学理论，注重整合传统与现代医学理论，强化中西医结合思维培养，突出中西医结合特色。

**3. "以本为本"，重视内容科学严谨** 本教材坚持"以本为本"，强调"三基五性"，重视知识结构的系统性和完整性，要求概念准确，表述严谨科学，名称术语统一；以具有高级别循证医学证据支撑的，并由中华医学会、中华中医药学会、中国中西医结合学会制订或联合制订的指南为依据，客观呈现中、西医及中西医结合妇产科领域的最新研究成果和发展趋势。在中成药使用方面，将有明确适应证、形成共识、广泛应用或指南推荐并符合上述条件者纳入教材，以保证中成药应用的规范性和严谨性。

**4. 强调实用，体现可操作性** 本教材强调实用性，注重理论与临床实践相结合，强化临床实践和技能培养；体现教材内容的系统性和连贯性，方便学生理解和应用。同时，教材以国家规划教材为蓝本，内容覆盖中西医结合执业医师考试妇产科学部分，并与医师规范化培训、医师资格考试相接轨。

在编撰本教材的过程中，我们秉承以上原则和精神，将精品意识和质量意识贯穿教材建设始终，严把编审关，力求打造一部高质量、权威性的行业优秀示范教材。

教材的编写是一个长期的系统工程，尽管我们全体编者竭尽所能，但难免有疏漏或不妥之处，殷切希望使用本教材的广大师生提出宝贵意见和建议，以便今后纠正和完善。

俞超芹　赵瑞华
2024 年 5 月 4 日

# 编 写 说 明

　　本教材继承前贤，遵照教育部和国家卫生健康委员会相关文件精神，以贯彻实施素质教育、培养务实实用型医学人才为目标，精心组织修订，旨在融合中西医学在妇产科领域的理论、实践和经验，为广大师生提供系统权威的参考教材。本教材的修订完善秉承"精益求精"的精神，坚持"三基五性"的原则，着力推进思政课程与中医药文化的交融，彰显服务医学教育的初心，为塑造德才兼备的医学人才奠定坚实基础。本教材以"实用"和"创新"为度，注重理论联系临床，强调基本技能的培养，特别强调教材的适用性，与住院医师规范化培训及执业医师资格考试相契合，并汲取国内外专家共识、标准及指南等内容。本教材突出中西医结合专业特色，充分展现中西医结合诊治疾病的思路与方法，特别在各章节中设置了中西医结合诊疗板块，力求为广大师生提供具体、可操作的中西医结合诊疗方法和技术。此外，本教材的修订编撰坚持以生为本、与时俱进、融合创新，关注新技术、新疗法在妇产科学中的运用，鼓励临床医生创新实践，不断提升医疗水准；同时，鼓励学术界在中西医结合妇产科领域深耕科研，推动学科发展。

　　本教材由全国 24 所高等中、西医院校知名妇产科专家及骨干教师组成编写团队，由浙江大学医学院石一复教授担任主审，海军军医大学俞超芹教授、中国中医科学院赵瑞华教授担任主编，全体编委具有丰富的编撰经验及深厚的编写基础。全书编写分工如下。

　　第一章、第八章第三节和第五节由俞超芹编写；第二章由段华编写；第三章第一节、第二节一和二及第十一章第一节、第四节、第五节由狄文编写；第三章第二节三、四由赵瑞华编写；第三章第二节五由武颖编写；第三章第三节一和二、第四章、第十六章由张宁编写；第三章第三节三、四、五、六由李力编写；第三章第三节七、八、九由黄畅晓编写；第三章第三节十由潘丽编写；第五章第一节、第三节一、第四节及第十八章由许泓编写；第五章第二节、第十三章第七节和第八节由李道成编写；第五章第三节二由韩霞编写；第六章第一节由匡洪影编写；第六章第二节、第三节由孙淼编写；第六章第四节、第五节由陈瑞雪编写；第七章第一节和第二节、第十章第一节、第十七章由王莉编写；第七章第三至五节、第十二章第三节由陈欣编写；第八章第一节由朱鸿秋编写；第八章第二节、第四节由王小红编写；第八章第六节由任青玲编写；第八章第七节、第八节由徐莲薇编写；第九章由傅金英编写；第十章第二节、第三节由翟东霞编写；第十一章第二节由张辉编写；第十一章第三节由段华、辇伟奇共同编写；第十一章第六节由辇伟奇编写；第十二章第一节、第二节由王莉、陈义松共同编写；第十三章第一节、第二节、第四节由章勤编写；第十三章第三节、第五节、第六节、第十三节由王克华编写；第十三章第九节、第十节、第十一节、第十二节妊娠合并心脏病和妊娠合并糖尿病由宁艳编写；第十三章第十二节妊娠合并病毒性肝炎，妊娠合并慢性肾炎、急性肾盂肾炎，妊娠合并甲状腺疾病，妊娠合并贫血与原发免疫性血小板减少症由林洁编写；第十四章第一节、第二节、第三节产后出血由黄莉萍编写；第十四章第三节子宫破裂、羊水栓塞、脐带异常由冯晓玲编写；第十五章第一节至第五节由林寒梅编写；第十五章第六节由曾莉编写。方剂索引由武颖整理；主要参考文献、统稿工作由朱静、俞瑾、程雯负责；思维导图由朱静负责，全体编委会成员共同参与。

本教材修订编撰过程中得到了海军军医大学、中国中医科学院及其他参编院校领导和同仁的大力支持；也得到了科学出版社的悉心指导；编写秘书朱静、俞瑾、程雯尽心会务，在此一并表示诚挚的谢意。此外，特别感谢《中西医结合妇产科学》(新世纪第四版)教材的主编和编者，他们的辛勤工作为本教材的编写奠定了基石。本教材适用于中西医临床医学专业本科生、在职和成人教育学员，并可供中西医结合临床医务人员参考。

全体编委集思广益，倾心打磨本教材，虽力求完美，难免疏漏，恳请广大师生提出宝贵建议，以期再版时修订提高。

# 目　录

# 第一章 绪 论

## 第一节 中西医结合妇产科学的概述

### 一、中西医结合妇产科学的定义

中西医结合妇产科学是运用中、西医学基础理论和方法，相互借鉴和补充来认识、研究女性特有的解剖、生理病理、诊治规律，以防治妇女特有疾病的一门临床学科。

### 二、中西医结合妇产科学的范围

中西医结合妇产科学主要研究女性生殖系统的解剖与生理、月经、带下、妊娠、分娩、产褥、哺乳的生理特点和特有疾病，生殖系统炎症、肿瘤、损伤，以及不孕症、生育调节、妇女保健等。

### 三、中西医结合妇产科学的特点

中医妇科学与西医妇产科学是不同医学理论体系的两门临床医学学科，中医妇科学注重整体观念和辨证施治，西医妇产科学注重疾病的局部病变和微观机制，诊断技术先进精确，各有特点和不同之处，但两者研究内容都是女性特殊生理病理及其疾病的防治，必然有许多相同之处且存在密切联系。中西医结合妇产科学吸取中医妇科学与西医妇产科学精华，诊断上运用现代的技术方法结合中医四诊合参，辨病与辨证相结合；治疗上标本兼顾，取中西医之长，优势互补，制订更为有效的中西医结合治疗方案，以提高妇产科疾病的防治效果。

### 四、如何学好中西医结合妇产科学

（1）夯实中西医妇产科理论，掌握中西医结合妇产科学临诊思路。扎实掌握中医妇科学和西医妇产科学的基本理论、疾病诊治方法，明确两者的优势和特色，在此基础上汲取两者精华，掌握妇产科疾病的中西医结合临床诊治思路和方法。

（2）以相关学科为基础，掌握中西医结合妇产科学独特理论和治法。中医妇科学以中医基础理论与方法为指导，并以内科为基础进行辨证论治；西医妇产科与内科、外科联系紧密。同时，生殖系统的生理和病理与整体密不可分。因此，学好基础和临床课程，掌握中医妇科学、西医妇产科学的独特理论和治法，是学好中西医结合妇产科学的前提条件。

（3）重视临床实践，培养临床思辨能力。中西医结合妇产科学是一门实践性很强的临床学科。因此，在掌握中西医结合妇产科学理论知识的基础上，要理论联系实际，重视临床见习和实习等实践机会，掌握临床技能，培养分析问题、解决问题的临床思辨能力。

（4）树立关爱女性思想，具备良好的医德医风和人文素养。由于女性的特殊心理、生理，以及许多妇产科疾病涉及个人隐私，而产科学关系到母子的安危和健康，因此要树立理解女性、关爱患者身心需求的职业观；培养尊重患者隐私的职业情感；建立牢固的专业思想和严谨求实、认真负责的职业素养。

# 第二节　中西医妇产科学的发展简史

## 一、中医妇科学的发展概要

中医妇科学是在中医学的形成和发展中，逐步建立起来的一门特色鲜明的临床学科，为中华民族的繁衍做出了重要贡献。根据中医妇科学的发展历程可分为十个历史时期。

### （一）夏、商、周时期

此期已有难产、妇科药物、种子和胎教等内容的记载，是中医妇科学的萌芽阶段。

在殷墟出土的甲骨文所载的 21 种疾病中，就有"疾育"（妇产科疾病），并记载预测分娩时间的卜辞。《史记·楚世家》有"陆终（妻女嬇）生子六人，坼剖而产焉"的记载，是迄今有记载以来最早的剖宫产手术。现存最早的文学作品《诗经》中载药 50 余种，其中有一些重要的妇产科用药。同时期的《山海经》所载 120 余种药中有"种子"及"避孕"的药物。当时成书的《周易》在《易经·爻辞》中明确提出了不孕不育的概念，如"妇孕不育，凶""妇三岁不孕"。关于胎教的认识，《列女传》有"太任者，文王之母，……，及其有娠，目不视恶色，耳不听淫声，口不出敖言，能以胎教……而生文王"的记载。

### （二）春秋战国时期

这一时期出现了妇科医家和医学专著，是中医妇科学的奠基时期。

《史记·扁鹊仓公列传》记载："扁鹊名闻天下。过邯郸，闻贵妇人，即为带下医。"《左传·僖公二十三年》云："男女同姓，其生不蕃。"蕃，繁育之意，明确提出近亲结婚有害后代的繁殖。《文子·九守》云："一月而膏，二月血脉，三月而胚，四月而胎，五月而筋，六月而骨，七月而成形，八月而动，九月而躁，十月而生。"这是怀胎十月而生的初始记载。

战国时期成书的我国现存第一部医学巨著《黄帝内经》，确立了中医学的基础理论，也为中医妇科学的形成和发展奠定了基础。在解剖方面，记载了女性内外生殖器，如女子胞、子门等。在生理方面，《素问·上古天真论》云："二七而天癸至，任脉通，太冲脉盛，月事以时下，故有子……七七，任脉虚，太冲脉衰少，天癸竭，地道不通，故形坏而无子也。"该论述围绕着肾气、天癸、冲任二脉的盛衰提出了女性生长、发育和生殖规律。在病因病机方面，提出"妇人之生，有余于气，不足于血，以其数脱血也"，揭示了妇人以血为本的生理特点和容易发生"气血失调"的病因病机。在治疗方面，对崩漏、闭经、带下病、不孕、肠覃、石瘕等经、带、胎、产、杂病的病机、治则作了初步论述，如"阴虚阳搏谓之崩"，提出了"有故无殒，亦无殒也"孕期用药原则，并记载了历史上第一首治疗血枯经闭的妇科方剂"四乌鲗骨一藘茹丸"。

### （三）秦汉时期

秦代已有了妇产科医案的记载。《史记·扁鹊仓公列传》记载，太仓公淳于意首创"诊籍"，其中"韩女内寒月事不下"及"王美人怀子而不乳"是妇产科最早的医案。长沙马王堆汉墓出土的《胎产书》是现存最早的产科专著，对择时受孕、胎儿发育、孕期调养及产后保健等方面提出了一些见解。

秦汉时期成书的《难经》创立的左肾右命门学说及冲任督带理论成为中医妇科学重要的基础理论。我国现存的最早的药物专著《神农本草经》所载的 365 种药物中涉及治疗妇产科疾病的有 88 种，如紫石英、禹余粮等。东汉张仲景《金匮要略》设有"妇人妊娠病脉证并治""妇人产后病脉证并治""妇人杂病脉证并治"三篇，是现存中医古籍中最早设妇产科专篇的医著。妇人三篇论述了经、带、胎、产、杂病等的证治，载方 34 首，大部分方剂仍在临床广泛应用。《金匮要略》妇人三篇开创了妇产科辨证论治及阴道冲洗、纳药的先河，被称为中医妇科学之源头。与张仲景同时期的著名医学家华佗在妇产科领域也有很深的造诣。在《后汉书·华佗传》记载了华佗成功诊治双胎、死胎的病案。

汉代医事制度上设有"女医"，出现了药物堕胎、连体婴儿、手术摘除死胎的记载，并出现了一批妇产科专著。

秦汉时期，基本形成经、带、胎、产、杂病辨证论治体系，具备中医妇科学雏形。

（四）魏晋南北朝及隋代

这一时期，主要是脉学和病源证候学的成就推动了中医妇产科学的发展，出版了较多综合性著作和妇科专著。

晋代王叔和《脉经》集汉代以前脉学之大成，首先提出"月经"之名，并提出"居经""避年""激经"等特殊的月经现象；论述了闭经的病因病机、妊娠脉、临产"离经脉"及其他妇产科疾病的简要脉证。南齐褚澄《褚氏遗书·求嗣门》倡导晚婚及优生优育，提出："合男女必当其年，男虽十六而精通，必三十而娶；女虽十四而天癸至，必二十而嫁，皆欲阴阳气完实而后交合，则交而孕，孕而育，育而为子，坚壮强寿。"北齐徐之才《逐月养胎方》根据胎儿生长发育的规律提出妊娠各阶段养生要点及针灸禁忌，奠定了妊娠期保健的基础。隋代巢元方等编著的《诸病源候论》是综合性中医证候学巨著，其中卷 37～44 共 8 卷论述了妇产科疾病的病因、病机及临床证候，认为妇女在劳伤过度、气血不足、体虚的情况下，感受风冷之邪为主要病因，损伤胞宫、冲任是经、带、胎、产疾及不孕、癥瘕等妇科疾病的主要病机。其观点对后世妇产科学影响深远。

（五）唐代

唐代建立了比较完善的医事制度，设立了专门培养医药人才的"太医署"。此期出现了很多综合性医书，有关于妇产科理论阐述和产科的专著，为妇产科独立分科创造了条件。当时著名的医学家孙思邈所著的《备急千金要方》设妇人方 3 卷列于卷首，论述了求子、妊娠、产难、胞衣不下、月经、带下及杂病等，还精辟论述了临产及产后护理等内容，提出治疗难产的方药及针刺引产的穴位和方法，并提出"全不产"（原发性不孕症）、"断续"（继发性不孕症）概念，指出男女双方"劳伤瘤疾"均可导致不孕。同时认为"妇人产讫，五脏虚羸"，易百病滋生；强调产褥卫生，主张节制生育。这些学术观点对中医妇科学的发展具有重要的推动作用。王焘《外台秘要》除了论述妊娠、产难、产后、崩中、带下外，还记载了一些堕胎断产的方法。昝殷《经效产宝》是一部理法方药较完备的产科专著。该书包括妇人妊娠至产后诸疾的证候与治法，指出流产的原因有两个：一是孕妇有病，因而胎动流产；二是胎儿先天发育不良，引起流产。这与现代的认识是一致的。他提出"因母病以动胎，但疗母疾，其胎自安；又缘胎有不坚，故致动以病母，但疗胎则母瘥"。对于妊娠病的治疗，这一原则至今仍有指导意义。

（六）宋代

宋代最突出的成就是妇产科独立分科。

宋代设太医局，共设九科，其中就有产科，并有产科教授，这是世界医事制度上妇产科最早的独立分科。这一时期妇产科迅速发展，并出现了较多的妇产科专著，如杨子建《十产论》详细论述了各种异常胎位和助产方法。朱端章《卫生家宝产科备要》明确记述了产后"三冲"的证候和治疗方法。齐仲甫的《女科百问》首次提出了"胞宫"一词，并将有关妇人的生理、病理、经、带、胎、产，以及妇科杂病等归纳成 100 个问题，逐一解答，是当时不可多得的科普性著作。宋代在妇产科方面成就最大的是陈自明，他三世业医，"采摭诸家之善，附以家传经验方"，结合自己临床经验，编撰《妇人大全良方》。全书分调经、众疾、求嗣、胎教、妊娠、坐月、难产、产后 8 门，每门数十证，共 260 余论，论后附方，并有验案，系统地论述了妇产科常见疾病的诊治。《妇人大全良方》继承和发展了《黄帝内经》《难经》《诸病源候论》的学术思想；提出"妇人以血为基本"的学术观点，突出冲任损伤的病机，"妇人病有三十六种，皆由冲任劳损而致"。因此，该书是一本内容全面而系统的妇产科专著，对后世影响深远。

（七）金元时期

金元时期是医学百家争鸣时期，医学流派开始兴起，以刘完素、张子和、李东垣、朱丹溪四大家为主，从不同角度丰富了妇产科学的内容。

刘完素倡导"火热论"，认为"六气皆从火化"，治法主用寒凉，其所著《素问病机气宜保命集》对女性各生理阶段疾病的论治作了规律性阐述，提出"妇人童幼天癸未行之间，皆属少阴；天癸既行，皆从厥阴论之；天癸已绝，乃属太阴经也"，明确少年治肾、中年治肝、老年治脾的妇科治则。该学术观点影响后世，至今仍指导临床实践。

张子和主张"贵流不贵滞"的学术思想，治病善用汗、吐、下三法，同样用汗、吐、下之法治疗女性经带之疾，并开创了中医器械手术助产的先河。他提出的"凡看妇人病，入门先问经"的精辟见解对临床实践具有重要的指导意义。

李东垣倡导"内伤学说"，治病重视脾胃，常以补益脾胃、益气摄血、升阳除湿等法治疗妇科病证。对于妇人血崩，继承了《黄帝内经》"阴虚阳搏谓之崩"理论，认为其病机为"妇人血崩，是肾水阴虚，不能镇守包络相火，故血走而崩也"；对于妇人经漏，指出"脾胃有亏，下陷于肾，与相火相合，湿热下迫，经漏不止"，治疗时应补脾摄血、升阳除湿。他创制的补中益气汤不仅可用于治疗脾胃虚弱、湿热下注等妇科疾病，而且可用于治疗"子宫脱垂"等盆底功能障碍疾病。

朱丹溪重视保存阴精，善用"滋阴降火"法，后世称为"养阴派"。他对妇科的发展贡献卓著。他首次描述了子宫形态、真假阴阳人；认为"肥胖饮食过度之人而经水不调者，乃属痰湿"，明确了痰湿为肥胖患者月经失调、不孕的主要病机，为此类患者的治疗开辟了新思路；提出"产前当清热养血""产后以大补气血为先"的治疗原则；对于妊娠转胞，创举胎法；对子宫脱垂，创立以五倍子作汤洗濯下脱子宫以皱其皮使之缩复的皮工疗法；对于因难产引起的"膀胱阴道瘘"，采用补其血"令气血骤长，其胞自完"的补瘘法等。

（八）明代

明代医事制度和医学教育设十三科，其中设有妇人科，这一时期出现许多内容详尽又系统的妇产科专著。薛己的《薛氏医案》以命门真阴真阳立论。其中《女科撮要》分上、下两卷，上卷论经水及外证，下卷专论胎产，每条有论有方有治验。薛己编撰的《校注妇人良方》使《妇人大全良方》更加贴近临床，辨证论治观点更加鲜明。万全著《广嗣纪要》和《妇人秘科》，论述妇产科常见病的病因证治及其方药，在生育问题方面提出"求子之道，男子贵清心寡欲以养其精，女子贵平心定意以养血"，并指出螺、纹、鼓、角、脉五种生育缺陷导致的不孕，即"五不女"。王肯堂《证治准绳·女科》集明代以前医家医论之大成，对妇科疾病的治疗论述详细，内容丰富。李时珍《本草纲目》《奇经八脉考》《濒湖脉学》对月经理论和奇经八脉论述详细，提出逆经、暗经的概念。赵献可重视命门学说，著有《邯郸遗稿》《医贯》。张介宾《景岳全书·妇人规》提出"阳非有余，阴常不足"，学术思想与薛己、赵献可等一脉相承，重视肾与命门，是肾-命门学说的代表人物。他强调阳气和阴精可以互相转化，并据此创立左归丸、右归丸，传于后世，成为沿用至今的著名方剂；认为"女人以血为主，血旺则经调而子嗣……故治妇人之病，当以经血为先"，对后世影响深远。

（九）清代、民国时期

清代将妇产科统称为妇人科或女科，此时期出现了中西医汇通派。

清代妇产科的著作较多，流传也较广，影响较大的妇科著作首推傅山著的《傅青主女科》。该书辨病识证以肾、肝、脾立论；处方以培补气血、调理脾胃为主；论述平正扼要，理法严谨；用药纯和，方药简效。许多方剂沿用至今，疗效显著，如完带汤、固本止崩汤、生化汤等。亟斋居士《达生篇》提出"睡""忍痛""慢临盆"的临产六字真言，对胎前、临产、产后调护、难产救治等都作了精辟论述。吴谦等编著的《医宗金鉴》是一部医学教科书，由太医院集体编辑。其中《妇科心法要诀》集清代以前妇产科大成，理法严谨，体例规范。沈尧封《沈氏女科辑要》对经、带、胎、产的生理与病理，尤其是女科诸病的辨证施治作了较为全面系统的阐述，并阐明了自己的学术观点，注重实践。王清任《医林改错》创制的血府逐瘀汤、膈下逐瘀汤、少腹逐瘀汤已成为调理气血的名方，广泛应用于妇科临床。清代末年唐容川是中西医汇通派的创始人，其所著的《血证论》对气血理论有独到见解，提出"止血、消瘀、宁血、补血"治血四法，对妇产科的治疗学有着深远影响。

民国时期对妇产科影响较大的著作有张锡纯的《医学衷中参西录》，内有"妇人科"和"妇人方"，重视脾肾，善用补益气血、调理冲任及活血化瘀，创设的安冲汤、理冲汤、寿胎丸等效果显著，仍为现代医家常用。张山雷著《沈氏女科辑要笺正》，结合自己的经验和心得笺正《沈氏女科辑要》一书，重视肝肾学说，并强调辨证施治。

（十）现代

中华人民共和国成立后，中医药学得到了党和国家的高度重视，中医事业得到了蓬勃发展。1956年以后各省市相继建立中医院校，国家先后组织编写了数版《中医妇科学》统编教材，出版了《中国医学百科全书·中医妇科学》《高等中医院校教学参考丛书·中医妇科学》《中医药学高级丛书·中医妇产科学》，各地还编写了一批内部教材和妇科专著。各院校开展了本科、硕士、博士、博士后等不同层次的中医学教育工作，培养了一大批高层次的中医妇科学专门人才。

中医妇科学在医疗研究领域也取得丰硕成果。整理出版《妇人大全良方》《妇人规》《傅青主女科》等校注本、《中医妇科名著集成》等；继承、整理《王渭川妇科治疗经验》《刘奉五妇科经验》《朱小南妇科经验选》《罗元恺医著选》《哈荔田妇科医案医话选》等。在中医妇科学理论研究方面，罗元恺提出女性肾气-天癸-冲任-胞宫生殖调节轴理论；夏桂成运用奇偶数律、五行生克、五运六气及现代医学、现代科学的成果，揭示了女性的周期节律、生殖节律，强调"未病"的调治，创立了当代完整的中医妇科调周理论体系。针对崩漏、痛经、子宫内膜异位症、多囊卵巢综合征、绝经综合征、复发性流产、不孕症及异位妊娠等妇产科常见病、疑难病，开展了病因病机、证候及诊治规律研究，制订中医妇科常见病诊疗指南和妇科疾病国际中医临床实践指南，极大地丰富了中医妇科学理论，促进了中医妇科标准化进程和中医妇科学的发展。

## 二、西医妇产科学的发展概要

妇产科学作为现代医学的重要分支之一，通过保护妇女健康、促进人口增长、降低孕产妇死亡率及推动医学技术创新，为人类社会的进步和妇女健康提供了坚实的支撑和保障。

（一）早期发展情况

在公元前数千年的历史中，古埃及、古希腊、古罗马等国家就有了妇产科的医疗实践，其医学著作中均涵盖了女性生理、病理及妊娠生理、病理方面的论述。公元前 1825 年古埃及的《Kahun 妇科纸草书》被认为是第一部妇产科学专著。公元前 4 世纪被誉为"西方医学之父"的古希腊医者希波克拉底（Hippocrates）对一些妇科疾病如月经失调、痛经、不孕、子宫和盆腔炎症等进行了详细记载。古罗马的名医索兰纳斯（Soranus）撰写的《论妇女病》对月经、避孕、分娩、婴儿护理等作了详细论述，被誉为妇产科学的创始人。这些古代文献反映了当时医学领域对于妇产科知识的重视和研究，为后世医学的发展奠定了基础，但尚未形成妇产科独立专科。

（二）近代发展情况

公元 14~16 世纪，西方文艺复兴时期，解剖学的迅猛发展推进了妇产科的研究进程。意大利解剖学家加布里埃尔·法洛皮奥（Gabriel Fallopio）首次发现了输卵管并完整描述了女性内生殖器官。莱昂纳多·达·芬奇（Leonardo da Vinci）首先描绘了子宫的结构。16 世纪被誉为"现代外科之父"的法国外科医生安布鲁瓦兹·帕雷（Ambroise Pare）发明、普及了胎位倒转术。1609 年法国助产士路易斯·布尔乔亚（Louise Bourgeois）出版了最早的助产术专著《关于不孕的多样观察》。17 世纪英国钱伯伦（Chamberlen）家族发明了产钳，极大降低了孕产妇和新生儿死亡率。1752 年英国的产科医生威廉·斯梅利（William Smellie）在《论助产学理论与实践》中对分娩各过程进行了充分的解说。1774 年英国产科医生威廉·亨特（William Hunter）出版了《人类妊娠子宫的解剖学图解》，描述了胎儿发育的各个阶段，标志着独立的产科学基本形成。与此同时，妇科学的发展也进入了快车道。1801 年阴道窥器的问世，使妇科检查发生了重大变化。1809 年美国肯塔基州麦克道威尔（McDowell）医生在没有麻醉和消毒的情况下成功切除了巨大卵巢囊肿。1813 年德国医师朗根贝克（Langenbeck）实行了世界上第一例经阴道子宫全切除术。1853 年英国医师伯纳姆（Burnham）完成了第一例成功的经腹子宫切除术。1898 年奥地利医师恩斯特·韦特海姆（Ernst Wertheim）首创广泛性子宫切除术，该手术虽然几经改进，但基本式仍沿用至今。尽管 19 世纪末已能开展多种子宫手术，但手术死亡率极高，直至 20 世纪 30 年代，随着抗生素和输血技术的应用，子宫切除术才广泛用于临床。

## （三）现代发展情况

20 世纪的医学发展突飞猛进。1957 年美国华裔医师李敏求成功应用甲氨蝶呤治愈绒毛膜癌，开辟了肿瘤化疗的新纪元。1960 年口服避孕药在美国问世，这种控制生育的方式极大地改变了妇女的生活，开启了妇女解放运动的新篇章。1967 年第一部腹腔镜手术专著出版为医学界带来了一场革命，这种更高效、更精准的手术方式迅速广泛传播，极大地改善了患者的手术体验。1978 年英国医师爱德华兹（Edwards）等迈出了人类辅助生殖技术的重要一步，成功诞生了第一例"试管婴儿"，为无法自然受孕的夫妇带来希望，推动了生殖科学革命性进程。20 世纪八九十年代，德国学者哈拉尔德（Harald）等发现了人乳头瘤病毒（HPV）与宫颈癌之间的关系，使宫颈癌成为第一个病因明确的恶性肿瘤，并直接促进了 2006 年人类首个肿瘤预防疫苗（HPV 疫苗）的研发和问世，为预防癌症带来了新的希望与可能性。

在中国，妇产科学主要萌发于 19 世纪末、20 世纪初，由传教士率先开始的妇产科医疗工作，将西医的理念带入中国。1911 年英国医生波尔特（Poulter）在中国福州建立起我国最早的产科病房。1926 年上海西门妇孺医院创建了我国医学史上第一个妇科。1929 年中国第一所现代化助产学校北平国立第一助产学校成立并于 1930 年制定《助产士管理法》。1937 年中华医学会妇产科学会正式宣告成立。1953 年《中华妇产科杂志》创刊。新中国成立以后，随着我国对妇幼卫生与医疗工作的大力建设，我国妇产科学飞速发展。20 世纪 50 年代大规模宫颈癌普查普治和"两病"（子宫脱垂和尿瘘）防治，极大地提高了我国妇女的健康水平。宋鸿钊等开展了妊娠滋养细胞肿瘤的诊治研究，其研究成果极大地提高了绒毛膜癌的治愈率；他们提出的绒毛膜癌临床分期方案被世界卫生组织（WHO）推荐给国际妇产科联盟（FIGO），其分期的基本框架被采纳并沿用至今。1963 年第一批国产口服避孕药研制成功，距世界上第一个口服避孕药的上市仅 3 年；随后，一系列大规模前瞻性多中心临床试验的开展推动了各种新型国产避孕药和宫内节育器的研发与应用，为我国在计划生育领域的发展奠定了坚实基础，使我国在这一领域长期居世界先进水平。20 世纪 70 年代采用放射源的后装治疗和深度 X 线及高能加速器等治疗宫颈癌；80 年代宫颈癌根治手术达到国际先进水平。1988 年大陆首例"试管婴儿"诞生，我国辅助生殖技术从此进入了世界先进行列。2000 年第 16 届世界妇产科联盟大会上，我国妇产科学会被正式接纳为成员。

## （四）妇产科的未来与展望

《中国妇幼健康事业发展报告（2019）》中指出，新中国成立前，妇幼健康服务能力相对薄弱，孕产妇死亡率高达 1500/10 万，婴儿死亡率高达 200‰；新中国成立后，妇女儿童健康水平不断提高，2018 年全国孕产妇死亡率下降到 18.3/10 万，婴儿死亡率下降到 6.1‰。几代人的不懈奋斗与坚守，终于换来振奋人心的辉煌成果。如今，自然科学尤其生物学的快速进步，给医学带来美好前景。2001 年美、英、日、中、德、法六国联合公布了人类基因组图谱，随后蛋白质组学和转录组学等新概念相继涌现，为人类揭示基因组奥秘开启了全新的研究时代。2006 年日本科学界取得了里程碑式的突破，他们成功地利用编程技术将成熟细胞转变为多能干细胞，实现了细胞的重新定义和再生，为治疗各种疾病提供了一条全新的途径，这一成就不仅展示了科学技术的无限潜力，也为医学领域带来了前所未有的希望和可能性，为改善人类健康状况打开了一扇全新的大门。同时，医学工程的进步也开启了手术的新世界，机器人手术将向微型、远程和无人操作迈进。现代医学和生物技术的进步也将同样改变未来妇产科疾病的诊治理念和模式，越来越多的新兴技术如干细胞移植、生物治疗、器官克隆等引入妇产科疾病的防治过程中。功能基因组学的应用可揭示妊娠高血压、妊娠糖尿病、子宫内膜异位症等妇科疾病的病因，同时也可使许多有遗传风险的疾病如多囊卵巢综合征的发病风险得以评估。此外，胎儿医学逐渐发展成熟，产前诊断及胎儿手术等各种胎儿干预技术将把出生缺陷降低到最低限度。展望未来，各种妇科肿瘤疫苗将会逐渐问世，再生医学将使女性生殖器官结构和功能的重建成为可能，医学逐步从单纯疾病诊疗的疾病医学转变为集预防和维护于一体的健康医学。妇幼健康事业依然任重道远，但每一位妇产科人都信心满怀，在建设健康中国的伟大征程中，他们正策马扬鞭，奋勇向前。

# 第三节 中西医结合妇产科学的研究与发展

中西医学的碰撞、交流与融会互补是近现代中国医学发展的时代特征。

清末民国初期，西方医学传入中国，"西学东渐"的浪潮对传统医学产生了极大的冲击。在中医学和中医界面临严峻挑战和严重危机之际，以唐容川、张锡纯等为代表的"中西医汇通派"提出"中学为体，西学为用"的理念；他们致力于融合中西医学，打造统一的新医学体系，其学术著作中就有许多关于妇科的内容。然而，"衷中参西"在当时仍存在限制，尚未充分吸收西方医学科学技术的精髓。

新中国成立后，党和政府长期坚持中、西医并重的政策方针，将中西医结合规划为中国医学发展的主流，推动了中西医结合事业的发展。20世纪五六十年代，根据中共中央批示精神，卫生部组织西医骨干参加"西学中"研究班，培养了一批学贯中西的高层次人才，如诺贝尔生理学或医学奖得主屠呦呦，中国科学院院士陈可冀、沈自尹，中西医结合妇产科领域李超荆、俞瑾等知名专家学者。此后，"西学中"的广泛推广对于中西医结合事业及我国的卫生事业的发展起到积极的推进作用。妇产科界紧跟中西医结合发展势头，中、西医同道紧密团结、通力合作，取得了许多引人瞩目的中西医结合治疗妇产科疾病的新进展和新成果。在理论研究方面，60年代上海学者首先提出，中医脏腑学说中调节女子一生生殖生理活动的"肾上通于脑，下连冲任而系胞宫"及"肾主生殖"的论述与现代医学"中枢神经-下丘脑-垂体-卵巢轴"的反馈调节理论有类似之处；主张应用"补肾为主"法则治疗生殖功能障碍性疾病，如功能失调性月经不调、闭经、多囊卵巢综合征、不孕症、绝经综合征等，均取得了良好的效果。学者还就女性生殖内分泌水平与肾阴阳辨证关系展开系列研究，并揭示了"肾主生殖"的实质在女性性腺轴方面指的是"下丘脑-垂体轴"及其所属靶腺的神经内分泌功能。在临床研究方面，1958年山西医学院附属第一医院与山西省中医研究所合作开展中西医结合非手术方法治疗异位妊娠取得良好效果，其以活血化瘀消癥为法则，以活络效灵丹为主方，创制的宫外孕Ⅰ号方和宫外孕Ⅱ号方对早期异位妊娠患者的治愈率高达90%。70年代上海多家研究所及医院联合开展天花粉经阴道外用引产的临床试验，有效率约95%；至80年代，逐步发展为中药联合天花粉或甲氨蝶呤（MTX）治疗异位妊娠，由于两药均有较强的杀灭存活滋养细胞作用，又可以互补，有效率高达98.92%。1973年江西省妇产科医院创制的"三品中药锥切法"治疗早期宫颈癌及癌前病变，临床治愈率达92.68%。此外，针灸应用于分娩镇痛、防止难产等，在国内外均产生了一定影响。80年代，中西医结合妇产科学领域迎来了蓬勃发展的春天，这一时期主要是借鉴西医诊断的客观指标对中医妇产科病证进行临床观察和实验室研究，探索中西药联合治疗妇科疾病的方法及中医药在辅助生殖技术领域的应用，取得了丰硕的成果；此外，中国中西医结合学会妇产科专业委员会的成立及各类妇产科疾病中西医结合诊疗手册的出版，都为中西医结合妇产科学的形成和建立做出了重要贡献。20世纪末，全国40余所高等医学院校相继开始招收中西医临床医学专业学生，这些医学院校不仅培养了一大批既具有扎实中西医妇产科基础理论知识，又能够应用中、西医结合的方法和技能解决妇科临床医疗实际问题的高素质实用型人才，还编写了多部涵盖中西医结合妇产科学的教材和专著。近年来陆续制订子宫内膜异位症、子宫腺肌病、早发性卵巢功能不全（POI）、不孕症、更年期综合征等妇科常见病中西医结合诊疗指南。这些教材和专著的问世及诊疗指南的制订，为中西医结合妇产科学的发展奠定了坚实的基础，为该领域未来的研究和实践提供了重要的指导和支持。

（俞超芹）

 **思考题**

1. 简述中西医结合妇产科学的特点。
2. 简述中医四大典籍为中医妇科学发展所做出的主要贡献。

# 第二章　女性生殖系统解剖

## 第一节　女性外生殖器

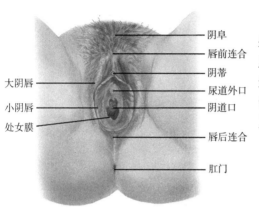

图 2-1　女性外生殖器

女性外生殖器（female external genitalia）又称外阴（vulva），位于两股内侧间，前为耻骨联合，后为会阴，包括阴阜、大阴唇、小阴唇、阴蒂和阴道前庭（图 2-1）。女性外生殖器具有极其复杂的解剖学结构、丰富的血液供应、网络交织的神经分布及淋巴回流。

### 一、阴阜

阴阜（mons pubis）是耻骨联合前方的皮肤隆起，皮下以脂肪组织为主，富含皮脂腺和汗腺，青春期后，阴毛长出形成尖端向下的三角形，是女性的第二性征之一。

### 二、大阴唇

大阴唇（labium majus）是股内侧两个纵向突出的皮肤皱襞，起自耻骨隆起，在阴道前庭后端合并形成唇后连合。大阴唇皮下主要为脂肪和疏松结缔组织，含有丰富的血管、淋巴管和神经；在功能上起着保护尿道和阴道口，性兴奋时充血、膨胀的作用；如受外伤，易形成血肿。未产妇两侧大阴唇自然合拢，产后向两侧分开，绝经后大阴唇逐渐萎缩。

### 三、小阴唇

小阴唇（labium minus）是位于两侧大阴唇内富有弹性的皮肤皱襞，表面湿润，富含神经末梢，两侧小阴唇前端融合，再分为前后两叶，前叶形成阴蒂包皮，后叶形成阴蒂系带（frenulum of clitoris）。在解剖学上小阴唇的形态也各有不同，其功能主要是遮盖阴道口及尿道口、保持阴道湿润、防止污染或排尿时防止尿液四散并在性生活时起性兴奋作用。

### 四、阴蒂

阴蒂（clitoris）位于两小阴唇顶端下方，与男性阴茎同源，是性兴奋时的勃起结构，其内含有两个阴蒂海绵体，分为阴蒂脚、阴蒂体和阴蒂头三部分。阴蒂头的神经末梢丰富，具有高度敏感性，易受刺激勃起，是女性性反应的重要结构。

## 五、阴道前庭

阴道前庭（vaginal vestibule）为一菱形区域，前为阴蒂，后为阴唇系带，两侧为小阴唇。阴道口与阴唇系带之间有一浅窝，称为舟状窝（fossa navicularis），又称为阴道前庭窝，在此区域内有以下结构。

**1. 前庭球**（vestibular bulb） 又称球海绵体，位于前庭两侧，由具有勃起性的静脉丛组成。

**2. 前庭大腺**（greater vestibular gland） 又称巴氏腺（Bartholin's gland），位于大阴唇后部，如黄豆大小左右各一。腺管向内侧开口于阴道前庭后方小阴唇与处女膜之间的沟内。性兴奋时，分泌黏液起润滑作用。正常情况下不能触及此腺，若腺管口闭塞可形成前庭大腺囊肿，则能触及并看到；若伴有感染可形成脓肿。

**3. 尿道外口**（external orifice of urethra） 位于阴蒂头后下方，呈圆形，边缘折叠合拢。尿道外口后壁上有一对并列腺体，称为尿道旁腺。尿道旁腺开口处容易有细菌潜伏，引发泌尿系感染。

**4. 阴道口**（vaginal orifice）**与处女膜**（hymen） 阴道口位于尿道外口后方，其周缘覆有一层较薄的黏膜皱襞，称为处女膜，内含结缔组织、血管及神经末梢。

处女膜是阴道口处的薄膜状结构，其形态可呈圆形或新月形，少数呈筛状或伞状。从功能上讲，处女膜并无特殊的解剖学作用，但未成年女性，雌激素水平低下，阴道壁薄弱易感染，处女膜在一定程度上起着屏障作用，防止异物或病菌侵入，起保护内生殖器的作用。

# 第二节 女性内生殖器

女性内生殖器（female internal genitalia）位于真骨盆内，包括阴道、子宫、输卵管和卵巢，后两者合称子宫附件（uterine adnexa）（图 2-2）。

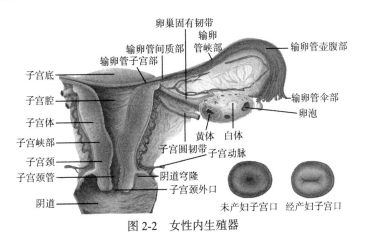

图 2-2 女性内生殖器

## 一、阴道

阴道（vagina）是性交器官，也是月经血排出及胎儿娩出的通道。

### （一）位置和形态

阴道呈管道状结构位于真骨盆下部中央，前壁长 7～9cm，与膀胱和尿道相邻，后壁长 10～12cm，与直肠相邻。上端包绕子宫颈阴道部，下端开口于阴道前庭后部。子宫颈与阴道间的圆周状隐窝，称为阴道穹窿（vaginal fornix）。阴道穹窿与直肠子宫陷凹紧密毗邻的部位称为后穹窿，该处是盆腔的最低处，临床上可经此穿刺或放置引流。

### （二）结构和功能

阴道壁由黏膜、肌层和纤维组织膜构成。黏膜层为非角化复层扁平上皮，无腺体，有许多纵行的皱褶柱及与之垂直的横嵴，具有较大的伸展性；阴道上端 1/3 处黏膜受性激素影响有周期性变化，幼女或绝经后女性阴道黏膜变薄，伸缩性弱，局部抵抗力差，容易受感染；阴道肌层由内环和外纵两层平滑肌构成，其内有丰富的静脉丛穿行，阴道壁损伤后易出血或形成血肿。

## 二、子宫

子宫（uterus）是孕育胚胎、胎儿和产生月经的器官。

### （一）位置和形态

子宫是位于盆腔中央的肌性中空器官，形态如倒置梨形，三径分别为长 7～8cm，宽 4～5cm，厚 2～3cm；重 50～70g，宫腔容量约 5mL。子宫分为子宫体（corpus uteri）和子宫颈（cervix uteri）两部分。子宫体顶部称为子宫底（fundus of uterus），宫底两侧为子宫角（cornua uteri），分别与输卵管相通并与卵巢相连接。

子宫体与子宫颈之间最狭窄的部分称为子宫峡部（isthmus uteri），在非孕期长约 1cm，其上端因解剖部位狭窄称为解剖学内口；其下端在此处子宫内膜转变为子宫颈黏膜，称为组织学内口。妊娠期子宫峡部逐渐伸展变长，妊娠末期可达 7～10cm，形成子宫下段，成为软产道的一部分，也是剖宫产术常用切口部位。宫颈腔呈梭形，称为子宫颈管（cervical canal），未生育成年女性宫颈管长 2.5～3.0cm，其下端为子宫颈外口，通向阴道。未产妇的子宫颈外口呈圆形；经产妇受阴道分娩影响，宫颈外口可见大小不等的横裂，将子宫颈分为前唇和后唇。子宫的前方与膀胱、后方与直肠毗邻，下端与阴道连接。

子宫体与子宫颈的比例因年龄和卵巢功能而异，青春期前为 1∶2，生育期妇女为 2∶1，绝经后为 1∶1。

### （二）结构和功能

子宫体和子宫颈的组织结构不同。

**1. 子宫体**　由内向外分为子宫内膜层、肌层和浆膜层。①子宫内膜层：衬于子宫腔表面，与肌层直接相贴，其间没有内膜下层组织；内膜层表面上 2/3 称为功能层，对性激素敏感，在卵巢激素影响下发生周期性生长与剥脱；内膜层下 1/3 称为基底层，与子宫肌层紧贴，对卵巢性激素不敏感，不发生周期性变化。②子宫肌层：由大量平滑肌组织、少量弹力纤维与胶原纤维组成，肌层收缩是妊娠分娩时产力的主要来源，也可以有效制止子宫出血。③子宫浆膜层：是覆盖子宫体的盆脏腹膜，与肌层紧贴不能分离。在子宫前面近子宫峡部处的腹膜向前反折覆盖膀胱，形成膀胱子宫陷凹，反折处腹膜称膀胱子宫反折腹膜。在子宫后面，腹膜沿子宫壁向下，至子宫颈后方及阴道后穹窿再折向直肠，形成直肠子宫陷凹（rectouterine pouch），也称道格拉斯陷凹（Douglas pouch），反折处腹膜称直肠子宫反折腹膜。

**2. 子宫颈**　主要由结缔组织构成，含少量平滑肌纤维、血管及弹力纤维。子宫颈管黏膜为单层高柱状上皮，黏膜内腺体分泌碱性黏液，形成黏液栓堵塞子宫颈管。黏液栓成分及性状受性激素影响，发生周期性变化。子宫颈阴道部由复层扁平上皮覆盖，表面光滑。宫颈鳞状上皮与柱状上皮交接部，是宫颈癌及癌前病变的好发部位。

（三）子宫韧带

子宫韧带主要由结缔组织增厚而成，有的含平滑肌，具有维持子宫位置的功能。子宫韧带共有 4 对（图 2-3）。

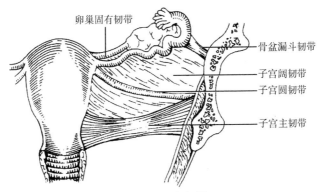

图 2-3　子宫韧带

**1. 子宫阔韧带**（broad ligament）　位于子宫两侧呈翼状的双层腹膜皱襞，由覆盖子宫前后壁的腹膜自子宫侧缘向两侧延伸达盆壁而成，能够限制子宫向两侧移动。阔韧带由前后两叶腹膜及其间的结缔组织构成，上缘游离，内 2/3 包绕部分输卵管（伞部无腹膜遮盖）；外 1/3 包绕卵巢动静脉，形成骨盆漏斗韧带（infundibulopelvic ligament），又称卵巢悬韧带（suspensory ligament of ovary），内含卵巢动静脉。卵巢内侧与子宫角之间的阔韧带稍增厚，称为卵巢固有韧带或卵巢韧带。卵巢与阔韧带后叶相接处称为卵巢系膜。输卵管以下、卵巢附着处以上的阔韧带称为输卵管系膜，内含中肾管遗迹。在子宫体两侧的阔韧带中有丰富的血管、神经、淋巴管及大量疏松结缔组织，称为宫旁组织。子宫动静脉和输尿管均从阔韧带基底部穿过。

**2. 子宫圆韧带**（round ligament）　圆形条状韧带，全长 12～14cm。起自子宫角的前面、输卵管附着部的前下方，在阔韧带前叶的覆盖下向前外侧走行，到达两侧骨盆侧壁后，经腹股沟管止于大阴唇前端。圆韧带由平滑肌和结缔组织构成，其肌纤维与子宫肌纤维连接，有维持子宫前倾位置的作用。

**3. 子宫主韧带**（cardinal ligament）　又称子宫颈横韧带。在阔韧带的基底部，呈扇形连于子宫颈和骨盆侧壁之间，是固定子宫颈位置、防止子宫脱垂的主要结构，子宫血管及输尿管下段穿越此韧带。

**4. 子宫骶骨韧带**（uterosacral ligament）　又称宫骶韧带。起自子宫体和子宫颈交界处后面的上侧方（相当于子宫狭部水平），向两侧绕过直肠到达第 2～3 骶椎前面的筋膜。韧带外覆腹膜，内含平滑肌、结缔组织和支配膀胱的神经，广泛性子宫切除术时，可因切断韧带和损伤神经引起尿潴留。宫骶韧带短厚坚韧，向后向上牵引子宫颈，维持子宫前倾位置。

正常情况下，子宫的位置依靠子宫各韧带及骨盆底肌和筋膜支托，任何原因引起的盆底组织结构破坏或功能障碍均可导致子宫脱垂。

## 三、输卵管

输卵管（fallopian tube；oviduct）为一对细长而弯曲的肌性管道，位于阔韧带上缘内，内侧与子宫角相连通，外侧游离呈伞状，与卵巢相近，全长8~14cm，是卵子与精子结合的场所并作为运送受精卵的通道。输卵管由内向外分为四个部分：①间质部（interstitial portion），潜行于子宫壁内，长约1cm，管腔最窄；②峡部（isthmic portion），在间质部外侧，长2~3cm，管腔细而窄，直径约2mm；③壶腹部（ampulla portion），在峡部外侧，长5~8cm，管腔宽大且弯曲，直径6~8mm，内含丰富皱襞，受精常发生于此；④伞部（fimbrial portion），在输卵管最外侧端，长1~1.5cm，开口于腹腔，管口处有许多指状突起，呈伞状，有"拾卵"作用。

输卵管壁由三层结构组成：外层为浆膜层，由阔韧带上缘腹膜延伸包绕输卵管而成；中层为平滑肌层，该层肌肉的收缩有协助拾卵、运送受精卵及一定程度上阻止经血逆流和宫腔内感染向腹腔内扩散的作用；内层为黏膜层，由单层柱状上皮覆盖，上皮细胞中纤毛细胞的纤毛摆动，能协助运送受精卵。

## 四、卵巢

卵巢（ovary）为一对扁椭圆形的性腺，是产生与排出卵子并分泌甾体激素的性器官。由卵巢固有韧带和骨盆漏斗韧带(卵巢悬韧带)悬于子宫与盆壁之间，借卵巢系膜与阔韧带相连。卵巢前缘中部有卵巢门，神经血管通过骨盆漏斗韧带经卵巢系膜在此出入卵巢；卵巢的大小、形状随年龄大小而有差异。青春期前卵巢表面光滑；青春期开始排卵后，表面逐渐凹凸不平。生育年龄妇女卵巢大小约4cm×3cm×1cm，重5~6g，呈灰白色；绝经后卵巢逐渐萎缩变小变硬，妇科检查时不易触及。

卵巢表面无腹膜，由单层立方上皮覆盖，称为生发上皮。上皮的深面有一层致密纤维组织，称为卵巢白膜。白膜下为卵巢实质，又分为外层的皮质和内层的髓质。皮质是卵巢的主体，由大小不等的各级发育卵泡、黄体和其退化形成的残余结构及间质组织组成；髓质是卵巢的中心部，与卵巢门相连，由疏松结缔组织及丰富的血管、神经、淋巴管及少量与卵巢韧带相延续的平滑肌纤维构成。

# 第三节　血管、淋巴及神经

女性生殖系统的血管与淋巴管相伴行，各器官间静脉及淋巴管以丛、网状相吻合。

## 一、动脉

女性内、外生殖器的血液供应主要来自卵巢动脉与髂内动脉，后者分支为子宫动脉、阴道动脉及阴部内动脉（图2-4）。

**1. 卵巢动脉**　自腹主动脉发出，在腹膜后沿腰大肌前行，向外下行至骨盆缘处，跨过输尿管和髂总动脉下段，经骨盆漏斗韧带向内横行，再向后穿过卵巢系膜，分支经卵巢门进入卵巢。卵巢动脉在进入卵巢前，尚有分支走行于输卵管系膜内供应输卵管，其末梢在子宫角附近与子宫动脉上行的卵巢支相吻合。

**2. 子宫动脉**　由髂内动脉发出,或者与阴部内动脉或阴道动脉共干由髂内动脉发出。子宫动脉在腹膜后沿骨盆侧壁向前内下方走行,经阔韧带基底部、宫旁组织到达子宫外侧,在相当于子宫颈内口水平约 2cm 处,横向越过输尿管盆部的前上方至子宫颈侧缘,此后分为上下两支:上支较粗大,沿子宫体侧缘迂曲上行,称为子宫体支,至宫角处又分为宫底支(分布于宫底部)、输卵管支(分布于输卵管)及卵巢支(与卵巢动脉分支吻合);下支较细,分布于子宫颈及阴道上段,称为子宫颈-阴道支。子宫动脉在子宫侧缘相互吻合成动脉网供应子宫壁。

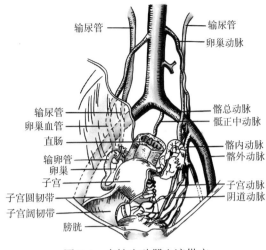

图 2-4　女性生殖器血液供应

**3. 阴道动脉**　为髂内动脉前干分支,分布于阴道中下段前后壁、膀胱顶及膀胱颈。阴道动脉与子宫颈-阴道支和阴部内动脉分支相吻合。阴道上段由子宫动脉子宫颈-阴道支供应,阴道中段由阴道动脉供应,阴道下段主要由阴部内动脉和痔中动脉供应。

**4. 阴部内动脉**　为髂内动脉前干终支,经坐骨大孔的梨状肌下孔穿出盆腔,环绕坐骨棘背面,经坐骨小孔到达坐骨肛门窝,并分出四支:①痔下动脉,分布于直肠下段及肛门部;②会阴动脉,分布于会阴浅部;③阴唇动脉,分布于大、小阴唇;④阴蒂动脉,分布于阴蒂及前庭球。

## 二、静脉

盆腔静脉与同名动脉伴行,但数目比动脉多,并在相应器官及其周围形成静脉丛相互吻合,致使盆腔静脉感染易于蔓延。卵巢静脉与同名动脉伴行,右侧汇入下腔静脉,左侧汇入左肾静脉,行腹主动脉旁淋巴结切除达肾静脉水平时应避免损伤。因肾静脉较细,容易发生回流受阻,故左侧盆腔静脉曲张较多。

## 三、淋巴

女性内、外生殖器和盆腔组织具有丰富的淋巴系统,淋巴结通常沿相应的血管排列,成群或成串分布,其数目及确切位置变异很大。当内、外生殖器发生感染或癌瘤时,往往沿各部回流的淋巴管扩散或转移。

**1. 外生殖器淋巴**　分为深、浅两部分:腹股沟浅淋巴结主要收纳外生殖器、阴道下段、会阴、肛门及下肢的淋巴。其输出管大部分汇入腹股沟深淋巴结,少部分汇入髂外淋巴结;腹股沟深淋巴结主要收纳阴蒂、腹股沟浅淋巴,汇入髂外及闭孔等淋巴结。

**2. 内生殖器淋巴**　分为:①髂淋巴组,由闭孔、髂内、髂外及髂总淋巴结组成;②骶前淋巴组,位于骶骨前面;③腰淋巴组(也称腹主动脉旁淋巴组),位于腹主动脉旁。

## 四、神经

女性内、外生殖器由躯体神经和自主神经共同支配。

**1. 外生殖器**　主要由阴部神经支配。阴部神经由第Ⅱ、Ⅲ、Ⅳ骶神经分支组成，含感觉和运动神经纤维，走行与阴部内动脉途径相同，在坐骨结节内侧下方分成会阴神经、阴蒂背神经及肛门神经（又称痔下神经），分布于会阴、阴唇及肛门周围。

**2. 内生殖器**　主要由交感神经和副交感神经支配。交感神经纤维由腹主动脉前神经丛分出，进入盆腔后分为：①卵巢神经丛，分布于卵巢和输卵管；②骶前神经丛，分布于子宫体、子宫颈、膀胱上部等；③骨盆神经丛，含有来自第Ⅱ、Ⅲ、Ⅳ骶神经的副交感神经纤维及向心传导的感觉纤维，子宫平滑肌有自主节律活动，完全切除其神经后仍能有节律性收缩，还能完成分娩活动。临床上可见低位截瘫产妇仍能自然分娩。

# 第四节　骨盆及骨盆底

女性骨盆（pelvis）是躯干和下肢之间的骨性连接，是支持躯干和保护盆腔脏器的重要器官，同时又是胎儿娩出时必经的骨性产道，其大小、形状直接影响分娩过程。骨盆底由多层肌肉和筋膜构成并封闭骨盆出口，承托并保持盆腔脏器于正常位置。分娩会导致不同程度骨盆底组织损伤或影响其功能。

## 一、骨盆

骨盆由骨骼、关节及相互连接的韧带组成。

### （一）骨骼

骨盆由骶骨（sacrum）、尾骨（coccyx）及左右两块髋骨（os coxae）组成（图2-5）。骶骨由5～6块骶椎融合而成，呈楔形前方凹陷状，其上缘明显向前突出称为骶岬（sacral promontory）（相当于髂总动脉分叉水平），是产科骨盆内测量对角径的重要位置，也是盆腔脏器脱垂实施骶骨固定的重要解剖学标志。尾骨由4～5块尾椎合成。髋骨由左右髂骨（ilium）、坐骨（ischium）和耻骨（pubis）融合而成。

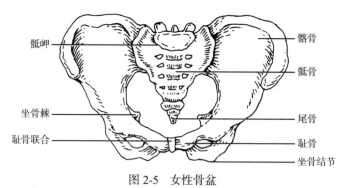

图 2-5　女性骨盆

### （二）关节

关节包括耻骨联合（pubic symphysis）、骶髂关节（sacroiliac joint）和骶尾关节（sacrococcygeal joint）。耻骨联合是骨盆前方左右耻骨之间的纤维软骨连接，妊娠期受女性激素影响变松动，分娩过程中可出现轻度分离，有利于胎儿娩出。在骨盆后方，两髂骨与骶骨相接，形成骶髂关节。骶骨与尾骨相连，形成骶尾关节，有一定活动度，分娩时尾骨后移可加大出口前后径。若骨折或病变可使骶尾关节硬化，尾骨翘向前方，致使骨盆出口狭窄，影响分娩。

（三）韧带

连接骨盆各部之间的韧带中有两对重要的韧带，骶结节韧带（sacrotuberous ligament）和骶棘韧带（sacrospinous ligament）。前者连接骶、尾骨与坐骨结节，后者连接骶、尾骨与坐骨棘。骶棘韧带不仅是产科判断中骨盆是否狭窄的指标，也是盆底功能障碍实施重建手术的重要解剖学标志。

（四）骨盆分界

以耻骨联合上缘、髂耻缘及骶岬上缘的连线为界，将骨盆分为假骨盆和真骨盆两部分。假骨盆又称大骨盆，位于骨盆分界线之上，为腹腔的一部分，其前方为腹壁下部、两侧为髂骨翼，其后方为第 5 腰椎。真骨盆又称小骨盆，是胎儿娩出的骨产道（bony birth canal）。真骨盆有上、下两口，上口为骨盆入口（pelvic inlet），下口为骨盆出口（pelvic outlet），两口之间为骨盆腔（pelvic cavity）。骨盆腔后壁是骶骨和尾骨，两侧为坐骨、坐骨棘和骶棘韧带，前壁为耻骨联合和耻骨支。坐骨棘位于真骨盆中部，两坐骨棘的连线是衡量中骨盆横径的重要径线，同时坐骨棘又是分娩过程中衡量胎先露部下降程度的重要骨性标志。

（五）骨盆类型

根据骨盆形状（按 Callwell 与 Moloy 分类），分为四种类型（图 2-6），按照不同类型的占比，依次为女型、扁平型、类人猿型、男型。

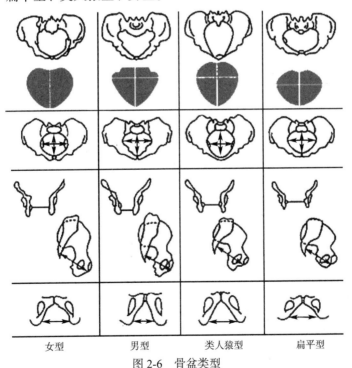

图 2-6　骨盆类型

**1. 女型**（gynecoid type）　为女性正常骨盆，在我国妇女占 52%～58.9%。骨盆入口呈横椭圆形，髂骨翼宽而浅，入口横径较前后径稍长，耻骨弓较宽，坐骨棘间径≥10cm，该种类型最适宜经阴道分娩。

**2. 扁平型**（platypelloid type）　较常见，在我国妇女占 23.2%～29%。骨盆入口呈扁椭圆形，入口横径大于前后径，耻骨弓宽，骶骨失去正常弯度，变直向后翘或呈深弧形，骨盆腔较浅。

**3. 类人猿型**（anthropoid type）　相对少见，在我国妇女占 14.2%～18%。骨盆入口呈长椭圆形，入口前后径大于横径。骨盆两侧壁稍内聚，坐骨棘较突出，耻骨弓较窄，骶骨向后倾斜，骨盆腔较其他类型深。

**4. 男型**（android type）　少见，在我国妇女仅占 1%～3.7%。骨盆入口略呈三角形，两侧壁内聚，坐骨棘突出，耻骨弓较窄，坐骨切迹窄，呈高弓形，骶骨较直而前倾，致出口后矢状径较短。骨盆腔呈漏斗形，往往造成难产。

骨盆的形态、大小除有种族差异外，其生长发育还受遗传、营养与性激素的影响。上述四种基本类型只是理论上的归类，临床所见多是混合型骨盆。

## 二、骨盆底

前方为耻骨联合和耻骨弓，后方为尾骨尖，两侧为耻骨降支、坐骨升支和坐骨结节。两侧坐骨结节前缘的连线将骨盆底分为前后两个三角区：前三角区为尿生殖三角，有尿道和阴道通过；后三角区为肛门三角，有肛管通过。骨盆底由外向内分为三层。

### （一）外层

外层位于外生殖器、会阴皮肤及皮下组织的下面，由会阴浅筋膜及其深面的三对肌肉及括约肌组成（图 2-7）。此层肌肉的肌腱汇合于阴道外口与肛门之间，形成会阴体。

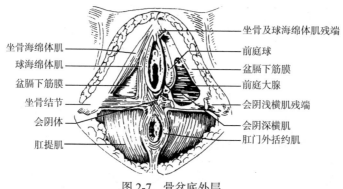

坐骨及球海绵体肌残端
坐骨海绵体肌
球海绵体肌
盆膈下筋膜
坐骨结节
会阴体
肛提肌
前庭球
盆膈下筋膜
前庭大腺
会阴浅横肌残端
会阴深横肌
肛门外括约肌

图 2-7　骨盆底外层

骨盆底外层的肌肉包括：①球海绵体肌，又称阴道括约肌，收缩时具有紧缩阴道的作用；②坐骨海绵体肌，始于坐骨结节内侧，沿坐骨升支及耻骨降支前行，向上止于阴蒂海绵体（阴蒂脚处）；③会阴浅横肌，从两侧坐骨结节内侧面中线向中心腱汇合；④肛门外括约肌，为围绕肛门的环形肌束，前端汇合于会阴体。

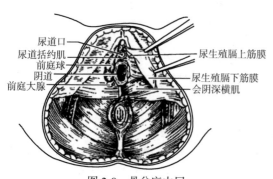

尿道口
尿道括约肌
前庭球
阴道
前庭大腺
尿生殖膈上筋膜
尿生殖膈下筋膜
会阴深横肌

图 2-8　骨盆底中层

### （二）中层

中层为泌尿生殖膈。由上、下两层坚韧的筋膜及其间的一对会阴深横肌及尿道括约肌组成，覆盖于由耻骨弓、两侧坐骨结节形成的骨盆出口前部三角形平面的尿生殖膈上，又称三角韧带，其中有尿道和阴道穿过（图 2-8）。会阴深横肌自坐骨结节的内侧面伸展至会阴体，尿道括约肌环绕尿道，具有控制排尿的作用。

### （三）内层

内层为盆膈（pelvic diaphragm），是骨盆底最坚韧的一层，由肛提肌和覆盖其上下的盆膈上、下筋膜组织组成。自前向后依次有尿道、阴道和直肠穿过（图2-9）。

肛提肌（levator ani muscle）是位于骨盆底的成对扁阔肌，向下、向内合成漏斗形，是盆底最重要的肌肉，亦是支撑盆腔脏器的关键组成部分。肛提肌由耻尾肌、髂尾肌、坐尾肌构成。

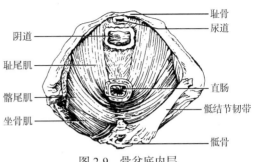

图2-9 骨盆底内层

（1）耻尾肌：为肛提肌的主要部分，起自耻骨降支内侧，绕过阴道、直肠，向后止于尾骨，其中有小部分肌纤维止于阴道侧壁、会阴及肛门内外括约肌之间的括约肌间沟，分别称为耻骨阴道肌、耻骨会阴肌和耻骨肛门肌，参与抬高尿道、肛门及紧缩泌尿生殖裂孔的作用。在分娩过程中，耻尾肌容易受损伤导致产后膀胱、直肠膨出。

（2）髂尾肌：起自肛提肌腱弓和坐骨棘，向中间及向后走行，止于尾骨。肛提肌能够自主收缩，其含有Ⅰ型（慢抽搐）纤维来维持恒定性，以及Ⅱ型（快抽搐）纤维来完成反射和自主收缩。除了排尿和排便时发挥作用外，盆底的恒定性为盆腔脏器提供恒定的支撑作用。

（3）坐尾肌：起源于坐骨棘和骶棘韧带上，止于骶骨和尾骨下部的侧缘，肌纤维随年龄的增长越来越薄。

当骨盆底肌肉与筋膜组织的支持作用减弱时，容易发生盆腔器官的松弛、脱垂或功能缺陷。在前骨盆腔，可发生膀胱和阴道前壁膨出；在中骨盆腔，可发生子宫和阴道穹隆脱垂；在后骨盆腔，可发生直肠和阴道后壁膨出。

# 第五节 邻近器官

女性生殖器的相邻器官主要有尿道、膀胱、输尿管、直肠及阑尾。当女性生殖器出现病变时，常会累及邻近器官，增加诊断与治疗上的难度，反之亦然。女性生殖器的发生与泌尿系统同源，故女性生殖器发育异常时，也可能伴有泌尿系统的异常。

## 一、尿道-膀胱-输尿管

**1. 尿道**（urethra） 为一肌性管道，长4～5cm，直径约0.6cm，始于膀胱三角尖端，穿过泌尿生殖膈，终于阴道前庭部的尿道外口，膀胱的尿道穿行部分称为膀胱颈，尿道远端2/3与阴道前壁融合。肛提肌及盆筋膜对尿道有支持作用，在腹压增加时提供抵抗而使尿道闭合，如发生损伤可出现压力性尿失禁。女性尿道短而直并与阴道邻近，容易引起泌尿系统感染。

**2. 膀胱**（urinary bladder） 是具有存储和扩张功能的中空脏器。膀胱前方紧靠腹膜前壁，后方紧贴阴道和宫颈，在下方和侧面，膀胱与耻骨内面相连。膀胱在腹壁上的投影呈三角形，三角形顶点位于脐正中韧带。成人膀胱平均容量为350～500mL。膀胱分为顶、底、体和颈。

前腹壁下部腹膜覆盖膀胱顶，向后移行达子宫前壁，两者之间形成膀胱子宫陷凹。膀胱底部与子宫颈及阴道前壁相连，其间组织疏松，盆底肌肉及其筋膜受损时，膀胱与尿道可随子宫颈及阴道前壁一并脱出。

**3. 输尿管**（ureter）　为一对圆索状肌性管道，全长约 30cm，粗细不一，内径最细 3～4mm，最粗 7～8mm，由黏膜、肌层、外膜构成。起自肾盂，在腹膜后沿腰大肌前面偏中线侧下行（腰段）；在骶髂关节处跨髂外动脉起点的前方进入骨盆腔（盆段），并继续在腹膜后沿髂内动脉下行，到达阔韧带基底部向前内方行，在子宫颈部外侧约 2.0cm 处经子宫动脉下方穿过，在子宫颈阴道上部的外侧 1.5～2.0cm 处斜向前内穿越输尿管隧道进入膀胱。在施行高位结扎卵巢血管、结扎子宫动脉及打开输尿管隧道时，应避免损伤输尿管。输尿管行程和数目可有变异，且可随子宫发育异常连同该侧肾脏一并缺如。在输尿管外膜上有丰富的血管丛，在盆腔手术时应注意保护输尿管血运，避免因缺血形成输尿管瘘。

# 二、直肠与阑尾

**1. 直肠**（rectum）　位于盆腔后部，全长 10～14cm，上接乙状结肠，下接肛管。直肠前面与阴道后壁相连，盆底肌肉与筋膜受损伤时，直肠常与阴道后壁一并膨出。肛管通过会阴体与阴道下段分开，长 2～3cm，阴道分娩时应保护会阴，避免会阴破裂损伤肛管。

**2. 阑尾**（vermiform appendix）　呈连于盲肠内侧壁的盲端细管状，其位置、长短、粗细变异很大，常位于右髂窝内，下端有时可达右侧输卵管及卵巢位置。因此，女性患阑尾炎时有可能累及右侧附件及子宫，应注意鉴别诊断，且如果发生在妊娠期，增大的子宫将阑尾推向外上侧，容易延误诊断。阑尾也是黏液性肿瘤最常见的原发部位，故卵巢黏液性癌手术时应全面探查，对外观异常的阑尾应一并切除。

（段　华）

 **思考题**

 1. 简述女性内生殖器的组成。

 2. 简述子宫与卵巢的解剖结构。

 3. 简述女性骨盆的分类与主要解剖学标志。

# 第三章 女性的特殊生理

## 第一节 女性一生各阶段的生理特点

根据年龄和生理特点，女性一生可分为七个阶段。各阶段具有不同的生理特点，以生殖系统变化最为显著，可因遗传、环境、营养等因素影响而有个体差异。女性从胚胎形成到衰老是一个渐进的生理过程，也是下丘脑-垂体-性腺轴（hypothalamic-pituitary-gonadal axis，HPG 轴）功能发育、成熟和衰退的过程。

### 一、胎儿期

从卵子受精至出生（从末次月经算起 280 日）为胎儿期（fetal period）。受精卵由父系和母系来源的 23 对（共 46 条）染色体组成。其中 1 对为性染色体（sex chromosome），在性发育中起决定性作用。XY 发育为男性，XX 发育为女性。胚胎 6 周后性腺分化，不含 Y 染色体或 Y 染色体短臂上缺少睾丸决定基因时，性腺分化缓慢，至胚胎 7～10 周出现卵巢的结构。之后，中肾管退化，副中肾管发育成为女性生殖道。

### 二、新生儿期

出生后 4 周内为新生儿期（neonatal period）。受胎盘及母体性激素影响，女性胎儿外阴较丰满，子宫、卵巢有一定程度的发育，乳房略隆起或少许泌乳。出生后脱离母体环境，血中女性激素水平迅速下降，可有少量阴道流血。这些均属生理现象，短期内可消退。

### 三、儿童期

出生 4 周至 12 岁左右为儿童期（childhood）。儿童早期（8 岁之前），因外周血中少量的雌激素对下丘脑产生负反馈，同时 HPG 轴对性激素的反馈抑制高度敏感，HPG 轴处于抑制状态。此期生殖器为幼稚型。外阴和阴道上皮薄，阴道狭长、无皱襞，细胞内缺乏糖原，阴道酸度低，抵抗力差，易发生炎症；子宫、输卵管及卵巢均位于腹腔内；宫体较小，而宫颈较长，两者比例为 1∶2，子宫肌层薄；输卵管弯曲而细长；卵巢长而窄，卵泡虽能自主生长，但多在早期退化。儿童后期（8 岁以后），下丘脑促性腺激素释放激素（gonadotropin-releasing hormone，GnRH）的抑制状态解除，卵巢开始发育并分泌性激素。子宫、输卵管及卵巢逐渐降至盆腔，乳房发育，女性特征逐渐显现。

### 四、青春期

WHO 将 10～19 岁定义为青春期（adolescence；puberty），是儿童到成人的转变期，也是生殖器、内分泌、体格逐渐发育至成熟阶段的标志。此期的生理特点如下。

**1. 第一性征进一步发育** 在促性腺激素作用下，生殖器官从幼稚型发育为成人型。阴阜隆起，大、小阴唇变肥厚并有色素沉着；阴道变长、变宽、出现皱襞；子宫增大，尤其子宫体增大明显，子宫体与子宫颈的比例为 2 : 1，输卵管变粗，卵巢增大，皮质内有不同发育阶段的卵泡。生殖系统开始具备生育能力，但功能尚未完全成熟。

**2. 第二性征出现** 音调变高，乳房发育，阴毛及腋毛生长，骨盆横径发育大于前后径，胸、肩、髋部皮下脂肪增多，呈现女性特有体态。其中，乳房初发育（thelarche）是女性第二性征的最初特征，通常近 10 岁开始，约 3.5 年发育为成熟型。青春期肾上腺雄激素分泌增加引起阴毛与腋毛生长，阴毛首先发育，约 2 年后腋毛开始发育，称为肾上腺功能初现（adrenarche），提示下丘脑-垂体-肾上腺雄性激素轴功能近趋完善。

**3. 月经初潮**（menarche） 第一次月经来潮称为月经初潮，平均比乳房发育晚 2.5 年，是青春期的重要标志。由于此时 HPG 轴尚未发育完全，月经周期常不规律，需 5~7 年建立规律的周期性排卵。

**4. 生长加速**（growth spurt） 青春期是生长发育的高峰阶段，月经初潮后生长减缓。

## 五、性成熟期

性成熟期（sexual maturity period）又称生育期，是卵巢生殖与内分泌功能最旺盛的时期。一般自 18 岁左右开始，持续约 30 年。此期女性性功能旺盛，卵巢功能成熟，周期性排卵建立，月经规律，生殖器官及乳房在卵巢分泌的性激素作用下发生周期性变化。

## 六、绝经过渡期

绝经过渡期（menopausal transition period）指从卵巢功能开始衰退至最后一次月经的时期。可从 40 岁开始，持续 1 至 10 余年。此期卵巢功能逐渐衰退，卵泡数减少，易发生卵泡发育不成熟致不排卵，导致月经不规律。最终卵泡耗竭或对垂体促性腺激素丧失反应，导致卵巢功能衰退，月经永久性停止，即绝经（menopause）。围绝经期（perimenopausal period）指卵巢功能开始衰退至绝经后 1 年。此期雌激素水平下降可引起多种绝经综合征症状，如潮热出汗、睡眠障碍、焦虑抑郁等。我国女性平均 46 岁进入围绝经期，绝经的平均年龄在 48~52 岁。

## 七、绝经后期

绝经后期（postmenopausal period）指绝经后至生命终止的时期。初期，卵巢虽停止分泌雌激素，但卵巢间质能分泌少量雄激素，并转化为雌酮，维持低水平的雌激素。60 岁后进入老年期，卵巢功能完全衰竭，雌激素水平低落，生殖器官进一步萎缩老化，不足以维持女性第二性征。老年性阴道炎、骨质疏松等风险增加。

（狄　文）

# 第二节 女性生殖系统生理

## 一、女性的性腺轴及其功能

下丘脑、垂体、卵巢之间相互调节、影响，形成一个完整而协调的神经内分泌系统，控制女性发育、正常月经和性功能，称为下丘脑-垂体-卵巢轴（hypothalamic-pituitary-ovarian axis，HPO 轴），又称生殖内分泌轴，或简称"性腺轴"。HPO 轴中，下丘脑是启动中心；垂体主要分泌促性腺激素和催乳素；卵巢是女性的性腺，主要具有生殖功能（产生卵子并排卵）和内分泌功能（性激素的合成与分泌）。

### （一）下丘脑的功能

下丘脑弓状核神经细胞分泌的 GnRH 通过垂体门脉系统调节垂体黄体生成素（luteinizing hormone，LH）和卵泡刺激素（follicle-stimulating hormone，FSH）的合成和分泌。GnRH 以 60～120 次/分的脉冲频率释放，其频率与月经周期时相有关，调节 LH/FSH。脉冲频率减慢时，血中 FSH 水平升高，LH 水平降低，从而 LH/FSH 下降；频率增加时，LH/FSH 升高。

GnRH 的分泌受垂体促性腺激素和卵巢性激素的正、负反馈调节。反馈调节包括长反馈（性激素对下丘脑的反馈作用）、短反馈（垂体激素对 GnRH 的负反馈调节）和超短反馈（GnRH 的自我调节）三种。这些激素反馈信号和来自中枢神经系统的神经信号一样，通过神经递质如去甲肾上腺素（促进 GnRH 释放）、β-内啡肽和 5-羟色胺（抑制 GnRH 释放）、多巴胺（双重作用）共同调节 GnRH，影响女性生殖周期。

### （二）腺垂体的功能

位于垂体前叶的腺垂体分泌促性腺激素和催乳素，直接与生殖调节有关。

**1. 促性腺激素** 包括 LH 和 FSH，由腺垂体的促性腺激素细胞分泌。它们响应 GnRH 的脉冲式刺激，自身亦呈脉冲式分泌，并受卵巢性激素和抑制素的调节。LH 和 FSH 均为糖蛋白激素，由 α 与 β 两个亚基组成。α 亚基结构相同，不同的 β 亚基结构决定激素特异抗原性和特异功能。人促甲状腺激素和人绒毛膜促性腺激素（human chorionic gonadotropin，hCG）也由 α 与 β 两个亚基组成。这四种糖蛋白激素的 α 亚基中的氨基酸组成及其序列基本相同，免疫反应也基本相同，特异性存在于 β 亚基。

LH 的生理作用包括：①卵泡期促进卵泡膜细胞产生雄激素，为雌激素合成提供原料；②排卵前促使卵母细胞成熟并触发排卵；③黄体期维持黄体功能，促进雌、孕激素和抑制素 A 的合成和分泌。

FSH 是卵泡发育必需的激素，其主要生理作用包括：①直接促进窦前卵泡及窦状卵泡颗粒细胞增殖与分化，分泌卵泡液，使卵泡生长发育；②激活颗粒细胞芳香化酶，合成与分泌雌二醇；③促进卵泡募集；④促使颗粒细胞合成分泌胰岛素样生长因子（insulin-like growth factor，IGF）及其受体、抑制素、激活素等物质，并与这些物质协同作用，调节优势卵泡的选择与非优势卵泡的退化；⑤卵泡期晚期与雌激素共同作用，促进 LH 受体表达，为排卵和黄素化做准备。

**2. 催乳素**（prolactin，PRL） 是由腺垂体的催乳细胞分泌的蛋白质激素，由 198 个氨基酸构成。其主要功能是促进乳汁的产生。PRL 呈脉冲式分泌，主要受下丘脑释放的多巴胺（PRL 抑制因子）抑制性调节。促甲状腺激素释放激素可促进 PRL 的分泌。

（三）卵巢的生殖功能

**1. 卵泡的发育及成熟**　卵泡是卵巢的基本生殖单位。新生儿卵巢内约有 200 万个原始卵泡，多数在儿童期退化，至青春期剩余约 30 万个。女性一生仅有 400～500 个卵泡能完全成熟并排出，占比极小。卵泡的生长发育依次经历原始卵泡（primordial follicle）（又称始基卵泡）、窦前卵泡（preantral follicle）、窦状卵泡（antral follicle）、排卵前卵泡（preovulatory follicle）四个阶段（图 3-1）。排卵前卵泡，即成熟卵泡（mature follicle），又称赫拉夫卵泡（Graafian follicle），是卵泡发育的最终阶段。此时，卵泡体积显著增大，卵泡液增多，卵泡直径可达 18～23mm，并向外突出准备排卵。其结构从外到内依次为卵泡外膜、卵泡内膜、颗粒细胞、卵泡腔、卵丘、放射冠、透明带（图 3-2）。卵泡的发育及成熟依赖于促性腺激素的刺激。生育期每个月经周期会有一批卵泡（3～11 个）开始发育，经过募集、选择，通常只有一个优势卵泡发育。

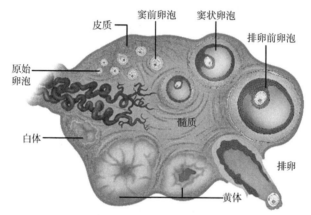

图 3-1　卵巢的周期性变化

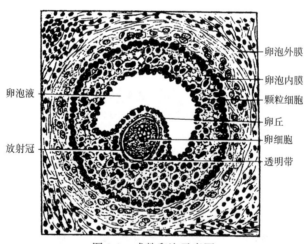

图 3-2　成熟卵泡示意图

**2. 排卵**　卵细胞和它周围的卵冠丘结构一起从卵巢排出的过程称为排卵（ovulation）。排卵过程涉及初级卵母细胞完成第一次减数分裂、卵泡壁胶原层的分解、排卵孔（stigma）的形成和卵子的排出。排卵前，成熟的卵泡分泌的雌激素对下丘脑产生正反馈作用，促使下丘脑释放大量 GnRH，继而引起垂体释放促性腺激素，出现 LH 峰和 FSH 峰。LH 峰是即将排卵的可靠指标。在 LH 峰作用下，排卵前卵泡黄素化，产生少量孕激素。排卵时随卵细胞同时排出的还有透明带、放射冠及小部分卵丘内的颗粒细胞。排卵多发生在下次月经来潮前 14 日左右。

卵子可由两侧卵巢轮流排出，也可由一侧卵巢连续排出。卵子排出后，经输卵管伞部捡拾、输卵管蠕动及输卵管黏膜纤毛活动等协同作用，在输卵管内向子宫方向移动。

**3. 黄体形成及退化** 排卵后卵泡液流出，卵泡腔内压下降，卵泡壁塌陷，形成许多皱襞。卵泡壁的卵泡颗粒细胞和卵泡内膜细胞向内侵入，周围由卵泡外膜包围，共同形成黄体（corpus luteum）。卵泡颗粒细胞和卵泡内膜细胞在 LH 排卵峰的作用下进一步黄素化，分别形成颗粒黄体细胞及卵泡膜黄体细胞。正常黄体功能的建立需要理想的排卵前卵泡发育，特别是 FSH 刺激，以及一定水平的 LH 持续性维持。排卵后 7～8 日，黄体体积和功能达到高峰，直径 1～2cm，外观色黄。若排出的卵子受精，黄体在胚胎滋养细胞分泌的 hCG 作用下增大，转变为妊娠黄体，至妊娠 3 个月末退化。此后胎盘形成并分泌甾体激素维持妊娠。若卵子未受精，黄体在排卵后 9～10 日开始退化，黄体细胞逐渐萎缩变小，周围的结缔组织及成纤维细胞侵入黄体，逐渐由结缔组织替代，组织纤维化，外观色白，称为白体（corpus albicans）。黄体功能限于 14 日，排卵日至月经来潮为黄体期，约 14 日。黄体衰退后月经来潮，卵巢中新的卵泡发育，开始新的周期。

（四）卵巢的内分泌功能与周期性变化

卵巢主要合成并分泌多种性激素（均为甾体激素），包括雌激素（estrogen）、孕激素（progesterone）和少量雄激素（androgen）及多种细胞因子、生长因子和多肽激素。

**1. 性激素的合成** 雌激素在 LH 和 FSH 的共同作用下由卵泡内膜细胞与颗粒细胞共同合成。卵泡内膜细胞上有 LH 受体，LH 与 LH 受体结合后可促进细胞内胆固醇合成睾酮和雄烯二酮，后两者可透过基底膜进入颗粒细胞。颗粒细胞上有 FSH 受体，FSH 与 FSH 受体结合后可激活芳香化酶，将睾酮和雄烯二酮分别转化为雌二醇和雌酮，进入血液循环和卵泡液中。

**2. 性激素的分泌** 性激素的分泌呈周期性变化（图 3-3）。

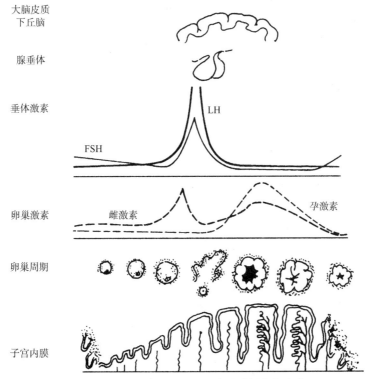

图 3-3 生殖激素、卵巢及子宫内膜周期性变化

（1）雌激素：包括雌二醇、雌酮及其代谢产物雌三醇，由颗粒细胞、卵泡膜细胞和黄体细胞分泌。卵泡开始发育时，雌激素分泌量很少。至月经第 7 日雌激素分泌量迅速增加，于排卵前到达第一个高峰。排卵后，由于卵泡液中雌激素释放至腹腔，循环中雌激素水平暂时下降。排卵后 1～2 日，黄体开始分泌雌激素，循环中雌激素水平逐渐上升。在排卵后 7～8 日黄体成熟时，循环中雌激素到达第二个高峰。此后，黄体萎缩，雌激素水平急剧下降，至月经来潮时达最低水平。

（2）孕激素：主要由黄体细胞分泌。卵泡期卵泡不分泌孕酮，排卵前成熟卵泡的颗粒细胞在 LH 排卵峰的作用下黄素化，开始分泌少量孕酮。排卵后黄体分泌孕酮逐渐增加。排卵后 7～8 日黄体成熟时，孕激素达最高峰。此后，孕激素水平逐渐下降，至月经来潮时降到卵泡期水平。

（3）雄激素：主要来源于肾上腺，少量来源于卵巢，包括睾酮、雄烯二酮和脱氢表雄酮。卵泡内膜层是合成和分泌雄烯二酮的主要部位，卵巢间质细胞和门细胞主要合成和分泌睾酮。排卵前循环中雄激素升高，促进非优势卵泡闭锁，亦可提高性欲。

**3. 卵巢性激素的生理作用**

（1）雌激素的生理作用

1）对生殖器官的作用：①外阴、阴道。使阴唇发育、丰满、色素加深；使阴道上皮细胞增生和角化，黏膜变厚，并增加细胞内糖原含量，使阴道维持酸性环境。②宫颈。使宫颈口松弛、扩张；宫颈黏液分泌增加，性状变稀薄，易拉成丝状。③子宫。促进子宫平滑肌细胞增生和肥大，使肌层增厚；增进血运，促使和维持子宫发育；增加子宫平滑肌对缩宫素的敏感性；使子宫内膜腺体和间质增生、修复。④输卵管。促进输卵管肌层发育及上皮的分泌活动，使输卵管平滑肌节律性收缩增强。⑤卵巢。协同 FSH 促进卵泡发育。

2）第二性征：促使乳腺腺管增生，乳头、乳晕着色，促进其他第二性征发育。

3）下丘脑-垂体轴：通过对下丘脑和垂体的正负反馈调节，控制促性腺激素分泌。

4）代谢作用：促进水钠潴留；促进肝脏高密度脂蛋白合成，抑制低密度脂蛋白合成，降低循环中的胆固醇水平；促进骨钙沉积。

（2）孕激素的生理作用：孕激素通常是在雌激素作用的基础上发挥效应。

1）对生殖器官的作用：①阴道。加快阴道上皮细胞脱落。②宫颈。使宫颈口闭合，宫颈黏液分泌减少，性状变黏稠。③子宫。使子宫平滑肌松弛，降低子宫平滑肌兴奋性及其对缩宫素的敏感性，抑制子宫收缩，有利于胚胎及胎儿宫内生长发育；使增殖期子宫内膜转化为分泌期子宫内膜，为受精卵着床做好准备。④输卵管。抑制输卵管平滑肌节律性收缩。

2）第二性征：促进乳腺腺泡发育。

3）下丘脑-垂体轴：在月经中期，具有增强雌激素对垂体 LH 排卵峰释放的正反馈作用；在黄体期，对下丘脑、垂体有负反馈作用，抑制促性腺激素分泌。

4）代谢作用：促进水钠排泄。

5）体温：兴奋下丘脑体温调节中枢，可使基础体温（basal body temperature，BBT）在排卵后升高 0.3～0.5℃。临床上可以此作为判定排卵日期的标志之一。

（3）孕激素与雌激素的协同和拮抗作用：一方面，孕激素在雌激素作用的基础上，进一步促使女性生殖器和乳房的发育，为妊娠做准备，两者有协同作用；另一方面，雌激素和孕激素又有拮抗作用，雌激素促进子宫内膜增生及修复，孕激素则限制子宫内膜增生，并使增生的子宫内膜进入分泌期。其他拮抗作用表现在子宫收缩、输卵管蠕动、宫颈黏液变化、阴道上皮细胞角化和脱落及水钠潴留与排泄等方面。

（4）雄激素的作用：雄激素能促进阴毛、腋毛生长，蛋白质合成，肌肉生长，骨骼发育和刺激红细胞生成。大量雄激素有拮抗雌激素的作用。

## 二、月经及其调节

### (一)子宫内膜的周期性变化

子宫内膜的周期性变化主要包括子宫内膜的组织学和生物化学的周期性变化,此处主要介绍子宫内膜的组织学变化(图 3-3)。子宫内膜从形态学上可分为功能层和基底层。子宫内膜功能层是胚胎植入的部位,受卵巢激素变化的调节,具有周期性增殖、分泌和脱落性变化;基底层靠近肌层,不受卵巢激素的周期性调节,不发生脱落,在月经后再生并修复子宫内膜创面,重新形成子宫内膜功能层。根据组织学变化可将月经周期分为增殖期(proliferative phase)、分泌期(secretory phase)、月经期 3 个阶段(以一个正常月经周期 28 日为例)。

**1. 增殖期** 月经周期第 5~14 日。与卵巢周期中的卵泡期对应。在雌激素作用下,内膜表面上皮、腺体、间质、血管均呈增殖性变化,称为增殖期。此期子宫内膜厚度自 0.5mm 增生至 3~5mm。增殖期可再分早、中、晚 3 期。

(1)增殖早期:月经周期第 5~7 日。此期内膜薄,仅 1~2mm;腺体短、直、细且稀疏,腺上皮细胞呈立方形或低柱状;间质致密,间质细胞呈星形,间质中的小动脉较直、壁薄。

(2)增殖中期:月经周期第 8~10 日。此期内膜腺体数增多、伸长并稍有弯曲;腺上皮细胞增生活跃,细胞呈柱状,开始有核分裂象;间质水肿在此期最为明显,螺旋小动脉逐渐发育,管壁变厚。

(3)增殖晚期:月经周期第 11~14 日。此期内膜进一步增厚,达 3~5mm,表面高低不平,略呈波浪形;腺上皮变为高柱状,增殖为假复层上皮,核分裂象增多,腺体更长,形成弯曲状;间质细胞呈星状,并相互结合成网状;组织内水肿明显,小动脉增生,管腔增大,呈弯曲状。增殖期腺体细胞的重要变化表现为纤毛细胞和微绒毛细胞的增加。纤毛细胞出现于月经周期第 7~8 日,主要围绕腺体开口分布,纤毛的摆动可促进子宫内膜分泌物的流动和分布。微绒毛可增加细胞表面积,从而增加腺细胞的排泄和吸收功能。增生的腺细胞和间质细胞内含有丰富的游离和结合的核糖体、线粒体、高尔基复合体及初级溶酶体。这些结构是蛋白质、能量及酶的合成与储存场所。

**2. 分泌期** 月经周期第 15~28 日。与卵巢周期中的黄体期对应。黄体分泌的雌激素和孕激素使增殖期内膜继续增厚,腺体更增长弯曲,出现分泌现象;血管迅速增加,更加弯曲;间质疏松并水肿。此时内膜厚且松软,含有丰富的营养物质,有利于受精卵着床发育。分泌期亦可分为 3 期。

(1)分泌早期:月经周期第 15~19 日。此期内膜腺体更长,弯曲更明显,腺上皮细胞开始出现含糖原的核下空泡,为此期的组织学特征;间质水肿,螺旋小动脉继续增生、弯曲。

(2)分泌中期:月经周期第 20~23 日。子宫内膜较前更厚并呈锯齿状。腺体内的分泌上皮细胞顶端胞膜破裂,细胞内的糖原溢入腺体,称为顶浆分泌。内膜的分泌还包括血浆渗出,血液中许多重要的免疫球蛋白与上皮细胞分泌的结合蛋白结合,进入子宫内膜腔。子宫内膜的分泌活动在月经中期 LH 峰后第 7 日达到高峰,恰与囊胚植入同步。此期间质更加疏松、水肿,螺旋小动脉进一步增生并卷曲。

(3)分泌晚期:月经周期第 24~28 日。此期为月经来潮前期,相当于黄体退化阶段。此期子宫内膜呈海绵状,厚达 10mm。内膜腺体开口面向宫腔,有糖原等分泌物溢出,间质更疏松、水肿。表面上皮细胞下的间质分化为肥大的蜕膜样细胞和小圆形的有分叶核及玫瑰红颗粒的内膜颗粒细胞;螺旋小动脉迅速增长,超出内膜厚度,更加弯曲,血管管腔也扩张。分泌期超微结构的特征性变化是巨大线粒体的出现和核仁通道系统(nucleolar channel system,NCS)的形成。NCS 是核膜呈螺旋状折叠,伸入核内或核仁内形成的,仅在排卵后出现。

**3. 月经期** 月经周期第 1~4 日,为子宫内膜海绵状功能层从基底层崩解脱落期,这是孕酮和雌激素撤退的最后结果。经前 24h,内膜螺旋动脉节律性收缩及舒张,继而出现逐渐加强的血管痉挛性收缩，导致远端血管壁及组织缺血坏死、剥脱，脱落的内膜碎片及血液一起从阴道流出，即月经来潮。

### （二）月经

月经（menstruation）是子宫内膜随卵巢周期性变化而出现的周期性脱落及出血。规律月经的建立是女性生殖功能成熟的重要标志之一。

**1. 月经初潮** 第一次月经来潮称为月经初潮，是青春期开始的标志。年龄多在 13～14 岁，可早至 11～12 岁。月经初潮早晚主要受遗传、营养、体重、种族等因素的影响。近年，月经初潮年龄有提前趋势。

**2. 月经周期** 相邻两次月经第 1 日的时间间隔称为月经周期（menstrual cycle）。一般为（28±7）日。

**3. 月经持续时间及出血量** 经期为每次月经持续时间，一般为 2～8 日，平均 4～6 日。经量为一次月经的总失血量，正常月经量为 20～60mL，超过 80mL 为月经过多。

**4. 月经血的特征** 月经血呈暗红色，除血液外，还有子宫内膜碎片、宫颈黏液及脱落的阴道上皮细胞。月经血中含有前列腺素和来自子宫内膜的大量纤维蛋白溶解酶。由于纤维蛋白溶解酶对纤维蛋白的溶解作用，故月经血不凝。在出血多或速度快的情况下可出现血凝块。

**5. 月经期的症状** 一般月经期无特殊症状，但部分女性可因为经期盆腔充血及前列腺素的作用，出现下腹及腰骶部下坠不适或子宫收缩，并可出现腹泻等胃肠功能紊乱症状。少数可有头痛及轻度神经系统不稳定症状。

### （三）月经周期的调节

月经周期的调节是个非常复杂的过程，主要是通过 HPO 轴实现的。下丘脑分泌 GnRH，通过调节垂体促性腺激素的分泌，调控卵巢功能。卵巢分泌的性激素对下丘脑-垂体又有反馈调节作用。HPO 轴的生理活动受到大脑皮质神经中枢的影响，外界环境、精神因素等均可影响月经周期。大脑皮质、下丘脑、垂体和卵巢中任何一个环节发生障碍，都会引起卵巢功能紊乱，导致月经失调。此外，抑制素-激活素-卵泡抑素系统也参与月经周期的调节。其他腺体（如甲状腺、肾上腺、胰腺）的内分泌激素亦与月经有关。

**1. 卵泡期** 卵巢分泌的雌激素、孕激素和抑制素 A 降至最低水平，对下丘脑及垂体的抑制解除。下丘脑开始分泌 GnRH，使垂体 FSH 分泌增加，促使卵泡发育并分泌雌激素，子宫内膜出现增殖期变化。卵泡成熟前，雌激素水平一般低于200pg/mL，负反馈作用于下丘脑。随着卵泡逐渐发育，雌激素逐渐增加，其对下丘脑的负反馈作用亦增强，加之抑制素 B 的作用，使垂体 FSH 分泌减少。卵泡接近成熟时，雌激素的分泌达到 200pg/mL 并维持 48h 以上，此时则对下丘脑和垂体产生正反馈作用，刺激 GnRH、LH 和 FSH 大量释放，形成排卵前 LH 和 FSH峰，两者协同作用，促使成熟卵泡排卵。

**2. 黄体期** 排卵后，循环中 LH、FSH 急剧下降。在少量 LH 和 FSH 作用下，黄体形成并逐渐发育成熟。黄体主要分泌孕激素和雌激素，其中孕激素使子宫内膜出现分泌期变化。排卵后 7～8 日循环中孕激素达到高峰，雌激素亦达到第二个高峰。大量孕激素和雌激素及抑制素 A 的共同负反馈作用，使垂体 LH 和 FSH 分泌相应减少，黄体开始萎缩，雌激素、孕激素分泌减少，子宫内膜失去性激素支持，发生坏死、脱落、出血，即月经来潮。雌激素、孕激素和抑制素 A 的减少解除了对下丘脑和垂体的负反馈抑制，GnRH 分泌增加，卵泡开始发育，下一个月经周期重新开始，如此周而复始。

（狄　文）

## 三、中医女性生殖生理

### （一）女性生殖脏器生理

**1. 胞宫** 又称子宫、女子胞、胞脏、子脏、子处、血室等。胞宫由胞脉、胞络与其他脏腑相联系。其一，胞脉为隶属于胞宫的血脉，将脏腑汇聚于冲任二脉的阴血下注胞宫；其二，胞络属于胞宫脉络，其功能是维系子宫位置和功能，并使子宫经胞络联系足少阴肾经。

胞宫的主要功能有二，一为孕育胎儿，二为排泄月经。胞宫是奇恒之腑，有亦藏亦泻的特点。胞宫以藏为主，且藏泻具有规律性和周期性。藏主要表现为月经的形成及十月妊娠，而泻主要表现在月经一月一行、胎儿一朝分娩。

**2. 阴道** 又称产道、子肠，是连接胞宫和阴户的通道。阴道的功能首先是保护胞宫免受外邪侵犯；其次是排出月经、带下和恶露的通道，也是阴阳交媾和娩出胎儿的通道。

**3. 阴户、玉门、子门**

（1）阴户：系指女性外阴，包括阴道前庭及其两侧的大小阴唇、前面的阴蒂和后面的阴唇系带、会阴，以及阴道口的前后左右部位，故有"四边""产户"之称。阴户是抵御外邪的第一道关口，具有保护女性内生殖器的作用。

（2）玉门：是阴道口的总称，包括处女膜的部位，系指尚未经历性生活女性的阴道口。玉门是排出月经、分泌带液，也是娩出胎儿、排出恶露的关口。

（3）子门：即宫颈口，是预防外邪入侵的第二道关口，是排出月经、分泌带液、娩出胎儿的通道。

**4. 毛际、交骨**

（1）毛际：主要指前阴隆起的脂肪垫，即阴阜。青春期开始生长阴毛，与月经初潮时间大致同步。成熟女性阴毛为尖端朝下的倒三角形，阴毛的异常也能反映部分疾病的特征。

（2）交骨：系指耻骨联合。临产有"交骨不开"之病证名。

### （二）经络

胞宫与冲任督带直接相关，因胞宫属于奇恒之腑，无表里配属关系，只能通过起源于胞宫的奇经与正经相连，再由正经与脏腑相连，从而使脏腑的气血供养胞宫，使胞宫具有生殖能力。

**1. 冲脉与胞宫的联系** 王冰称"冲为血海"。冲脉起于胞中，上行支与诸阳经相通，下行支经气冲穴与足阳明经交会，而足阳明胃为多气多血之腑，冲脉受到先天肾气的资助与后天精微的滋养，合而大盛。

**2. 任脉与胞宫的联系** 任脉与冲脉同起于胞中，与肝、脾、肾相交，取三经之精血为养。任脉为阴脉之海，总司一身精、血、津、液，"主胞胎"，"养女子"。

**3. 督脉与胞宫的联系** 督脉起于胞中，上行至百会与诸阳经交会，与足厥阴肝经"会于巅"。督脉为阳脉之海，行人体背部正中主一身之阳，得肝中相火、肾中命火、心中君火温养和资助。具有温煦、温养的功能。

**4. 带脉与胞宫的联系** 带脉环腰一周，如束带之状，与同出于胞宫的冲、任、督三脉相交，通过此三脉间接联系胞宫，且与足三阴经、足三阳经相通。故带脉既可约束冲、任、督三脉，又可取上下三经气血为用，从而维持胞宫的生理功能。总的来说，冲、任、督、带四脉与十二经脉相连，十二经脉气血通过冲、任、督、带四奇经汇聚于胞宫，使胞宫孕育胎儿、形成月经、生成带下等生理功能正常。

（三）脏腑

**1. 肾与女性生殖生理** 肾主要从四个方面与女性生殖相关，其一，通过正经-奇经-胞宫通路保证胞宫正常生理功能。肾经"上股内后廉，贯脊属肾络膀胱"，与任脉交会于"关元"。且肾经从横骨至幽门共 11 个穴位与冲脉脉气相通。其二，提供肾精，精血互生为女性生殖生理提供物质基础。肾精源于先天之精，由后天之精充养，先天之精是构成人体的基本物质，也是构成胞宫的基本物质。其三，产生天癸，使女性具有生殖功能，肾气充盛，天癸泌至，天癸促使任脉通，太冲脉盛，月经按时来潮，从而具有生育功能。其四，肾主骨生髓，脑为髓海。肾脑相通，主宰女性生殖生理。

**2. 肝与女性生殖生理** 《灵枢·经脉》云，足厥阴肝之脉"循股阴，入毛中，过阴器，抵小腹"，与任脉交会于曲骨；足厥阴肝经与督脉"会于巅"，交会于百会；与冲脉交会于三阴交。可见肝通过足厥阴经脉与冲、任、督三脉相通而与胞宫发生联系。在功能上，肝为藏血之脏，主气机疏泄，体阴而用阳，具有储存与调节血液、疏导气机的作用，喜条达而恶抑郁。肝为血脏，冲脉为血海。女性的经、孕、产、乳生殖生理无不以血为用，肝所藏之血有余，则冲脉血海满盈；肝气条达，则人体气机调畅；胞宫才能正常行使其生殖功能。故叶天士在《临证指南医案》中有"女子以肝为先天"之说，此言意在强调肝在女性生殖生理中的重要性。

**3. 脾胃与女性生殖生理** 《灵枢·经脉》言足太阴脾之脉"上膝股内前廉，入腹"，与任脉交会于中极，与冲脉交会于三阴交。足阳明胃经与冲脉交会于气街，与任脉交会于承浆。可见，脾胃通过足太阴和足阳明与冲、任二脉相连而与胞宫发生联系。在功能上，胃主受纳和腐熟水谷，乃多气多血之腑；脾主运化水湿和转输水谷精微，主中气和统血。脾与胃相表里，处于人体中焦，脾主升清，胃主降浊，为气机升降之枢纽。脾胃为后天之本、气血生化之源。脾胃所化和统摄之血，直接为胞宫行月经、主胎孕提供物质基础。《女科经纶》引程若水之言"妇人经水与乳，俱由脾胃所生"，说明脾胃对女性生殖生理具有重要作用。

**4. 心与女性生殖生理** 心主血脉，胞脉为络属于胞宫的血脉，故为心所主。女性生殖生理以血为本，而血的运行和统摄则由心、肝、脾三脏共同调节。此外，心居于上焦而主火，肾居于下焦而主水，心肾相交，水火既济，是维持人体阴阳平衡的重要环节，也是维持女性生殖生理功能正常的必要因素。

**5. 肺与女性生殖生理** 任、督二脉与肺相通，胞宫借助任、督二脉与肺相通，胞宫借助任、督二脉而与肺发生联系。在功能上，肺主宗气、朝百脉，输布精微于全身，调节一身气机；通调水道，下输膀胱，若雾露之溉。肺气输布正常，在天癸的作用下，任脉所司之精、血、津、液旺盛通畅而达于胞宫，使胞宫得以行使其生殖功能。心肺同处于人体上焦，心主血脉，肺主宗气，共同调节气血之运行，为胞宫行月经、主胎孕提供能源和动力。

（四）天癸

天癸是促进人体生长、发育和生殖的一种阴精，男女皆有。它来源于先天，禀受于父母，藏之于肾，受肾中精气资助，赖后天水谷精微滋养，在人体生长发育过程中逐渐成熟，至肾气全盛之后始能泌至体内，促使每月行经。随着年龄增长、肾气虚衰，天癸逐渐耗竭则绝经，即肾气主宰天癸的泌至与竭止，天癸决定月经的来潮与停闭。"天癸"一词最早出自《黄帝内经》，天癸的生理作用在于天癸至则"月事以时下，故有子"，天癸竭则"地道不通，故形坏而无子"，说明天癸是产生月经和孕育胎儿的重要物质。在女性的生育期，天癸始终存在，并对冲、任、胞宫发挥作用。

（赵瑞华）

## 四、中医对月经生理的认识

月经是性成熟女性有规律的周期性的子宫出血的生理现象。一般以一个阴历月为一个周期，月月如期，经常不变，如同月相之盈亏，潮汐之涨落，故有"月事""月汛""月水"之称。李时珍在《本草纲目·妇人月水》中指出："女子，阴类也，以血为主。其血上应太阴，下应海潮。月有盈亏，潮有朝夕，月事一月一行，与之相符。故谓之月信、月水、月经。"

### （一）月经的生理现象

**1. 初潮** 指第一次月经的来潮，亦称"初经"。月经来潮是女子发育趋于成熟并具备生育能力的标志。一般初潮年龄在13～14岁，近年有提前趋势。

**2. 月经节律** 月经具有明显的周期性和规律性。出血的第1日为月经周期的开始，两次月经第1天的间隔时间为一个月经周期，一般为21～35日，平均28日。每次月经的持续时间称为经期，正常为2～8日。月经量为一次月经的失血量，常难以准确测量，一般为20～60mL，因个人体质不同而有一定差异。经色呈暗红色，量多时经色加深，行经开始和将净时渐暗淡。经质稀稠适中，不凝固，无血块，无臭气。月经期间一般无特殊症状，有些女性可出现下腹部和腰骶部不适，乳胀，或情绪不稳定，经后自然缓解。

**3. 绝经** 妇女到49岁左右月经自然停止12个月称为绝经。绝经后一般不具备生育能力。部分妇女在绝经前后可能会出现面红潮热、烘热汗出、心悸、失眠和情绪不稳等症状。

女性在月经初潮后1～2年，月经或提前，或推后，甚或停闭数月。这是身体发育尚未完善之故，一般可逐渐形成正常的周期。育龄期妇女在妊娠期间月经停闭，哺乳期妇女亦多数无月经来潮，这些均属于生理性停经。在绝经前，也会出现月经周期的紊乱，一般历时1～3年月经才逐渐停闭。

关于特殊月经的认识，前提是身体无病。如定期两月一至者，称为"并月"；三月一至者，称为"居经"或"季经"；一年一至者，称为"避年"；终身不行经而能受孕者，称为"暗经"。妊娠初期，有的妇女仍然会在以往月经周期时出现少量阴道流血，不伴有腹痛和腰酸，亦无损于胎儿者，称为"激经"，又称"盛胎""垢胎"。

### （二）月经产生机理与调节

**1. "肾-天癸-冲任-胞宫轴"** 月经是肾气、天癸、冲任、气血协调作用于胞宫，并在其他脏腑、经络的协同下，使胞宫定期藏泻而产生的生理现象。肾气旺盛促使天癸成熟泌至，任脉通畅，冲脉充盛，血海满溢入胞宫，本意为种子育胎，无胎则形成月经，月经周期来潮代表女子具备生育功能。

**2. "心-肾-子宫轴"** 肾者，静也，静则藏。有藏，才能产生天癸样物质，这是生新的作用。心者动也，动则运行。有动，才能促进节律性运动。子宫者，奇恒之腑，动静相兼，有动有静，故有非脏非腑、亦脏亦腑之说，既有类似脏的生新作用，产生一定量的天癸样物质，实即藏的作用，又有类似腑的除旧功能，实即泻的作用，泻除陈旧性物质，或排出新生物质。当其类似脏行藏作用时，受肾所主宰；当其类似腑行泻作用时，受心所主宰。此为心-肾-子宫轴的主要调节作用。在心、肾、子宫调节的前提下，依赖其自身的互根统一关系进行转化活动，使"重阴转阳""重阳转阴"，达到新的相对的阴阳平衡，从而又开始新的消长运动。

**3. 五脏** 肾为天癸之源、冲任之本、气血之根，肾系胞宫，与脑髓相通，为五脏阴阳之根本。肾通过多渠道、多层面、多位点对月经的产生和调节发挥主导作用；肝血下注冲脉，司血海之定期蓄溢，参与月经周期、经期及经量的调节；脾为后天之本，气血生化之源。脾主运化，其气主升，具有统摄血液，固摄子宫之权。脾气健运，血循常道而经调。胃主受纳，为水谷之海，乃多气多血之腑，胃中水谷盛，则冲脉之血盛，月事以时下；心通过胞脉与胞宫相通。《石室秘录》指出胞宫为"心肾接续之关"，心气下通于肾，心肾相交，水火既济，阴阳平衡，血脉流畅，月事如常；肺主气，朝百脉而输精微，与心同居上焦，下达精微于胞宫，参与月经的产生与调节。月经还与督脉温煦、带脉约束、五脏化生、气血调和有关。

（三）月经周期的生理变化

月经具有周期性、节律性，是女性生殖生理过程中肾阴阳消长、转化，气血盈亏的规律性演变的体现。月经按照阶段的不同分为行经期、经后期、经间期、经前期四个不同时期的生理节律变化，形成月经周期。现以（28±7）日为一个月经周期，阐述如下。

**1. 行经期**  行经第1～5日，此期子宫泻而不藏，排出经血。既是本次月经的结束，又是新周期开始的标志，呈现"重阳转阴"的特征。

**2. 经后期**  指月经干净后至经间期前，为周期的第6～13日，此期血海空虚渐复，子宫藏而不泻，呈现阴长的动态变化。阴长，是指肾水、天癸、阴精、血气等渐复至盛，呈重阴状态。重阴，是指月经周期阴阳消长节律中的阴长高峰时期。

**3. 经间期**  周期第14～15日，也称氤氲之时，或称"的候""真机"时期（即"排卵期"）。在正常月经周期中，此期正值两次月经中间，故称之为经间期。经间期是重阴转阳、重阴必阳之际，必阳的结果正是排卵的时候。

**4. 经前期**  由经间期之后，为月经周期的第16～30日。此期阴盛阳长至重阳。重阳，是指月经周期阴阳消长节律中阳生的高峰时期，此时阴阳俱盛，以备种子育胎。若已受孕，精血下聚以养胎元，月经停闭；如未受孕，则去旧生新，血海由满而溢泻成为一次月经。

（赵瑞华）

# 五、中医对带下生理的认识

（一）带下的生理意义

中医学古代文献中，带下的含义具有广义、狭义、生理性带下之分。广义带下泛指妇科疾病，狭义带下指阴道中带下量异常增多或减少，量、质、气味异常。本节中论述的生理性带下指润泽女性阴道的一种阴液，色白或透明，质地黏而不稠，量适中，无特殊臭味。常在女性发育成熟后有明显分泌，并随周期变化。健康女子在月经初潮后开始明显分泌，量不多，不致外渗，月经前、经间期、妊娠期量稍增加，绝经后明显减少。

（二）带下的产生和调节的机理

带下是肾精化生的津液，生理性的带下是脏腑、津液、经络协调作用于胞宫的结果。

（1）《灵枢·五癃津液别》指出："五谷之津液和合而为膏者，内渗于骨空，补益脑髓，而下流于阴股。"带下属阴液，其与五脏中的脾和肾的关系最大。故可认为，生理性带下由肾精和脾所运化的水谷之精所化。

（2）《灵枢·五癃津液别》中说："津液各走其道……其流而不行者为液。"《灵枢·口问》指出："液者，所以灌精濡空窍者也。"说明带下源于津液。

（3）任脉为阴脉之海，主一身之阴液，而带下属阴液，为任脉所主。带脉环腰一周，与冲、任、督纵横交错，络胞而过。由此可知任、督、带三脉相互联系。带下受任脉所司，带脉约束及督脉温化，三脉行正常生理作用，方能产生生理性带下。

### （三）带下的生理现象及作用

（1）带下属津液，起滋润、濡养作用，是维持人体生命活动的基本物质之一。生理性带下除了濡润和充养阴道、阴户外，还有助于阴阳交媾时两精相搏，并能抵御病邪入侵阴户。

（2）带下随肾气和天癸的调节，呈现周期性的变化，并与生殖密切相关。在月经前后、经间期稍多。经间期质清，晶莹而透明，具有韧性，可拉长；其余时间略少。

（武　颖）

# 第三节　女性的妊娠生理

## 一、卵子的发育及调节

### （一）卵子的发育过程

**1. 卵子的发生**　人类卵子来源于卵巢中的卵泡，卵泡成熟后可排卵。卵泡自胚胎形成后即进入自主发育和闭锁的轨道，此时不依赖促性腺激素。胚胎 6～8 周原始生殖细胞不断有丝分裂，细胞数增多，体积增大，称为卵原细胞。胚胎 11～12 周卵原细胞进入第一次减数分裂，并静止于前期双线期，称为初级卵母细胞。胚胎 16～20 周生殖细胞数目达到高峰，总数达 600 万～700 万个。胚胎 16 周至出生后 6 个月单层梭形前颗粒细胞围绕着停留于减数分裂双线期的初级卵母细胞形成始基卵泡，这是女性的基本生殖单位，也是卵细胞的唯一储备形式。胎儿期的卵泡不断闭锁，出生时仅剩 200 万个，儿童期多数卵泡退化，至青春期只剩下约 30 万个。随着年龄增长卵泡逐步减少，到 37.5 岁左右女性卵巢中仅剩余约 2.5 万个卵泡，绝经期卵泡几乎消失。女性的卵子、卵泡数量及生育能力与年龄密切相关。

**2. 卵子及卵泡的周期性变化**　青春期至绝经期，女性卵巢在形态和功能上的周期性变化称为卵巢周期，卵子得以进一步发育成熟并被排出，这一过程则依赖促性腺激素的刺激。生育期每月发育一批卵泡，经过募集、选择，一般只有一个优势卵泡可达完全成熟并排出卵子，其余卵泡则发育到一定程度发生闭锁。妇女一生中一般只有 400～500 个卵泡发育成熟并排卵，仅占总数的 0.1% 左右。

卵泡的发育始于始基卵泡到初级卵泡的转化，始基卵泡可在卵巢内休眠数十年。始基卵泡发育远在月经周期起始之前，从始基卵泡至形成窦前卵泡需 9 个月以上的时间，从窦前卵泡发育到成熟卵泡共需 85 日，一般卵泡生长的最后阶段约需要 15 日，是卵巢周期的卵泡期，根据卵泡的形态、大小、生长速度和组织学特征，其生长主要有以下四个阶段。

（1）始基卵泡：由停留于减数分裂双线期的初级卵母细胞被单层梭形前颗粒细胞围绕而形成。

（2）窦前卵泡：始基卵泡的梭形前颗粒细胞分化为单层立方形细胞之后成为初级卵泡。同时，颗粒细胞合成分泌黏多糖，在卵子周围形成一透明环形区，称透明带。颗粒细胞的胞膜突起可穿过透明带与卵子的胞膜形成缝隙连接，其为卵子的信息传递和营养提供了一条通道。最后初级卵泡颗粒细胞的增殖使细胞的层数增至 6～8 层，卵泡增大，形成次级卵泡。颗粒细胞内出现卵泡刺激素（FSH）、雌激素（E）和雄激素（A）三种受体，具备了对上述激素的反应性。卵泡基底膜附近的梭形细胞形成两层卵泡膜，即卵泡内膜和卵泡外膜。卵泡内膜细胞出现促黄体生成素（LH）受体，具备了合成甾体激素的能力。

（3）窦状卵泡：在雌激素和 FSH 的协同作用下，颗粒细胞间积聚的卵泡液增加，最后融合形成卵泡腔，卵泡增大，直径达 500μm，称为窦卵泡。窦卵泡发育的后期，相当于前一卵巢周期的黄体晚期及本周期卵泡早期，血清 FSH 水平及其生物活性增高，超过一定阈值后，卵巢内有一组窦卵泡群进入了"生长发育轨道"，这种现象称为募集。约在月经周期第 7 日，在被募集的发育卵泡群中，FSH 阈值最低的一个卵泡，优先发育成为优势卵泡，其余的卵泡退化闭锁，这个现象称为选择。月经周期第 11～13 日，优势卵泡增大至 18mm 左右，分泌雌激素量增多，使血清雌激素量达到 735pmol/L 左右。此外，在 FSH 刺激下，颗粒细胞内又出现了 LH 受体及催乳素（PRL）受体，具备了对 LH、PRL 的反应性。此时形成排卵前卵泡。

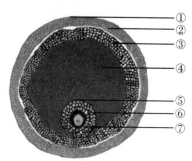

图 3-4 排卵前卵泡示意图
①卵泡外膜；②卵泡内膜；③颗粒细胞；④卵泡腔；
⑤卵丘；⑥放射冠；⑦透明带

（4）排卵前卵泡：是卵泡发育的最后阶段，卵泡液急骤增加，卵泡腔增大，卵泡体积显著增大，直径可达 18～23mm，卵泡向卵巢表面突出，其结构从外到内依次是（图 3-4）：①卵泡外膜，为致密的卵巢间质组织，与卵巢间质无明显界限；②卵泡内膜，从卵巢皮质层间质细胞衍化而来，细胞呈多边形，较颗粒细胞大，含丰富血管；③颗粒细胞，细胞呈立方形，细胞间无血管存在，营养来自外周的卵泡内膜；④卵泡腔，腔内充满大量清澈的卵泡液和雌激素；⑤卵丘，呈丘状突出于卵泡腔，卵细胞深藏其中；⑥放射冠，是直接围绕卵细胞的一层颗粒细胞，呈放射状排列；⑦透明带，在放射冠与卵细胞之间，是一层很薄的透明膜。

3. 排卵　卵子和它周围的卵丘颗粒细胞一起被排出的过程称排卵。排卵过程中卵母细胞完成第一次减数分裂。排卵前，由于成熟的卵泡分泌的雌激素高峰（E≥735pmol/L）对下丘脑产生正反馈作用，促使下丘脑释放大量促性腺激素释放激素（GnRH），继而刺激垂体释放促性腺激素，出现 LH/FSH 峰。LH 峰是即将排卵的可靠指标，出现于卵泡破裂前 36h。LH 峰使卵母细胞完成第一次减数分裂，排出第一极体，成为次级卵母细胞。LH/FSH 排卵峰激活卵泡液内蛋白溶酶活性，溶解卵泡壁隆起尖端部分，形成排卵孔。同时排卵前卵泡液中前列腺素明显增加，排卵时达高峰。前列腺素可促进卵泡壁释放蛋白溶酶，促使卵巢内平滑肌收缩，有助于排卵。排卵时随卵细胞同时排出的有透明带、放射冠及小部分卵丘内的颗粒细胞（图 3-5）。排卵多发生在下次月经来潮前 14 日左右。卵子可由两侧卵巢轮流或一侧卵巢连续排出。卵子排出后，经输卵管伞部捡拾、输卵管壁蠕动及输卵管黏膜纤毛活动等协同作用在输卵管内向子宫方向移动。

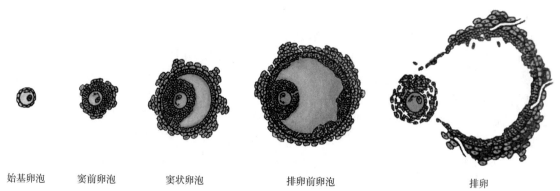

始基卵泡　　窦前卵泡　　窦状卵泡　　排卵前卵泡　　排卵

图 3-5 各级卵泡示意图

**4. 黄体形成及退化** 排卵后卵泡液流出，卵泡腔内压下降，卵泡壁塌陷，形成许多皱襞，卵泡壁的卵泡颗粒细胞和卵泡内膜细胞向内侵入，周围由结缔组织的卵泡外膜包围，共同形成黄体。卵泡颗粒细胞和卵泡内膜细胞在 LH 排卵峰的作用下进一步黄素化，分别形成颗粒黄体细胞及卵泡膜黄体细胞。两种黄体细胞内均有胡萝卜素，该色素含量的多寡决定黄体颜色的深浅。黄体细胞分泌雌孕激素，其在血管内皮生长因子（VEGF）作用下发生血管化，孕酮等由此进入体循环。排卵后 7~8 日（月经周期第 22 日左右），黄体体积和功能达到高峰，直径 1~2cm，外观色黄。

若排出的卵子受精，黄体则在胚胎滋养细胞分泌的人绒毛膜促性腺激素（hCG）作用下增大，转为妊娠黄体，至妊娠 3 个月末退化。此后胎盘形成并分泌甾体激素维持妊娠。

若卵子未受精，黄体在排卵后 9~10 日开始退化，黄体功能限于 14 日，其机制尚未完全明确，可能与其分泌的雌激素溶黄体作用有关。黄体退化时黄体细胞逐渐萎缩变小，周围的结缔组织及成纤维细胞侵入黄体，逐渐由结缔组织所代替，组织纤维化，外观色白，称白体。黄体衰退后月经来潮，卵巢中又有新的卵泡发育，开始新的周期。

### （二）卵子/卵泡的调节过程

**1. 下丘脑-垂体-卵巢内分泌轴对卵泡发育的正/负反馈调节** 人类下丘脑不仅作为神经传导器官对外周和中枢神经系统信息产生应答，而且还分泌神经内分泌激素和神经递质，通过门脉血管网络被输送至垂体发挥内分泌调节作用，控制并指导卵巢内卵泡生长发育和性激素的分泌，反之卵巢激素通过内分泌反馈机制对垂体前叶激素分泌进行调节，从而构成完整的下丘脑-垂体-卵巢内分泌轴。动物实验说明，下丘脑中存在对甾体激素（主要是雌激素、孕激素及少量雄激素）产生反应和释放促性腺激素释放激素（GnRH）的反馈中枢，GnRH 的释放是神经激素、垂体促性腺激素和性激素正/负反馈作用的结果。

低剂量的雌激素具有负反馈作用机制，抑制垂体促性腺激素的分泌，绝经后及切除了卵巢的妇女 LH 和 FSH 水平明显上升，除此之外雌激素还发挥正反馈作用以产生排卵前 LH 峰诱发排卵。孕激素在下丘脑与垂体两个部位发挥生理作用，低水平孕酮对雌激素正反馈调节有放大作用，促进垂体分泌 LH，并增强 FSH 对 GnRH 的反应性从而促进排卵，排卵后卵泡黄素化引起孕酮水平明显升高，高水平的孕酮则通过负反馈机制抑制垂体促性腺激素的分泌，雄激素在排卵前升高，一方面可促进非优势卵泡闭锁，另一方面可提高性欲。

**2. 卵巢的自分泌与旁分泌功能对卵子发育的调节** 转化生长因子 β 超家族成员，包括抑制素、激活素、卵泡抑素、骨形态形成蛋白、生长分化因子、抗米勒管激素（anti-Müllerian hormone，AMH）等，可通过卵巢旁分泌或自分泌起到调控卵泡发育和卵子成熟的作用。

激活素、抑制素和卵泡抑素为多肽激素，来源于卵巢和垂体，根据它们对 FSH 产生的不同影响命名，三者构成调节垂体促性腺激素合成与分泌的激活素-抑制素-卵泡抑素系统。激活素在黄体晚期升高，月经期到达高峰，主要在垂体局部通过自分泌作用增加垂体细胞的 GnRH 受体数量，促进 FSH 释放，增强其作用。随着卵泡的生长发育，激活素分泌逐渐减少，抑制素分泌增加，排卵前可抑制颗粒细胞产生孕激素，防止卵泡过早黄素化，抑制素在卵泡期的主要生理作用是选择性地抑制垂体 FSH 的产生，包括 FSH 的合成和分泌，另外，它也能增强 LH 的活性，其在卵泡早期和中期达到高峰，卵泡晚期和排卵期下降，黄体中期降至最低点。卵泡抑素的主要功能是通过自分泌或旁分泌作用抑制 FSH 的合成与分泌，抑制 FSH 对 GnRH 的反应，并通过与激活素结合的方式降低激活素的作用，在对 FSH 产生反应的颗粒细胞中进行表达，对卵泡和垂体局部发挥生物调节作用。

（张　宁）

## 二、受精及受精卵发育、输送与着床

获能的精子与次级卵母细胞相遇于输卵管,结合形成受精卵的过程称为受精(fertilization)。受精多数在排卵后数小时内发生,一般不超过24h。受精后的卵子称为孕卵或受精卵,标志着新生命的诞生。晚期囊胚种植于子宫内膜的过程称为受精卵着床(nidation)。

（一）受精卵形成

**1. 精子获能与顶体反应**　精液射入阴道后,精子离开精液经子宫颈管、子宫腔进入输卵管腔,在此过程中,精子顶体表面糖蛋白被生殖道分泌物中的 α、β 淀粉酶降解,同时顶体膜结构中胆固醇与磷脂比率和膜电位发生变化,降低顶体膜的稳定性,此过程称为精子获能(capacitation),需要 7h 左右。卵子（次级卵母细胞）从卵巢排出,经输卵管伞部进入输卵管,在输卵管内与获能的精子相遇,精子头部顶体外膜破裂,释放出顶体酶（含顶体素、玻璃酸酶、酯酶等）,溶解卵子外围的放射冠和透明带,称为顶体反应(acrosome reaction)。借助酶的作用,精子穿过放射冠和透明带。只有发生顶体反应的精子才能与次级卵母细胞融合。精子头部与卵子表面接触,卵子细胞质内的皮质颗粒释放溶酶体酶,引起透明带改变,精子受体分子变性,阻止其他精子进入透明带,这一过程称为透明带反应(zona reaction)。穿过透明带的精子外膜与卵子胞膜接触并融合,精子进入卵子内。随后卵子迅即完成第二次减数分裂形成卵原核,卵原核与精原核融合,核膜消失,染色体相互混合,形成二倍体的受精卵(zygote),完成受精过程。

**2. 卵裂与囊胚形成**　受精后 30h,受精卵借助输卵管蠕动和输卵管上皮纤毛推动向宫腔方向移动。同时开始有丝分裂,即卵裂(cleavage),形成多个子细胞,称为分裂球(blastomere)。受精后 50h 为 8 细胞阶段,至受精后 72h 分裂为 16 个细胞的实心胚,称为桑葚胚(morula),随后细胞继续分裂并在细胞间隙集聚来自宫腔的液体形成早期囊胚(early blastocyst)。受精后第 4 日早期囊胚进入宫腔。受精后第 5～6 日早期囊胚透明带消失,总体积迅速增大,继续分裂发育,形成晚期囊胚(late blastocyst)。

（二）受精卵着床

**1. 三个过程**　受精 6～7 日后胚胎植入子宫内膜的过程称着床。受精卵着床经过定位(apposition)、黏附(adhesion)和侵入(invasion)三个过程。①定位:透明带消失,晚期囊胚以其内细胞团端接触子宫内膜;②黏附:晚期囊胚黏附在子宫内膜,囊胚表面滋养细胞分化为两层,外层为合体滋养细胞,内层为细胞滋养细胞;③侵入:滋养细胞穿透侵入子宫内膜、内 1/3 肌层及血管,囊胚完全埋入子宫内膜中且被内膜覆盖。

**2. 四个条件**　受精卵着床必须具备的条件:①透明带消失;②囊胚细胞滋养细胞分化出合体滋养细胞;③囊胚和子宫内膜同步发育且功能协调;④体内分泌足量的雌激素和孕酮。成功着床需要由黄体分泌的雌、孕激素支持的子宫内膜具有容受性。子宫内膜的容受性仅在月经周期第 20～24 日才具有,也即窗口期,子宫仅在极短的窗口期允许受精卵着床。正常着床部位多在子宫体上部的前壁或后壁(图3-6)。

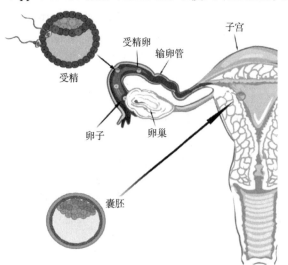

图 3-6　受精及受精卵发育、输送与着床

**3. 蜕膜** 受精卵着床后，子宫内膜迅速发生蜕膜变，此时的子宫内膜称蜕膜。按蜕膜与囊胚的部位关系，将蜕膜分为三个部分（图3-7）。①底蜕膜：囊胚着床部位的子宫内膜，以后发育成为胎盘的母体部分。②包蜕膜：覆盖在囊胚表面的蜕膜，随囊胚发育逐渐突向子宫腔。至分娩时，包蜕膜与真蜕膜已无法分开。③真蜕膜（壁蜕膜）：除底蜕膜与包蜕膜以外覆盖子宫腔其他部分的蜕膜。

（张 宁）

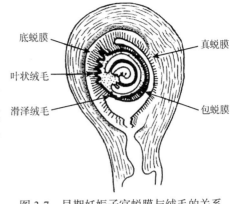

图 3-7 早期妊娠子宫蜕膜与绒毛的关系

## 三、胚胎、胎儿发育及生理特点

### （一）胚胎、胎儿发育过程与特征

自末次月经第1日起算，7日为一孕周，4周为一个孕龄单位，妊娠全过程约为280日（40孕周）。孕10周内称为胚胎（器官分化形成期）。孕11周起称为胎儿（生长、成熟期）。

4周末：可辨认出胚盘和体蒂。

8周末（孕10周）：头部占胎体约一半，能分辨出眼、耳、鼻、口、手指及足趾，各器官分化发育，心脏已形成。

12周末：胎儿身长约9cm，顶臀径6～7cm，可辨外生殖器，四肢可活动。

16周末：胎儿身长约16cm，顶臀径12cm，体重约110g，外生殖器可确认性别，头皮长发，有呼吸运动。皮肤菲薄呈深红色，无皮下脂肪，初觉胎动。

20周末：胎儿身长约25cm，顶臀径16cm，体重约320g，皮肤暗红色，出现胎脂，全身覆盖毳毛，见少许毛发，有吞咽、排尿。此后体重呈线性增长。运动明显，1/5～1/3的时间胎动活跃。

24周末：胎儿身长约30cm，顶臀径21cm，体重约630g，各脏器均已发育，皮下脂肪初沉积，皮肤呈皱缩状，出现眉毛和睫毛，细小支气管和肺泡发育，该孕周出生后可有呼吸，但生存力极差。

28周末：胎儿身长约35cm，顶臀径25cm，体重约1000g，皮下脂肪少，皮肤表面有胎脂呈粉红色，眼睛半张开，瞳孔膜消失，四肢活动并有呼吸运动，出生后可存活，但并发症较多。

32周末：胎儿身长约40cm，顶臀径28cm，体重约1700g，皮肤呈深红色，出生后有生存能力。

36周末：胎儿身长约45cm，顶臀径32cm，体重约2500g，皮下脂肪多，面部褶皱消失，指甲达指端，早产后可吸吮、啼哭，生存能力好。

40周末：胎儿身长约50cm，顶臀径36cm，体重约3400g，发育成熟，足底皮肤有纹理，出生后吸吮能力强，啼哭好。男性睾丸降至阴囊内，女性大小阴唇发育完好。

### （二）胎儿的生理特点

**1. 循环系统** 胎儿营养供给和代谢产物排出均需经胎盘传输由母体完成。

（1）胎儿血液循环的特点：①胎盘的血液流入胎儿后，一支进入肝内，另一支与门静脉汇合后入肝，这两支经肝静脉入下腔静脉；第三支经静脉导管入下腔静脉。下腔静脉为来自脐静脉含氧量高的血液和身体下半部含氧量低的混合血。②左右心房之间有卵圆孔，其开口正对下腔静脉入口，下腔静脉绝大多数血液由右心房经由卵圆孔入左心房。上腔静脉血液由右心房流入右

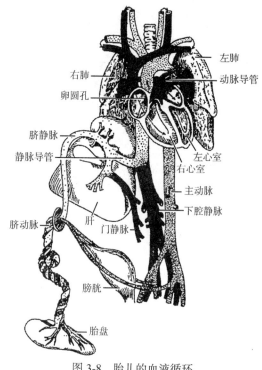

图 3-8　胎儿的血液循环

心室再进入肺动脉。③绝大部分血液受较大的肺动脉循环阻力影响，经动脉导管流入主动脉，少部分经肺静脉流入左心房。左心房血液经左心室流入主动脉流向全身，经腹下动脉入脐动脉流进入胎盘，与母体血液进行气体及物质交换。胎儿体内均为混合血。进入胎儿上半身的血液含氧量及营养成分较高，而下半身反之（图 3-8）。

（2）新生儿血液循环的特点：胎儿出生后胎盘循环停止，新生儿肺呼吸启动，肺循环阻力降低。脐静脉闭锁形成肝圆韧带，静脉导管闭锁成为静脉韧带。脐动脉闭锁并与闭锁的腹下动脉共同形成腹下韧带。位于肺动脉与主动脉弓之间的动脉导管，在出生后 2～3 个月完全闭锁成为动脉韧带。左心房压力升高，卵圆孔开始关闭，出生后半年左右完全关闭。

**2. 血液系统**

（1）红细胞：受精第 3 周卵黄囊开始造血，肝、骨髓、脾逐渐具有造血功能。足月时，90% 的红细胞由骨髓产生。妊娠 32 周时产生大量红细胞生成素，胎儿红细胞数达 $6.0 \times 10^{12}$/L。胎儿红细胞寿命较成人短，约为 90 日，需不断更新。

（2）血红蛋白：孕早中期均为胎儿血红蛋白，临近分娩前 4～6 周，成人血红蛋白增多，至临产时胎儿血红蛋白约占 25%。

（3）白细胞：孕 8 周后胎儿血液中出现粒细胞，孕 12 周后淋巴细胞在胸腺、脾产生，妊娠足月时白细胞计数可达（15.0～20.0）$\times 10^{12}$/L。

**3. 呼吸系统**　胎儿期胎盘承担肺功能与母体血液进行气体交换。出生前已具备呼吸道、呼吸肌及肺循环。孕 11 周在超声下见胸壁运动，孕 16 周可见羊水进出呼吸道的呼吸运动。新生儿出生后肺泡扩张并具备呼吸功能。胎儿肺成熟的程度影响新生儿存活能力，肺功能受肺泡Ⅱ型细胞分泌的卵磷脂（lecithin）、磷脂酰甘油（phosphatidyl glycerol）和肺泡表面活性物质影响。糖皮质激素可刺激肺泡表面活性物质的产生。

**4. 神经系统**　胎儿大脑随妊娠周期逐渐发育，胚胎期脊髓已长满椎管。孕 6 个月髓鞘开始形成，主要发育在出生后 1 年内。孕中期内、中、外耳发育已形成，孕 24～26 周可听见声音。孕 28 周有光反应，对形象和色彩的视觉出生后逐渐形成。

**5. 消化系统**

（1）胃肠道：孕 16 周后基本形成，可吞咽羊水，吸收水和营养成分。

（2）肝脏：胎儿肝脏缺乏许多酶，不能形成结合胆红素。胆红素经胆道排入小肠氧化形成胆绿素，其降解产物使胎粪呈现墨绿色。

**6. 泌尿系统**　孕 11～14 周肾脏出现排尿功能，此后胎儿膀胱有尿液。通过排尿参与羊水循环。

**7. 内分泌系统**　甲状腺于孕 6 周发育，孕 10～12 周能合成影响胎儿各器官发育的甲状腺激素。孕 12 周后对碘的储备能力高于母亲。肾上腺皮质由胎儿带组成，产生大量甾体类激素，与肝脏、胎盘、母体共同完成雌三醇的合成。孕 12 周开始分泌胰岛素。

**8. 生殖系统及性腺的发育**

（1）性腺发育：性腺发育决定于胎儿性染色体和基因型，孕 5 周形成原始生殖嵴，也称泌尿生殖嵴，至孕 7 周男女性生殖嵴相同。孕 10 周女性胎儿分化出卵巢结构，男性胎儿由 Y 染色体编码的性决定区蛋白诱导未分化性腺向睾丸分化并产生雄激素。

（2）女性生殖管道发育：孕 7 周，中胚层的副中肾管与中肾管同步发育，最终形成输卵管、子宫、宫颈和阴道上段。孕 8 周，两侧副中肾管在中线处融合，中段管腔完成融合和再吸收形成子宫，其中的中胚层部分形成子宫内膜和肌层。两侧副中肾管融合初期存在纵隔，在孕 20 周消失。未融合的两侧副中肾管头段发育为输卵管，开口成为输卵管伞端，融合部分尾段形成阴道上部 2/3。孕 4 周脐索下方形成生殖结节，孕 7 周，直肠与泌尿生殖道隔开，形成尿生殖窦，其盆腔部分的远端形成尿道和阴道下 1/3。孕 10 周外生殖道出现性别差异，孕 12 周女性胎儿形成大小阴唇，孕 14 周形成阴蒂。

（李　力）

## 四、胎儿附属物的形成及其功能

胎儿附属物包括胎盘、胎膜、脐带和羊水。

### （一）胎盘

足月孕的胎盘为圆形或椭圆形呈盘状，分为胎儿面和母体面，直径 16～20cm，厚 1～3cm。中央厚，边缘薄，重 450～650g。胎儿面光滑、半透明、呈灰白色，被覆羊膜，自附着处脐带血管分支穿过绒毛膜板，进入绒毛干及其分支，呈放射状分布至整个胎盘。母体面呈暗红色，蜕膜间隔分成母体叶。

**1. 胎盘的结构**　胎盘（placenta）由胎儿部分的羊膜、叶状绒毛膜及母体的底蜕膜共同构成。

（1）羊膜：指附着在胎盘胎儿面的半透明薄膜。羊膜表面光滑，无血管、神经及淋巴组织，厚 0.02～0.05mm，电镜下可见微绒毛，便于羊水与羊膜间进行气体和物质交换。

（2）叶状绒毛膜：为胎盘的主要结构。晚期囊胚着床后，滋养层细胞迅速分裂增殖，内层分化为细胞滋养细胞；外层由内层的细胞滋养细胞分化为合体滋养细胞，执行细胞功能。滋养层内面的胚外中胚层与滋养层共同组成绒毛膜。与底蜕膜接触的营养丰富、发育良好的绒毛称为叶状绒毛膜。其形成分为三个阶段：①初级绒毛，绒毛膜表面长出合体滋养细胞小梁，深部的细胞滋养细胞伸入小梁，形成合体滋养细胞小梁的细胞中心索；②次级绒毛，为胚外中胚层长入细胞中心索，形成间质中心索；③三级绒毛，当胚胎血管长入间质中心索，即形成三级绒毛。其形成在受精后第 15～17 日。

一个初级绒毛干及其分支形成一个胎儿叶，每个胎盘有 60～80 个胎儿叶。一个次级绒毛干及其分支形成一个胎儿小叶，共有 200 个胎儿小叶。每个绒毛干中均有脐动脉和脐静脉的分支，随着绒毛干再分支，脐血管越来越细，最终形成可进入三级绒毛的胎儿毛细血管，建立胎儿-胎盘循环。绒毛之间的间隙称为绒毛间隙（intervillous space，IVS）。滋养细胞侵入子宫壁，子宫螺旋血管破裂，开口于绒毛间隙，其间充满母体血液，游离绒毛悬浮其中（图 3-9）。

子宫螺旋动脉重塑是子宫-胎盘循环建

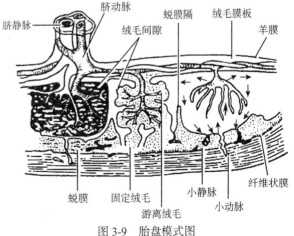

图 3-9　胎盘模式图

立的重要环节，间质滋养细胞穿透部分蜕膜、子宫内膜和子宫肌层聚集在螺旋动脉周围，做好血管内滋养细胞侵入的准备；另一类是逆行方式沿螺旋动脉内腔迁移的血管内滋养细胞，取代血管内皮，形成扩张的低阻力子宫胎盘血管。妊娠早期迁移的血管内滋养细胞在螺旋动脉末端形成栓子并将其堵塞。进入妊娠中期栓子消失，子宫-胎盘循环建立，母胎之间开始物质、气体交换。到足月时母儿之间交换面积大，胎盘绒毛表面积达 $12\sim14m^2$。胎儿的静脉血经脐动脉及其分支流至胎盘绒毛毛细血管，与绒毛间歇内的母血进行气体和物质交换，再经脐静脉回到胎儿体内。胎儿血与母血不直接相通，两者之间隔有绒毛毛细血管壁、绒毛间质及滋养细胞层，构成母胎界面（maternal-fetal interface），起到胎盘屏障（placental barrier）作用。

（3）底蜕膜：指胎盘附着部位的子宫内膜。蜕膜板是由固定绒毛的滋养层细胞与底蜕膜一并形成绒毛间隙的底。蜕膜板向绒毛膜伸出的蜕膜间隔（不超过胎盘厚度 2/3），将胎盘母体面分成 20 个左右的母体叶。

**2. 胎盘的功能**　胎盘作为维持胎儿生长发育的重要器官，具有物质交换、防御、合成及免疫等功能。

（1）物质交换：包括交换气体和提供营养物质、排出胎儿代谢产物等。

1）交换气体：胎盘承担胎儿呼吸系统的功能，其气体交换以简单扩散方式进行。绒毛间隙内血和胎儿脐动脉血氧分压（$PO_2$）低于子宫动脉血 $PO_2$，但胎儿血红蛋白对氧气的亲和力强，能从母血中获得充分的氧气。二氧化碳的扩散速度比氧气快 20 倍，胎儿对二氧化碳的亲和力低，更容易在绒毛间隙向母体快速扩散。

2）提供营养物质：来自母体的葡萄糖以易化扩散的方式通过胎盘为胎儿提供能量。游离脂肪酸、水、钾、钠、镁、维生素 A、维生素 D、维生素 E、维生素 K 等以简单扩散方式通过胎盘。氨基酸、铁、钙、磷、碘等则以主动运输方式通过胎盘。

3）胎儿代谢产物如尿素、尿酸、肌酐、肌酸等，经胎盘由母体排出体外。

（2）防御：胎盘虽有屏障功能，但并不强大。各种病毒（如风疹病毒、巨细胞病毒等）及大部分药物可通过胎盘，对胎儿造成影响。不能通过胎盘屏障的细菌、弓形虫、衣原体、梅毒螺旋体可在局部形成病灶，破坏绒毛结构导致胎儿感染。母血中免疫抗体（IgG）可以通过胎盘使胎儿在出生后短期内获得被动免疫。

（3）合成：胎盘合体滋养细胞能合成维持正常妊娠的多种酶、激素、神经递质和细胞因子。

1）甾体类激素（雌孕激素）：妊娠早期，雌孕激素来自妊娠黄体；妊娠 8～10 周后，由胎儿-胎盘单位合成。随妊娠延续，孕酮值逐渐增高，其代谢产物为孕二醇。妊娠末期雌二醇及雌酮值为非孕妇女的 100 倍，雌三醇值为 1000 倍。孕激素在雌激素协同作用下，参与妊娠期子宫内膜、子宫肌层、乳腺及母体其他各系统的生理变化。

2）人绒毛膜促性腺激素（hCG）：是由 α、β 亚单位组成的一种糖蛋白。受精卵着床后 1 日在母体血清中检出，孕 8～10 周达高峰后迅速下降，产后 2 周内消失。其功能：①维持月经黄体寿命并使其成为妊娠黄体，增加甾体类激素的分泌，维持妊娠；②促进雄激素转化为雌激素，同时刺激孕酮形成；③抑制植物血凝素对淋巴细胞的刺激，吸附在滋养细胞表面，使胚胎滋养层免受母体淋巴细胞攻击；④刺激胎儿睾丸分泌睾酮，促进男胎的性分化；⑤能与母体甲状腺细胞的促甲状腺素受体结合，刺激甲状腺活性。

3）人胎盘生乳素（human placental lactogen，hPL）：是由合体滋养细胞合成的一种单链多肽激素，为促进胎儿发育的"代谢调节因子"。hPL 在孕 5 周时即可在母体血浆中测出，此后其分泌量持续增加，至妊娠 39～40 周达高峰并维持至分娩，产后迅速下降，产后 7h 测不出。hPL 作用：促进乳腺腺泡发育，刺激乳腺上皮细胞合成乳白蛋白、乳酪蛋白和乳珠蛋白，为产后泌乳做准备；促进胰岛素合成；通过脂解提高游离脂肪酸、甘油浓度，以游离脂肪酸作为能源，抑制对葡萄糖的摄取，将更多的葡萄糖运送给胎儿。

4）缩宫素酶（oxytocinase）：是由合体滋养细胞生成的一种糖蛋白。随孕周延续缩宫素酶逐渐增多，妊娠末期达高峰。有灭活缩宫素，维持妊娠的作用。

5）耐热性碱性磷酸酶（heat stable alkaline phosphatase，HSAP）：可作为评价胎盘功能的指标。在妊娠 16～20 周可自母体血测出，随孕周延续而增多，直至胎盘娩出。产后 3～6 日消失。

6）细胞因子与生长因子：包括表皮生长因子（epidermal growth factor，EGF），神经生长因子，胰岛素样生长因子（IGF），肿瘤坏死因子-α（tumor necrosis factor-α，TNF-α），白细胞介素（interleukin，IL）-1、2、6、8 等，对胚胎和胎儿营养及免疫起保护作用。

（4）免疫：胎儿属于同种半异体移植物（semiallogenic graft），在正常妊娠母体存活的机制不清楚，可能与早期胚胎组织无抗原性、母胎界面的免疫耐受及妊娠期母体免疫力低下等有关。

（二）胎膜

胎膜（fetal membranes）由外层平滑绒毛膜（chorion laeve）和内层羊膜组成。囊胚表面非着床部位的绒毛膜在发育过程中因营养的缺乏退化萎缩为平滑绒毛膜。胎膜的重要作用是维持羊膜腔的完整性，起保护胎儿作用。胎膜含大量花生四烯酸的磷脂和具有催化磷脂生成游离花生四烯酸的溶酶体，在启动分娩方面发挥一定作用。

（三）脐带

连接胎儿与胎盘的条索状组织为脐带（umbilical cord），内有 1 条脐静脉和 2 条脐动脉，使胎儿悬浮于羊水中。脐带长 30～100cm，直径 0.8～2.0cm。脐带表面覆盖羊膜，呈灰白色，脐血管周围覆盖含水量丰富的胶样组织，称为华通胶（Wharton's jelly），保护脐血管。脐带是母儿间物质交换的重要通道，受压时脐血管血流受阻，导致胎儿缺氧甚至危及胎儿生命。

（四）羊水

羊膜腔内充斥的液体称为羊水（amniotic fluid）。

**1. 来源** 孕早期的羊水主要来自母体血清经胎膜进入羊膜腔的透析液；孕中期的羊水主要由胎儿尿液形成；妊娠晚期胎肺每日约 350mL 液体从肺泡分泌至羊膜腔，参与羊水形成；羊膜、脐带华通胶及胎儿皮肤可渗出少量液体参与羊水生成。

**2. 吸收** 羊水吸收的主要方式是胎儿吞咽。妊娠第 18 周胎儿开始出现吞咽动作，近足月时每日可吞咽 500～700mL 的液体。另一羊水吸收的重要途径是经羊膜-绒毛膜界面的膜内转运向胎儿胎盘血管的转移，膜内运输与胎儿吞咽可能协同作用，共同维持羊水量的稳定。脐带每小时能吸收羊水 40～50mL。妊娠 20 周前，胎儿角化前皮肤有吸收羊水的功能，但量很少。

**3. 母体、胎儿、羊水液体平衡** 母体、胎儿、羊水持续存在液体交换以保持羊水量的相对稳定。母儿间液体通过胎盘交换，每小时约 3600mL。母体与羊水的交换主要通过胎膜，每小时约 400mL。羊水与胎儿的交换主要通过消化道、呼吸道、泌尿道及角化前皮肤，但量较少。

**4. 羊水量、性状及成分** 孕期羊水量逐渐增加，38 周时约为 1000mL，以后逐渐减少，孕40 周时约 800mL。过期妊娠时可至 300mL 以下。羊水中含有大量酶和激素。孕早期为无色澄清液体，足月时略浑浊、不透明，内悬有胎脂、脱落上皮细胞、毳毛、毛发、少量白细胞、白蛋白、尿酸盐等。足月孕时羊水比重 1.007～1.025，pH 约 7.20，水分占 98%～99%，无机盐及有机物占 1%～2%。

**5. 羊水的功能**

（1）保护胎儿：缓冲外界的挤压等，避免胎儿损伤；防止胎儿肢体粘连；吞咽和吸入羊水可促进消化道和肺的发育；避免子宫肌壁或胎儿对脐带直接挤压导致胎儿窘迫；临产时，羊水使宫缩压力均匀分布，避免局部受压导致胎儿窘迫；可以作为产前诊断明确胎儿出生缺陷。

（2）保护母体：减少胎动所致的不适感；临产后借助楔形水压形成前羊膜囊扩张宫口及阴道；破膜后羊水冲洗阴道，减少母体及胎儿感染。

（李　力）

# 五、妊娠期母体的变化特征

妊娠期母体各系统发生一系列生理变化，适应胎儿生长发育的同时为分娩做准备。

**（一）生殖系统的变化**

**1. 子宫变化**　妊娠期子宫是变化最大的器官，其重要功能是孕育胚胎和胎儿。

（1）子宫体：随着妊娠而变大变软，体积是非孕期的 500～1000 倍，重量约 1100g，较非孕期增加近 20 倍。体积足月时可达 35cm×25cm×22cm，容量约 5000mL。孕早期呈不对称球形，受精卵着床部子宫壁明显突出。孕 3 个月后超出盆腔耻骨联合上方可扪及。孕晚期被乙状结肠推移轻度右旋。肌细胞孕足月时长 500μm、宽 10μm，细胞质内富含具备收缩功能的肌动蛋白和肌球蛋白，提供临产后子宫收缩基础。孕中期肌壁增长至 2.0～2.5cm；孕末期变薄为 1.0～1.5cm，基本同孕前。孕早期受雌激素影响，子宫增大；孕 3 个月后子宫随宫腔压力增加而增大。宫底于妊娠后期增长最快，宫体含肌纤维最多，其次为子宫下段，宫颈最少，也利于胎儿娩出。孕 12～14 周有稀发、不规则、不对称和无痛性子宫收缩，孕晚期其强度与频率逐渐增加。但收缩时宫腔压力为 5～25mmHg，持续不足 30s，不伴子宫颈扩张。这种生理性无痛性宫缩称为 Braxton Hicks 收缩。

（2）子宫血流量：孕期子宫血流量增加。孕早期子宫血流量为 50mL/min。足月时子宫胎盘血流量为 450～650mL/min，其中 80%～85%供应胎盘，10%～15%供应子宫蜕膜，5%供应肌层。子宫收缩时子宫螺旋血管受压，血流量明显减少。

（3）子宫内膜：受精卵着床后的子宫内膜称为蜕膜（decidua）。在孕激素、雌激素作用下子宫内膜腺体增大，腺上皮细胞内糖原增加，结缔组织细胞肥大，血管充血。位于囊胚着床部位，发育成胎盘母体部分的蜕膜称为底蜕膜（basal decidua）；覆盖在囊胚表面随发育逐渐突向宫腔的蜕膜则为包蜕膜（capsular decidua）；覆盖在子宫腔其他部分的蜕膜为真蜕膜（true decidua）。孕 14～16 周包蜕膜和真蜕膜相贴近，宫腔消失。

（4）子宫峡部：指子宫体与宫颈之间最狭窄的部位。非孕期长约 1cm。妊娠后子宫峡部拉长变软，临产后长 7～10cm，为产道的一部分，称为子宫下段。

（5）子宫颈：孕期激素变化，宫颈局部充血、水肿，宫颈管腺体增生肥大。孕早期子宫颈变软呈紫蓝色，黏液增多形成黏液栓而关闭至足月，起到预防感染侵袭的作用。临产后子宫颈扩张及产褥期迅速复旧。

**2. 卵巢变化**　孕期新卵泡发育和排卵均停止。孕 6～7 周时卵巢可产生大量雌激素及孕激素。孕 10 周后黄体萎缩，其功能由胎盘逐渐取代。

**3. 输卵管变化**　孕期输卵管伸长，但肌层不增厚。黏膜层上皮细胞稍扁平，有时可呈蜕膜样改变，在基质中见蜕膜细胞。

**4. 阴道变化**　孕期黏膜充血水肿变软呈紫蓝色（Chadwick 征）。肌细胞肥大，结缔组织疏松，皱襞增多，伸展性增强利于分娩时胎儿通过。阴道脱落细胞及分泌物增多呈白色糊状，细胞糖原水平增加，乳酸含量增多，pH 降低，不利于致病菌生长，有利于防止感染。

**5. 外阴变化**　孕期外阴充血，皮肤增厚，大小阴唇色素沉着，大阴唇内血管增多及结缔组织松软，利于胎儿通过。

## （二）乳房的变化

孕期胎盘分泌的雌激素刺激乳腺腺管发育，孕激素促进腺泡发育。乳腺的发育还需垂体催乳素、人胎盘生乳素、胰岛素的参与。孕早期乳房腺泡增生充血增大并出现结节，乳头增大变黑易勃起，乳晕颜色加深，外围皮脂腺肥大有散在结节状隆起，称蒙氏结节（Montgomery's tubercles）。妊娠晚期和分娩期挤压乳房有少量淡黄色稀薄液体称为初乳（colostrum）。孕期乳腺发育无乳汁分泌，产后随新生儿吸吮乳头，雌、孕激素迅速降低，乳汁开始分泌。

## （三）循环系统的变化

**1. 心脏**　妊娠末期心脏容量增加约 10%，由于孕期膈肌升高，心脏顺时针方向扭转，心浊音界扩大并向左、上、前方移位，心尖搏动左移 1～2cm，心电图电轴左偏约 15°，部分孕妇心尖区可闻及 I～II 级柔和吹风样收缩期杂音、第一心音分裂及第三心音，孕晚期休息时心率增加 10～15 次/分，产后逐渐恢复。

**2. 心排血量**　孕期外周血管阻力下降，心率和血容量增加，心排血量于孕 10 周增加，左侧卧位时较未孕时增加 30%，孕 32～34 周达高峰，持续至分娩，第二产程时有显著增加。合并心脏疾病的孕妇易在孕期和分娩期发生心力衰竭。

**3. 血压**　孕早期及中期血压偏低，孕 24～26 周血压轻度升高。脉压稍增大，收缩压无变化，舒张压轻度降低。孕晚期仰卧位时下腔静脉受压，回心血量和心排血量减少，血压下降，为仰卧位低血压综合征（supine hypotensive syndrome）。侧卧位则解除子宫受压，可改善血液回流。孕晚期血流速度慢，深部静脉血栓（deep venous thrombosis，DVT）的风险增加。

## （四）血液的变化

**1. 血容量血细胞**　孕期有生理性血液稀释，血容量增加维持胎儿生长发育，对孕期和分娩期出血形成保护机制。血容量至孕 32～34 周增加 40%～45% 达到高峰，平均增加约 1450mL 直至分娩。其中血浆平均增加 1000mL，红细胞增加 450mL。血浆蛋白孕早期开始降低，孕中期为 60～65g/L，白蛋白减少至 35g/L。孕期骨髓造血增加，红细胞计数约 $3.6×10^{12}$/L（非孕期约为 $4.2×10^{12}$/L），血红蛋白约 110g/L（非孕期约 130g/L），血细胞比容从未孕时 0.38～0.47 下降至 0.31～0.34。白细胞计数增加，为（5～12）$×10^9$/L（可达 $15×10^9$/L）。分娩和产褥期增至（14~16）$×10^9$/L，可达 $25×10^9$/L。中性粒细胞增多，淋巴细胞无显著增加，单核细胞及嗜酸性粒细胞几乎无变化。产后 1～2 周白细胞恢复正常。

**2. 血小板**　孕期血小板计数的变化不明确，由于血液稀释、破坏增加和免疫因素可减少，功能有增强。部分孕晚期进展为妊娠期血小板减少症（gestational thrombocytopenia），计数一般在产后 1～2 周恢复正常。

**3. 凝血因子**　孕期血液为高凝状态。凝血因子Ⅲ和Ⅺ降低，凝血因子Ⅱ、Ⅴ、Ⅵ、Ⅷ、Ⅸ、Ⅹ增加。孕晚期凝血酶原时间（prothrombin time，PT）及活化部分凝血活酶时间（activated partial thromboplastin time，APTT）轻度缩短，凝血时间无明显变化。孕期血浆纤维蛋白原比非孕期增加 50%，孕晚期平均水平达 4.5g/L（非孕妇女平均为 3g/L）。孕期发生血管栓塞性疾病的风险较非孕期增加 5～6 倍，胎盘剥离时剥离面快速形成血栓，可预防产后出血。产后 2 周凝血因子水平恢复正常。

（五）泌尿系统的变化

**1. 肾脏** 孕期略增大，肾血浆流量（renal plasma flow，RPF）增加约 35%，肾小球滤过率（glomerular filtration rate，GFR）增加约 50%，整个孕期维持高水平。GFR 增加，肾小管对葡萄糖重吸收的能力未增加，约 15% 的孕妇餐后出现生理性糖尿。尿素、肌酐等血清浓度低于非孕期。仰卧位尿量增加，夜尿增多。

**2. 输尿管** 子宫压迫孕期输尿管，输尿管压力增高，平滑肌张力降低，输尿管增粗且蠕动减弱，肾盂及输尿管可轻度扩张，子宫右旋压迫同侧输尿管，可致肾盂积水。孕妇易患急性肾盂肾炎（右侧）。

**3. 膀胱** 孕早期和晚期子宫长大，胎头入盆后膀胱受压迫，部分孕妇可出现尿频，晚期可有尿失禁。

（六）呼吸系统的变化

孕期肋膈角增宽，肋骨向外扩展，胸腔纵径缩短，总体积不变，胸廓横径及前后径加宽，肺活量不影响。耗氧量孕中期增加 10%～20%，肺通气量增加 40%，过度通气使动脉血 $PO_2$ 高达 92mmHg，$PCO_2$ 降至 32mmHg。呼吸次数不超过 20 次/分，但呼吸深大。上呼吸道黏膜增厚，轻度充血和水肿，易发上呼吸道感染。

（七）消化系统的变化

孕期齿龈容易充血、水肿、出血。少数孕妇牙龈有血管灶性扩张，即妊娠龈瘤，分娩后消失。孕激素使胃贲门括约肌松弛，胃内容物逆流有胃烧灼感，胃排空时间未延长。胆囊排空时间延长，胆汁淤积，易发胆囊炎及胆石症。肠蠕动减弱易便秘。直肠静脉压增高，痔疮易发生或加重。孕期子宫可使胃、肠管向上及两侧移位，有消化系统疾病时体征可发生变异。

（八）内分泌系统的变化

**1. 垂体** 孕期尤其孕晚期增大明显。嗜酸性粒细胞肥大增多，形成"妊娠细胞"。激素发生变化，妊娠黄体及胎盘分泌的大量雌、孕激素，因负反馈作用影响促性腺激素（gonadotropin，Gn）使 FSH 及 LH 分泌减少，卵泡不再发育成熟，也无排卵。孕 7 周开始催乳素（prolactin，PRL）增多约 150μg/L，为非孕期的 10 倍。孕晚期达高峰，促进乳腺发育，为泌乳做准备。

**2. 肾上腺皮质** 孕妇无肾上腺皮质功能亢进表现，因为有平衡，孕期促肾上腺皮质激素（adrenocorticotropic hormone，ACTH）分泌增加，中层束状带分泌糖皮质醇增多 3 倍，但游离糖皮质醇仅为 10%。外层球状带分泌的醛固酮增多 4 倍，游离醛固酮仅为 30%～40%，不导致水钠潴留。内层网状带分泌睾酮略增加，阴毛、腋毛可增多增粗。

**3. 甲状腺** 孕期促甲状腺激素（thyroid-stimulating hormone，TSH）和 hCG 共同作用，甲状腺中度增大。孕早期 TSH 短暂降低，中期回升至孕前水平。孕早期甲状腺素结合球蛋白（thyroxine-binding globulin，TBG）水平上升，孕 20 周达高峰，此后维持近基线水平的 2 倍。TBG 的升高使血清中甲状腺素（thyroxine，$T_4$）和三碘甲状腺原氨酸（triiodothyronine，$T_3$）增加，但不影响游离 $T_3$、$T_4$。孕 20 周前胎儿甲状腺不能聚碘，20 周后垂体分泌 TSH 可合成和分泌甲状腺素。脐血中 30% 的 $T_4$ 出生时来自母体。母儿的 TSH 均不能通过胎盘，体内各自负责自身甲状腺功能的调节。

**4. 甲状旁腺** 孕早期血清甲状旁腺素水平降低。孕中晚期钙浓度缓慢降低，甲状旁腺素在孕中晚期逐渐升高，对于给胎儿提供钙有帮助。

### （九）皮肤的变化

孕期黑色素增加与促黑素细胞激素（melanocyte-stimulating hormone，MSH）分泌增加，大量雌、孕激素产生黑色素细胞刺激效应，孕妇乳头、乳晕、腹白线、外阴等处出现色素沉着。色素还会沉着于颧颊部并累及眶周、前额、上唇和鼻部，边缘较明显，呈蝶状褐色斑，称为妊娠黄褐斑（chloasma gravidarum），产后自行消退。孕期糖皮质激素分泌增多，弹力纤维蛋白分解，纤维变性，张力增大，腹壁皮肤弹力纤维断裂，初产妇多呈紫色或淡红色不规律平行略凹陷条纹，形成妊娠纹（striae gravidarum）。经产妇陈旧妊娠纹呈银色光亮。

### （十）新陈代谢的变化

**1. 基础代谢率** 孕早期稍下降，孕中期增加，孕晚期可增加15%～20%。妊娠期额外需要的总能量约80 000kcal，或每日约增加300kcal。

**2. 体重** 孕期体重平均增加12.5kg，主要为子宫及内容物、乳房、增加的血容量、组织间液及少量母体脂肪和蛋白储存。

**3. 碳水化合物与脂肪代谢** 孕期分泌胰岛素增多，为满足胎儿葡萄糖的供给，孕妇空腹血糖值略低，餐后高血糖和高胰岛素血症者可有妊娠期糖尿病的发生。孕期能量消耗增多，母体脂肪积存多，糖原储备少。当体内大量脂肪动员，易发生酮血症。

**4. 蛋白质代谢** 孕期蛋白质储备满足胎儿生长发育、子宫和乳房增大的需要，孕妇呈正氮平衡，为分娩期消耗做准备。当蛋白质储备不足，血浆蛋白降低，组织间液增加，会发生水肿。

**5. 矿物质代谢** 孕期总钾、钠储备增加，受血容量增加影响，血清中钾、钠浓度与非孕期相近，镁浓度下降，磷无明显变化。胎儿生长发育需要大量钙，80%于孕晚期积累，足月孕胎儿骨骼储存约30g钙。孕期约需要1000mg铁，其中300mg转运至胎盘、胎儿，500mg用于母体红细胞生成，200mg由胃肠道等各种生理途径排泄。孕晚期铁需求6～7mg/d，铁储存量不能满足需求时应额外补充铁剂。

### （十一）骨骼、关节及韧带的变化

孕期骨质通常无改变，孕次数过多、间隔过短又不注意补充维生素D和钙时发生骨质疏松。胎盘分泌松弛素（relaxin）使骨盆韧带及椎骨间关节、韧带松弛，部分孕妇自觉腰骶部及肢体疼痛不适。部分孕妇耻骨联合松弛、分离致明显疼痛、活动受限，产后多半消失。孕晚期孕妇重心前移，头部与肩部向后仰，腰部向前挺方可保持身体平衡。

（李　力）

## 六、先兆临产、临产、产程与接产

### （一）先兆临产

分娩发动前，预示即将临产的三大症状"不规律宫缩""胎儿下降感""见红"，称为先兆临产。

**1. 不规律宫缩** 又称"假临产"。妊娠晚期分娩发动前，高胀的子宫肌层十分敏感，可出现不规律宫缩，其特点：子宫收缩强度不足且未逐渐增强；宫缩频率不一致、持续时间短、间歇时间长且无规律；常在夜间出现，清晨消失；不伴有宫颈管短缩、宫口扩张；镇静剂可抑制。

**2. 胎儿下降感** 胎先露部入盆衔接使宫底降低，孕妇自觉上腹部较前舒适。下降的先露部可压迫膀胱引起尿频和尿失禁。

**3. 见红** 分娩发动前比较可靠的征象为24~48h宫颈内口处的胎膜与子宫壁分离，毛细血管破裂与宫颈管的黏液混合后呈淡血性黏液排出，称见红。如果为病理性产前出血，阴道流血量达到或超过月经量，应考虑为前置胎盘或胎盘早剥。

（二）临产

出现规律且逐渐增强的子宫收缩（持续30s或以上，间歇5~6min）伴有宫颈管逐渐消失、宫口扩张和胎先露部下降，且镇静剂不能抑制临产为临产的重要标志。

消毒外阴后实施阴道检查，了解子宫颈长度、位置、质地、扩张情况及先露高低，确定是否临产。需严密观察宫缩的频率、持续时间及强度。评估阴道试产的成功率，采用 Bishop 评分法判断宫颈成熟度（表3-1），满分为13分，>9分均成功，7~9分成功率为80%，4~6分为50%，≤3分均失败。

表3-1　Bishop 宫颈成熟度评分法

| 指标 | 分数 | | | |
|---|---|---|---|---|
| | 0 | 1 | 2 | 3 |
| 宫口开大（cm） | 0 | 1~2 | 3~4 | ≥5 |
| 宫颈管消退（%）（未消退为2~3cm） | 0~30 | 40~50 | 60~70 | ≥80 |
| 先露位置（坐骨棘水平=0） | −3 | −2 | −1~0 | +1~+2 |
| 宫颈硬度 | 硬 | 中 | 软 | |
| 宫口位置 | 朝后 | 居中 | 朝前 | |

（三）总产程及接产

分娩整个过程为三个产程，指从规律宫缩开始至胎儿、胎盘娩出的全过程。

**1. 第一产程** 从规律宫缩开始到宫颈口开全10cm为第一产程。宫颈口扩张速度应≥0.5cm/h。潜伏期为宫口扩张的缓慢阶段，初产妇≤20h，经产妇≤14h。活跃期为宫口加速扩张的阶段，从宫口扩张4~5cm最迟至6cm进入活跃期，直至宫口开全。

（1）临床表现：①宫缩规律。第一产程开始时子宫收缩力弱，持续时间约30s，间歇期5~6min。随后宫缩强度增强，持续时间延长，间歇期缩短。宫口开全时，宫缩时间可持续60s，间歇期仅1~2min。②宫口扩张。宫颈管变软消失，宫颈展平并逐渐扩大。开始速度较慢，后速度加快。宫口开全时，子宫下段、宫颈及阴道共同形成软产道。③胎先露下降。是决定能否经阴道分娩的重要标志。随着产程进展先露部逐渐下降，宫口开大4~6cm进入活跃期后胎儿先露部快速下降直到达到外阴及阴道口。④胎膜破裂。衔接后羊水分隔为前后两部，胎先露部前面的羊水称前羊水。宫缩时羊膜腔内压力增加到一定程度时胎膜破裂，前羊水流出。正常分娩时胎膜自然破裂多在宫口近开全时。

（2）产程观察及处理：整个分娩过程中需要观察产程进展，细致监护母儿宫内状况，发现异常及时处理。

1）子宫收缩的监测：包括频率、强度、持续和间歇时间、子宫松弛情况。常用观察方法有腹部触诊及仪器监测：①腹部触诊，是最简单和最重要的方法。检查者将手掌放于产妇腹壁上，宫缩时可感到有隆起变硬、间歇期松弛变软。②仪器监测，最常用的是电子监护仪的外监护（external electronic monitoring）。将宫腔压力探头置于孕妇腹壁宫体底部，连续描记 20～40min，观察子宫收缩开始、高峰、结束及相对强度。有效产力为 10min 内有 3～5 次宫缩，10min 内＞5 次宫缩称为宫缩过频。

2）宫口扩张及胎先露下降：消毒外阴，用示指和中指直接检查了解骨盆、产道、宫颈管消退和宫口扩张情况，进行 Bishop 宫颈成熟度评分；确定胎先露高低、胎方位、胎先露前方有无脐带。进入活跃期胎头下降加快，平均每小时下降 0.86cm。以下两种方法可评估胎头下降情况。①腹部触诊：在骨盆入口平面（真假骨盆分界）上方可触及的剩余胎头部分。②阴道检查明确胎儿颅骨最低点与坐骨棘平面的关系：以两侧坐骨棘间的连线表示为 "0" 点；在坐骨棘平面以上为负，以下为正，如胎先露在坐骨棘平面上 1cm 时，用 "−1" 表示；在坐骨棘平面下 1cm 时，用 "+1" 表示，余依次类推。

3）胎膜破裂：应观察流出羊水的颜色和流出量并立即监测胎心，记录破膜时间，测量体温。

（3）胎心和母体观察及处理

1）胎心听诊：应在宫缩间歇期，随产程进展酌情增加听诊次数。高危妊娠或胎儿、羊水异常等应更加密切监测胎儿宫内情况，必要时应连续电子胎心监护评估胎心率、基线变异及与宫缩的关系等。

2）母体观察及处理：①测量产妇生命体征并记录。第一产程宫缩时血压升高 5～10mmHg，间歇期恢复。有不适则增加测量次数并给予处理。有循环、呼吸等其他系统合并症或并发症时应监测呼吸、血氧饱和度、尿量等。②观察有无异常阴道流血，警惕前置血管破裂出血、前置胎盘、胎盘早剥等。③产妇宜多次少量摄入易消化食物，既保证充沛体力，又保障需要急诊剖宫产时麻醉安全。④胎膜未破，宫缩不强者可在室内适当活动。无高危因素的产妇应适度活动并采用站立姿势有助于缩短第一产程。⑤避免膀胱充盈影响宫缩及胎头下降，应鼓励产妇 2～4h 排尿一次，必要时导尿。⑥鼓励和增强产妇对自然分娩的信心，与助产人员密切合作。

**2. 第二产程** 从宫口开全至胎儿娩出为第二产程。此期正确评估和处理关系到母儿结局。基于第二产程时限过长，会导致严重会阴裂伤、产后出血、产褥感染、新生儿窒息、感染等母胎不良结局，因此要重视产程进展，重点关注产妇一般情况、宫缩、胎头下降、有无头盆不称、胎心异常等。既要试产时耐心等待，也要避免盲目观察增加母儿并发症的风险。

（1）临床表现：宫口近开全或开全后，未破膜影响胎头下降，应在宫缩间歇期行人工破膜。当胎头下降压迫盆底组织时，产妇有反射性排便感，不自主地产生向下用力屏气，会阴膨隆变薄，肛门括约肌松弛。宫缩时胎头露出阴道口，宫缩间歇期又缩回阴道内，称胎头拨露；胎头双顶径超过骨盆出口，宫缩间歇期胎头不再回缩，称胎头着冠。胎头娩出后，前肩及后肩旋转至骨盆中轴上相继娩出，胎体完全娩出至母体外，后羊水涌出。

（2）产程观察及处理：①密切监测胎心。此期宫缩频而强，每次宫缩过后或每 5min 监测一次胎心，胎心听诊需在宫缩间歇期且至少听诊 30～60s。建议连续电子胎心监护。出现胎心异常，应立即行阴道检查，排除脐带异常情况，评估产程进展，尽早结束分娩。②密切监测宫缩。第二产程宫缩持续时间可达 60s，间隔时间 1～2min。第二产程时限长短与宫缩的强度密切相关，可给予缩宫素加强宫缩。③阴道检查。每隔 60min 或进展异常时应行阴道检查评估羊水性状、胎方位、胎头下降、胎头塑形情况。排除头盆不称的评估务必先行腹部触诊，后行阴道检查胎头下降情况。④指导产妇用力。宫口开全后让产妇双足蹬在产床上，两手握产床把手，宫缩时深吸气屏住，然后如排便样向下用力以增加腹压。宫缩间歇期，产妇自由呼吸并全身肌肉放松。如此往复，以加速产程进展。

（3）接产准备：产程中积极疏导缓解产妇焦虑情绪，适时实施分娩镇痛，新生儿辐射台提前预热。宫缩规律有力，初产妇宫口开全、经产妇宫口扩张 6cm 以上送上分娩床，产妇采取头高脚低的仰卧位，两腿屈曲分开，消毒外阴，顺序依次为大阴唇、小阴唇、阴阜、大腿内上 1/3、会阴及肛门周围，臀下铺消毒巾。

（4）接产：助产者位于右侧面对产妇，宫缩来临时，产妇有便意感，指导产妇屏气用力。协助胎头俯屈，保护会阴需适度，胎头着冠时，指导产妇适度用力和呼气。当胎头枕部在耻骨弓下露出时，让产妇在宫缩间歇期稍屏气，左手协助抬头仰伸，使胎头以枕下前囟径及双顶径缓慢通过阴道口娩出。接产时要控制胎头娩出速度。会阴水肿、过紧、炎症，耻骨弓角度偏小、胎儿过大，娩出过快等，均易造成会阴撕裂。

缓慢娩出胎头，清理口腔黏液。胎头娩出后，不宜急于娩出胎肩，应等待宫缩使胎头自然完成外旋转复位，使胎肩旋转至骨盆出口前后径。再次宫缩时助产者右手托住会阴，左手自胎儿颈部向下牵拉胎头，前肩从耻骨联合下缘顺势娩出后托胎颈向上，后肩从会阴前缘缓慢娩出。双肩娩出后，保护会阴的右手方可松开，双手协助胎体娩出。胎儿娩出后将有刻度器皿置于产妇臀下记录阴道出血量。

有下列情况可以考虑行会阴切开术：会阴过紧、弹性差，会阴体短、撕裂不可避免或胎儿过大，或有病理情况急需结束分娩。阴道助产视母胎情况和手术者经验决定是否需要会阴切开。切开时间一般在胎头着冠时或决定手术助产时。

**3. 第三产程** 从胎儿娩出到胎盘娩出为第三产程。需 5～15min，不超过 30min。

（1）临床表现：胎儿娩出后胎盘与子宫壁发生错位，胎盘剥离面子宫血窦出血形成积血，子宫收缩使胎盘完全剥离而娩出。胎盘剥离征象：①宫体变硬呈球形，胎盘剥离后降至子宫下段，下段被动扩张，宫体呈狭长形被推向上方，宫底升高达脐上。②阴道口外露，脐带自行向外延长。③阴道少量流血。④在产妇耻骨联合上方轻压子宫下段，宫体上升而外露的脐带不再回缩。

（2）新生儿处理：新生儿娩出后置于辐射台上用吸球吸去气道黏液及羊水，擦干、保暖。①清理呼吸道：新生儿未啼哭时，可用手抚摸新生儿背部或轻拍足底，啼哭后再处理脐带。②新生儿阿普加评分（Apgar score）（表 3-2）及脐动脉血气测定（表 3-3）。Apgar 评分：8～10 分属正常；4～7 分为轻度窒息，需采取清理呼吸道、人工呼吸、吸氧、用药等措施；0～3 分为重度窒息，需气管内插管并给氧等进行紧急抢救。对缺氧比较严重的新生儿，应该在出生后 5min、10min 再次评分，直至连续 2 次评分均≥8 分。出生后 1min 内评分反映宫内情况；出生后 5min 及以后评分反映复苏效果，与近期、远期预后密切相关。脐动脉血气代表新生儿在产程中血气变化的结局，反映窒息的病理生理的本质，较 Apgar 评分更为客观，更具有特异性。③处理脐带：剪断脐带后在距脐根 0.5cm 处用丝线、弹性橡皮圈或脐带夹结扎，消毒残端后用无菌纱布包扎。<37 周者娩出后延迟脐带结扎至少 60s，有利于胎盘血液转运增加新生儿血容量、血红蛋白含量，维持早产儿循环的稳定性，降低脑室内出血的风险。④其他处理：新生儿体格检查，将新生儿足底印及母亲拇指印留于新生儿病历上，帮助新生儿接触母体，早吸吮。新生儿手腕带和包被标明性别、体重、出生时间、母亲姓名。

表 3-2　新生儿 Apgar 评分法

| 体征 | 0 分 | 1 分 | 2 分 |
| --- | --- | --- | --- |
| 每分钟心率 | 0 | <100 次 | ≥100 次 |
| 呼吸 | 无 | 浅慢，不规则 | 佳，哭声响亮 |
| 肌张力 | 松弛 | 四肢稍屈曲 | 四肢屈曲，活动好 |
| 喉反射 | 无 | 有些动作 | 咳嗽，恶心 |
| 皮肤颜色 | 全身苍白 | 身体红，四肢青紫 | 全身粉红 |

表 3-3 脐动脉血气

| 指标 | 正常值 | 最高危值 |
| --- | --- | --- |
| pH | 7.24～7.27 | <7.00 |
| BE（mmol/L） | −5.60～2.70 | <−12.00 |
| $PO_2$（mmHg） | <37.50 | 无 |
| 乳酸（mmol/L） | <6.00 | ≥6.00 |

（3）协助胎盘娩出并检查胎盘胎膜：胎儿前肩娩出后将缩宫素 10～20U 稀释于 250～500mL 生理盐水中快速静脉滴注，缺乏缩宫素和其他宫缩剂时，推荐口服 0.4～0.6mg 米索前列醇。当确认胎盘完全剥离时，以左手握住宫底，拇指置于子宫前壁，其余四指放于子宫后壁并按压，同时右手轻拉脐带。当胎盘娩至阴道口时，接生者双手捧住胎盘，向一个方向旋转并缓慢向外牵拉，协助胎盘胎膜完整排出。将胎盘铺平，注意检查胎盘是否完整及母体面胎盘小叶有无缺损、胎盘胎儿面边缘有无血管断裂，及时发现副胎盘，然后将胎膜提起，检查胎膜是否完整。

（4）检查软产道并预防产后出血：胎盘娩出后，应仔细检查会阴、小阴唇内侧、尿道口周围、阴道及宫颈等软产道有无裂伤。若有裂伤应立即缝合。应用宫缩剂结合按摩子宫以减少子宫出血，注意观察并精确测量出血量。

（5）产后观察：胎盘娩出 2h 内是出血的高危期，有时将此期称为第四产程。此期应留在分娩室观察生命体征、面色、结膜和甲床色泽、宫底高度、子宫收缩、阴道流血等情况。注意会阴及阴道有无血肿等，督促排空膀胱，发现异常情况及时处理。观察 2h 后无异常，将母儿送回病房。

（李 力）

## 七、正常分娩及其机制

分娩启动是多因素综合作用的结果，可能涉及非感染性炎症、机械性刺激，以及甾体类激素、前列腺素、缩宫素等调控子宫功能性改变等。

（一）决定分娩的因素

决定分娩的因素包括产力、产道、胎儿、胎位及社会心理因素。

**1. 产力** 指将胎儿及其附属物从子宫内逼出的力量。

（1）子宫收缩力（宫缩）：指贯穿整个分娩过程的主要产力。临产后宫缩能使宫颈管消失、宫口扩张、胎先露部下降、胎盘和胎膜娩出。其特点：①节律性。是临产的重要标志。每次宫缩都是由弱渐强（进行期），维持 30～40s（极期），随后由强到弱（退行期），直至消失进入间歇期（5～6min）。如此反复，间歇期逐渐缩短，宫缩时间逐渐延长，直至分娩。宫缩期肌壁血管受压，子宫血流减少，间歇期可恢复，有利于胎儿血流供应。宫缩极期时第一产程末宫腔压力达 40～60mmHg，第二产程增加 1 倍以上，而间歇期为 6～12mmHg（图 3-10）。②对称性和极性。正常宫缩从两侧子宫角部起源，左右对称，向子宫底中线集中，以 2cm/s 向子宫下段扩散，约 15s 均匀协调遍及整个子宫，此为子宫收缩的对称性。极性是指宫缩在宫底部最强最持久，向下逐渐减弱的特点。子宫底部收缩力强度是子宫下段的 2 倍（图 3-11）。③缩复作用。反复宫缩使子宫体部肌纤维逐渐缩短变宽，不能完全恢复至收缩前长度，这种现象称缩复作用。缩复作用迫使胎先露部下降、宫颈管消失及宫口扩张。

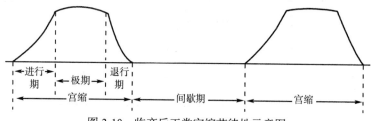

图 3-10 临产后正常宫缩节律性示意图

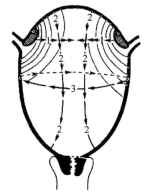

图 3-11 子宫收缩力的对称性与极性

1. 宫缩源自两侧子宫角部，向子宫底部中线集中，左右对称；2. 宫缩以 2cm/s 的速度向子宫下段扩散；3. 宫缩以子宫底部最强最持久，向下逐渐减弱，为子宫收缩的极性

（2）腹壁肌及膈肌收缩力（腹压）：是第二产程的重要辅助力量。宫口开全后，宫缩时产妇屏气用力，腹壁肌及膈肌强有力地收缩使腹压增高，可反射引起排便。但过早用腹压易使产妇疲劳、宫颈水肿及产程延长。

（3）肛提肌收缩力：协助胎头内旋转、仰伸及娩出，有助于胎盘娩出。

**2. 产道** 指胎儿从母体娩出的通道，包括骨产道和软产道两部分。

（1）骨产道：指真骨盆，是产道的重要组成部分。其大小及形状与分娩关系密切。与分娩相关的骨盆腔分为三个假想平面。

1）骨盆入口平面：呈横椭圆形，共有三条径线。①入口前后径（真结合径）：胎先露入盆与此径线关系密切，为耻骨联合上缘中点至骶岬前缘正中的距离，平均为 11cm。②入口横径：左右髂耻缘间最大距离，平均为 13cm。③入口斜径：骶髂关节至对侧髂耻隆突间距离，平均为 12.75cm（图 3-12）。

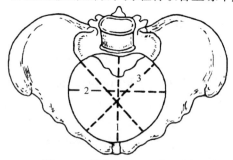

图 3-12 骨盆入口平面各径线

1. 入口前后径（11cm）；2. 入口横径（13cm）；3. 入口斜径（12.75cm）

2）中骨盆平面：呈纵椭圆形，前方为耻骨联合下缘，两侧为坐骨棘，后方为骶骨下端。其为骨盆最小平面，与分娩关系最密切，可分为：①中骨盆横径（坐骨棘间径），指两侧坐骨棘间的距离，平均为 10cm，与胎先露内旋转关系密切。②中骨盆前后径，指耻骨联合下缘中点通过两侧坐骨棘间连线中点到骶骨下端间的距离，平均为 11.5cm（图 3-13）。

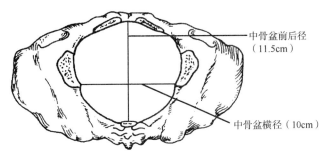

图 3-13 中骨盆平面各径线

3）骨盆出口平面：由两个不同平面的三角形组成。前三角顶端为耻骨联合下缘中点，两侧为耻骨降支。后三角顶端为骶尾关节，两侧为骶结节韧带。骨盆出口平面共有四条径线。①出口前后径：耻骨联合下缘到骶尾关节间距离，平均为 11.5cm。②出口横径（坐骨结节间径）：两侧坐骨结节内侧缘的距离，平均为 9cm，是胎先露部娩出的重要途径。③出口前矢状径：耻骨联合下缘至坐骨结节连线中点的距离，平均为 6cm。④出口后矢状径：骶尾关节至坐骨结节连线中点的距离，平均为 8.5cm。若出口横径稍短应测量出口后矢状径，两径线之和＞15cm，足月中等大小胎头可经后三角区阴道分娩（图 3-14）。

4）骨盆轴与骨盆倾斜度：为连接骨盆各假想平面中点的曲线，胎儿沿此轴方向娩出。骨盆轴上段向下向后，中段向下，下段向下向前（图 3-15）。骨盆倾斜度指妇女直立时，骨盆入口平面与地平面所成的角度，一般为 60°，改变体位可改变骨盆倾斜度。若倾斜度过大可影响胎头的衔接（图 3-16）。

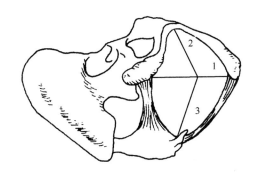

图 3-14 骨盆出口各径线
1. 出口横径（9cm）；2. 出口前矢状径（6cm）；
3. 出口后矢状径（8.5cm）

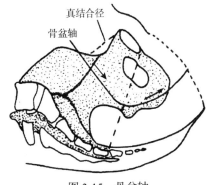

图 3-15 骨盆轴

（2）软产道：包括子宫下段、宫颈、阴道及盆底软组织组成的弯曲管道。

1）子宫下段的形成：未孕期宫颈管上界是最狭窄的解剖学内口，下界组织学内口间的子宫峡部长约 1cm，妊娠 12 周后逐渐延长，妊娠末期拉长 7～10cm 形成子宫下段。子宫体部肌纤维的缩复作用，使子宫上段肌壁越来越厚，下段被动牵拉越来越薄。上、下段交界处形成环状隆起，称生理性缩复环。生理情况下腹部不易见到（图 3-17）。

2）宫颈管消失与宫口扩张：临产后初产妇宫颈管消失，宫口扩张。经产妇多为宫颈管消失与宫口扩张同时进行（图 3-18、图 3-19）。

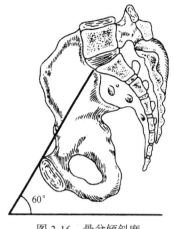

图 3-16　骨盆倾斜度

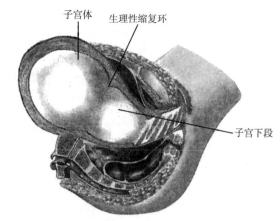

图 3-17　生理性缩复环

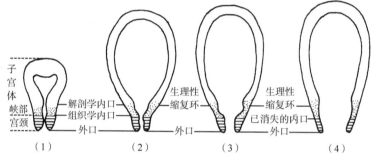

图 3-18　子宫下段形成及宫口扩张图

（1）非妊娠子宫；（2）足月妊娠子宫；（3）分娩第一产程妊娠子宫；（4）分娩第二产程妊娠子宫

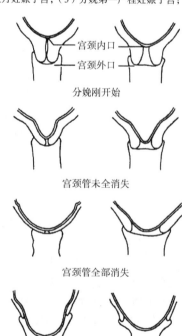

图 3-19　宫颈管消失与宫口扩张

3）骨盆底、阴道及会阴的变化：正常阴道伸展性良好不影响分娩。临产后阴道扩张变宽，阴道壁黏膜皱襞展平，肛提肌向下及两侧扩展，肌纤维逐步拉长，会阴由厚5cm变成2～4mm。但会阴体部承受压力大，分娩时易裂伤。

**3. 胎儿** 其大小、胎位及有无畸形是影响分娩的重要因素之一。胎头是胎体的最大部分，也是胎儿通过产道最困难的部分。如骨盆大小正常，但胎儿过大致胎头径线过长，也可因头盆不称而难产。①胎头径线：主要有双顶径、枕额径、枕下前囟径及枕颏径（图3-20、表3-4）。双顶径可判断胎儿大小。②囟门：胎头两颅缝交界空隙较大处。由两侧额骨、两侧顶骨及额、冠状、矢状缝形成的菱形骨质缺如部位称大囟门（前囟）。由两侧顶骨、枕骨及颅缝形成的三角形骨质缺如部位称小囟门（后囟）。

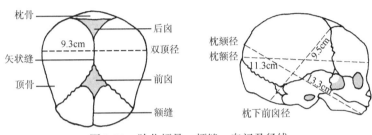

图 3-20　胎儿颅骨、颅缝、囟门及径线

表 3-4　胎头各径线的测量和长度

| 名称 | 测量方法 | 长度（cm） |
|---|---|---|
| 双顶径（BPD） | 双侧顶骨隆突间的距离，为胎头最大横径 | 9.3 |
| 枕额径 | 鼻根上方至枕骨隆突间的距离 | 11.3 |
| 枕下前囟径 | 前囟中央至枕骨隆突下方的距离 | 9.5 |
| 枕颏径 | 颏骨下方中央至后囟顶部的距离 | 13.3 |

**4. 胎位** 囟门是确定胎方位的重要标志。纵产式（头先露或臀先露）时，胎体纵轴与骨盆轴一致，易通过产道，枕前位更利于完成分娩机转。肩先露时，胎体纵轴与骨盆轴垂直，足月活胎不能通过产道。其他胎方位会增加分娩困难。分娩过程中颅缝与囟门轻度重叠，挤压使胎头变形、变小利于娩出。胎儿多以枕额径衔接，枕下前囟径通过产道。

**5. 社会心理因素** 也是决定分娩的重要因素。临产后产妇心理上的应激会影响产力。对分娩疼痛的恐惧和紧张可导致宫缩乏力、宫口扩张慢、胎头下降受阻、产程延长，甚至可致胎儿窘迫、产后出血等。因此，在分娩过程中，应积极给予产妇心理支持，以消除产妇的焦虑和恐惧心理。

### （二）枕先露的分娩机制

分娩机制指胎儿先露部适应骨盆各平面的不同形态，以最小径线通过产道时，被动地有一系列适应性转动的全过程。包括衔接、下降、俯屈、内旋转、仰伸、复位及外旋转、胎肩及胎儿娩出等动作。临床上枕先露左前位最多见（图3-21）。

**1. 衔接** 指胎头双顶径进入骨盆入口平面，颅骨最低点接近或达到坐骨棘水平。初产妇衔接在预产期前1～2周，经产妇多在临产后。胎头以半俯屈状入骨盆入口，以枕额径衔接时胎头矢状缝多在骨盆入口右斜径上。

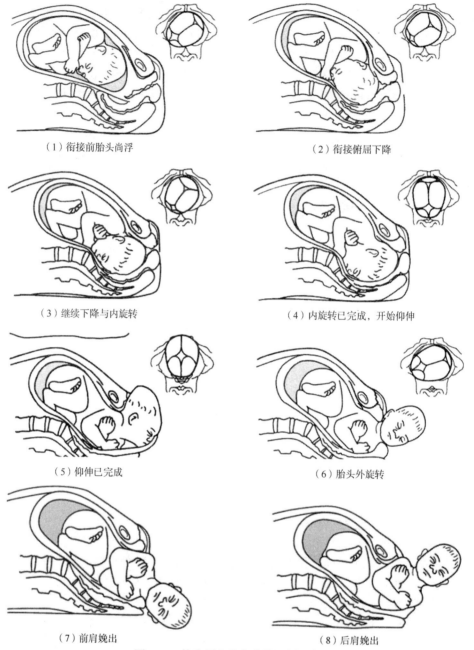

（1）衔接前胎头尚浮 （2）衔接俯屈下降

（3）继续下降与内旋转 （4）内旋转已完成，开始仰伸

（5）仰伸已完成 （6）胎头外旋转

（7）前肩娩出 （8）后肩娩出

图 3-21　枕先露左前位分娩机制示意图

**2. 下降**　指胎头沿骨盆轴前进的动作。下降贯穿于分娩全过程并与其他动作同时进行。观察胎头下降程度是判断产程进展的重要标志。宫缩时胎头下降，间歇时胎头又稍退缩。胎头与骨盆之间的挤压呈间歇性，对母婴均有利。初产妇胎头下降速度较经产妇慢。

**3. 俯屈**　胎头下降至骨盆底遇肛提肌阻力进一步俯屈，胎儿下颏更接近胸部，以枕下前囟径继续下降。

**4. 内旋转**　胎头下降至骨盆底，枕部向母体中线旋转 45°达耻骨联合后方，矢状缝与中骨盆及骨盆出口前后径一致。于第一产程末完成内旋转。

**5. 仰伸**　完成内旋转后俯屈的胎头达到阴道口。宫缩、腹压使胎头下降，肛提肌收缩又将胎头推进向前。当胎头枕骨下部达耻骨联合下缘，以耻骨联合为支点，胎头仰伸，顶、额、鼻、口、颏娩出。此时双肩径进入骨盆入口左斜径。

**6. 复位及外旋转** 胎头娩出后，胎头枕部向母体左外旋转45°，为复位。胎肩在盆腔内继续下降，前肩向前向母体中线旋转45°时，与骨盆出口前后径相一致，胎儿枕部在外继续向母体左外侧旋转45°，以保持胎头与胎肩的垂直，称外旋转。

**7. 胎肩及胎儿娩出** 外旋转后，胎儿前肩在耻骨联合下方先娩出，后肩从会阴体前缘娩出，胎体及下肢随之娩出。

（黄畅晓）

## 八、正常产褥及其生理

胎盘娩出至全身各器官除乳腺外恢复至正常未孕状态所需的6周时期，称产褥期。

（一）产褥期母体变化

产褥期母体变化包括全身各个系统，以生殖系统变化最为显著。

**1. 生殖系统**

（1）子宫：胎盘娩出后子宫恢复至未孕状态的全过程称为子宫复旧，通常为6周。①子宫体肌纤维缩复：子宫体积和重量减小。体肌浆中的蛋白质分解排出，使细胞质减少，肌细胞缩小，代谢产物通过肾脏排出。产后1周子宫缩小至妊娠12周，产后6周恢复至未孕大小。重量由结束分娩时约1000g减少至产后1周约500g，2周减少至约300g，6周恢复至50～70g。②子宫内膜的再生：胎盘、胎膜从蜕膜海绵层分离并娩出后内膜开始修复，遗留的蜕膜的表层变性、坏死、脱落，形成恶露排出；接近肌层的子宫内膜基底层再生新的功能层。产后3周宫腔表面除胎盘附着部位外余部由新生内膜覆盖，6周胎盘附着部位内膜完成修复。③子宫血管变化：胎盘娩出后，胎盘附着面积缩小约为原来的一半。子宫螺旋动脉和静脉窦压缩，数小时后血管内血栓形成，出血量减少。若在新生内膜修复期间，胎盘附着面复旧不良，血栓脱落，可导致晚期产后出血。④子宫下段及宫颈变化：产后子宫下段肌纤维缩复，恢复为非孕期的子宫峡部。胎盘娩出后的宫颈外口呈环状如袖口。2～3日宫口仍可容2指，1周宫颈内口关闭，宫颈管恢复。4周宫颈恢复至非孕期形态。分娩时宫颈外口轻度裂伤，使初产妇产前圆形宫颈外口（未产型），变为产后"一"字形横裂（已产型）。

（2）阴道与外阴：分娩后阴道腔扩大，阴道黏膜皱襞减少甚至消失，周围组织水肿，致使阴道壁松弛，肌张力低。产褥期阴道腔逐渐缩小，黏膜皱襞约在产后3周重新显现，产褥期结束不能完全恢复至未孕时的紧张度。分娩后外阴轻度水肿，2～3日消退。会阴部血液循环丰富，若有轻度撕裂或会阴侧切缝合，3～4日愈合。

（3）盆底组织：分娩过程中盆底肌肉和筋膜过度伸展，弹性降低，伴盆底肌纤维的部分撕裂。产褥期应避免过早参与重体力劳动。如产褥期能坚持产后康复锻炼，盆底肌可恢复至接近未孕状态。若盆底肌及其筋膜发生严重撕裂造成盆底松弛、产褥期过早行重体力劳动、分娩次数过多或生育间隔时间过短，则盆底组织难以完全恢复，易导致盆腔器官脱垂。

**2. 乳房** 体内雌激素、孕激素、胎盘生乳素在妊娠期升高，使乳腺发育，体积增大、乳晕加深。胎盘娩出后，雌激素、孕激素及胎盘生乳素水平急剧下降，下丘脑催乳素释放抑制因子（prolactin release inhibiting factor，PIF）分泌被抑制。在催乳素作用下，乳汁开始分泌。新生儿吸吮乳头的感觉信号经传入神经到达下丘脑，通过抑制下丘脑分泌的多巴胺及其他催乳素释放抑制因子，诱发腺垂体催乳素脉冲式释放，促进乳汁分泌。吸吮乳头也能反射性刺激神经垂体释放缩宫素（oxytocin），使乳腺腺泡周围的肌上皮收缩，乳汁通过腺泡、小导管进入输乳导管和乳窦而喷出乳汁。该过程称为喷乳反射。吸吮及乳汁的不断排空是保持泌乳的重要条件。乳汁产量与产妇营养、睡眠、情绪和健康状况相关。当乳汁淤积导致乳房胀痛及硬结形成，若乳汁不足可出现乳房空软。

**3. 全身变化**

（1）循环及血液系统：胎盘剥离后，组织间液回吸收，子宫复旧、胎盘血液循环终止，大量血液进入体循环。产后 3 日内循环血量增加 15%～25%，可导致心力衰竭。循环血量产后 2～3 周恢复至未孕状态。产褥早期处于高凝状态利于产后出血减少。纤维蛋白原、凝血酶、凝血酶原产后 2～4 周恢复正常。血红蛋白产后 1 周回升。产褥早期白细胞总数可达（15～30）×$10^9$/L，1～2 周恢复。产后血小板增多。

（2）消化系统：妊娠期胃肠蠕动减弱，腹肌及盆底肌松弛，容易便秘；胃酸分泌减少，产后 1～2 周恢复。产妇常感口渴，喜食流质或半流质饮食。

（3）泌尿系统：产褥期，尤其产后 24h 内，由于膀胱肌张力减弱，对膀胱内压的敏感性降低，加之外阴伤口疼痛、产程中会阴部受压迫过久、阴道助产、区域阻滞麻醉等，易出现尿潴留。产后 1 周内尿量增多。2～8 周肾盂及输尿管由扩张恢复至正常。

（4）内分泌系统：产后 1 周雌、孕激素降至未孕水平。产后 6h 胎盘生乳素测不出。催乳素水平变化因是否哺乳而有差异：哺乳产妇在产后下降，但高于未孕水平，吸吮乳汁时催乳素水平可明显增高。未哺乳则催乳素在产后 2 周降至未孕水平。月经复潮及排卵时间可受哺乳影响，不哺乳者产后 6～10 周月经复潮，10 周恢复排卵。哺乳产妇的月经不来潮或有复潮延迟，平均 4～6 个月后恢复排卵。月经复潮较晚者，首次月经来潮前多有排卵，哺乳产妇月经虽未复潮仍可能会受孕。

**4. 腹壁**　妊娠期下腹正中线色素沉着，产褥期逐渐消退。初产妇腹壁紫红色妊娠纹变为陈旧银白色妊娠纹。受增大的妊娠子宫影响腹壁部分弹力纤维断裂，腹直肌有不同程度分离，产后腹壁明显松弛，腹壁紧张度在产后 6～8 周恢复。

### （二）产褥期临床表现

产褥期临床表现属于生理性变化。

**1. 生命体征**　产后体温可在产后 24h 内略升高，一般不超过 38℃。3～4 日可出现泌乳热（breast fever），与乳房血管、淋巴管极度充盈，乳房胀大有关，持续 4～16h，体温下降，注意排除感染及其他原因引起的发热。脉搏在正常范围内，呼吸深慢，14～16 次/分，由胸式呼吸变为胸腹式呼吸。血压维持在正常水平。

**2. 子宫复旧**　胎盘娩出后，子宫宫底在脐下一指。产后第 1 日略上升至平脐，后每日下降 1～2cm，产后 1 周降至耻骨联合上方，产后 10 日子宫降至骨盆腔内，腹部触不到宫底。

**3. 产后宫缩痛**　为产褥早期子宫收缩引起的下腹部阵发性疼痛。产后 1～2 日出现，持续 2～3 日消失，多见于经产妇。哺乳时反射性缩宫素分泌增多，疼痛加重，不需用药。

**4. 恶露**　指产后经阴道排出的血液、坏死蜕膜等组织排出物。恶露有血腥味，但无臭味，持续 4～6 周，总量为 250～500mL。若子宫复旧不全或宫腔内残留部分胎盘、胎膜或感染时，血性恶露增多、持续时间延长并有臭味。

根据颜色、内容物及时间不同，可分为：①血性恶露，含大量鲜红血液，量多可有血块。镜下多量红细胞、坏死蜕膜及少量胎膜。持续 3～4 日后减少，转变为浆液恶露。②浆液恶露，含多量浆液，色淡红。镜下见较多坏死蜕膜组织、宫腔渗出液、宫颈黏液，少量红细胞及白细胞，有细菌。持续 10 日浆液逐渐减少，白细胞增多。③白色恶露，含大量白细胞，色泽较白，质黏稠。镜下见大量白细胞、坏死蜕膜组织、表皮细胞及细菌等，持续约 3 周。

**5. 褥汗** 产后 1 周内因皮肤排泄功能旺盛，排出大量汗液，夜间睡眠和初醒时尤为明显，属正常生理现象。注意补充水分，防止脱水及中暑。

### （三）产褥期处理及保健

产褥期母体各系统变化很大，虽属生理范畴，但若处理和保健不当可转变为病理情况。

**1. 产褥期处理**

（1）产后 2h 的处理：产后 2h 内易发生产后出血、子痫、心力衰竭等严重并发症，应留产房严密观察生命体征、子宫收缩情况及阴道出血量，注意宫底高度、膀胱充盈情况等。协助产妇首次哺乳。有子宫收缩乏力者使用子宫收缩剂并立即按摩子宫。若阴道出血量不多，子宫收缩不良、宫底上升，提示可能宫腔内有积血，应持续给予子宫收缩剂并按压宫底排出积血。若产妇自觉肛门坠胀可能有阴道后壁血肿，应做肛查或双合诊或三合诊并及时处理。产后 2h 无异常，将产妇和新生儿送回病房继续观察。

（2）饮食：产后 1h 开始进食流质或清淡半流质饮食，此后可普通饮食。食物应有丰富的营养、热量和水分。哺乳开始时应进食蛋白质、热量丰富的食物，并适当补充维生素、铁剂和钙剂，推荐补充铁剂 3 个月。

（3）排尿与排便：产后 5 日内尿量增多，鼓励产后 4h 内自行排尿。排尿困难，可选用以下方法：①用热水熏洗外阴，温开水冲洗尿道外口周围诱导排尿。热敷下腹部，按摩膀胱，刺激膀胱肌收缩。②针刺关元、气海、三阴交、阴陵泉等穴位。③肌内注射甲硫酸新斯的明以兴奋膀胱逼尿肌促进排尿。注药前要排除用药禁忌。若上述方法无效应留置导尿。产后容易发生便秘，鼓励产妇多吃蔬菜及早日下床活动，还可口服缓泻剂。

（4）观察子宫及恶露：每日手测宫底高度，了解子宫复旧情况。测量前嘱产妇排尿，子宫复旧不良者应给子宫收缩剂。观察恶露量、颜色及气味，合并感染，恶露有臭味且有子宫压痛者，应给予广谱抗生素。

（5）会阴：每日 2～3 次用无刺激的消毒液擦洗外阴，尽量保持会阴部清洁及干燥。会阴部有缝线者每日检查切口有无红肿、硬结及分泌物。有水肿者可局部湿热敷，24h 后可用红外线照射。若伤口感染，需提前拆线、引流或扩创并定时换药。

（6）情绪变化：产妇产后精神疲惫、不适、对哺育新生儿的担心、产褥期激素变化等，易造成产妇情绪不稳定，产后 3～10 日可有轻度抑郁。帮助产妇减轻身体不适，并给予精神关怀。抑郁严重者，应尽早诊断及干预。

（7）预防产褥中暑：产褥期因高温环境使体内余热不能及时散发，引起中枢性体温调节功能障碍的急性热病，称产褥中暑，表现为高热、水电解质紊乱、循环衰竭和神经系统功能损害等症状。常见原因为处于高温、高湿状态，关门闭窗、穿着衣服较多及未及时清洁身体，根据病情程度分为：①中暑先兆：体温正常或低热；有先兆症状，口渴、多汗、心悸、恶心、胸闷、四肢无力等。②轻度中暑：体温逐渐升高达 38.5℃以上，面色潮红、痱子满布全身、胸闷、脉搏细速、呼吸急促、口渴等；③重度中暑：体温继续升高至 41～42℃，呈稽留热型、面色苍白、呼吸急促、谵妄、抽搐、昏迷等。本病起病急骤，发展迅速，处理不及时可在数小时内出现呼吸、循环衰竭而死亡。迅速降低体温是抢救成功的关键。幸存者常遗留中枢神经系统不可逆的后遗症。治疗原则是立即改变高温和不通风环境，迅速降温，及时纠正水、电解质紊乱及酸中毒。

**2. 产褥期保健** 促进产后生理功能的恢复，预防产后出血、感染等并发症。

（1）饮食起居：合理饮食，注意休息，居室清洁通风，保持身体清洁，衣着宽大透气。

（2）活动与康复：产后应尽早开始适度活动和产后康复锻炼。经阴道分娩的产妇，产后6～12h可起床轻微活动，次日可在室内随意走动。产后康复锻炼有利于体力恢复、排尿及排便、预防或减少栓塞性疾病，促使盆底及腹肌张力恢复。锻炼的运动量应循序渐进。

（3）避孕指导：恢复性生活时应采取避孕措施，哺乳者以工具避孕为宜，未哺乳者可选用药物避孕。

（4）产后访视与健康检查：社区医疗保健人员在产妇出院后3日、14日和28日做3次产后访视，以了解产妇及新生儿健康状况并给予指导。产后6周，产妇应到医院进行常规全身及妇科检查，包括测血压、脉搏，血、尿常规，了解哺乳情况。妇科检查主要观察盆腔内生殖器是否已恢复至非孕状态。若有内外科合并症或产科并发症等应做相应检查。

（黄畅晓）

## 九、哺乳及其生理

分娩后立即母婴接触是促进母乳喂养成功的措施之一。帮助母亲在产后1h内开始哺乳，实施24h母婴同室，坚持纯母乳喂养6个月，提倡在添加适当补充食品的情况下母乳喂养2年以上。

### （一）对母婴的益处

母乳喂养有益于母婴健康和增进母婴感情，可促进母体子宫复旧，推迟月经复潮及排卵的时间，降低乳腺癌、卵巢癌的风险等。满足婴儿发育需要，提高免疫力，促进婴儿牙齿及颜面部的发育等。

### （二）时间及方法

哺乳时间每次20～30min，采用姿势有摇篮式、环抱式、交叉式和侧卧式等，以母婴舒适的体位哺乳。哺乳前，母亲应洗手并清洁乳房及乳头。采用"C"字形，一手拇指放在上方，余四指放在下方托乳房，将乳头和大部分乳晕放入新生儿口中，防止乳房堵住新生儿鼻孔。新生儿吸空一侧乳房后再吸吮另一侧。哺乳期应佩戴合适的棉质乳罩。每次哺乳后应轻拍新生儿背部1～2min，排出胃内空气以防吐奶。乳汁不足者应补充配方乳。

如遇下列问题应及时处理：①乳胀。多因乳房过度充盈及乳腺管阻塞所致。哺乳前可湿热敷3～5min，按摩和排空乳房，增加哺乳频次。②催乳。乳汁不足者应调节饮食，补充营养，指导哺乳方法，按需哺乳。③退奶。最简单的方法是停止哺乳，必要时可使用药物。甾体激素、溴隐亭等退奶药物不推荐作为一线药物。常用药物有生麦芽60～90g，每日1剂，水煎当茶饮，连服3～5日；芒硝250g分装，敷于两乳房并包扎，湿硬时更换；维生素B₆200mg，每日3次，连服3～5日。④乳头皲裂。指导正确的喂养姿势。轻者继续哺乳。哺乳前湿热敷3～5min，挤出少许乳汁，使乳晕变软。哺乳后挤少许乳汁涂在乳头和乳晕上，短暂暴露和干燥，加强护理。严重者应停止哺乳，手挤或用吸乳器吸出乳汁后喂养。

### （三）判断乳汁量

充足主要标准：①每日满足的母乳喂养8次左右；②婴儿体重增长及睡眠情况良好，每日排尿5～6次，排便2～4次。

（四）储存的条件

无法直接哺乳时可吸出乳汁储存于储奶袋中，20～30℃保存不超过 4h，4℃保存不超过 2日，−15～−5℃可保存半年。

（五）不宜或暂停喂养

母亲患传染病急性期、严重器官功能障碍性疾病、严重的产后心理障碍和精神疾病，婴儿患有乳糖不耐受症等不宜母乳喂养。如母亲酗酒、暴怒、服用对婴儿有影响的特殊药物等也不宜母乳喂养。

（黄畅晓）

# 十、中医妊娠、产褥、哺乳生理

（一）妊娠

"妊娠"一词首载于《金匮要略》，《黄帝内经》称"重身"，亦称"怀子""怀孕"。是指胚胎和胎儿在母体内发育成长的过程。中医学对妊娠的记载最早可追溯至《易经》，其曰"天地氤氲，万物化醇，男女构精，万物化生"。《黄帝内经》中指出"故生之来谓之精，两精相搏谓之神""两神相搏，合而成形，常先身生而谓精"。

**1. 妊娠生理** 妊娠成功的基本要素为适婚年龄男女；生殖器发育成熟，且无畸形；男方精液常规及性功能正常；女方月经按时来潮，有正常周期性排卵；于排卵期男女交媾，合而成精，即所谓"男精壮，女经调，氤氲之候合阴阳"。一般21～35岁生育能力旺盛，排卵期适当的性生活，易孕成胎。《逐月养胎法》言："妊娠一月始胚，二月始膏，三月始胞，四月形体成，五月能动，六月筋骨立，七月毛发生，八月脏腑具，九月谷气入胃，十月诸神备，日满即产矣。"

妇女怀妊后，母体最初症状为月经超期未至，停止来潮，此时脏腑、经络的阴血，下聚于胞宫以养胎元，冲脉血气充盛，机体呈阴血不足而阳气偏盛之象。冲气易夹肝气上逆循经犯胃，胃气冲上不降，气机不顺，调畅失司，受纳通降之功受损，则见恶心呕吐，不欲食，体倦乏力，晨起呕吐清涎，一般可耐受，多于妊娠 3 个月消失。《景岳全书》中云："凡妇人怀孕者，其血留气聚，胞宫内实，故脉必滑数倍常。此当然也。"故怀孕初期，妊娠妇女脉象皆滑而有力，尺脉按之不绝。妊娠 2～3 个月时乳房开始增大，乳头、乳晕颜色加深。妊娠 4～5 个月后，胎儿逐渐增大，小腹逐渐隆起，可自觉胎动。至妊娠 8～9 个月后胎儿发育成熟，胎头逐渐下移，压迫膀胱及直肠，故孕晚期多见尿频及便秘。胎儿孕结下焦，阻滞水道运行，则见肢体水液潴留，出现下肢轻度肿胀，久站后明显。宋代陈自明《妇人大全良方》云："妊娠十月，五脏俱备，六腑通，纳天地气于丹田。故使关节、人事皆备。但俟时而生。"妊娠足月，胎儿发育完善，则"俟时而生，一朝分娩"。明代李梴《医学入门》指出："气血充实，则可保十月分娩……凡二十七日即成一月数。"十月则 270 天。与现代预产期十分接近。现代推算预产期公式为：以末次月经第一天起算，月份减 3（或加 9），日数加 7（阴历则加 14），全程共 40 周，即 280 天。

**2. 分娩生理** 分娩是指成熟胎儿及胎衣全部从母体娩出的全过程，又称"临产"。

（1）临产现象：分娩前多有征兆，如胎位下移，小腹坠胀，有便意感，或"见红"等。《胎产心法》指出："临产自有先兆，须知凡孕妇临产，或半月数日前，胎腹必下垂，小便多频数。"分娩发动前，孕妇常出现不规则子宫收缩，称为"假临产"，古人称之为试胎（试月）、弄胎。

《医宗金鉴》曰："妊娠八九个月时，或腹中痛，痛定仍然如常者，此名试胎……若月数已足，腹痛或作或止，腰不痛者，此名弄胎。"其特点是，宫缩持续时间短而不恒定，宫缩强度无明显渐进性增强，间歇时间长而不规律，妇科检查提示宫颈管未见缩短，宫口扩张不明显。常于夜间出现，清晨消失。《景岳全书·妇人规》道："若果欲生，则痛极连腰，乃将产也。盖肾系于腰，胞系于肾故耳。"临产时胎先露下降至骨盆入口，子宫底下降，产妇多觉呼吸较前轻快，进食量较前增加。在分娩前24～48h，阴道可见少量血液，与宫颈黏液混合排出，称为见红。若出现规律而逐渐增强的子宫收缩，并伴有进行性宫颈管消失，宫口扩张及胎先露下降，为临产的主要特征。

（2）分娩的生理现象：在临产时出现腰腹阵阵作痛，小腹重坠，逐渐加重至产门开全，阴户窘迫，胎儿、胞衣依次娩出，分娩结束。《十产论》指出："正产者，盖妇人怀胎十月满足，阴阳气足，忽腰腹作阵疼痛，相次胎气顿陷，至于脐腹痛极，乃至腰间重痛，谷道挺迸，继之浆破血出，儿子遂生。"产讫胞衣自当萎缩而下。

（3）临产调护：分娩是否顺利，除产力、产道、胎儿因素外，产妇精神因素及产妇的有效配合至关重要。《达生篇》云："渐痛渐紧，此是要生，方可与人说知。"因此，正确判断分娩，指导产妇蓄力及缓解紧张情绪，对顺利分娩有很大的帮助。清代亟斋居士《达生篇》提出的临产六字真言，即"睡""忍痛""慢临盆"对顺利分娩有一定帮助。"睡"是指产妇在临产前应保养精神，保证充足睡眠，蓄养体力；"忍痛"是指缓解产妇对分娩的恐惧心理，保证分娩顺利进行；"慢临盆"则为产时切忌急于临盆，若宫口未开产妇力竭，则易难产。

此外，中医学强调产室要寒温适宜，安静整洁。如《景岳全书·妇人规·产要》指出："临产房中，不宜多人喧嚷惊慌，宜闭户，静以待生……产妇产室，当使温凉得宜。若产在春夏，宜避阳邪，风是也；产在秋冬，宜避阴邪，寒是也。故于盛暑之时，亦不可冲风取凉，以犯外邪；又不宜热甚，致令产母头痛面赤；亦不宜人众，若热气熏蒸，亦致前患。"这些论述现在仍有实用价值。

（二）产褥

**1. 产褥期生理特点**　产褥期是指分娩结束后，产妇身体、生殖器官和心理方面调适复原的一段时间，约为6周。产后1周称为"新产后"，产后1个月称为"小满月"，产后百天称为"大满月"，即所谓"弥月为期""百日为度"。分娩时用力耗气，汗出及产伤出血，损伤阴液，整个机体的生理特点是"阴血骤虚，阳气易浮"，呈现"虚"象，加之产时胎儿及胞衣娩出时，可有脉络损伤，子宫复旧，恶露余血稽留胞宫，致使瘀血蓄积，见有"瘀"候。故产褥期的生理特点为"多虚多瘀"。

产妇产时耗气伤血，阳气虚弱，腠理不密，故产后较平时畏寒怕风；产后阴血亏虚，不能敛阳，则阳气外浮，自汗微热；产后子宫收缩，伴有阵发性腹痛，即产后宫缩痛，亦称缩复痛；产后自阴道流出余血浊液，称为恶露，一般4～6周断绝，夹血一般不超过10天。《妇人大全良方》指出："夫产后恶露不绝者，由产后伤于经血，虚损不足。或分解之时，恶血不尽，在于腹中，而脏腑挟于宿冷，致气血不调，故令恶露淋沥不绝也。"

**2. 产褥期调摄**　因分娩过度扩张，盆底肌及筋膜弹性减弱，并伴有部分肌纤维断裂，故产后应注重调摄，避免腹肌用力，如下蹲、拎重物等动作，以防盆底肌松弛，造成漏尿、子宫脱垂等情况发生。若产褥期坚持健身，对盆底肌的恢复有利。

产褥期应注重心理健康调护。经历妊娠及分娩的激动与紧张，加之新生后对哺育婴儿的担心及对新身份的不适应，产褥期身体各种不适等均可造成情绪不稳定，尤其是产后3～10日，可表现为轻度抑郁，医生及家属应帮助产妇减轻身体不适，并给予精神关怀和鼓励、安慰，使其恢复自信，降低产后抑郁症发病率。

《景岳全书·妇人规》指出"凡产后气血俱去，诚多虚证，然有虚者，有不虚者，有全实者。凡此三者，但当随证随人，辨其虚实，以常法治疗，不得执有诚心，概行大补以致助邪，此辨不可不真也"，故产褥期若疾病生变，医者应如常辨之，不必拘于产后，通方大补，以致"闭门留寇"，病邪难祛。

（三）哺乳

母乳由产妇气血所化。《景岳全书·妇人规》指出："妇人乳汁，乃冲任气血所化，故下则为经，上则为乳。若产后乳迟乳少者，由气血之不足，而犹或无乳者，其为冲任之虚弱无疑也。"故在哺乳期，气血上化为乳汁。

《胎产心法》有云："产妇冲任血旺，脾胃气壮则乳足。"故产后缺乳、乳汁不下者，虚则补其脾胃，充先天之本；实则行气疏肝，通乳散结。而产后乳汁自出，大多责于阳明胃气不固。《景岳全书》指出："产后乳自出，乃阳明胃气之不固，当分有火无火而治之。无火而泄不止，由气虚也，宜八珍汤、十全大补汤。若阳明血热而溢者，宜保阴煎，或四君子汤加栀子。若肝经怒火上冲，乳胀而溢者，宜加减一阴煎。"

月经、带下、妊娠、分娩和哺乳都是妇女的生理特点，是女性一生中阴阳气血自我调节不可缺少的健康环节。其产生的机理都与脏腑、天癸、气血、经络、胞宫有密切关系，而且各生理特点之间也存在着一定的内在联系。

（潘　丽）

 **思考题**

1. 简述女性青春期的生理特点。
2. 描述一个典型的月经周期，并解释下丘脑-垂体-卵巢轴如何调节这一周期。
3. 试述五脏如何影响女性生殖生理。
4. 简述中医对月经的认识，及其产生、调节的机理。
5. 简述中医对带下产生的认识及带下的生理作用。
6. 论述受精与受精卵发育、输送及着床的相关概念、机理及过程。
7. 简述中医妊娠生理特点。
8. 简述产褥期调摄及治病要点。

# 第四章 妇产科疾病的病因病机

## 第一节 妇产科疾病的病因

妇产科疾病的发生与人体的正气和致病因素两个方面相关，人体正气的强弱对疾病的发生、发展起主导作用，同时淫邪因素、情志因素、生活因素和体质因素等均可引起正邪的盛衰，从而导致各种妇产科疾病的发生。

## 一、西医学对妇产科疾病病因的认识

### （一）生物因素

引起妇产科疾病的常见病原体有需氧菌、厌氧菌、结核分枝杆菌、淋病奈瑟球菌、真菌（如假丝酵母菌）、原虫及各种病毒、衣原体、支原体、螺旋体等。病原体感染人体后引起的妇产科疾病主要是内、外生殖器官炎症。

### （二）精神因素

长期的精神紧张、焦虑、过度忧郁、恐惧等不良的精神刺激均可导致大脑皮质、下丘脑、垂体前叶的神经内分泌功能失调而发生月经不调、闭经、流产、难产等疾病。

### （三）理化因素

妇产科手术不当可致机械性创伤，如人工流产可引起月经量减少、继发性闭经；化学药物对卵巢功能、生殖内分泌调节系统造成影响，放射线可破坏子宫内膜、卵巢功能，引起闭经，孕期若受到大量辐射，可导致胎儿畸形。

### （四）营养因素

严重的营养不良引起体重急剧下降可引发闭经；孕期维生素 D 缺乏可导致胎儿发育迟缓，孕妇骨质疏松等；孕期叶酸缺乏可致胎儿神经管发育缺陷；营养过剩常引起生殖内分泌功能紊乱，引发月经失调、闭经。

### （五）免疫因素

免疫功能异常可引起复发性流产、妊娠期高血压疾病、不孕症等。

### （六）遗传因素

染色体异常可引起性发育异常、闭经、早发性卵巢功能不全、流产等妇产科疾病。

## 二、中医学对妇产科疾病病因的认识

### （一）淫邪因素

淫邪因素主要指风、寒、暑、湿、燥、火六种致病邪气，因其多从外而内侵，又称外邪。另外，由于体内阴阳偏盛，脏腑、气血失常，亦可产生风、寒、湿、燥、热等内生之邪。六淫皆能导致妇产科疾病，但妇女"以血为本"，因此寒、热、湿邪更易与血相结而引发妇产科疾病。

**1. 寒** 寒为阴邪，主收引凝滞，易伤阳气，影响气血运行，寒邪有外寒、内寒之分。

外寒者，由外及里或伤及肌表、经络、血脉，或自阴户直中胞宫影响冲任。若素体虚弱腠理疏松，当风受凉；或适值经期产后，血室正开，衣着不足，阴寒入体；或冒雨涉水，寒邪自阴户上客，与血搏结，使胞脉阻滞，可致月经后期、月经过少、闭经、痛经、产后身痛等疾病。

内寒者，多与素体阳虚有关，以脾肾阳虚多见，由于命门火衰，脾阳失于温煦，运化失职，开阖失司，则阳不化阴，若过服寒凉泻火之品，抑遏阳气，使阴寒内盛，血脉凝涩，冲任虚寒，水湿、痰饮、瘀血内停，则导致月经后期、闭经、崩漏、痛经、带下病、经行泄泻、经行浮肿、不孕症等。

**2. 热** 热为阳邪，其性炎上，耗气伤津，易动血，迫血妄行。热邪致病有外热、内热之分。

外热为外感火热，热扰神明，则神昏谵语；热极生风，则抽搐昏迷；热迫血行，则血不循经引发出血证。在经期、孕期或产后，正气偏虚，热邪易乘虚而入，直中胞宫，损伤冲任，发生月经先期、月经过多、崩漏、产后发热等疾病；若热邪结聚冲任、胞中，气血壅滞，热盛肉腐，则导致盆腔炎或阴疮等。

内热多因脏腑阴血津液不足，阴不维阳，或素体阳盛，或过食辛热温补之品，或七情过激，五志化火，则火热炽盛，热伤冲任，迫血妄行，导致月经先期、月经过多、胎漏、子痫、产后发热等疾病。

**3. 湿** 湿为阴邪，其性重浊黏滞，易困阻气机，损伤阳气，病情缠绵，易袭阴位。湿邪致病，亦分为外湿、内湿。

外湿者，多因久居湿地，或经期冒雨涉水，湿与寒并，则成寒湿；湿郁化热，则为湿热；湿聚成痰，则成痰湿；湿热蕴积日久，或感受毒邪，以致溃腐成脓，则为湿毒。外湿可引起带下病、阴痒或盆腔炎。

内湿者，多因素体脾虚，或饮食不节、劳倦过度，脾阳不足，不能运化水湿，或肾阳虚衰，不能温煦脾土，化气行水，遂致湿从内生，久而酿成痰饮，痰湿停滞，流注冲任，伤及带脉，可导致经行浮肿、经行泄泻、闭经、带下病、子肿、胎水肿满、不孕症。

### （二）情志因素

情志因素是指喜、怒、忧、思、悲、恐、惊七种情志变化。七情太过，则脏腑功能紊乱，气血失调影响冲任而发病。内伤七情之中，以怒、思、恐对妇科病证影响较著。肝气郁结，疏泄失常，可致月经不调、痛经、经行吐衄、妊娠剧吐、缺乳、癥瘕等。忧思不解则气结伤脾，可致崩漏、闭经、胎动不安。惊恐过度则气下、气乱，肾封藏失职，冲任不固，可致崩漏、闭经、胎动不安、堕胎、小产。

### （三）生活失调

**1. 房劳多产** 淫欲过度易耗精伤肾，或致瘀血停滞，或外邪乘虚而入与胞宫之血相结，孕期不节房事可伤及胎元，导致堕胎小产；产育过众或堕胎小产频繁则耗气伤血，引发经、带、胎、产诸疾。

**2. 饮食不节**　饮食不足，气血生化乏源，则月经过少、闭经、胎萎不长；暴饮暴食，过食肥甘厚味，使痰湿内生，阻滞冲任，则月经后期、闭经、不孕；过食辛热、饮酒无度，冲任蕴热，则月经先期、月经过多、崩漏；过食寒凉，内伤阳气，气血凝滞，引起痛经、闭经、不孕。

**3. 劳逸失度**　妇女在经期、妊娠期、产褥期应特别注意劳逸结合。过劳则气耗，易致月经过多、崩漏、胎漏、胎动不安、堕胎、小产等；过逸则气滞，引起痛经、胎位不正、难产。

**4. 跌仆损伤**　经期、孕期跌仆可致气血不和，冲任不固，则月经过多、胎动不安、堕胎小产；若跌仆损伤阴户，可致阴户血肿或撕裂伤；妇产科手术不当，损伤胞宫胞脉，引发月经过少、闭经等。

**5. 药误虫蚀**　日常生活中摄生不慎，局部感染病虫，虫蚀外阴、阴中，可引起阴痒、带下过多。孕期用药不当，损伤胎元，使胎元不固，胎儿畸形而致堕胎、小产、胎死腹中。

### （四）体质因素

人体由于先天禀赋不同，后天条件各异，形成了不同类型的体质。体质直接决定机体对疾病的易感性，是疾病产生的内在因素。体质因素在疾病的发生、发展、转归和预后的整个过程中起着重要作用。

如素体阴虚者易出现月经先期、经期延长、漏下、胎漏；素体阳虚者易出现月经后期、痛经、不孕症等；脾虚者易见月经过多、经行泄泻、子肿等；肝郁者常见月经先后无定期、经行情志异常、缺乳、癥瘕等。同样感受湿邪，由于体质不同，有从热化形成湿热与从寒化形成寒湿之别。体质强健者，往往病轻、易愈，体质虚弱者常病重、难愈。

## 第二节　妇产科疾病的病机

病机，即疾病发生、发展与变化的机制。中医学的病机可概括为三个大的方面，即脏腑功能失常影响冲任为病，气血失调影响冲任为病，直接损伤胞宫影响冲任为病。西医学多从自稳调节功能紊乱及损伤与抗损伤反应等方面来讨论。

### 一、西医学对妇产科疾病病机的认识

#### （一）自稳调节功能紊乱

妇女的特殊生理活动是在神经、内分泌、体液的调节下进行的，并能在正常情况下保持相对稳定，称为自稳态。当机体遭受内、外各种致病因素影响时，可致机体的自稳调节功能紊乱，从而引起妇产科疾病。如精神过度紧张、环境改变、营养不良等因素，通过大脑皮质的神经传递影响下丘脑-垂体-卵巢轴的协调性，引起卵巢的生殖和内分泌功能失调、排卵功能异常和性激素分泌异常，使子宫内膜不能如期发生相应变化，出现一系列月经紊乱及生殖功能异常。

#### （二）损伤与抗损伤反应

致病因素造成的损伤包括组织结构损伤、功能障碍和代谢紊乱。病情的轻重及预后的好坏与损伤的程度及抗损伤能力的强弱有直接关系。如生殖系统防御机制下降，病原体经阴道黏膜上行感染子宫内膜，可形成宫内感染，并迅速波及输卵管、卵巢、盆腔腹膜及盆腔结缔组织，

甚至导致脓毒血症或败血症的发生。

## 二、中医学对妇产科疾病病机的认识

妇科疾病与其他各科疾病病机的不同点在于妇科疾病以损伤冲任督带为病。生理上胞宫通过冲任督带和整体经脉联系在一起，病理上脏腑功能失常、气血失调等只有在损伤了冲任督带的功能时，才能导致经、带、胎、产、杂等妇产科诸病发生。

妇产科疾病的病机，可概括为以下三大方面。

（一）脏腑功能失常影响冲任为病

脏腑功能失常可导致气血失调，影响冲任督带和胞宫的功能，导致经、带、胎、产诸病，其中与肾、肝、脾的功能失常最为密切。

**1. 肾**　肾藏精，主生殖，胞络系于肾。肾在妇科疾病发生发展中占有特殊重要的位置，若先天不足、早婚多产、房事不节或惊恐过度均可损伤肾气，影响冲任、胞宫的功能而发生妇科疾病。

（1）肾气虚：肾气，即肾精所化之气，概括肾的功能活动。肾气盛衰，天癸至与竭，直接关系到月经、带下与胎产。若肾气不足，则冲任不固，系胞无力，可致阴挺；冲任不固，胎失所系，则胎动不安；冲任不固，封藏失职，血海失司可致崩漏、月经先后无定期等；冲任不能相资，不能摄精成孕，可致不孕。

（2）肾阴虚：肾阴，肾所藏之阴精，是肾气功能活动的物质基础，肾精足则肾气盛。若肾阴亏损，则精亏血少，冲任血虚，血海不能按时满溢，可致月经后期、月经过少、闭经；冲任血虚，胎失所养，则胎动不安；冲任血虚，不能凝精成孕，则不孕。若肾阴亏损，阴虚内热，热伏冲任，则致月经先期、经间期出血、崩漏、胎漏、胎动不安等；若肾阴虚不能上制心火，则心肾不交，出现绝经前后诸证。

（3）肾阳虚：肾阳，即命门之火，是机体温煦气化的原动力。若肾阳不足，冲任失于温煦，胞脉虚寒，可致痛经、妊娠腹痛、胎动不安、不孕等；冲任失于温运，胞脉虚寒，血行迟滞，可致月经后期，月经过少，甚至闭经。气化失常，湿浊下注冲任或泛溢肌肤，可致带下病、妊娠肿胀等。

（4）肾阴阳俱虚：阴损可以及阳，阳损可以及阴，病程日久可导致肾阴阳两虚。当年届七七，肾气渐衰，阴损及阳，阳病及阴，肾阴阳两虚，导致冲任气血不调，可致崩漏、绝经前后诸证、带下病等。

**2. 肝**　肝藏血，主疏泄，司血海，性喜条达；肝体阴而用阳，若素性抑郁，忿怒过度，或阴血亏虚，则肝的功能失常，影响冲任、胞宫的功能，导致妇科疾病的发生。

（1）肝气郁结：若情志不畅，肝气郁结，则血为气滞，冲任失畅，血海蓄溢失常，则月经先后无定期等；冲任失畅，胞脉阻滞，则经行乳房胀痛、痛经等。孕期冲脉之气较盛，肝气上逆则妊娠剧吐。

（2）肝郁化热：若肝郁化热，冲任伏热，扰动血海，则月经先期、月经过多、崩漏等；肝火随冲气上逆，可致经行头痛、经行吐衄、子晕。

（3）肝经湿热：肝郁脾虚，湿热内生，使任脉不固，带脉失约，可致带下病、阴痒。湿热蕴结胞中，阻滞冲任，冲任不畅，可致不孕症、盆腔炎、癥瘕等。

（4）肝气犯胃：若肝气犯胃，孕期冲脉气盛，夹胃气上逆，则妊娠剧吐。

（5）肝阳偏亢：若肝血不足，孕后血聚冲任养胎，肝血愈虚，肝阴不足，肝阳偏亢，则妊娠眩晕、乳汁自出，甚则肝风内动，发为妊娠痫证。

**3. 脾** 脾主运化，与胃同为气血生化之源，为人体后天之本；脾司中气，对血液有统摄作用。若素体虚弱、饮食失节、劳倦过度或忧思不解，则损伤脾胃，影响冲任、胞宫的功能。

（1）脾气不足：若脾气不足，则冲任不固，血失统摄，可致月经先期、月经过多、崩漏等；冲任不固，胎失所载，则胎动不安、胎漏、堕胎、小产；冲任不固，系胞无力，则阴挺。

（2）脾虚血少：若脾虚血少，化源不足，冲任血虚，血海不能按时满溢，可致月经后期、月经过少、闭经等；冲任血虚，胎失所养，可致胎动不安、堕胎、小产等。

（3）脾阳不振：若脾阳不振，湿浊内停，下注冲任，阻滞胞脉，则月经后期、闭经，甚则致不孕；湿浊内停，带脉失约，任脉不固，可致带下病；湿浊内停，孕期冲脉气盛，夹痰饮上逆，则妊娠呕吐；湿浊内停，孕期阻滞气机，湿浊泛溢肌肤，则妊娠肿胀。

**4. 心** 心藏神，主血脉。若忧思不解，积念在心，阴血暗耗，心气不得下达，冲任血少，血海不能按时满盈，则月经过少、闭经；阴血不足，心火偏亢，绝经之年，肾水不足，不能上济心火，可致经断前后诸证等；心火偏亢，下移小肠，传入膀胱，则妊娠小便淋痛。

**5. 肺** 肺主气，主肃降，朝百脉、主治节。若阴虚肺燥，经期阴血下注冲任，肺阴愈虚，虚火上炎，损伤肺络，则经行吐衄；孕期肃降失职，则妊娠咳嗽。若肺气失宣，水道不利，则妊娠小便不通、产后小便不通。

（二）气血失调影响冲任为病

气血失调，是妇科疾病中常见的发病机制。由于经、孕、产、乳均以血为用，所以机体常处于血分不足、气偏有余的状态。由于气血之间相互依存，相互资生，伤于血，必影响气；伤于气，也会影响血。所以临证时应分析是以血为主，或以气为主的不同病机。

**1. 气分病机** 气是脏腑经络活动能力的表现，在病因里已叙及情志变化主要引起气分病变，病机中脏腑功能失常亦可引起气分病变。气分病变主要包括气虚、气滞、气逆、气寒和气热。

（1）气虚：气虚则冲任不固，血失统摄，可致月经先期、月经过多、崩漏、产后恶露不绝；孕期可致冲任不固，不能载胎，则胎动不安；产后冲任胞宫气弱，无力送胞，则胞衣不下；气虚下陷，冲任不固，系胞无力，则阴挺。气虚卫表不固，易感外邪，则产后发热、产后身痛。

（2）气滞：情志抑郁则气滞。气滞可引起疼痛，其痛以胀为主，痛无定处。气滞血滞，冲任失畅，血海失司，则月经先后无定期；冲任失畅，血行迟滞，则月经后期；气滞血瘀，冲任阻滞，可致痛经、闭经、癥瘕、不孕等。气滞湿郁，经期气血壅滞冲任，湿浊宣泄不利，则经行浮肿；气滞，冲任失畅，经期冲脉气血充盛，则经行乳房胀痛；气滞湿郁，产后阻滞乳汁运行则缺乳。

（3）气逆：怒则气上，经行之际，血气下注冲任，冲脉气盛，则气逆冲上，损伤阳络，可致经行吐衄；孕期血气下注冲任，冲脉气盛，则气逆冲上，可致妊娠呕吐；孕期冲脉气盛，气逆冲上，肺失肃降，则妊娠咳嗽。

（4）气寒：寒伤阳气，或素体阳虚，寒自内生，可见气寒。月经后期、月经过少、痛经、闭经、不孕等多有气寒之证。

（5）气热：五志化火，或感受热邪，入里化热，可见气热。气火上炎可见经行吐衄；感染邪毒致产后发热等，临床上月经先期、月经过多、崩漏等也有气热之证。

**2. 血分病机** 血乃中焦脾胃所纳水谷化生之精微物质，亦可由肾精化生而来。在病因里已叙及寒、热、湿邪主要引起血的失调，病机中脏腑功能失常亦可引起血的失调。血的失调主要包括血虚、血瘀、血热、血寒。

（1）血虚：血虚，冲任血少，血海不能按时满溢，导致月经后期、月经过少、闭经；冲任血少，胞脉失养，导致痛经、妊娠腹痛等；冲任血少，胎失所养，导致胎动不安、滑胎、胎萎不长；冲任血少不能凝精成孕，导致不孕。

（2）血瘀：离经之血，未排出体外，停滞体内；或脉中之血，与外感邪气相搏结，瘀阻胞中，或气虚、气滞不能行血，或手术留瘀均可致血瘀。血瘀可引起疼痛，以刺痛为主，痛处固定不移。血瘀，冲任阻滞，胞脉不畅，则经期延长、痛经、产后腹痛；冲任阻滞，瘀停胞脉，可致癥瘕、异位妊娠；瘀停胞脉，血不归经，可致崩漏；瘀停胞脉，不能摄精成孕，则不孕。

（3）血热：血热多见于感受热邪；五志过极化火，移于血分；嗜食辛辣助阳之品，引起血热；素体阴分不足，阴虚内热者有之。血热，热伤冲任，迫血妄行，可致月经先期、月经过多、崩漏、产后恶露不绝；热扰冲任，损伤胎气，则胎动不安；阴虚血热，热伏冲任，迫血妄行，则月经先期、崩漏；湿热与血搏结，瘀阻冲任，胞脉失畅，可致盆腔炎。

（4）血寒：感受寒邪，过食生冷，冒雨涉水，久居阴湿之地，或素体阳气不足，则寒与血结。寒客冲任，胞脉阻滞，可致月经后期、月经过少、痛经、癥瘕等；寒客冲任，不能摄精成孕，而致不孕。阳虚内寒者，生化失期，气虚血少，冲任不足，则月经后期、月经过少。

**3. 气血同病**　气血之间相互依存、相互化生，血伤可影响气，气伤亦可影响血，临床上最常见的气血同病证型有以下两类。

（1）气血虚弱：气虚者，血失气化，不能变化而赤，致血少；血虚者，气失所养，失去其运行、推动和化生能力，致气弱，气血虚弱是临床常见的证型。气虚不能载胎，血虚不能养胎，冲任不足，则胎动不安、滑胎、胎萎不长；冲任不足，无力送胎，可致过期不产、难产等。

（2）气滞血瘀：气滞者，气不行血则血行不畅，可致血瘀；血瘀者，瘀血阻滞气机，气行不畅，则气滞。气滞血瘀亦是临床常见证型。气滞血瘀，瘀滞冲任，可致痛经等；瘀滞冲任，胞脉不畅，孕卵运行阻滞可致异位妊娠。

## （三）直接损伤胞宫影响冲任为病

经期或产时忽视卫生，或"合之非道"（不洁性交或经期性交），感染邪毒，与血搏结于胞宫，损伤冲任，可致月经不调、崩漏、带下病、产后发热、盆腔炎等。久居湿地，冒雨涉水，或经期游泳，寒湿之邪侵袭胞宫，客于冲任，血为寒湿凝滞，可致痛经、闭经、癥瘕等。跌仆闪挫、外伤（含宫腔手术创伤），可直接伤及胞宫，冲任失调，导致月经不调、崩漏、闭经、胎动不安、堕胎小产、不孕、带下病等。

综上，三种病机不是孤立的，而是相互联系、相互影响。如脏腑功能失常，可致气血失调；气血失调，也能使脏腑功能失常；同样直接损伤胞宫，可致脏腑功能失常、气血失调。

（张　宁）

 **思考题**

1. 六淫中哪三种淫邪更易与血相结引发妇产科疾病？七情中哪三种情志因素对妇科病证影响较著？

2. 肾的功能失常如何导致妇产科疾病？

# 第五章 诊断概要

## 第一节 病史及体格检查

病史采集（history taking）通常发生在医生与患者首次接触的场景中，是获得临床资料的重要步骤。

问诊（inquiry）是病史采集的主要手段，过程中要求良好的医患沟通，以患者为主体，医师倾听并辅以适时的补充与反馈。

体格检查（physical examination）指医师运用自己的感官或借助检查工具，客观地了解和评估患者身体状况的基本检查方法。

### 一、病史采集

（一）采集过程要点

**1. 采集目的** 病史采集的主要目的是收集与患者疾病相关的所有信息。在病史采集的过程中，为了更全面地了解患者的整体状况，建立初步诊断，指导后续为患者的诊疗制订量体裁衣的方案，医师需要收集的信息包括：①患者的经济情况；②患者的社会心理情况；③患者的一般健康情况、整体病情及治疗情况。

**2. 采集准备** 病史采集前的准备包括医师自身的准备、对患者的态度及问诊环境的选择。适当的采集前准备能帮助医师建立良好、可靠的形象，促进和谐的医患关系。

（1）医师自身的准备：医师在接诊患者时，应确保自身衣着正式、整洁得体，穿着白大褂。接触患者前，应做好手部清洁。问诊时应站立在患者右侧，语气自信、和蔼，用词避免过分口语化，以展示医师的专业性。

（2）尊重患者：与患者接触时，应注意交际礼仪，以使患者感受到医师的尊重与体贴。

（3）选择合适的问诊环境：尽量选择安静、舒适的环境，能帮助患者建立开放的心理状态，更愿意配合医师提供真实详尽的病史信息。

**3. 沟通技巧** 与患者基于以病史采集为目的的沟通时，应注意以下原则。

（1）问诊以开放性问题为主：请患者自己叙述病情，尽量不打断和诱导患者叙述，由患者真实表达本次就诊的主要原因。

（2）避免过多使用专业名词：若确有必要，可以用通俗易懂的语言加以解释，以保证患者能够理解，并做出符合真实状况的应答。

（3）重视阳性表现的同时亦不能遗漏阴性表现：阳性表现与阴性表现并重方能反映患者的真实情况。

（4）言辞适当体现对患者的人文关怀：与患者沟通时，应展示对患者的体谅，既能让医师更好地理解患者情况，也有助于健康的医患关系。

（二）病史采集内容

病史采集内容包括基本信息（general data）、主诉（chief complaint）、现病史（history of present illness）、既往史（history of past illness）、系统回顾（systematic review）、个人史（personal history）、月经史（menstrual history）、婚姻史（marital history）、生育史（childbearing history）、家族史（family history）共 10 项。

**1. 基本信息** 包括姓名、性别、年龄、民族、籍贯、住址、职业、婚姻、就诊或入院日期、记录日期、病史陈述者、病史可靠程度等。需注意记录患者年龄的目的是为考校患者生长发育情况，故应纳入母体内胚胎发育的过程，取虚岁记录为宜。

**2. 主诉** 是患者最主要的症状或体征及其持续时间。常常需要医师从患者现病史中归纳总结并提炼出最能反映病情关键情况的一句话，长度一般控制在 20 字以内。

**3. 现病史** 包括主要临床情况和一般情况。

（1）主要临床情况：是导致患者本次入院（就诊）的主要症状或体征相关的病史，通常包括病程、症状的性质、严重程度、发作频率、发作时的伴随症状、病因及诱因、变化情况、缓解方式及诊疗经过。

（2）一般情况：应询问患者发病以来的一般情况，如精神状态、神志、食欲、睡眠、大便、小便、体重变化。

**4. 既往史** 主要帮助判断患者既往的健康状况。需要询问患者的传染病史、预防接种史、手术外伤史、输血史、过敏史等。

**5. 系统回顾** 目的是全面地排查搜集病史资料，了解患者其他系统是否存在疾病，以及这些疾病与本次疾病之间是否存在因果关系。内容包括头颅五官、呼吸系统、循环系统、消化系统、泌尿生殖系统、造血系统、内分泌系统及代谢、肌肉与骨骼系统、神经系统和精神状态。

**6. 个人史** 主要包括：①社会经历，尤其需要关注疫源地的旅居史；②职业，需要关注患者是否从事与有毒物质接触的职业；③习惯及嗜好，是否有烟酒嗜好及特殊的饮食卫生习惯；④性病或冶游史。

**7. 月经史** 对妇产科，尤其是妇科疾病的诊治而言，月经史尤为重要。应如实详细记录患者的月经初潮年龄，月经周期，经期天数，月经色、量，经期是否有不适主诉，有无痛经和白带异常，末次月经的日期。对于闭经妇女或绝经期妇女，需要记录闭经日期或绝经年龄。例如，13 岁初潮，月经周期 28～30 日，经期持续 5 日者，应简写为 $13\dfrac{5}{28\sim30}$。

**8. 婚姻史** 需要询问患者的婚姻状况、婚姻状况持续时间、配偶健康状况。需注意记录患者年龄的目的是为考校患者生长发育情况，故应纳入母体内胚胎发育的过程，取虚岁记录为宜。

**9. 生育史** 生育史能够反映患者女性生殖系统的基本状况。要求仔细询问患者的妊娠与生育次数，人工或自然流产的次数，有无死产、手术产等情况，按照足月产次数-早产次数-流产次数-当前子女存活数形成"×-×-×-×"的记录格式，并辅以补充询问有无影响生育的疾病和服用影响生育的药物等。若患者育有子女，需询问子女健康状况。

**10. 家族史** 需要询问患者一级亲属（如父母、同胞、子女）的健康状况、疾病状况及去世年龄和原因。若怀疑患者为遗传性疾病，应回溯并绘制三代家系（包括直系及旁系）。

# 二、体格检查

（一）体格检查原则

**1. 检查目的** 体格检查的目的是在问诊的基础上，根据患者的陈述有的放矢，先整体排查，再重点深入检查，由此获得客观的临床资料。

**2. 检查准备**　检查全程需要以患者为中心，体现出高度的责任感及良好的医德修养。妇产科的体格检查由于涉及患者隐私，需要格外注意关注和尊重患者的心理需求。做好检查前的沟通及检查目的的解释尤为重要。负责检查的医师应当注意仪容仪表，言辞正式、严谨、规范、专业；应当选择安全、私密、温度适宜的环境。若由男性医师为女性患者进行检查，需保证有至少一名女性第三方在场。

（二）体格检查内容

**1. 全身检查**　首先应测量患者的生命体征，包括体温、脉搏、呼吸、血压、体重、身高。观察患者的体形体态及营养状态、意识状态、精神状态。观察患者全身体表毛发分布皮肤及浅表淋巴结情况，甲状腺及乳腺是否存在异常体征。此外其他系统包括头面部、颈部、骨骼肌肉系统、神经系统应进行基本检查。

**2. 胸部检查**　妇科肿瘤肺转移或梅格斯综合征等病理情况下，胸部检查可能出现阳性体征。因此，医师需要关注患者的胸部检查结果。对于肺部体格检查，需要视诊患者的胸廓及胸壁、呼吸运动的情况。触诊患者胸廓扩张度及语音震颤等是否正常，判断是否存在胸腔积液等异常体征，叩诊辅助判断肺界。听诊辅助判断患者是否有异常呼吸音。对于心脏体格检查，需要依照视触叩听的顺序，关注心界及心音有无异常。

**3. 腹部检查**　先于盆腔检查进行腹部检查。由于女性生殖系统位于盆腔，与腹腔脏器紧邻，因此腹部检查是指导妇科疾病鉴别诊断的重要环节。视诊需要观察腹部是否膨隆或凹陷，腹壁是否有白纹、紫纹、静脉曲张等；听诊需要观察患者肠鸣音情况；触诊需要关注腹部有无肌紧张、压痛、反跳痛，患者腹腔各脏器有无增大、压痛、反跳痛，腹腔有无肿块。若腹腔可触及肿块，需描述其部位、大小、形状、质地、活动度、界限及是否存在压痛、反跳痛。叩诊可以帮助进一步判断患者是否存在脏器肿大，是否存在腹水。

**4. 专科检查**　指与女性生殖系统相关的盆腔检查。检查方法包括双合诊、三合诊及直肠-腹部诊。在检查前，需要询问患者是否有性生活史。操作应注意女性患者群体的特殊性。对于无性生活史的患者，尤未婚、儿童、青少年患者，严禁做经阴道操作，应行直肠-腹部诊。若确有必要行阴道窥器检查或双合诊检查，需要和患者及家属反复沟通，征求同意后再行检查。检查前需要排空膀胱，取一次性使用垫单置于臀下，取膀胱结石位预备检查。记录时，应按照外阴、阴道、宫颈、宫体、附件的解剖部位先后顺序记录。

（1）外阴部检查：需要观察患者外阴发育及阴毛分布情况，观察患者大小阴唇及会阴部位有无水肿、皮炎、溃疡及赘生物等，有无皮肤及黏膜色泽变化；了解有无处女膜破损、会阴陈旧裂伤，必要时请患者用力向下屏气，观察有无子宫脱垂、阴道前后壁膨出、压力性尿失禁等情况。视诊后，应用无菌棉签分开大小阴唇，暴露阴道前庭，以观察尿道口、阴道口及前庭大腺情况。

（2）阴道窥器检查：根据阴道口大小和阴道壁松弛程度，选用大小适当的阴道窥器。正确放置阴道窥器，暴露宫颈与阴道壁及穹隆部，观察阴道壁黏膜颜色、皱襞形态，有无红肿、畸形、赘生物；观察阴道分泌物的量、性质、颜色，有无异味，若存在分泌物性状异常，应取样送检；观察宫颈大小，宫颈外口形状、颜色，有无糜烂、腺体囊肿、息肉或肿瘤、接触性出血。

（3）双合诊：双合诊检查过程中，检查者一手两指或一指放入阴道，另一手置于患者腹部配合检查。主要目的是触诊阴道壁、宫颈、宫体、输卵管卵巢、子宫韧带及宫旁组织有无异常，判断盆腔内病灶的性状、来源及与周围解剖结构的关系。检查前检查者需戴无菌手套，以液状石蜡润滑后探入阴道，触摸阴道的弹性，了解其通畅度，有无触痛、畸形、肿块；后穹隆有无结节或饱满感；宫颈大小、软硬程度、活动度，有无举痛或摇摆痛、肿块或赘生物、接触性出血；子宫的位置、大小、形状、软硬程度、活动度，有无压痛；附件区有无增厚、压痛、肿块，若有肿块，需查清肿块大小、性状、软硬程度、活动度，有无压痛及与子宫的关系。

（4）三合诊：即腹部、阴道、直肠联合检查，是双合诊的补充检查。检查过程中检查者一手示指在阴道内，中指伸入直肠，另一手置于下腹部协同触诊，目的是了解后倾后屈位子宫大小，有无子宫后壁、直肠子宫陷凹或宫骶韧带病变，估计病变范围，尤其是癌肿的浸润范围或阴道直肠隔、骶骨前方或直肠有无病变。

（5）直肠-腹部诊：适用于无性生活、处女膜闭锁、阴道闭锁或其他原因不宜行双合诊或三合诊的患者。一手示指置入直肠，另一手置于下腹部协同触诊，代替双合诊评估患者整体盆腔、双侧附件、子宫、宫颈、阴道情况及与周围脏器的关系。

（许　泓）

# 第二节　遗传咨询、产前筛查与产前诊断

出生缺陷（birth defect）指婴儿出生前发生的身体结构、功能或代谢异常，是导致早期流产、死胎、死产、新生儿残疾与死亡的主要原因。我国出生缺陷发生率约为 5.6%，每年新增出生缺陷数约 90 万例。本节重点介绍出生缺陷一级和二级预防中的遗传咨询、产前筛查和产前诊断。

## 一、遗传咨询

### （一）定义

遗传咨询（genetic counselling）是由从事医学遗传的专业人员或咨询医师，对咨询对象所提出的家庭中遗传性疾病的表型、发病机制、遗传方式、治疗方案及预后、再发病风险等相关问题进行分析、解答，并为咨询对象提出的婚育问题提供医学建议的过程，是防治出生缺陷的重要环节。

### （二）遗传咨询的对象

遗传咨询的对象是遗传性疾病高风险人群，包括：①夫妻一方具有与遗传因素密切相关疾病的家族遗传史或生育史者；②夫妻一方本身确诊智力低下或具有出生缺陷者；③不明原因反复流产或有死胎、死产、新生儿死亡者；④孕期接触不良环境因素及患某些慢性病的夫妇；⑤常规检查或常见遗传病筛查发现异常者；⑥其他需要咨询者，如婚后多年不育、孕妇年龄高于 35 岁、近亲婚配。

### （三）遗传咨询的步骤

**1. 明确诊断**　通过家系调查、家谱分析确定，结合临床表现、相关检查结果、体格检查等以明确诊断。

**2. 确定遗传方式，评估遗传风险**　判断遗传方式，并以通俗易懂的语言向患者及家庭成员普及疾病的遗传机制。预测子代再发病的风险并向咨询者说明。

**3. 提出医学建议**　遗传咨询提供者必须确信咨询者充分理解提出的各种选择。告知患者及家庭下一胎生育时应该采取的措施及生育方式上的可能选择，如自然受孕直接进行产前诊断、

植入前胚胎遗传学诊断、捐精、供卵等。

## 二、产前筛查

（一）定义

产前筛查指通过可行的方法，对一般低风险孕妇进行一系列的检查，发现子代具有患发病率高、病情严重的遗传性疾病或先天性畸形高风险的可疑人群。筛查阳性结果意味着患病的风险升高，需进一步行确诊试验；阴性结果提示低风险，并非正常。目前临床上产前筛查疾病主要包括非整倍染色体异常、神经管畸形及胎儿结构畸形。

（二）产前筛查的方法

**1. 血清学筛查**　通过测定早中期孕妇血清中的某些生化指标来筛选出 21 三体及 18 三体的高风险孕妇。孕早期联合（10～13$^{+6}$ 周）筛查指标：妊娠相关血浆蛋白 A（pregnancy associated plasma protein-A，PAPP-A）及 β-人绒毛膜促性腺激素（β-hCG）。孕中期联合（15～20 周）筛查指标：甲胎蛋白（alpha-fetoprotein，AFP）、β-hCG、游离雌三醇（unconjugated estriol，uE3）及抑制素 A（inhibin A），前三者联合为三联筛查，四者联合为四联筛查，再结合孕妇的年龄、孕周、体重等综合计算评估胎儿罹患 21 三体综合征、18 三体综合征的风险。孕中期（15～20 周）血清 AFP 可作为神经管缺陷（neural tube defect，NTD）筛查的血清学指标。

**2. 超声筛查**　孕早期（11～13$^{+6}$ 周）超声检查胎儿颈后透明层（NT）是发现胎儿非整倍染色体异常的重要指标。超过 90%的 NTD 可通过孕中期的超声检查获得诊断。孕中期（20～24$^{+6}$ 周）通过超声检查全面系统观察胎儿各器官情况，能发现包括无脑畸形、无叶型前脑无裂畸形（简称无叶全前脑）、严重脑膜脑膨出等 9 种严重胎儿结构畸形。然而，胎儿结构畸形的系统超声检查的检出率为 50%～70%，漏诊的三大方面原因：①母体因素导致部分畸形无法显示或显示不清等；②部分胎儿畸形如房间隔缺损、室间隔缺损、耳畸形等的产前超声检出率极低；③部分胎儿畸形目前还无法被超声发现，如甲状腺缺如、先天性巨结肠等。

**3. 无创产前检测技术**（noninvasive prenatal test，NIPT）　指应用高通量基因测序等分子技术检测孕期母体外周血中胎儿游离 DNA 片段，从而评估胎儿携带常见的非整倍染色体异常的风险的技术，目标疾病为 21 三体综合征、18 三体综合征、13 三体综合征，适宜孕周为 12～22$^{+6}$ 周。NIPT 适用人群：①血清学筛查显示胎儿染色体非整倍体高风险者；②介入性产前诊断禁忌证者；③孕 20$^{+6}$ 周以上，错过血清学筛查最佳时间，但要求评估胎儿染色体非整倍体风险者。

## 三、产前诊断

（一）产前诊断的对象

①羊水过多或者过少者；②胎儿发育异常或者胎儿可疑畸形者；③孕早期接触可能导致胎儿先天缺陷的物质者；④夫妇一方有先天性疾病或遗传性疾病史，或相关家族史、分娩史者；⑤年龄≥35 周岁者。

（二）产前诊断疾病

**1. 染色体疾病**　包括染色体数目异常与结构异常两大类。前者包括整倍体及非整倍体，后者包括染色体的部分缺失、异位、倒置等。常见疾病有 21 三体综合征、18 三体综合征等。

**2. 性连锁遗传病** 以 X 连锁隐性遗传病居多。致病基因在 X 染色体上，携带致病基因的男性必定发病，携带致病基因的女性为携带者。常见疾病有红绿色盲、白化病等。

**3. 遗传性代谢缺陷病** 多为常染色体隐性遗传病。因基因突变导致某种酶的缺失，引起代谢抑制、代谢中间产物累积而发生的疾病。常见疾病有苯丙酮尿症、肝豆状核变性等。

**4. 先天性结构畸形** 严重胎儿结构畸形包括无脑儿、开放性脊柱裂、唇腭裂、先天性心脏病等。

（三）产前诊断方法

**1. 观察胎儿结构** 利用超声、磁共振等检查观察胎儿是否存在结构性畸形。

**2. 染色体或基因疾病诊断** 利用羊水、绒毛、胎儿细胞培养，做出染色体或基因疾病的诊断。目前临床上用于胎儿染色体核型分析或基因诊断的技术包括 G 显带核型分析、荧光原位杂交技术、染色体微阵列分析、靶向基因测序、全外显子测序等。

**3. 代谢性疾病诊断** 可以利用羊水细胞、绒毛细胞或胎儿血液，进行蛋白质、酶和代谢产物检测以做出诊断。

（李道成）

# 第三节　妇产科疾病的诊断与辨证要点

妇产科疾病诊疗，从西医学角度出发，需要包括采集病史、体格检查、分析综合、诊断、制订诊疗方案、实施方案、观察随访诊疗结果、修订诊断的一整套周而复始的过程；从中医学角度出发，应以辨证论治为基石，以望闻问切的诊疗手段，针对患者特征个体化论治。

## 一、西医学对妇产科疾病的诊断方法

（一）搜集资料

**1. 症状学** 患者症状的发生和演变是患者病史资料的主线，串联与患者相关的所有临床证据。在临床上，医师应基于患者的主要症状展开病史采集及体格检查，以迅速把握患者病情的关键信息。

**2. 病史采集** 采集病史的原则是全面系统、真实可靠，能够反映疾病的进程和患病个体的特征。在病史采集的过程中，应当动态地根据已知资料推理病情并设计问诊程序，不断分析判断，调整详略取舍。

**3. 体格检查** 体格检查应建立在问诊的基础上，有赖于医师对检查方法的娴熟掌握与临床经验的积累，要求医师把握详略，抓住重要的阳性及阴性体征，掌握诊断线索。

**4. 辅助检查** 经过病史采集与体格检查，医师能对患者的病情形成大致的判断思路，可以基于对患者的了解产生诊断性假设，有的放矢地安排实验室检查和其他必要的辅助检查对判断进行验证。

（二）分析综合

**1. 病历书写** 病历是最客观真实地反映患者病情和诊疗经过的记录文书。其中记录了患者的病史、体格检查、实验室及其他各种辅助检查的结果，过程中需要对收集到的各个信息进行分析评价、综合归纳、去芜存菁、去伪存真、由此及彼、由表及里的整理。

**2. 病历汇报**　主管患者的医师需要向上级查房医师或会诊医师口述汇报病历，以征求诊疗意见。在病历汇报的过程中，要求医师将资料分组，结合病理学和疾病相关的知识，归纳症状体征群，提炼出患者的主要问题，比较其与哪些疾病的症状、体征、病情相近似，最终基于所有分析，形成诊断与鉴别诊断。

（三）初步诊断

在对所搜集到的临床资料进行分析综合后，结合医师掌握的医学理论、临床经验及诊断原则，于所有的诊断假设中选取可能性最大的、最能综合解释所有临床发现的一项，作为初步诊断提出。基本原则在于以人为本、全面评估、实事求是、"一元论"，首先考虑常见病、器质性疾病、可治疾病。对于妇科疾病，诊断时需要注意患者症状、体征与年龄、月经史、生育史的相关性。

（四）验证或修正诊断

获得初步诊断后，在后续的诊疗过程中，还需要通过进一步的临床实践来验证诊断或修正诊断。过程中应包括对病情变化客观细致的观察，随时提出问题，并查阅文献资料寻找证据，必要时开展讨论或会诊。注意对于妇产科疾病，需要兼顾患者的生活质量、生育功能、各种并发症及妇科疾病给患者及其家人在心理上带来的影响与压力，及时给予解释和指导，在保证不遗漏诊断证据的前提下，尽可能使采取的诊疗措施贴合患者经济与社会心理条件。

（许　泓）

## 二、中医对妇产科疾病的诊法及辨证方法

中医对妇产科疾病的诊断和辨证以妇人经、带、胎、产、杂病的疾病特点和生殖解剖特点为基础，结合望、闻、问、切四诊资料，以八纲辨证为纲，以脏腑辨证、气血辨证、冲任督带辨证和胞宫辨证为法，辨明疾病的病性、病势、病位、病因和病机。

（一）诊法

中医诊法有四，即望、闻、问、切，通过四诊以收集患者病情资料。中医诊断学对四诊有详细论述，而妇人特有乳房、胞宫、阴户、阴道，经血、带下、恶露、乳汁是其生理产物，因此诊察妇产科疾病尤需关注月经史、婚产史及上述内容，明辨月经脉、妊娠脉、死胎脉和临产脉。

（二）辨证方法

**1. 脏腑辨证**　是根据脏腑的生理功能和病理特点，辨别脏腑病位及脏腑阴阳、气血、虚实、寒热等变化的辨证方法。脏腑辨证中与妇产科最为密切的是肾、肝、脾的辨证。肾病主要表现为虚证，如肾气虚、肾阴虚、肾阳虚、肾阴阳两虚；肝病多表现为"疏泄"与"藏血"两方面功能失调，其特点为肝阳、肝气常有余，肝血、肝阴常不足；脾病主要是脾气与脾阳的不足，且易兼夹痰湿。

**2. 气血辨证**　妇人以血为本，气血运行正常是妇人生理活动的基础。气血辨证即根据临床表现，分析、判断疾病中有无气血亏损呈现的气虚、气陷、血虚、气血两虚证，有无气血运行障碍导致的气滞、气逆、血瘀证，以及寒热变化。

**3. 冲任督带辨证** 冲任督带属奇经，在女性生理、病理中具有重要的地位，也是妇产科疾病诊治的纲领之一，是脏腑辨证、气血辨证的补充。临床可归纳为冲任亏虚、寒凝冲任、冲任瘀阻、冲任血热、冲任失调、督脉亏虚、带脉失约等。

**4. 胞宫辨证** 胞宫是女性重要的内生殖器，当其功能失调或受损时，可发生诸多妇产科疾病。主要包括胞宫虚损（如先天子宫发育幼稚、产伤或金刃致损）和邪蕴胞宫（如寒凝胞宫、热伤胞宫、痰瘀阻胞）。

（三）辨证要点

**1. 月经病** 根据月经的期、量、色、质、气味及伴随症状，结合舌象、脉象进行辨证。周期提前，多为血热或气虚；周期推后，多为血虚、肾虚或血寒、气滞、痰湿；周期先后无定期，多为肝郁或肾虚。量多者，以血热、气虚、血瘀多见；量少者，以血虚、肾虚、血寒、血瘀多见。质黏稠色鲜红或紫红者多属热属实，质清稀色淡者属寒属虚，色暗红夹血块者属血瘀。气味臭秽者多属热（毒），气味血腥者多属寒。伴随症状在经前出现多属实，经后出现多属虚。

**2. 带下病** 主要是根据带下的量、色、质、气味的异常，结合全身与局部症状来分析。古代医籍中载有白、黄、赤、青、黑"五色带"名，结合临床辨证，色白多属寒属虚，病变涉及脾、肾；色黄者多属湿热蕴结，为肝郁脾虚、湿热下注；若带下黄绿如脓，为湿热成毒；色赤为肝火炽盛；带下色黑者，临床少见，偶或有之。

**3. 妊娠病** 妊娠关乎母体与胎元两个方面，应首要分辨是胎病及母还是母病动胎；其次辨别胎之可安或不可安；再结合病因、体质等因素综合辨证。

**4. 产时病** 应围绕失血与耗气的特点辨其虚实，同时结合腹痛情况，子宫收缩、宫颈扩张情况，以及产程长短进行辨证。

**5. 产后病** 概括为"产后三审"，即先审小腹痛与不痛，以辨有无恶露停滞；次审大便通与不通，以验津液的盛衰；再审乳汁的行与不行和饮食多少，以察胃气的强弱。

**6. 妇科杂病** 主要根据各病证不同临床主症的证候特点，结合全身兼症和舌脉象，运用上述方法进行辨证。

（韩　霞）

# 第四节　妇产科常见症状鉴别诊断要点

## 一、阴道流血

阴道流血是妇产科最常见的临床表现之一。血自阴道流出，但出血可来自于女性生殖道任何部位，如阴道、子宫颈、子宫腔、输卵管等，但不论其来源，除正常月经外，均称为阴道流血。

（一）原因

引起阴道流血的原因很多，大致可归纳为以下七类。

**1. 异常妊娠** 出血来自于子宫，如流产、异位妊娠、葡萄胎、前置胎盘、胎盘早剥等均可出现。

**2. 异常分娩与产褥** 常见于软产道撕裂伤、胎盘滞留或部分残留、子宫复旧不全等。

**3. 生殖器官炎症**　如宫颈炎症、子宫内膜炎、阴道炎、宫颈息肉等。

**4. 生殖器官肿瘤**　引起阴道流血的良性肿瘤主要为子宫肌瘤，其余几乎均为恶性肿瘤所引起包括外阴癌、阴道癌、子宫颈癌、子宫内膜癌、子宫肉瘤、卵巢癌、绒毛膜癌、输卵管癌等。

**5. 生殖道损伤或异物**　如外阴或阴道骑跨伤、性交所致处女膜或阴道损伤、放置宫内节育器及幼女阴道内放入异物等，均可引起出血。

**6. 全身疾病或药物**　如血小板减少性紫癜、再生障碍性贫血、白血病、肝功能损害，以及不规则口服避孕药、药物性流产、雌孕激素（包括含性激素的保健品）使用不当等，可引起阴道流血。

**7. 卵巢内分泌功能失调**　在排除妊娠及所有器质性疾病后，可考虑卵巢内分泌功能失调引起的出血，出血亦来自子宫，主要包括无排卵性异常子宫出血和排卵性异常子宫出血。此外，月经间期卵泡破裂造成的雌激素水平短暂下降也可致子宫出血。

（二）临床表现

**1. 月经量增多**　经量增多（>80mL）或经期延长但周期正常，为子宫肌瘤的典型症状，也可见于有排卵性月经失调、子宫腺肌病、放置宫内节育器等。

**2. 周期不规则的阴道流血**　多为无排卵性异常子宫出血，但围绝经期妇女要注意排除早期子宫内膜癌、性激素应用不当或使用避孕药物引起的不规则阴道流血等。

**3. 无任何周期可辨的长期持续阴道流血**　多为生殖道恶性肿瘤所致，首先要考虑子宫颈癌、子宫内膜癌的可能，也可见于无排卵性异常子宫出血或宫内组织残留等。

**4. 停经后阴道流血**　若发生于育龄期妇女，应首先考虑与妊娠有关的疾病，如流产、异位妊娠、葡萄胎等；若发生于绝经过渡期，多为无排卵性异常子宫出血，但要首先排除生殖器恶性肿瘤和异位妊娠。

**5. 绝经多年后阴道流血**　若流血量少，持续时间短，2~3日即净，多为体内激素残留波动引起子宫内膜剥脱或萎缩性阴道炎所致；若流血量较多，持续时间长或反复流血，要考虑子宫内膜癌的可能。

**6. 接触性出血**　于性交后或阴道检查后伴有鲜血出现，应考虑急性子宫颈炎、宫颈癌、宫颈息肉或子宫黏膜下肌瘤的可能。

**7. 经期前后点滴出血**　月经期前数日或后数日，持续极少量阴道褐红色分泌物，可见于排卵性异常子宫出血或为放置宫内节育器的副作用。此外，子宫内膜异位症和子宫腺肌病亦可能出现类似情况。

**8. 经间期出血**　若发生在下次月经来潮前2周，持续3~4日，且色鲜红、量少，偶可伴有下腹疼痛和不适，多为排卵期出血。

**9. 阴道流血伴白带增多**　应考虑晚期子宫颈癌、子宫内膜癌或子宫黏膜下肌瘤伴感染。

**10. 间歇性阴道流血伴排液**　应警惕有输卵管癌的可能。

**11. 外伤后阴道流血**　常见于骑跨伤后，可伴外阴局部肿胀，流血量可多可少。

（三）年龄特点

新生女婴出生后数日可有少量阴道流血，为孕期母体的雌激素在婴儿出生后骤然下降，子宫内膜脱落所致。幼女出现阴道流血可见于性早熟或生殖器恶性肿瘤等。青春期少女阴道流血多为无排卵性异常子宫出血。育龄期妇女阴道流血应首先排除与妊娠有关的疾病。围绝经期阴道流血虽然多为无排卵性异常子宫出血，但仍应首先排除生殖器恶性肿瘤可能。

## 二、带下异常

### （一）生理性带下

带下为女性阴道分泌物，由阴道黏膜渗出物、宫颈管和子宫内膜腺体分泌物混合而成。带下的量和质地与体内雌激素水平高低有关，随月经周期的变化而变化。生理性带下呈白色稀糊状或半透明蛋清样，黏稠无臭，量少，使阴道保持湿润状态。

### （二）病理性带下

当生殖道发生炎症或发生癌变时，带下量会明显增多，并且其色、质、气味等也会发生改变，称为病理性带下。

**1. 明显增多的透明黏性带下**　可能与雌激素水平增高有关，如慢性子宫颈炎、卵巢功能失调等；也可能由子宫颈高分化腺癌等引起。

**2. 灰黄色或黄白色泡沫状稀薄带下**　常常伴有外阴瘙痒，是滴虫性阴道炎的特征。

**3. 凝乳块状或豆腐渣样带下**　常伴有严重的外阴瘙痒或灼痛，提示白假丝酵母菌阴道炎。

**4. 灰白色匀质鱼腥味带下**　可伴有外阴轻度瘙痒，是细菌性阴道病的特征。

**5. 脓性带下**　色黄或黄绿，黏稠，多有臭味，一般由细菌感染所致。可见于淋病奈瑟菌阴道炎、急性子宫颈炎或子宫颈管炎、宫腔积脓、阴道癌或宫颈癌并发感染等。

**6. 血性带下**　带下中混有血液，血量多少不一，可由宫颈癌、子宫内膜癌或宫颈息肉、子宫黏膜下肌瘤等引起。放置宫内节育器也可能引起血性白带。

**7. 水样带下**　稀薄如水样或淘米水样，常有恶臭味，多见于晚期宫颈癌、阴道癌或子宫黏膜下肌瘤伴感染。如为间断性排出黄红色或红色水样白带，应考虑输卵管癌可能。

## 三、下腹疼痛

### （一）起病缓急

**1. 起病急骤**　考虑卵巢囊肿或子宫浆膜下肌瘤蒂扭转、卵巢或黄体囊肿破裂、异位妊娠破裂等。输卵管妊娠破裂或流产亦可表现为反复隐痛后突发撕裂样剧痛。

**2. 起病较慢但逐渐加重**　盆腔炎性疾病或恶性肿瘤多见。

**3. 长期慢性隐痛**　考虑盆腔炎性疾病后遗症、盆腔淤血综合征等。

### （二）疼痛部位

**1. 下腹正中疼痛**　多为子宫病变，如子宫腺肌病等，此类较少见。

**2. 一侧下腹痛**　多为相应侧卵巢和输卵管病变，如卵巢囊肿蒂扭转、异位妊娠、附件炎症等。如为右下腹疼痛应注意与急性阑尾炎相鉴别。

**3. 双侧下腹痛**　多为盆腔炎性疾病。

**4. 全下腹或全腹痛**　多为卵巢囊肿或黄体囊肿破裂、异位妊娠破裂、盆腔腹膜炎等。如为腹腔内出血或弥漫性腹膜炎引起的剧烈腹痛应根据病史与其他外科疾病相鉴别。

### （三）疼痛性质

**1. 阵发性绞痛**　多为子宫或输卵管等痉挛性收缩引起。

**2. 撕裂样锐痛**　多为异位妊娠破裂、卵巢或黄体囊肿破裂等引起。

**3. 持续性钝痛或坠痛** 多为子宫或附件炎症、腹腔内积液等引起。

**4. 顽固性疼痛** 如持续难以忍受，需考虑晚期癌症。

### （四）疼痛时间

**1. 月经来潮前或行经时腹痛** 多为痛经，分为原发性痛经和继发性痛经。继发性痛经可见于子宫内膜异位症、子宫腺肌病等。

**2. 两次月经中间腹痛** 如为一侧下腹短暂性疼痛，多为排卵性疼痛。

**3. 无月经来潮的周期性腹痛** 多为经血排出受阻所致。若见于青春期少女，优先考虑先天性生殖道畸形，如处女膜闭锁、阴道横隔等。若见于宫腔手术术后或检查后的患者，优先考虑宫腔粘连等。

**4. 与月经周期无关的慢性腹痛** 多见于盆腔炎性疾病后遗症、盆腔淤血综合征、腹部手术术后组织粘连、妇科肿瘤等。

### （五）放射部位

**1. 腹股沟及大腿内侧** 多为该侧子宫或附件病变所致。

**2. 腰骶部** 多为子宫病变引起。

**3. 肩部** 应考虑腹腔内出血可能。

### （六）伴随症状

**1. 伴停经史** 多为病理性妊娠或妊娠合并疾病。

**2. 伴发热寒战、恶心呕吐** 多见于盆腔炎性疾病、产褥感染等。

**3. 伴肛门坠胀** 多为子宫直肠凹内有积液，可见于子宫内膜异位症等。

**4. 伴休克症状** 多为脏器破裂、腹腔内大量出血，可见于异位妊娠破裂等。

## 四、下腹部包块

### （一）下腹部包块来源及病因

下腹部包块是妇科患者就医时的常见主诉。女性下腹部包块可能起自腹腔及盆腔脏器，需注意女性生殖系统及其他来源的鉴别，见表 5-1。体格检查时应注意肿块位置、大小、形状、活动度，有无压痛、反跳痛，以及与周围脏器的关系。

表 5-1 腹部肿块的来源与病因

| 来源 | 炎症性 | 肿瘤性 | 梗阻性 | 先天性 |
|---|---|---|---|---|
| 小肠 | 克罗恩病 | 小肠肿瘤 | 肠套叠 | |
| 阑尾 | 阑尾周围脓肿 | 阑尾肿瘤、类癌 | | 阑尾黏液囊肿 |
| 结直肠 | 回盲部结核、血吸虫病、阿米巴病、克罗恩病、放线菌病、结肠憩室炎 | 结直肠癌、肠道淋巴瘤 | 乙状结肠扭转 | 乙状结肠囊肿 |
| 肠系膜、网膜、腹膜 | 腹膜结核、肠系膜淋巴结肿大、肠系膜脂膜炎、腹腔脓肿（阑尾、盆腔、骶凹） | 肠系膜淋巴瘤、转移癌、腹膜间皮瘤 | | 肠系膜囊肿、大网膜囊肿 |
| 膀胱 | 膀胱挛缩（结核） | 膀胱肿瘤 | 尿潴留、尿结石 | 巨大膀胱 |
| 卵巢 | 盆腔结核 | 卵巢癌 | | 卵巢囊肿 |
| 输卵管 | 输卵管积液 | | | |

续表

| 来源 | 炎症性 | 肿瘤性 | 梗阻性 | 先天性 |
|---|---|---|---|---|
| 子宫 | | 子宫肌瘤、子宫体癌 | | |
| 肾上腺 | | | 嗜铬细胞瘤 | 肾上腺囊肿 |
| 肾 | 肾结核、棘球蚴囊肿 | 肾母细胞瘤、肾癌 | 肾盂积水 | 马蹄肾、多囊肾、肾下垂、游走肾 |
| 其他 | | 脂肪瘤、畸胎瘤、淋巴肉瘤、交感神经母细胞瘤 | | |

### （二）子宫来源下腹部包块

子宫来源的下腹部包块可触及位于下腹正中且与宫颈相连，可发生于以下情况。

**1. 妊娠子宫** 见于育龄期女性，伴有停经史，应首先考虑妊娠子宫。若停经后不规则阴道流血，且子宫增大超过停经周数，可能为葡萄胎。

**2. 子宫肌瘤** 子宫均匀增大，或表面触及一个或多个球状隆起。带蒂浆膜下肌瘤仅蒂部与宫体相连，应注意与卵巢实性肿瘤鉴别。

**3. 子宫腺肌病** 子宫均匀增大，质硬。多伴有逐年加剧的痛经、经量增多及经期延长。

**4. 子宫恶性肿瘤** 年老患者子宫增大且伴有不规则阴道流血，应考虑子宫内膜癌或子宫肉瘤；有妊娠史，尤其葡萄胎史，合并子宫增大、外形不规则及子宫不规则出血表现时，应考虑妊娠滋养细胞肿瘤。

**5. 子宫畸形** 双子宫或残角子宫可扪及子宫另一侧有与其对称或不对称的包块，两者相连，质地相似。

**6. 宫腔阴道积血或积脓** 青春期无月经来潮伴有周期性腹痛，并扪及正中下腹部肿块，应考虑处女膜闭锁或阴道无孔斜隔。亦可见于子宫内膜癌合并宫腔积脓。

### （三）附件来源下腹部包块

附件（adnexa）包括输卵管和卵巢。输卵管和卵巢通常不能扪及，若触诊发现附件肿块，多见于病理现象。

**1. 输卵管来源** 输卵管来源肿块可以考虑为输卵管妊娠、附件炎性肿块。其中输卵管妊娠表现为肿块位于子宫旁，大小及形状不一，有明显触痛，患者多合并短期停经史，可能有阴道持续少量流血及腹痛体征。附件炎性肿块多为双侧，与子宫有粘连，压痛明显。患者可有不育及长期反复下腹隐痛史，或有急性盆腔炎症发作病史或体征。

**2. 卵巢来源** 卵巢来源肿块可以考虑为卵巢囊肿或卵巢实性肿瘤。其中卵巢囊肿可分为生理性或病理性囊肿。生理性囊肿如早期妊娠情况下的黄体囊肿，多表现为单侧、活动的囊性包块。病理性囊肿如子宫内膜异位囊肿多与子宫粘连，活动受限，可有压痛阳性，同时伴有继发性痛经、性交痛、不孕等病史。卵巢实性肿瘤若表面光滑、囊性并活动度良好，多为良性肿瘤。若肿块表面不规则，活动受限，尤其盆腔内扪及其他多个结节或上腹部肿块或伴有胃肠道症状者，应警惕卵巢恶性肿瘤。

### （四）消化系统来源下腹部包块

下腹部包块多为肠道及肠系膜来源，如粪块嵌顿、阑尾脓肿、腹部手术或感染后继发肠管及大网膜粘连、肠系膜肿块或结直肠肿瘤等。患者多合并消化系统症状，如便秘、腹泻、便血等，可结合病史及辅助检查进一步鉴别诊断。

### （五）泌尿系统来源下腹部包块

充盈膀胱或异位肾脏亦可表现下腹部包块体征。充盈膀胱可在排尿或导尿后表现为腹部包块消失。异位肾有赖于静脉尿路造影确诊。

### （六）腹腔肿块

腹水、盆腔结合包裹性积液、盆腔脓肿触诊时可表现为下腹部包块体征。腹水可依赖叩诊明确诊断。若腹水合并卵巢囊肿，腹部冲击触诊可发现潜在肿块。盆腔结核包裹性积液可随患者病情转归而发生变化。若为直肠子宫陷凹脓肿，可合并发热及急性盆腔腹膜炎体征。后穹隆穿刺抽出脓液可确诊。

### （七）腹壁及腹膜后肿块

可请患者抬起头部使腹肌紧张，若肿块更明显，多为腹壁肿块。腹壁血肿或脓肿多合并腹部手术或外伤史。腹膜后包块位于直肠和阴道后方，与后腹壁固定，不活动，多为实性，肉瘤常见；亦可表现为囊性，如畸胎瘤或脓肿。

（许　泓）

 **思考题**

1. 简述妇产科疾病病史问诊及病史书写的要点与特点。
2. 论述妇科体格检查的具体项目、可能出现的异常体征及其临床意义。
3. 简述遗传咨询对象及步骤。
4. 简述产前筛查方法。
5. 简述产前诊断的对象及疾病。
6. 妇产科疾病辨证相较于内科疾病有何特点？
7. 如何辨别月经脉、妊娠脉、死胎脉和临产脉？
8. 简述阴道流血的鉴别诊断思路。
9. 论述腹痛症状与其他系统疾病的鉴别诊断要点。

# 第六章 治法概要

## 第一节 内治法

### 一、西医学的内分泌药物治疗

#### （一）促性腺激素释放激素类药物

促性腺激素释放激素（GnRH）是一种十肽激素，调节垂体促性腺激素的合成与分泌，长效或大剂量长期应用 GnRH、促性腺激素释放激素激动剂（GnRH-a）可耗竭垂体促性腺激素细胞 GnRH 受体，使促性腺激素细胞的功能降低。GnRH-a 如亮丙瑞林、戈舍瑞林等。适应证：妇科雌激素依赖性疾病或肿瘤，如子宫肌瘤、性早熟、子宫内膜异位症、子宫内膜癌等。注意事项：一般用药 6 个月以上可产生阴道干涩、骨质疏松等低雌激素症状。

#### （二）促性腺激素类药物

促性腺激素（Gn）属糖蛋白激素，包括卵泡刺激素（FSH）、黄体生成素（LH）和人绒毛膜促性腺激素（hCG）。适应证：下丘脑-垂体性低促性腺激素性腺功能减退疾病，如多囊卵巢综合征、未破裂卵泡黄素化综合征（luteinized unruptured follicle syndrome，LUFS）。并发症：卵巢过度刺激综合征（OHSS）、黄体功能不全。

#### （三）性激素类药物

**1. 雌激素类药物**　①对下丘脑-垂体系统有正、负反馈调节作用，能够间接影响卵泡发育和排卵；②增强子宫平滑肌收缩；③促进生殖器官生长及发育；④对抗雄激素。主要包括天然雌激素（戊酸雌二醇、妊马雌酮等）和合成雌激素（炔雌醇、尼尔雌醇等）。适应证：常用于治疗闭经、异常子宫出血、绝经综合征等。不良反应：恶心、呕吐、乳房胀痛等，长期大量使用可能引起子宫内膜增生、水肿、静脉血栓等情况发生。

**2. 孕激素类药物**　①促进子宫内膜转化为分泌期，利于胚胎着床；②使宫口闭合，黏液分泌减少，性状变黏稠；③大剂量使用抑制促性腺激素分泌；④促进乳腺腺泡发育。分为天然孕激素（黄体酮）、人工合成孕激素（甲羟孕酮、地屈孕酮）。适应证：闭经、先兆流产、异常子宫出血、痛经、子宫内膜异位症等，大剂量的孕激素可用于子宫内膜不典型增生和早期子宫内膜癌的保守治疗。不良反应：胃肠道反应、乳房胀痛、水钠潴留等。

**3. 雄激素类药物**　①拮抗雌激素；②抑制子宫内膜增生及卵巢和垂体的功能；③促进蛋白质的合成；④兴奋骨髓造血功能；⑤促进钙、磷再吸收。包括睾酮衍生物（如丙酸睾酮、苯乙酸睾酮等）和蛋白同化激素（如苯丙酸诺龙、癸酸南诺龙等）。适应证：妇科雌激素依赖性疾病和肿瘤、绝经过渡期、贫血等。不良反应：男性化、红细胞增多等。禁忌证：青春期禁用。

### （四）抗催乳素类药物

此类药物作为多巴胺受体激动药，与垂体多巴胺受体结合后直接抑制下丘脑催乳素释放激素分泌。主要包括麦角碱衍生物（溴隐亭、卡麦角林等）和非麦角碱衍生物（他利克索、普拉克索等）两类。适应证：用于肿瘤性和（或）非肿瘤性高催乳素血症、闭经泌乳综合征等。不良反应：服药初期和大剂量用药时可出现恶心、头晕、呕吐等。

### （五）抗雌激素类药物

抗雌激素类药物又称雌激素受体拮抗剂，常用药物为氯米芬，可竞争性结合垂体雌激素受体，刺激内源性促性腺激素的分泌，促进卵泡生长。适应证：适用于有一定内源性雌激素水平的无排卵患者。不良反应：低雌激素反应、黄体功能不全、LUFS 等。

### （六）抗孕激素类药物

抗孕激素类药物主要包括抑制孕激素生成和拮抗孕激素受体的药物。常用药物有米非司酮及孕三烯酮。适应证：①米非司酮，用于计划生育、妇产科手术操作前用药等。②孕三烯酮，目前主要用于子宫内膜异位症的治疗。不良反应：恶心、呕吐等胃肠道症状。注意事项：抗孕激素类药物拮抗孕激素后，子宫内膜长期受雌激素刺激可增加增生的风险，因此，抗孕激素类药物不宜长期使用。

### （七）抗雄激素类药物

抗雄激素类药物是一类抑制雄激素生物合成、拮抗雄激素受体功能、促进雄激素降解的药物。常用药物有环丙孕酮和螺内酯等。适应证：女性高雄激素血症、多毛症、痤疮、女性男性化和多囊卵巢综合征等疾病。不良反应：可能引起胃肠道反应、乳房胀痛、乏力等。

### （八）前列腺素类药物

目前常用的前列腺素类药物有 E 型 $PGE_1$ 衍生物（米索前列醇）和 $PGE_2$ 类似物（硫前列酮），F 型 $PGF_{2\alpha}$ 衍生物（卡前列素）。$PGE_2$ 及 $PGF_{2\alpha}$ 对妊娠各个时期的子宫均有收缩作用，妊娠晚期的子宫对其最敏感。适应证：临床主要用于软化宫颈、中期妊娠引产及产后出血。不良反应：恶心、呕吐、腹痛及腹泻等。

## 二、西医学的化学药物治疗

### （一）药物类别

西医学的化学药物主要有烷化剂、抗代谢类、抗肿瘤抗生素类、植物类药、铂类、激素类、靶向类药物。

### （二）药物选择

（1）外阴癌、阴道癌及子宫颈癌可选用氟尿嘧啶、顺铂等。
（2）子宫内膜癌常用顺铂、多柔比星等。
（3）子宫肉瘤常用多柔比星、吉西他滨等。
（4）卵巢上皮癌、输卵管癌常用紫杉醇等。
（5）卵巢恶性生殖细胞肿瘤常用长春新碱、顺铂等。

（6）滋养细胞肿瘤常用甲氨蝶呤、放线菌素 D 等。

## （三）毒副作用

可出现骨髓抑制、消化系统反应、肝肾损伤、心血管系统损害，引起胰腺毒性，影响卵巢功能，出现神经毒性，可引起过敏反应，还可见脱发、皮疹、瘙痒等。

# 三、中医常用内治法

内治法是中医妇科学治疗妇科疾病的主要治法，是针对经过辨证分析的妇科疾病的病因病机确立的治疗法则。中医妇科内治法常用的主要治法有调理脏腑、调理气血、调理奇经。

## （一）调理脏腑

**1. 滋肾补肾**　肾为先天之本，为人体生长发育和生殖之根本，滋肾补肾是妇科疾病最重要的治法。具体应用时，要辨明肾气虚、肾阳虚、肾阴虚，选择不同治法。

（1）补益肾气：若肾气不足，封藏失司，治宜补肾固肾。常用药物有菟丝子、杜仲、覆盆子等。代表方如寿胎丸、补肾固冲丸。

（2）温补肾阳：肾阳虚，命门火衰，治宜温补肾阳，补益冲任。常用药物有肉苁蓉、熟附子、肉桂等。常用方如肾气丸、右归丸（饮）等。

（3）滋养肾阴：肾阴不足或肾精亏损者，治宜滋养肾阴，填精益髓。常用药物有熟地黄、枸杞子、山茱萸等。常用方如六味地黄丸、左归丸（饮）等。

（4）阴阳双补：若肾阴阳俱虚治宜阴阳双补。上述药物可参合使用，其代表方如归肾丸、二仙汤等。

**2. 疏肝养肝**　肝藏血，主疏泄，肝司冲脉，冲为血海，为十二经之海。疏肝养肝是治疗妇科病的重要法则。在临床具体应用时，主要有疏肝解郁、养血柔肝、扶脾抑肝、疏肝清热利湿等。

（1）疏肝解郁：素性忧郁或七情内伤，使肝气郁结，治宜疏肝解郁，常用药物有柴胡、郁金、合欢皮等。常用方如柴胡疏肝散、逍遥散等。

（2）扶脾抑肝：肝强脾弱，治宜扶脾抑肝。常用药物有白术、茯苓、山药等。常用方如痛泻要方。

（3）养血柔肝：营阴不足，肝血衰少，治宜养血柔肝。常用药物有白芍、枸杞子、地黄。常用方如杞菊地黄丸、调肝汤。

（4）疏肝清热利湿：肝郁乘脾，湿热互结；或肝经湿热下注，治宜疏肝清热利湿。常用药物有龙胆草、黄柏、泽泻等。常用方如龙胆泻肝汤、四妙散。

**3. 健脾和胃**　脾为气血生化之源，主运化、升清，主统血。脾与胃互为表里，冲脉又隶属于阳明。健脾和胃也是治疗妇科疾病的重要法则。在具体应用时，主要有健脾养血、健脾除湿、补气摄血、和胃降逆等。

（1）健脾养血：凡脾虚化源匮乏，气血虚弱，冲任血海空虚，治宜健脾以益气血生化之源。常用药物有党参、白术、黄芪等。常用方如八珍汤、人参养荣丸等。

（2）健脾除湿：脾阳不振，水湿内停，下注损伤任、带，治宜健脾除湿。常用药物有苍术、白术、茯苓等。常用方如苍附导痰丸、二陈汤等。

（3）补气摄血：脾虚气弱，统摄无权，则气不摄血，冲任不固，治宜补气摄血。常用药物有麦冬、五味子、党参、黄芪等。常用方如补中益气汤、举元煎等。

（4）和胃降逆：胃气主降，胃寒、胃热或热邪耗伤胃阴，均可导致胃失和降而呕逆，治宜和胃降逆。常用药物有砂仁、豆蔻、石斛、麦冬。常用方如理中汤、橘皮竹茹汤等。

（二）调理气血

妇人以血为本，气为血之帅，血为气之母。气血失调既是妇科疾病的病因病机，又常是妇科疾病的结果。因此，调理气血是治疗妇科疾病的重要法则。调理气血首先要分辨病在血还是在气，辨其虚、实、寒、热，然后确定具体治法。

**1. 补益气血**

（1）偏血虚者，治宜补血养血为主，佐以补气。常用补血药有当归、熟地黄、阿胶。常用方如四物汤、胶艾四物汤。

（2）偏气虚者，治宜健脾补气，或补益肾气，佐以养血。常用药物有人参、黄芪、党参、白术。常用方如四君子汤。

**2. 理气行滞** 七情内伤易伤气，使气机不畅，郁滞不行，治宜行气（或疏肝）解郁，常用药物有柴胡、枳壳、香附等。常用方如逍遥散、四逆散等。若出现气机逆乱，常用药物如沉香、枳壳、厚朴。常用方如顺经汤、香砂六君子汤。

**3. 活血化瘀** 因外感六淫或饮食情志内伤，以致血行迟滞或渗出脉道之外而成离经之血，皆属于瘀。血瘀者治宜活血化瘀。常用药物有丹参、赤芍、桃仁、红花等。寒凝、热灼、气滞、气虚或外伤均能引起血瘀，故临证时仍须细辨致瘀之因而调治，方能提高活血化瘀之功。常用方如桃红四物汤、血府逐瘀汤、少腹逐瘀汤、生化汤等。

**4. 温经散寒** 寒邪客于冲任、胞宫、胞脉、胞络，引起经脉出现拘挛、蜷缩类病理改变，影响气血运行，形成瘀血。治宜温经散寒。常用药物有桂枝、艾叶、附子。常用方如温经汤、吴茱萸汤、艾附暖宫丸。

**5. 清热凉血** 素体阳盛血热或感受热邪，或热邪入血，热伤冲任，迫血妄行者，治宜清热凉血。常用药物有金银花、连翘、黄芩。常用方如清经散、清热固经汤等。若热邪炽盛，常用药物有虎杖、败酱草。常用方如解毒活血汤、五味消毒饮等。

**6. 祛湿化痰** 湿性重浊、黏滞，易阻遏气机，聚而成痰，治宜祛湿化痰，常与健脾、补肾、理气行滞法合用。常用药物有苍术、白术、茯苓、陈皮等。代表方如止带方、萆薢渗湿汤等。

（三）调理奇经

**1. 胞脉失养** 治宜调补冲任。常用药物如熟地黄、紫河车、鹿角胶等，代表方如寿胎丸、毓麟珠。

**2. 气虚冲任不固** 治宜固摄冲任。常用药物如黄芪、桑寄生、续断、山茱萸等，代表方如补肾固冲丸、固冲汤。

**3. 冲任气血失调** 治宜调理冲任。常用药物如香附、乌药、益母草、陈皮等，代表方如加味乌药汤、苏叶黄连汤。

**4. 寒侵冲任，血行不畅** 治宜温通冲任。常用药物如艾叶、小茴香、吴茱萸等，代表方如温经汤、艾附暖宫丸。

**5. 热伏冲任，血海不宁** 迫血妄行或湿热扰于冲任，治宜清调冲任。常用药物有生地黄、地骨皮、牡丹皮等，代表方如清经散、两地汤。

（匡洪影）

# 第二节 外 治 法

## 一、西医学常用外治药物

妇科外用药品种很多，剂型不同，各有特点。常见剂型有栓剂、软膏剂、泡腾剂、胶囊剂、凝胶剂等。

### （一）栓剂

栓剂使用方便，能自行局部给药，可快速缓解症状，不受胃肠道酸碱度和酶的破坏，体温下容易融化，缓慢释放药物，发挥治疗作用，药物持续时间长且易固定。但患者若使用不当，可能感到不适或不便，药物融化后，有药渣伴随阴道分泌物流出。常用妇科栓剂有甲硝唑栓、制霉素阴道栓等。

### （二）软膏剂

软膏剂质地柔软，有良好的涂展性，有利于药物释放、穿透及吸收，可直接涂于患部，发挥作用直接迅速；但质感油腻，会使患者感觉不适。膏剂需要避免高温潮湿环境保存。常用软膏剂有甲硝唑乳膏、酮康唑乳膏等。

### （三）泡腾剂

泡腾剂药物起效快，相对安全，避免了局部药物浓度过高带来的刺激及不适感，崩解速度快，生物利用度高，可提高临床疗效。常用泡腾剂有甲硝唑阴道泡腾片。

### （四）胶囊剂

胶囊能提高药物稳定性和生物利用度；可于阴道病变处崩解、溶解，缓慢释放药物；副作用是破坏阴道微生态环境，出现皮疹、阴道烧灼感、瘙痒等症状。常见胶囊剂有硝呋太尔制霉菌素阴道软胶囊。

### （五）凝胶剂

凝胶剂药物接触面积大，不需要溶解，药物吸收比较快；还能够起到润滑和保湿的作用，缓解阴道不适感；缺点是会随着体位变化流出，导致药物吸收不佳。常用凝胶剂有甲硝唑凝胶、苦参凝胶等。

## 二、中医学常用外治药物

妇科病外治的应用，最早见于《金匮要略·妇人杂病脉证并治》，以蛇床子散为坐药，用治寒湿带下；狼牙汤淋洗，用治下焦湿热，阴中生疮；矾石纳阴中，用治内有干血，阴中时下白带等，为后世所沿用。

### （一）熏洗法

熏洗法即用药水熏蒸和洗涤外阴局部的方法，用于外阴病变，如瘙痒、湿疹、肿胀、溃疡等。如阴部湿疹用苦参明矾洗剂。

## （二）直肠给药

其有效成分经直肠黏膜吸收，通过直肠静脉与肛门静脉经髂内静脉进入下腔静脉，直肠给药常见于盆腔炎的治疗，处方多变。通常使用丹参、败酱草、薏苡仁、三棱、莪术、炮穿山甲等药物再对症加减。注意：月经期间、阴道出血和怀孕期间禁用。

## （三）贴敷治疗

贴敷治疗使用简便、有效、无创无痛，在痛经的治疗上具有优势。中医贴敷疗法通过药穴结合，药物经过穴位和腠理吸收，达到疏通经络，解痉止痛的目的。

## （四）纳药法

纳药法即将外用药物放置于阴道穹隆和子宫颈的方法，主要用于宫颈及阴道的病变。使用时将外治药物按需要制成栓剂、膏剂或粉剂等消毒后备用。栓剂可放置于阴道后穹隆，膏剂可涂于无菌纱布上，粉剂可以蘸在带线棉球上，置于创面上。

此外，在妇科临床上使用外治法时，有几项原则必须遵守：①所有外用制剂（栓、膏、散等）必须按标准操作规程制备，消毒后使用；所有自煎外用药水，必须煮沸 20～30min 以上方可使用。②治疗部位应常规清洁或消毒。③月经期前、后 3 日内不宜施用阴道内的外治法，妊娠期、新产后宜少采用外治法，特殊需要者除外。④外用药物治疗期间，禁止房事和盆浴。⑤从整体观念出发，强调局部外治与全身调治相结合的原则，突出辨证论治。

# 三、物理疗法

物理疗法是应用声、光、热、磁、机械等物理因素作用于机体，预防和治疗疾病的一种综合治疗方法。适应证：内外生殖器各种急慢性炎症、痛症、妇产科术后并发症如切口感染、盆腔感染、术后肠粘连、尿潴留等。

## （一）电疗法

**1. 直流电电疗法**　能改善局部营养状态，消除炎症，加速组织再生，使瘢痕组织软化。

**2. 直流电药物离子导入疗法**（药物电泳疗法）　常用的导入药物有碘剂、钙剂、新斯的明、抗生素及中药等。

**3. 交流电低频脉冲电疗法**　可改善运动神经及肌肉受损伤程度。

**4. 高频电疗法**　包括共鸣火花电疗法、中波疗法、短波疗法、超短波疗法和微波疗法。

## （二）光疗法

**1. 紫外线疗法**　能抗感染、抗神经痛及脱敏，常用于治疗急性妇产科炎症、盆腔或外阴化脓性疾病。

**2. 红外线疗法**　作用同紫外线疗法，常用于治疗慢性妇科炎症。

## （三）热疗法

**1. 石蜡疗法**　利用石蜡热容量大、冷却慢的特点，将大量热量渐渐传至深部组织，起到改善血液循环、促使炎症吸收的作用，适用于治疗慢性妇科炎症。

**2. 坎离砂疗法**　将坎离砂与 2%醋酸或食醋拌匀且保持一定湿度装置布袋中，待其温度达60℃左右再放置患处。坎离砂疗法适用于慢性妇科炎症。

## 四、针灸疗法

针灸疗法包括针刺（电针、穴位注药、穴位埋线、耳穴、揿针、头针）、灸法、穴位贴敷等。

### （一）针刺

针刺多为毫针刺法，是指运用不同的毫针针具，通过一定的手法，刺激人体特定部位（腧穴），以防治疾病的方法。毫针刺法是古今针灸临床中运用最多、手法最丰富、应用最广泛的针灸治疗方法。

### （二）灸法

灸法主要是指借灸火的热力和药物的作用，对腧穴或病变部位进行烧灼、温熨，达到防治疾病目的的一种方法。灸法在临床上具有重要作用，常与针刺合用，相互补充，相辅相成。妇产科以艾灸为主，具有温经散寒，扶阳固脱，消瘀散结，防病保健，引热外行的功效，对痛证、寒证等效果显著。

### （三）穴位贴敷

穴位贴敷法是指在穴位上贴敷药物，通过药物和腧穴的共同作用以防治疾病的方法。与西医学的透皮给药技术颇有相似之处。通过穴位贴敷，可使药物经皮肤吸收，极少通过肝脏代谢，也不经过消化道，避免了肝脏及消化液、消化酶对药物成分的分解破坏，因而保持了更有效成分，同时也减少了一些不良反应的发生，可更好地发挥治疗作用。本法一般无危险性和毒副作用，使用安全、方便，对于衰老、稚弱、药入即吐患者尤为适宜。

（孙　森）

# 第三节　手术疗法

## 一、妇科常用手术

### （一）妇科经腹手术

妇科腹部手术切口部位、大小的选择主要根据病变的手术需要而定。选择腹部切口时应考虑患者体质、肥胖程度及健康状况，注意腹部有无手术瘢痕，还应尽量避免、减少切口下血肿及神经、肌肉的损伤。缝合有间断、连续缝合之分，缝合原则是缝合张力得当，保证切口血运有利愈合，尽量避免异物残留、感染等。

子宫切除术是妇科最基本及最常见的手术之一。就子宫切除术范围而言，有全子宫切除术、次全子宫切除术与保留子宫内膜的手术。适应证：子宫自身有病变，或因附件病变手术而无必要保留子宫或不能保留子宫者。

### （二）腹腔镜手术

腹腔镜手术是指在密闭的盆腔内，通过摄像、冷光源将手术野放大暴露在屏幕上，手术医师直视监视屏幕进行的手术操作。腹腔镜手术具有术中出血量少、创伤小及术后疼痛程度低等优势。现超过80%的妇科手术可在腹腔镜下操作完成。

腹腔镜手术适用于盆腔肿块、子宫肌瘤剥除、子宫腺肌病切除、子宫切除、异位妊娠早期诊断同时行保守性或根治性手术、盆腔粘连分解等，禁用于弥漫性腹膜炎或腹腔内大出血、大于 24 周的妊娠、有多次腹部手术史、腹腔内粘连情况较重、凝血功能障碍等。

### （三）宫腔镜手术

宫腔镜是经阴道自然腔道对子宫腔和子宫颈管等病变进行诊断和治疗，具有直视观察、定位准确、保留器官与保护功能等优势。诊断适应证：各类子宫腔病变所致异常子宫出血的评估，不孕症子宫、子宫颈因素的评估，子宫内膜损伤所致宫腔粘连的形态学评估等；宫腔镜手术适应证：子宫内膜息肉引起各类临床症状、子宫肌瘤影响子宫腔形态并引起相应的临床症状、子宫腔异物的取出。

### （四）阴式手术及阴道内镜手术

阴式手术是指利用阴道自然腔道进行手术，其创伤小、恢复快，包括经阴道子宫肌瘤剥除术、子宫次全切除术、全子宫切除、阴式子宫次广泛或广泛切除等系列手术。阴道内镜手术是指利用内镜和光学元件，经阴道盆腔等，建立工作通道，完成对目标器官的诊断性探查和（或）治疗性重建、病变切除等手术操作，包括经阴道全子宫切除术（脱垂子宫和非脱垂子宫）、次全子宫切除术、子宫肌瘤剥除术和经阴道广泛子宫切除术等。

## 二、产科常用手术

### （一）剖宫产术

剖宫产术指征是不能经阴道分娩或不宜经阴道分娩状态。适用于胎儿窘迫、头盆不称、瘢痕子宫、胎位异常等。

### （二）会阴切开缝合术

会阴切开缝合术是最常见的产科手术之一，偶尔也为暴露阴道手术视野、方便阴道手术而行该手术。适用于会阴体过长、过短及伸展不良，胎儿较大需缩短第二产程如胎儿窘迫，妊娠合并心脏病等。

### （三）产钳术

产钳术是解决困难分娩的重要产科手术。

（1）产钳助产的必要条件：①无明显头盆不称；②宫口开全；③必须破膜；④胎头必须衔接；⑤明确胎方位；⑥胎儿存活。

（2）产钳的使用指征：①第二产程延长，如子宫收缩乏力、持续性枕横位或枕后位，会阴较厚或坚韧；②因胎儿情况需主动缩短第二产程，如胎儿宫内窘迫、宫口开全而脐带脱垂、胎盘早剥而宫口开全等；③因产妇病情需缩短第二产程者，如中度及重度子痫前期、妊娠合并心脏病、臀位助产胎头娩出困难等。

### （四）胎头牵引术

胎头牵引术是用特制的吸引器置于胎头，形成负压后吸在胎头上协助引出胎头的手术。指征与产钳术相同。

（五）臀位牵引术

臀位为常见的异常胎位，分娩时极易引起难产。臀位牵引术适用于：①宫缩乏力、产程延长者；②妊娠合并急性传染病、严重肺结核、心脏病、妊娠中毒症等，第二产程不宜用力过度而需要缩短者；③胎儿窒息、脐带脱垂等；④内倒转术后，急需娩出胎儿者。

（孙　森）

# 第四节　心　理　疗　法

## 一、女性的心理特点

（一）月经期心理特点

月经初潮，少女身心会发生明显变化，从而导致困惑、焦虑和烦躁。在月经周期中，激素水平的变化会引起相应的情绪变化，如经前期雌激素水平低下，女性情绪常消极抑郁。

（二）妊娠期及分娩期心理特点

孕妇常处于焦虑或抑郁状态，主要表现为对妊娠、分娩、胎儿和产后等方面的过分担心。而分娩期则常见不适应、焦虑、恐惧和依赖等心理问题。

（三）产褥期心理特点

产妇在产后2周内情绪不稳定，易受暗示且依赖性强。常见心理问题是焦虑和抑郁，而心理因素会直接兴奋或抑制大脑皮质，刺激或抑制催乳素及缩宫素释放，影响母乳喂养。

（四）绝经过渡期及老年期心理特点

绝经过渡期及老年期妇女体内雌激素水平显著降低，可致神经体液调节紊乱，引起绝经前后心理障碍，如抑郁、焦虑、情绪不稳定、孤独、个性行为改变等。

（五）与妇科疾病相关的心理问题

**1. 与妇科肿瘤相关的心理问题**　肿瘤患者虽自身情况各有不同，但普遍存在焦虑、恐惧、期盼、悲观失望的心理反应。

**2. 与妇科手术相关的心理问题**　需行子宫和（或）卵巢切除的患者，担心自己女性形象受损，自我完整感丧失。这种担心会影响夫妻性生活，因而会表现出情绪低落、苦闷、抑郁。

**3. 与性病相关的心理问题**　性病患者在早期因羞愧而讳疾忌医，症状加重时因恐惧而就诊，担心受到歧视及担忧今后生育问题等而情绪低落或焦虑，从而产生悲观、自卑、自责心理。

**4. 与内分泌及生殖疾病相关的心理问题**　由于不孕症检查过程烦琐，治疗过程漫长，患者精神会高度紧张，并且存在病耻感，表现为自我贬低。

**5. 与生殖系统炎症相关的心理问题**　患者受到疾病的长期困扰，从而产生负面情绪。如患阴道炎者因羞于就医而贻误病情，或担心患上了"性病"而恐惧不安。这种生理及心理的双重折磨，使得患者出现焦虑、抑郁等心理问题。

## 二、女性常用的心理疗法

### （一）语言（劝说）开导疗法

此法是针对患者的病情及其心理状态等，采取语言交谈方式进行疏导，以纠正其不良情绪的一种心理治疗方法。此疗法需广泛搜集病史，实事求是地分析病因及发病机制，提出对患者有利的观点，启发患者自我分析。对不愿配合的患者，应抓住"人之情，莫不恶死而乐生"这一心理状态，使其主动配合治疗。对所患疾病缺乏正确认识的患者，应帮助其正确对待疾病，并指导患者进行调养及治疗。

### （二）移情易性法

此法即转移注意疗法，是通过分散患者的注意力或改变其内心虑恋的指向性，从而改变心志；或改变其周围环境，使患者避免不良刺激因素，以治疗由情志因素所引起疾病的一种心理疗法。此方法适用于过分关注自己的病痛，影响治疗效果的患者；过分注意躯体的某些部位，形成加强的病态条件反射的患者。

### （三）顺情从欲疗法

顺情从欲疗法又称顺意疗法，是顺从患者的意念、情绪，满足其身心需求，以释却患者心理病因的一种心理治疗方法。适用于情志不遂所引起的心身疾病。当患者欲望合理，且客观条件允许时，应尽力满足。对于患者某些不合理或客观条件尚不允许的意愿要求，则要配合进行疏导说服。

### （四）暗示解惑疗法

暗示解惑疗法是指采用含蓄、间接的方式，对患者的心理状态产生影响，以诱导患者"无形中"接受医生的治疗性意见；或通过语言等方式解除患者的疑惑，从而达到治疗由情志因素所引起的疾病的一种心理疗法，要求医生具备一定的权威性和影响力，强调对患者进行个体化治疗。

### （五）音乐疗法

音乐疗法是使人处于特定的音乐环境中，感受音乐的艺术意境，娱神悦性，宣通气血，以此来产生养生治病效应的一种治疗方法。

（陈瑞雪）

# 第五节　孕期合理用药

## 一、孕期药物的应用

### （一）抗感染药物

**1. 抗生素**　青霉素类药物的使用并不增加胎儿先天畸形的发生率，是治疗妊娠期梅毒和预防先天性梅毒的一线药物；头孢菌素类药物常用于治疗孕期的严重感染；大环内酯类药物，如阿奇霉素可用于治疗细菌、支原体感染。

**2. 抗真菌药**　克霉唑适用于治疗阴道念珠菌病。目前尚没有阴道或局部使用克霉唑致先天性缺陷的报道，且阴道和皮肤吸收的药物量少，故孕期可用。

**3. 抗寄生虫药** 甲硝唑适用于滴虫性阴道炎、细菌性阴道病及抗阿米巴感染。孕早期禁用，在中、晚孕期可使用其治疗厌氧菌感染，滴虫、细菌性阴道病等。

（二）心血管药物

**1. 降压药** 肼屈嗪为治疗妊娠期高血压的首选药物，常于妊娠后半期使用；拉贝洛尔为β受体阻滞剂，是治疗妊娠期高血压最常使用的药物之一；硝苯地平为钙离子拮抗剂，适用于早产，降压时使用。与硫酸镁联合应用时，由于硝苯地平增强硫酸镁对神经肌肉的阻滞作用，可出现严重不良反应，如四肢痉挛、吞咽困难及反常呼吸。

**2. 心脏药物** 洋地黄、地高辛、洋地黄毒苷均属于强心苷药物，适用于充血性心力衰竭、室上性心动过速。

（三）中枢神经系统药物

**1. 解热镇痛药** 对乙酰氨基酚适用于妊娠各期的镇痛和退热。在治疗剂量下，短期应用比较安全，大量使用可导致母体严重贫血、胎儿肝毒性和新生儿肾脏疾病。

**2. 抗惊厥药** 硫酸镁可用于预防子痫，保护胎儿脑神经和治疗早产。规范治疗剂量的硫酸镁副作用小，但长期、大剂量使用可以导致胎儿持续性低钙水平，骨量减少甚至新生儿骨折。故建议有使用硫酸镁指征且小于48h短期使用，不建议连续使用超过5～7日。

（四）降糖药

胰岛素适用于治疗妊娠合并糖尿病，不易通过胎盘，为妊娠期降糖的首选药物。

（五）消化道用药

甲氧氯普胺是常见的止吐药，新近的研究结果证实其可以在孕期安全使用。

## 二、孕期的用药原则

必须有明确指征，避免不必要的用药；必须在专科医生指导下用药，不要擅自使用药物；尽量单一用药，避免联合用药；尽量用疗效肯定且安全的老药，避免用对胎儿影响难以确定的新药；用药剂量宜小，避免大剂量用药；敏感期（指孕12周之前，特别是4～8周）尽量不用药。

## 三、孕期中西医用药禁忌

（一）孕期西药的应用禁忌

**1. 孕早期用药注意** 此期是指妊娠3～12周。禁用药物：①抗肿瘤药物：白消安、环磷酰胺等；②激素类药物：可的松、泼尼松龙等；③抗癫痫药与抗惊厥药：苯妥英钠、卡马西平等；④镇静药：甲丙氨酯、沙利度胺等；⑤抗抑郁药：丙米嗪、苯丙胺等；⑥抗过敏药：氯苯那敏、苯海拉明等；⑦放射性药物：放射性碘（[131]I）；⑧抗菌药物：四环素类、氨基糖苷类等。

**2. 中、晚期妊娠用药注意** 此期是指妊娠4个月至分娩期间。禁用药物：促进蛋白质合成的药物、阿司匹林（大剂量使用）、四环素类等。遵医嘱可使用的药物：苯丙胺类、强镇痛药、麻醉药品、抗甲状腺药、青霉素类、头孢菌素类等。

### （二）孕期中药的应用禁忌

**1. 禁用药**

（1）中药饮片：多系剧毒、药性峻猛及堕胎作用较强之品，如水银、砒霜、雄黄、轻粉、斑蝥、马钱子、蟾酥、川乌、草乌、藜芦、胆矾、瓜蒂、巴豆、甘遂、大戟、芫花、牵牛子、商陆、麝香、水蛭、虻虫、三棱、莪术等。

（2）中成药：多为活血性极强、含有剧毒成分的药物，如小金丸、六神丸、红花注射液、参麦注射液等。

**2. 慎用药**

（1）中药饮片：主要是活血祛瘀药、行气药、攻下药、温里药中的部分药物，如牛膝、川芎、红花、桃仁、姜黄、牡丹皮、枳实、大黄、芒硝、附子、肉桂等。

（2）中成药：多为具有活血、化湿利水、清热泻火成分的药物，如丹参片、黄连上清丸、复方丹参滴丸、知柏地黄丸等。

（陈瑞雪）

 **思考题**

1. 简述西医学的内分泌药物治疗的分类及代表药物。

2. 中医常用内治法有哪几种？

3. 试述妇科常用手术及其适应证。

4. 简述孕期的用药原则。

# 第七章　预防与保健

## 第一节　月经期保健

　　月经期间，冲任血海充盈，气血下注胞宫，血室正开，机体抵抗力下降，邪气易于入侵，若调摄不当可引起疾病。

　　经期血室正开，邪气入侵则滋生疾病，要保持外阴清洁，禁止性生活、盆浴、游泳。此时气随血泄，气血相对不足，易感外邪，故应注意避免当风受寒、冒雨涉水、冷水洗浴，以免感受寒邪引发疾病。经期可以从事一般的工作和学习，要适当活动，不宜久坐久卧导致气血运行不畅，同时不宜参加剧烈运动和过重体力劳动，以免过度劳累耗气动血导致月经过多、经期延长等。

　　经期在饮食方面需避免过食辛辣燥热之品，以免血分蕴热、迫血妄行导致月经过多；不宜过食生冷寒凉之品，以免寒凝胞脉、血行受阻导致痛经、月经过少等。经期宜食清淡、易消化且有营养的食物。经期阴血偏虚，肝气偏旺，情绪容易波动，应避免七情过度，保持心境安和，以免加重经期不适或导致月经失调。

（王　莉）

## 第二节　妊娠期保健

　　妊娠后阴血下聚养胎，冲脉之气较盛，孕妇出现一系列生理与心理的变化。妊娠期保健要注意保障孕妇的健康和胎儿的正常发育。

　　孕妇应注意生活规律，保证充足的睡眠，适当活动，避免过度劳累。适度运动可增加肌肉力量，促进机体新陈代谢，使气血流畅，有利于分娩。孕期合理营养对胎儿正常生长发育和母儿结局非常重要，饮食上要注意营养均衡且易于消化，需要注意热能、蛋白质、碳水化合物、脂肪、维生素、无机盐、微量元素和膳食纤维的摄入，同时要注意体重管理，避免过饥过饱、过寒过热，以免损伤脾胃，不利于胎儿生长发育。孕期应谨慎房事，妊娠前3个月内和7个月以后，应避免房事，以防流产或早产。

　　孕期要保持心理健康，解除精神压力，调畅情志，预防妊娠期和产后心理问题的发生。定期产前检查是保障母儿健康的重要措施，规范的产前检查能够及时防止妊娠并发症或合并症，及时发现胎儿异常，评估孕妇与胎儿的安危，确定分娩时机和分娩方式，保障母儿安全。孕妇用药可直接或间接影响胎儿，因此妊娠期用药要十分慎重，孕期应尽量减少药物应用。如若患病，应在有经验的专科医师指导下正确合理用药。孕妇应保持精神愉悦、心绪宁静、言行端正，给胎儿良好的信息感受。

（王　莉）

# 第三节　产褥期保健

分娩时津液耗伤和产创出血，阴血骤虚，阳气易浮，卫表不固，抵抗力下降，易因护理不当而致病。为保障母婴健康，及时发现异常并进行处理极为重要。

产后气血亏虚，过度活动或劳累会影响产后机体机能恢复，需要充分休息，保证睡眠时间，避免过度劳累。适当的活动有利于气血运行，恶露排出，促进身体恢复。产妇激素水平急剧下降，加之产程耗气伤血，产后易引发气郁气结，要适时引导产妇情绪，密切关注产妇心理健康，有利于产妇身体复原和婴儿健康哺乳。合理饮食，建议多摄入营养易消化的食物，忌生冷、油腻、辛辣之品。

产妇居室应清洁通风，衣着宽大透气，保持外阴部的清洁和干燥，适当淋浴，避免盆浴，并及时更换干净的内衣裤，保持清洁，以防感染。康复锻炼有利于体力恢复、排尿及排便，产后应循序渐进增加康复锻炼的运动量，避免或减少栓塞性疾病的发生，且能使盆底及腹肌张力恢复。产褥期内，产妇腹部及会阴部损伤尚未恢复，应避免性生活，以免引起感染或出血等问题。

（陈　欣）

# 第四节　哺乳期保健

母乳是婴儿最适合的天然食品。WHO 提倡产后 4～6 个月纯母乳喂养，之后以母乳喂养并添加适当辅食方式进行喂养，直至 2 岁或更长时间。为了保证哺乳顺利进行应注意如下几方面。

产妇分娩后 30min 内应及时哺乳。哺乳前可用温水清洁乳头及双手，以免将不洁之物带入婴儿口中。在婴儿饥饿时或母亲感到乳房充满时按需哺乳，体位可选用坐位或卧位，婴儿嘴应包含全部乳头及大部分乳晕，哺乳时长应控制在 15min 以内。哺乳结束后可用少量乳汁涂在乳头和乳晕上，增加表面油脂，避免乳头皲裂。

哺乳期产妇应保持心情舒畅，营养充足，这对保证哺乳质量有重要意义。若出现乳汁不足，应鼓励母亲树立信心，适当调节饮食以补充营养。产妇应避免使用通过乳汁影响婴儿生长发育的药物，若母体因病需要使用此类药物，暂停母乳喂养。母体患有心脏病、高血压、艾滋病等疾病或正在服用影响自身及婴儿健康的相关药物时，不宜进行母乳喂养。若出现因母亲产后疲劳或乳头疼痛造成哺乳困难、严重乳头皲裂时，停止哺乳或改用吸乳器。

（陈　欣）

# 第五节　围绝经期保健

绝经前后肾气渐衰，阴阳失衡，部分妇女在绝经前后会出现因性激素减少所引发的一系列躯体和精神心理症状。为了保证妇女能顺利度过此阶段，应注意以下几方面的调理。

在医师指导下，合理补充雌激素、钙剂等以减少或缓解绝经综合征、心血管疾病、骨质疏松症等疾病的发生，帮助妇女平稳度过围绝经期。运用中医方法如中药、针灸、推拿、健身气功等调补肾之阴阳，缓解围绝经期症状。此期也是妇科肿瘤的好发时期，应每年定期体检。规律作息，合理饮食，重视蛋白质、维生素及微量元素的摄入，保持心情舒畅，适当体育锻炼。此期激素水平下降明显，需预防萎缩的生殖器发生感染。同时由于盆腔支持组织及韧带松弛，容易发生子宫脱垂及压力性尿失禁，可进行肛提肌锻炼，加强盆底组织的支持力。虽然围绝经期生育能力下降，但仍应注意避孕，以免意外怀孕对女性身体造成损伤。

（陈 欣）

 **思考题**

1. 论述妊娠期的保健要点。
2. 论述哺乳期的保健要点。
3. 论述围绝经期的保健要点。

# 第八章　生殖内分泌疾病

生殖内分泌疾病是妇科领域的常见病、多发病，主要包括异常子宫出血、闭经、多囊卵巢综合征、痛经、子宫内膜异位症、子宫腺肌病、经前期综合征、早发性卵巢功能不全、绝经综合征等。导致生殖内分泌疾病的主要因素有下丘脑-垂体-卵巢轴功能紊乱或异常，或子宫或下生殖道等生殖系统异常，或受下丘脑-垂体-肾上腺轴或下丘脑-垂体-甲状腺轴功能紊乱影响，部分与遗传因素、女性生殖器发育异常有关。

生殖内分泌疾病主要表现为月经的周期、经期或经量发生异常，或伴随月经周期出现明显不适症状，或在经断前后出现一系列症状。根据其临床表现，归属于中医学的月经病范畴。其病因病机，中医认为主要是由于先天禀赋不足，或因外感六淫，内伤七情、饮食失宜、劳逸失常或房室所伤，而致脏腑功能紊乱，气血失调，导致肾-天癸-冲任-胞宫轴失序，冲任二脉损伤，从而发生月经病。

生殖内分泌疾病的诊断应采用辨病辨证相结合的方法，根据病史、临床表现、体格检查及影像学、实验室检查等，明确疾病诊断。在此基础上，四诊合参，确定患者证型。

生殖内分泌疾病的治疗多采用中西医结合治疗方法，取长补短，发挥综合治疗的优势。西医治疗方面，主要根据疾病、年龄、病情的轻重、禁忌慎用情况、有无生育要求等，采用相应的激素药物治疗，以恢复月经周期、改善不适症状、提高生育能力，或延缓疾病进展，或防止子宫内膜病变等。肾气盛，天癸至；肾气衰，天癸竭。肾气的盛衰决定着冲任二脉的通盛、月经的行止；脾主运化，为气血生化之源，并主统血、摄血；肝藏血，主疏泄，司血海。故生殖内分泌疾病的中医治疗法则主要有补肾、扶脾、疏肝，同时调理气血、调理冲任。补肾以滋肾填精、补益肾气为主，使阴生阳长，阴平阳秘，精血俱旺。扶脾在于健脾益气以化生气血，统血、摄血以调经。疏肝在于理气解郁，通调气机，佐以养肝血。肝气得舒，气机得畅，则血海蓄溢有常。气为血之帅，血为气之母。调理气血，首辨在气在血。病在气者，则以治气为先，佐以理血；病在血者，则以治血为主，佐以理气。调理冲任，重在使冲任通盛，血海蓄溢有序。

生殖内分泌疾病中西医结合诊治时需以病为纲，以证为目；根据疾病的轻重缓急，急则治其标，缓则治其本；依据病证结合诊断结果，对中、西医两种治法择优而从，取长补短，或主辅互补，或单用一法，或联合应用，或先后应用，使两者有机结合。

## 第一节　异常子宫出血

异常子宫出血（abnormal uterine bleeding，AUB）是指与正常月经的周期频率、规律性、经期长度及出血量任何一项不符的、源自子宫腔的异常出血。临床根据 AUB 发病急缓，分为慢性和急性两类：前者指近 6 个月内至少出现 3 次 AUB，无须紧急临床处理但需进行规范诊疗；后者指发生了严重的大出血，需要紧急处理以防进一步失血的 AUB，可见于有或无慢性 AUB 史者。

AUB 按病因分类分为两大类 9 个类型，按英语首字母缩写为"PALM-COEIN"，"PALM"存在结构性改变、可采用影像学技术和（或）病理学方法明确诊断，而"COEIN"无子宫结构性改变。具体指：子宫内膜息肉（polyp）所致 AUB（AUB-P）、子宫腺肌病（adenomyosis）所致 AUB（AUB-A）、子宫平滑肌瘤（leiomyoma）所致 AUB（AUB-L）、子宫内膜恶变和不典型增生所致 AUB（AUB-M）；全身凝血相关疾病（coagulopathy）所致 AUB（AUB-C）、排卵障碍（ovulation failure）相关的 AUB（AUB-O）、子宫内膜局部异常（endometrial）所致 AUB（AUB-E）、医源性（iatrogenic）AUB（AUB-I）、未分类（not yet clas-sified）的 AUB（AUB-N）。导致 AUB 的原因，可以是单一因素，也可多因素并存，有时还存在原发病导致的其他临床表现。

本节内容主要论述无排卵性异常子宫出血和排卵性异常子宫出血。前者属于 AUB-O，后者包括黄体功能不足（inadequate luteal function，ILF）和子宫内膜不规则脱落（irregular shedding of endometrium）、子宫内膜局部异常等，涉及 AUB-O 和 AUB-E。无排卵性异常子宫出血主要是因下丘脑-垂体-卵巢轴功能异常而致无排卵引起，常见于青春期、绝经过渡期。生育期也可因多囊卵巢综合征、肥胖、高催乳激素血症、甲状腺疾病等引起。ILF 引起的月经周期缩短和子宫内膜不规则脱落所致的经期延长均是临床常见病，两者主要由下丘脑-垂体-卵巢轴功能紊乱导致黄体发育不全或黄体萎缩不全所致。近年来子宫内膜局部异常所致月经过多、经间期出血或经期延长也较多见，属于 AUB-E，本节一并介绍。

异常子宫出血归属于中医学的"崩漏"及"月经失调"范畴。

崩漏系指妇女在非行经期间阴道大量流血或持续淋漓不断，前者称"崩中"，或"经崩"，后者称"漏下"，或"经漏"。崩，始见于《素问·阴阳别论》之"阴虚阳搏谓之崩"，漏，始见于《金匮要略》，其曰："妇人有漏下者，有半产后因续下血都不绝者，有妊娠下血者。"崩与漏在临床上可以互相转化，久崩不止，可致成漏；漏下不止，亦可成崩。崩为漏之甚，漏为崩之渐，故临床统称"崩漏"。

月经失调是指月经的周期性和规律性发生改变，月经的期、量发生异常的一类疾病，包括月经先期、月经后期、月经先后无定期、月经过多、月经过少、经期延长及经间期出血等。

**月经先期：**月经周期提前 7 日以上，甚至 10 余日一行，连续 2 个周期以上者。

**月经后期：**月经周期延后 7 日以上，甚至 3～5 个月一行，连续 2 个周期以上者。

**月经先后无定期：**月经周期时或提前、时或延后 7 日以上，交替不定且连续 3 个周期以上者。

**月经过多：**月经量较正常明显增多，或每次经行总量超过 80mL，而周期、经期基本正常者。

**月经过少：**月经周期正常，经量明显少于平时正常经量 1/2，或少于 20mL，或行经时间不足 2 日，甚或点滴即净者。

**经期延长：**月经周期基本正常，经期超过 7 日，甚或淋漓半个月方净者。

**经间期出血：**两次月经中间，出现周期性的少量阴道流血者。

月经先期、月经先后无定期伴有月经过多、经期延长，若不治或失治者，可发展为崩漏，属于出血倾向性月经失调；月经后期如伴有月经过少，治疗不及时，可发展为闭经，属于闭经倾向性月经失调。另外，育龄期妇女月经失调若延治误治，可导致不孕、流产等，故应及时进行治疗。

# 一、病理病机

## （一）西医病因病理

正常月经的发生是基于排卵后黄体生命期结束，雌、孕激素撤退，子宫内膜功能层失去性激素支持而脱落出血。正常月经的周期、持续时间和血量，表现为明显的规律性和自限性。当机体受到精神紧张、营养不良、代谢紊乱、慢性疾病、环境及气候骤变、饮食紊乱、过度运动、酗酒及其他药物等内外因素影响时，可通过大脑皮质和中枢神经系统引起下丘脑-垂体-卵巢轴功能失调或靶器官效应异常而导致异常子宫出血。

### 1. 无排卵性异常子宫出血

（1）不同年龄阶段的无排卵性异常子宫出血发病机制各不相同：青春期下丘脑-垂体-卵巢轴激素间的反馈调节尚未发育成熟，大脑中枢对雌激素的正反馈作用存在缺陷，无促排卵性LH高峰形成，故无排卵。绝经过渡期因卵巢功能逐渐衰退，卵巢对垂体促性腺激素的反应性降低，卵泡未能发育成熟，雌激素分泌量波动不能形成排卵前高峰，故不排卵。育龄期妇女可因肥胖、多囊卵巢综合征或应激等原因导致不排卵。各种原因引起的不排卵均可导致子宫内膜受单一雌激素的作用而无孕激素抵抗，出现突破性出血而致 AUB。无排卵性异常子宫出血与子宫内膜出血自限机制缺陷有关。主要表现：子宫内膜组织脆性增加；子宫内膜脱落不完全；血管结构与功能异常；凝血与纤溶异常；血管舒张因子异常等。

（2）子宫内膜病理改变：无排卵性异常子宫出血患者的子宫内膜受雌激素持续作用而无孕激素拮抗，可发生不同程度的增生性改变，少数可呈萎缩性改变。

1）子宫内膜增生症（endometrial hyperplasia）：根据 2014 年 WHO 女性生殖系统肿瘤学分类，分为：不伴有不典型增生（hyperplasia without atypia）和不典型增生（atypical hyperplasia，AH）。不伴有不典型增生是指子宫内膜在长期雌激素作用而无孕激素拮抗下，子宫内膜腺体过多增生，但细胞形态未发生不典型改变。此类型包含既往所称的单纯性增生和复杂性增生，发生子宫内膜癌的风险极低。不典型增生（atypical hyperplasia）指子宫内膜增生伴有细胞不典型，发生子宫内膜癌的风险较高，属于癌前病变 AUB-M 范畴，不属于 AUB-O。

2）增殖期子宫内膜（proliferative phase of endometrium）：子宫内膜所见与正常月经周期中的增殖期内膜无区别，只是在月经周期后半期甚至月经期仍呈增殖期形态。

3）萎缩性子宫内膜（atrophic endometrium）：子宫内膜萎缩菲薄，腺体少而小，腺管狭而直，腺上皮为单层立方形或低柱状细胞，间质少而致密，胶原纤维相对增多。

### 2. 排卵性异常子宫出血

（1）黄体功能不足：月经周期中有卵泡发育及排卵，但黄体期孕激素分泌不足或黄体过早衰退导致子宫内膜分泌反应不良，黄体期缩短。子宫内膜形态一般表现为分泌期内膜，腺体分泌不良，间质水肿不明显或腺体与间质发育不同步，或在内膜各部位显示分泌反应不均。内膜活检显示分泌反应至少落后 2 日。

（2）子宫内膜不规则脱落：由于下丘脑-垂体-卵巢轴调节功能紊乱，或溶黄体机制失常，引起黄体萎缩不全，而内膜持续受孕激素影响，不能如期完整脱落。正常月经第 3～4 日时，分泌期子宫内膜已全部脱落。黄体萎缩不全时，月经期第 5～6 日仍能见到呈分泌反应的子宫内膜，常表现为残留的分泌期内膜与出血坏死组织及新增生的内膜混合共存。

（3）子宫内膜局部异常所致 AUB：当 AUB 发生在有规律且有排卵的周期，特别是经排查未发现其他原因可解释时，则可能是原发于子宫内膜局部异常所致的 AUB。其机制可能涉及子宫内膜局部凝血纤溶调节机制异常、子宫内膜修复机制异常如子宫内膜炎症、感染、炎性反应及子宫内膜血管生成异常等。

## （二）中医病因病机

**1. 崩漏** 排卵障碍性异常子宫出血归属于中医学"崩漏"范畴。崩漏的主要病机是冲任不固，不能制约经血。引起冲任不固的常见原因有肾虚、脾虚、血热和血瘀等。

（1）肾虚：先天肾气不足，或少女天癸初至，肾气不足；或绝经前后肾气渐衰；或多产房劳致肾气损伤。若肾阴虚损，阴虚内热，阴不涵阳，虚火内炽，迫血妄行，以致经血非时而下；若肾阳不足，命门火衰，冲任不固，不能制约经血，遂成崩漏。

（2）脾虚：素体脾虚，或饮食不节，或思虑过极，或劳倦过度，损伤脾气，气虚统摄无权，冲任不固，经血失约以致崩漏。

（3）血热：素体阳盛，或素性抑郁，肝郁化火；或感受热邪；或过食辛辣之品，火热炽盛，热扰冲任，迫血妄行。素体阴虚，久病失血伤阴，阴虚内热，扰动血海，血失制约而出血。

（4）血瘀：经期产后，余血未尽，复感寒热湿邪，邪与血结，或七情内伤，气滞血瘀，瘀阻冲任，旧血不去，新血难安，发为崩漏。

**2. 月经失调** 主要病因病机是脏腑功能失常，气血失调，冲任损伤，胞宫藏泻失司。其病位在冲任、胞宫，主要涉及肾、肝、脾三脏，临床上病机包括虚实两方面，虚者包括肾虚、脾虚、血虚、虚热，实者包括肝郁、血瘀、血热、血寒、湿热、痰湿，或为虚实错杂的复合病机。

由于肾气虚、脾气虚、血热、湿热、血瘀引发冲任不固，经血失于制约，而致月经先期、月经过多、经期延长；经间期存在肾阴虚、湿热、血瘀病机，在氤氲之时致阴阳转化不协调，损伤阴络，冲任不固，血溢脉外，遂发生经间期出血；肾虚、血虚、血寒、气郁、血瘀、痰湿导致冲任血海不能按时满溢，发生月经后期或过少；由于肝气郁结或肾气亏虚，导致冲任气血失调，血海蓄溢失常，出现月经先后无定期。

（1）脾气虚：体质素弱，或饮食失节，或劳倦思虑过度，损伤脾气，脾气虚则统摄无权，冲任不固，不能制约经血，导致月经提前、经期延长；血失统摄，以致经行量多。

（2）肾气虚：年少肾气未充，或绝经前肾气渐虚，或多产房劳，或久病伤肾，肾气虚弱，冲任不固，不能制约经血，月经提前。先天肾气不足，或房劳多产，损伤肾气，肾虚精亏血少，冲任不充，血海不能按时满溢，遂致月经后期而至；或冲任血海亏虚，经血化源不足，经虽能至但行经量少；若肾气不充，开阖不利，冲任失调，血海蓄溢失常，遂致月经先后无定期。

（3）虚热：素体阴虚，或失血伤阴，或久病阴亏，或多产房劳耗伤精血，以致阴液亏损，虚热内生，热扰冲任，经血妄行，致月经提前、经期延长或月经量多。肾阴偏虚，虚火耗精，精亏血损，于氤氲之时，阳气内动，虚火与阳气相搏，损伤阴络，冲任不固，因而经间期子宫出血。若阴虚日久耗损阳气，阳气不足，统摄无权，血海不固，以致出血反复发作。

（4）血虚：体质素弱，营血不足，或久病失血，或产育过多，耗伤阴血，或脾气虚弱，生化不足，均可致营血亏虚，冲任不充，血海不能按时满溢或不充，遂使月经周期延后或月经量少。

（5）血寒：经期产后，外感寒邪，或过食寒凉，寒搏于血，血为寒凝，冲任阻滞，血海不能如期满溢，遂使月经后期而来。素体阳虚，或久病伤阳，阳虚内寒，脏腑失于温养，气血化生不足，血海充盈迟，遂致经行后期。

（6）血热：素体阳盛，或过食辛燥助阳之品，或感受热邪，热扰冲任、胞宫，迫血妄行，因而月经先期而至或经量增多。情志内伤，肝气郁结，郁久化热，热扰冲任、胞宫，血海不宁，均可使月经先期而至或月经过多。

（7）肝郁：素多忧郁，气机不宣，血为气滞，运行不畅，冲任阻滞，或疏泄不及，血海不能如期满溢，因而月经延后。若疏泄失司，冲任失调，血海蓄溢失常，则月经时而提前时而延后，导致月经先后无定期。

（8）血瘀：素多抑郁，气滞而致血瘀；或经期产后余血未尽，感受外邪或不禁房事，瘀血内停，瘀阻冲任，血不归经，以致经行量多或经期延长。或七情内伤，气滞冲任，久而成瘀；或感受邪气，邪与血结成瘀；或素多忧郁，气滞血瘀，瘀阻冲任，血行不畅，致经行量少。适值氤氲之时，阳气内动，血瘀与之相搏，损伤血络，故致经间期子宫出血。

（9）湿热：经期产后，血室正开，失于调摄，或不禁房事，或湿热之邪乘虚而入，湿热蕴结冲任，扰动血海，致经行时间延长。湿邪乘虚而入，蕴阻于胞络、冲任之间，蕴而生热，下趋任带二脉，湿热得氤氲之时阳气内动之机，损伤子宫、冲任，故见经间期出血。

（10）痰湿：素体肥胖，痰湿内盛；或劳逸过度，饮食不节，损伤脾气，脾失健运，痰湿内生。痰湿下注冲任，壅滞胞脉，气血运行缓慢，血海不能按时满溢，遂致经行错后；若痰湿致冲任受阻，血不畅行而经行量少。

## 二、诊断与鉴别诊断

（一）诊断

**1. 病史**　询问患者的月经史、婚育史，有无相关疾病如肝病、血液病、甲状腺功能亢进（简称甲亢）或减退（简称甲减），有无精神紧张等影响正常月经的因素。详细了解异常子宫出血的类型、发病时间、病程经过等。

**2. 临床症状**　子宫不规则出血。常表现为月经周期、经期、经量异常，或排卵期出血。

**3. 体征**　出血量多或时间长者常继发贫血，少数急性大量出血可导致休克。

**4. 妇科检查**　无明显异常。

**5. 辅助检查**

（1）血常规及凝血功能测定：检查血红蛋白、血小板计数、出凝血时间和凝血酶原时间、活化部分凝血酶原时间等，以了解贫血程度和排除血液系统病变。

（2）妊娠试验：除外妊娠及其相关疾病。

（3）超声检查：了解子宫内膜厚度及回声，明确有无宫腔占位性病变及其他生殖道器质性病变等。

（4）基础体温（BBT）测定：了解有无排卵及黄体功能。基础体温呈单相型提示无排卵；黄体功能不足时虽呈双相型，但高温相<11日；子宫内膜不规则脱落呈双相型，但下降缓慢。

（5）激素测定：黄体中期测血孕酮值呈卵泡期水平，为无排卵；可检查血睾酮、催乳素水平及甲状腺功能等以排除其他内分泌疾病。

（6）刮宫（dilation and curettage，D&C）或子宫内膜活组织检查：以明确子宫内膜病理诊断，而刮宫兼有诊断和止血双重作用。适用于年龄>35岁、药物治疗无效或存在子宫内膜癌高危因素的异常子宫出血患者。为确定有无排卵或黄体功能，应在经前1～2日或月经来潮6h内刮宫；为明确是否子宫内膜不规则脱落，需在月经第5～7日刮宫；不规则阴道流血或大出血者可随时诊刮。

（7）宫颈细胞学检查：可排除子宫颈癌及癌前病变。

（8）宫腔镜检查：可直视宫颈管及宫腔情况，选择病变区域进行活检以诊断宫腔病变，直视下活检的诊断准确率显著高于盲取。

（二）鉴别诊断

在诊断排卵障碍性异常子宫出血前，必须排除生殖器官病变或全身性疾病所导致的生殖器出血（表 8-1）。

表 8-1　异常子宫出血的鉴别诊断

| 项目 | 异常子宫出血 | 全身性疾病 | 异常妊娠及妊娠并发症 | 生殖器感染 | 生殖器肿瘤 | 生殖器损伤 |
|---|---|---|---|---|---|---|
| 病史 | 子宫不规则出血 | 除子宫不规则出血外，可有其他系统器官异常出血史 | 可有停经史 | 有生殖器官感染或体温升高病史 | 可有 HPV 感染史，子宫肌瘤、卵巢肿瘤等病史 | 近期有外伤史、分娩史或盆腔手术史 |
| 妇科检查 | 子宫大小正常，无压痛 | 无异常 | 子宫增大，质软，宫颈着色，宫颈口见少许血液，或可在附件区扪及包块，触痛明显 | 阴道可见脓性臭味分泌物，子宫颈充血、举痛，子宫压痛；或附件区增厚、条索状增粗或包块，压痛明显 | 宫颈光滑或呈糜烂样改变，或子宫明显增大，表面凹凸不平感或附件区包块，质硬 | 阴道壁或生殖道可见窦道开口或损伤伤口 |
| 实验室检查 | 黄体中期测血孕酮值呈卵泡期水平 | 血常规、凝血功能、肝功能或甲状腺功能异常 | 血、尿 hCG 阳性 | 阴道分泌物检查出现大量白细胞，血常规白细胞升高，红细胞沉降率升高，血 C 反应蛋白升高 | HPV 阳性，宫颈细胞学检查异常，活检提示异常或肿瘤标志物升高 | 合并感染者血常规白细胞升高 |
| 超声检查 | 无异常 | 无异常 | 子宫增大,宫腔可见孕囊或附件可见包块,可见胚芽组织,可有胎心搏动 | 输卵管增粗，输卵管积液，伴或不伴有盆腔积液，输卵管卵巢肿块 | 宫颈、子宫、卵巢或输卵管局部提示占位病变 | 近期损伤形成血肿者局部可有异常回声或异物回声 |

# 三、治疗

应本着"急则治其标，缓则治其本"的原则，出血期止血并纠正贫血，血止后调整周期预防子宫内膜增生和 AUB 复发，有生育要求则促排卵治疗。主要以中、西药物治疗为主，必要时可行手术治疗。

（一）西医治疗

**1. 无排卵性异常子宫出血**　注意加强营养，改善全身情况。严重贫血、休克者应给予输血。出血时间长者应给予抗生素预防感染。

（1）止血：性激素为首选药物，尽量使用最低有效剂量，对大量出血患者，要求性激素治疗 8h 内见效，24～48h 出血基本停止。96h 以上仍不止血者，应注意排除器质性病变。

1）雌激素：急性大出血时过去常使用大剂量雌激素促使子宫内膜增生修复，以达到止血目的，也称"内膜修复法"，适用于急性大量出血而有明显贫血的青春期患者。如戊酸雌二醇 2mg 或结合雌激素 1.25mg 口服，每 4～6h 一次，血止 3 日后按每 3 日递减 1/3 量为宜。

2）孕激素：也称"内膜脱落法""药物性刮宫"，适用于体内已有一定水平雌激素，血红蛋白＞80g/L、生命体征稳定的患者。分别可选：甲羟孕酮（安宫黄体酮，MPA）6～10mg/d，或微粒化黄体酮胶囊（安琪坦、益玛欣、琪宁等）200～300mg/d，或地屈孕酮（达芙通）10～20mg/d，均连用7～10日。停药后子宫内膜脱落较完全，约1周内血止，起到药物性刮宫作用。如出血量多，血红蛋白较低者，可使用大剂量高效合成孕激素，如炔诺酮（妇康片）5～10mg/d，或甲羟孕酮10～30mg/d，连用10～21日，待血止和贫血纠正后停药，也称为"内膜萎缩法"。

3）短效复方口服避孕药：如无避孕药禁忌证，此方法止血效果好、止血速度快、价格低、服用方便。分别可选：炔雌醇环丙孕酮片（达英-35），或屈螺酮炔雌醇片（优思明/优思悦），或去氧孕烯炔雌醇片（妈富隆、欣妈富隆），或复方左炔诺酮（左炔诺酮炔雌醇）等。用药方法：1片/次，出血量多2～3次/日，淋漓出血1～2次/日，大多数出血可在1～3日完全停止；继续维持原剂量3日以上仍无出血可逐渐减量，每3～7日减少1片；仍无出血，可减量到1片/日，维持至出血停止后21日停药。

4）雄激素：有拮抗雌激素、增强子宫平滑肌及子宫血管张力的作用，通过减轻盆腔充血而减少出血量。适用于绝经过渡期患者。单独使用止血效果不佳。

5）辅助止血药：包括应用一般止血药，均有减少出血量的作用，但因其不能促使子宫内膜修复，故不能完全赖以止血。

（2）调节周期：止血后必须调整月经周期，调整周期是治疗的根本，也是巩固疗效、避免复发的关键。调整周期的方法根据患者的年龄、激素水平、生育要求等而有所不同。青春期患者以促进性腺轴成熟，调整月经周期为主；生育年龄的患者以建立正常月经周期，促排卵为主；绝经过渡期患者则以调整月经周期，预防子宫内膜癌的发生为主。

1）孕激素后半周期疗法：月经周期第11～15日起，口服地屈孕酮10～20mg/d，或微粒化黄体酮胶囊200～300mg/d，共10～14日，酌情应用3～6个周期。

2）雌孕激素联合疗法：适用于有避孕要求的患者，常用药包括炔雌醇环丙孕酮片（达英-35）、屈螺酮炔雌醇片（优思明）、屈螺酮炔雌醇片Ⅱ（优思悦）、去氧孕烯炔雌醇片（妈富隆、欣妈富隆）、复方左炔诺酮（左炔诺酮炔雌醇）等。生育期、有长期避孕需求、无避孕药禁忌证者可长期服用。

3）雌孕激素序贯疗法：少数青春期与育龄期患者，如孕激素治疗后不出现撤退性出血，考虑是内源性雌激素水平不足；或绝经过渡期雌激素水平低下者，为模仿卵巢内分泌的周期性变化而外源性给予性激素药物。近年来更多使用复合制剂，如戊酸雌二醇片/雌二醇环丙孕酮片（克龄蒙）、雌二醇/雌二醇地屈孕酮片（芬吗通）。

4）左炔诺孕酮宫内缓释节育系统（levonorgestrel-releasing intrauterine system，LNG-IUS；曼月乐）：安放后在宫腔内局部定期释放低剂量孕激素（LNG 20μg/d），既有很好的避孕作用，又可长期保护子宫内膜、显著减少出血量；由于药物在外周血中的浓度很低，对全身副作用较小。

（3）促排卵：用于生育期、有生育需求者，尤其是不孕患者。青春期患者不应采用促排卵药物来控制月经周期。

1）氯米芬：月经周期第5日起，每晚服50～100mg，连续5日。若排卵失败，可重复用药，最大剂量可用至150mg/d，一般连用3个周期。不可再加大剂量和延长疗程，以免造成卵巢过度刺激综合征（ovarian hyperstimulation syndrome，OHSS）。若内源性雌激素不足，可配伍少量雌激素。

2）尿促性素（hMG）：每支含FSH及LH各75U。月经周期第5日每日肌内注射hMG1～2支，当监测到卵泡最大径线＞18mm时停药，加用hCG 5000～10 000U，肌内注射，以提高排卵率，此法称hMG-hCG促排卵法。应警惕用hMG时并发OHSS，故仅适用于对氯米芬效果不佳、要求生育尤其是不孕患者。

3）hCG：有类 LH 作用而诱发排卵，一般与其他促排卵药联用。超声监测卵泡发育接近成熟时，可大剂量肌内注射 hCG 5000～10 000U 以诱发排卵。

（4）手术治疗：对于药物治疗效果不佳或有药物治疗禁忌证、无生育要求的患者，尤其是不易随访的年龄较大的患者，应考虑手术治疗。

刮宫术可迅速止血，并具有诊断价值，可了解子宫内膜病理，除外恶性病变。对于绝经过渡期及病程长的育龄期患者，应首先考虑使用刮宫术。

患者经各种治疗效果不佳，并了解所有药物治疗的可行方法后，由患者和家属知情选择后接受手术治疗，常用术式包括子宫内膜切除术（宫腔镜下电切割或激光切除子宫内膜或采用滚动球电凝或热疗等方法）和子宫切除术。

**2. 排卵性异常子宫出血**

（1）黄体功能不足：治法包括促进卵泡发育、促进月经中期 LH 峰形成、黄体功能刺激疗法、黄体功能补充疗法等。

1）促进卵泡发育：①卵泡期使用低剂量雌激素：月经周期第 5 日起每日口服妊马雌酮 0.625mg 或戊酸雌二醇 1mg，连续 5～7 日；②氯米芬：月经周期第 3～5 日每日开始口服氯米芬 50mg，连服 5 日。

2）促月经中期 LH 峰形成：卵泡成熟后，给予绒促性素 5000～10 000U 肌内注射。

3）黄体功能刺激疗法：排卵后隔日肌内注射绒促性素 1000～2000U，共 5 次。

4）黄体功能补充疗法：一般选用天然黄体酮制剂，自排卵后开始每日肌内注射黄体酮 10mg，共 10～14 日，也可口服天然微粒化孕酮治疗。

5）口服避孕药：适用于有避孕需求的患者。使用口服避孕药 3 个周期，病情反复者酌情延至 6 个周期。

（2）子宫内膜不规则脱落：治疗方法包括应用孕激素使黄体及时萎缩、绒毛膜促性腺激素促进黄体功能及复方短效口服避孕药控制周期。

1）孕激素：排卵后第 1～2 日或下次月经前 10～14 日开始，每日口服醋酸甲羟孕酮 10mg，连服 10 日。有生育要求者肌内注射黄体酮注射液或口服天然微粒化孕酮治疗。

2）绒毛膜促性腺激素：用法同治疗黄体功能不足。

3）复方短效口服避孕药：有避孕要求者也可口服避孕药，自月经周期第 5 日开始，每日 1 片，连续 21 日为一周期。

**3. 子宫内膜异常所致出血**　建议先行药物治疗，可考虑：

1）左炔诺孕酮宫内缓释节育系统（LNG-IUS），适用于近 1 年以上无生育要求者。

2）氨甲环酸抗纤溶治疗或非甾体抗炎药，适用于近期有生育要求者。

3）短效口服避孕药。

4）孕激素子宫内膜萎缩治疗，如炔诺酮 5mg，每日 3 次，从月经周期第 5 日开始，连续服用 21 日。

5）刮宫术：仅用于紧急止血及需要病理检查者，对于无生育要求，经长期药物治疗效果不佳者，可考虑保守性手术，如子宫内膜切除术。

（二）中医治疗

**1. 崩漏**　临证治疗崩漏，应根据病情缓急和出血时间长短的不同，遵循"急则治其标，缓则治其本"的原则，灵活运用"塞流""澄源""复旧"三法。

"塞流"即止血。暴崩之际，急当止血防脱，首选补气摄血法，可选用生脉散（《内外伤辨惑论》）益气生津、摄血固脱。若见四肢厥逆、脉微欲绝等阳微欲脱之证，可用参附汤（《校注妇人良方》）加炮姜炭以回阳救逆，固脱止血。同时针刺人中、合谷、断红穴，艾灸百会、神阙、隐白穴。血势不减者，宜输血救急。具体运用止血方法时，一是要根据病因病机选择恰当的止血药。二是要注意崩与漏的不同，治崩宜升提固摄，不宜辛温行血；治漏宜养血理气，不可偏于固涩。血势渐缓应按不同证型塞流与澄源并进。

"澄源"即辨证求因以治本，为治疗崩漏的重要阶段。血止或病缓时应针对病因施治，使崩漏得到根本上的治疗。

"复旧"即固本善后，是巩固崩漏治疗的重要阶段。临床多采用补肾、扶脾或疏肝之法。"复旧"更需兼顾"澄源"，并根据月经周期冲任、胞宫、阴阳、气血的变化调整月经周期。

治崩三法既有区别，又有内在联系，临床应用不能截然分开，需结合具体病情灵活运用。"塞流"需"澄源"，而"澄源"当固本，"复旧"要求因。

（1）肾虚证

1）肾阴虚证

【主证】经乱无期，出血量少或多，淋漓不净，色鲜红，质稠；腰膝酸软，五心烦热。

【次证】头晕耳鸣。舌质红苔少，脉细数。

【治法】滋肾养阴，固冲止血。

【方药】左归丸（《景岳全书》）去牛膝合二至丸（《医方集解》）。

【加减】若阴虚有热，加地骨皮、生地黄以滋阴清热、凉血除蒸；若肾阴虚，不能上济心火，致心烦失眠、怔忡烦躁，可合用生脉散或黄连阿胶汤益气滋阴、宁心安神；如胁胀痛者加柴胡、香附、白芍疏肝解郁柔肝；若阴虚肝火偏旺者，症见咽干、眩晕，加夏枯草、牡蛎以清肝敛阴固冲。

2）肾阳虚证

【主证】经来无期，出血量多，或淋漓不尽，色淡质清；腰膝酸软，畏寒肢冷。

【次证】面色晦暗或有暗斑，小便清长。舌淡暗苔白润，脉沉迟无力。

【治法】温肾固冲，止血调经。

【方药】右归丸（《景岳全书》）去肉桂，加艾叶炭、补骨脂、淫羊藿。

【加减】出血量多，加血余炭温经固冲止血；若腰膝酸软、周身乏力，则加桑寄生、续断益肾强腰；若兼有瘀血内阻，加蒲黄、茜草以化瘀止血；若脾肾阳虚，见面浮肢肿、便溏，加党参、黄芪、炮姜益气固经。

（2）脾虚证

【主证】经血非时暴下不止，或淋漓不断，色淡质稀；食少纳呆。

【次证】神倦懒言，面色㿠白，或面浮肢肿。舌淡胖、边有齿痕，苔薄白，脉缓无力。

【治法】补气升阳，止血调经。

【方药】固本止崩汤（《傅青主女科》）。

【加减】崩中量多，加升麻补气摄血；久崩不止，症见头晕、心悸、失眠者，酌加阿胶、茯神养血安神；若漏下不止，兼有血瘀，见经血有块、小腹痛，加益母草、失笑散、三七粉以化瘀止血。

（3）血热证

1）虚热证

【主证】经乱无期，量少淋漓不净或量多势急，血色鲜红，质稠；心烦潮热。

【次证】口燥咽干，大便干结。舌红少苔，脉细数。

【治法】滋阴清热，止血调经。

【方药】保阴煎（《景岳全书》）。

【加减】如暴崩下血者，加仙鹤草、乌贼骨涩血止血；淋漓不断者，加茜草、三七化瘀止血。

2）实热证

【主证】经血非时暴下不止，或淋漓日久不断，色深红，质稠；心烦面赤。

【次证】大便干结，小便黄赤。舌红苔黄，脉滑数。

【治法】清热凉血，止血调经。

【方药】清热固经汤（《简明中医妇科学》人民卫生出版社，1971年）。

【加减】若肝郁化火见心烦易怒，宜清肝泻火止血，加柴胡、牡丹皮、夏枯草、贯众炭清肝泄热；若见湿热内阻之象，去阿胶，加黄柏、连翘、茵陈清热燥湿。

（4）血瘀证

【主证】经乱无期，量时多时少，时出时止，或淋漓不断，或经闭数月又忽然暴下继而淋漓，色紫暗有块；小腹刺痛。

【次证】小腹疼痛拒按，块下痛减。舌紫暗或有瘀斑，苔薄白，脉涩。

【治法】活血化瘀，止血调经。

【方药】逐瘀止血汤（《傅青主女科》）。

【加减】临证可加蒲黄、茜草、益母草以增化瘀止血之力；若见气虚之象，可加党参、黄芪以补气升提止血；若胁腹胀甚者，加香附、川楝子理气行滞；暴崩血多，肢冷汗出，加生脉散敛阴止汗固脱。

**2. 月经失调**　以调经为主，治疗应以补肾健脾、疏肝理气、调理气血为主，应重视平时的调治。因本病虚多实少，寒多热少，故治疗虚证重在补肾滋肾，或濡养精血以调经，不可妄行攻破，以免重伤精血；实证宜活血通利，佐以温经、行气、祛痰，中病即止，不可过量久用；虚实错杂者，应攻补兼施。同时应根据月经周期各阶段阴阳气血的消长规律而灵活用药。

（1）脾气虚证

【主证】月经提前，或先后不定，或经期延长，或有经间期出血，量多，色淡质稀；食少纳呆。

【次证】气短懒言，小腹空坠，神疲便溏。舌淡红苔薄白，脉缓弱。

【治法】补脾益气，固冲调经。

【方药】补中益气汤（《脾胃论》）。

【加减】若月经量多或正值经期去当归之活血，重用人参、黄芪以益气升提止血，加艾叶、棕榈炭、煅牡蛎以固涩止血；大便溏薄者，加茯苓、山药、白扁豆以健脾止泻；若兼见肾虚，则脾肾同补；若心脾两虚，则用归脾汤。

（2）肾气虚证

【主证】经来先期，经量或多或少，色淡暗，质清稀；腰膝酸软。

【次证】头晕耳鸣，面色晦暗或有暗斑。舌淡暗，苔白润，脉沉细。

【治法】补益肾气，固冲调经。

【方药】大补元煎（《景岳全书》）。

【加减】如腰痛明显，加杜仲、续断补肝肾、强腰膝；若经血量多者，加仙鹤草、血余炭收涩止血；量多色淡者，加艾叶炭、杜仲炭温经止血；腰腹冷痛，小便频数者，加益智仁、补骨脂以温肾固涩。如月经量少、周期延后，可用归肾丸或当归地黄饮加减治疗。

（3）虚热证

【主证】月经提前，或经期延长，或有经间期出血，量少，色鲜红，质稠；五心烦热。

【次证】潮热盗汗，咽干口燥。舌红苔少，脉细数。

【治法】养阴清热，凉血调经。

【方药】两地汤（《傅青主女科》）。

【加减】手足心热甚者，加龟甲、白薇育阴潜阳、清退虚热；经量少者，加首乌、枸杞子、熟地黄滋肾阴，生精血。

（4）血虚证

【主证】经期错后，量少，色淡质稀，头晕眼花；面色萎黄。

【次证】心悸失眠，皮肤不润。舌淡苔薄，脉细无力。

【治法】补血养营，益气调经。

【方药】人参养荣汤（《太平惠民和剂局方》）。

【加减】若心悸失眠，加柏子仁、酸枣仁养心安神或选用归脾汤；如小腹隐痛，重用白芍，加香附、阿胶理气养血止痛；若血虚阴亏，加女贞子、墨旱莲、地骨皮滋阴清热。

（5）血寒证

【主证】经期错后，量少，经色紫暗有块；畏寒肢冷。

【次证】小腹冷痛，得热痛减。舌暗苔白，脉沉紧或沉迟。

【治法】温经散寒，活血调经。

【方药】温经汤（《妇人大全良方》）。

【加减】若经量多，去莪术、牛膝活血祛瘀之品，加炮姜、艾叶炭温经止血；若月经量少，加丹参、鸡血藤、益母草活血调经；经行小腹冷痛加台乌药、荔枝核、橘核温经行气止痛。如月经延后量少，伴腰酸无力，小便清长，大便稀溏，舌淡，苔白，脉沉迟或细弱，证属虚寒，可用《金匮要略》温经汤加巴戟天、淫羊藿、小茴香温阳散寒，养血调经。

（6）血热证

【主证】经期提前，量多，色紫红，质稠；心烦面赤。

【次证】大便燥结，小便短赤，渴喜冷饮。舌红苔黄，脉滑数。

【治法】清热凉血，固冲调经。

【方药】清经散（《傅青主女科》）。

【加减】若月经过多，去茯苓淡渗利下，加茜草炭、侧柏炭、地榆凉血止血；若兼见瘀血，可合用失笑散或加三七以活血化瘀。若经来先期，量或多或少，伴少腹胀痛，或胸闷胁胀，或乳房胀痛，此为肝郁血热证，可选丹栀逍遥散疏肝清热，凉血调经。

（7）肝郁证

【主证】经期错后，或先后无定期，量或多或少，经色暗红，或有血块；胸胁胀痛，情志抑郁或烦躁易怒。

【次证】乳房或少腹胀痛，胸闷不舒，嗳气食少。舌质正常苔薄，脉弦。

【治法】疏肝理气，和血调经。

【方药】逍遥散（《太平惠民和剂局方》）。

【加减】月经后期、量少者加泽兰、丹参、益母草行气活血；若经行腹痛，加延胡索、香附理气止痛；若兼血瘀，加益母草、牡丹皮活血化瘀；化热者，加牡丹皮、栀子清热；兼见肾虚，加熟地黄、菟丝子补肾养血；肝郁克脾，加陈皮、厚朴理气和胃健脾。

（8）血瘀证

【主证】经行延长，量或多或少，或有经间期出血，色紫暗，质稠有血块；少腹刺痛。

【次证】腹痛拒按，块下痛减。舌紫暗，或有瘀点、瘀斑，脉涩有力。

【治法】活血化瘀，理冲止血。

【方药】桃红四物汤（《医宗金鉴》）合失笑散（《太平惠民和剂局方》）加益母草、三七、茜草。

【加减】若经行腹痛甚者，酌加制没药、延胡索、香附以理气止痛；血瘀夹热，经色鲜红或深红者，加藕节、仙鹤草凉血止血。

（9）湿热证

【主证】经期延长或经间期出血，血色深红，质稠；平时带下量多，色黄。

【次证】小腹时痛，心烦口渴，口苦咽干。舌红苔黄腻，脉滑数。

【治法】清热除湿，凉血止血。

【方药】清肝止淋汤（《傅青主女科》）去阿胶、红枣，酌加茯苓、炒地榆。

【加减】若出血量多，去活血之牛膝、当归，加茜草炭、芥穗炭、仙鹤草化瘀收敛止血；带下量多者，加土茯苓、椿根皮利湿止带；大便黏腻者，去生地黄、当归、白芍，加厚朴、薏苡仁、砂仁、白扁豆益气健脾利湿。

（10）痰湿证

【主证】经期错后，量少，色淡，质黏；肢体困重。

【次证】头晕体胖或心悸气短，脘闷恶心，带下量多。舌淡胖苔白腻，脉滑。

【治法】燥湿化痰，活血调经。

【方药】苍附导痰丸（《广嗣纪要》）。

【加减】若纳差、倦怠乏力，加白术、人参益气健脾；脘闷呕恶者，加砂仁、枳壳醒脾；带下过多者，加苍术、薏苡仁、车前子除湿止带；痰多者，加胆南星、枳壳理气化痰。

（三）其他疗法

1. **针灸治疗** 取关元、三阴交、肾俞、足三里、隐白、中极、子宫等穴，根据不同病情采用补法或泻法。

2. **耳针治疗** 取内分泌、肾、卵巢、皮质下、神门等穴。

3. **穴位埋线治疗** 取关元、子宫、三阴交、足三里、脾俞、丰隆等穴。

4. **艾灸治疗** 取百会、大敦（双）、隐白（双）等穴。

5. **中成药治疗**

（1）宫血宁胶囊、妇科断红饮胶囊：适用于实热证。

（2）葆宫止血颗粒：适用于虚热证。

（3）云南白药、云南红药、致康胶囊：适用于血瘀证。

（4）人参归脾丸、补中益气丸（颗粒）：适用于脾气虚证。

（四）中西医结合治疗

异常子宫出血患者由于出血量多，或出血时间长，常常导致整体情况下降，或继发性贫血。因此治疗应积极止血，改善全身状况，纠正或防止贫血。出血时间长者，应配合应用抗生素预防感染。对于病程较长者，应中西医结合治疗，提高疗效，缩短疗程。出血期若表现为血崩者，可采用激素治疗，配合中药塞流澄源止血。必要时配合针灸止血。

近年来，临床多有采用"中药周期疗法"，行经期着重活血调经，根据经量多少随证用药；经后期着重补益肝肾养阴填精，促进卵泡发育成熟；经间期着重理气活血，促进阴阳转化，诱发排卵；经前期着重补肾助阳，维持黄体功能；一般连续治疗3~6个周期，可望逐渐建立正常月经周期，并恢复排卵。但因无排卵性异常子宫出血往往病程长、病情复杂，月经周期已完全紊乱，因此运用"中药人工周期"应结合辨证论治并动态监测卵泡发育方能取得良好的疗效。中西医结合治疗的原则是中西医优势互补、缩短疗程、提高疗效和改善患者生活质量。

**1. 基础治疗** 出血期避免剧烈运动和疲劳，出血多时应卧床休息，增加营养，纠正贫血。

**2. 中西医结合分型、分期管理**

（1）无排卵性异常子宫出血

1）青春期：出血期孕激素撤退法或短效复方口服避孕药联合中医药辨证止血。血止后调整周期：中医药调经、固本复旧，联合孕激素撤退法、短效复方口服避孕药、雌孕激素序贯疗法（适用于雌激素水平低时）。

2）生育期：出血期血红蛋白≥80g/L，选择孕激素撤退法或短效复方口服避孕药联合中医药辨证止血；血红蛋白＜80g/L，应用高效合成孕激素联合中医药辨证止血、补虚。如有指征者行诊刮术或子宫切除术。

血止后调整周期：多采用孕激素撤退法；有生育要求者，促排卵联合中医药调经助孕；无生育要求者中医药调经复旧，联合左炔诺孕酮宫内缓释节育系统、短效复方口服避孕药。

3）绝经过渡期：如有指征者行诊刮术或子宫切除术。

出血期血红蛋白≥80g/L，选择孕激素撤退法联合中医药辨证止血；血红蛋白＜80g/L，应用高效合成孕激素联合中医药辨证止血、补虚。

血止后中医药固本复旧，联合孕激素撤退法、雌孕激素序贯疗法（雌激素水平低时）、左炔诺孕酮宫内缓释节育系统。

（2）有排卵性异常子宫出血：如有避孕要求可口服避孕药 3～6 个周期。有生育要求者，卵泡期：中医药调经或联合西药促进卵泡发育。排卵后或 BBT 上升后：中医药调经或联合隔日肌内注射绒促性素。经期延长：中医药调经或联合小剂量雌二醇。

 **思维导图**

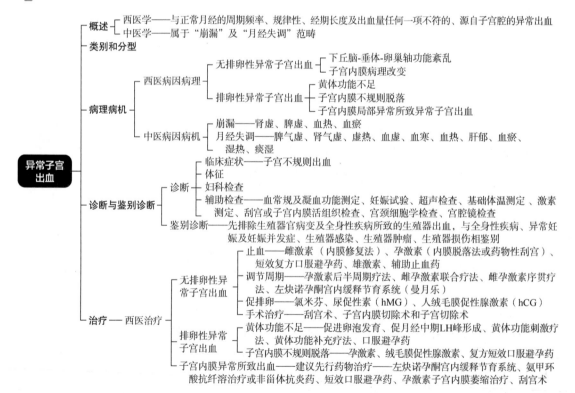

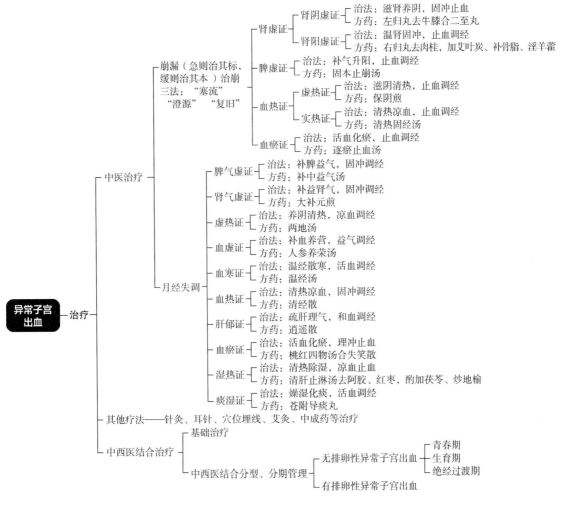

（朱鸿秋）

# 第二节 闭 经

　　闭经（amenorrhea）表现为无月经或月经停止，为常见的妇科病证。根据既往有无月经来潮，分为原发性闭经与继发性闭经。原发性闭经指年龄超过14岁，第二性征未发育；或年龄超过16岁，第二性征已发育，月经还未来潮。继发性闭经指正常月经建立后月经停止6个月，或按自身原有月经周期计算停止3个周期以上者。WHO将闭经归纳为3种类型：Ⅰ型为无内源性雌激素产生，FSH水平正常或低下，PRL水平正常，无下丘脑、垂体器质性病变的证据；Ⅱ型为有内源性雌激素产生，FSH及PRL水平正常；Ⅲ型为FSH水平升高，提示卵巢功能衰竭。

　　中医学对闭经的记载首见于《黄帝内经》，称"女子不月""月事不来""血枯"等，并有治疗闭经的第一首方剂"四乌鲗骨一藘茹丸"。青春期前、妊娠期、哺乳期及绝经后期月经不来潮属生理现象，本节不作讨论。

# 一、病理病机

## （一）西医病因病理

正常月经周期的建立和维持有赖于生殖器官的发育成熟、下丘脑-垂体-卵巢轴的神经内分泌调节及子宫内膜对性激素的周期性反应和下生殖道的通畅，其中任何环节发生障碍都可能导致闭经。

**1. 原发性闭经** 多为遗传因素或先天发育缺陷所致，约 30%伴生殖道异常。根据第二性征发育情况分为第二性征存在和第二性征缺乏两类。第二性征存在的原发性闭经包括米勒管发育不全综合征（MAKH 综合征）、雄激素不敏感综合征、卵巢不敏感综合征（对抗性卵巢综合征）、真两性畸形、生殖道闭锁等。第二性征缺乏的原发性闭经包括低促性腺激素性腺功能减退和高促性腺激素性腺功能减退（特纳综合征；46, XX 单纯性腺发育不全和 46, XY 单纯性腺发育不全）。

**2. 继发性闭经** 发生率高于原发性闭经，分为下丘脑性、垂体性、卵巢性、子宫性及其他疾病引起内分泌功能异常的闭经，其中，下丘脑性闭经最常见。

（1）下丘脑性闭经：是因中枢神经系统、下丘脑功能紊乱或器质性病变引起的闭经，临床上以功能性原因多见，属低促性腺激素性闭经，可因精神应激、体重下降和神经性厌食、过量或剧烈运动、药物、颅咽管瘤等引起。治疗及时闭经尚可逆转。

（2）垂体性闭经：腺垂体器质性病变或功能失调致促性腺激素分泌异常，继而影响卵巢功能引起闭经。可因垂体梗死、垂体肿瘤、空蝶鞍综合征等引起。

（3）卵巢性闭经：卵巢分泌的性腺激素水平低下，致子宫内膜无法发生周期性反应而导致闭经。可因卵巢早衰、多囊卵巢综合征、卵巢功能性肿瘤而导致。

（4）子宫性闭经：闭经原因在子宫。月经调节功能和第二性征正常，但子宫内膜对卵巢激素不能产生正常反应而导致闭经。最常见的原因为 Asherman 综合征。多因人工流产刮宫过度等宫腔操作引起子宫内膜损伤，导致宫腔粘连而闭经。子宫切除后或放疗损坏子宫内膜也可引起。

（5）其他：肾上腺、甲状腺、胰腺等疾病引起内分泌功能异常也可导致闭经。

## （二）中医病因病机

闭经的病因病机分为虚实两类。虚者多因精亏血少，无血以下；实者多为邪气阻隔，胞脉不通，经不得下。

**1. 肾虚** 素禀肾虚，或房事不节、早婚多产、久病伤肾，致肾精亏虚，冲任不充，或肾气虚无力推动血行，肾阳虚血失温煦，致胞宫不能按时满溢而月经停闭。

**2. 脾虚** 脾胃素弱，或忧思过度，或饮食劳倦，损伤脾气，脾失健运，气血生化乏源，冲任空虚，致月经停闭。

**3. 血虚** 素体血虚，或久病大病、数伤于血，耗伤营血，冲任血少，血海空虚，无血可下，致月经停闭。

**4. 气滞血瘀** 素性抑郁，或七情所伤，致肝气郁结，气滞血瘀，冲任瘀阻，胞脉不通，经血不下，致月经停闭。

**5. 寒凝血瘀** 经期产后，感受寒邪，或过食生冷、淋雨涉水，寒邪客于冲任，凝滞胞脉，经血不下，致月经停闭。

**6. 痰湿阻滞** 素体肥胖，痰湿偏盛，或嗜食肥甘厚味，酿生痰湿，或脾虚失运，内生痰湿，痰湿下注冲任，壅遏胞脉，经血不下，致月经停闭。

## 二、诊断与鉴别诊断

（一）诊断

闭经的诊断应重视病史询问。详细询问月经史，包括初潮年龄、月经周期、经期、闭经期限和伴随症状等。发病前有无导致闭经的诱因，如精神因素、饮食习惯、体重增减、环境改变、剧烈运动、各种疾病及用药情况、既往手术史及职业等。已婚妇女需询问生育史（包括避孕情况）及产后并发症史。原发性闭经应询问第二性征发育情况，了解生长发育史，或其他疾病及家族史。

**1. 临床症状**　无月经或月经停闭，可伴有与病因相关的症状。如垂体肿瘤可见溢乳；希恩综合征可见毛发脱落、倦怠嗜睡、畏寒肢冷；多囊卵巢综合征可见痤疮、多毛；卵巢早衰可见烘热汗出、失眠多梦等。

**2. 体征**　检查全身发育情况，包含精神状态、营养和健康情况、智力发育，体重、身高及四肢与躯干比例，第二性征发育情况，有无畸形，有无乳汁分泌，有无甲状腺肿大等。

**3. 妇科检查**　注意内外生殖器发育状况，有无先天性缺陷、畸形，盆腔有无肿物等。

**4. 辅助检查**　有性生活史的闭经者，必须首先检查血或尿 hCG 水平以排除妊娠。

（1）功能试验

1）药物撤退试验：用于评估体内雌激素水平，以确定闭经程度。包括孕激素试验和雌孕激素序贯试验。停药后出现撤药性出血提示子宫内膜有一定雌激素水平。停药后无撤药性出血，应行雌孕激素序贯试验，如停药后发生撤药性出血者，提示子宫内膜功能正常，可排除子宫性闭经；无撤药性出血者应重复一次试验，若仍无出血，可诊断为子宫性闭经。

2）垂体兴奋试验：又称 GnRH 刺激试验，了解垂体对 GnRH 的反应性。若静脉注射黄体生成素释放激素（LHRH）后，LH 值比基础值升高 2～3 倍，高峰出现在 15～30min，为正常反应，提示垂体功能正常；若高峰出现时间迟于正常反应，则为延迟反应，说明垂体功能减退，如希恩综合征；若高峰值比基础值升高 5 倍，则为活跃反应，可见于卵巢功能不全或多囊卵巢综合征。

（2）激素测定：建议停用雌孕激素药物至少 2 周后测定性激素。

1）血甾体激素测定：包括雌二醇、孕酮及睾酮测定。雌激素水平低，提示卵巢功能不正常或衰竭；血孕酮水平升高，提示排卵；睾酮值高，提示可能有多囊卵巢综合征等。

2）催乳素测定：PRL＞25μg/L 时，称为高催乳素血症。PRL 升高者测定 TSH，TSH 升高为甲状腺功能减退；TSH 正常，而 PRL＞100μg/L，应行头颅 MRI 或 CT 检查，排除垂体肿瘤。

3）垂体促性腺激素测定：FSH＞40U/L（相隔 1 个月，两次以上测定），提示卵巢功能衰竭；FSH、LH 均＜5U/L，伴雌二醇水平低下，提示下丘脑性或垂体性闭经；若 LH＞25U/L 或 LH/FSH≥2～3 时，高度怀疑多囊卵巢综合征。

4）其他激素的测定：肥胖或临床上存在多毛、痤疮等高雄激素体征时尚需测定雄激素（睾酮、硫酸脱氢表雄酮、雄烯二酮）、胰岛素、孕酮和 17-羟孕酮，并行口服葡萄糖耐量试验（OGTT）、胰岛素释放试验，以确定是否存在高雄激素血症、胰岛素抵抗或先天性 21 羟化酶缺陷等疾病。库欣综合征者可测定 24h 尿游离皮质醇等。

（3）影像学检查

1）超声检查：检查盆腔有无子宫，子宫形态、大小、内膜厚度，卵巢大小、形态、卵泡数目等。

2）CT 或 MRI：检查盆腔及头部蝶鞍区，了解盆腔肿块和中枢神经系统病变性质，诊断盆腔肿瘤、下丘脑病变、空蝶鞍、垂体微腺瘤等。

（4）宫腔镜检查：用以判断是否有宫腔粘连等。

（5）染色体检查：对原发性闭经及性腺发育不全者可确定其病因，以明确诊断。

（6）其他：包括基础体温测定、诊断性刮宫等。怀疑结核时，应行内膜活检。

## （二）鉴别诊断（表 8-2）

表 8-2　闭经的鉴别诊断

| 项目 | 多囊卵巢综合征 | 早发性卵巢功能不全 | 闭经泌乳综合征 | 希恩综合征 |
|---|---|---|---|---|
| 症状 | 闭经，痤疮，多毛，肥胖、黑棘皮 | 40岁以下闭经，常伴烘热汗出，烦躁抑郁，失眠多梦，阴道干涩 | 闭经，或溢乳，头痛，复视 | 有产后大出血等病史，闭经，毛发脱落，畏寒肢冷，性欲淡漠 |
| 检查 | 血清睾酮异常升高；超声检查一侧或双侧卵巢内小卵泡≥12个 | FSH>40U/L；超声卵巢窦卵泡稀少或消失；生殖器萎缩 | 催乳素异常升高；检查头颅CT或MRI，除外垂体腺瘤等病变 | 促性腺激素（FSH、LH）水平降低；超声检查可见生殖器萎缩 |

# 三、治疗

因闭经病因及症状复杂多样，治疗需根据病因及症状综合治疗。治疗目的是维持女性生殖健康及身心健康，促进第二性征发育，恢复月经，帮助有生育需求的女性实现生育目标，并预防可能出现的并发症等。

## （一）生活方式干预

通过调整生活方式进行全身干预，合理饮食，调整心态，适当运动，保持标准体重。

## （二）西医治疗

### 1. 激素治疗

（1）性激素治疗

1）雌激素补充治疗：适用于无子宫者。戊酸雌二醇每日 1mg，或妊马雌酮每日 0.625mg或微粒化 17β-雌二醇每日 1mg，连服 21 日，停药 1 周后重复给药。

2）雌、孕激素人工周期疗法：适用于有子宫者。上述雌激素连服 21 日，最后 10 日加用地屈孕酮，每日 10～20mg，或醋酸甲羟孕酮每日 6～10mg。

3）孕激素疗法：适用于体内有一定内源性雌激素水平的 I 型闭经者，可于月经周期后半期（或撤药性出血第 16～25 日）口服地屈孕酮 10～20mg，或醋酸甲羟孕酮 6～10mg。

（2）促排卵：适用于有生育要求的患者。有一定内源性雌激素水平无排卵者可予以来曲唑或氯米芬促排卵。对于低促性腺激素闭经，或来曲唑或氯米芬促排卵失败者可用促性腺激素，常用 hMG 或 FSH 促进卵泡发育，卵泡成熟时予以 hCG 诱发排卵。由于可能导致卵巢过度刺激综合征（ovarian hyperstimulation syndrome，OHSS），严重者可危及生命，因此必须由有经验的医生在超声和激素水平监测下用药。下丘脑性闭经者可用 GnRH，以脉冲皮下注射或静脉方式给药。对于卵巢功能衰竭者不建议采用促排卵药物治疗。

（3）其他激素治疗：①溴隐亭，用于高催乳素血症者及垂体催乳素瘤者。②肾上腺皮质激素，用于先天性肾上腺皮质增生引起的闭经。③甲状腺素，用于甲状腺功能减退所致的闭经。

### 2. 手术治疗

（1）生殖器畸形：处女膜闭锁、阴道横隔或阴道闭锁者，可手术切开或行阴道成形，使经血流畅。宫颈发育不良者，若无法手术矫形，则应行子宫切除术。

（2）Asherman 综合征：在宫腔镜直视下分离粘连，随后加用大剂量雌激素并放置宫腔球囊宫腔内支撑 7～10 日。宫颈狭窄和粘连者，可通过宫颈扩张术治疗。

（3）肿瘤：应根据肿瘤类型、部位、大小及性质确定治疗方案。如卵巢肿瘤确诊需手术治疗。垂体催乳素瘤如药物治疗无效或瘤体较大产生压迫症状者可采用手术治疗。

## （三）中医治疗

治疗应根据病证，虚者补而通之，实者泻而通之，虚实夹杂者当补中有通，攻中有养，皆以恢复月经周期为要。切不可一味滥用攻破或峻补之法，犯虚虚实实之戒。若因其他疾病而致经闭者，又当先治他病，或他病、调经并治。

**1. 肾虚证**

（1）肾气虚证

【主证】月经初潮来迟，或月经后期，量少，渐至闭经；腰膝酸软。

【次证】小便频数，头晕耳鸣，性欲减低。舌淡红，苔薄白，脉沉细。

【治法】补肾益气，养血调经。

【方药】大补元煎（《景岳全书》）加丹参、牛膝。

【加减】闭经日久，畏寒肢冷甚者，酌加肉桂、紫河车以温肾助阳，调冲任；夜尿多者，酌加金樱子、覆盆子以温肾缩尿。

（2）肾阴虚证

【主证】月经初潮来迟，或月经后期量少，渐至闭经；腰膝酸软，五心烦热。

【次证】潮热盗汗，头晕耳鸣，心烦少寐，颧红唇赤。舌红，苔少或无苔，脉沉细数。

【治法】滋肾益阴，养血调经。

【方药】左归丸（《景岳全书》）。

【加减】潮热盗汗者，酌加青蒿、鳖甲、地骨皮以滋阴清热；心烦不寐者，酌加柏子仁、珍珠母以养心安神。

（3）肾阳虚证

【主证】月经初潮来迟，或月经后期量少，渐至闭经；腰膝酸软，畏寒肢冷。

【次证】小便清长，夜尿多，大便溏薄，面色晦暗，或目眶暗黑。舌淡，苔白，脉沉弱。

【治法】温肾助阳，养血调经。

【方药】十补丸（《济生方》）加佛手、川芎。

【加减】若大便溏薄，面肢浮肿者，酌加黄芪、桂枝以温阳益气利水；面色晦暗兼有色斑，少腹冷痛者，酌加蒲黄、香附以活血理气。

**2. 脾虚证**

【主证】月经停闭数月；食少纳呆。

【次证】神疲肢倦，脘腹胀满，大便溏薄，面色淡黄。舌淡胖有齿痕，苔白腻，脉缓弱。

【治法】健脾益气，养血调经。

【方药】参苓白术散（《太平惠民和剂局方》）加泽兰、怀牛膝。

【加减】兼见腰膝酸软，五更泻，小便频数者，乃脾肾阳虚，酌加肉豆蔻、巴戟天以温阳止泻；若腹痛而泄泻，伴胸胁、乳房胀痛者，为脾虚而肝气乘之，酌加防风、炒白芍、柴胡以平肝止痛。

**3. 血虚证**

【主证】月经停闭数月；面色萎黄。

【次证】头晕目花，心悸怔忡，少寐多梦，皮肤不润。舌淡，苔少，脉细。

【治法】补血养血，活血调经。

【方药】小营煎（《景岳全书》）加鸡内金、鸡血藤。

【加减】经血不行者，加川牛膝、泽兰等行血通经之品；寒凝血瘀，见小腹凉、四肢不温者，酌加肉桂、巴戟天以温阳通脉。

**4. 气滞血瘀证**

【主证】月经停闭数月；小腹胀痛拒按；胸胁胀痛，情志抑郁。

【次证】嗳气叹息，烦躁易怒。舌紫暗或有瘀点，脉沉弦或涩而有力。

【治法】行气活血，祛瘀通经。

【方药】膈下逐瘀汤（《医林改错》）。

【加减】烦急，胁痛或乳房胀痛，舌尖边红者，酌加柴胡、栀子、郁金以疏肝清热；若肝郁气逆，闭经而兼见溢乳，心烦易怒，头痛，治宜疏肝回乳，益阴通经，方用逍遥散（《太平惠民和剂局方》）酌加川楝子、炒麦芽、川牛膝、生地黄。

**5. 寒凝血瘀证**

【主证】月经停闭数月；小腹冷痛拒按，得热则痛缓；形寒肢冷。

【次证】面色青白。舌紫暗，苔白，脉沉紧。

【治法】温经散寒，活血通经。

【方药】温经汤（《妇人大全良方》）。

【加减】小腹冷痛重者，酌加艾叶、小茴香温经暖宫止痛；四肢不温，畏寒者，酌加制附子、吴茱萸、肉桂温经助阳通经。

**6. 痰湿阻滞证**

【主证】月经停闭数月，肢体困重，带下量多，色白质稠。

【次证】形体肥胖，胸脘满闷，神疲肢倦，头晕目眩。舌淡胖，苔白腻，脉滑。

【治法】豁痰除湿，活血通经。

【方药】丹溪治湿痰方（《丹溪心法》）。

【加减】胸脘满闷重者，酌加瓜蒌、郁金宽胸理气；面目、肢体浮肿者，酌加益母草、泽泻、泽兰除湿化瘀；腰膝酸软者，酌加川续断、杜仲补肾气，强腰膝。

（四）其他疗法

**1. 耳穴治疗**　可选取肾、肾上腺、内分泌、卵巢、神门等穴，每次双耳各取2～3穴，以王不留行贴敷。

**2. 中成药治疗**

（1）八珍益母丸或人参养荣丸：适用于气血两虚证。

（2）坤泰胶囊：适用于阴虚火旺证。

（3）桂枝茯苓丸：适用于气滞血瘀证。

（4）少腹逐瘀颗粒：适用于寒凝血瘀证。

**3. 月经周期疗法**　药物撤退性出血引导月经来潮后，可按月经周期阴阳消长转化规律重建周期，即模拟月经周期的经后期、经间（排卵）期、经前期、行经期施以中药调周治疗。

（五）中西医结合治疗

**1. 基础治疗**　保持健康的生活方式，包括饮食、运动、作息、情绪等。

**2. 中西医结合分型、分期管理**　根据原发病因及症状不同，中西医结合分型、分期管理，采取内分泌、手术等综合治疗，配合中药治疗提高疗效。

（1）青春期：青春期性幼稚的性腺功能低下原发性闭经患者，应采用雌激素治疗；已有性征发育或孕激素试验阳性的患者，应定期应用孕激素，促进周期性药物撤退性月经；46，XY性发育异常患者在性腺切除后，应长期补充性激素。各型均可配合中药周期辨证治疗，旨在促进第二性征发育，建立正常月经周期。如先天畸形，需根据情况行手术治疗。

（2）育龄期：育龄期性腺功能低下的原发性闭经患者，应长期维持性激素补充治疗，定期加用孕激素；有一定内源性雌激素水平的患者，可在月经周期后半期加用孕激素治疗；合并POI卵巢早衰（POF）者可补充雌、孕激素，同时保护生育力；有生育需求者，可加用促排卵，联合中医药辨证论治，调经助孕。如肝郁气逆，闭经兼见溢乳，高泌乳素血症者，治宜疏肝回乳；希恩综合征见毛发脱落、倦怠嗜睡等血虚证表现可补血养血，活血调经；卵巢早衰见烘热汗出、失眠多梦等肾阴虚证表现可滋肾益阴，养血调经等。

（3）绝经过渡期：如无症状则无须干预，可观察至绝经；若伴随代谢、心血管或骨骼问题，可考虑激素替代治疗，并联合中药治疗调节脏腑阴阳、改善症状，同时需警惕子宫内膜病变风险。

 **思维导图**

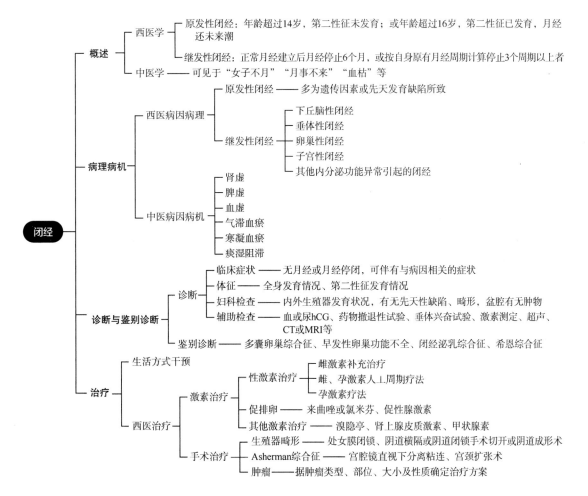

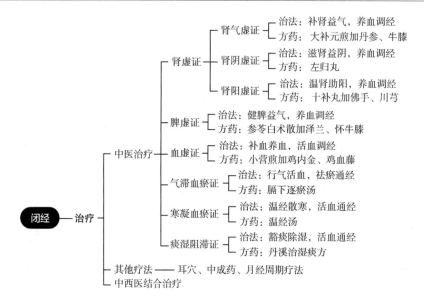

（王小红）

# 第三节　多囊卵巢综合征

多囊卵巢综合征（polycystic ovarian syndrome，PCOS）是一种以月经不调、无排卵性不孕、卵巢多囊样改变为主要特征的内分泌代谢紊乱性疾病，本病好发于青春期和育龄期女性。PCOS在世界各地、不同种族、不同年龄段、不同饮食生活习惯的人群中发病情况及临床特点各有不同。我国 PCOS 患病率波动在 6%～15%。由于 Stein 和 Leventhal 于 1935 年首先报道了本病，因此，PCOS 又被称为 Stein-Leventhal 综合征。中医学无此病名，根据其临床特征及表现，可归属于"闭经""月经后期""崩漏""不孕"等范畴。

## 一、病理病机

（一）西医病因病理

**1. 病因**　本病病因不明，目前普遍认为可能是由遗传基因与环境因素等多种因素综合影响，使内分泌代谢功能紊乱，出现：①雄激素过多；②雌酮（oestrone，$E_1$）过多；③LH/FSH升高；④胰岛素过多。其可能机制涉及以下几方面。

（1）下丘脑-垂体-卵巢轴调节功能紊乱：下丘脑-垂体-卵巢轴（hypothalamic-pituitary-ovarian axis，HPO 轴）是一个完整而协调的神经内分泌系统。如该系统功能紊乱，下丘脑 GnRH 脉冲分泌亢进，使垂体分泌 LH 的幅度及频率增加，呈持续高水平，无周期，不能形成月经中期 LH峰，故无排卵发生。过量的 LH 持续刺激卵泡膜细胞和间质细胞产生过量的雄激素，卵泡内高雄激素抑制卵泡成熟，不能形成优势卵泡，导致卵巢多囊样改变。

（2）胰岛素抵抗及高胰岛素血症：外周组织对胰岛素的敏感性下降，胰岛素对糖代谢调节效能降低，称为胰岛素抵抗。过量的胰岛素可作用于垂体的胰岛素受体，增强 LH 释放并促进卵巢及肾上腺雄激素的分泌。

（3）肾上腺内分泌功能异常：50%的患者合并脱氢表雄酮（dehydroepiandrosterone，DHEA）及脱氢表雄酮硫酸盐（dehydroepiandrosterone sulfate，DHEAS）升高，其原因可能与肾上腺皮质网状带 P450c17α 酶活性增加、肾上腺细胞对促肾上腺皮质激素（adrenocorticotropic hormone，

ACTH）敏感性增加和功能亢进有关。DHEAS 升高提示过多的雄激素部分来自于肾上腺。

**2. 病理**

（1）卵巢病变：双侧卵巢较正常增大 2～5 倍，呈灰白色，包膜增厚、坚韧。镜下可见卵巢白膜增厚、硬化，较正常厚 2～4 倍，皮质表层纤维化，细胞少。白膜下可见大小不等，10～12 个以上的囊性卵泡，直径在 2～9mm。

（2）子宫内膜改变：因稀发排卵或持续无排卵，子宫内膜长期受雌激素刺激，呈现不同程度增生性改变，甚至呈不典型增生。长期持续无排卵增加子宫内膜癌的发生概率。

## （二）中医病因病机

本病主要是以脏腑功能失调为本，湿热、痰浊、瘀血阻滞为标，故临床多为本虚标实、虚实夹杂之证。其发病多与肾、肝、脾脏密切相关，因"肾-天癸-冲任-胞宫"生殖轴功能紊乱而致病。

**1. 肾虚**　先天禀赋不足，素体孱弱，肾气未盛。天癸乏源、冲任失养、血海空虚，而致月经稀少甚至闭经、难以受孕。

**2. 肝经湿热**　素性抑郁，或七情内伤、情志不遂、疏泄失常、郁久化火，热扰冲任；或肝气犯脾、脾虚生湿、湿热蕴结冲任胞宫。

**3. 脾虚痰湿**　素体肥胖或过食膏粱厚味，或饮食失节、损伤脾胃，运化失职、痰湿内生；或忧思伤脾、脾失健运、痰湿内蕴。痰湿阻滞冲任胞脉，而致月经稀少或经闭不行，不能摄精成孕。

**4. 气滞血瘀**　情志不畅，肝气郁结，气机失调，血行不畅，瘀血阻滞胞宫、胞脉，导致闭经、不孕、癥瘕等。

# 二、诊断与鉴别诊断

## （一）诊断

PCOS 的诊断是排除性诊断。目前国际上较多采用 2003 年的鹿特丹标准：①稀发排卵或无排卵；②高雄激素的临床表现和（或）高雄激素血症；③卵巢呈多囊性改变。上述三条中符合两条，并排除其他致雄激素水平升高的病因，如具有先天性肾上腺皮质增生、库欣综合征、分泌雄激素的肿瘤等，即可诊断为 PCOS。

**1. 临床症状**

（1）月经不调：主要表现为月经稀发、月经量少、闭经，也可表现为异常子宫出血如月经频发、淋漓不尽等。

（2）不孕：由于月经不调、稀发排卵或持续无排卵导致的不孕或不良妊娠结局。

**2. 体征**

（1）多毛：毛发呈男性型倾向，如唇周、胸部、下腹部正中等部位出现毛发增粗、增多；亦可见部分患者出现头发油腻、脂溢性脱发等。

（2）痤疮：多见油性皮肤，以颜面、背部较著。

（3）黑棘皮征：常在阴唇、项背部、腋下、乳房下和腹股沟等皮肤褶皱部位出现灰褐色色素沉着，呈对称性，皮肤增厚，质地柔软。

（4）肥胖：部分患者肥胖（体重指数>27.9kg/m$^2$），常呈腹部肥胖（腰围/臀围≥0.80）。肥胖与胰岛素抵抗、瘦素抵抗相关。

**3. 妇科检查**　阴毛粗浓黑呈男性型分布，阴蒂增大，可扪及增大的卵巢。

**4. 辅助检查**

（1）基础体温（BBT）：多表现为单相型曲线。

（2）超声检查：双侧卵巢均匀性增大，包膜回声增强，轮廓较光滑，间质内部回声增强。一侧或双侧卵巢各可见 12 个以上直径 2～9mm 无回声区围绕卵巢边缘，呈车轮状排列，称为"项链征"。连续监测未见优势卵泡发育和排卵迹象。

（3）内分泌测定：一般在患者月经周期第 2～4 日行血清性激素检查，持续无排卵患者不受时间限制。血清 FSH 偏低，LH 升高，LH/FSH≥2～3；血清睾酮、雄烯二酮水平增高，少数患者 DHEA 及 DHEAS 升高；20%～35%的患者可伴有血清催乳素（prolactin，PRL）轻度升高；血清抗米勒管激素（AMH）升高，多为正常人的 2～4 倍；腹部肥胖型患者应监测空腹血糖及 OGTT、空腹胰岛素及葡萄糖负荷后血清胰岛素水平。部分肥胖患者可伴有甘油三酯增高。

（二）鉴别诊断（表 8-3）

**表 8-3　多囊卵巢综合征的鉴别诊断**

| 项目 | 多囊卵巢综合征 | 分泌雄激素的卵巢肿瘤 | 肾上腺皮质增生或肿瘤 | 卵泡膜细胞增殖症 |
|---|---|---|---|---|
| 症状 | 月经失调，多毛，痤疮，肥胖 | 早期月经不调，之后出现男性化体征 | 月经失调，多毛，乳房发育异常 | 月经失调，多毛，痤疮 |
| 辅助检查 | LH/FSH≥2～3，血清睾酮升高 | 血清睾酮显著升高 | 血清睾酮正常或轻度升高，DHEAS 超过正常上限 2 倍，尿 17-酮类固醇显著升高 | 血清睾酮升高，DHEAS 正常，LH/FSH 可正常 |
| ACTH 兴奋试验 | 反应不明显 | 反应不明显 | 肾上腺皮质增生者反应亢进，肾上腺肿瘤反应不明显 | 反应不明显 |
| 地塞米松抑制试验 | 反应不明显 | 反应不明显 | 肾上腺皮质增生者抑制率≤0.7，肾上腺肿瘤反应不明显 | 反应不明显 |
| 其他检查 | 超声提示卵巢多囊样改变 | 超声、CT 或 MRI 可协助诊断 | CT 或 MRI 可协助诊断 | 镜下见卵巢皮质黄素化的卵泡膜细胞群 |

# 三、治疗

因 PCOS 患者临床表现的高度异质性特点，临床治疗应该根据 PCOS 患者的年龄、治疗需求、病情变化等，采取个体化治疗，以达到缓解临床症状、解决生育问题、维护患者健康和提高生命质量的目的。

（一）调整生活方式

生活方式干预是 PCOS 患者首选的基础治疗，尤其是对合并超重或肥胖的 PCOS 患者。生活方式干预应在药物治疗之前和（或）伴随药物治疗时进行。生活方式干预包括饮食控制、运动和行为干预。生活方式干预可有效改善超重或肥胖 PCOS 患者健康相关的生命质量。

（二）西医治疗

**1. 调整月经周期**

（1）孕激素后半周期疗法：可调整月经周期，预防子宫内膜病变。为青春期、围绝经期 PCOS 患者的首选，也可用于育龄期有妊娠计划的 PCOS 患者，推荐使用天然孕激素。地屈孕酮一次 10mg，2 次/日，口服 10～14 日；或微粒化黄体酮每日 200～300mg，连用 5～7 日。

（2）短效复方口服避孕药（combined oral contraceptive，COC）：可调整月经周期、预防子宫内膜增生，减轻高雄激素症状，可作为育龄期无生育要求患者的首选，青春期患者酌情可用，围绝经期应慎用。用药时需注意 COC 的禁忌证。周期性服用，疗程一般为 3～6 个月，可重复使用。

（3）雌孕激素周期序贯治疗：对伴有低雌激素症状的青春期、围绝经期 PCOS 患者可作为首选，既可控制月经紊乱，又可缓解低雌激素症状，可口服雌二醇 1～2mg/d（每月 21～28 日），周期的后 10～14 日加用孕激素，孕激素的选择和用法同前。

**2. 降低高雄激素水平**

（1）短效复方口服避孕药：为青春期和育龄期 PCOS 患者高雄激素血症及多毛、痤疮的首选治疗，常用药物为复方醋酸环丙孕酮。有中重度痤疮或性毛过多，可配合相关的药物局部治疗或物理治疗。

（2）螺内酯（spironolactone）：适用于 COC 治疗效果不佳、有 COC 禁忌或不能耐受 COC 的高雄激素患者。每日剂量 50～200mg，推荐剂量为 100mg/d，至少使用 6 个月才见效。但在大剂量使用时，需注意高钾血症，建议定期复查血钾。育龄期患者在服药期间建议采取避孕措施。

**3. 改善胰岛素抵抗**

（1）调整生活方式、减少体脂：调整生活方式、减少体脂是肥胖 PCOS 患者的基础治疗方案。

（2）胰岛素增敏剂或类胰岛素增敏剂：胰岛素增敏剂如二甲双胍，可增加组织对葡萄糖的摄取利用，提高胰岛素敏感性，适用于 PCOS 伴有胰岛素抵抗的患者。常用剂量为每次口服 500mg，每日 2～3 次；类胰岛素增敏剂如吡格列酮，可增强胰岛素敏感性、改善血脂代谢、抗炎等，常作为双胍类药物疗效不佳时的联合用药选择，常用于无生育要求的患者。

**4. 促进妊娠**　促排卵治疗适用于有生育要求但持续性无排卵或稀发排卵的 PCOS 患者。用药前应排除其他导致不孕的因素和不宜妊娠的疾病，并降低雄激素水平、改善胰岛素抵抗。临床常用一线促排卵药物为氯米芬（clomiphene citrate，CC）、来曲唑，一线促排卵药物无效时可用二线促排卵药物，如促性腺激素，但要加强监测，预防卵巢过度刺激综合征的发生。体外受精-胚胎移植（in vitro fertilization-embryo transfer，IVF-ET）是 PCOS 不孕患者的三线治疗方案。

### （三）中医治疗

中医治疗以补肾为本，以疏肝清热泻火、健脾理气化痰、活血化瘀调经为标，标本同治。月经不调者，重在调经，以恢复月经周期；闭经者采用"虚则补而通之""实则泻而通之"的治疗原则；有生育要求者重在调经种子。

**1. 肾虚证**

（1）肾阴虚证

【主证】月经迟至，量少，甚或闭经；或月经周期紊乱，经血淋漓不尽；腰膝酸软，五心烦热。

【次证】婚久不孕；头晕耳鸣，口燥咽干，便秘溲黄。舌质红，少苔或无苔，脉细数。

【治法】滋肾填精，调补冲任。

【方药】左归丸（《景岳全书》）。

【加减】若心烦失眠者，加五味子、柏子仁、百合、夜交藤等养心安神；若咽干眩晕者，加玄参、麦冬、白芍、夏枯草养阴平肝。

（2）肾阳虚证

【主证】月经后期，量少，色淡质稀，甚至闭经；或月经周期紊乱，经血淋漓不尽；腰膝酸软，形寒肢冷。

【次证】婚久不孕；头晕耳鸣，形体肥胖，性欲淡漠；小便清长，大便时溏。舌质淡，苔薄白，脉沉弱。

【治法】温肾助阳，调补冲任。

【方药】右归丸（《景岳全书》）。

【加减】若月经量多者，去附子、肉桂，加补骨脂、淫羊藿、炮姜炭、艾叶以温阳止血；若见少腹刺痛，经行血块量多且块出痛减者，加桃仁、红花、赤芍以活血行滞。

**2. 肝经湿热证**

【主证】月经稀发，甚则闭经，或月经紊乱，崩漏淋漓；胸胁胀痛，情志抑郁或烦躁易怒。

【次证】毛发浓密，面部痤疮；带下量多、色黄；大便秘结，小便黄；舌质红，苔黄厚，脉沉弦或弦数。

【治法】清肝解郁，除湿调经。

【方药】龙胆泻肝汤（《医宗金鉴》）或丹栀逍遥散（《内科摘要》）。

【加减】肝气不舒，溢乳者，加夏枯草、炒麦芽清肝回乳；若胸胁满痛者，加郁金、王不留行活血理气；若月经不行者，加生山楂、牡丹皮、丹参活血通经；若大便秘结者，加大黄清利通便。

**3. 脾虚痰湿证**

【主证】月经量少，经行延后，甚或闭经；形体肥胖，头身困重，神疲肢倦。

【次证】或婚久不孕；胸闷泛恶，纳呆便溏，带下量多。舌体胖大，色淡，边有齿痕，舌苔白厚腻，脉沉细无力或沉滑。

【治法】化痰除湿，通络调经。

【方药】苍附导痰丸（《广嗣纪要》）。

【加减】若脾虚痰湿不化者，加黄芪、党参、白术以健脾益气祛湿；若胸膈满闷者，加郁金、薤白以行气解郁；若顽痰壅塞者，加浙贝母、皂角刺、海藻、石菖蒲以软坚散结、化痰通络；若痰湿已化，血滞不行者，加川芎、当归以活血通络。

**4. 气滞血瘀证**

【主证】月经量少不畅、有血块；经行延后，甚或闭经不孕；精神抑郁，或烦躁易怒，胸胁、乳房胀痛。

【次证】舌质暗红或有瘀点、瘀斑，脉沉弦或沉涩。

【治法】理气活血，祛瘀通经。

【方药】膈下逐瘀汤（《医林改错》）。

【加减】若经血不行者，加川牛膝、卷柏、泽兰等行血通经之品；若寒凝血瘀，见小腹凉、四肢不温者，加肉桂、巴戟天、石楠叶以温阳通脉；若心烦易怒者，加柴胡、木香、青皮；若腹内有结块或经期血块量多者，加三棱、莪术活血消癥。

（四）其他疗法

**1. 针灸治疗**  取关元、中极、子宫、三阴交等穴。

**2. 耳针治疗**  取肾、肾上腺、内分泌、卵巢、神门等穴。

**3. 穴位埋线治疗**  取关元、子宫、三阴交、足三里、脾俞、丰隆等穴。

（五）中西医结合治疗

PCOS 是慢性病，近期引起月经稀发、肥胖、多毛、痤疮、不孕等，远期导致高血压、糖尿病、子宫内膜癌、乳腺癌等的风险增加，因此，PCOS 需要长期管理。长期管理时需根据患者的年龄、临床表现及有无生育要求等进行个体化决策。中西医结合治疗可以取长补短，是 PCOS 长期管理较好的选择。

**1. 基础治疗**　通过饮食控制、运动和行为干预，控制体重。

**2. 中西医结合分型管理**

（1）肝经湿热证：本证型常伴有雄激素过多，在中药辨证论治的基础上，可同时联合西药降低高雄激素水平，如复方醋酸环丙孕酮、螺内酯等；如患者有高泌乳素血症，可联合西药溴隐停降低催乳素水平；如患者有妊娠要求，采用中药周期治疗，并在降低雄激素的基础上，可联合 CC、来曲唑、促性腺激素等促排卵治疗。

（2）脾虚痰湿证：本证型患者常伴有胰岛素抵抗，临床可同时联合西药改善胰岛素敏感性，如二甲双胍、吡格列酮等；如患者有妊娠要求，可联合 CC、来曲唑、促性腺激素等促排卵治疗。

（3）肾虚证或气滞血瘀证：此两种证型患者临床可表现为月经稀发、闭经、崩漏等多种类型的月经不调，可伴有高雄激素血症或高胰岛素血症。临床根据是否伴有高雄激素血症或高胰岛素血症的具体情况，可采用中药联合短效 COC，或中药联合二甲双胍等治疗。

 **思维导图**

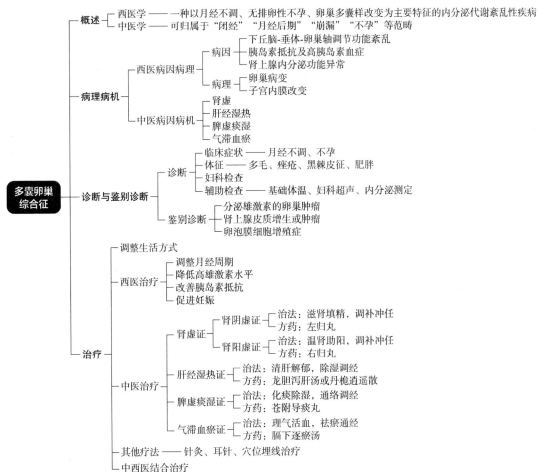

（俞超芹）

# 第四节 痛 经

痛经（dysmenorrhea）是指妇女正值经期或经行前后出现周期性下腹部疼痛、坠胀，或伴腰骶酸痛等其他不适，影响正常工作及生活。本病属中医学"痛经""经行腹痛""月水来腹痛""经期腹痛"等范畴，分为原发性痛经和继发性痛经两大类。前者指无盆腔器质性病变的痛经，占痛经 90% 以上；后者指因盆腔炎、子宫内膜异位症、子宫腺肌病等盆腔器质性疾病引起的痛经，多见于育龄期妇女。本节仅讨论原发性痛经。

## 一、病理病机

### （一）西医病因病理

**1. 前列腺素释放增多** 原发性痛经的发生主要与行经时子宫内膜释放前列腺素（PG）有关。研究表明，痛经患者子宫内膜和经血中 $PGF_{2\alpha}$ 和 $PGE_2$ 含量较正常妇女升高，$PGF_{2\alpha}$ 升高可引起子宫平滑肌过强收缩，血管痉挛，子宫肌层缺血、乏氧而出现痛经。

**2. 精神、神经因素** 内在或外来的精神刺激可使痛阈降低。精神刺激、焦虑、恐惧等均可通过中枢神经系统刺激盆腔神经纤维而引起疼痛。

### （二）中医病因病机

痛经的发生与冲任胞宫的周期性气血变化密切相关。平时子宫藏精气而不泻，血海由空虚到满盈，变化缓慢，致病因素对冲任、子宫影响表现不明显。而经前、经期血海由满盈到溢泻，应以通为顺。若受致病因素影响，邪气内伏或肝郁气滞，冲任、胞宫气血运行不畅，不通则痛；如素体肝肾亏损，气血虚弱，经血下泻进一步耗气伤血，冲任、胞宫失养则不荣而痛。

痛经病位在冲任、胞宫，变化在气血，表现为痛证。临床分类有虚实之别，虚证多为气血虚弱、肝肾亏损；实证多为气滞血瘀、寒凝血瘀或湿热瘀阻等。

**1. 气滞血瘀** 素性抑郁，或忿怒伤肝，肝郁气滞，血行瘀阻，冲任胞脉受阻，血行不畅。经前及经期气血下注冲任，胞脉气血更加壅滞，"不通则痛"。

**2. 寒凝血瘀** 经期感寒饮冷，或冒雨涉水，寒邪客于冲任胞宫，血为寒凝，经前及经期气血下注冲任，胞脉气血更加瘀滞，"不通则痛"。

**3. 湿热瘀阻** 素有湿热内蕴，或经期产后摄生不慎，感受湿热之邪，与血搏结，稽留冲任，蕴结胞中，气血不畅，经前及经期气血下注冲任，胞脉壅滞更甚，"不通则痛"。

**4. 气血虚弱** 素体气血不足，或脾虚气血化源不足，或大病久病耗伤气血，经后冲任气血更虚，胞宫胞脉失养，"不荣则痛"。

**5. 肝肾亏损** 素禀肾虚，或房劳多产伤肾，或久病耗伤精血，肝肾不足，精血亏少，经后精血更亏，胞宫胞脉失于濡养，"不荣则痛"。

## 二、诊断与鉴别诊断

### （一）诊断

根据月经期及行经前后出现下腹部疼痛，妇科检查无阳性体征，临床即可做出诊断。应注意询问有无起居不慎、情志刺激、经期感寒或过食生冷等病史。

**1. 临床症状**　青春期多见，常在初潮后 1～2 年出现经期或行经前后下腹疼痛，为阵发性、痉挛性疼痛或胀痛，多伴下坠感，通常位于下腹部耻骨上，可放射至腰骶部及大腿内侧，可伴有恶心、呕吐、腹泻、头晕、乏力等症状，严重时面色发白、出冷汗、昏厥。

**2. 体征**　患者面容多呈痛苦状，甚至捂腹而卧，或冷汗淋漓，四肢冷，或晕厥。腹部检查无肌紧张及反跳痛。

**3. 妇科检查**　一般无明显异常，偶见子宫发育不良、宫颈口狭小、宫颈管狭长或子宫过度倾屈。

**4. 辅助检查**　可行盆腔超声检查，以排除器质性病变。必要时行 MRI、腹腔镜检查。

（二）鉴别诊断（表 8-4）

**表 8-4　原发性痛经的鉴别诊断**

| 项目 | 原发性痛经 | 子宫内膜异位症 | 盆腔炎性疾病后遗症 | 异位妊娠 |
|---|---|---|---|---|
| 腹痛情况 | 正值经期或经行前后出现周期性下腹部疼痛、坠胀 | 痛经多为继发性，渐进性加重 | 平素腰骶部及小腹坠痛，经期加重 | 下腹隐痛，输卵管妊娠破裂出血时伴发一侧下腹剧烈疼痛 |
| 月经情况 | 可有经量改变 | 可有经量增多、经期延长或月经淋漓不净 | 可有经量增多、经期延长或月经淋漓不尽 | 多表现为停经，伴阴道少量流血 |
| 妇科检查 | 无阳性体征 | 子宫多为后位，可于子宫直肠陷凹及宫骶韧带处扪及单个或多个触痛性结节或包块 | 带下增多，有异味，附件可有增厚感 | 宫颈摇举痛，子宫稍大而软，宫旁可扪及痛性包块 |
| 辅助检查 | 血 β-hCG 阴性，B 超未见明显异常，可有血 $PGF_{2\alpha}$ 值异常升高 | CA125 可升高，超声检查可见卵巢异位囊肿，腹腔镜或活组织检查可确诊 | 可有白细胞计数升高，B 超可见输卵管积液，腹腔镜检查可确诊 | 血 β-hCG 阳性，超声检查宫内无妊娠囊，宫旁可有混合性包块，后穹隆穿刺抽出不凝血 |

# 三、治疗

本着"急则治其标，缓则治其本"的原则，痛经期间应给予镇静、止痛、解痉治疗，平时用中药治疗求因治本。对青春期痛经患者应予精神心理治疗，解除其恐惧心理。

（一）西医治疗

**1. 一般治疗**　重视心理治疗，精神安慰，解除顾虑。足够的休息和睡眠、规律而适度的锻炼、戒烟均对缓解疼痛有一定效果。疼痛难以忍受时可适当应用镇痛、镇静、解痉药。

**2. 前列腺素合成酶抑制剂**　通过抑制前列腺素合成酶，减少前列腺素的产生，防止过强或痉挛性子宫收缩，以减轻或消除痛经。此类药物的治疗有效率可达 80%。①苯基丙酸类：如布洛芬 200～400mg，每日 3～4 次，或酮洛芬 50mg，每日 3 次。②灭酸类：如氟芬那酸 200mg，每日 3 次，月经来潮即开始服用，连续 2～3 日。③吲哚美辛栓：每次 1/3～1/2，置于肛内。

**3. 短效避孕药**　通过抑制排卵，减少 PG 合成，缓解疼痛，适用于有避孕需求者。

（二）中医治疗

痛经的治疗以调理冲任气血为主。按其寒、热、虚、实之不同，分别采用温、清、补、泻之法。治疗应分经时与非经时，经时理血止痛以治标；非经时审因辨证以治本。

**1. 气滞血瘀证**

【主证】经前或经期小腹胀痛，拒按；经前胸胁、乳房胀满或胀痛。

【次证】经血量少，经行不畅，色紫暗有块，块下痛减。舌紫暗或边有瘀点，脉弦或弦滑。

【治法】理气活血，逐瘀止痛。

【方药】膈下逐瘀汤（《医林改错》）。

【加减】若恶心呕吐者，为冲脉之气夹肝气上逆犯胃，加黄连、吴茱萸、生姜平冲降逆。郁而化热，心烦口苦者，加栀子、郁金清热泻火。

**2. 寒凝血瘀证**

【主证】经前或经期小腹冷痛，拒按，得热痛减；畏寒肢冷。

【次证】经量少，色暗有块。舌暗苔白腻，脉沉紧。

【治法】温经散寒，化瘀止痛。

【方药】少腹逐瘀汤（《医林改错》）。

【加减】若痛甚、面色苍白，手足厥冷、冷汗淋漓为寒凝子宫，阳气不达，宜加附子、巴戟天以回阳散寒、温阳暖宫；若有久居湿地史或经期涉水，伴肢体困重不适，苔白腻，酌加苍术、茯苓以除湿。

**3. 湿热瘀阻证**

【主证】经前或经期小腹疼痛或胀痛，灼热感，或痛连腰骶，或平时小腹疼痛，经前加剧；带下量多，色黄质黏有臭味，或低热起伏。

【次证】经血量多或经期延长，色暗红，质稠或夹较多黏液，小便黄赤。舌红苔黄腻，脉滑数。

【治法】清热除湿，化瘀止痛。

【方药】清热调血汤（《古今医鉴》）加蒲公英、薏苡仁。

【加减】若痛甚连及腰骶部，加续断、狗脊、秦艽以清热除湿止痛；经血量多或经期延长者，酌加地榆、马齿苋、黄芩凉血止血；带下异常者，加黄柏、土茯苓、椿根皮除湿止带。

**4. 气血虚弱证**

【主证】经期或经后小腹隐痛，喜揉喜按；神疲乏力，面色萎黄。

【次证】月经量少，色淡，质稀。舌淡苔薄，脉细弱。

【治法】补气养血，调经止痛。

【方药】黄芪建中汤（《金匮要略》）加党参、当归。

【加减】若月经夹血块，酌加蒲黄、五灵脂活血止痛；失眠多梦，心悸者，酌加远志、夜交藤养心安神。

**5. 肝肾亏损证**

【主证】经期或经后小腹绵绵作痛；经色淡，量少；腰膝酸软。

【次证】头晕耳鸣，失眠健忘，或伴五心烦热，或伴畏寒肢冷。舌质淡，苔薄白，脉沉细。

【治法】滋肾养肝，调经止痛。

【方药】调肝汤（《傅青主女科》）加桑寄生、肉苁蓉。

【加减】若腰骶痛甚者，加杜仲、续断补肾强腰；少腹痛兼胸胁胀痛者，加川楝子、延胡索行气止痛；夜尿频数者，加益智仁益肾缩尿。

（三）其他疗法

**1. 针灸治疗** 取中极、关元、气海、三阴交、足三里、次髎、十七椎等穴。

**2. 耳针治疗** 取内生殖器、内分泌、交感、神门等穴。

**3. 穴位埋线治疗** 以双侧地机为主穴。气滞血瘀者可配太冲、血海；气血虚弱者可配气海、关元等；肝肾亏损者可配肝俞、肾俞；寒凝血瘀者可配阿是穴；湿热瘀阻者可配太冲、丰隆。

### 4.中成药治疗

（1）八珍益母丸：适用于气血虚弱证。

（2）元胡止痛片：适用于气滞血瘀证。

（3）少腹逐瘀颗粒：适用于寒凝血瘀证。

## （四）中西医结合治疗

原发性痛经是女性常见病，通过及时、有效的治疗可痊愈。西医多采用前列腺素合成酶抑制剂或短效避孕药，具有一定的治疗效果，但可能产生药物的不良反应。中西医结合治疗原发性痛经通过对症及对因治疗可达到取长补短、优势互补、标本兼治的功效。临证时应辨证求因，对证施治。

急性期疼痛剧烈以中医药理血止痛以治标，可口服汤剂、中成药，加用中医外治法，必要时给予西药镇静、止痛、解痉。

痛经缓解期以中医求因治本，调理冲任气血，按其寒、热、虚、实之不同，分别采用温、清、补、泻之法，可缩短临床治疗时间，提高疗效。

 **思维导图**

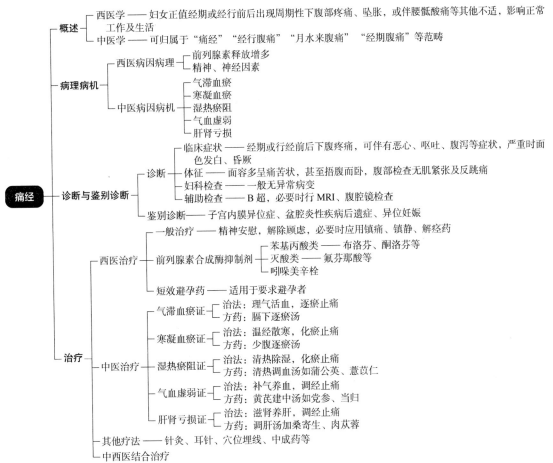

（王小红）

# 第五节　子宫内膜异位症与子宫腺肌病

## 子宫内膜异位症

子宫内膜异位症（endometriosis，EM）简称内异症，是指具有生长功能的子宫内膜组织（腺体和间质）出现在子宫腔被覆内膜及宫体肌层以外的部位所引起的一种雌激素依赖性疾病。根据其临床表现，可归属于中医学"痛经""月经过多""经期延长""癥瘕""不孕症"等范畴。

## 一、病理病机

### （一）西医病因病理

**1. 病因**　内异症的病因尚未完全阐明。但主要的发病学说有种植学说、体腔上皮化生学说、诱导学说。而种植学说包含 1921 年 Sampson 提出的经血逆流学说、淋巴及静脉播散学说、医源性种植学说。其他发病机制包括免疫性炎症学说、遗传及表观遗传学学说、氧化应激学说及"在位内膜决定论"、环境因素学说、干细胞学说等。

**2. 病理**

（1）大体病理

1）卵巢型内异症（ovarian endometriosis）：最多见，约 80% 的病变累及一侧，50% 累及双侧。卵巢型内异症可分为微小病变型和典型病变型。微小病变型属早期，位于卵巢浅表层的红色、紫蓝色或褐色斑点或数毫米大的小囊。典型病变型：异位内膜侵犯卵巢皮质并在其内生长、反复周期性出血，形成单个或多个囊肿型的典型病变，称卵巢子宫内膜异位囊肿。囊肿大小不一，内含暗褐色、似巧克力样糊状陈旧血性液体，故又称卵巢巧克力囊肿。

2）腹膜型内异症（peritoneal endometriosis）：指盆腔腹膜和各脏器表面的内异症病灶，可分为两型。色素沉着型（棕色病变）：盆腔可见典型的紫蓝色或褐色结节，含有内膜腺体和间质细胞、纤维素、血管成分，并有出血。无色素沉着型：为腹膜型内异症的早期病变，外观可表现为红色病变、白色病变，具有较高的生长活性。

3）深部浸润型内异症（deep infiltrating endometriosis）：指病灶浸润深度 ≥5mm 的内异症，好发于盆腔较低或最低处，常累及宫骶韧带、直肠子宫陷凹、阴道穹隆、直肠阴道隔、直肠或结肠壁，也可侵犯膀胱壁和输尿管。

4）其他部位的内异症：会阴切口及腹壁切口的瘢痕内异症，肝、肺、胸膜等部位的少见的远处内异症等。

（2）镜下检查：典型的异位内膜组织可见到子宫内膜上皮、腺体、内膜间质、纤维素及出血等成分。若临床表现和手术时肉眼所见十分典型，即使镜下仅能在卵巢囊壁中发现红细胞或含铁血黄素的巨噬细胞等出血证据，亦应视为内异症。肉眼正常的腹膜组织镜检时发现子宫内膜腺体及间质，称为镜下内异症，发生率为 10%～15%。异位内膜虽可随卵巢周期变化有增生和分泌改变，但其改变不一定与子宫内膜同步，且往往仅表现为增生期改变。异位内膜极少发生恶变，发生率低于 1%，恶变机制并不明确。内异症恶变的细胞类型为透明细胞癌和子宫内膜样癌。

### （二）中医病因病机

本病主要病机为瘀血阻滞冲任胞宫。瘀血阻滞胞宫、胞脉，不通则痛，故可见内异症疼痛症状。瘀血凝聚日久，渐成癥瘕包块。瘀血内阻，胞宫藏泻失常，可表现为经期延长、月经过多等。瘀血内停，阻滞冲任胞宫，不能摄精成孕，故婚久不孕。

**1. 气滞血瘀**　素性抑郁，或恚怒伤肝，肝气郁结，疏泄失司，气滞血瘀，留结于下腹，瘀阻冲任胞宫而发病。

**2. 寒凝血瘀**　经期、产后血室正开，若摄生不慎感受寒邪，或冒雨涉水，或过食生冷，寒客冲任、胞宫，与血相搏，以致胞宫、冲任气血凝滞不畅而发病。

**3. 湿热瘀阻**　素体湿热内蕴，或经期、产后摄生不慎感受湿热之邪。湿热之邪蕴结于冲任胞脉，湿性黏滞、热灼营血，阻滞气血运行，导致血瘀。瘀热互结，伏于冲任、胞宫，随月经定时而发病。

**4. 痰瘀互结**　素有痰湿内蕴，或饮食不节，或劳倦伤脾而致脾阳不振，运化失司，水湿内停，聚而成痰。痰湿下注冲任胞宫，与气血相搏，凝滞气血，痰瘀互结，壅滞冲任胞宫而发病。

**5. 气虚血瘀**　素体脾虚，中气不足，或大病、久病耗气伤血，或因饮食、劳倦、忧愁思虑所伤而致气虚。气虚运血无力，血行迟滞致瘀，瘀阻冲任、胞宫而发病。

**6. 肾虚血瘀**　先天禀赋不足，或房劳多产或堕胎小产，或大病、久病，损伤肾气，肾阳不足则血失温煦，运行迟滞而致瘀；肾阴不足，虚火内生，热灼血瘀，瘀血阻滞冲任、胞宫而发病。

## 二、诊断与鉴别诊断

（一）诊断

**1. 临床症状**　内异症常见的临床表现有盆腔疼痛、不孕及月经异常等。25%的患者无任何症状。

（1）盆腔疼痛：70%～80%的内异症患者有不同程度的盆腔疼痛症状，包括痛经、非经期盆腔痛、性交痛、肛门坠胀痛等。其中最典型的是继发性、进行性加剧的痛经，疼痛部位多位于下腹深部和腰骶部，也可放射至会阴、肛门或大腿内侧，疼痛常在经前和经期发生，呈周期性。疼痛程度与病灶大小不一定呈正相关。若卵巢子宫内膜异位囊肿破裂时，可引起突发性剧烈腹痛，伴恶心、呕吐和肛门坠胀。

（2）不孕：40%～50%的内异症患者合并不孕。导致内异症性不孕的原因包括盆腔解剖结构改变、盆腔内微环境紊乱、卵巢功能异常及子宫内膜容受性缺陷等。

（3）月经异常：15%～30%的内异症患者会出现月经量多、经期延长或月经淋漓不净等。

（4）其他：病变侵犯肠道可见腹痛、腹泻或便秘，甚至周期性少量便血，严重者可发生肠梗阻；病变累及膀胱可在经期出现尿频、尿痛和血尿；病变累及输尿管可致输尿管狭窄、阻塞，引起肾盂积水甚至肾萎缩；肺及胸膜内异症可出现经期咯血及气胸。剖宫产术后腹壁切口、会阴切口内异症表现为瘢痕部位结节及瘢痕处与月经期密切相关的周期性疼痛。

**2. 体征**　17%～44%的患者合并盆腔包块（卵巢子宫内膜异位囊肿），妇科检查（双合诊或三合诊）时可扪及一侧或双侧附件区活动度差的囊性包块；典型盆腔内异症可在直肠子宫陷凹、宫骶韧带或子宫后壁下段扪及触痛结节，子宫后倾固定。若病变累及直肠阴道隔，可在阴道后穹隆部扪及或看到隆起的紫蓝色斑点、小结节或包块。病变累及腹壁切口及脐部等其他部位，则在相应部位可触及质地较硬、活动度差、边界不清的触痛性结节，经期增大。

**3. 辅助检查**

（1）实验室检查：血清CA125值可能升高，其升高多见于重度内异症。由于CA125特异性及敏感性均有限，不能成为独立的内异症诊断依据，但可根据非经期CA125的水平监测内异症病情的变化。

（2）影像学检查：超声检查是诊断卵巢子宫内膜异位囊肿、膀胱及直肠内异症的重要方法。典型的卵巢子宫内膜异位囊肿的超声影像为无回声区、内有密集光点。为评估累及肠管、膀胱或输尿管的深部内异症的病灶范围，可考虑使用盆腔磁共振检查。对累及输尿管的病变，必要时联合静脉肾盂造影或输尿管镜检查。

（3）腹腔镜检查：目前是内异症诊断的金标准。腹腔镜检查的最佳时间是月经干净后立即进行，可直接了解病灶范围和程度，并进行临床分期和生育指数评分。

1）临床分期：内异症的临床分期采用美国生殖医学协会（ASRM）1997 年第三次修订的 rAFS 分期标准，即经腹腔镜检查或剖腹探查确诊，对病灶的部位、数目、大小、深浅、粘连的范围和程度等进行评分。

2）内异症生育指数（endometriosis fertility index，EFI）：根据评分情况预测内异症合并不孕患者腹腔镜手术分期后自然妊娠率。预测前提是男方精液正常，女方卵巢储备功能良好且无合并子宫腺肌病。EFI 总分为 9～10 分时，3 年累积妊娠率超过 70%；EFI 为 0～3 分时，3 年累积妊娠率低于 10%。

（二）鉴别诊断

内异症主要与原发性痛经、盆腔炎性包块、卵巢恶性肿瘤和子宫腺肌病相鉴别（表 8-5）。

表 8-5　内异症的鉴别诊断

| 疾病 | 症状 | 妇科检查 | 体温 | 白细胞计数 | CA125 | 超声影像 |
|---|---|---|---|---|---|---|
| 内异症 | 继发性痛经，渐进性加重 | 子宫多为后位，可于子宫直肠陷凹及宫骶韧带处扪及单个或多个触痛性结节或包块 | 正常 | 正常 | 可升高 | 卵巢型可见卵巢囊肿，囊壁厚，透声差，内有点状细小的絮状光点，形态规则，可与子宫粘连 |
| 子宫腺肌病 | 痛经与内异症相似或更严重，疼痛程度与月经量呈正相关 | 子宫多呈均匀性增大，质地硬，经期子宫压痛明显 | 正常 | 正常 | 升高 | 子宫增大呈球形，回声不均匀，子宫前后壁不对称性增厚；受累的子宫肌层内有小囊肿或微囊肿；子宫内可见很多垂直且细、呈放射状排列的扇形声影 |
| 原发性痛经 | 经行小腹疼痛，呈阵发性、痉挛性或胀痛下坠感，常维持 1～3 日 | 无阳性体征 | 正常 | 正常 | 正常 | B 超检查盆腔无异常 |
| 盆腔炎性包块 | 腹痛无明显周期性，多有急性或反复发作的盆腔感染史 | 子宫活动度差，附件区可扪及边界不清的包块，有压痛 | 升高 | 升高 | 可升高 | 输卵管积液，伴或不伴盆腔积液等 |
| 卵巢恶性肿瘤 | 早期无症状，但病情发展迅速，腹痛、腹胀为持续性，盆腔包块增大迅速 | 可扪及盆腔包块，常伴有腹水 | 正常 | 正常 | 显著升高 | 包块以实性或混合性居多，形态多不规则 |

# 三、治疗

（一）治疗原则

由于内异症是进展性疾病，属于慢性病范畴，需要长期管理。内异症长期管理时应根据患者年龄、病灶、累及器官情况、疼痛程度、生育要求及患者意愿进行个体化综合治疗。长期管理目标是减灭和消除病灶，减轻和消除疼痛，改善和促进生育，减少和避免复发。围绝经期应警惕内异症恶变的风险。

### （二）西医治疗

**1. 药物治疗** 主要是通过干预下丘脑-垂体-卵巢轴，抑制卵巢功能，降低雌激素水平或拮抗雌激素作用，阻止内异症发展。主要适用于内异症相关性盆腔痛，但无卵巢囊肿形成或囊肿较小者。常用的药物如下。

（1）非甾体抗炎药（NSAID）：吲哚美辛、布洛芬等。主要用于与经期相关的疼痛。NSAID可以抑制前列腺素的合成，但不能延缓内异症的进展。主要副作用为胃肠道反应，偶有肝肾功能异常。长期应用需警惕出现胃溃疡。用法：根据需要应用，间隔不少于 6h。

（2）口服避孕药（oral contraceptive，OC）：优思明、优思悦、妈富隆等。主要通过抑制垂体促性腺激素水平，减少雌激素的产生，并直接作用于子宫内膜和异位内膜，导致内膜萎缩，阻止内异症发展。适用于青少年和暂时没有生育要求的育龄期年轻女性。副作用有消化道症状或肝功能异常，40 岁以上患者，要警惕血栓风险。用法：每日 1 片，连续服用 6～9 个月。

（3）高效孕激素：主要通过诱使子宫内膜发生蜕膜样改变，导致子宫内膜萎缩，同时可负反馈抑制下丘脑-垂体-卵巢轴。适用于育龄期女性，青少年慎用。

地诺孕素（dienogest）属于 19-去甲睾酮衍生物，具有极高的孕激素活性和一定的抗雄激素作用，对代谢的影响较小。副作用主要有不规则阴道出血。用法：每日 1 片（2mg），连续服用 6 个月。

左炔诺孕酮宫内缓释节育系统（LNG-IUS）具有与 GnRH-a 制剂相似的疗效，LNG-IUS 的优点是 5 年持续的治疗效果，不需要反复给药。副作用主要有不规则阴道出血。

（4）GnRH-a：亮丙瑞林、戈舍瑞林、曲普瑞林等。人工合成的十肽类化合物，与垂体 GnRH 受体的亲和力较天然的 GnRH 高数十倍至数百倍，若长期连续应用则垂体的 GnRH 受体被耗尽，造成体内低雌激素状态，出现暂时性绝经，故一般称此疗法为"药物性垂体切除"或"药物性卵巢切除"。副作用为低雌激素状态导致的潮热、夜间出汗、阴道干燥、性欲下降和骨质丢失等。用法：亮丙瑞林 3.75mg，月经第 1 日皮下注射后，每隔 28 日注射 1 次，共 3～6 次；戈舍瑞林 3.6mg，用法同前。持续应用 3～6 个月以上可出现骨密度降低，推荐采用反向添加疗法，如雌、孕激素连续联合用药：戊酸雌二醇每日 0.5～1.5mg，地屈孕酮每日 5mg。

（5）雄激素衍生物：孕三烯酮为 19-去甲睾酮甾体类药物，可拮抗孕激素与雌激素作用，能增加游离睾酮含量，抑制 FSH、LH 水平，使体内雌激素水平下降，异位内膜萎缩。副作用表现为雄激素样作用、肝功能损害、体重增加，还可能影响脂蛋白代谢等，限制了其临床应用。用法：每周 2 次，每次 2.5mg，于月经第 1 日开始服用，6 个月为 1 个疗程。

**2. 手术治疗** 适用于药物治疗后症状无缓解、局部病变加剧或生育功能未恢复者，或卵巢子宫内膜异位囊肿较大者，首选腹腔镜手术。

（1）保守性手术：切除异位病灶，保留子宫、卵巢，恢复正常的解剖结构。适用于年轻、有生育要求的患者。保守性手术治疗后内异症疼痛的复发率可高达 30%。

（2）子宫切除术：切除全子宫，保留卵巢。多用于 rAFS 分期Ⅲ、Ⅳ期，症状重且无生育要求的 45 岁以下希望保留卵巢内分泌功能者。切除子宫后可阻断经血逆流而减少内异症复发。

（3）子宫及附件切除术：切除全子宫、双侧附件及所有肉眼可见的病灶。适合 45 岁以上、无生育要求、症状重或者复发经保守性手术或药物治疗无效者。如术后不补充雌激素，复发风险极低。

### （三）中医治疗

本病以痛经、癥瘕、月经不调、不孕为主要临床表现，病性属实或虚实夹杂。辨证时应根据疼痛发生的时间、性质、部位、程度、伴随症状、体征，结合月经的量、色、质及舌脉辨别寒热、虚实。治疗以活血化瘀为原则，并根据患者的寒热虚实辨证用药。一般经前宜理气活血祛瘀，经期行气活血止痛，经后兼顾正气。以痛经为主者重在祛瘀止痛；月经不调或不孕者要配合调经、助孕；瘀久成癥者要散结消癥。

**1. 气滞血瘀证**

【主证】经前或经期小腹胀痛或刺痛，拒按；经前心烦易怒，胸胁、乳房胀痛。

【次证】经血色暗有血块，块下而痛稍减；盆腔有包块或结节，固定不移。舌紫暗或有瘀斑、瘀点，苔薄白，脉弦涩。

【治法】理气活血，化瘀止痛。

【方药】膈下逐瘀汤（《医林改错》）。

【加减】若疼痛剧烈，加乳香、没药、三棱、莪术活血止痛；伴有恶心呕吐者，加制半夏、姜竹茹、白芍柔肝和胃；月经量多夹块者，去桃仁、红花加生蒲黄、三七、益母草化瘀止血；肛门坠胀、便结者，加制大黄化瘀通腑；前阴坠胀者，加柴胡、川楝子理气行滞；盆腔有包块者，加三棱、莪术、血竭化瘀消癥。

**2. 寒凝血瘀证**

【主证】经前或经期小腹冷痛或绞痛，拒按，得热痛减；形寒肢冷。

【次证】经行量少，色紫暗有块，或见月经延后；或盆腔有包块或结节；大便稀溏。舌淡胖而紫暗，有瘀斑、瘀点，苔白，脉沉迟而涩。

【治法】温经散寒，化瘀止痛。

【方药】少腹逐瘀汤（《医林改错》）。

【加减】若恶心呕吐者，加吴茱萸、制半夏、生姜温胃止呕；腹泻者，加肉豆蔻、藿香、白术健脾止泻；腹痛甚，肢冷汗出者，加川椒、制川乌温中止痛；阳虚内寒者，加人参、熟附子、淫羊藿、巴戟天温补脾肾。

**3. 湿热瘀阻证**

【主证】经前或经期小腹灼热疼痛，拒按，得热痛增；头身肢体困重；带下量多，色黄质黏，气臭。

【次证】月经先期，经行量多，色深红质稠，有血块或经血淋沥不净；盆腔有包块或结节；身热口渴，或伴腰部胀痛，溲黄，便溏不爽。舌质红，苔黄而腻，脉滑数。

【治法】清热除湿，化瘀止痛。

【方药】清热调血汤（《古今医鉴》）加败酱草、红藤、薏苡仁。

【加减】若经行质稠，量多夹块者，加茜草、贯众、生蒲黄清热凉血，化瘀止血；下腹疼痛，有灼热感，带下黄稠者，加黄柏、土茯苓清热除湿。

**4. 痰瘀互结证**

【主证】经前或经期小腹掣痛、拒按；肢体困重。

【次证】月经量多，有血块；胸闷纳呆，呕恶痰多；带下量多，色白质稠；盆腔有包块或结节。舌淡胖而紫暗，或边尖有瘀斑，苔白腻，脉弦滑或涩。

【治法】涤痰散结，化瘀止痛。

【方药】苍附导痰丸（《叶天士女科诊治秘方》）加三棱、莪术。

【加减】若脾胃虚弱，正气不足者，加党参、黄芪、白术健脾益气；胸脘痞闷食少者，加山楂、神曲、鸡内金消积导滞；腰痛者，加续断、桑寄生补肾强腰；盆腔有结节者，加皂角刺、浙贝母、海藻、昆布化痰除湿、软坚散结。

**5. 气虚血瘀证**

【主证】经期腹痛，肛门坠胀不适；神疲乏力，少气懒言。

【次证】经量或多或少，或经期延长，色暗淡质稀或夹血块；盆腔有结节或包块；面色淡而晦暗，纳差便溏。舌淡胖，边有齿痕，苔薄白，脉沉涩或无力。

【治法】益气活血，化瘀止痛。

【方药】理冲汤（《医学衷中参西录》）加党参、黄芪。

【加减】若腹冷痛甚者，加艾叶、小茴香、吴茱萸、熟附子、干姜以温经止痛；腰腿酸软者，加续断、桑寄生补肝肾、强筋骨。

**6. 肾虚血瘀证**

【主证】经前或经期腹痛，痛引腰骶；腰膝酸软，头晕耳鸣。

【次证】月经先后无定期，经量或多或少，色暗有块；婚久不孕；盆腔有结节或包块；腰脊刺痛，神疲肢倦，性欲减退，面色晦暗，夜尿频。舌质暗淡或有瘀斑、瘀点，苔白，脉沉细涩。

【治法】补肾益气，化瘀止痛。

【方药】归肾丸（《景岳全书》）加桃仁、生蒲黄。

【加减】若经行淋沥不净，加茜草、乌贼骨化瘀止血；小腹冷痛喜温，畏寒肢冷者，加补骨脂、肉桂、艾叶温肾助阳；若颧红唇赤，手足心热者，加地骨皮、鳖甲养阴清热。

（四）其他疗法

**1. 中成药治疗**

（1）散结镇痛胶囊：适用于痰瘀互结兼气滞证。

（2）桂枝茯苓胶囊：适用于气滞血瘀证。

（3）少腹逐瘀胶囊：适用于寒凝血瘀证。

（4）大黄䗪虫丸：适用于气滞血瘀证见盆腔包块者。

**2. 针灸治疗**　取中极、关元、足三里、三阴交、大横、天枢等穴，平补平泻法。

**3. 中药保留灌肠治疗**　适用于内异症痛经较剧者，或卵巢子宫内膜异位囊肿、后穹隆结节触痛明显者。可选方：大血藤、苏败酱、三棱、莪术、延胡索、牡丹皮、白花蛇舌草、紫草根、黄柏。方法：浓煎至100～150mL，于临睡前排便后，保留灌肠，每晚1次，经期停用。

（五）中西医结合治疗

内异症的长期管理是一种有计划、有评估、有目标的综合治疗策略。中西医融合、取长补短，发挥综合优势，可取得最佳治疗效果。

**1. 内异症相关性疼痛管理**　内异症相关性疼痛首选药物治疗。一线药物包括中药治疗、NSAID、OC及口服高效孕激素等。中药治疗，包括辨证论治、专方治疗、中成药，还可配合中药外敷和灌肠。二线药物包括GnRH-a+反向添加、LNG-IUS。在用GnRH-a治疗时，也可用中医药治疗拮抗其类绝经样副作用，如中药水煎剂或坤泰胶囊等中成药。

**2. 卵巢子宫内膜异位囊肿管理**　卵巢子宫内膜异位囊肿直径＜4cm，且排除恶性肿瘤、无妊娠要求者；或卵巢子宫内膜异位囊肿复发者，可选择OC或地诺孕素，也可选择中药辨证论治、专方治疗、中成药治疗，并可配合中药外敷、灌肠。对于符合手术指征已行卵巢子宫内膜异位囊肿剥除术的内异症患者，可用GnRH-a+反向添加治疗3～6个疗程，或OC或地诺孕素口服，或放置 LNG-IUS 预防复发，也可采用中医药治疗预防复发。

**3. 内异症相关性不孕的管理**　对于 ASRM rAFS 分期中Ⅰ、Ⅱ期内异症性不孕患者，可行腹腔镜手术以切除病灶，恢复盆腔解剖结构，改善盆腔内环境，提高自然妊娠率。对于 EFI 评分≥5 分，无高危因素者，可在医生指导下试孕 3～6 个月，可同时服用中药治疗，以改善盆腔内环境及卵巢功能，促进妊娠。

对于拟行 IVF-ET 的内异症性不孕患者，可在取卵前和胚胎移植前根据中医辨证，给予相应的中医药治疗以促进卵泡发育、提高卵子质量、改善子宫内膜容受性，从而提高临床妊娠率。

# 子宫腺肌病

子宫腺肌病（adenomyosis）简称腺肌病，是指子宫内膜腺体及间质侵入子宫肌层，在激素的影响下发生出血、肌纤维结缔组织增生，形成弥漫性病变或局限性病变的一种良性疾病。少数子宫内膜在子宫肌层中呈局限性生长，形成结节或团块，称为子宫腺肌瘤。本病多发于 30～50 岁经产妇，约半数患者合并子宫肌瘤，15%～40%合并内异症。古籍中没有本病名的记载，根据其临床表现，可归属中医学"痛经""月经过多""癥瘕""不孕症"等范畴中。

## 一、病理病机

### （一）西医病因病理

**1. 病因**　其病因尚未完全阐明。发病机制主要有子宫内膜基底部内陷及组织损伤修复学说。该学说认为，由于子宫内膜基底层缺乏黏膜下层，在多次妊娠和分娩、人工流产等情况下造成子宫内膜基底层损伤，在创伤修复等过程中基底层子宫内膜突破子宫内膜肌层交界区，发展为子宫腺肌病。有关腺肌病发病学说还有米勒管化生学说、干细胞学说。腺肌病的发病还与基因多态性、类固醇激素异常、催乳素作用、炎症刺激等有关。

**2. 病理**

（1）大体病理：①弥漫型：多为弥漫性生长，子宫呈均匀增大，一般<12 周妊娠子宫大小，主要累及后壁。剖面可见肌层明显增厚且硬，无漩涡状结构。于肌壁间见粗厚肌纤维带和充血的囊性空腔，囊液中通常是溶血的红细胞和含铁巨噬细胞。②局限型：又称腺肌瘤，大体类似子宫肌壁间平滑肌瘤。因周期性的反复出血与修复，与相邻肌层边界模糊。③息肉型：腺肌病病灶呈现息肉样形态并凸向宫腔。④其他型：子宫颈内膜型腺肌瘤、腹膜后腺肌瘤。

（2）镜下检查：肌层内有呈岛状分布的异位内膜腺体和间质。因异位内膜细胞属基底层内膜，对卵巢激素特别是孕激素不敏感，故异位腺体常处于增生期，偶见分泌期改变。

### （二）中医病因病机

本病的病因病机与子宫内膜异位症相似，可参见"子宫内膜异位症"。

## 二、诊断与鉴别诊断

### （一）诊断

**1. 病史**　有月经量多、进行性加剧的痛经病史；或有多次妊娠、反复宫腔操作、分娩时子宫壁创伤和慢性子宫内膜炎等病史。

**2. 临床症状**　因人而异，主要表现为经量增多和经期延长，严重时可致贫血；继发性、进行性加剧痛经。疼痛多位于少腹正中，常在经前1周开始，直至月经结束。可导致不孕。部分患者可无任何临床症状。

**3. 妇科检查**　子宫呈均匀性增大或有局限性结节隆起，质硬，有压痛，经期压痛更加明显。

**4. 辅助检查**

（1）血液检查：血清CA125水平升高。

（2）影像学检查：超声检查和MRI检查有助于子宫腺肌病的诊断及鉴别诊断。超声检查诊断腺肌病的准确性与MRI检查相近。

（二）鉴别诊断

子宫腺肌病除与内异症鉴别外，还要与子宫肌瘤相鉴别（表8-5）。

# 三、治疗

（一）西医治疗

**1. 药物治疗**　症状较轻者可用非甾体抗炎药等对症治疗；对年轻、希望保留子宫的患者，可口服OC或地诺孕素，或放置LNG-IUS；症状严重或者子宫较大者，可用GnRH-a制剂治疗3~6个月，此后口服OC或地诺孕素，或放置LNG-IUS。

**2. 手术治疗**　对年轻或有生育要求者，可行病灶切除术。若症状严重或药物治疗无效、无生育要求者，可行全子宫切除术；月经量多且无生育要求者，可行子宫内膜去除术；痛经明显或月经量过多者，可行子宫动脉栓塞术（uterine artery embolization，UAE）或高强度聚焦超声（high intensity focused ultrasound，HIFU）。

（二）中医治疗

参考子宫内膜异位症，可酌情加用消癥散结药物。

（三）中西医结合治疗

子宫腺肌病是复杂性疾病，临床诊治难度大。中医药在子宫腺肌病诊治中具有一定的特色和优势。中西医结合取长补短，发挥各自优势，有利于子宫腺肌病的长期管理。

**1. 药物治疗中的中西医协同管理**　如可在使用GnRH-a的同时给予知柏地黄丸或坤泰胶囊等中成药口服，滋阴降火，改善GnRH-a所致类似绝经综合征症状。放置LNS-IUS或服用地诺孕素时配合使用宫血宁，或云南白药等中成药，可改善LNS-IUS或地诺孕素所致的不规则阴道出血。

**2. 局部介入治疗中的中西医结合协同管理**　药物治疗是子宫腺肌病首选方法。但药物治疗效果不佳，患者痛经或月经量多无法有效缓解时可考虑性局部介入治疗。中医药与UAE或HIFU相结合，可改善局部治疗的副作用，促进坏死病灶吸收。

**3. 中药与手术治疗的协同管理**　手术治疗是在药物治疗、介入治疗后的三线选择。对于行保留子宫手术的患者，其术后的管理显得尤为重要。为了避免复发，术后可用GnRH-a，或LNS-IUS或地诺孕素进行长期管理，也可用中医药长期管理。

**思维导图**

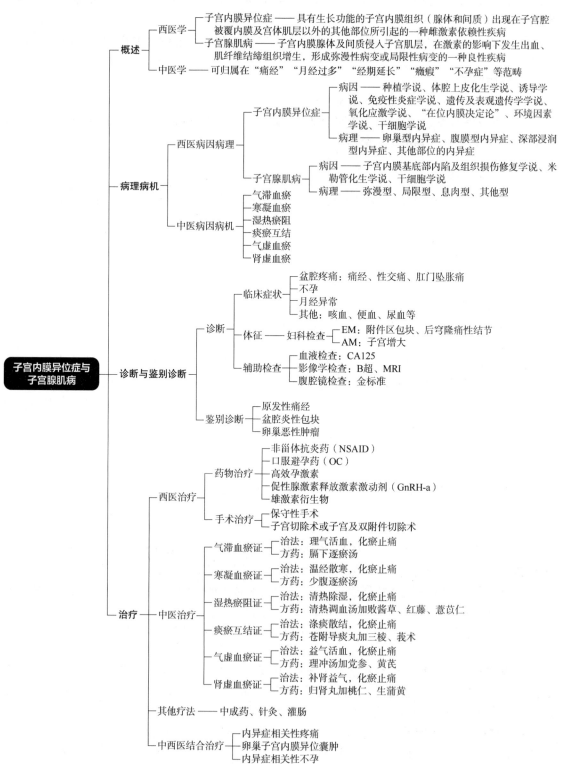

# 第六节 经前期综合征

经前期综合征（premenstrual syndrome，PMS）是指反复在黄体期出现周期性以情感、行为和躯体障碍为特征的综合征。月经来潮后，症状自然消失。其发病率为 30%～40%。

PMS 属中医学"经行前后诸证"范畴。凡于行经期前后或正值经期，周期性出现乳房胀痛、头痛、感冒、身痛、泄泻、肢体浮肿、吐衄、口舌糜烂、疹块瘙痒、发热、情志异常或眩晕等一系列症状，均属于此病。本病多见于 25～45 岁妇女，可出现单一主症，也可两三症同时并见，常影响工作和生活，可兼见月经不调或不孕。

PMS 的西医病因尚不清晰。目前认为可能与精神社会因素、黄体后期雌孕激素撤退及循环中类阿片肽浓度异常降低有关。中医认为，本病的发生与肝、脾、肾三脏关系密切，其主要病机是肝、脾、肾功能失调、气血失和。

PMS 主要治疗目的是减轻或缓解症状，降低对患者日常工作、生活的影响。本病在调整心态和生活状态的基础上，以中医治疗为主。由于 PMS 症状多样，涵盖多种病证，临证时应根据主证的性质、部位、特点，参考月经的期、量、色、质，结合脏腑辨证和气血辨证规律辨证治疗。治疗重点在于补肾、健脾、疏肝，调理气血。经前、经期在辨证基础上控制症状，平时求因治本。对于症状较重者，可配合西药对症治疗。如因卵巢激素失调导致本病，可口服避孕药或使用 GnRH-a 抑制排卵；如头痛剧烈，可加氟芬那酸丁酯；经行情绪异常之重症者，可配合抗抑郁药、抗焦虑药治疗。本病应着重经前用药，根据患者出现症状的时间于经前 1～2 周开始治疗。一般以 3 个周期为 1 个疗程。

## 经行乳房胀痛

每于行经前后，或正值经期，出现乳房作胀，或乳头胀痒疼痛，甚则不能触衣，称为"经行乳房胀痛"。PMS 出现的乳房胀痛可参考本病辨证治疗。

## 一、中医病因病机

**1. 肝气郁结** 素性抑郁，或恚怒忧思，肝失条达，经期气血下注冲任血海，肝血不足，冲气偏盛，循肝脉上逆，气血壅滞，乳络不通，遂致经行乳房胀痛。

**2. 肝肾亏虚** 素体阴虚，或大病久病，失血伤阴，经行阴血益虚，乳络失于濡养，遂致经行乳房胀痛。

## 二、诊断与鉴别诊断

（一）诊断

**1. 临床症状** 经期或行经前后，出现乳房胀痛，甚则痛不可触衣，经净后逐渐消失，伴随月经周期呈规律性发作。

**2. 妇科检查** 盆腔脏器无异常。

**3. 体格检查** 经行前双侧乳房胀满，可有触痛，经后消失。乳房无肿块，皮色不变。

**4. 辅助检查** 乳腺 B 超或乳腺钼靶可排除乳房实质性肿块所致乳房胀痛。

## （二）鉴别诊断（表8-6）

**表8-6　经行乳房胀痛的鉴别诊断**

| 项目 | 经行乳房胀痛 | 乳癖 | 乳岩 |
|------|------------|------|------|
| 症状 | 经期或行经前后乳房胀痛，经净后逐渐消失。伴随月经周期呈规律性发作 | 以无痛性乳房肿块为主要症状，行经后不消失，多为单侧，很少伴有乳房疼痛及乳头溢液 | 早期无痛，单发小肿块，质硬不易推动，无周期性发作特点。晚期常伴有乳头凹陷、溢血，表皮呈橘皮样改变 |
| 体格检查 | 双侧乳房胀满，扪诊时乳房敏感或触痛，多无明显结块 | 乳房可扪及肿块，多为单侧，不伴疼痛和乳头溢液 | 乳房可扪及肿块，有压痛 |
| 辅助检查 | 钼靶检查、乳腺超声检查无明显器质性病变 | 钼靶检查、乳腺超声检查有助于鉴别诊断 | 钼靶检查或乳腺超声检查可鉴别 |

# 三、治疗

## （一）中医治疗

以疏肝、养肝、通络止痛为治疗原则。实者宜疏肝理气，宜于经前开始治疗。虚者宜滋养肝肾，重在平时调治。

### 1. 肝气郁结证

【主证】经前或经行乳房胀满疼痛，或乳头痒痛，甚则痛不可触衣；胸胁胀满。

【次证】经行不畅，经色暗红，经前或经期小腹胀痛，精神抑郁，善太息。舌红，苔薄白，脉弦。

【治法】疏肝理气，通络止痛。

【方药】柴胡疏肝散（《景岳全书》）加王不留行、川楝子。

【加减】若乳房胀硬，结节成块者，加夏枯草、橘核、生牡蛎以通络散结；若肝郁化热者，症见月经先期，量多，色红，质稠，有血块，心烦易怒，口干口苦，尿黄便结，舌苔薄黄，脉弦数者，治以疏肝清热，方用丹栀逍遥散（《内科摘要》）加减。

### 2. 肝肾方虚证

【主证】经行或经后乳房胀痛，按之柔软无块；目涩耳鸣，腰膝酸软，五心烦热。

【次证】月经量少，色淡或暗，咽干口燥。舌淡或舌红少苔，脉细数。

【治法】滋肾养肝，通络止痛。

【方药】一贯煎（《续名医类案》）加麦芽、鸡内金。

【加减】若胀甚者，加丹参、郁金。

## （二）其他疗法

### 1. 针灸治疗

（1）体针：取膻中、乳根、期门、肩井等穴，肝气郁结者加膻中、内关；肝肾亏虚者加三阴交、阴谷。

（2）耳针：取穴内分泌、皮质下、神门、交感、肝、肾。

### 2. 中成药治疗

（1）柴胡舒肝丸：适用于肝气郁结证。

（2）六味地黄丸：适用于肝肾方虚证。

**思维导图**

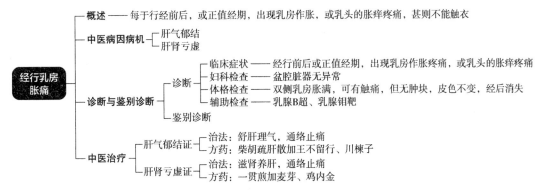

# 经 行 头 痛

每于经期或行经前后，出现以头痛为主要症状，经后辄止者，称为"经行头痛"。PMS出现头痛者可参考本病辨证治疗。

## 一、中医病因病机

**1. 肝火** 情志不畅，肝气郁结，气郁化火，经期气血下注冲任胞宫，冲气偏盛，夹肝火上逆，上扰清窍故致经行头痛。

**2. 血瘀** 七情内伤，肝失条达，气血运行失畅，或经期产后调养不当，寒邪入侵，血为寒凝，或因跌仆损伤，瘀血内阻。经期气血下注冲任胞宫，冲气夹瘀血上逆，阻滞脑络，脉络不通，不通则痛，故致经行头痛。

**3. 血虚** 素体虚弱，或大病久病，或脾虚气血生化乏源，精血亏虚，经行时精血益虚，脑失所养，故致头痛。

## 二、诊断与鉴别诊断

（一）诊断

**1. 临床症状** 行经前后或经期，出现明显头痛，周期性反复发作。

**2. 妇科检查** 无异常。

**3. 辅助检查** 可行CT检查排除颅脑占位性病变，也可排除颈椎病变。

（二）鉴别诊断（表8-7）

表 8-7 经行头痛的鉴别诊断

| 项目 | 经行头痛 | 经行外感头痛 | 脑瘤头痛 | 偏头风头痛 |
|---|---|---|---|---|
| 症状 | 每逢行经前后或经期，出现明显头痛，周期性反复发作，经后头痛渐渐消失 | 经行期间感受风寒或风热之邪所致头痛不适，虽可见头痛不适，但临床上必有表证可辨，如恶寒、发热、鼻塞、流涕、脉浮等，发病与月经周期无关 | 疼痛不随月经周期呈规律性发作，并有脑部受压所致肢体麻木、瘫痪 | 头痛或左或右，反复发作，来去突然，疼痛剧烈，与月经周期无明显关系 |

续表

| 项目 | 经行头痛 | 经行外感头痛 | 脑瘤头痛 | 偏头风头痛 |
|---|---|---|---|---|
| 辅助检查 | 可行 CT 检查排除颅脑占位性病变和颈椎病变 | 血常规检查可见白细胞计数升高，中性粒细胞及淋巴细胞比例失调 | 头颅 CT 和神经系统检查可鉴别诊断 | 脑电图、经颅多普勒超声（TCD）、头颅 CT 可鉴别诊断 |

# 三、治疗

## （一）中医治疗

治疗原则以调理气血，通经活络为主，根据疼痛时间、性质、部位辨其虚实。

### 1. 肝火证

【主证】经行头痛，甚或巅顶掣痛；头晕目眩，烦躁易怒。

【次证】月经量稍多，色鲜红，口苦咽干。舌质红，苔薄黄，脉弦细数。

【治法】清热平肝，息风止痛。

【方药】羚角钩藤汤（《重订通俗伤寒论》）。

【加减】若肝火旺，头痛剧烈者，加龙胆草、石决明以清泻肝火。平时可口服杞菊地黄丸滋养肝肾以治本。

### 2. 血瘀证

【主证】每逢经前或经期头痛剧烈，痛如锥刺。

【次证】经行不畅，经色紫暗有块，小腹疼痛拒按，胸闷不舒。舌紫暗，边尖有瘀点，脉细涩或弦涩。

【治法】活血化瘀，通窍止痛。

【方药】通窍活血汤（《医林改错》）。

【加减】若痛时畏风，头冷欲裹者，可加当归、吴茱萸、细辛、鹿角片。

### 3. 血虚证

【主证】经期或经后，头痛头晕，绵绵作痛。

【次证】月经量少，色淡质稀，心悸少寐，神疲乏力，面色苍白。舌淡苔薄，脉细弱。

【治法】养血益气，活络止痛。

【方药】八珍汤（《正体类要》）加蔓荆子、枸杞子、何首乌。

【加减】头疼日久者，加鹿角片、炙龟甲以填精益髓。

## （二）其他疗法

### 1. 针灸治疗

（1）体针：取头维、百会、风池、太阳、合谷、足三里、三阴交等穴。肝火者加肝俞、行间、合谷；血虚者加关元、气海。

（2）耳针：取穴皮质下、交感、神门、内分泌、枕、额。

### 2. 中成药治疗

（1）丹栀逍遥丸：适用于肝火证。

（2）元胡止痛滴丸：适用于血瘀证。

（3）养血清脑颗粒：适用于血虚证。

思维导图

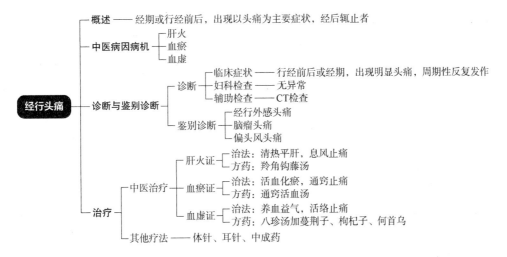

```
            ┌─ 概述 ──── 经期或行经前后，出现以头痛为主要症状，经后辄止者
            │              ┌─ 肝火
            ├─ 中医病因病机 ┤─ 血瘀
            │              └─ 血虚
            │                        ┌─ 临床症状 ──── 行经前后或经期，出现明显头痛，周期性反复发作
            │              ┌─ 诊断 ──┤─ 妇科检查 ──── 无异常
            │              │         └─ 辅助检查 ──── CT检查
经行头痛 ──┤─ 诊断与鉴别诊断 ┤
            │              │              ┌─ 经行外感头痛
            │              └─ 鉴别诊断 ──┤─ 脑瘤头痛
            │                            └─ 偏头风头痛
            │                    ┌─ 肝火证 ─┬─ 治法：清热平肝，息风止痛
            │                    │          └─ 方药：羚角钩藤汤
            │          ┌─ 中医治疗 ┤─ 血瘀证 ─┬─ 治法：活血化瘀，通窍止痛
            └─ 治疗 ──┤          │          └─ 方药：通窍活血汤
                       │          └─ 血虚证 ─┬─ 治法：养血益气，活络止痛
                       │                      └─ 方药：八珍汤加蔓荆子、枸杞子、何首乌
                       └─ 其他疗法 ──── 体针、耳针、中成药
```

# 经 行 浮 肿

每逢经行前后，或正值经期，头面、四肢浮肿，称为"经行浮肿"。PMS 出现浮肿者，可参照本病辨证治疗。

## 一、中医病因病机

**1. 脾肾阳虚**　素体脾肾虚弱，或忧思劳倦，或大病久病，伤及脾肾，经前气血下注冲任胞宫，脾肾益虚，运化失职，水湿不化，泛溢肌肤，故致浮肿。

**2. 气滞湿阻**　素性抑郁或恚怒过度，肝失疏泄，气机不畅，经前气血下注冲任胞宫，冲任血壅气滞，气机升降失常，水湿宣泄不利，泛溢肌肤，故致浮肿。

## 二、诊断与鉴别诊断

（一）诊断

**1. 临床症状**　头面、四肢浮肿伴随月经周期而发作，经净则逐渐消失。
**2. 体征**　浮肿程度一般较轻，多出现在头面四肢。
**3. 辅助检查**
（1）内分泌检查：血清 $E_2$、PRL 水平正常或增高，或 $E_2/P$ 失调。
（2）肝肾功能、血浆蛋白检查：均正常。
（3）尿常规检查：正常。

（二）鉴别诊断（表 8-8）

表 8-8 经行浮肿的鉴别诊断

| 项目 | 经行浮肿 | 肝源性浮肿 | 肾源性浮肿 | 甲状腺功能减退导致浮肿 | 营养不良性浮肿 |
|---|---|---|---|---|---|
| 症状 | 头面、四肢浮肿伴随月经周期而发作，经净则逐渐消失 | 既往有肝病史，多在肝病晚期出现，常伴腹水，发病与月经周期无关 | 既往有肾功能不全病史，水肿程度较重，发病与月经周期无关 | 既往有甲状腺功能不全病史，发病与月经周期无关 | 既往有营养不良病史，发作具有全身性，发病与月经周期无关 |
| 辅助检查 | 血清 $E_2$、PRL 水平正常或增高，或 $E_2$/P 失调 | 肝功能异常 | 肾功能异常 | 甲状腺功能异常 | 血浆蛋白含量低 |

# 三、治疗

## （一）中医治疗

### 1. 脾肾阳虚证

【主证】经行面浮肢肿，按之没指；腰膝酸冷，食少纳呆。

【次证】经行量多，色淡质稀，倦怠乏力，腹胀，大便溏薄。舌淡，苔白腻，脉沉缓或濡细。

【治法】温肾化气，健脾利水。

【方药】肾气丸（《金匮要略》）合苓桂术甘汤（《伤寒论》）。

【加减】适当加活血调经之品，如当归、丹参、益母草，以达气、血、水同治，使经调肿消。

### 2. 气滞湿阻证

【主证】经行面浮肢肿；胸胁、乳房胀痛。

【次证】月经量少，色暗红有块。舌质正常，苔白腻，脉弦滑。

【治法】理气行滞，化湿消肿。

【方药】八物汤（《济阴纲目》）去熟地黄，加泽兰、茯苓皮。

【加减】若气滞湿困，伴见躯体胀困不舒，加秦艽、汉防已通络除湿；若瘀血阻络，伴见经血排出不畅，加茺蔚子、川牛膝活血利水。

## （二）其他疗法

### 1. 针灸治疗
取关元、丰隆、足三里、三阴交、阴陵泉、太溪、复溜等穴。脾肾阳虚者加脾俞、肾俞；气滞湿阻者加太冲、阳陵泉。

### 2. 中成药治疗

（1）济生肾气丸：适用于脾肾阳虚证。

（2）五苓胶囊：适用于脾肾阳虚证。

**思维导图**

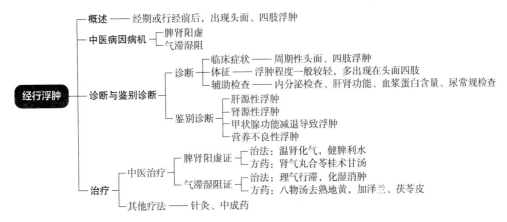

# 经 行 眩 晕

每值经期或行经前后，出现头晕目眩，视物昏花为主的病证，并随月经周期发作者，称为"经行眩晕"。PMS 出现眩晕者可参考本病辨证治疗。

## 一、中医病因病机

**1. 气血虚弱**　素体虚弱，或大病久病，或脾虚生化乏源，气血虚弱，经期气血下注冲任胞宫，气血益虚，脑络清窍失养，故致眩晕发作。

**2. 阴虚阳亢**　素体阴虚，或房劳多产，或久病大病，精血亏耗，以致肾阴亏损，经期阴血下注冲任胞宫，肾阴更亏，母病及子，水不涵木，肝阳上亢，上扰清窍，故致经行眩晕。

**3. 痰浊上扰**　素体痰湿内盛，或脾虚运化失职，痰湿内生，阻滞冲任。经期气血下注冲任胞宫，冲气偏盛，夹痰浊上扰清窍，故致经行眩晕。

## 二、诊断与鉴别诊断

（一）诊断

**1. 临床症状**　经期或行经前后出现头晕目眩，视物昏花，轻者瞬间即止，重者如乘车船，旋转不定，不能自主，月经过后，眩晕停止，下次经行又再复发。

**2. 辅助检查**　应进行耳、颈椎及心脑血管等方面的检查，排除相应病变。

（二）鉴别诊断（表 8-9）

表 8-9　经行眩晕的鉴别诊断

| 项目 | 经行眩晕 | 内科眩晕 | 耳、颈椎疾病所致眩晕 |
|---|---|---|---|
| 症状 | 经期或经行前后，出现头晕目眩，视物昏花，月经过后眩晕停止 | 有神经系统相关症状，发作无规律性，与月经周期无关 | 眩晕与体位改变有关，与月经周期无关 |
| 辅助检查 | 耳、颈椎及心脑血管相关检查未见明显异常 | 血压增高或偏低，伴神经系统相关检查异常 | X 线或头部 CT 及脊椎检查有异常表现 |

# 三、治疗

## （一）中医治疗

治疗以调理肝脾为原则，或健脾以养气血，或滋养肝肾以潜阳，或燥湿化痰以清利空窍。

### 1. 气血虚弱证

【主证】经期或经后，头晕目眩；面色萎黄或无华，神疲乏力。

【次证】心悸少寐；月经量少、色淡红，质稀。舌淡，苔薄白，脉细弱。

【治法】益气养血，调经止晕。

【方药】归脾汤（《校注妇人良方》）加熟地黄、制何首乌、枸杞子。

【加减】若血虚化源不足，伴见月经量少，色淡，去木香、远志，加熟地黄、山萸肉填精补血。

### 2. 阴虚阳亢证

【主证】经行头晕目眩；腰酸耳鸣，烦躁易怒。

【次证】口干咽燥，颧红潮热；月经量少，色鲜红，质稍稀。舌质红，苔薄黄，脉弦细数。

【治法】滋阴潜阳，息风止晕。

【方药】天麻钩藤饮（《杂病证治新义》）。

【加减】若阴虚夹血热，伴见月经量少，色红质稠，去杜仲、桑寄生，加生黄芪、玄参凉血滋阴；若阴虚肝旺犯胃，伴见胸闷欲呕，去杜仲、桑寄生，加煅牡蛎潜阳，薄荷、竹茹疏肝止呕。

### 3. 痰浊上扰证

【主证】经前或经期，头重眩晕；胸闷食少，恶心欲呕。

【次证】平素带下量多，色白质黏，月经量少，色淡，大便不爽。舌淡胖，苔厚腻，脉濡滑。

【治法】燥湿化痰，息风止晕。

【方药】半夏白术天麻汤（《医学心悟》）加胆南星、白蒺藜。

【加减】若痰郁化火，症见头目胀痛，心烦口苦，舌苔黄腻，脉弦滑者，可于方中加黄芩、竹茹以清热涤痰。

## （二）其他疗法

### 1. 针灸治疗

（1）体针：取风池、百会、太阳等穴。气血虚弱者加足三里、脾俞、肝俞、血海；阴虚阳亢者加太溪、太冲、行间；痰浊上扰者加丰隆、中脘、解溪。

（2）耳针：取穴额、枕、太阳、皮质下、耳尖、神门。

（3）头针：取穴感觉区上 1/5，血管舒缩区上 1/2。前头痛者加感觉区下 2/5，后头痛、头顶痛者不加配穴。

### 2. 中成药治疗

（1）八珍丸：适用于气血虚弱证。

（2）杞菊地黄丸：适用于阴虚阳亢证。

（3）二陈丸：适用于痰浊上扰证。

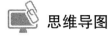思维导图

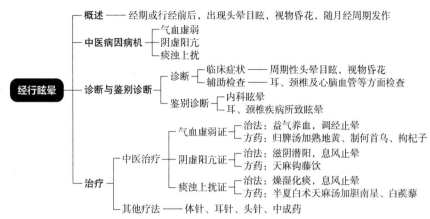

# 经 行 泄 泻

每值行经前后或经期，大便溏薄，甚或水泻，日解数次，经净自止者，称为"经行泄泻"。PMS 出现腹泻者可参考本病辨证治疗。

## 一、中医病因病机

**1. 脾气虚**　素体脾虚，或忧思劳倦，饮食不节，久病或肝木乘脾等均可致脾胃虚弱。脾气受损，经行之际，气血下注冲任，脾气更虚，运化失司，故水湿内停，下走大肠，故致经行泄泻。

**2. 肾阳虚**　素禀肾虚，或房劳多产，久病伤肾，致命门火衰，经行之际，气血下注冲任，命火愈衰，不能上温于脾阳，脾失健运，遂致泄泻。

## 二、诊断与鉴别诊断

（一）诊断

**1. 临床症状**　经前或经期大便溏薄，次数增多，甚或水泄，经净渐止，并伴随月经周期反复发作。

**2. 妇科检查**　盆腔器官无异常。

**3. 辅助检查**　大便常规检查未见异常。

（二）鉴别诊断（表 8-10）

表 8-10　经行泄泻的鉴别诊断

| 项目 | 经行泄泻 | 内科泄泻 | 经期伤食 | 经期感寒泄泻 |
|---|---|---|---|---|
| 症状 | 经前 2～3 日或正值经行发生泄泻，经净渐止，伴随月经周期反复发作 | 多有脏腑功能失调、饮食内伤或外感史，伴有发热、恶心呕吐等，与月经周期无关 | 有暴饮暴食或不洁饮食史，常伴有腹痛肠鸣，脘腹痞满，嗳腐酸臭，与月经周期无关 | 有感受寒湿及风寒史，泄泻清稀，甚如水样，腹痛肠鸣，伴表证，与月经周期无关 |
| 辅助检查 | 便常规未见异常 | 便常规可见异常 | 便常规可见异常 | 血常规、便常规可见异常 |

## 三、治疗

### （一）中医治疗

经行泄泻，有脾气虚、肾阳虚之分，辨证时应着重观察大便的性状及泄泻时间，参见兼证辨之。本病的治疗以健脾温肾止泻为主，调肝健脾为辅。

**1. 脾气虚证**

【主证】月经前后，或正值经期，大便溏泄；脘腹胀满，神疲肢软。

【次证】经行量多，色淡质薄。舌淡红，苔白，脉濡缓。

【治法】健脾益气，除湿止泻。

【方药】参苓白术散（《太平惠民和剂局方》）。

【加减】若肝郁脾虚，症见经行腹痛即泻，泻后痛止，兼嗳气不舒。治宜柔肝扶脾，理气止泻，方用痛泻要方（《丹溪心法》）。

**2. 肾阳虚证**

【主证】经行或经行前后，大便泄泻，或五更泄泻；腰膝酸软，畏寒肢冷。

【次证】头晕耳鸣；月经量少，经色淡，质清稀。舌淡，苔白，脉沉迟。

【治法】温肾扶阳，暖土固肠。

【方药】健固汤（《傅青主女科》）合四神丸（《证治准绳》）。

【加减】若伴腰膝酸冷甚者，可加肉桂、熟附片。

### （二）其他疗法

**1. 针灸治疗**

（1）体针：取神阙、天枢、大肠俞、上巨虚、三阴交等穴。脾气虚者加脾俞、足三里、阴陵泉；肾阳虚者加命门、关元、肾俞。

（2）耳针：取穴大肠、小肠、脾、胃、交感、皮质下。

（3）艾灸：取穴中脘、神阙、足三里、关元等穴。

**2. 中成药治疗**

（1）参苓白术颗粒：适用于脾气虚证。

（2）人参健脾丸：适用于脾气虚证。

（3）四神丸：适用于肾阳虚证。

 **思维导图**

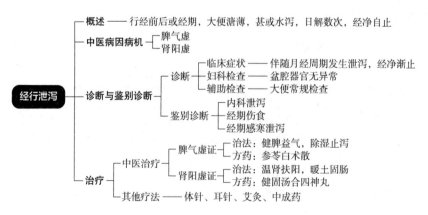

# 经行情志异常

每于经行前后，或正值经期，出现心中烦闷、焦躁易怒，或情志抑郁，悲伤啼哭，或辗转难眠，甚或狂躁不安，经后复如常人者，称为"经行情志异常"。PMS出现严重情绪不稳定者可参照本病辨证治疗。

## 一、中医病因病机

本病多因情志内伤，肝气不舒；或痰热蕴结，火热内扰，恰逢经行气血骤变，扰动心神而致。

**1. 肝气郁结**　素性抑郁，情怀不畅，或忿怒过度，肝气不舒，郁而化热，肝胆火炽；冲脉隶于阳明附于肝，经期冲气旺盛，冲气夹肝热上逆，扰犯心神，遂致经行情志异常。

**2. 痰火上扰**　素体痰湿内盛，或肝郁犯脾，脾失健运，痰湿内生；加之肝郁化火，火性炎上，炼液成痰，痰火内盛，壅积于胸，经期冲气旺盛，冲气夹痰火上扰，心神逆乱，以致经行情志异常。

## 二、诊断与鉴别诊断

（一）诊断

**1. 临床症状**　经行期间或经行前后，出现情志变化。本病临床症状有轻有重，其表现，有抑郁型和狂躁型的不同。轻者，郁闷寡言，反应迟钝，悲伤欲哭，情志恍惚；或心中懊恼，烦躁易怒，一触即发。重者，神志呆滞，语无伦次，或詈骂殴打，狂言妄语，不能自控，以上症状可单独出现，亦可三两出现，每于经期前后发生，经净后可逐渐复如常人，随月经周期而呈规律性发作。

**2. 妇科检查**　生殖器官无异常改变。

**3. 辅助检查**　可见血清泌乳素升高，雌激素和孕激素比值升高。

（二）鉴别诊断（表8-11）

表8-11　经行情志异常的鉴别诊断

| 项目 | 经行情志异常 | 热入血室 | 脏躁 |
|---|---|---|---|
| 症状 | 经行或经行前后，出现情志变化，表现为烦躁易怒，悲伤啼哭，或情志抑郁，喃喃自语，甚或狂躁不安，经净后情志恢复正常，伴随月经周期而反复发作 | 指经水适来，昼日明了，入夜谵语，如见鬼状，往来寒热，寒热如疟，正值经期而发，但不是伴随每个月经周期发作 | 无故自悲，不能控制，或哭笑无常，哈欠频作，发作与月经周期无关 |
| 辅助检查 | 可见血清泌乳素升高，雌激素/孕激素升高 | 血常规可见异常 | 神经内分泌系统检查可见异常 |

## 三、治疗

（一）中医治疗

本病以经前或经期有规律地出现情志异常为辨证要点，辨证以肝气郁结证和痰火上扰证多见。

治疗需结合本病证型或疏肝郁，或涤痰火。

**1. 肝气郁结证**

【主证】经前、经期精神抑郁寡欢，情绪低落，或心中烦闷、焦躁易怒，甚或狂躁不安，经后复如常人。

【次证】胸闷不舒，胁腹胀满甚或胀痛不适，食欲不振，口苦口干，失眠多梦，大便溏结不调。苔薄白，脉弦细。

【治法】疏肝解郁，养血调经。

【方药】逍遥散（《太平惠民和剂局方》）。

【加减】若肝郁化火，见心烦易怒，烦躁不安，月经量多，色红，经期提前等，可用丹栀逍遥散（《丹溪心法》），或用龙胆泻肝汤（《医宗金鉴》）以清肝泄热。

**2. 痰火上扰证**

【主证】经前、经期狂躁不安，语无伦次；面红目赤，头痛失眠，经后复如常人。

【次证】心胸烦闷，痰涎壅盛，痰黄黏稠，口苦口臭或口中黏腻，尿黄便坚；平时带下量多，色黄质稠。舌红，苔黄厚或腻，脉弦滑数。

【治法】清热化痰，宁心安神。

【方药】生铁落饮（《医学心悟》）加郁金、川黄连。

【加减】大便秘结者，加生大黄、礞石通腑泄热除痰；痰多者加天竺黄化痰清热。

（二）其他疗法

**1. 针灸治疗**

（1）体针：取内关、太冲、神门、大陵、膻中等穴。肝气郁结者加行间、阳陵泉；痰火上扰者加丰隆、足三里、曲池。

（2）耳针：取穴神门、交感、内分泌、心、肝、皮质下。

**2. 中成药治疗**

（1）逍遥丸：适用于肝气郁结证。

（2）舒肝解郁胶囊：适用于肝气郁结证。

（3）礞石滚痰丸：适用于痰火上扰证。

 **思维导图**

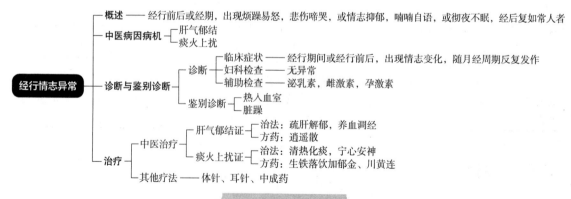

# 经 行 口 糜

每于经行前后，或正值经期，出现口舌糜烂，经后渐愈，如期反复发作者，称"经行口糜"。

本病以青、中年女性多见。西医学口腔溃疡可参照本病辨证治疗。

## 一、中医病因病机

本病历代医家虽无论述，但根据其病变部位主要表现在口、舌，而舌为心之苗，口为胃之户，故其病机多由心、胃之火上炎所致。其热有阴虚火旺，热乘于心者；有胃热炽盛，火热熏蒸而致者；每遇经行阴血下注，其热益盛，冲气夹火热之邪上逆而发。

**1. 阴虚火旺**　素体阴虚，或忧思过度，营阴暗耗，或热病后耗津伤阴，阴虚火旺，经前或经期冲气偏盛，冲气夹虚火上炎，灼伤口舌，致口舌生疮、糜烂。

**2. 胃热熏蒸**　喜食辛辣香燥或膏粱厚味，胃中蕴热，阳明胃经与冲脉相通，经前或经期冲气偏盛，夹胃热上冲，熏蒸而致口糜。

## 二、诊断与鉴别诊断

（一）诊断

**1. 临床症状**　经前或经期，在舌体、牙龈、颊部或口唇等部位黏膜发生基底部潮红，表面被覆白色膜状物的痛性溃疡，严重时可因溃疡疼痛而影响进食。伴随月经周期而发作，一般于经前 3～5 日开始，经前 1～2 日加重，经行后逐渐减轻并逐渐痊愈。

**2. 妇科检查**　生殖器官无异常。

**3. 实验室检查**　实验室检查多无明显异常改变，但对口糜较重者，应常规查血常规、红细胞沉降率，必要时行病变局部渗出物的培养及皮肤过敏试验等以除外其他疾病。

（二）鉴别诊断（表 8-12）

表 8-12　经行口糜的鉴别诊断

| 项目 | 经行口糜 | 口糜 | 口疮 | 狐惑病 |
|---|---|---|---|---|
| 症状 | 经前或经行时有口舌红肿、糜烂生疮，伴随月经周期而发作，经后渐愈 | 口腔糜烂，无月经周期发作特点 | 口舌溃烂灼痛，无月经周期发作特点 | 以虹膜睫状体炎、滤泡性口腔溃疡、急性女阴溃疡为主要临床表现，无月经周期发作特点 |
| 辅助检查 | 实验室检查多无明显异常改变 | 实验室检查多无明显异常改变 | 实验室检查多无明显异常改变 | 非特异性皮肤过敏反应阳性，血常规白细胞中度增加，红细胞沉降率加快 |

此外，还应与高热后口腔溃疡、硬物所致口舌损伤及烫伤等进行鉴别。

## 三、治疗

（一）中医治疗

经行口糜，多属热证，或为虚热，或为实热。辨证须分清虚实，虚者多于经行后期口糜加重，可伴脉数无力，口干不欲饮等症；实者可在经行前已经口疮明显，可伴口臭，脉数实而大，口干喜饮，尿黄便结等症。

治疗原则以清热为主，虚者养阴清热，实者清热泻火。药宜用甘寒之品，使热除而无伤阴之弊。进食应避免燥、辣、烫、硬，必要时可配以药液含漱口腔。

### 1. 阴虚火旺证

【主证】经期口舌糜烂，疼痛；口燥咽干，月经量少，色鲜红、质稠。

【次证】五心烦热，两颧潮红，潮热盗汗，眠差梦多，尿少色黄。舌红或舌边尖红，苔少，脉细数。

【治法】滋阴降火。

【方药】知柏地黄汤（《医宗金鉴》）。

【加减】若虚火上炎，伴见鼻咽干燥疼痛者，加玄参、黄芩凉血滋阴，清热泻火；若虚火炽盛，伴见烦热汗出者，加地骨皮、鳖甲滋阴清热，凉血退蒸；若兼心经火盛，心烦不宁者，加莲子心、淡竹叶清心降火。

### 2. 胃热熏蒸证

【主证】经行口舌生疮，糜烂疼痛；月经量多，色深红、质稠。

【次证】口干口臭，咽干咽痛，烦热口渴，脘腹胀满，恶心泛呕，尿黄便结。舌苔黄厚，脉滑数。

【治法】清胃泻热。

【方药】凉膈散（《太平惠民和剂局方》）。

【加减】若胃火伤阴者，症见经行口糜，牙龈肿痛，或牙龈出血，烦热口渴，大便燥结，舌红苔干，脉细滑而数。治宜滋阴清胃火，方用玉女煎（《景岳全书》）。若脾虚湿热内盛者，则口糜或口唇疱疹，脘腹胀满，大便馊臭。治宜芳香化浊，清热利湿，方用甘露消毒丹（《温热经纬》）。若胃热与肝火相夹上犯，伴见口苦、面赤者，加龙胆草清肝利胆。

## （二）其他疗法

### 1. 针灸治疗

（1）体针：取合谷、颊车、地仓、承浆等穴。阴虚火旺者加三阴交、太溪。胃热熏蒸者加内庭、厉兑。

（2）耳针：取穴口、舌、脾、胃、心、内分泌。

### 2. 中成药治疗

（1）口炎清颗粒：适用于阴虚火旺证。

（2）黄连上清片：适用于胃热熏蒸证。

 思维导图

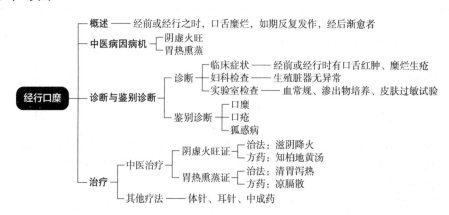

# 经 行 吐 衄

每于经行前后，或正值经期，出现周期性的吐血或衄血者，称"经行吐衄"。常伴经量减少，似月经倒行逆上，亦有"倒经""逆经"之谓，以青春期少女多见，亦可见于育龄期妇女。西医学的代偿性月经等可参照本病辨证治疗。

## 一、中医病因病机

主要病机为火热（实火、虚火）上炎，值经期冲脉气盛，火热夹冲气上逆，损伤阳络，迫血妄行所致。出于口者为吐，出于鼻者为衄，临床以鼻衄较为常见。

**1. 肝经郁火**　素性抑郁，或暴怒伤肝，肝郁化火，冲脉附于肝，肝移热于冲脉，经期冲脉气盛，血海充盈，气火循经上犯，灼伤阳络，发为经行吐衄。

**2. 肺肾阴虚**　素体阴虚，或忧思不解，积年在心，心火偏亢。经期阴血下注，阴血亏虚，虚火上炎，灼肺伤络，络损血溢，以致经行吐衄。

## 二、诊断与鉴别诊断

（一）诊断

**1. 临床症状**　每逢月经周期前后，或正值经期，出现以衄血或吐血为主症，血量多少不一，经净渐止，多伴月经量减少，甚则无月经。

**2. 体格检查**　详细检查鼻、咽部及气管、支气管、肺、胃等黏膜有无病变，必要时行活检以辅助诊断，排除恶性肿瘤及炎症所致出血。

**3. 妇科检查**　生殖器官无异常。

**4. 辅助检查**　胸部 X 线、纤维内镜检查以排除鼻、咽部及气管、支气管、肺、胃等器质性病变。血液常规检查、出凝血时间、血小板检查等排除血液病。

（二）鉴别诊断（表 8-13）

**表 8-13　经行吐衄的鉴别诊断**

| 项目 | 经行吐衄 | 内科吐血、衄血 |
|---|---|---|
| 症状 | 经前 1～2 日或正值经期，少数在经将净时，出现吐血或衄血，血量多少不一，多伴月经量减少，甚则无月经，连续 2 个月经周期以上 | 既往有消化道溃疡、肝硬化或血小板减少性紫癜病史等，吐血、衄血与原发病的发作和加重有关，出血与月经周期无直接联系 |
| 辅助检查 | 胸部 X 线、纤维内镜检查以排除鼻、咽部及气管、支气管、肺、胃等器质性病变 | 血常规检查结果显示血小板减少 |

## 三、治疗

（一）中医治疗

本病有虚证与实证之不同。主要根据吐血、衄血的量、颜色及全身症状并结合舌脉来辨其虚实。

治疗上应本着"热者清之""逆者平之"的原则，以清热降逆平冲，引血下行为主，或滋阴降火，或清泄肝胃之火，不可过用苦寒克伐之剂，以免耗伤气血。

**1. 肝经郁火证**

【主证】经前或经期吐血、衄血，量多，色鲜红；月经可提前，量少甚或不行。

【次证】平素可有胸闷胁胀，心烦易怒，口苦咽干，头晕目眩，尿黄便结。舌红苔黄，脉弦数。

【治法】疏肝清热，引血下行。

【方药】清肝引经汤（《中医妇科学》四版教材）加减。

【加减】若兼小腹疼痛拒按，经血不畅有块者，为瘀阻胞中，于上方加桃仁、红花以活血祛瘀止痛。

**2. 肺肾阴虚证**

【主证】经前或经期吐血、衄血，量少，色鲜红；月经量少或先期。

【次证】平素可有头晕耳鸣，手足心热，两颧潮红，咽干口渴。舌红，少苔或无苔，脉细数。

【治法】滋阴润肺，引血下行。

【方药】顺经汤（《傅青主女科》）加牛膝或加味麦门冬汤。

【加减】若咳血、咯血甚者可加白茅根、浙贝母、桔梗滋肺镇咳以止血。

（二）其他疗法

**1. 针灸治疗** 取气冲、公孙、孔最、内关等穴。肝经郁火者加行间；肺肾阴虚者加太溪。

**2. 中成药治疗**

（1）龙胆泻肝丸：适用于肝经郁火证。

（2）知柏地黄丸：适用于阴虚火旺证。

 **思维导图**

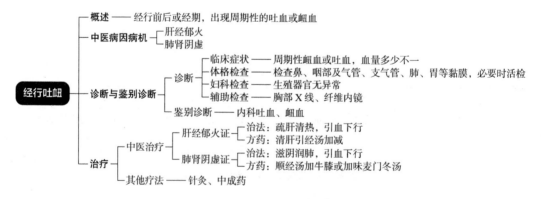

经行吐衄
- 概述 —— 经行前后或经期，出现周期性的吐血或衄血
- 中医病因病机
  - 肝经郁火
  - 肺肾阴虚
- 诊断与鉴别诊断
  - 诊断
    - 临床症状 —— 周期性衄血或吐血，血量多少不一
    - 体格检查 —— 检查鼻、咽部及气管、支气管、肺、胃等黏膜，必要时活检
    - 妇科检查 —— 生殖器官无异常
    - 辅助检查 —— 胸部X线、纤维内镜
  - 鉴别诊断 —— 内科吐血、衄血
- 治疗
  - 中医治疗
    - 肝经郁火证
      - 治法：疏肝清热，引血下行
      - 方药：清肝引经汤加减
    - 肺肾阴虚证
      - 治法：滋阴润肺，引血下行
      - 方药：顺经汤加牛膝或加味麦门冬汤
  - 其他疗法 —— 针灸、中成药

# 经行风疹块

每于经行前后，或正值经期，出现皮肤突发红疹或起风团块，瘙痒不堪，经后逐渐消退者，称"经行风疹块"，又称"经行瘾瘰""经行瘾疹"。PMS出现的瘙痒、风团块可参考本病辨证治疗。

## 一、中医病因病机

主要病机为经期阴血下泄，血虚生风，风动则痒；或经行腠理不实，风热之邪侵袭，与血气相搏，表卫不固，乘虚而入，搏于肌腠。常由血虚和风热所致。

**1. 血虚**　素体血虚或久病伤血，营阴暗耗。经期阴血下注冲任，阴血更虚，血虚生风，风动则痒，扰于腠理，搏于肌肤，遂致风疹团块。

**2. 血热**　素体阳盛或嗜食辛辣之品，血分蕴热。经行阴血下注冲任，机体阴分不足，腠理不实，风热之邪乘虚而入，搏于腠理肌肤之间，遂发风疹团块。

## 二、诊断与鉴别诊断

### （一）诊断

**1. 临床症状**　经前或经期皮肤起团块、风疹，色红或不红，瘙痒难忍，经后自消，不留痕迹，亦无脱屑，伴随月经而周期性出现。

**2. 妇科检查**　生殖器官无异常。

**3. 实验室检查**　可见部分患者免疫功能减退，或有过敏体质的特征。

### （二）鉴别诊断（表 8-14）

**表 8-14　经行风疹块的鉴别诊断**

| 项目 | 经行风疹块 | 风疹、荨麻疹 |
| --- | --- | --- |
| 症状 | 每随经行出现周身皮肤突起红疹，或起风团，瘙痒异常，经净渐消，与月经周期密切相关 | 可见皮肤红疹、风团、瘙痒，多由药物、饮食等致敏因素所诱发，发病不随月经周期反复发作 |
| 辅助检查 | 实验室检查多无明显异常改变 | 血常规检查、血沉、血清学检验可辅助诊断 |

## 三、治疗

### （一）中医治疗

本病有虚证和实证之分，一般皮疹色淡，入夜痒甚者，多为血虚；皮疹色红，感风遇热痒增者，多为风热。无论有无夹邪，痒证总不离风。临证应结合其兼证、舌脉、素体情况，并参考月经的量、色、质综合分析。

治疗应根据"治风先治血，血行风自灭"的原则，以消风止痒为大法，虚证宜养血祛风，实证宜疏风清热。

**1. 血虚证**

【主证】经行肌肤风疹团块频发，瘙痒难忍，入夜尤甚；肌肤少泽，月经延后，量少色淡。

【次证】面色不华，头晕目眩，乏力疲倦，心悸气短，失眠多梦，舌淡，苔薄，脉细无力。

【治法】养血祛风。

【方药】当归饮子（《外科正宗》）。

【加减】若血虚化热，伴见皮肤干痒者，加地骨皮、牡丹皮滋阴凉血；若血不化经，伴见月经量少，加枸杞子、熟地黄填精补血；若风疹团块瘙痒甚，难眠者，酌加蝉蜕、生龙齿疏风镇静止痒。

**2. 风热证**

【主证】经行身发红色风团、疹块，瘙痒不堪，感风遇热尤甚；月经多先期，量多色红。

【次证】目赤头痛，口干喜饮，喉痒咽痛，尿黄便结。舌红苔黄，脉浮数。

【治法】疏风清热。

【方药】消风散（《外科正宗》）。

【加减】若风热与血热相夹，伴见月经量多者，去当归，加赤芍、丹参凉血清热；若热盛，伴见心烦、口渴，去辛温之当归、苍术，加麦冬、天花粉清心凉血，生津止渴。

（二）其他疗法

**1. 针灸治疗**　取曲池、合谷、血海、膈俞。血虚者加肝俞、三阴交。风热者加大椎、风门。

**2. 中成药治疗**

（1）消风止痒颗粒：适用于风热证。

（2）润燥止痒胶囊：适用于血虚证。

 **思维导图**

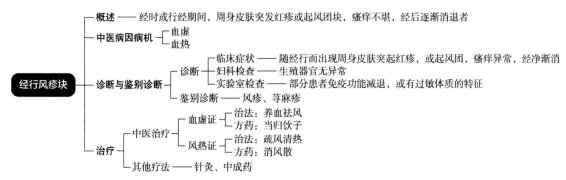

（任青玲）

# 第七节　早发性卵巢功能不全

早发性卵巢功能不全（premature ovarian insufficiency，POI）是指女性在 40 岁以前出现的卵巢功能减退，主要表现为月经异常（闭经或月经稀发）、FSH 水平升高、雌激素波动性下降、生殖能力降低。全球性 POI 发病率为 3.7%。中医学根据 POI 临床特征及表现，将其归属于"经水早断""月经后期""月经过少""闭经""不孕"等范畴。

## 一、病理病机

（一）西医病因病理

**1. 病因**　POI 的常见病因包括遗传因素、免疫因素、感染因素、医源性因素、环境因素及不良生活方式等。

（1）遗传因素：POI 在遗传学上具有高度异质性，有阳性家族史者约占 10%，包括染色体异常和基因缺陷。

（2）免疫因素：自身免疫功能失调可能造成卵巢功能损伤，4%～30%的 POI 患者伴有自身免疫性疾病，其中自身免疫性甲状腺疾病、Addison 病与 POI 的关系最为密切，但其为原因或是结果目前尚无定论。

（3）感染因素：已明确的可导致 POI 的感染因素较少，且关联程度尚未明确，如腮腺炎、结核菌、志贺菌、水痘病毒、巨细胞病毒及单纯疱疹病毒等。

（4）医源性因素：常见的医源性因素包括手术治疗、放疗和化疗。部分盆腔手术可能会损伤卵巢功能，产生局部炎症或影响卵巢血供可导致 POI。化疗药物对卵巢功能的损害与药物种类、剂量及化疗时的年龄有关。放疗对卵巢功能的损害程度取决于放射剂量、照射部位及患者的年龄。

（5）环境因素及不良生活方式：环境中的某些化学、物理及生物因素会损伤卵巢功能，吸烟、反复染发等不良生活方式也可能是 POI 的危险因素。

**2. 病理** 卵巢变化：双侧卵巢体积较正常缩小；双侧卵巢直径 2～10mm 的 AFC 之和＜5 个。

（二）中医病因病机

本病的发生以肾虚为本，心、肝、脾功能失调是重要因素，导致肾-天癸-冲任-胞宫轴功能失衡。

**1. 肾精亏虚** 肾虚精血匮乏，天癸不足，冲任失调，血海不能按时满溢，遂致月经稀发或闭经，发为本病。

**2. 肝肾阴虚** 先天不足、早婚多产、房事不节等导致肾中精气不足，或素体肝血不足，日久累及于肾，致肝肾阴虚，冲任失养，血海不能满溢，遂致本病的发生。

**3. 肾阳虚** 感受寒邪，或过食寒凉生冷，损及肾阳；或命火虚衰，肾阳不足，冲任胞宫虚寒，发为本病。

**4. 心肾不交** 平素积虑伤心，或久病伤阴，房事过度等，导致阴精暗耗，肾水不足，心火偏亢，消烁阴液，血海不充，致经水生化乏源，冲任失养，而致经水早断。

# 二、诊断与鉴别诊断

（一）诊断

**1. 临床症状**

（1）月经改变：原发性 POI 表现为原发性闭经；继发性 POI 随着卵巢功能的衰退，可先后出现月经周期缩短或不规律、经量减少、月经频发、月经稀发、闭经等。

（2）生育力降低或不孕：生育力显著下降；自然流产和胎儿染色体异常的风险增加。

（3）雌激素水平低下表现：原发性 POI 表现为女性第二性征不发育或发育差，骨龄小于实际年龄，骨骺闭合延迟，身高持续增长；继发性 POI 可有潮热出汗、生殖道干涩及灼热感、性欲减退、骨质疏松症状、情绪改变、心血管症状和代谢紊乱等。

（4）其他：Turner 综合征常伴发心血管系统发育缺陷、性征发育异常等；POI 还可伴发肾上腺和甲状腺功能减退、复发性流产等。

**2. 体征** 原发性 POI 可见女性生殖器官和第二性征发育不良，体态和身高发育异常；继发性 POI 生殖器官和第二性征一般发育正常，或可伴见外阴阴道萎缩、乳腺萎缩、阴毛腋毛脱落等。

**3. 妇科检查** 原发性 POI 可见外阴阴道呈低雌激素表现，黏膜菲薄，弹性差，皱襞减少，阴毛稀少，子宫较小；继发性 POI 子宫大小无明显变化。

**4. 辅助检查**　在月经周期第 2～4 日，或闭经时检测血清基础 FSH，至少两次 FSH>25U/L，两次检测间隔 4 周以上；血清 AMH≤7.85pmol/L（即 1.1ng/mL）；B 超提示子宫正常或偏小，双侧卵巢较小或显示不清，双侧卵巢内直径 2～10mm 的窦卵泡数量之和<5 个或不可见。必要时可行染色体或基因检测、免疫学检查等辅助诊断。

（二）鉴别诊断

POI 需与多囊卵巢综合征、卵巢抵抗综合征、子宫性闭经、垂体性闭经、下丘脑性闭经等鉴别（表 8-15）。

**表 8-15　早发性卵巢功能不全的鉴别诊断**

| 项目 | 早发性卵巢功能不全 | 多囊卵巢综合征 | 卵巢抵抗综合征 | 垂体性闭经 | 下丘脑性闭经 | 子宫性闭经 |
|---|---|---|---|---|---|---|
| 症状 | 月经改变，雌激素水平低下症状，不孕 | 月经失调，多毛，痤疮，肥胖 | 原发性闭经，女性第二性征存在 | 月经稀发、闭经及泌乳 | 继发性闭经 | 月经量少、闭经、不孕 |
| 辅助检查 | 血清基础 FSH>25U/L，AMH≤7.85pmol/L | LH/FSH≥2～3，血清睾酮升高 | FSH、LH 升高 | LH、FSH 降低 | FSH、LH 降低 | 性激素正常 |
| 其他检查 | B 超提示双侧卵巢较小，直径 2～10mm 的窦卵泡数量之和<5 个 | B 超提示卵巢多囊样改变 | 卵巢内多数为始基卵泡及初级卵泡 | MRI 提示垂体肿瘤、空蝶鞍综合征 | B 超提示子宫卵巢无明显异常 | 宫腔镜检查协助诊断 |

# 三、治疗

（一）一般治疗

遗传咨询与指导，缓解患者的心理压力，规律作息，避免熬夜，避免生殖毒性物质的接触，戒烟，适当锻炼，健康饮食，适当补充钙剂及维生素 D。

（二）西医治疗

**1. 性激素补充疗法（HRT）**

（1）原发性 POI

1）时机：早期诊断的 POI 患者，11～12 岁时开始补充低剂量雌激素；诊断较晚的患者，可权衡生长潜能和性发育的情况后，采取个体化治疗。

2）持续性：鼓励持续治疗至 50 岁左右，之后参考绝经激素治疗（MHT）方案继续进行治疗。

3）剂型：目前应用较多的口服雌激素为戊酸雌二醇或 17β-雌二醇。尽量避免应用口服避孕药诱导青春期发育。

4）剂量及疗程：以小剂量（成人生理剂量的 1/8～1/4）开始，每 6 个月增加 1 次剂量，2～3 年后逐步达到成人生理剂量。雌激素治疗 2 年后或有突破性出血时予雌孕激素序贯治疗，模拟自然周期。

（2）继发性 POI

1）时机：在无禁忌证及慎用情况的基础上，尽早开始 HRT。

2）持续性：鼓励持续治疗至 50 岁左右，之后可参考绝经后的 MHT 方案进行管理。

3）剂型：雌激素剂型主要为经皮、口服及经阴道。

4）剂量及疗程：使用标准或稍大剂量，不强调小剂量，根据患者需求适当调整。

A. 单纯雌激素治疗：适用于已切除子宫的 POI 患者。用药方法：17β-雌二醇 2mg/d、戊酸雌二醇 2mg/d、雌二醇凝胶 1.5mg/d 或半水合雌二醇皮贴 50μg/d，连续应用。

B. 雌孕激素序贯治疗：按雌激素的应用时间又分为周期序贯和连续序贯，适用于有 POI 患者。用药方法：周期序贯：第 1～21 日每日给予雌激素，第 11～21 日给予孕激素，第 22～28 日停药。连续序贯：第 1～28 日雌激素不间断应用，第 15～28 日应用孕激素，周期之间不间断。雌激素用药同前。孕激素可予地屈孕酮 10mg/d 或微粒化黄体酮胶丸 100～300mg/d。也可采用复方制剂雌二醇片-雌二醇地屈孕酮片（每盒 28 片，前 14 片每片含 1mg 或 2mg17β-雌二醇，后 14 片每片含 1mg 或 2mg17β-雌二醇+10mg 地屈孕酮），第 1～28 日每日 1 粒，连续服用 28 日。

C. 阴道局部雌激素治疗：适用于泌尿生殖道萎缩症状、或因肿瘤手术、盆腔放疗、化疗及其他一些局部治疗后引起阴道萎缩和阴道狭窄症状、或有全身使用 HRT 禁忌证患者。用药方法：阴道用药，每日 1 次，连续使用。治疗 2 周症状缓解后，改为每周用药 2～3 次。阴道局部应用雌激素通常不需要加用孕激素，但应关注局部应用的全身安全性，监测子宫内膜情况，必要时诊断性刮宫。

**2. 非激素类药物**

（1）植物类药物：包括黑升麻异丙醇萃取物、升麻乙醇萃取物，缓解绝经相关症状。

（2）植物雌激素：指植物中存在的非甾体雌激素类物质，主要为杂环多酚类，其雌激素作用较弱，长期持续服用可能降低心血管疾病风险、改善血脂水平、改进认知能力。

**3. 生育治疗** POI 患者存在间歇性和无法准确预测的卵子成熟，约 25% 的 POI 患者可能自发排卵，5%～10% 的 POI 患者可能自然受孕。

（1）生育指导与 ART 治疗：目前尚无最佳的用药方案，增加促性腺激素剂量、促性腺激素释放激素拮抗剂方案、促性腺激素释放激素激动剂短方案、微刺激及自然周期方案在一定程度上可改善 ART 治疗的结局，但对 POI 患者均未能证实确切有效。赠卵体外受精-胚胎移植（IVF-ET）是目前大多数 POI 患者实现生育的唯一可行的治疗方法。

（2）生育力保存：常见的生育力保存方法有胚胎冷冻、成熟卵母细胞冷冻及未成熟卵母细胞冷冻等。

## （三）中医治疗

补肾贯穿治疗始终，在治疗中勿破血行气，应补中有通，通中有养，补肾兼顾养血、疏肝、清心之法。

**1. 肾精亏虚证**

【主证】月经初潮延迟，月经后期或先后不定期，量少，色暗，渐至闭经；腰膝酸软。

【次证】头晕耳鸣，健忘脱发。舌淡红，苔薄白，脉细弦或细弱或沉弱。

【治法】补肾益精。

【方药】二仙汤（《中医方剂临床手册》）合二至丸（《医方集解》）加何首乌、龙骨、牡蛎。

【加减】若出现烘热汗出，胸胁胀痛，烦躁易怒，心情抑郁，舌暗淡，苔薄黄，脉弦细尺部无力等肾虚肝郁证者，可予滋水清肝饮疏肝清热；若兼夹经暗有块、面色晦暗、口唇紫暗、舌紫暗边有瘀斑、脉沉涩等肾虚血瘀证者，可予肾气丸合失笑散补肾祛瘀。

**2. 肝肾阴虚证**

【主证】月经后期或稀发，量少，渐至经闭；腰膝酸软，头晕耳鸣，五心烦热。

【次证】目涩，两颧潮红，潮热盗汗，少寐，阴道干涩。舌红，苔少，脉细数。

【治法】滋补肝肾，养血调经。

【方药】左归丸（《景岳全书》）。

【加减】若阴虚阳亢，头晕目眩，酌加石决明、木贼草、钩藤以育阴潜阳；若烦急，胁痛或乳房胀痛，酌加柴胡、郁金以疏肝清热。

**3. 肾阳虚证**

【主证】月经后期或稀发，或月经量少渐至闭经，经色淡红或淡暗；腰膝酸软，头晕耳鸣，畏寒肢冷。

【次证】性欲减退，小便清长，夜尿多，倦怠乏力。舌淡暗，苔白，脉沉迟。

【治法】温肾助阳，养血调经。

【方药】右归丸（《景岳全书》）。

【加减】若见腰痛如折、小腹冷甚、脉沉迟者，加巴戟天、淫羊藿、仙茅等温肾散寒；伴倦怠乏力、纳差、便溏者，去熟地黄、白芍，加补骨脂、益智仁、芡实以温肾健脾；伴经行腹痛者，加延胡索、乌药、小茴香以温肾行气止痛。

**4. 心肾不交证**

【主证】月经周期延后，量少，渐至闭经；腰膝酸软，心烦不寐。

【次证】心悸怔忡，头晕耳鸣，口燥咽干，五心烦热。舌尖红，苔薄白，脉细数或尺部无力。

【治法】滋阴养血，交通心肾。

【方药】天王补心丹（《摄生秘剖》）。

【加减】若口干不欲饮，加北沙参、天花粉、石斛养阴清热以生津；若口干渴，大便结，脉数，酌加黄芩、知母、大黄以清热泻火。

（四）其他疗法

**1. 中成药治疗**

（1）麒麟丸：适用于肾精亏虚证。

（2）坤宝丸：适用于肝肾阴虚证。

（3）右归丸：适用于肾阳虚证。

（4）天王补心丸：适用于心肾不交证。

（5）坤泰胶囊：适用于心肾不交证。

**2. 针灸治疗**

（1）体针：肾阴虚者取肾俞、心俞、太溪、三阴交、太冲，毫针刺，用补法。肾阳虚者取关元、肾俞、脾俞、章门、足三里，毫针刺，用补法，可灸。

（2）耳针：取内分泌、卵巢、神门、交感、皮质下、心、肝、脾等穴，可用耳穴埋针、埋豆，每次选用4～5穴，每周2～3次。

（五）中西医结合治疗

**1. 基础治疗**　可进行心理疏导，健康饮食，规律作息，适当运动，戒烟。

**2. 中西医结合分型管理**　POI患者若出现月经先后不定期、月经稀发或量少甚至闭经等月经失调症状，排除禁忌，在中药辨证治疗的基础上可采用 HRT 治疗；如有精神抑郁、烦躁易怒，可在中药治疗的基础上适当给予心理治疗，必要时应用精神类药物；如腰膝酸软症状明显，伴有骨质疏松，可适当补充钙片及维生素 D 治疗；若出现心悸失眠，可在中药治疗的基础上适当应用镇静剂以助眠；若有血压升高、心慌胸闷等心血管症状，可辅助 HRT 及心血管药物对症治疗；若出现阴道干涩、反复尿路感染可局部应用雌激素治疗；若患者有生育需求，可行中药联合 HRT 周期治疗，或予氯米芬、来曲唑、促性腺激素等促进排卵，必要时采用 IVF-ET 辅助生殖。

**思维导图**

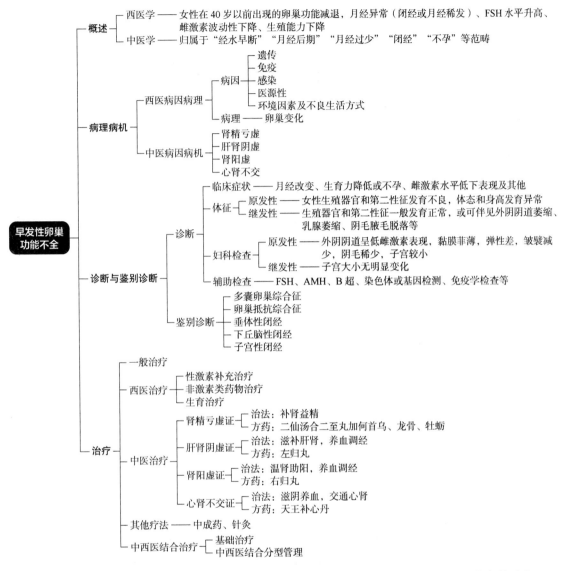

（徐莲薇）

# 第八节　绝经综合征

绝经综合征（menopausal syndrome，MPS）是指女性绝经前后出现性激素波动或减少所致的一系列躯体及精神心理症状。绝经分为自然绝经和人工绝经。自然绝经指卵巢内卵泡生理性耗竭所致的绝经；人工绝经指两侧卵巢经手术切除或放射线照射等所致的绝经。人工绝经者更易发生绝经综合征。绝经期是标志女性由中年向老年过渡的一个自然生理过程，它标志着卵巢生殖功能的停止。本病患者大多症状轻微，不能视为病态；少数女性症状较严重，甚至影响工作、生活。临床以出现月经改变、血管舒缩症状、精神神经症状、泌尿生殖道症状、心血管疾病、骨质疏松为特征，其发病率为82.73%。绝经综合征属于中医学"经断前后诸证""绝经前后诸证"范畴。

## 一、病理病机

### （一）西医病因病理

绝经前后最明显的变化是卵巢功能衰退，随后表现为下丘脑-垂体功能退化。

**1. 雌激素** 卵巢功能衰退的最早征象是卵泡对 FSH 敏感性降低，卵泡对促性腺激素刺激的抵抗性逐渐增加。绝经过渡早期的雌激素水平波动很大，甚至高于正常卵泡期，这是因 FSH 升高对卵泡过度刺激引起 $E_2$ 过多分泌所致。整个绝经过渡期雌激素水平并不呈现逐渐下降趋势，而是在卵泡发育停止时，雌激素水平才下降。绝经后体内低水平的雌激素主要为雌酮（$E_1$），由来自肾上腺皮质和卵巢的雄烯二酮和睾酮转化而来。绝经期女性血 $E_1 > E_2$。

**2. 孕激素** 绝经过渡期卵巢仍有排卵功能，因而有孕酮分泌，但由于卵泡期发育时间长，黄体功能不全，孕酮水平相对较低。绝经后卵巢不再分泌孕酮，极少量孕酮可能来自肾上腺皮质。

**3. 雄激素** 绝经后产生的雄激素主要是睾酮和雄烯二酮。绝经前，血液中 50% 的雄烯二酮和 25% 的睾酮来自卵巢；绝经后卵巢主要产生睾酮，而且量较绝经前增多，是因卵巢间质细胞受到大量的 LH 刺激所致。由于绝经后雌激素显著降低，导致循环中雄激素与雌激素的比例显著上升。同时，性激素结合球蛋白水平降低，游离雄激素增高，因而绝经后有些女性会出现痤疮、轻度多毛。

**4. 促性腺激素** 绝经过渡期仍有排卵的女性，其 FSH 在多数周期中升高，而 LH 还在正常范围，但 FSH/LH 仍 <1。绝经后 FSH、LH 明显升高，FSH 升高更为显著，FSH/LH>1。自然绝经 1 年内，FSH 能上升 13 倍，而 LH 仅上升 3 倍，绝经 2～3 年内，FSH/LH 达最高水平，以后随年龄增长逐渐下降，但仍在较高水平。

**5. 促性腺激素释放激素** 绝经后 GnRH 分泌增加，并与 LH 变化趋势一致。

**6. 抑制素** 绝经后女性血抑制素浓度下降，较 $E_2$ 下降早且明显，可能成为反映卵巢功能衰退更敏感的指标。

**7. 抗米勒管激素（AMH）** 绝经后 AMH 水平下降，较 FSH 升高、$E_2$ 下降早，能较早反映卵巢功能衰退。

### （二）中医病因病机

主要为绝经前后，天癸将绝，肾气渐虚，肾阴阳失调，易波及其他脏腑，而其他脏腑病变久必及肾，故本病之本在肾，常累及心、肝、脾等多脏、多经，致使本病证候复杂。

**1. 肾阴虚** 肾阴素虚，精亏血少；或经断前后，天癸渐竭，精血衰少；或忧思不解，积念在心，营阴暗耗；或房劳多产，精血耗伤，肾阴更虚；真阴亏损，冲任虚衰，脏腑失养，遂致绝经综合征。

**2. 肾阳虚** 素体肾阳虚衰，经断前后，肾气更虚；或房事不节，损伤肾气；命门火衰，冲任失调，脏腑失于温煦，遂致绝经综合征。

**3. 肾阴阳俱虚** 肾藏元阴而寓元阳，若阴损及阳，或阳损及阴，真阴真阳不足，不能濡养、温煦脏腑，冲任失调，遂致绝经综合征。

## 二、诊断与鉴别诊断

### （一）诊断

**1. 临床症状**

（1）近期症状

1）月经紊乱：月经周期改变是绝经过渡期最早出现的症状，由于稀发排卵或无排卵，表现为月经周期不规则、经期持续时间长及经量增多或减少等。

2）血管舒缩症状：主要是潮热、汗出，为雌激素降低的特征性症状。其特点是反复出现短暂的面部、颈部及胸部皮肤阵阵发红，伴有烘热，继之出汗。一般持续 1～3min。每日发作数次甚至十余次或更多，夜间或应激状态易促发。该症状可持续 1～2 年，有时长达 5 年或更长时间。

3）自主神经失调症状：常出现心悸、眩晕、头痛、失眠、耳鸣等。

4）精神神经症状：注意力不易集中，记忆力减退，情绪波动大，表现为激动易怒、焦虑不安或情绪低落、抑郁、不能自我控制等症状。

（2）远期症状

1）泌尿生殖道症状：出现阴道干燥、性交困难及反复阴道感染等泌尿生殖道萎缩症状，以及排尿困难、尿痛、尿急等反复发生的尿路感染。

2）骨质疏松：绝经后女性雌激素缺乏使骨质吸收增加，导致骨量快速丢失而出现骨质疏松。50 岁以上女性半数以上会发生骨质疏松，多发生在绝经后 5～10 年，最常发生的部位是椎体。

3）阿尔茨海默病：是老年痴呆的主要类型。绝经后期女性比老年男性罹患率高，可能与雌激素水平降低有关。

4）心血管病变：绝经后女性动脉硬化、冠心病患病率较绝经前明显增加，可能与雌激素低下和雄激素活性增强有关。

**2. 体征** 随着绝经年限的增长，妇科检查可见内外生殖器官不同程度萎缩，宫颈及阴道分泌物减少。

**3. 辅助检查** 连续 2 个月经周期基础 FSH＞10U/L，或 AMH＜1.1μg/L 提示卵巢储备功能下降；闭经、FSH＞40U/L 且 $E_2$＜73.4pmol/L（20pg/mL），提示卵巢功能衰竭；B 超提示子宫或双侧卵巢可有缩小。

（二）鉴别诊断

绝经综合征应与冠心病、甲状腺功能亢进、情绪障碍（焦虑症/抑郁症）、生殖道恶性肿瘤、泌尿道器质性病变等鉴别（表 8-16）。

**表 8-16　绝经综合征的鉴别诊断**

| 项目 | 绝经综合征 | 冠心病 | 甲状腺功能亢进 | 情绪障碍（焦虑症/抑郁症） | 生殖道恶性肿瘤 | 泌尿道器质性病变 |
|---|---|---|---|---|---|---|
| 症状 | 月经紊乱，潮热汗出，心悸失眠、情绪波动，阴道干燥 | 胸闷胸痛，可伴有恶心呕吐、出汗、呼吸困难、濒死感 | 烦躁易怒、失眠心悸、怕热多汗、消瘦、食欲亢进，月经不规律 | 情绪低落、注意力降低、悲观、自伤或自杀的观念或行为、睡眠障碍、食欲下降、焦虑、紧张 | 血性白带或阴道壁肉芽组织溃疡 | 膀胱肿瘤、膀胱憩室、结石、尿频、尿急、尿痛 |
| 辅助检查 | 连续 2 个月经周期基础 FSH＞10U/L，或 AMH＜1.1μg/L 提示卵巢储备功能下降；闭经、FSH＞40U/L 且 $E_2$＜73.4pmol/L，提示卵巢功能衰竭 | 心肌酶、肌钙蛋白可升高 | 甲状腺激素水平异常 | 性激素可无明显异常 | 宫颈 TCT 检查异常 | 尿常规白细胞升高可提示尿路感染 |
| 其他检查 | B 超提示子宫或双侧卵巢可有缩小 | 心电图有缺血表现；冠状动脉 CT 及冠状动脉造影可确诊 | 甲状腺超声可见甲状腺肿大 | 焦虑自评量表（SAS）/抑郁自评量表（SDS）评估 | 阴道镜或宫腔镜检查、病理活检明确诊断 | 膀胱尿道镜检查 |

# 三、治疗

治疗目的是缓解近期症状，并有效预防骨质疏松症、动脉硬化等老年性疾病。本病可采用中西药物治疗。

## （一）一般治疗

绝经期精神神经症状可因神经类型不稳定，或精神状态不健全而加剧，应进行心理治疗。必要时选用适量镇静药以助睡眠，如睡前口服艾司唑仑 1～2mg，每日 1 次，或谷维素 20mg，每日 3 次等，可助调节自主神经功能。绝经女性需要开展全面的健康管理，包括每年健康体检、推荐合理饮食、增加社交及脑力活动和健康锻炼。建议多吃蔬果、奶类、全谷物、大豆，适量吃鱼、禽、蛋、瘦肉，控糖、少油、少盐、限酒、戒烟、足量饮水，适当运动。

## （二）西医治疗

**1. 性激素补充疗法（HRT）**

（1）适应证：①有血管舒缩功能不稳定及泌尿生殖道萎缩症状。②低骨量及绝经后骨质疏松症。③有精神神经症状者。

（2）禁忌证：①已知或可疑妊娠：围绝经期女性，月经紊乱时应注意排除妊娠相关问题如宫内妊娠、异位妊娠、滋养细胞疾病等。②原因不明的阴道流血：阴道流血病因包括肿瘤性、炎症、医源性、创伤性和卵巢功能失调等，在予以性激素治疗围绝经期月经失调前应仔细鉴别。③已知或可疑患有乳腺癌。④已知或可疑患性激素依赖性恶性肿瘤。⑤最近 6 个月内患有活动性静脉或动脉血栓栓塞性疾病。⑥严重肝肾功能不全。

（3）慎用情况：①子宫肌瘤、子宫内膜异位症、子宫腺肌病、子宫内膜增生。②有血栓病史或血栓倾向者。③胆石症。④乳腺良性疾病及乳腺癌家族史。⑤免疫性疾病如系统性红斑狼疮、类风湿关节炎。⑥癫痫、偏头痛、哮喘。⑦血卟啉病、耳硬化症、脑膜瘤。

（4）治疗方法

1）单一雌激素治疗：适用于子宫切除术后患者。用药方法：口服戊酸雌二醇 0.5～2mg/d 或 17β-雌二醇 1～2 mg/d 或结合雌激素 0.3～0.625 mg/d。经皮雌二醇凝胶每日 0.5～1 计量尺涂抹于手臂、大腿、臀部等处的皮肤（避开乳房和会阴）。半水合雌二醇贴每 7 日 0.5～1 帖。

2）单一孕激素治疗：适用于绝经过渡期早期尚未出现低雌激素症状患者。用药方法：地屈孕酮 10～20mg/d 或微粒化黄体酮 200～300mg/d，于月经周期或撤退性出血的第 14 日，连续用 10～14 日。对有子宫内膜增生病史或月经量多的患者可选用左炔诺孕酮宫内缓释节育系统治疗。

3）雌孕激素序贯方案：适用于有完整子宫，仍希望有月经样出血的患者。①连续序贯法：以 28 日为 1 个治疗周期，雌激素不间断应用，孕激素于周期第 15～28 日应用，周期之间不间断。也可采用 17β-雌二醇片/17β-雌二醇地屈孕酮片（1/10 或 2/10 剂型）每日 1 片，连续应用 28 日。②周期序贯法：以 28 日为 1 个治疗周期，第 1～21 日每日给予雌激素，第 11～21 日给予孕激素，第 22～28 日停药。孕激素用药结束后，可发生撤药性出血。

4）连续联合治疗：适用于绝经 1 年以上，有子宫但不希望有月经样出血的患者。

5）替勃龙方案：1.25～2.5 mg/d，连续应用，非预期出血较少，适用于绝经 1 年以上，且服药期间不希望有月经样出血的女性。

6）阴道局部雌激素方案：适用于绝经生殖泌尿症状明显患者。普罗雌烯胶丸或乳膏、雌三醇乳膏和结合雌激素乳膏均可选择，阴道用药胶丸 1 粒/日、乳膏 0.5～1 g/d，连续使用 2～3 周，症状缓解后改为 2～3 次/周，或根据疗效逐渐递减每周使用次数。短期局部应用雌激素阴道制剂，无须加用孕激素，长期使用者应监测子宫内膜。

**2. 非激素类药物**　黑升麻可缓解绝经相关症状；对有血管舒缩症状及精神神经症状者，可口服盐酸帕罗西汀 20mg，每日 1 次；防治骨质疏松可选用钙剂（碳酸钙、磷酸钙、氯酸钙、枸橼酸钙等）和维生素 D、降钙素、双膦酸盐类等制剂。

## （三）中医治疗

本病治疗应注重固护肾气，清热不宜过于苦寒，祛寒不宜过于温燥，更不可妄用克伐，以免犯虚虚之戒。若涉及他脏者，则兼而治之。

**1. 肾阴虚证**

【主证】经断前后，月经周期紊乱，量少或多，经色鲜红；烘热汗出，五心烦热，失眠多梦。

【次证】头晕耳鸣，腰酸腿软，口燥咽干，或皮肤瘙痒。舌红，苔少，脉细数。

【治法】滋肾益阴，育阴潜阳。

【方药】六味地黄丸（《小儿药证直诀》）加生龟甲、生牡蛎、石决明。

【加减】若出现双目干涩等肝肾阴虚证时，宜滋肾养肝，平肝潜阳，以杞菊地黄丸（《医级》）加减；若头痛、眩晕较甚者，加天麻、钩藤、珍珠母以增平肝息风潜镇之效；若头晕目眩、耳鸣严重，加何首乌、黄精、肉苁蓉滋肾填精益髓。

**2. 肾阳虚证**

【主证】经断前后，月经不调，量多或少，色淡质稀；腰痛如折，腹冷阴坠，形寒肢冷。

【次证】头晕耳鸣，精神萎靡，面色晦暗，小便频数或失禁，带下量多。舌淡，苔白滑，脉沉细而迟。

【治法】温肾壮阳，填精养血。

【方药】右归丸（《景岳全书》）。

【加减】若肾阳虚不能温运脾土，致脾肾阳虚者，症见腰膝酸软，食少腹胀，四肢倦怠，或四肢浮肿，大便溏薄，舌淡胖，苔薄白，脉沉细缓，治宜温肾健脾，方用健固汤加补骨脂、淫羊藿、山药。

**3. 肾阴阳俱虚证**

【主证】经断前后，月经紊乱，量少或多；乍寒乍热，烘热汗出。

【次证】头晕耳鸣，健忘，腰背冷痛。舌淡，苔薄，脉沉弱。

【治法】阴阳双补。

【方药】二仙汤（《中医方剂临床手册》）合二至丸（《医方集解》）加何首乌、龙骨、牡蛎。

【加减】如便溏者，去当归，加茯苓、炒白术以健脾止泻。

## （四）其他疗法

**1. 中成药治疗**

（1）六味地黄丸：适用于肾阴虚证。

（2）知柏地黄丸：适用于肾阴虚证。

（3）杞菊地黄丸：适用于肝肾阴虚证。

（4）右归丸：适用于肾阳虚证。

**2. 针灸治疗**

（1）体针：肾阴虚者取肾俞、心俞、太溪、三阴交、太冲，毫针刺，用补法。肾阳虚者取关元、肾俞、脾俞、章门、足三里，毫针刺，用补法，可灸。

（2）耳针：取内分泌、卵巢、神门、交感、皮质下、心、肝、脾等穴，可用耳穴埋针、埋豆，每次选用4～5穴，每周2～3次。

（五）中西医结合治疗

**1. 基础治疗** 可进行心理治疗，必要时服用镇静药物帮助睡眠。可适当补充钙片和维生素D等以预防骨质疏松。

**2. 中西医结合分型管理** 若患者出现月经紊乱、潮热汗出等症状，可在中药辨证治疗的基础上，排除用药禁忌，联合应用 HRT 治疗；如患者腰膝酸软伴有骨质疏松，可适当补充钙片及维生素 D；如出现阴道干涩、性交痛及泌尿道症状等，可局部应用雌激素治疗；如后期发生心血管症状，应积极联合内科用药治疗。

 **思维导图**

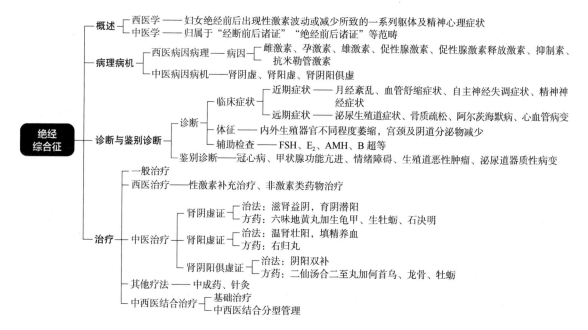

（徐莲薇）

 **思考题**

1. 论述无排卵性异常子宫出血的辨证论治。
2. 论述"治崩三法"的运用。
3. 论述闭经按照病因如何分类。
4. 论述 PCOS 的辨证论治。
5. 试述原发性痛经的辨证要点及中医分型治疗。
6. 论述子宫内膜异位症和子宫腺肌病的诊断要点。
7. 论述经行泄泻主要责之于哪些脏腑，临证如何辨证论治。
8. 论述绝经综合征的中西医治疗要点。

# 第九章 带下病与女性生殖系统炎症

"带下"一词有广义和狭义之分，广义带下包括女性经、带、胎、产及杂病等，因这些疾病均发生在带脉以下，故称带下病。狭义带下指生理性带下及病理性带下，生理性带下是指正常女子自青春期开始，一种润泽于阴道内的无色透明、黏而不稠、无特殊气味的液体，且该液体在经期前后、月经中期及妊娠期会相对增多，绝经前后会相对减少，若无其他不适，则为生理现象。病理性带下即为带下病，主要表现为带下的量、色、质、气味异常，或伴局部及全身症状。

带下病主要分为带下过多及带下过少两方面。湿邪是导致带下过多的主要病因，湿邪侵袭任、带二脉，致任脉不固、带脉失约，导致带下过多。各种阴道炎、盆腔炎性疾病等均能导致带下过多。肝肾亏虚，精亏血少，阴液不足以致任脉失养是导致带下过少的主要病因。早发性卵巢功能不全、卵巢切除、希恩综合征及使用药物导致雌激素水平降低等均能导致带下过少。

女性生殖系统炎症主要包括外阴炎、前庭大腺炎、宫颈炎、阴道炎、盆腔炎性疾病等，多由细菌、真菌、病毒等病原微生物感染引起，可单一部位发病也可多部位同时受累，炎症轻者可无明显症状，重者可致败血症、感染性休克等。

带下病及女性生殖系统炎症是妇科临床的常见病、多发病，且常合并月经失调、腹痛、不孕、癥瘕等，若未及时诊治，将严重影响女性的生殖健康。

## 第一节 带 下 病

### 带 下 过 多

带下过多（profuse vaginal discharge）是指带下量明显增多，色、质、气味发生异常，可伴有全身或局部症状者；又称为"下白物""白沃""白沥"等。西医学的各种阴道炎、宫颈炎、盆腔炎性疾病等引起的阴道分泌物增多可参照本病辨证治疗。

## 一、病理病机

### （一）西医病因病理

本病多与细菌、真菌等病原体感染相关（详见第九章第三节、第四节、第五节）。

### （二）中医病因病机

带下过多系湿邪为患，伤及任、带二脉。湿邪是导致本病的主要原因，任脉不固、带脉失约是本病的核心病机。本病有内湿、外湿之别。内湿多由脾、肾、肝三脏功能失调引起，外湿多由感受湿热、湿毒之邪等导致。

**1. 脾虚** 素体脾虚，饮食不节，或劳倦过度，或忧思气结，损伤脾气，脾阳不振，运化失司，湿邪积聚，流注下焦，伤及任、带二脉而为带下过多。

**2. 肾阳虚** 素体肾虚，或房劳多产，或久病伤肾，或年老体虚，以致肾阳虚损，气化失司，水湿积聚，下注冲任，伤及任带，而为带下过多。

**3. 阴虚夹湿** 素禀阴虚，或年老阴亏，或久病耗阴，损伤阴津，以致相火偏旺，阴虚失守，下焦感受湿热之邪，损及任带，而为带下过多。

**4. 湿热下注** 涉水淋雨，或久居湿地，感受湿邪，蕴而化热；或素体脾虚，湿浊蕴久化热；或情志不畅，肝气犯脾，肝热脾湿，湿热互结，流注下焦，伤及任带而为带下过多。

**5. 湿毒蕴结** 经行产后，胞脉空虚，摄生不慎，或手术损伤，感染湿毒之邪，或热甚化火成毒，或湿热蕴久成毒，损伤任带，而致带下过多。

## 二、诊断与鉴别诊断

### （一）诊断

本病应根据病史及临床表现，结合辅助检查结果进行诊断。

**1. 临床症状** 带下增多，色白或黄，或黄绿如脓，或豆渣凝乳，或泡沫状；或有异味，甚或臭秽难闻，或伴有外阴瘙痒、灼热、疼痛，或伴有尿频、尿痛，或伴有全身其他症状。

**2. 体征** 病原体感染时，可出现各类阴道炎、宫颈炎、盆腔炎性疾病的体征。

**3. 辅助检查**

（1）实验室检查：病原体感染引起的带下过多，阴道分泌物涂片可查到滴虫、假丝酵母菌及其他病原体；急性或亚急性盆腔炎患者，血常规检查可示白细胞计数增高。

（2）其他检查：行宫颈拭子病原体培养、雌激素水平检测可助本病的诊断。另外，超声检查对盆腔炎症包块或盆腔肿瘤有诊断意义。必要时，行病变局部活组织检查可排除子宫颈癌、输卵管癌等妇科恶性肿瘤。

### （二）鉴别诊断（表 9-1）

**表 9-1 带下过多的鉴别诊断**

| 项目 | 带下过多 | 经间期出血 | 崩漏 | 妇科恶性肿瘤 | 白浊 |
|---|---|---|---|---|---|
| 白带 | 量多，伴色、质、气味异常 | 多正常，可伴血丝 | 多正常 | 大量浆液性黄水或脓性、米汤样恶臭白带 | 正常 |
| 月经周期 | 正常 | 正常 | 无正常月经周期 | 受肿瘤性质影响，月经周期多异常 | 正常 |
| 阴道分泌物检查 | 清洁度Ⅲ度或以上，或可见滴虫等病原体 | 正常 | 正常 | 可见清洁度异常 | 正常 |
| 小便情况 | 正常 | 正常 | 正常 | 正常 | 小便淋沥涩痛，有混浊如脓之物伴小便流出 |
| 其他检查 | 血常规可见白细胞计数增高 | 性激素检查、超声等可协助诊断 | 性激素检查、超声等可协助诊断 | 超声、宫腔镜等可协助诊断 | 尿道口分泌物淋球菌培养呈阳性 |

## 三、治疗

可结合患者全身症状及病史，根据带下的量、色、质、气味及其伴随症状，妇科检查，实验室检查等综合分析病情，做出正确的诊断；治疗方面应积极消除病因，临床可采用内外同治、中西医结合同治等方式。

（一）西医治疗

本病西医治疗主要是针对病原体感染引起的带下过多（详见第九章第三节、第四节、第五节）。

（二）中医治疗

带下病为湿证，治疗以祛湿止带为基本原则，以健脾、温肾、清热利湿止带为主要治疗原则，同时应注意补清兼施；另虚实夹杂证及实证治疗还可配合外治法。

**1. 脾虚湿盛证**

【主证】带下量多，如涕如唾，绵绵不断，色白或淡黄，质稀薄，无臭味。脘腹胀满，纳少便溏。

【次证】神疲乏力，少气懒言，四肢倦怠，甚或浮肿，面色㿠白或萎黄。舌淡胖苔白或腻有齿痕，脉细缓或濡缓。

【治法】健脾益气，升阳除湿。

【方药】完带汤（《傅青主女科》）。

【加减】脾虚及肾，出现腰酸、腰痛等肾虚症状，加杜仲、续断、怀牛膝等以补肾；带下量多日久、滑脱不止者，加山药、白果、芡实、乌贼骨、金樱子、牡蛎等固涩止带；湿蕴日久化热，带下色黄黏稠，有臭味，用易黄汤（《傅青主女科》）健脾祛湿、清热止带。

**2. 肾阳虚证**

【主证】带下量多，绵绵不断，质清稀如水，色淡，腰膝酸软，畏寒肢冷。

【次证】小腹冷感，面色晦暗，小便清长，或夜尿多，大便溏薄。舌质淡苔白润，脉沉迟。

【治法】温肾培元，固涩止带。

【方药】内补丸（《女科切要》）。

【加减】大便溏薄者，去肉苁蓉，加补骨脂、肉豆蔻、芡实、金樱子固肾健脾涩肠；精关不固，带下如崩者，加鹿角霜、白芷、金樱子固涩止带，或用金锁固精丸（《医方集解》）。

**3. 阴虚夹湿证**

【主证】带下量多，色黄或赤白相兼，质稠，有气味，外阴瘙痒，头晕耳鸣，五心烦热。

【次证】阴部有灼热感，腰酸腿软，烘热汗出，咽干口燥，失眠多梦，舌质红苔少或黄腻，脉细数。

【治法】滋阴益肾，清热利湿。

【方药】知柏地黄丸（《医宗金鉴》）。

【加减】失眠多梦者，加柏子仁、酸枣仁养心安神；咽干口燥者，加沙参、麦冬滋阴润燥；舌苔厚腻者，加薏苡仁、扁豆、车前子以利湿。

**4. 湿热下注证**

【主证】带下量多，色黄或呈脓性，质黏稠，有臭气，外阴瘙痒，胸闷纳呆，肢体困重。

【次证】外阴灼热疼痛，或见阴部湿疹。小腹作痛，口苦口腻，小便短赤，大便黏腻不爽。舌红苔黄腻，脉滑数。

【治法】清热利湿，解毒杀虫。

【方药】止带方（《世补斋医书·不谢方》）。

【加减】肝经湿热明显者，见带下黄绿色，或稀薄呈泡沫状，臭秽，阴部灼热瘙痒，用龙胆泻肝汤；湿浊偏盛者，见带下色白，如豆渣凝乳，阴部奇痒难耐，用萆薢渗湿汤。

**5. 湿毒蕴结证**

【主证】带下量多，黄绿如脓，或赤白相兼，臭秽难闻，或伴发热。

【次证】小腹疼痛，腰骶酸痛，烦热头晕，口苦咽干，小便短赤，大便干结。舌红苔黄或黄腻，脉滑数。

【治法】清热解毒，杀虫祛湿。

【方药】五味消毒饮（《医宗金鉴》）。

【加减】若湿毒重症，加土茯苓、败酱草、鱼腥草、薏苡仁等以加强清热解毒祛湿之力；阴部灼痛，或伴小便淋痛，加萹蓄、萆薢、虎杖、连翘、黄柏等。

（三）其他疗法

**1. 外治法**

（1）外洗法：蛇床子散：蛇床子、川椒、明矾、苦参、百部各15g，煎汤趁热先熏后坐浴，每日1次，7日为1个疗程。外阴溃破者，可去川椒，也可选用中成药洗液外洗。

（2）阴道纳药法：可根据不同情况选择甲硝唑、克霉唑、保妇康栓、苦参凝胶等阴道纳药治疗。

**2. 艾灸治疗**　适用于脾肾虚证，主穴可选脾俞、肾俞、丰隆、带脉等穴位。脾虚证，加足三里、太白、隐白等穴位；肾虚证，加关元、命门、太溪等穴位。

**3. 中成药治疗**

（1）参苓白术散：适用于脾虚证。

（2）金匮肾气丸、五子衍宗丸：适用于肾虚证。

（3）千金止带丸：适用于脾肾两虚证。

（4）妇科千金片（胶囊）、坤复康胶囊、白带丸：适用于湿热下注证。

（5）龙胆泻肝丸（软胶囊、胶囊）：适用于肝经湿热证。

（6）金刚藤胶囊、妇炎康片、康妇消炎栓、保妇康栓、消糜栓：适用于湿热蕴结证。

（四）中西医结合治疗

带下过多是许多妇科疾病的共同症状，临证时首先应明确引起带下过多的原因，可结合影像学及病理检查排除妇科肿瘤引起的带下过多。对妇科炎症引起的带下过多，辨证主要是依据带下的量、色、质、气味特点，结合局部及全身症状、舌脉等，同时可配合阴道分泌物检查，以确定有无病原体感染及病原体的性质，在明确诊断之后，可采用中西医结合的治疗措施。

**1. 基础治疗**　注意个人卫生，保持外阴清洁，重视经期、孕期、分娩期及产褥期卫生。

**2. 中西医结合分型管理**

（1）脾虚证及肾阳虚证：此两种证型以中医辨证论治为主。

（2）阴虚夹湿证、湿热下注证及湿毒蕴结证：此三种证型常伴有病原体感染，行阴道分泌物检测以确定病原体，在中药辨证论治的基础上，可联合西药治疗，亦可内外同治。

# 带 下 过 少

带下过少（oligo-vaginal discharge）是指带下量明显减少，甚或全无，或伴阴中干涩、瘙痒疼痛，甚至阴部萎缩。西医学的因脏腑功能衰退、雌激素水平低落引起的卵巢功能不全、严重卵巢炎、手术切除卵巢、希恩综合征、长期服用某些药物等所致的阴道分泌物减少可参照本病辨证治疗。

## 一、病理病机

### （一）西医病因病理

本病与生殖轴功能衰退、双侧卵巢切除术后、盆腔放疗后等有关。

### （二）中医病因病机

本病的主要病机是肝肾亏虚、血枯瘀阻所致的阴精阴液不足，不能润泽阴户。

**1. 肝肾亏损** 素禀肝肾阴虚，或年老体弱，或房劳多产，或大病久病，耗伤精血；或七情内伤，肝肾阴血暗耗。肝肾亏损，血少精亏，以致冲任精血不足，阴液不充，任带失于滋养，不能渗润阴道，引起带下过少。

**2. 血枯瘀阻** 素禀脾胃虚弱，化生不足；或堕胎多产，或产后失血；或经行产后感寒，余血内留，新血不生，均可致精亏血枯，瘀血内停，阴津不得渗润胞宫、阴道，致带下过少。

## 二、诊断与鉴别诊断

### （一）诊断

本病患者多有卵巢功能衰退、手术切除卵巢、盆腔放疗、盆腔炎症、反复流产、产后大出血或长期服用某些药物抑制卵巢功能等病史，应结合临床表现、实验室检查及其他检查进行诊断。

**1. 临床症状** 带下过少，甚或全无，阴道干涩、痒痛，甚至阴道萎缩，或伴有头昏腰酸，胸闷心烦，性功能减退，月经后期、量少等。

**2. 体征** 妇科检查可见阴道黏膜皱褶明显减少或消失，或阴道壁黏膜菲薄充血，分泌物极少，宫颈、宫体或有萎缩。

**3. 辅助检查**

（1）生殖内分泌激素测定：本病患者可见 FSH、LH 增高或者降低，AMH 和雌激素水平低下。

（2）盆腔超声检查：有助于观察子宫及卵巢情况。

（3）CT 或 MRI：可用于盆腔及头部蝶鞍区的检查，以了解盆腔及中枢神经系统病变。

### （二）鉴别诊断（表 9-2）

表 9-2　带下过少的鉴别诊断

| 项目 | 带下过少 | 卵巢早衰 | 绝经后 | 席汉综合征 |
|---|---|---|---|---|
| 白带 | 量少，甚或全无 | 量少 | 量少 | 量少 |
| 其他症状 | 阴道干涩，外阴及阴道萎缩 | 常伴月经紊乱、潮热汗出等绝经期症状 | 月经停闭，阴道干涩不适 | 贫血、闭经、畏寒、头昏等 |
| 辅助检查 | $E_2$ 降低，FSH、LH 升高 | $E_2$ 降低，FSH、LH 升高 | $E_2$ 降低，FSH、LH 升高 | FSH、LH 明显降低 |
| 其他检查 | 超声检查可见卵巢体积变小或子宫萎缩等 | 超声检查见双侧卵巢体积缩小，AMH≤1.1ng/mL | 超声检查可见子宫萎缩、子宫内膜菲薄 | 甲状腺功能降低，尿 17-羟皮质类固醇、尿 17-酮皮质类固醇降低 |

## 三、治疗

本病的治疗思路为祛除病因，中西医结合治疗，全身联合局部治疗等。

### （一）西医治疗

**1. 全身治疗**　全身治疗原则上应选择雌激素的天然制剂。可参照第八章第六节及第七节治疗。

**2. 病因治疗**　及早诊断与治疗可导致卵巢功能下降的原发病。

### （二）中医治疗

带下过少者，根本原因是肝肾亏虚，阴血不足，治疗应重在滋补肝肾之阴精，佐以养血化瘀等。治疗本病不可肆意攻伐、过用辛燥苦寒之品，以免耗津伤阴，犯虚虚之戒。

**1. 肝肾亏损证**

【主证】带下过少，甚至全无，阴部干涩灼痛，阴部萎缩；头晕耳鸣，腰膝酸软。

【次证】阴痒，性交疼痛，烘热汗出，烦热胸闷，夜寐不安，小便黄，大便干结。舌红少苔，脉细数或沉弦细。

【治法】滋补肝肾，养精益血。

【方药】左归丸（《景岳全书》）。

【加减】若为阴虚阳亢而见头痛甚者，加天麻、钩藤、石决明等滋阴潜阳；心火偏盛而见失眠者，加黄连、柏子仁、炒酸枣仁、青龙齿等清热降火，宁心安神；皮肤瘙痒者，加蝉蜕、苦参、蛇床子、白蒺藜等。

**2. 血枯瘀阻证**

【主证】带下过少，甚至全无，阴中干涩，面色无华，头晕眼花，肌肤甲错。

【次证】阴痒，心悸失眠，神疲乏力，经行腹痛，经色紫暗，有血块，或下腹有包块。舌质暗、边有瘀点瘀斑，脉细涩。

【治法】补血益精，活血化瘀。

【方药】小营煎（《景岳全书·新方八阵》）加丹参、牛膝。

【加减】小腹疼痛明显者，加乳香、没药、生蒲黄、五灵脂、延胡索等化瘀止痛；下腹有包块者，加鸡血藤、益母草、三棱、莪术活血消癥；大便干结者，加胡麻仁、桃仁、何首乌润燥通便。

### （三）中西医结合治疗

带下过少，往往伴见于月经过少、闭经，通常伴随卵巢功能减退，应进行生殖内分泌激素检查，以明确原因。中医治疗以滋阴养血活血为主，待阴血渐充，自能濡润。同时应针对引起带下过少的病因进行治疗，结合西医各项辅助检查及激素替代等疗法加以综合管理。

**1. 基础治疗**　调节情志，保持良好的心理状态；饮食有节，可适当增加豆制品饮食。

**2. 中西医结合分型管理**

（1）肝肾亏损证：本证型常由卵巢早衰等引起，若属卵巢早衰，闭经日久，阴道干涩，性交疼痛者，在中药辨证论治的基础上，可配合激素全身或局部治疗。

（2）血枯瘀阻证：本证型常由大出血后垂体急性坏死等引起，在中医辨证论治的基础上，可配合西医给予对症及支持治疗。

 **思维导图**

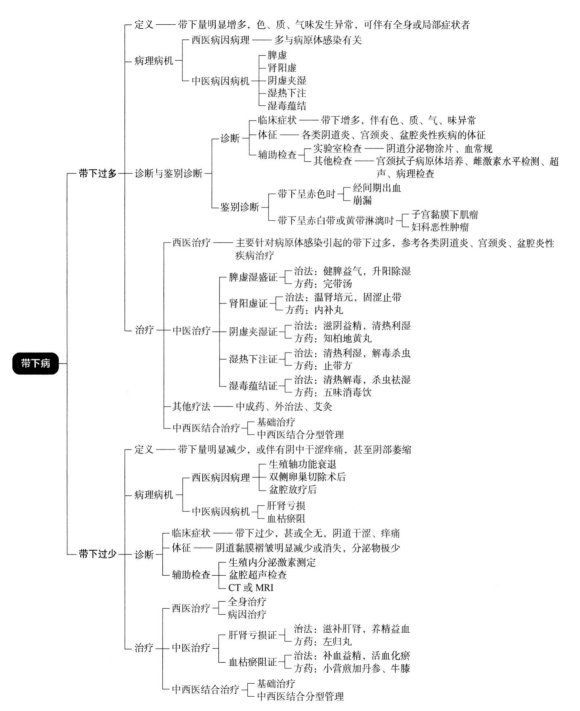

带下病
- 带下过多
  - 病理病机
    - 定义——带下量明显增多，色、质、气味发生异常，可伴有全身或局部症状者
    - 西医病因病理——多与病原体感染有关
    - 中医病因病机
      - 脾虚
      - 肾阳虚
      - 阴虚夹湿
      - 湿热下注
      - 湿毒蕴结
  - 诊断与鉴别诊断
    - 诊断
      - 临床症状——带下增多，伴有色、质、气、味异常
      - 体征——各类阴道炎、宫颈炎、盆腔炎性疾病的体征
      - 辅助检查
        - 实验室检查——阴道分泌物涂片、血常规
        - 其他检查——宫颈拭子病原体培养、雌激素水平检测、超声、病理检查
    - 鉴别诊断
      - 带下呈赤色时
        - 经间期出血
        - 崩漏
      - 带下呈赤白带或黄带淋漓时
        - 子宫黏膜下肌瘤
        - 妇科恶性肿瘤
  - 治疗
    - 西医治疗——主要针对病原体感染引起的带下过多，参考各类阴道炎、宫颈炎、盆腔炎性疾病治疗
    - 中医治疗
      - 脾虚湿盛证
        - 治法：健脾益气，升阳除湿
        - 方药：完带汤
      - 肾阳虚证
        - 治法：温肾培元，固涩止带
        - 方药：内补丸
      - 阴虚夹湿证
        - 治法：滋阴益精，清热利湿
        - 方药：知柏地黄丸
      - 湿热下注证
        - 治法：清热利湿，解毒杀虫
        - 方药：止带方
      - 湿毒蕴结证
        - 治法：清热解毒，杀虫祛湿
        - 方药：五味消毒饮
    - 其他疗法——中成药、外治法、艾灸
    - 中西医结合治疗
      - 基础治疗
      - 中西医结合分型管理
- 带下过少
  - 病理病机
    - 定义——带下量明显减少，或伴有阴中干涩痒痛，甚至阴部萎缩
    - 西医病因病理
      - 生殖轴功能衰退
      - 双侧卵巢切除术后
      - 盆腔放疗后
    - 中医病因病机
      - 肝肾亏损
      - 血枯瘀阻
  - 诊断
    - 临床症状——带下过少，甚或全无，阴道干涩、痒痛
    - 体征——阴道黏膜褶皱明显减少或消失，分泌物极少
    - 辅助检查
      - 生殖内分泌激素测定
      - 盆腔超声检查
      - CT 或 MRI
  - 治疗
    - 西医治疗
      - 全身治疗
      - 病因治疗
    - 中医治疗
      - 肝肾亏损证
        - 治法：滋补肝肾，养精益血
        - 方药：左归丸
      - 血枯瘀阻证
        - 治法：补血益精，活血化瘀
        - 方药：小营煎加丹参、牛膝
    - 中西医结合治疗
      - 基础治疗
      - 中西医结合分型管理

（傅金英）

## 第二节 外阴炎及前庭大腺炎症

# 外 阴 炎

外阴炎（vulvitis）是指女性外阴部位的皮肤或黏膜发生的炎症，这种炎症可能是由多种原因引起的，包括感染、过敏、物理或化学刺激等。常见症状包括外阴皮肤黏膜瘙痒、疼痛、烧灼感。隶属于中医学的"阴痒"范畴，又称"阴门瘙痒"。

## 一、病理病机

### （一）西医病因病理

**1. 病因**

（1）非特异性外阴炎：由于尿液、粪便、经血等长期刺激，或久坐，频繁使用卫生巾、护垫等导致女性会阴部透气差引起，通常与病原体感染无关。

（2）感染性外阴炎：由于病原体感染引起，如细菌、真菌、支原体等。

（3）过敏性外阴炎：由于对某些物品如香皂、化纤、清洗剂等过敏引起。

（4）放射性外阴炎：由于肿瘤放疗所致。

**2. 病理** 外阴炎的病理变化通常涉及外阴部的皮肤和黏膜。

（1）非特异性外阴炎：表现为外阴皮肤瘙痒、疼痛、烧灼感，急性期可能出现红肿，慢性炎症可能导致外阴皮肤增厚、粗糙、开裂，甚至产生类似苔藓的改变。

（2）感染性外阴炎：表现为阴道分泌物增多，外阴瘙痒症状明显，持续时间长，夜晚更加明显，部分患者可能有外阴部灼热痛、性交痛及排尿痛。

（3）过敏性外阴炎：表现为外阴皮肤瘙痒，伴有湿疹样皮肤表现，局部出现红斑、小疹、丘疹等。

（4）放射性外阴炎：表现为外阴干燥、溃疡、出血等症状。

### （二）中医病因病机

本病发病机制主要有虚、实两个方面。肝肾阴虚、精血亏损、外阴失养而致者，属虚证；肝经湿热下注，或湿热生虫，虫蚀阴中而致者，为实证。

**1. 肝肾阴虚** 素禀肝肾亏虚；或年老体衰，精血亏损；或大病久病，阴精暗耗，以致肝肾阴虚。肝肾阴虚，精血亏少，阴部失养，阴虚生风化燥，风动则痒，可导致外阴炎。

**2. 湿热下注** 郁怒伤肝，肝郁化火，木旺侮土，脾虚湿盛，以致湿热互结，流注下焦，浸淫阴部，可导致外阴炎。

**3. 湿虫滋生** 久居湿地，或外阴不洁，或摄生不慎，以致湿虫滋生，可导致外阴炎。

## 二、诊断与鉴别诊断

### （一）诊断

**1. 临床症状** 阴部瘙痒，或如虫行状，奇痒难忍，坐卧不宁，甚至灼热、疼痛，波及肛门周围，兼带下量多、臭秽。

**2. 体征** 妇科检查见外阴皮肤正常或潮红或粗糙，有抓痕，分泌物增多。病程长者，外阴色素减退，甚则皲裂、破溃、湿疹。

**3. 实验室检查** 阴道分泌物检查正常，或见滴虫、假丝酵母菌等。

（二）鉴别诊断（表9-3）

表9-3 外阴炎的鉴别诊断

| 项目 | 外阴炎 | 股癣 | 湿疹 |
|---|---|---|---|
| 发病部位 | 外阴部，可波及肛周 | 股内侧及会阴部 | 全身任何部位 |
| 皮损表现 | 外阴皮肤正常或潮红或粗糙，有抓痕，病程长者，外阴色素减退，甚则皲裂、破溃 | 皮肤脱皮、干裂、起水泡、糜烂、渗液、瘙痒、灼热感、疼痛 | 急性期有红斑、水肿、丘疹等；亚急性期有红肿、糜烂面结痂和脱屑；慢性期有粗糙肥厚、苔藓样变 |
| 病变特点 | 阴部瘙痒，或如虫行状，奇痒难忍 | 病灶呈堤状，清晰可见，表面有鳞屑，有明显炎症表现 | 分布呈对称性，易复发，水洗或食鱼腥虾蟹易使病情加重 |

# 三、治疗

## （一）西医治疗

**1. 病因治疗** 首先需要确定外阴炎的具体原因，如感染（细菌、真菌、病毒等）、过敏、激素水平变化等。针对不同的病因，采取相应的治疗措施。

**2. 局部护理** 保持外阴部的清洁和干燥，避免使用刺激性的清洁产品。建议使用温和的、无香料的清洁剂，并在清洗后彻底擦干。

**3. 药物治疗**

（1）抗生素：对于细菌感染引起的外阴炎，可使用抗生素药膏涂抹或口服抗生素。

（2）抗真菌药物：如果是由真菌感染引起的，如念珠菌，可使用抗真菌药膏涂抹或口服药物。

（3）激素治疗：在某些情况下，如由于激素水平变化引起的外阴炎，需要局部或全身性的激素治疗。

## （二）中医治疗

**1. 肝肾阴虚证**

【主证】阴部皮肤或黏膜干涩，奇痒难忍，五心烦热，腰膝酸软。

【次证】阴部皮肤变白、增厚或萎缩，皲裂破溃，头晕目眩，时有烘热汗出。舌红苔少，脉弦细而数。

【治法】调补肝肾，滋阴清热。

【方药】知柏地黄丸（《医宗金鉴》）。

【加减】若患者潮热盗汗，加地骨皮、银柴胡、胡黄连滋阴清热；若口干口渴，加玄参、麦冬、北沙参、玉竹生津止渴；若两目干涩，加枸杞、桑椹、菊花养肝清热明目。

**2. 湿热下注证**

【主证】阴部瘙痒，灼热疼痛，带下色黄臭秽，或见阴部湿疹。

【次证】口苦咽干，口气秽浊，心烦不宁，排便不畅，舌红，苔黄腻，脉弦滑而数。

【治法】泻肝清热，除湿止痒。

【方药】龙胆泻肝汤（《医宗金鉴》）。

【加减】若心烦易怒、大便秘结者，加栀子、大黄、生石膏清热泻火除烦；若带下量多，色黄臭秽，可加黄柏、车前子、连翘清热利湿；若带下色白如豆渣样或凝乳状，阴部瘙痒，加萆薢、苍术、苦参清热燥湿止痒。

**3. 湿虫滋生证**

【主证】阴部瘙痒，有如虫蚁感，甚则奇痒难忍，灼热疼痛。

【次证】带下量多，色黄，呈泡沫状，或色白如豆渣状，臭秽，心烦少寐，口苦咽干，小便短赤。舌红，苔黄腻，脉滑数。

【治法】清热利湿，解毒杀虫。

【方药】萆薢渗湿汤（《疡科心得集·补遗》）加白头翁、苦参、防风。

【加减】若阴部瘙痒疼痛明显，加刺蒺藜、白鲜皮、苦楝子杀虫止痒；若带下量多，舌苔厚腻，加白芷、苍术、藿香，以利水渗湿、燥湿止带。

### （三）其他疗法

外治法：选用蛇床子、苦参、花椒等煎水趁热先熏后坐浴，每日 1 次，每次 20min，10 次为 1 个疗程。若阴痒破溃者，则去花椒。

### （四）中西医结合治疗

**1. 基础治疗** 避免使用可能引起过敏或刺激的物品，穿着宽松、透气的内衣，避免长时间穿紧身裤或塑身衣物，以减少摩擦和湿气。

**2. 中西医结合分型管理**

（1）肝肾阴虚证：本证型患者常伴有雌激素过低，在中医辨证论治的基础上，可同时进行局部或全身性的激素治疗。

（2）湿热下注证及湿虫滋生证：此两种证型患者常伴有细菌或真菌感染，在中医辨证论治的基础上，可联合西药进行全身或局部治疗。

 **思维导图**

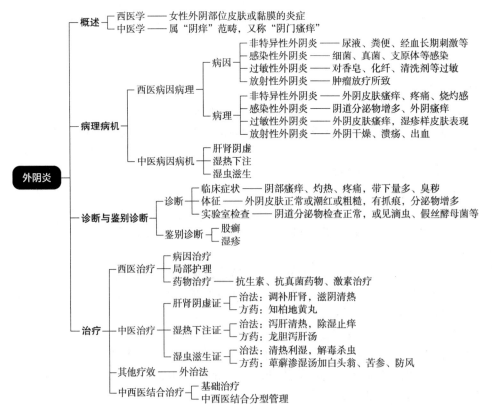

# 前庭大腺炎症

前庭大腺炎（bartholinitis）是由于病原体侵入前庭大腺所引起的炎症。前庭大腺位于两侧大阴唇下 1/3 深部，腺管开口于处女膜与小阴唇之间。由于其解剖位置的特点，在性交、分娩等过程中，当外阴部受到污染时，病原体容易侵入，从而引起前庭大腺炎。这种病证通常发生在单侧，多见于育龄期妇女，而幼女和绝经后妇女则较为少见。隶属于中医学的"阴肿""阴疮"范畴。

## 一、病理病机

### （一）西医病因病理

前庭大腺炎的常见病原体包括葡萄球菌、大肠埃希菌、链球菌及肠球菌等。淋菌奈瑟菌和沙眼衣原体也是导致这种炎症的常见病原体。在急性炎症发作期间，腺管的黏膜会出现充血和肿胀，并分泌大量的脓性液体。如果腺管口发生粘连或闭塞，导致分泌物无法排出，就可能形成前庭大腺脓肿。如果分泌物中的脓细胞逐渐被吸收，液体变得透明，那么可能会发展成前庭大腺囊肿。

### （二）中医病因病机

**1. 热毒蕴结**　经行产后，或房事不禁，或摄生不洁，以致阴部破损，感染邪毒，蕴结下焦，与气血相搏结，湿热毒邪蕴结在前阴部位，发为阴疮。

**2. 寒凝痰瘀**　经行产后，寒邪乘虚而入，以致气血凝滞，瘀积在阴部；或素体阳虚，水湿不运，痰湿内生，阻碍气血运行，日久痰瘀凝结成块，发为阴疮。

## 二、诊断与鉴别诊断

### （一）诊断

**1. 临床症状**　急性期可能出现发热症状，阴道口疼痛，当脓肿形成时，可以在外阴一侧下 1/3 处触摸到肿块并伴有灼热疼痛；在囊肿阶段，患者可能只有囊性肿块。

**2. 体征**　妇科检查时外阴部可见肿物，若为急性期可伴有红肿和热痛。

**3. 实验室检查**　急性期血白细胞总数可能升高，中性粒细胞也可能增多，分泌物涂片或培养可以发现病原体。

### （二）鉴别诊断（表 9-4）

表 9-4　前庭大腺炎的鉴别诊断

| 项目 | 前庭大腺炎 | 毛囊炎 | 大阴唇腹股沟疝 |
|---|---|---|---|
| 病因 | 慢性炎症、病原体感染 | 病原体感染、皮肤摩擦、皮肤外伤等 | 遗传、腹压增高、腹壁过薄等 |
| 临床表现 | 急性期可出现发热，阴道口疼痛，脓肿形成时可触及肿块并伴有灼热疼痛，囊肿阶段可触及囊性肿块 | 以毛囊为中心形成红色丘疹，可发展为脓疱，局部瘙痒、触痛 | 疝内容物达到大阴唇部时可见一侧大阴唇明显增大 |
| 与体位关系 | 无明显相关性 | 无明显相关性 | 立位时肿物体积增大，卧位时肿物缩小或消失 |

## 三、治疗

（一）西医治疗

**1. 急性期**　患者应卧床休息并保持外阴部清洁。可采集分泌物进行细菌培养，以确定病原体，并根据病原体选择合适的抗生素进行口服或肌内注射治疗。如果形成了脓肿，需要进行切开引流术。

**2. 慢性期**　囊肿可以定期观察。对于较大或反复急性发作的囊肿，应进行囊肿造口术。

（二）中医治疗

**1. 热毒蕴结证**

【主证】外阴一侧出现红肿疼痛，有灼热感和结块，患者拒绝按压，或者有破溃和脓性分泌物溢出，有臭味。

【次证】可能伴有恶寒发热、口渴咽干、心烦易怒、大便干燥。舌质红，舌苔黄腻，脉象弦滑且数。

【治法】清热解毒，消肿散结。

【方药】仙方活命饮（《校注妇人良方》）。

【加减】若带下臭秽，加黄柏、茵陈清热利湿止带；若心烦易怒、大便秘结，加栀子、大黄清热泻火除烦；若包块破溃成脓，加红藤、皂角刺、白芷消肿排脓。

**2. 寒凝痰瘀证**

【主证】外阴一侧有结块肿胀，可能伴有疼痛，皮肤颜色不变，肿胀经久不消。

【次证】舌质胖大，舌苔薄，脉象细缓。

【治法】温经散寒，涤痰化瘀。

【方药】阳和汤（《外科证治全生集》）。

【加减】若痛处不温，加姜黄、桂枝温经散寒止痛；若包块破溃、久不收敛，加人参、白术、黄芪益气敛疮生肌。

（三）其他疗法

**1. 外治法**

（1）金黄散：用香油调匀后敷于患处，适用于阴疮初期未溃破的情况。

（2）紫金锭：用醋调匀后，敷在肌肤破溃的地方。

**2. 中成药治疗**

（1）连翘败毒丸：适用于阴疮已经形成脓液或已经溃破的情况。

（2）小金丹：适用于寒凝痰瘀证。

（四）中西医结合治疗

**1. 基础治疗**　注意个人卫生，保持外阴部清洁、干燥，重视产褥期、经期生理卫生，避免过食辛辣刺激食品。

**2. 中西医结合分型管理**

（1）热毒蕴结证：本证型患者常处于急性期，在中医辨证论治的基础上，可采集分泌物进行细菌培养，以确定病原体，并根据病原体选择合适的抗生素进行治疗。如果形成了脓肿，需要进行切开引流术。

（2）寒凝痰瘀证：本证型患者常处于慢性期，以中医辨证论治为主，定期观察囊肿。对于较大或反复急性发作的囊肿，应进行囊肿造口术。

 思维导图

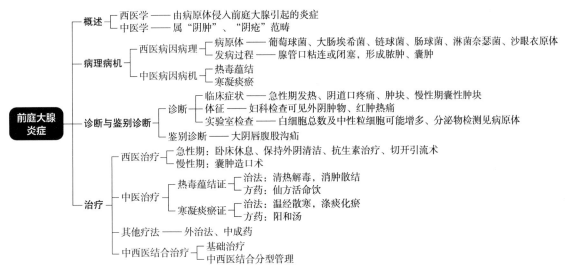

（傅金英）

# 第三节　阴道炎症

　　阴道炎症（vaginal inflammation）是指阴道黏膜及黏膜下结缔组织的炎症，可表现为阴道分泌物异常、瘙痒或灼热感等。临床常见的阴道炎症类型有滴虫阴道炎、外阴阴道假丝酵母菌病、细菌性阴道病及萎缩性阴道炎等。各年龄阶段妇女均可发生阴道炎，为女性生殖器炎症中最常见的疾病，部分阴道炎症还具有一定的传染性。隶属于中医学"阴痒""带下病"范畴。

## 一、病理病机

### （一）西医病因病理

　　正常育龄期女性，在内分泌激素的作用下，阴道上皮细胞增生，其表层细胞含有丰富的糖原，大量兼氧乳酸杆菌产生（占阴道菌群的90%以上），可抑制其他致病菌的生长，在阴道形成一个正常的生态平衡。当人体雌激素水平下降，阴道上皮萎缩，细胞糖原减少，乳酸杆菌产生减少，或大量使用抗生素或用碱性液体过度冲洗阴道，抑制乳酸杆菌的生长，或性交频繁（因精液pH为7.2～7.8）等导致致病性厌氧菌和加特纳菌大量繁殖，引起阴道微生物生态平衡失调，最终导致细菌性阴道病。

### （二）中医病因病机

　　脾虚湿盛、阴虚夹湿、湿热下注、湿毒蕴结、肝经湿热、湿虫滋生，均可导致外阴瘙痒、带下增多等阴道炎的症状（脾虚湿盛、阴虚夹湿、湿热下注、湿毒蕴结相关内容见带下病-带下过多）。

　　**1. 肝经湿热**　情志不畅，郁怒伤肝，木旺侮土，脾虚湿盛，蕴久化热，湿热互结，流注下焦，可导致外阴瘙痒、带下增多等阴道炎的症状。

**2. 湿虫滋生**   外阴不洁，或久居湿地，湿虫滋生，虫蚀阴中，可导致外阴瘙痒、带下增多等阴道炎的症状。

## 二、诊断与鉴别诊断

（一）诊断

有不洁性交史、长期抗生素应用史、糖尿病病史或各种原因引起的雌激素水平不足的患者，结合临床表现及实验室检查，可做出阴道炎的诊断。

**1. 滴虫性阴道炎**

（1）临床症状：阴道分泌物增多，外阴瘙痒，或有灼热、疼痛、性交痛，因滴虫还常侵入尿道或尿道旁腺，甚至膀胱，因此，部分患者可有尿频、尿痛，甚至血尿。另外，阴道毛滴虫能吞噬精子，影响精子在阴道内存活，因而，部分患者可表现为不孕。

（2）体征：阴道后穹隆有大量灰黄色、黄白色稀薄液体或黄绿色脓性分泌物，多呈泡沫状；阴道黏膜多充血，或有散在出血点，甚或宫颈有出血斑点，形成"草莓样宫颈"。

（3）实验室检查：阴道分泌物中可找到滴虫。

**2. 外阴阴道假丝酵母菌病**

（1）临床症状：外阴及阴道瘙痒难忍、疼痛，阴道分泌物增多；外阴肿胀，伴有灼热感、尿痛、排尿困难、性交痛。

（2）体征：小阴唇内侧及阴道黏膜附有稠厚的凝乳状或豆渣样白色块状物，擦除后见黏膜充血红肿。外阴红斑、水肿，常伴抓痕；急性期可见糜烂面及浅表溃疡。

（3）实验室检查：阴道分泌物中可找到假丝酵母菌的芽孢或假菌丝，还可见少量白细胞。

**3. 细菌性阴道病**

（1）临床症状：部分患者（10%～40%）无临床症状，有症状者多表现为阴道分泌物增多，有鱼腥臭味，性交后症状加重，可伴有轻度外阴瘙痒或烧灼感。

（2）体征：检查见阴道内分泌物呈灰白色或黄色，均匀一致、稀薄、黏度低，容易从阴道壁拭去。阴道黏膜无红肿、充血等炎症反应。

（3）实验室检查：阴道分泌物可找到线索细胞，胺试验阳性，阴道分泌物 pH>4.5。

**4. 萎缩性阴道炎**

（1）临床症状：外阴、阴道瘙痒、灼热感，阴道黏膜萎缩，可伴有性交痛，多见于绝经后女性。

（2）体征：阴道分泌物可增多，质稀薄，色淡黄，严重者可呈脓血性，外阴、阴道黏膜潮红、充血，可见散在小出血点或点状出血斑，阴道黏膜萎缩性改变，上皮皱襞消失、萎缩、菲薄，呈老年性改变，有时见浅表溃疡。

（3）实验室检查：阴道分泌物可见大量基底层细胞及白细胞而无滴虫及假丝酵母菌，pH升高，激素测定显示雌激素水平明显低下。

（二）鉴别诊断（表 9-5）

表 9-5   各类阴道炎的鉴别诊断

| 项目 | 滴虫性阴道炎 | 外阴阴道假丝酵母菌病 | 细菌性阴道病 | 萎缩性阴道炎 |
|---|---|---|---|---|
| 症状 | 分泌物增多，轻度瘙痒 | 重度瘙痒，烧灼感，分泌物增多 | 分泌物增多，无或轻度瘙痒 | 分泌物增多，灼热不适，瘙痒 |
| 分泌物特点 | 稀薄脓性，泡沫状 | 白色，豆腐渣样 | 白色，匀质，腥臭味 | 稀薄，呈淡黄色 |

续表

| 项目 | 滴虫性阴道炎 | 外阴阴道假丝酵母菌病 | 细菌性阴道病 | 萎缩性阴道炎 |
|---|---|---|---|---|
| 阴道黏膜 | 散在出血点 | 水肿、红斑 | 正常 | 黏膜充血，散在小出血点或点状出血斑 |
| 阴道 pH | >4.5 | <4.5 | >4.5 | >4.5 |
| 胺试验 | 可为阳性 | 阴性 | 阳性 | 阴性 |
| 显微镜检查 | 阴道毛滴虫，多量白细胞 | 芽生孢子及假菌丝，少量白细胞 | 线索细胞，极少白细胞 | 大量白细胞，未见滴虫、假丝酵母菌等致病菌 |

## 三、治疗

### （一）西医治疗

**1. 滴虫性阴道炎**

（1）全身治疗：初次治疗可选择甲硝唑 2g，或替硝唑 2g，单次口服；或甲硝唑 400mg，每日 2 次，连服 7 日。部分患者用药后可有食欲不振、恶心、呕吐等胃肠道反应，或头痛、皮疹、白细胞减少等不良反应，应立即停药。治疗期间禁止饮酒；哺乳期患者用药后不宜哺乳。因滴虫性阴道炎主要由性行为传播，故性伴侣应同时治疗。

（2）局部治疗

1）先用肥皂棉球擦洗阴道壁，并用 0.02%高锰酸钾溶液或温开水冲洗阴道，再用 0.5%～1%乳酸或醋酸溶液冲洗阴道，每日 1 次，10 次为 1 个疗程，以增强阴道防御能力。

2）甲硝唑阴道泡腾片 200mg，于阴道冲洗后塞入阴道后穹隆处，每次 1 片，每日 1 次，10 日为 1 个疗程。

3）治疗期间为避免复感，内裤及毛巾应煮沸 5～10min，以消灭病原。

（3）妊娠期治疗：妊娠期滴虫性阴道炎可致胎膜早破、早产及低出生体重儿，新生儿呼吸道和生殖道感染。治疗方案为甲硝唑 2g，顿服；或甲硝唑 400mg，每日 2 次，连用 7 日。按照 FDA 颁布的妊娠期用药分类规定，甲硝唑属于 B 类药物。应用甲硝唑前应取得患者及其家属的同意。

**2. 外阴阴道假丝酵母菌病**

（1）全身治疗：可选用口服药物氟康唑 150mg，顿服；或伊曲康唑 200mg，每日 2 次，疗程为 1 日，或 200mg，每日 1 次，疗程为 3 日。

（2）局部治疗

1）阴道纳药：可选用克霉唑栓剂 150mg，每晚 1 次，连用 7 日；或咪康唑栓剂 200mg，每晚 1 次，连用 7 日；制霉菌素栓剂 10 万 U，每晚 1 次，连用 10～14 日。

2）调节阴道酸碱度：用 2%～3%苏打液（碳酸氢钠）冲洗外阴及阴道，或坐浴，每日 1 次，10 次为 1 个疗程。可调整阴道酸碱度，不利于假丝酵母菌生长。

（3）注意事项：去除病因，保持皮肤清洁、外阴干燥；用过的内裤、盆及毛巾均需用开水烫洗；及时停用广谱抗生素或激素；治疗期间禁止性生活，积极治疗糖尿病等疾病；妊娠期患者建议以局部治疗为主。

**3. 细菌性阴道病**

（1）全身治疗：甲硝唑 400mg，每日 2 次，口服，7 日为 1 个疗程，连续应用 3 个疗程；或克林霉素 300mg，每日 2 次，连服 7 日，尤其适用于妊娠期患者（尤其孕早期）及对甲硝唑不耐受、过敏或治疗无效患者。

（2）局部治疗：甲硝唑栓 200mg，每晚 1 次，连用 7 日；2%克林霉素软膏 5g，阴道涂抹，每晚 1 次，连用 7 日。

（3）**妊娠期治疗**：本病与不良妊娠结局（绒毛膜羊膜炎、胎膜早破、早产等）有关，且有合并上生殖道感染的可能，故妊娠期应选择口服用药。甲硝唑 200mg，每日 3 次，连用 7 日；或克林霉素 300mg，每日 2 次，连用 7 日。但应取得患者及其家属的同意。

**4. 萎缩性阴道炎**

（1）全身治疗：提高阴道抵抗力、补充雌激素是治疗萎缩性阴道炎的主要方法。给予替勃龙 2.5mg，每日 1 次，也可选用其他雌孕激素制剂连续联合用药。

（2）局部治疗：雌三醇软膏局部涂抹，每日 1 次，连用 14 日；或可选用氯喹那多普罗雌烯阴道片，每日 1 次，连用 7~10 日；抗生素如诺氟沙星 100mg，置于阴道深部，每日 1 次，7~10 日为 1 个疗程；也可选用中成药保妇康栓、苦参凝胶阴道纳药。对于阴道局部干涩明显者，可应用润滑剂。

## （二）中医治疗

脾虚湿盛证、阴虚夹湿证、湿热下注证、湿毒蕴结证可参见带下病-带下过多论治。

**1. 肝经湿热证**

【主证】带下量多，色白或黄，呈泡沫状或黄绿如脓，有臭味，外阴瘙痒；头晕目胀，心烦口苦。

【次证】脓性白带或赤白带下，胸胁、少腹胀痛，尿黄便结。舌质红苔黄，脉弦涩。

【治法】清热利湿，杀虫止痒。

【方药】龙胆泻肝汤（《医宗金鉴》）。

【加减】外阴、阴道瘙痒较重者，加苦参、百部、蛇床子等；胸胁胀痛者，加入香附、郁金，以疏肝止痛；舌苔厚腻，口气臭秽，脘腹胀满者，加厚朴、藿香、炒莱菔子理气行滞，祛湿健脾。

**2. 湿虫滋生证**

【主证】阴部瘙痒，如虫行状，甚则奇痒难忍，灼热疼痛。

【次证】带下量多，色淡黄呈泡沫状，或色白如豆渣状，臭秽，心烦少寐，胸闷呃逆，口苦咽干，小便黄赤。舌红苔黄腻，脉滑数。

【治法】清热利湿，解毒杀虫。

【方药】萆薢渗湿汤（《疡科心得集》）加苦参、防风。

【加减】便秘者，加大黄通腑泄热；湿热盛者，加龙胆草、栀子清热燥湿、泻火解毒。

## （三）其他疗法

外治法：参照第九章第一节。

## （四）中西医结合治疗

**1. 基础治疗**　增强体质，加强营养；注意个人卫生，尤其是外阴清洁，保持经期、孕期、分娩期及产褥期卫生；避免用刺激性强的药物冲洗阴道，避免长时间使用抗生素，杜绝接触感染源。

**2. 中西医结合分型管理**　肝经湿热证及湿虫滋生证：此两种证型患者临床常由病原体感染所致，如细菌、滴虫、霉菌等，在中医辨证论治的基础上，可根据实验室检查联合相应的西药治疗。

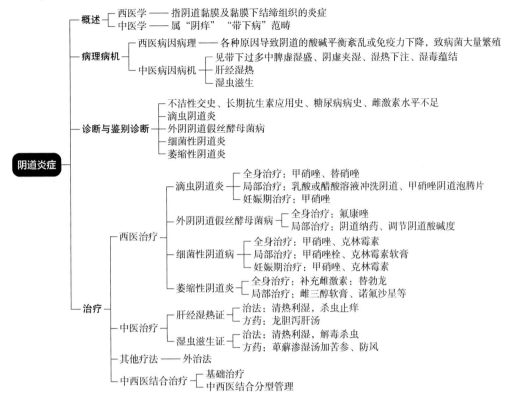

**思维导图**

阴道炎症
- 概述
  - 西医学 —— 指阴道黏膜及黏膜下结缔组织的炎症
  - 中医学 —— 属"阴痒""带下病"范畴
- 病理病机
  - 西医病因病理 —— 各种原因导致阴道的酸碱平衡紊乱或免疫力下降，致病菌大量繁殖
  - 中医病因病机
    - 见带下过多中脾虚湿盛、阴虚夹湿、湿热下注、湿毒蕴结
    - 肝经湿热
    - 湿虫滋生
- 诊断与鉴别诊断
  - 不洁性交史、长期抗生素应用史、糖尿病病史、雌激素水平不足
  - 滴虫阴道炎
  - 外阴阴道假丝酵母菌病
  - 细菌性阴道炎
  - 萎缩性阴道炎
- 治疗
  - 西医治疗
    - 滴虫阴道炎
      - 全身治疗：甲硝唑、替硝唑
      - 局部治疗：乳酸或醋酸溶液冲洗阴道、甲硝唑阴道泡腾片
      - 妊娠期治疗：甲硝唑
    - 外阴阴道假丝酵母菌病
      - 全身治疗：氟康唑
      - 局部治疗：阴道纳药、调节阴道酸碱度
    - 细菌性阴道病
      - 全身治疗：甲硝唑、克林霉素
      - 局部治疗：甲硝唑栓、克林霉素软膏
      - 妊娠期治疗：甲硝唑、克林霉素
    - 萎缩性阴道炎
      - 全身治疗：补充雌激素：替勃龙
      - 局部治疗：雌三醇软膏、诺氟沙星等
  - 中医治疗
    - 肝经湿热证
      - 治法：清热利湿，杀虫止痒
      - 方药：龙胆泻肝汤
    - 湿虫滋生证
      - 治法：清热利湿，解毒杀虫
      - 方药：萆薢渗湿汤加苦参、防风
  - 其他疗法 —— 外治法
  - 中西医结合治疗
    - 基础治疗
    - 中西医结合分型管理

（傅金英）

# 第四节 子宫颈炎症

子宫颈炎症（cervicitis）是常见的女性下生殖道炎症，按照炎症发病的解剖部位不同，分为宫颈阴道部炎症及宫颈管黏膜炎症；按照宫颈炎症发病急缓分为急性子宫颈炎和慢性子宫颈炎。隶属于中医学"带下病"范畴。

## 一、病理病机

### （一）西医病因病理

**1. 病因**

（1）急性子宫颈炎：可由多种病原体如葡萄球菌、链球菌、厌氧菌、淋病奈瑟菌及沙眼衣原体等引起，也可由物理因素、化学因素刺激或机械性宫颈损伤、宫颈异物伴发感染所致。

（2）慢性子宫颈炎：可由急性子宫颈炎迁延而来，也可为病原体持续感染所致，病原体与急性子宫颈炎相似。

**2. 病理**

（1）急性子宫颈炎：主要表现为子宫颈局部充血、水肿，上皮变性、坏死，黏膜、黏膜下组织、腺体周围见大量中性粒细胞浸润，腺腔中可有脓性分泌物。

（2）慢性子宫颈炎：①慢性子宫颈管黏膜炎：表现为宫颈管黏液增多及脓性分泌物。②子宫颈息肉：是宫颈管腺体和间质的局限性增生，并向宫颈外口突出形成息肉。检查见子宫颈息肉通常为单个，也可为多个，红色，质软而脆，呈舌形，可有蒂，根部可附在子宫颈外口，也可在宫颈管内。光镜下见息肉表面被覆高柱状上皮，间质水肿、血管丰富及慢性炎症细胞浸润。③子宫颈肥大：慢性炎症的长期刺激导致腺体及间质增生。此外，子宫颈深部的腺囊肿均可使宫颈呈不同程度肥大，硬度增加。

### （二）中医病因病机

本病的病因主要分为虚、实两个方面，脾、肾两脏亏虚，功能失调，湿邪内生，伤及任带；或外感湿热毒邪，损及任带而引起带下量多。本病的主要病机为任脉不固、带脉失约。

**1. 热毒蕴结** 经行产后，胞脉空虚，忽视卫生，或房事不禁，或手术损伤，导致感染热毒，热毒乘虚直犯阴器、胞宫；或热郁化火，久蕴成毒，热毒损伤任带二脉可致本病。

**2. 湿热下注** 经行产后，胞脉空虚，如摄生不洁，或久居湿地，或感染虫毒，以致湿热之邪乘虚而入，湿蕴化热；或情志不畅，肝郁化火，木克脾土，致肝热脾湿，或肝经湿热下注，损伤任带二脉可致本病。

**3. 脾虚湿盛** 素体脾虚，或饮食不节，或劳倦过度，思虑伤脾，脾虚运化失司，以致水湿内停，湿邪下注，伤及任带二脉可致本病。

**4. 肾阳虚损** 素体肾阳不足，或年老肾衰，或房劳多产，或久病大病，命门火衰，气化失常，水湿下注，或因肾气不固，封藏失职，致任带失约可致本病。

## 二、诊断与鉴别诊断

### （一）诊断

**1. 急性子宫颈炎** 多无临床症状，部分患者可表现为阴道分泌物增多，或性交后出血等。出现下列两个特征性体征之一，可做出急性子宫颈炎的初步诊断：①于子宫颈管或子宫颈管棉拭子标本上，肉眼见到脓性或黏液脓性分泌物。②用棉拭子擦拭子宫颈管时，容易诱发子宫颈管内出血。子宫颈炎症诊断后，需进一步做子宫颈管分泌物沙眼衣原体和淋病奈瑟菌的检测。

**2. 慢性子宫颈炎** 亦多无临床症状，少数患者可见阴道分泌物增多、性交后出血、小腹下坠或腰骶部酸痛等，同时应注意将妇科检查所发现的阳性体征与子宫颈的常见病理生理改变进行鉴别。

### （二）鉴别诊断（表 9-6）

表 9-6 宫颈炎症的鉴别诊断

| 项目 | 宫颈炎症 | 宫颈柱状上皮异位和宫颈鳞状上皮内病变（SIL） | 宫颈腺囊肿 | 宫颈恶性肿瘤 |
|---|---|---|---|---|
| 症状 | 多无症状；有症状者表现为带下增多，色、质、气味异常 | 多无症状，部分可见阴道排液增多，性交出血或妇科检查后出血 | 宫颈表面可见青白色大小不一的突起，内包含或清澈透明或浑浊脓性黏液、白带异常、下腹部坠痛 | 阴道流血、阴道排液晚期可见癌灶累及范围出现不同的继发症状 |
| 辅助检查 | 阴道分泌物检查白细胞＞10/HP，中性粒细胞＞30/HP；病原学检查可明确类型 | 宫颈细胞学检查或高危HPV-DNA、阴道镜检查、宫颈组织活检* | 病理诊断提示宫颈腺囊肿 | 宫颈细胞学检查或高危HPV-DNA、阴道镜检查、宫颈组织活检、LEEP 或冷凝电刀切除，切除组织连续病理切片检查* |

续表

| 项目 | 宫颈炎症 | 宫颈柱状上皮异位和宫颈鳞状上皮内病变（SIL） | 宫颈腺囊肿 | 宫颈恶性肿瘤 |
|---|---|---|---|---|
| 宫颈表现 | 子宫颈口充血、水肿、黏膜外翻，脓性分泌物，宫颈口接触性出血；慢性宫颈炎可见宫颈糜烂、肥大或见息肉 | 宫颈光滑或仅见局部红斑、白色上皮或宫颈管柱状上皮异位表现 | 宫颈表面无异常或宫颈肥大 | 微小浸润癌可见宫颈光滑或糜烂；外生型可见息肉状、菜花状赘生物，易出血；内生型宫颈肥大、质硬、宫颈管膨大 |
| 其他检查 | 超声、CT 或 MRI 可协助诊断 | 妇科检查可协助诊断 | 超声可显示宫颈腺囊肿大小、位置 | 确诊后可选择胸部 X 线摄片，静脉肾盂造影，膀胱镜检查，直肠镜检查，超声、CT 或 MRI、PET 等影像学检查 |

*具体检查方法及结果详见本书相关章节（第十一章第二节）。

# 三、治疗

## （一）西医治疗

**1. 急性子宫颈炎** 主要为抗生素药物治疗。可根据不同情况采用经验性抗生素治疗及针对病原体的抗生素治疗。

（1）经验性抗生素治疗：对有以下性传播疾病高危因素的患者（如年龄小于 25 岁，多性伴侣或新性伴侣，并且为无保护性性交或性伴侣患 STD），在未获得病原体检测结果前，可采用经验性抗生素治疗，方案为阿奇霉素 1g，单次顿服；或多西环素 100mg，每日 2 次，连服 7 日。

（2）针对病原体的抗生素治疗：对于获得病原体者，选择针对病原体的抗生素。如单纯淋病奈瑟菌导致的急性子宫颈炎，主张大剂量、单次给药，常用药物有头孢菌素及头霉素类药物；如沙眼衣原体感染所致的子宫颈炎，可选用四环素类、大环内酯类、氟喹诺酮类药物进行治疗；由于淋病奈瑟菌感染常伴有衣原体感染，因此，若为淋菌性子宫颈炎，治疗时可同时应用抗衣原体感染药物；如合并细菌感染者，可同时治疗细菌性阴道病，否则将导致宫颈炎持续存在。

（3）性伴侣的处理：若子宫颈炎患者的病原体为淋病奈瑟菌或沙眼衣原体，应对其性伴侣进行相应的检查及治疗。

**2. 慢性子宫颈炎**

（1）慢性子宫颈管黏膜炎：对持续性宫颈管黏膜炎症，需了解有无沙眼衣原体及淋病奈瑟菌的再次感染、性伴侣是否已进行治疗、阴道微生物群失调是否持续存在，针对病因给予治疗。对病原体不清者，尚无有效治疗方法。对宫颈呈糜烂样改变、有接触性出血且反复药物治疗无效者，可试用物理治疗。物理治疗注意事项：①治疗前，应常规行宫颈癌筛查；②有急性生殖道炎症列为禁忌；③治疗时间应选在月经干净后 3～7 日进行；④物理治疗后有阴道分泌物增多，甚至有大量水样排液，术后 1～2 周脱痂时可有少许出血；⑤在创面尚未愈合期间（4～8周）禁盆浴、性交和阴道冲洗；⑥物理治疗有引起术后出血、宫颈狭窄、不孕、感染的可能，治疗后应定期复查，观察创面愈合情况直到痊愈，同时注意有无宫颈管狭窄。

（2）子宫颈息肉：行息肉摘除术，术后将切除息肉送组织学检查。

（3）子宫颈肥大：一般无须治疗。

（二）中医治疗

**1. 热毒蕴结证**

【主证】阴部灼痛、瘙痒，带下量多，色黄或黄绿如脓，或夹血色；小腹胀痛，腰骶坠胀，或伴发热。

【次证】小便黄赤，大便秘结或黏腻不爽。舌红苔黄，脉滑数。

【治法】清热解毒，燥湿止带。

【方药】止带方（《世补斋医书·不谢方》）合五味消毒饮（《医宗金鉴》）。

【加减】若小腹胀痛甚者，加延胡索、白芷、川楝子等清热解毒，理气止痛；外阴灼热疼痛者，加龙胆、通草、白花蛇舌草等清肝经湿热；带下秽臭者，加土茯苓、苦参、黄柏等燥湿止带。

**2. 湿热下注证**

【主证】带下量多，色黄或呈脓性，有臭气，或带下色白质黏，呈豆渣样，外阴瘙痒。

【次证】小腹作痛，胸闷纳呆，口苦口腻，小便短赤。舌红苔黄腻，脉滑数。

【治法】清热利湿，解毒杀虫。

【方药】止带方（《世补斋医书·不谢方》）。

【加减】肝经湿热明显者，用龙胆泻肝汤；湿浊偏盛者，用萆薢渗湿汤。

**3. 脾虚湿盛证**

【主证】带下量多，质稀薄，绵绵不断，无臭；脘腹胀满，纳少便溏。

【次证】面色白或萎黄，四肢倦怠、浮肿。舌淡胖苔白或腻，脉细缓。

【治法】健脾益气，升阳除湿。

【方药】完带汤（《傅青主女科》）。

【加减】若有腰酸等肾虚症状，加杜仲、续断、菟丝子等以补肾；带多日久、滑脱不止者，加金樱子、芡实、白果等固涩止带；湿蕴化热者，用易黄汤健脾祛湿，清热止带。

**4. 肾阳虚损证**

【主证】带下量多，绵绵不断；腰膝酸软，畏寒肢冷。

【次证】面色晦暗，腰酸如折，小腹冷感，小便清长，或夜尿多，大便溏薄。舌质淡苔白润，脉沉迟。

【治法】温肾培元，固涩止带。

【方药】内补丸（《女科切要》）。

【加减】便溏者，去肉苁蓉，加补骨脂、肉豆蔻固肾涩肠；带下如崩者，加鹿角霜、金樱子固涩止带。

（三）其他疗法

**1. 外治法**

（1）外阴清洗：苦参、黄柏、百部、白鲜皮、金银花等中药煎水后坐浴，每日1～2次。

（2）阴道灌洗：野菊花、蛇床子、百部、黄柏、苍术、苦参、艾叶等中药煎水后灌洗阴道，每日1～2次。

**2. 中成药治疗**

（1）蒲地蓝消炎片：适用于热毒蕴结证。

（2）龙胆泻肝丸：适用于湿热下注证。

（3）参苓白术丸：适用于脾虚湿盛证。

（4）桂附地黄丸：适用于肾阳虚证。

（5）复方黄松洗液、红核洗液、康复新液等：适用于外阴瘙痒、带下量多者。

（6）外用溃疡散、冰硼散、双料喉风散等：适用于子宫颈糜烂者。

## （四）中西医结合治疗

子宫颈炎症可有腹痛、外阴瘙痒、月经失调等症状，甚至导致不孕症，严重影响女性生殖健康，且宫颈炎患者局部微生物环境及免疫平衡被打破，进而增加人乳头瘤病毒感染和宫颈癌的发病风险，需要中西医结合治疗。

**1. 基础治疗** 定期行子宫颈细胞学检查，发现病变应及时治疗；注意阴部卫生，在分娩、流产、子宫颈物理治疗术中需严格执行无菌操作，避免分娩时器械损伤宫颈，产后宫颈裂伤应及时缝合，术后应预防感染；治疗期间禁止性生活，注意休息，避免劳累。

**2. 中西医结合分型管理**

（1）热毒蕴结证及湿热下注证：此两种证型临床常表现为急性子宫颈炎，在中医辨证论治的基础上，可同时联合西药治疗。

（2）脾虚湿盛证及肾阳虚损证：此两种证型临床常表现为慢性子宫颈炎，在中医辨证论治的基础上，可采用中药联合物理疗法和手术治疗。

 **思维导图**

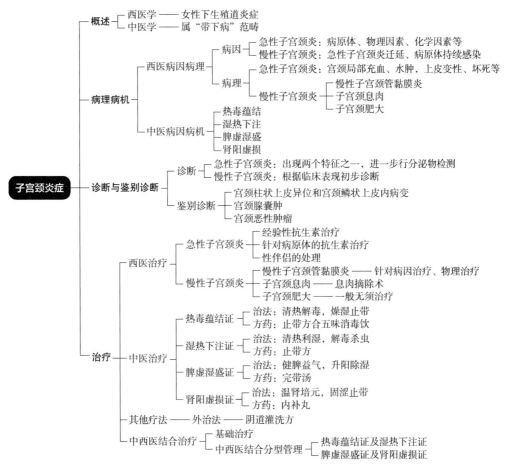

（傅金英）

# 第五节　盆腔炎性疾病及其后遗症

## 盆腔炎性疾病

盆腔炎性疾病（pelvic Inflammatory disease，PID）是指女性上生殖道及其周围组织的一组感染性疾病，子宫内膜炎、输卵管炎、输卵管卵巢炎、盆腔腹膜炎均属于 PID 范畴，其中输卵管炎和输卵管卵巢炎较为常见。炎症可以局限于一个部位，也可以同时影响多个部位，PID 多发生在性活跃期，初潮前、绝经后或无性生活的女性 PID 发生率较低。严重的 PID 可能引起弥漫性腹膜炎、败血症、感染性休克，甚至危及生命。如果 PID 没有得到及时和正确的治疗，可转变为盆腔炎性疾病后遗症，导致不孕、输卵管妊娠、慢性盆腔痛及炎症反复发作等问题，严重影响女性的生殖健康。

## 一、病理病机

### （一）西医病因病理

**1. 病因**

（1）产后、流产后感染：妇女在产后或流产后，体质虚弱，或因分娩导致产道损伤，或有胎盘、胎膜残留等，易受病原体侵袭而引起感染。

（2）子宫腔内手术操作后感染：由于手术如刮宫术、输卵管通液术、子宫输卵管造影术、宫腔镜检查、放置宫内节育器等，致生殖道黏膜损伤，易受到下生殖道内源性病原体的逆行感染。

（3）经期及产褥期卫生不良：经期及产褥期，抵抗力减弱，如果不注意卫生，可能导致病原体侵入子宫腔引起感染。

（4）下生殖道感染：子宫颈炎或阴道炎等下生殖道感染，如经久不愈，病原体可沿生殖道黏膜上行蔓延，可引起盆腔感染。

（5）邻近器官炎症直接蔓延：如阑尾炎、腹膜炎、膀胱炎等邻近器官的炎症，可以直接蔓延至盆腔，导致盆腔感染。

**2. 病理**

（1）急性子宫内膜炎及子宫肌炎：表现为子宫内膜充血、水肿，有炎性渗出物，严重者内膜坏死、脱落形成溃疡。镜下见大量白细胞浸润，炎症向深部侵入可形成子宫肌炎。

（2）急性输卵管炎、输卵管积脓、输卵管卵巢脓肿：病原体经子宫内膜向上蔓延或通过子宫颈的淋巴管播散到宫旁结缔组织，病原体首先侵及输卵管，轻者可引起输卵管黏膜肿胀，间质水肿、充血及大量中性粒细胞浸润，导致输卵管炎；重者可见输卵管明显增粗、弯曲，纤维素性脓性渗出物增多，与周围组织粘连；若输卵管伞端粘连，则可形成输卵管脓肿；若脓肿与卵巢贯通则发展为输卵管卵巢脓肿；卵巢很少单独发炎，白膜是良好的防御屏障，卵巢常与发炎的输卵管伞端粘连而发生卵巢周围炎，称为输卵管卵巢炎，习称附件炎。淋病奈瑟菌、大肠埃希菌、类杆菌及普雷沃菌，除可直接引起输卵管上皮损伤外，其细胞壁脂多糖等内毒素亦可引起输卵管纤毛大量脱离，导致输卵管功能减退、丧失。因衣原体的热休克蛋白与输卵管热休克蛋白有相似性，故感染后引起的交叉免疫反应可损伤输卵管，导致输卵管黏膜结构及功能的严重破坏，并引起盆腔广泛粘连。

（3）急性盆腔结缔组织炎及盆腔腹膜炎：病原体通过淋巴管扩散至子宫旁结缔组织，导致充血、水肿和中性粒细胞浸润，易引发盆腔结缔组织炎，尤其是宫旁结缔组织炎。若炎症蔓延至盆腔腹膜，可能导致急性盆腔腹膜炎或盆腔脓肿。脓肿破裂进入腹腔，可能引发急性弥漫性腹膜炎。

（4）败血症及脓毒血症：当病原体毒性强且数量增多，患者免疫力下降时，可能发展为败血症。多处炎症灶或脓肿同时存在时，应考虑脓毒血症，需通过血培养确诊。败血症和脓毒血症的严重程度可能导致感染性休克并危及生命，常见于产褥感染、感染性流产和播散性淋病患者。

### （二）中医病因病机

本病多为经期、产后、流产后或宫腔操作后，胞脉空虚，或卫生不洁，邪毒乘虚侵袭，与气血相搏结，邪正交争于胞宫、胞脉，而发热腹痛。

**1. 热毒炽盛** 经期、产后、流产后、宫腔操作后，胞脉空虚，气血不足，或房事不节，邪毒内侵，客于胞宫，滞于冲任，郁热成毒，则致高热、腹痛。

**2. 湿热瘀结** 经行、产后，余血未净，湿热内侵，与余血搏结，使冲任气血瘀滞，瘀热互结，滞于少腹，损及任带，则腹痛、发热，缠绵难愈。

## 二、诊断与鉴别诊断

### （一）诊断

根据病史、症状、体征及实验室检查可做出初步诊断。盆腔炎性疾病多有近期妇产科手术、盆腔炎症史，或经期、产后不注意卫生，房事不节等病史，典型临床表现为下腹痛、发热、阴道分泌物增多。由于盆腔炎性疾病临床表现差异较大，临床诊断准确性不高，而延误诊断又导致盆腔炎性疾病后遗症的发生，2015 年美国疾病预防与控制中心（CDC）推荐的盆腔炎性疾病的诊断标准如下。

**1. 最低标准** 育龄期女性下腹痛，并排除其他原因引起的腹痛，妇科检查显示子宫颈举痛或子宫压痛或附件区压痛。

**2. 附加标准** ①体温超过 38.3℃（口表）；②子宫颈异常黏液脓性分泌物或脆性增加；③阴道分泌物检查出现大量白细胞；④红细胞沉降率升高；⑤血 C 反应蛋白升高；⑥实验室证实的子宫颈淋病奈瑟菌或衣原体阳性。

**3. 特异标准** ①子宫内膜活检组织学证实子宫内膜炎，腹腔镜检查发现盆腔炎性疾病征象（上述检查可为确诊标准，但均有创，且费用较高，故只适用于个别病例）；②阴道超声或磁共振检查显示输卵管增粗，输卵管积液，伴或不伴有盆腔积液、输卵管卵巢肿块，该类检查适用范围较广。

### （二）鉴别诊断（表 9-7）

**表 9-7　盆腔炎性疾病的鉴别诊断**

| 项目 | 盆腔炎性疾病 | 输卵管妊娠流产或破裂 | 急性阑尾炎 | 卵巢囊肿蒂扭转或破裂 |
|---|---|---|---|---|
| 症状 | 下腹痛、阴道分泌物增多，下腹部压痛、反跳痛、肌紧张 | 停经、腹痛、阴道流血、或见晕厥与休克、腹部包块 | 腹痛局限于右下腹部，有麦氏点压痛、反跳痛 | 下腹痛，恶心呕吐，甚至休克 |
| 辅助检查 | 红细胞沉降率升高；血 C 反应蛋白升高，超声提示盆腔内有炎性渗出液或肿块 | 血 β-hCG 升高，超声提示一侧附件区低回声，其内或有妊娠囊 | 超声提示阑尾肿胀 | 超声可提示囊肿形态、大小、位置及蒂扭转征象 |

续表

| 项目 | 盆腔炎性疾病 | 输卵管妊娠流产或破裂 | 急性阑尾炎 | 卵巢囊肿蒂扭转或破裂 |
|---|---|---|---|---|
| 白细胞 | 升高 | 正常或稍高 | 升高 | 稍高 |
| 后穹隆穿刺 | 可吸出脓液 | 可见不凝血 | 阴性 | 阴性 |
| 体温 | 升高 | 一般不高 | 升高 | 可见发热 |
| 妇科检查 | 可见宫颈摇举痛或子宫体压痛或附件区压痛 | 阴道可见来自宫腔的血液，后穹隆饱满，有触痛，宫颈摇举痛 | 无异常 | 宫颈摇举痛、卵巢肿块，蒂部压痛 |
| 其他检查 | 子宫内膜活检、腹腔镜检查、MRI可协助诊断 | 诊断性刮宫及腹腔镜检查可协助诊断 | CT可协助诊断 | CT可协助诊断 |

# 三、治疗

## （一）一般治疗

注意休息、增强营养，提升机体免疫力；盆腔有脓液者应采取半卧位使脓液局限于盆腔低位；有发热者及时予以降温和抗感染治疗；避免不必要的妇科检查以免炎症扩散。

## （二）西医治疗

本病的治疗主要为抗生素药物治疗，必要时手术治疗。

**1. 抗生素治疗方案** 临床抗生素的选择要坚持经验性、广谱、及时及个体化原则，同时应综合考虑安全性、有效性、经济性及患者的依从性等因素。

（1）非静脉给药方案：一般适用于情况尚好、症状轻微，能够口服抗生素并有随访条件的患者。

1）头孢曲松钠250mg或头孢西丁钠2g，单次肌内注射，或其他三代头孢类抗生素如头孢噻肟、头孢唑肟钠。为覆盖厌氧菌，加用甲硝唑0.4g，每12h口服，连续14日。为覆盖沙眼衣原体或支原体，可加用多西环素0.1g或米诺环素0.1g，每12h口服，连续10~14日，或阿奇霉素0.5g，第1~2日每日1次，随后0.25g，每日1次，连用5~7日。

2）氧氟沙星400mg，每日2次口服，连续14日；或左氧氟沙星500mg，每日1次口服，连续14日；同时加用甲硝唑0.4g，每日2~3次口服，连续14日。

（2）静脉给药方案：适用于情况较差、病情较重，伴有发热、恶心、呕吐，或存在盆腔腹膜炎、输卵管卵巢脓肿等，门诊治疗无效，或无法口服抗生素，或诊断不明确，需住院接受静脉抗生素治疗的患者。

1）头孢替坦2g，每12h静脉滴注，或头孢西丁钠2g，每6h静脉滴注，同时加多西环素100mg，每12h静脉滴注或口服。症状、体征改善后至少24~48h后转为口服药物治疗，包括多西环素100mg，每12h口服，连续14日，米诺环素0.1g，每12h口服，连续14日，或阿奇霉素0.25g，每日口服，连续7日（首次剂量加倍）。对于输卵管卵巢脓肿患者，需联合使用克林霉素或甲硝唑以更有效地对抗厌氧菌。

2）克林霉素900mg，每8h静脉滴注，或林可霉素0.9g，每8h静脉滴注，同时加硫酸庆大霉素，首次负荷剂量为2mg/kg，每8h维持剂量1.5mg/kg，临床症状、体征改善后继续静脉应用24~48h，克林霉素改为口服450mg，每日4次，连用14日，或口服多西环素100mg，每12h口服，连用14日。

3）氨苄西林钠舒巴坦钠 3g，每 6h 静脉滴注，或阿莫西林克拉维酸钾 1.2g，每 6～8h 静脉滴注，同时加多西环素 0.1g，每 12h 口服，连用 14 日，米诺环素 0.1g，每 12h 口服，连用 14日，或阿奇霉素 0.25g，每日口服，连用 7 日（首次剂量加倍）。

4）氧氟沙星 0.4g，每 12h 静脉滴注，或左氧氟沙星 0.5g，每日静脉滴注，同时加甲硝唑 0.5g，每 12h 静脉滴注。

**2. 手术治疗** 输卵管积脓、输卵管卵巢脓肿或盆腔脓肿等抗生素治疗无效、脓肿破裂、中毒症状加重或肿块增大者；或经抗生素治疗后病情好转、肿块仍未消失但已局限化，可选择手术治疗。

## （三）中医治疗

本病的基本治疗方法是清热解毒、祛湿化瘀。在治疗过程中遵循"急则治其标，缓则治其本"的原则。在高热阶段，重点是清热解毒；当高热逐渐减轻或消退时，可以考虑祛湿化瘀、消除病症、疏通结块等。如果病情呈现邪气盛而正气衰弱，正气无法抵御邪气，出现感染性休克征兆，应立即进行急救处理，建议采用中西医结合的方式积极救治。

**1. 热毒炽盛证**

【主证】高热恶寒，甚或寒战，头痛，下腹疼痛拒按，带下量多，色黄如脓，臭秽。

【次证】口干口苦，精神不振，恶心纳少，大便秘结，小便黄赤。舌质红苔黄糙或黄腻，脉洪数或滑数。

【治法】清热解毒，凉血化瘀。

【方药】五味消毒饮（《医宗金鉴》）合大黄牡丹汤（《金匮要略》）。

【加减】若病在阳明，身热面赤，恶热汗出，口渴，脉洪数，可选白虎汤（《伤寒论》）加清热解毒之品。若热毒已入营血，高热神昏，烦躁谵语，下腹痛不减，斑疹隐隐，舌红绛，苔黄燥，脉弦细数，宜选清营汤（《温病条辨》）加减。

**2. 湿热瘀结证**

【主证】下腹部疼痛拒按或胀满，热势起伏，寒热往来，带下量多、色黄、质稠、味臭。

【次证】经量增多、淋沥不止，大便溏或燥结，小便短赤。舌红有瘀点苔黄厚，脉滑数。

【治法】清热利湿，化瘀止痛。

【方药】仙方活命饮（《校注妇人良方》）加薏苡仁、冬瓜仁。

【加减】若大便秘结者，加大黄、芒硝、栀子以通腑泄热；带下量多者加黄柏、苦参、蛇床子、椿根皮清热利湿止带；腹胀者，加柴胡、厚朴、枳实疏肝理气。

## （四）其他治疗

**1. 阴道或直肠塞药治疗** 可用保妇康栓、康妇消炎栓等栓剂予阴道或肛门塞药治疗。

**2. 中药保留灌肠治疗** 常选用清热解毒、活血消癥、理气止痛的药物，如金银花、连翘、紫花地丁、蒲公英、红藤、败酱草、乳香、没药、大黄、延胡索、牡丹皮、透骨草、皂角刺等，以上药物酌情选用，浓煎 100～150mL，保留灌肠，每日 1 次，经期停用。

**3. 中药外敷治疗** 可同样选用清热解毒、活血消癥、理气止痛的药物，如生蒲黄、五灵脂、延胡索、乌药、皂角刺、红藤、紫花地丁等，隔水蒸热后敷于下腹部，或研粉后用酒或醋调成糊状外敷于下腹部。

**4. 中成药治疗**

（1）宫炎平胶囊、妇炎康片、妇乐颗粒：适用于热毒炽盛证。

（2）妇科千金片（胶囊）、坤复康胶囊、金刚藤胶囊：适用于湿热瘀结证。

（五）中西医结合治疗

盆腔炎性疾病的预后取决于治疗是否及时、有效、彻底。若经及时、规范、有效的治疗，多可在短期内治愈。若失治、误治，病情加重，可发展为腹膜炎、败血症、感染性休克。若病情迁延，多转为盆腔炎性疾病后遗症，严重影响患者的生殖健康和生活质量。因此，采用中西医结合的方式规范盆腔炎性疾病的管理和治疗尤为必要。

**1. 基础治疗**　加强营养，给予高蛋白、易消化而富含营养的食物，并注意补充水分和热量，保持水、电解质平衡。急性发作时嘱患者卧床休息，取半卧位，以利炎症局限于盆腔。

**2. 中西医结合分型管理**

（1）热毒炽盛证：本证型患者常起病急，病情重，在中医辨证论治的基础上，可同时联合西药行抗生素治疗，若抗生素治疗无效或脓肿持续存在及脓肿破裂者，应立即行手术治疗。

（2）湿热瘀结证：本证型患者较热毒炽盛证患者病情稍轻，病势稍缓，在中医辨证论治的基础上，可联合西药抗生素类药物治疗，及早控制病情，防止病情迁延以致转为盆腔炎性疾病后遗症。

 **思维导图**

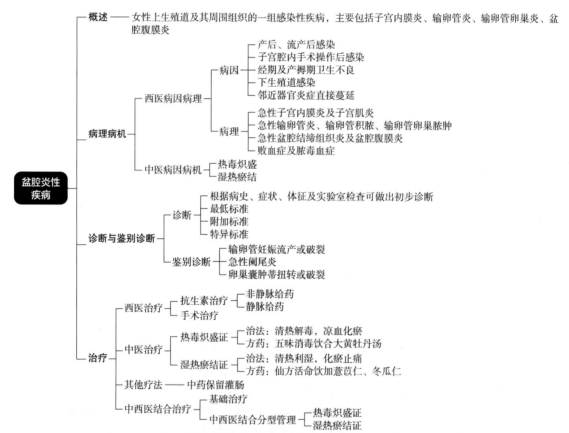

## 盆腔炎性疾病后遗症

盆腔炎性疾病未得到及时正确的诊断和治疗，可能会发生盆腔炎性疾病后遗症（sequelae of PID）。

## 一、病理病机

### （一）西医病因病理

**1. 病因**　本病通常是由盆腔炎症未能及时、正确、全面治疗引起，或患者体质较弱、病程迁延所致。然而，有时也可能出现无盆腔炎症病史的情况，如输卵管炎可能由沙眼衣原体或解脲支原体感染引起。这种疾病病情顽固，当机体免疫力较低时可能会急性发作。

**2. 病理**　主要的病理变化包括组织损害、广泛粘连、增生和瘢痕形成，可能呈现以下情况：如慢性输卵管炎，可引起输卵管阻塞和增粗；输卵管与卵巢粘连可形成输卵管卵巢肿块；当输卵管伞部闭塞时，浆液性渗出物聚集可形成输卵管积液或输卵管卵巢囊肿；子宫主韧带、骶韧带增生、变厚，若病变广泛，使子宫固定，可考虑盆腔结缔组织炎。

### （二）中医病因病机

经行产后，胞脉空虚，风寒湿热之邪乘虚内侵，与冲任气血相搏结，蕴结于胞宫，反复进退，耗伤气血，虚实错杂，缠绵难愈。

**1. 湿热瘀结**　经行产后，血室正开，胞脉空虚，余邪未尽，正气未复，气血阻滞，湿热瘀血蕴结于冲任胞宫，以致小腹疼痛、带下过多，缠绵难愈。

**2. 气滞血瘀**　情志内伤，脏气不宣，肝气郁结，或湿热之邪侵袭，余毒未清，滞留于冲任胞宫，阻遏气机，以致气滞血瘀，脉络不通，可致小腹疼痛、带下过多。

**3. 寒湿瘀阻**　素禀阳虚，下焦失于温煦，水湿不化，寒湿内结，或感受寒湿之邪，邪气与胞宫内余血浊液相搏结，寒凝血瘀，可致小腹疼痛、带下过多。

**4. 气虚血瘀**　素体虚弱，或正气内伤，外邪乘虚侵袭，稽留于冲任胞宫，以致脉道受阻，血行不畅，瘀血内停；或久病不愈，正气亏损，气虚无力推动血行，瘀血内结，可致腹痛缠绵，日久不愈。

**5. 血瘀肾虚**　七情所伤，血行不畅，或外邪侵袭，稽留于冲任胞宫，气血阻滞，瘀血内停，日久则致肾中阴阳耗损，精血不足，肾气亏虚，则可加重冲任瘀阻，致腹痛缠绵，日久不愈。

## 二、诊断与鉴别诊断

### （一）诊断

可常有盆腔炎性疾病发病史，或有急性阑尾炎、慢性肠炎等病史。

**1. 临床症状**　平素可有下腹部及腰骶部不适，易疲乏，偶有低热，部分患者有不孕或异位妊娠病史，部分患者可有精神不振、失眠等神经衰弱症状。

**2. 体征**　若为子宫内膜炎，则子宫增大、有压痛；若为输卵管炎，则在子宫一侧或双侧可触及增粗的输卵管，呈条索状，有轻压痛；若为输卵管积水或输卵管卵巢脓肿，则可在盆腔的一侧或双侧触及囊性肿块，活动多受限；若患有盆腔结缔组织炎，子宫常呈后位，活动受限或粘连、固定，子宫一侧或双侧有片状增厚，有压痛，宫骶韧带增粗、变硬，有压痛。

**3. 辅助检查**
（1）子宫颈分泌物培养：可找到致病的病原体。
（2）超声检查：可提示盆腔有炎性渗出液，或有炎性包块。
（3）子宫输卵管碘油造影：可提示输卵管部分或完全堵塞。
（4）腹腔镜检查：可见明显炎症粘连。

（二）鉴别诊断（表 9-8）

表 9-8　盆腔炎性疾病后遗症的鉴别诊断

| 项目 | 盆腔炎性疾病后遗症 | 子宫内膜异位症 | 卵巢囊肿 | 盆腔淤血综合征 | 卵巢癌 |
|---|---|---|---|---|---|
| 症状 | 反复下腹部疼痛及腰骶部酸痛 | 继发性、进行性加重的痛经,下腹部疼痛 | 进行性加重的经行腹痛 | 长期慢性下腹部疼痛 | 早期无明显症状,病情发展快,持续性腹痛、腹胀,盆腔包块增大迅速 |
| 实验室检查 | 宫颈分泌物培养可找到致病病原体 | 腹腔镜下活检可诊断并明确分期 | 雌激素水平升高 | 无异常 | 肿瘤标志物水平升高 |
| CA125 | 正常 | 可升高 | 升高 | 正常 | 显著升高 |
| 超声显影 | 盆腔内有炎性渗出液或炎性包块 | 囊肿壁厚,透声差,内有点状细小絮状光点,形态规则 | 双侧附件区有不规则条状囊性包块,边界较清 | 盆腔静脉造影可见子宫静脉及卵巢静脉增粗、弯曲,显影时间长 | 液性暗区内有杂乱光团、光点,肿块界限不清 |
| 盆腔检查 | 可见宫颈摇举痛或子宫体压痛或附件区压痛 | 可扪及与子宫相粘连的囊性包块或盆腔内有触痛性结节 | 可触及子宫一侧或双侧球形肿块 | 宫颈色蓝紫或子宫大而软,时有移动痛,附件区及后穹隆柔软,压痛明显 | 阴道后穹隆可触及质硬结节,肿块多为双侧,实性或囊性表面凹凸不平,固定,常伴有腹水 |
| 其他检查 | 子宫输卵管碘油造影可提示输卵管部分或完全堵塞;腹腔镜可见明显炎症粘连 | 盆腔 CT、MRI 可协助诊断 | CT、MRI、PET 可协助诊断 | 腹腔镜、CT 可协助诊断 | 细胞学检查、腹腔镜检查、病理组织学检查、CT、MRI、PET 可协助诊断 |

# 三、治疗

## （一）西医治疗

盆腔炎性疾病后遗症需要根据不同情况选择治疗方案。对于不孕症患者,往往需要借助辅助生育技术来帮助受孕;对于患有慢性盆腔疼痛者,可以采用理疗方法来缓解症状;对于盆腔炎性疾病反复发作的患者,可以在抗生素治疗的基础上根据具体情况选择手术治疗;而对于患有输卵管积水者,则可能需要手术治疗。

## （二）中医治疗

**1. 湿热瘀结证**

【主证】下腹隐痛或疼痛拒按,痛连腰骶,低热起伏,经行或劳累时加重,带下量多,色黄,质黏稠。

【次证】胸闷纳呆,口干不欲饮,大便溏或秘结,小便黄赤。舌红苔黄腻,脉滑数。

【治法】清热除湿,化瘀止痛。

【方药】银甲丸(《王渭川妇科经验选》)。

【加减】若湿邪甚,腹胀痛者,加茯苓、厚朴、大腹皮行气祛湿;带下多,黄稠如脓者,加黄柏、车前子、椿根皮清热利湿止带;便溏者,加炒白术、薏苡仁健脾燥湿。

**2. 气滞血瘀证**

【主证】少腹胀痛,经期或劳累后加重,经血量多有块,瘀块排出则痛减。

【次证】婚久不孕，带下量多，经前情志抑郁，乳房胀痛。舌紫暗、有瘀斑瘀点，苔薄，脉弦涩。

【治法】理气行滞，化瘀止痛。

【方药】膈下逐瘀汤（《医林改错》）。

【加减】若有积块者，加皂角刺、三棱、莪术活血化瘀消癥；乳房胀痛甚者，加郁金、川楝子、香附疏肝理气。

### 3. 寒湿瘀阻证

【主证】下腹冷痛或坠胀疼痛，经行腹痛加重，得热痛缓。

【次证】婚久不孕，经行延后，量少色暗，带下淋沥。舌质暗苔白腻，脉沉迟。

【治法】散寒除湿，化瘀止痛。

【方药】少腹逐瘀汤（《医林改错》）。

【加减】若白带增多者，酌加党参、白术、椿根皮益气除湿止带；有炎性包块者，酌加皂角刺、三棱、莪术化瘀消癥。

### 4. 气虚血瘀证

【主证】下腹部疼痛或结块，缠绵日久，痛连腰骶，经行加重，疲乏无力。

【次证】经血量多有块，带下量多，精神不振，食少纳呆。舌淡暗、有瘀点瘀斑，苔白，脉弦涩无力。

【治法】益气化瘀，散结止痛。

【方药】理冲汤（《医学衷中参西录》）。

【加减】若下腹痛较甚，加延胡索、乳香、没药、香附行气止痛；湿盛者加薏苡仁、白芷利湿；腹胀便溏者，加肉豆蔻、炒山楂、厚朴理气止泻。

### 5. 血瘀肾虚证

【主证】下腹坠痛或刺痛，腰骶酸痛，经行腰腹疼痛加重，带下量多，色白或黄，经血色暗有块。

【次证】神疲乏力，面色晦暗。舌质暗，或有瘀斑瘀点，脉沉涩。

【治法】理气化瘀，补肾培元。

【方药】温胞饮（《傅青主女科》）合失笑散（《太平惠民和剂局方》）。

【加减】若以肾虚为主者，见下腹疼痛、绵绵不休，腰膝酸软，带下量多、质稀，神疲乏力，头晕目眩，性欲淡漠，舌暗苔白，脉细弱，治宜补肾强腰，方选宽带汤（《傅青主女科》）。

（三）其他疗法

**1. 中药保留灌肠治疗** 丹参、连翘、赤芍、制乳香、制没药、土鳖虫、皂刺、川楝子、透骨草，浓煎 100～150mL，每晚睡前保留灌肠，每日 1 次，14 日为 1 个疗程，经期停用。

**2. 中药热敷治疗** 乌头、艾叶、鸡血藤、防风、五加皮、红花、白芷、川椒、羌活、独活、皂角刺、透骨草、千年健。上药研细末，布包隔水蒸，热敷少腹，每日 1～2 次。治疗本病的内服或灌肠中药药渣均可布包趁热外敷于小腹部，每次 30min，每疗程 14 日，经期停用。

**3. 中成药治疗**

（1）妇科千金片（胶囊）、坤复康胶囊、金刚藤胶囊：适用于湿热瘀结证。

（2）血府逐瘀口服液（口服）、化瘀散结灌肠液（灌肠）：适用于气滞血瘀证。

（3）桂枝茯苓胶囊：适用于寒湿瘀阻证。

## （四）中西医结合治疗

盆腔炎性疾病后遗症经积极、有效的治疗，大多可好转或治愈。本病常反复缠绵，可导致月经不调、癥瘕、不孕症或异位妊娠，对患者生殖健康和生活质量有较大影响。若经期或产后摄生不慎，亦可急性发作。

**1. 基础治疗** 治疗盆腔炎性疾病要及时彻底治愈，以防发生盆腔炎性疾病后遗症；加强饮食营养，增强体质。

**2. 中西医结合分型管理**

（1）湿热瘀结证：本证型易反复发作，在中医辨证论治的基础上，可联合西医运用抗生素药物治疗及手术治疗。

（2）气滞血瘀证及寒湿瘀阻证：此两种证型患者常伴有不孕，如患者有妊娠要求，在中医辨证论治的基础上，可联合辅助生殖技术协助受孕。

（3）气虚血瘀证及血瘀肾虚证：此两种证型患者常有反复性的盆腔痛，在中医辨证论治的基础上，可采用理疗及中医外治法缓解症状。

 **思维导图**

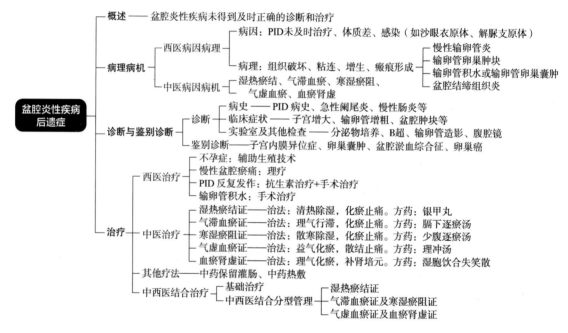

（傅金英）

 **思考题**

1. 论述带下过少的西医病因病理。

2. 论述外阴炎应与哪些疾病进行鉴别诊断。

3. 论述湿虫滋生型阴道炎的中西医结合治疗。

4. 论述前庭大腺炎症的诊断要点。

5. 试述宫颈炎症的中西医治疗。

6. 试述盆腔炎性疾病后遗症的中医辨证论治。

# 第十章　外阴色素减退性疾病

外阴色素减退性疾病是一组以瘙痒为主要症状，外阴皮肤黏膜色素减退为主要体征的外阴皮肤疾病，主要包括外阴慢性单纯性苔藓、外阴硬化性苔藓及其他皮肤病。

外阴慢性单纯性苔藓和外阴硬化性苔藓在不同年代因对其认识不同而几易其名，如外阴鳞状上皮增生、外阴白斑、外阴干枯症、增生性或萎缩性外阴炎、慢性外阴营养不良、外阴上皮内非瘤样病变等。本病属中医学"阴痒""阴疮"范畴。

## 第一节　外阴慢性单纯性苔藓

外阴慢性单纯性苔藓（lichen simplex chronicus of vulva）属于国际外阴阴道疾病研究学会（ISSVD）2006 分类中棘层细胞增生型，取代了 1987 年分类中的外阴鳞状细胞增生或增生性营养不良，是以病因不明的棘层细胞良性增生、外阴瘙痒为主要症状的外阴疾病，是最常见的外阴白色病变，多见于 30～60 岁妇女，是一种外阴慢性、复发性炎症性疾病。中医古籍无此病名，根据其症状及体征可归属于"阴痒""阴疮""阴门瘙痒""阴痛"等范畴，属妇科难治之证。明代《外科正宗·阴疮》曰："妇人阴疮乃七情郁火伤损肝脾，湿热下注为患。"

### 一、病理病机

（一）西医病因病理

**1. 病因**　本病的确切病因尚不明确，可分为原发性和继发性两种，前者又称特发性，与神经精神因素、慢性摩擦或搔抓刺激有关，后者可继发于硬化性苔藓、扁平苔藓或其他外阴疾病。

**2. 病理**　病变区可见散在分布的红色或白色斑块，或苔藓样，可见鳞屑和抓痕。组织学形态缺乏特异性，主要表现为：①表皮层角化过度和角化不全，棘细胞层不规则增生肥厚。②真皮浅层纤维化，并有轻度水肿及淋巴细胞和浆细胞浸润。③上皮细胞层次排列整齐，保持极性，细胞的大小和核形态、染色均正常。

（二）中医病因病机

本病的诱因常为虫毒侵蚀、劳累过度、外阴局部过度刺激等，主要发病机制是病邪浸渍外阴，可因肝郁伐脾，肝热脾湿，湿热浸渍，冲任受损，阴部为湿热阻遏而出现此证。

**1. 肝郁气滞**　素性抑郁，或恚怒伤肝，肝气郁结，疏泄失司，阴部络阻，气血失和所致。

**2. 湿热下注**　阴部感受湿热之邪，或久居湿地，感受湿邪，湿蕴化热；或脾虚生湿，蕴久化热；或肝郁化火，肝旺侮脾，脾运失职，水湿内停，湿热相合，流注下焦，浸渍阴部，气血失和，可致本病。

## 二、诊断与鉴别诊断

### （一）诊断

以长期搔抓或摩擦等慢性刺激引起的皮肤局部增厚、色素减退或沉着的苔藓样斑块为主要特征。患者既往病史有外阴慢性刺激病史，曾患下生殖道炎症所致的带下过多，或素性抑郁。

**1. 临床症状** 外阴瘙痒，灼热疼痛，重者寝食不安，多难以忍受而搔抓，搔抓虽可缓解不适，但可破坏皮肤屏障，从而导致表皮增厚和持续损伤，进一步加重皮损，形成痒抓循环。

**2. 妇科检查** 病损多出现在大阴唇、阴唇间沟、阴蒂包皮及阴唇后联合等处，可为单发、多发或左右对称性病灶，病损早期表现为皮肤黏膜呈暗红或粉红色，加重后皮肤黏膜色素减退，呈现白色病变，后期则表现为皮肤增厚粗糙，皮肤纹理明显，呈苔藓样改变，可有抓痕、皲裂、溃疡等。

**3. 辅助检查**

（1）病理检查：为本病的确诊依据。活检应在色素减退区、皲裂、溃疡、硬结、隆起或粗糙处多点取材。活检前先用 1% 甲苯胺蓝涂抹局部病变皮肤，干燥后用 1% 醋酸液擦洗脱色，在不脱色区取材活检。

（2）其他检查：行阴道分泌物检查排除假丝酵母菌、滴虫、支原体、衣原体等病原微生物感染。尿糖、血糖检查可排除糖尿病所致的外阴炎。必要时做阴道镜检查。

### （二）鉴别诊断

外阴慢性单纯性苔藓应与外阴硬化性苔藓、外阴白癜风、外阴炎等相鉴别（详见本章第三节）。外阴白癜风病变界限分明，色素完全消失，但表面皮肤光滑润泽，质地正常，无任何自觉症状。若外阴皮肤黏膜增厚，色偏红或发白，伴有瘙痒且阴道分泌物增多者，应首先排除假丝酵母菌、滴虫感染所致外阴阴道炎。

## 三、治疗

治疗目的是去除诱发因素，治疗原发病，减轻炎症，消除痒抓循环，修复外阴屏障功能。本病属临床难治性疾病，本着"治外必本诸内"的原则，应内外并举，采用内服与外治，整体与局部相结合进行施治。

### （一）一般治疗

保持外阴部皮肤清洁干燥，避免或去除局部刺激因素，不用肥皂或刺激性药物擦洗；调整饮食，忌食辛辣和过敏性食物；衣着宜宽松透气。瘙痒时应局部用药，忌搔抓；凡精神紧张、瘙痒症状明显、夜卧不安者，可加用镇静、保湿和抗过敏药物治疗，抗组胺剂可以打断痒抓循环，镇静类药物可缓解夜间搔抓，保湿剂可修复外阴屏障；加强对患者用药指导和健康教育，提高其认知度和自我管理。

### （二）西医治疗

**1. 药物治疗** 局部糖皮质激素（topical glucocorticoid，TC）治疗是目前较为有效的治疗方法。可选用 0.025% 氟轻松软膏、0.01% 曲安奈德软膏、0.1% 糠酸莫米松，每日涂擦局部 1～2 次以缓解瘙痒症状，因长期连续使用高效糖皮质激素药物可导致局部皮肤萎缩，症状控制后逐渐减量至隔日 1 次或每周 2 次，亦可改用作用较轻的 1%～2% 氢化可的松软膏，连用 6 周。局部用药前可用温水或中药坐浴。症状控制后，增厚的皮肤仍需较长时间才能有明显改善或恢复正常。

**2. 物理治疗** 对缓解症状，改善局部病变有一定效果，但有复发可能。局部物理治疗是通过去除局部异常上皮组织和破坏真皮层神经末梢，从而阻断瘙痒和搔抓所引起的恶性循环，适用于对症状严重或药物治疗无效者。常用的方法有点阵激光、聚焦超声或氦氖激光等。激光治疗有破坏性小、愈后瘢痕组织较少的优点，但其远期复发率仍与手术切除相当，聚焦超声的长期疗效有待于进一步观察研究。

**3. 手术治疗** 一般不用。手术治疗影响外观及局部功能，仅适用于病变组织出现不典型增生或有恶变可能者，或反复经药物治疗或物理治疗无效者。术后远期复发率较高。

（三）中医治疗

根据中医学"有诸内必形诸外""审证求因""异病同治"等观点，运用辨病辨证相结合的方法，内服、外治并举，治以疏肝解郁、清热利湿为主。

**1. 肝郁气滞证**
【主证】外阴瘙痒，干燥，灼热疼痛，局部皮肤粗糙、增厚或皲裂、脱屑、溃疡，或色素减退。
【次证】性情抑郁，经前乳房胀痛，胸闷嗳气，两胁胀痛。舌质暗苔薄，脉细弦。
【治法】疏肝解郁，养血通络。
【方药】黑逍遥散（《太平惠民和剂局方》）。
【加减】如咽干口燥、头晕目眩者，加枸杞子、麦冬、沙参、川楝子滋阴清热；心烦易怒者，加牡丹皮、栀子清泻肝火；外阴痒痛，加郁金、石菖蒲等理气通络止痛；若肝火旺盛，外阴局部瘀阻较甚，呈现红肿、痒痛者，方用清肝引经汤（《中医妇科学》第4版）。

**2. 湿热下注证**
【主证】外阴奇痒，灼热疼痛，外阴皮肤黏膜变白、粗糙肥厚或溃破流黄水，带下量多、色黄、秽臭。
【次证】胸闷烦躁，口苦口干，溲赤便秘。舌质红苔黄腻，脉滑数。
【治法】清热利湿，通络止痒。
【方药】龙胆泻肝汤（《医宗金鉴》）。
【加减】若局部红肿，渗流黄水者，加蚤休、土茯苓、连翘、大黄清热解毒；黄带增多者，加椿根皮、薏苡仁清热利湿。

（四）其他疗法

**1. 外治法**
（1）外洗方（经验方）（《中西医结合妇产科学》新世纪第2版）：茵陈、蒲公英、紫花地丁、地肤子、何首乌、冰片（后下），水煎外洗，适用于肝郁气滞证。
（2）白斑外洗方（经验方）（《中西医结合妇产科学》新世纪第2版）：鹤虱、苦参、蛇床子、野菊花，水煎熏洗、坐浴，适用于湿热下注证。
（3）白斑外敷方（经验方）（《中西医结合妇产科学》新世纪第2版）：炉甘石、密陀僧、飞滑石、煅石膏、制南星、皂荚、枯矾、炮山甲，共研为末，用麻油或凡士林调匀消毒，于每次坐浴后搽患处，适用于湿热下注证。

**2. 中成药治疗**
（1）龙胆泻肝丸（胶囊）：适用于湿热下注证。
（2）逍遥丸：适用于肝郁气滞证。

（五）中西医结合治疗

外阴慢性单纯性苔藓中西医结合治疗可以取得较好的疗效，瘙痒严重时可选用糖皮质激素药膏局部治疗控制瘙痒，可同时配合中药口服和中药坐浴，因长期使用强效糖皮质激素药物可导致局部皮肤萎缩，症状控制后，可继续口服中药配合中药坐浴或中药膏外用使增厚的皮肤恢复正常。

 **思维导图**

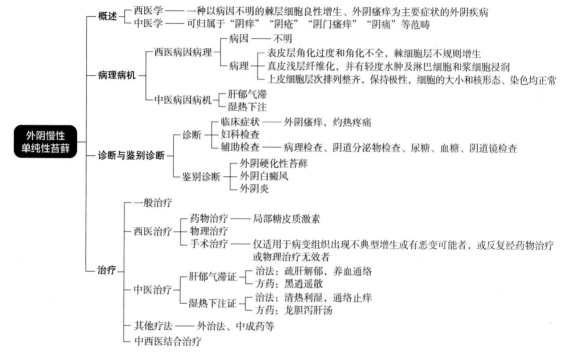

（王　莉）

# 第二节　外阴硬化性苔藓

　　外阴硬化性苔藓（vulvar lichen sclerosus，VLS）是一种常见的外阴慢性炎症性非瘤样皮肤病变，以外阴及肛周的皮肤和黏膜萎缩变薄为主要特征，呈慢性进展伴反复发作。不及时规范的治疗可导致外阴萎缩、粘连、瘢痕形成，甚至外阴丧失正常解剖及功能，局部发生癌变的风险亦有所升高。本病曾被称为外阴白斑、外阴硬化性萎缩、外阴营养不良等，属于 ISSVD 2006 分类中的苔藓样型或硬化型亚型。《诸病源候论》曰："白癜之状，白色硿硿然而痒，此亦是腠理虚受风，风与气并，血涩而不能荣肌肉故也。"VLS 的发病率差异悬殊，发病年龄有两个高峰，最多见于绝经后妇女，青春期前女童亦不少见。中医学无此病名，根据其临床特征及表现，可归属于"阴藓""阴痒""阴蚀""阴枯"等范畴。

## 一、病理病机

### （一）西医病因病理

　　**1. 病因**　本病病因不明，目前普遍认为可能与自身免疫、遗传易感倾向及内源性性激素水平低等因素有关。①自身免疫病：有证据表明 VLS 是一种具有遗传倾向的自身免疫病，常合并斑秃、白癜风、甲状腺功能亢进或减退等自身免疫病，高达 74% 的 VLS 患者存在自身抗体。②遗传易感倾向：VLS 常出现母女、姐妹、双胞胎共同患病的情况。③内源性性激素水平：VLS 在围绝经期女性和青春期前女性群体中具有较高的发病率，避孕制剂和激素替代疗法对 VLS 症状有改善作用，说明 VLS 的发生可能与性激素缺乏有关。④感染和慢性应激：VLS 组织中炎症细胞释放大量对周围细胞有害的活性氧，引起氧化应激，触发自身免疫反应，导致组织硬化和瘢痕形成。

**2. 病理**　早期皮损组织病理无特征性，主要表现为苔藓样界面皮炎，即角化过度，表皮萎缩，皮突消失，棘细胞间水肿，表皮基底细胞液化变性（灶状为主），真皮浅层水肿，可见淋巴细胞浸润。中晚期特征性表现为真皮浅层胶原纤维均质化，均质带下方以淋巴细胞为主的炎症细胞呈带状浸润，有时可见散在的噬色素细胞、色素颗粒、浆细胞及嗜酸性粒细胞。

### （二）中医病因病机

本病的主要发病机制是外阴部失于濡养、温煦，与肝、脾、肾三脏有关。肝脉绕阴器，肝为风木之脏，主藏血及疏泄；脾生化气血，主肌肉；肾藏精，开窍于二阴。若肝肾不足，精血亏虚，阴部肌肤失养，脾虚气血化源不足，阴部失荣，或脾肾阳虚，阴部肌肤失煦，均可使阴部干萎、变白、粗糙、皲裂，血虚生风化燥，风燥阻络，而致阴痒。

**1. 肝肾亏虚**　肾藏精，肝藏血，若先天禀赋不足，素体肝肾亏虚；或早婚早育、房劳多产；或七情内伤，营血阴精暗耗；天癸乏源、冲任失养、血海空虚，而致精血不足，阴器失于濡养而发本病。

**2. 血虚化燥**　脾虚化源不足，或久病耗血，或年老精亏血少，津枯血少，失润化燥，血虚则易生风，血之滋润皮肤功能失司，可引起阴部皮肤干燥、粗糙而发本病。

**3. 脾肾阳虚**　素体脾肾阳气虚弱；或饮食失节、运化失职、损伤脾胃，久病及肾，脾肾阳虚，冲任虚寒，阴寒凝滞，阴器失于温煦，可引起外阴变白、萎缩。

## 二、诊断与鉴别诊断

### （一）诊断

根据病史、临床症状、体格检查和必要的辅助检查，即可做出 VLS 的临床诊断。有典型 VLS 临床表现者不需外阴皮肤病理活检亦可确诊，如临床表现不典型，或体格检查不排除癌前病变、恶性肿瘤可能时，建议进行活检。组织病理学是 VLS 诊断的金标准。

**1. 临床症状**

（1）瘙痒：约 90% 的患者因症状就医，VLS 最常见的症状是顽固性瘙痒，一般以夜间为著，严重者可影响日常生活和睡眠。

（2）其他伴随症状：可能包括外阴疼痛、排尿困难、尿痛、性功能障碍、性交排便疼痛等。近 10% 的 VLS 患者可完全无症状，通常是偶然发现或医生在妇科检查时所发现。

**2. 体征**

（1）白色硬化萎缩斑：在阴蒂、小阴唇、唇间沟、唇后联合/会阴等部位出现典型的皱缩或玻璃纸样白色斑片（象牙白/瓷白色硬化萎缩斑），也可伴有不规则的过度角化，多呈对称性分布，通常不累及大阴唇的毛发生长区域。

（2）其他体征：①紫癜；②糜烂或裂隙；③外阴解剖结构畸变如阴蒂融合包埋、小阴唇缩小或消失、小阴唇粘连、阴道/尿道口狭窄等；④阴道口、会阴部位狭窄与硬化造成性交疼痛和性交障碍。

（3）幼女体征：幼女患此病者多在排尿或排便后感外阴及肛周不适，检查可见外阴与肛周出现锁孔状珠黄色花斑样或白色病损环，至青春期多数患者病变可自行消失。

**3. 妇科检查** 通过妇科检查观察外阴有无特征性体征，合并外阴水肿、红斑、皲裂、表皮脱落时，需常规行阴道分泌物检查，以排除外阴阴道假丝酵母菌病等下生殖道感染。

**4. 辅助检查** 一般包括性激素检查和免疫相关检查，必要时可行外阴皮肤活检，病理检查可明确诊断。特别提醒的是，下列情况下应该进行外阴皮肤活检：①顽固性过度角化，持续溃疡、糜烂和红斑，新生疣状或乳头状病变，皮肤增厚及怀疑瘤样或恶性病变。②按照 VLS 标准治疗效果不佳。③合并子宫颈或阴道上皮内瘤变的患者。④原因不明的色素沉着或减退。

（二）鉴别诊断

依据外阴瘙痒时间分为急性瘙痒和慢性瘙痒（≥6 周），有助于鉴别诊断。急性瘙痒多与滴虫感染、霉菌感染、股癣等感染性疾病有关；慢性瘙痒多与外阴皮肤病及全身疾病有关。VLS 需与慢性单纯性苔藓、外阴白癜风、扁平苔藓等鉴别（见本章第三节）。

# 三、治疗

除部分青春期前 VLS 自然缓解外，大部分 VLS 患者需要积极干预和治疗，并且强调即使是无症状者也应接受治疗，旨在延缓病变进展，改善长期预后。对于药物治疗无效或局部严重粘连者，可选择物理治疗或手术治疗，目的是缓解瘙痒症状、延缓病变进展、预防并发症和提高生活质量。本病病程缠绵，宜采用中西医结合方法内外同治以提高疗效。

（一）西医治疗

**1. 一般治疗** 见本章第一节。外用保湿润滑剂作为 VLS 长期维持治疗药物，可以提高局部皮肤的屏障功能，改善外阴干涩等自觉症状。

**2. 局部药物治疗**

（1）外用糖皮质激素：推荐 0.05% 丙酸氯倍他索软膏作为 VLS 治疗的外用糖皮质激素的首选药物。诱导缓解阶段每日 1 次，共 4 周，然后隔日 1 次，持续 4 周，最后每周 2 次，持续 4 周，共 3 个月。青春期前患者，建议每个月复诊评估；对于成年患者，则可以直接考虑用 3 个月诱导缓解后评估。维持治疗阶段是每周 1 次持续终生。

糠酸莫米松乳膏的诱导缓解和长期维持的疗效与 0.05% 丙酸氯倍他索软膏相当，安全性更好，也可作为一线治疗的选择药物。

外用糖皮质激素均可安全应用于青春期前 VLS 患者，其中，高效外用糖皮质激素可用于孕期和哺乳期妇女。外用糖皮质激素的主要不良反应包括局部刺激、外阴萎缩、毛细血管扩张、毛囊炎等，一般用药 3 个月内很少出现，而且停药或换药后不良反应可以得到缓解，对于高危患者必要时可配合外用洗剂及抗生素等，以提高对局部感染的控制和预防。

（2）外用免疫抑制剂：以钙磷酸酶抑制剂为代表，对于诊断明确，一线治疗不见好转或有禁忌者，可作为 VLS 的二线治疗药物，如 0.1% 他克莫司（tacrolimus）乳膏和 1% 吡美莫司（pimecrolimus）。应在严密监护下应用，局部外用 0.1% 他克莫司乳膏治疗持续时间限制在 16～24 周。根据病变情况和症状，可以单独或联合局部糖皮质激素治疗，联合的优势可以减少每种药物的剂量，以减少不良反应。对于活动性病变，每日 1～2 次，连用 4 周；逐渐减量为每日/隔日 1 次，连用 4 周；再减为每周 1～2 次，连用 4 周。

（3）其他药物：对于一、二线药物无效的过度角化、严重皮肤增厚或肥厚性瘢痕患者，维

A 酸类可有助于维持上皮和黏膜的功能，促进正常表皮细胞的增殖并改变终末分化，口服维 A 酸并辅助多种维生素，或局部使用，但因其不良反应未能广泛用于临床。2%丙酸睾酮油膏、0.5%黄体酮油膏亦曾用于 VLS 的治疗，因不良反应多且对改善症状不佳，现已较少应用。

**3. 物理治疗** 点阵式激光、外阴聚焦超声、光动力等物理治疗方法以其安全、有效、微创的优势，成为 VLS 可选择的治疗手段。创伤小、不良反应少，可适用于部分保守治疗无效或药物不耐受的患者，物理治疗前建议行外阴组织活检，排除外阴上皮内瘤变及恶性肿瘤的可能。

**4. 手术治疗** 手术治疗适用于保守治疗失败、外阴粘连和可疑恶变患者。手术方式包括外阴局部病灶切除术、单纯外阴切除术或外阴粘连松解术。单纯手术切除并不能达到根治 VLS 的目的，一般术后仍需配合药物治疗。

（二）中医治疗

中医治疗根据辨病辨证相结合的原则，治法以调补肝肾、滋阴养血、补虚润燥为主，"虚则补之"、内外结合、标本兼施，可收到良好的效果。

**1. 肝肾亏损证**

【主证】外阴瘙痒，夜间尤甚，局部皮肤黏膜萎缩平坦，色素减退或消失，变白或粉红，干燥菲薄，阴道口缩小。

【次证】头晕耳鸣，双目干涩，腰膝酸软，伴舌红苔少，脉细弱。

【治法】补益肝肾，养荣润燥。

【方药】归肾丸（《景岳全书》）合二至丸（《医方集解》）。

【加减】若头晕目眩者，加当归、白芍、钩藤养血平肝，或方用杞菊地黄丸（《医级》）治疗；外阴皮肤黏膜弹性减退、性交困难者，加淫羊藿、仙茅、肉苁蓉温补肾阳；大便干结者，加玄参、麦冬、何首乌滋阴养血润肠；阴户烧灼痒痛者，加黄柏、知母滋阴降火。

**2. 血虚化燥证**

【主证】外阴干燥瘙痒，变薄，变白，脱屑，皲裂，阴唇、阴蒂萎缩或粘连。

【次证】头晕眼花，心悸怔忡，气短乏力，面色萎黄。舌淡苔薄，脉细。

【治法】益气养血，润燥止痒。

【方药】人参养荣汤（《太平惠民和剂局方》）。

【加减】若外阴皮肤脱屑、皲裂者，加桃仁、红花、穿山甲、鳖甲活血；阴蒂、阴唇萎缩者，加仙茅、淫羊藿、菟丝子、肉苁蓉温补肾阳。

**3. 脾肾阳虚证**

【主证】外阴瘙痒，局部皮肤黏膜薄脆，变白，弹性减退。

【次证】形寒肢冷，纳呆便溏，腰脊冷痛，小便频数，性欲淡漠。舌淡胖苔薄白或薄润，脉沉弱。

【治法】温肾健脾，养血润燥。

【方药】右归丸（《景岳全书》）加黄芪、白术。

【加减】若外阴瘙痒者，加秦艽、地肤子、土茯苓祛风止痒；萎缩明显者，加淫羊藿、补骨脂。

（三）其他疗法

外治法：①外洗方（经验方）：淫羊藿、白花蛇舌草、蒺藜、当归、川断、白鲜皮、硼砂。水煎外洗坐浴，适用于肝肾阴虚证。②外洗方（经验方）：艾叶、川椒、硼砂、马齿苋、当归。

水煎外洗坐浴，适用于脾肾阳虚证。

（四）中西医结合治疗

**1. 基础治疗** 建议清淡饮食、保持外阴部位的清洁和干燥，避免皮肤刺激，鱼肝油膏、维E 霜等可以作为 VLS 的长效维持外用的保湿产品，对局部皮肤屏障功能起到保护作用，且对外阴干燥等症状也有改善作用。

**2. 中西医结合分型管理**

（1）肝肾亏损证：本证型外阴夜间瘙痒严重，甚至影响睡眠，在中医辨证论治的基础上，可局部应用强效糖皮质激素尽快缓解，平素注意应用补益肝肾的药食同源之品，如桑椹、枸杞子、黄精等，以期治病求本。

（2）血虚化燥证：本证型外阴干燥脱屑明显，临床可同时联合滋润皮肤的鱼肝油软膏、维E 霜。

（3）脾肾阳虚证：本证型外阴色素改变明显，局部萎缩明显，在中医辨证论治的基础上，可应用健脾补肾温阳的药食同源之品，如肉苁蓉、杜仲等。

 **思维导图**

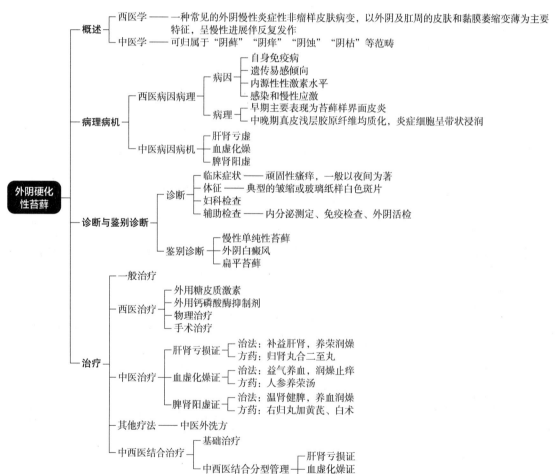

（翟东霞）

# 第三节　其他外阴色素减退性疾病

## 一、外阴白癜风

外阴白癜风（vitiligo）是黑色素细胞被破坏所引起的疾病，以青春期发病多见。在外阴白色区周围皮肤往往有色素沉着，故界限分明。病变区皮肤光滑润泽，弹性正常，除外阴外，身体其他部位也可伴发白癜风。外阴白癜风极少转化为癌，患者也无不适。故除伴发皮炎应按炎症处理外，一般不需治疗。

## 二、外阴白化病

外阴白化病（albinism）为遗传性疾病，可表现为全身性，也可能仅在外阴局部出现白色病变。此病是由于表皮基底层中仅含有大而灰白的不成熟黑色素细胞，因而不能制造黑色素所致。外阴局部白化病无自觉症状，也不致癌变，故无须治疗。

## 三、继发性外阴色素减退疾病

各种慢性外阴病变，因长期刺激所致，如糖尿病外阴炎、外阴阴道假丝酵母菌病、外阴擦伤、外阴湿疣等常误诊为 VLS 和 VLSP，在原发病治愈后白色区随之消失。若在表皮脱屑区涂以油脂，白色可减退，可以鉴别。

## 四、外阴色素减退性疾病鉴别诊断（表 10-1）

**表 10-1　常见外阴色素减退性疾病鉴别诊断**

| 项目 | 外阴慢性单纯性苔藓 | 外阴硬化性苔藓 | 外阴白癜风 | 外阴扁平苔藓 | 外阴白化病 |
|---|---|---|---|---|---|
| 症状 | 瘙痒 | 瘙痒、疼痛，少部分无症状 | 无明显症状 | 疼痛、瘙痒 | 无明显症状 |
| 体征 | 斑块增厚发红，皮纹深，边界欠清，伴有脱屑、渗出、结痂等皮肤增厚，苔藓样斑块 | 瓷白色斑块，上皮萎缩，角化、皲裂，小阴唇消失，阴蒂包埋等外阴结构失常 | 病变边界清晰，仅有单纯色素脱失，而无明显皮肤纹理变化，不伴鳞片、糜烂或摩擦与搔抓的痕迹 | 病变常为红斑、糜烂或溃疡，多侵蚀前庭，可同时累及口腔黏膜和阴道上皮，很少累及肛周，病灶呈白色网状条纹特征 | 为全身性，也可能仅在外阴局部出现白色病变 |

（翟东霞）

 **思考题**

1. 简述外阴慢性单纯性苔藓的治疗。
2. 简述外阴硬化性苔藓的诊断要点。
3. 简述外阴硬化性苔藓的常见证型和辨证论治要点。

# 第十一章 女性生殖器官肿瘤及妊娠滋养细胞疾病

女性生殖器官肿瘤是指发生在女性内外生殖器官的良性或恶性肿瘤，包括外阴及阴道肿瘤、子宫颈肿瘤、子宫肿瘤、卵巢肿瘤等。其中，子宫肌瘤是最常见的良性肿瘤。子宫颈癌、子宫内膜癌及卵巢癌是女性生殖道肿瘤发病率最高的恶性肿瘤，卵巢癌的病死率位于女性生殖道恶性肿瘤之首，并呈逐年上升的趋势。

生殖器官良性肿瘤的诊断以临床症状、体征结合超声和 MRI 检查为主。而恶性肿瘤的诊断仍以组织病理学检查作为金标准，同时结合基因检测、液态活检等分子检测技术，以评估肿瘤类型、分期、分子分型及预后，并指导个体化治疗。女性生殖器官肿瘤的治疗方式包括手术治疗、化疗、靶向治疗、免疫治疗、放疗、激素治疗、中医中药治疗等。

中医学对女性生殖器官肿瘤的认识主要记载于"癥瘕""带下病""崩漏""经断复来"等病证中。瘕最早记载于《素问·骨空论》，其云："任脉为病，男子内结七疝，女子带下瘕聚。"癥始见于《金匮要略·妇人妊娠病脉证并治》，其云："妇人宿有癥病，经断未及三月，而得漏下不止，胎动在脐上者，为癥痼害。"癥瘕并称首见于《神农本草经》。《诸病源候论·妇人杂病诸候》则描述了癥瘕的证候并分析了其病因病机，文中记载本病"因产后脏虚受寒，或因经水往来，取冷过度……多挟有血气所成也"。具体来说，癥指坚硬、不移动、痛有定处的结块，瘕则指聚散无常、痛无定处的结块。两者常并存，难以划分，故统称为癥瘕。现代中医妇科学将其定义为妇女小腹内的结块，伴有或胀，或痛，或满，并常致月经或带下异常，甚至影响生育的疾病。治疗原则为活血化瘀和软坚散结，同时结合患者体质及病程长短而酌用攻补，以期达到阴阳平和之目的。

妊娠滋养细胞疾病是一组来源于胎盘滋养细胞的增生性疾病，根据组织学分类可分为：①妊娠滋养细胞肿瘤，包括绒毛膜癌、胎盘部位滋养细胞肿瘤和上皮样滋养细胞肿瘤；②葡萄胎妊娠，包括完全性葡萄胎、部分性葡萄胎和侵蚀性葡萄胎；③非肿瘤病变；④异常（非葡萄胎）绒毛病变。葡萄胎是良性疾病，但部分可发展为妊娠滋养细胞肿瘤，确诊依据是组织学诊断。处理原则是及时清宫和定期 hCG 测定。妊娠滋养细胞肿瘤，血清 hCG 异常升高是主要诊断依据，治疗采用化疗为主、手术和放疗为辅的综合治疗。胎盘部位滋养细胞肿瘤确诊依赖于组织学诊断，手术是首选的治疗，原则是切除一切病灶，手术范围为全子宫及双侧附件切除。妊娠滋养细胞疾病的临床特点与中医学"鬼胎""伪胎""癥瘕"等病证类似，可参照予以辨证施治。

女性生殖器官肿瘤及妊娠滋养细胞疾病的中西医结合治疗强调在中医整体观指导下，进行分期论治、辨证施治，要实现个体精准化治疗的同时兼顾扶正固本，总体目标是提高治疗效果、减轻毒副作用、改善患者的生活质量和延长患者的生存期。

## 第一节 外阴及阴道肿瘤

### 外阴肿瘤

外阴肿瘤（vulvar tumor）包括良性肿瘤与恶性肿瘤。

# 外阴良性肿瘤

外阴良性肿瘤少见，依来源不同，主要有来源于上皮性的外阴乳头瘤、汗腺腺瘤及来源于中胚叶的纤维瘤、脂肪瘤、平滑肌瘤和神经纤维瘤，而淋巴管瘤、血管瘤等罕见。

## 一、病理病机

### （一）西医病因病理

**1. 外阴平滑肌瘤**　来源于外阴平滑肌、毛囊立毛肌或血管平滑肌。镜下见平滑肌束状排列并与胶原纤维束交错形成漩涡状结构，常伴退行性变。

**2. 外阴纤维瘤**　最常见。由增生的成纤维细胞组成。瘤体切面为灰白色实质，镜下可见盘绕或波浪状胶质及成纤维细胞。很少恶变。

**3. 外阴脂肪瘤**　镜下为成熟脂肪细胞及少量纤维组织。

**4. 外阴乳头瘤**　病变以上皮增生为主。镜下为增生的复层扁平上皮覆盖指状疏松纤维基质，并有明显棘细胞层增生肥厚。恶变率为 2%～3%。

**5. 外阴汗腺瘤**　少见，好发年龄为青春期后，由汗腺上皮增生所致。切面见囊性结构，其中有乳头状增生。镜下特征为分泌型柱状细胞下衬有一层肌上皮细胞，极少恶变。

### （二）中医病因病机

参见本章第六节。

## 二、诊断与鉴别诊断

本病的诊断与鉴别诊断主要应从包块的形态、生长部位及病理检查等方面确定。

（1）外阴平滑肌瘤：多见于育龄期妇女，多位于大阴唇、阴蒂或小阴唇。质地硬，表面光滑，肿瘤有蒂或凸出于皮肤表面。

（2）外阴纤维瘤：最常见。多位于大阴唇，大小不一，初起为皮下硬结，继而可增大，形成有蒂实质包块，表面可发生溃疡感染。

（3）外阴脂肪瘤：少见。多生于阴唇、阴阜或脂肪丰富的外阴部位。瘤体局部隆起，触之柔软，呈分叶状，大小不等，也可形成带蒂肿物。

（4）外阴乳头瘤：常见于绝经前后妇女，多发于阴唇，多呈乳头状突出皮肤表面，质地略硬。

（5）外阴汗腺瘤：少见，好发年龄为青春期后，与激素有关，可伴有下眼睑及额骨部位病灶。多发生于大阴唇，呈多发小的淡黄色丘疹样隆起，包膜完整，直径 1～2cm。确诊需活检。

## 三、治疗

对于外阴包块，先行病理检查明确性质，然后再给予手术治疗。主要采用手术切除包块。但脂肪瘤较小时无须治疗，较大时如引起行走不便或性生活困难，方可采取手术切除。对于外阴乳头状瘤，术中应行冰冻切片，若证实有恶变，应扩大手术范围。汗腺瘤小病灶可行激光治疗，较大的病灶行手术切除。

## 四、预后

外阴良性肿瘤预后较好，一般通过手术均能治愈。

# 外阴恶性肿瘤

外阴恶性肿瘤多见于 60 岁以上妇女，约占女性生殖道原发恶性肿瘤的 3%，组织类型较多，以鳞状细胞癌最常见，其次还有基底细胞癌、恶性黑色素瘤、外阴肉瘤（平滑肌肉瘤、横纹肌肉瘤）等。

## 一、病理病机

### （一）西医病因病理

**1. 外阴鳞状细胞癌**　常并发于外阴鳞状上皮内病变，是最常见的外阴恶性肿瘤，病因不清，发病相关因素如下：①HPV 感染，40%～60%的外阴癌及 90%的外阴癌前病变与 HPV 感染相关，特别是年轻女性，以 HPV16、HPV33、HPV6、HPV18、HPV31 等感染较多见，其中 HPV16 感染超过 50%；单纯疱疹病毒Ⅱ型和巨细胞病毒感染等与外阴癌的发生可能有关；②慢性外阴非上皮内瘤变发展为外阴癌的危险为 5%～10%，两者间存在一定相关性；③淋巴肉芽肿、尖锐湿疣、淋病、梅毒等性传播疾病及性卫生不良亦可能与本病相关。

**2. 外阴恶性黑色素瘤**　多与色素痣经常受摩擦刺激有关。恶性程度高。镜下见瘤细胞呈圆形、多边形或菱形，核异型多见，瘤细胞与间质无界限，细胞内黑色素颗粒分布不均匀。

**3. 外阴基底细胞癌**　原因不明，很少见。来源于表皮中原始基底细胞或毛囊。异型的基底细胞密集排列成柱状或花边状，伸入真皮内，细胞浓染、核大、有核分裂象。

### （二）中医病因病机

参见外阴良性肿瘤。

## 二、诊断与鉴别诊断

### （一）诊断

**1. 临床症状**

（1）外阴鳞状细胞癌：多见于 60 岁以上老年妇女，常伴有外阴慢性单纯性苔藓、外阴硬化性苔藓等病史，主要症状为不易治愈的外阴瘙痒、外阴结节或肿块，常伴有疼痛、出血，少部分患者无任何症状。若继发感染，可出现脓性排液。少部分患者无任何症状。合并感染或较晚期癌可出现疼痛、渗液和出血。晚期邻近部位器官受累可出现相应症状。

（2）外阴恶性黑色素瘤：多见于 65～75 岁妇女，表现为外阴瘙痒、出血、色素沉着范围扩大。

（3）外阴基底细胞癌：多见于 55 岁以上绝经后期妇女，常表现为局部瘙痒和烧灼感。

**2. 体征**

（1）外阴鳞状细胞癌：癌灶可生长在任何部位，大阴唇最常见。早期见局部丘疹、结节或小溃疡；晚期为不规则肿块，或有溃破，或呈乳头样肿瘤。

（2）外阴恶性黑色素瘤：多见于小阴唇，其次为阴蒂，病灶如痣样，有色素沉着，结节状或表面有溃疡。

（3）外阴基底细胞癌：常见于大阴唇或会阴后联合，表现为小的表浅肿块，或肿块中央呈现侵蚀性溃疡，发展缓慢，很少累及淋巴结。

**3. 妇科检查** 早期可为外阴结节或小溃疡，晚期可累及全外阴伴溃破、出血、感染。应明确病灶部位、距身体中线的最大距离、肿物大小、形态、浸润的深度等，肿瘤是否累及邻近器官（尿道、阴道、肛门和直肠）及双侧腹股沟区是否有肿大的淋巴结，并应仔细检查阴道、宫颈以排除有无肿瘤。

**4. 辅助检查**

（1）细胞学检查：可作细胞学涂片或印片，其阳性率仅50%左右。

（2）病理组织学检查：是确诊外阴癌的金标准。对一切外阴赘生物和可疑病灶均需尽早作活体组织病理检查，对有合并坏死的病灶取材应有足够的深度，建议包含部分邻近的正常皮肤及皮下组织。可在阴道镜观察下在可疑病灶部位活检，以提高阳性率。也可用荧光诊断仪放大观察等协助取材活检。

（3）其他：超声、CT、MRI、膀胱镜检、直肠镜检有助于诊断。腹股沟区 CT 或 MRI 检查有助于判断淋巴结的状态。

**5. 临床分期** 采用国际妇产科联盟的分期（FIGO 2021）（表 11-1）。

**表 11-1 外阴癌 FIGO 2021 分期**

| FIGO 分期 | 分期描述 |
| --- | --- |
| Ⅰ 期 | 肿瘤局限于外阴 |
| Ⅰ A 期 | 最大径线≤2cm，且间质浸润深度≤1mm* |
| Ⅰ B 期 | 最大径线＞2cm，或间质浸润深度＞1mm* |
| Ⅱ 期 | 肿瘤侵犯下列任何部位：下 1/3 尿道、下 1/3 阴道、肛门，淋巴结未转移 |
| Ⅲ 期 | 肿瘤侵犯邻近会阴器官的上部，有/无任何数目的非固定、非溃疡形成的淋巴结 |
| Ⅲ A 期 | 肿瘤侵犯下列任何部位：上 2/3 尿道、上 2/3 阴道、膀胱黏膜、直肠黏膜或腹股沟-股淋巴结转移（≤5mm） |
| Ⅲ B 期 | 腹股沟-股淋巴结转移（＞5mm） |
| Ⅲ C 期 | 腹股沟-股淋巴结转移伴囊外扩散 |
| Ⅳ 期 | 肿瘤固定在骨盆壁，或腹股沟-股淋巴结出现固定或溃疡形成，或远处转移 |
| Ⅳ A 期 | 肿瘤固定在骨盆壁，或腹股沟-股淋巴结出现固定或溃疡形成 |
| Ⅳ B 期 | 远处转移 |

*浸润深度是指肿瘤从接近最表皮乳头上皮-间质连接处至最深浸润点的距离。

**6. 转移途径** 可直接浸润癌灶邻近组织，或经区域淋巴转移，晚期可经血行播散转移。

（二）鉴别诊断

**1. 外阴高级别上皮内病变** 可表现为反复瘙痒、灼热、疼痛，局部扁平斑块、丘疹疣状等，可直接活检或在阴道镜下取活检明确诊断。

**2. 外阴湿疣** 常见于年轻人，质地较柔软而无溃疡，呈乳头状向外生长，有时带蒂，病理检查可发现"空泡细胞"。

# 三、治疗

早期手术治疗为主，晚期可辅以放疗及化学药物综合治疗，最大限度保留外阴的生理结构，减轻患者的痛苦，减少治疗后的并发症，提高生活质量。对于早期的外阴癌患者在不影响预后的前提下，尽量缩小手术范围，手术切除范围应包括癌灶周围1cm的外观正常的组织；对晚期患者应重视与放疗、化疗相结合的综合治疗，但与直接手术相比并不改善预后。

**1. 手术治疗**　手术前肿瘤组织活检，明确病理类型和浸润深度。手术治疗包括外阴肿瘤切除术和腹股沟淋巴结切除术。外阴肿瘤切除分为广泛外阴切除术、改良广泛外阴切除术和外阴扩大切除术；腹股沟淋巴结切除术分腹股沟淋巴结根治切除术（腹股沟淋巴结清扫术）、腹股沟前哨淋巴结切除术和腹股沟淋巴结活检术。

**2. 放射治疗**　鳞癌对放疗较敏感，但外阴皮肤对放射线耐受性极差，易发生明显放射皮肤反应（肿胀、糜烂、剧痛），难以达到根治的放射剂量。放疗通常作为外阴癌的术前、术后辅助治疗或晚期外阴癌综合治疗的一部分，术前放疗可缩小肿瘤体积，利于手术切除、保留器官功能并提高手术疗效。主要用于外阴肿瘤体积大，范围广，累及尿道、阴道和肛门，手术切除困难，影响排尿、排便功能的患者。术后放疗用于术后病理具有高危因素，包括手术侧切缘或基底未净、肿瘤距切缘近（＜1cm）、腹股沟多个淋巴结转移或肿瘤浸透淋巴结包膜者。

**3. 化疗**　外阴癌单纯化疗效果较差，常用于与放疗的同步化疗及晚期癌或复发癌的综合治疗。常用药物：铂类、紫杉醇、氟尿嘧啶、多柔比星等，常采用静脉滴注给药。

## 四、预后及随访

外阴癌的预后与临床分期、有无淋巴转移等有关。有淋巴转移者5年生存率约50%，而无淋巴转移者5年生存率为90%。外阴癌治疗后前2年每3～6个月随访1次，第3～5年每6～12个月随访1次，以后每年随访1次。

# 阴 道 肿 瘤

阴道肿瘤（vaginal tumor）少见，分良恶性。良性肿瘤较小时多无症状，恶性肿瘤可出现阴道流血或分泌物异常。

# 阴道良性肿瘤

## 一、病理病机

（一）西医病因病理

阴道良性肿瘤的具体病因尚不明确，可能与阴道慢性感染及分娩或阴道手术后阴道黏膜损伤有关。

（二）中医病因病机

参见本章第六节。

## 二、诊断与鉴别诊断

**1. 临床症状**　阴道良性肿瘤相对少见，包括阴道平滑肌瘤、纤维瘤、乳头状瘤、神经纤维瘤、血管瘤和阴道腺病等，其中以阴道平滑肌瘤较为多见。肿瘤可发生于阴道的任何部位，肿瘤较小时临床可无症状，随着肿瘤逐渐长大，出现阴道分泌物增多，下坠或异物感，发现阴道肿物，性交困难，甚至伴膀胱、直肠压迫症状，当肿瘤有溃疡、坏死时，可出现阴道异常分泌物、阴道出血。

**2. 妇科检查**　可发现阴道壁有边界清楚的肿块，并向阴道内突出。需与阴道恶性肿瘤和膀胱、直肠膨出鉴别。

## 三、治疗与预后

治疗采用手术切除为主。术后组织病理学检查是确诊的依据。阴道良性肿瘤预后较好，一般通过手术治疗均能治愈。

## 阴道恶性肿瘤

原发性阴道恶性肿瘤少见，占女性生殖器官恶性肿瘤的 2% 左右。85%～95% 为鳞癌，其次为腺癌（10%），阴道黑色素瘤及肉瘤等更为少见。

## 一、病理病机

### （一）西医病因病理

本病发病确切原因不明，可能与下列因素有关：HPV 感染，长期刺激和损伤，免疫抑制治疗，吸烟，宫颈放疗史等。鳞癌和黑色素瘤多见于老年妇女；腺癌好发于青春期，与其母亲在妊娠期间服用雌激素有关；而内胚窦瘤和葡萄状肉瘤则好发于婴幼儿。

### （二）中医病因病机

参见本章第六节。

## 二、诊断与鉴别诊断

**1. 临床症状**　早期可无明显症状或仅有阴道分泌物增多或接触性阴道出血。晚期肿瘤侵犯膀胱或直肠时可出现尿频、排便困难等。

**2. 妇科检查**　早期可呈阴道黏膜糜烂充血、白斑或息肉状、菜花状或溃疡；晚期可累及阴道旁，甚至膀胱阴道瘘、尿道阴道瘘或直肠阴道瘘，以及腹股沟、锁骨上淋巴结肿大。

**3. 辅助检查**

（1）病理学诊断：可以在直视下行病理学活检，也可以借助阴道镜定位活检。对不能耐受疼痛、阴道口狭窄的患者可在镇静或全麻后进行充分检查和活检。

（2）影像学检查：包括超声、胸部 X 线片、CT、MRI、静脉肾盂造影、PET/CT 检查等。

**4. 鉴别诊断**　阴道恶性肿瘤需与阴道上皮萎缩、阴道 HPV 感染引起的阴道尖锐湿疣、阴道结核性溃疡、子宫内膜异位结节等鉴别。多数阴道恶性肿瘤是从宫颈癌、外阴癌、子宫内膜癌和绒癌等其他部位转移来的，在诊断时应仔细鉴别。

**5. 临床分期**　原发性阴道癌采用 FIGO 2009 分期，FIGO 与 AJCC 和 TNM 分期的比较见表 11-2。

**表 11-2    阴道癌 FIGO 2009 分期与 AJCC、TNM 分期的比较**

| AJCC 分期 | TNM 分期 | FIGO 2009 分期 | 分期描述 |
|---|---|---|---|
| I A | T1a | I | 肿瘤局限于阴道壁，病灶直径≤2.0cm，未累及邻近淋巴结（N0）或 |
|  | N0 |  | 远处转移（M0） |
|  | M0 |  |  |
| I B | T1b | I | 肿瘤局限于阴道壁，病灶直径＞2.0cm（T1b），未累及邻近淋巴结 |
|  | N0 |  | （N0）或远处转移（M0） |
|  | M0 |  |  |
| II A | T2a | II | 病灶穿透阴道壁、未达盆壁，直径≤2cm（T2a），未累及邻近淋巴 |
|  | N0 |  | 结（N0）或远处病灶（M0） |
|  | M0 |  |  |
| II B | T2b | II | 病灶穿透阴道壁、未达盆壁，直径＞2cm（T2b），未累及邻近淋巴 |
|  | N0 |  | 结（N0）或远处病灶（M0） |
|  | M0 |  |  |
| III | T1~T3 | III | 任何大小肿瘤可能累及盆壁和（或）累及阴道下 1/3 和（或）阻断尿 |
|  | N1 |  | 流出道（肾积水），引起肾并发症（T1~T3），扩散到邻近盆腔 |
|  | M0 |  | 或腹股沟区域淋巴结（N1）但无远处病灶（M0） |
|  | 或 |  |  |
|  | T3 | III | 肿瘤累及盆壁和（或）累及阴道下 1/3 和（或）阻断尿流出道，引起 |
|  | N0 |  | 肾并发症（T3） |
|  | M0 |  | 未扩散到邻近淋巴结（N0）或远处病灶（M0） |
| IV A | T4 | IV A | 肿瘤侵犯膀胱或直肠或超出盆腔（T4） |
|  | 任何 N |  | 有或无扩散到盆腔或腹股沟淋巴结（任何 N），无远处转移（M0） |
| IV B | 任何 T | IV B | 任何大小的肿瘤扩散到远处器官，如肺或骨（M1），有或无侵犯邻 |
|  | 任何 N |  | 近结构或器官（任何 T），有或无扩散到邻近淋巴结（任何 N） |
|  | M1 |  |  |

## 三、治疗

由于解剖上的原因，阴道与膀胱、尿道、直肠间隙仅 5mm 左右，使手术及放疗均有一定困难，治疗强调个体化，根据患者的年龄、病变的分期和阴道受累部位确定治疗方案。总的原则，阴道上段癌可参照宫颈癌的治疗，阴道下段癌可参照外阴癌的治疗。阴道恶性肿瘤患者术前、术后或晚期或年龄大而不适宜手术者，可配合中药治疗，以扶正祛邪为主，以提高生存质量为目的。

**1. 手术治疗**　对于 I 期患者行部分或全阴道切除及盆腔和（或）腹股沟淋巴结清扫术；对 IV A 期及放疗后中央型复发患者，尤其是出现直肠阴道瘘或膀胱阴道瘘者，可行前盆、后盆或全盆脏器去除术，以及盆腔和（或）腹股沟淋巴结清扫术。

**2. 放疗**　适用于 I ～IV 期所有的病例，是大多数阴道癌患者首选的治疗方法。可以先行盆腔外照射，然后行腔内或组织内插植放疗。如果累及阴道下 1/3 段，应将腹股沟淋巴结也包括在照射范围内或实施腹股沟淋巴结清扫术。

**3. 化疗**　用于与放疗的同步化疗。辅助化疗的作用有待评价。

## 四、预后与随访

本病预后与分期、病理类型、组织分级、病灶部位相关。阴道癌1～Ⅳ期患者5年生存率分别约为73%、48%、28%、11%。建议治疗后第1年每1～3个月随访1次；第2、3年每3～6个月随访1次；3年后每年随访1次。随访时行阴道细胞学涂片检查，必要时行阴道镜检查和影像学检查。

 思维导图

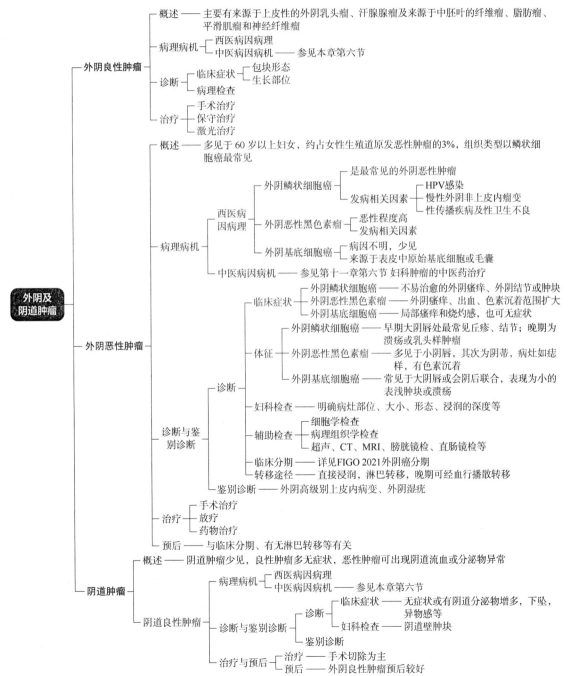

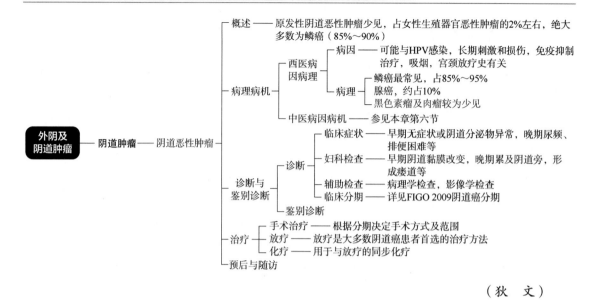

外阴及
阴道肿瘤 —— 阴道肿瘤 —— 阴道恶性肿瘤

概述 —— 原发性阴道恶性肿瘤少见，占女性生殖器官恶性肿瘤的2%左右，绝大多数为鳞癌（85%～90%）

病理病机

西医病因病理

病因 —— 可能与HPV感染，长期刺激和损伤，免疫抑制治疗，吸烟，宫颈放疗史有关

病理 —— 鳞癌最常见，占85%～95% —— 腺癌，约占10% —— 黑色素瘤及肉瘤较为少见

中医病因病机 —— 参见本章第六节

诊断与鉴别诊断

诊断

临床症状 —— 早期无症状或阴道分泌物异常，晚期尿频、排便困难等

妇科检查 —— 早期阴道黏膜改变，晚期累及阴道旁，形成瘘道等

辅助检查 —— 病理学检查，影像学检查

临床分期 —— 详见FIGO 2009阴道癌分期

鉴别诊断

治疗

手术治疗 —— 根据分期决定手术方式及范围

放疗 —— 放疗是大多数阴道癌患者首选的治疗方法

化疗 —— 用于与放疗的同步化疗

预后与随访

（狄　文）

# 第二节　子宫颈肿瘤

子宫颈肿瘤包括良性肿瘤和恶性肿瘤两大类。本章节主要讨论宫颈恶性肿瘤-宫颈癌与子宫颈鳞状上皮内瘤变，两者病因同为高危型 HPV 感染。

## 子宫颈上皮内病变

子宫颈上皮内病变是与子宫颈浸润癌密切相关的一组子宫颈病变，包括经组织学确认的子宫颈鳞状上皮内病变（cervical squamous intraepithelial lesion，SIL）和腺上皮内病变，是子宫颈癌的前驱病变。研究表明子宫颈上皮内病变发病高峰年龄为 30～49 岁，但 15%的患者年龄＜35 岁。筛查子宫颈上皮内病变并进行严格管理是预防子宫颈癌的有效措施。

## 一、西医病因病理

### 1. 发病相关因素

（1）HPV 感染：流行病学调查发现，高危型 HPV 持续感染是子宫颈癌和癌前病变最重要的致病因素，已在近 90%的子宫颈上皮内病变和子宫颈癌组织中发现高危型 HPV 感染。感染通常是一过性的，感染后一般没有症状，大多数感染的 HPV 会在 2 年内被清除，仅不到 5%的持续性感染最终发展为癌前病变和浸润性癌。

（2）性行为与性传播疾病：多个性伴侣、初次性生活＜16 岁、多产、性传播疾病及免疫功能低下或抑制等与子宫颈病变密切相关。

（3）其他：吸烟可增加感染 HPV 风险，口服避孕药和营养不良等也与 HPV 感染相关。

### 2. 宫颈组织学　子宫颈上皮由子宫颈阴道部鳞状上皮和子宫颈管柱状上皮组成。

（1）子宫颈阴道部鳞状上皮：位于子宫颈与阴道交界处，由深至浅可分为四层：基底层、副基底层、中间层及表层。基底/副基底层由基底细胞和副基底细胞组成，为生发细胞层，负责鳞状上皮的再生。基底细胞起干细胞的作用，常无明显细胞增殖表现，在某些因素刺激下可以增生成为不典型鳞状细胞或分化为成熟鳞状细胞。副基底细胞为增生活跃的细胞，常见核分裂象，表达 Ki-67。中间层与表层为无复制功能的分化细胞，细胞渐趋死亡、脱落。

（2）子宫颈管柱状上皮：柱状上皮为分化良好的细胞，而柱状上皮下细胞为储备细胞，具有分化或增殖能力。

（3）子宫颈转化区：又称子宫颈移行带。子宫颈鳞状上皮与柱状上皮交界的部位称为鳞-柱交接部（squamo-columnar junction，SCJ），是随年龄而变化的部位，分为原始鳞-柱交接部和生理鳞-柱交接部。这个区域在生理学和病理学上具有重要意义。

在胎儿期，来源于泌尿生殖窦的鳞状上皮向头侧生长至子宫颈外口，与子宫颈管柱状上皮相邻，形成原始鳞-柱交接部。青春期后，在雌激素作用下，子宫颈发育增大，子宫颈管黏膜组织向尾侧移动，即子宫颈管柱状上皮及其下的间质成分到达子宫颈阴道部，使原始鳞-柱交接部外移。原始鳞-柱交接部的内侧，由于覆盖的子宫颈管单层柱状上皮菲薄，外观呈细颗粒状的红色区，称为柱状上皮异位（columnar ectopy），由于肉眼观似"糜烂"，也称糜烂样改变。此后，在阴道酸性环境或致病菌作用下，外移的柱状上皮由原始鳞-柱交接部的内侧向子宫颈口方向逐渐被鳞状上皮替代，形成新的鳞-柱交接部，即生理鳞-柱交接部。原始鳞-柱交接部和生理鳞-柱交接部两者之间的区域，称为转化区。绝经后雌激素水平下降，子宫颈萎缩，原始鳞-柱交接部退回至子宫颈管内。

转化区成熟的化生鳞状上皮对致癌物的刺激相对不敏感，但未成熟的化生鳞状上皮却代谢活跃，在 HPV 等的作用下，发生细胞异常增生、分化不良、排列紊乱、细胞核异常、有丝分裂增加，最后形成子宫颈鳞状上皮内病变。因此，转化区是子宫颈癌的好发部位。

**3. 病理与分级**　子宫颈上皮内病变在组织学上分为鳞状上皮内病变和腺上皮内病变。

子宫颈鳞状上皮内病变，曾称子宫颈上皮内瘤变（cervical intraepithelial neoplasia，CIN），分为 3 级。现采用与细胞学分类相同的二级分类法，低级别鳞状上皮内病变（low-grade squamous intraepithelial lesion，LSIL）相当于 CIN1，高级别鳞状上皮内病变（high-grade squamous intraepithelial lesion，HSIL）包括 CIN2 和 CIN3。当 CIN2 组织学形态难以区分 LSIL 和 HSIL 时，P16 免疫组化染色可辅助诊断，P16 染色阴性者归为 LSIL，阳性者为 HSIL。由于 CIN3 在病理学诊断上更具可重复性，HPV 型别分布更接近浸润性癌，因此将 CIN3 作为子宫颈癌发病风险评估的主要临床终点。

大多 HSIL 与 HPV 持续感染相关，不治疗有进展为浸润性癌的风险，是子宫颈鳞状细胞癌的癌前病变。

LSIL：鳞状上皮基底及副基底样细胞增生，细胞核极性轻度紊乱，有轻度异型性，核分裂象少，局限于上皮下 1/3 层（图 11-1）。上皮的上 2/3 层为分化成熟的上皮成分，其间常见异型挖空细胞，是 HPV 感染后致细胞核增大、核周出现空晕的特征性细胞表现。P16 免疫组化染色可辅助诊断。

HSIL：鳞状上皮全层核异型，出现核深染，染色质增粗，核膜不规则，核浆比例增加，核分裂象增多（图 11-2）。

子宫颈腺上皮内病变曾称腺上皮内瘤变，后更名为原位腺癌（adenocarcinoma in situ，AIS），又称高级别腺上皮内瘤变，是子宫颈腺上皮的高级别病变，也是子宫颈腺癌的癌前病变，如不治疗，有进展为浸润性腺癌的风险。部分子宫颈原位腺癌与高危型 HPV 感染不相关。因此，WHO 女性生殖系统肿瘤组织学分类（2020 年）将原位腺癌进一步分为 HPV 相关 AIS 和非 HPV 相关 AIS。

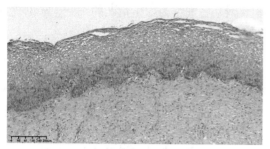

图 11-1　LSIL P16 免疫组化染色

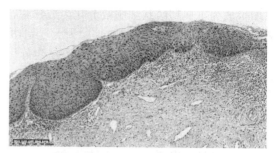

图 11-2　HSIL P16 免疫组化染色

## 二、诊断与鉴别诊断

（一）诊断

**1. 临床症状**　一般无特殊临床症状，偶有阴道排液增多，伴或不伴臭味。也可表现为在性生活或妇科检查后出现接触性出血。

**2. 体征**　查体子宫颈一般无明显肉眼可见病灶，可光滑或表现为局部红斑、白色上皮或宫颈糜烂样。

**3. 辅助检查**

（1）子宫颈细胞学检查：是 SIL 及早期子宫颈癌筛查的基本方法，细胞学检查特异度高，但敏感度较低。推荐子宫颈细胞学检查的报告使用 TBS（the Bethesda system）分类系统，该系统较好地结合了细胞学、组织学与临床处理方案，将细胞学形态异常描述为不典型鳞状细胞（atypical squamous cell，ASC）、无明确诊断意义的不典型鳞状细胞（atypical squamous cell of undetermined significance，ASC-US）、不能排除高级别鳞状上皮内病变的不典型鳞状细胞（atypical squamous cell-cannot exclude HSIL，ASC-H）、低级别鳞状上皮内病变（low-grade squamous intraepithelial lesion，LSIL）、高级别鳞状上皮内病变（high-grade squamous intraepithelial lesion，HSIL）和鳞状细胞癌（squamous cell carcinoma，SCC）；不典型腺细胞（atypical glandular cell，AGC）、原位腺癌（adenocarcinoma in situ，AIS）和腺癌（adenocarcinoma）。

（2）HPV 检测：特指对 14 种高危型 HPV（HPV16、HPV18、HPV31、HPV33、HPV35、HPV39、HPV45、HPV51、HPV52、HPV56、HPV58、HPV59、HPV66、HPV68 型）进行核酸检测，可以是不分型或 HPV16/18 部分分型检测，是 ≥25 岁健康女性首选的子宫颈癌初筛方法。对 CIN2 及以上病变的检出灵敏度高，但特异度较低。对 HPV 初筛阳性者必须进行分流，分流方法采用细胞学检查或 HPV16/18 部分分型检测。HPV 检测也可用于细胞学初筛为轻度异常的分流、子宫颈病变管理及治疗后的随访监测。

（3）阴道镜：可以识别肉眼不可见的组织学改变。筛查发现有异常，如细胞学 ASC-US 伴 HPV 检测阳性，或细胞学 LSIL 及以上，或 HPV 检测 16/18 型阳性者，均建议行阴道镜检查。

（4）子宫颈活组织检查：是确诊子宫颈鳞状上皮内病变的可靠方法。任何肉眼可疑病灶，或阴道镜诊断为高级别病变者均应行单点或多点活检。如无明显病灶，可选择宫颈转化区 3、6、9、12 点处活检，或在阴道镜指引下于碘试验不染色区取材，以提高确诊率。当细胞学异常而阴道镜检查阴性或不充分者应行子宫颈管搔刮术（endocervical curettage，ECC）。

## （二）鉴别诊断

本病需与有临床类似症状或体征的各种宫颈病变鉴别，主要通过宫颈活组织病理检查进行鉴别（表 11-3）。

表 11-3　子宫颈上皮内病变的鉴别诊断

| 项目 | 宫颈炎 | 宫颈柱状上皮异位 | 宫颈息肉 | 宫颈癌 |
|------|--------|------------------|----------|--------|
| 症状 | 可有阴道分泌物增多、异味或瘙痒 | 可有接触性出血，阴道分泌物增多 | 可在月经间期出血或接触性出血 | 早期可无症状或有接触性出血 |
| 体征 | 可呈充血状 | 检查时宫颈外口周围有红色颗粒，擦拭后也可出血 | 可在宫颈口看到息肉样物，表面光滑，弹性好 | 表面可见菜花样肿物或宫颈管增粗 |
| 辅助检查 | 宫颈涂片细胞学检查未见异常细胞，分泌物培养可检出病原体 | 宫颈涂片细胞学检查无异常 | 息肉活组织检查病理明确诊断 | 宫颈活组织检查为确诊依据 |

# 三、治疗

## （一）高危型 HPV 感染但子宫颈细胞学阴性

（1）若 HPV16 型或 18 型阳性，直接转诊阴道镜行进一步检查。

（2）其他高危型 HPV 感染，结合细胞学检查，细胞学结果≥ASC-US，转诊阴道镜；细胞学阴性，6～12 个月后随访。

## （二）ASC-US 及 ASC-H 的处理

对于 ASC-US 可直接行阴道镜检查或 6～12 个月后复查细胞学或采取联合 HPV 检测进行分层处理，若 HPV 阴性，可于 6～12 个月后复查细胞学；而 ASC-H 则需进一步做阴道镜及宫颈活组织检查，若阴道镜和病理学检查排除其他病变，可在 6～12 个月后复查。

## （三）LSIL

大约 60% 的病变在 1 年左右自然消退，30% 的病变持续存在，约 10% 的病变 2 年内进展为 HSIL。因此经组织病理学诊断的 LSIL 者原则上可临床观察。对于可能存在 HSIL 风险的 LSIL 的处理应根据阴道镜前的细胞学筛查结果进行分层管理（图 11-3）。

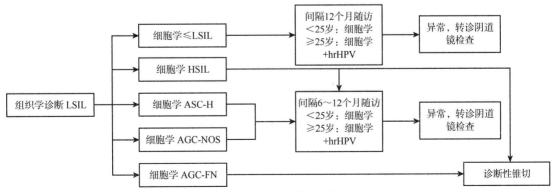

图 11-3　LSIL 处理流程

不典型腺细胞（AGC）：包括不典型颈管腺细胞无其他具体指定（AGC-NOS）和不典型子宫内膜腺细胞无其他具体指定（AEC-NOS）；非典型腺细胞倾向瘤变（AGC-FN）

### （四）HSIL

推荐进行子宫颈锥切术，包括子宫颈环形电切术（loop electrosurgical excision procedure，LEEP）和冷刀锥切术（cold knife conization，CKC）。阴道镜检查充分且无子宫颈管病变的 CIN2 也可采用消融治疗，但需谨慎选择。CIN2 患者若有生育需求，可采用间隔 6 个月的随访观察，如果随访期间诊断 CIN3 或 CIN2 持续 2 年，需行子宫颈锥切术。经子宫颈锥切术确诊、年龄较大、无生育要求、合并有其他妇科良性疾病手术指征的 HSIL 也可行全子宫切除术。

### （五）AIS

由于病变常为多灶性、跳跃性，对活检确诊的 AIS 患者进行子宫颈诊断性锥切术排除浸润性腺癌后，首选治疗为全子宫切除术，若有生育需求，手术切缘阴性的患者可随访观察。

## 四、妊娠合并子宫颈鳞状上皮内病变

妊娠期免疫功能可能下降，易感染 HPV。与此同时，妊娠期间雌孕激素作用，使得子宫颈组织也发生相应的变化，鳞-柱交接外移，转化区的基底细胞出现不典型增生改变，细胞学检查易误诊。加上子宫颈体积增大，间质水肿，血运丰富，更容易在阴道镜下出现类似宫颈病变的图像，但产后 6 周可能恢复正常。妊娠期 HSIL 和 AIS 排除浸润癌可能后，仅随访观察，产后 42 日复查后根据结果再做相应处理。

## 五、预防

接种 HPV 疫苗可以有效预防 HPV 感染，是防控 HPV 感染相关疾病有效、安全的一级预防措施，9～26 岁低龄人群接种获益最大。接种 HPV 疫苗后仍需进行子宫颈癌筛查。

 **思维导图**

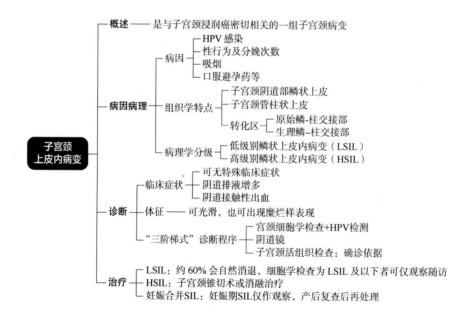

# 子宫颈癌

子宫颈癌（cervical cancer）简称宫颈癌，是最常见的妇科恶性肿瘤，主要致病原因为高危型 HPV 感染，子宫颈癌高发年龄为 50～55 岁，近年来有年轻化趋势。子宫颈癌的主要病因是高危型 HPV 持续感染。HPV 疫苗接种可预防子宫颈癌的发生。子宫颈癌筛查是发现癌前病变和早期癌的有效方法。子宫颈癌是一种可以预防、筛查、早诊早治、可以消除、可以治愈的恶性肿瘤。

## 一、西医病因病理

### （一）病因

同子宫颈上皮内病变。

### （二）组织发生和发展

SIL 形成后继续发展，当病变突破上皮下基底膜，形成微小浸润癌，进一步浸润间质形成浸润癌（图 11-4）。

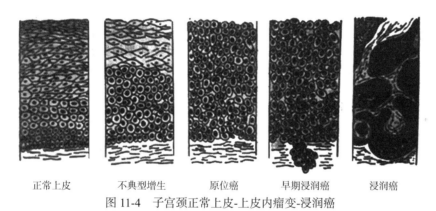

正常上皮　　　不典型增生　　　原位癌　　　早期浸润癌　　　浸润癌

图 11-4　子宫颈正常上皮-上皮内瘤变-浸润癌

### （三）病理与分类

**1. 巨检**　微小浸润癌肉眼观大多无明显异常，或类似子宫颈柱状上皮异位表现。随病变发展，可形成以下四种类型（图 11-5）。

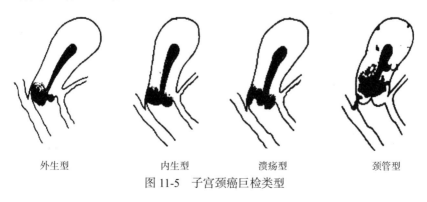

外生型　　　　内生型　　　　溃疡型　　　　颈管型

图 11-5　子宫颈癌巨检类型

（1）外生型：最常见类型，癌灶向外生长呈乳头状或菜花样，质脆，触之易出血，常累及阴道。

（2）内生型：癌灶向子宫颈深部组织生长，子宫颈表面光滑或仅有柱状上皮异位，子宫颈肥大变硬，呈桶状，常累及宫旁组织。

（3）溃疡型：当外生型或内生型癌组织合并感染坏死，脱落后形成溃疡或空洞，似火山口状。

（4）颈管型：癌灶发生于子宫颈管内，常侵入子宫颈管和子宫峡部供血层及转移至盆腔淋巴结。

**2. 镜检**

（1）子宫颈鳞状细胞癌（squamous cell carcinoma，SCC）：占子宫颈癌的 75%～80%。多数起源于鳞-柱交接部。根据与 HPV 感染的关系，可分为 HPV 相关和非 HPV 相关两类。

1）微小浸润癌：指在 HSIL 基础上，肿瘤细胞突破基底膜，呈小滴状或锯齿状向间质内浸润，深度不超过 5mm。

2）浸润癌：癌灶浸润范围超出镜下微小浸润癌即为浸润癌。根据癌细胞分化程度可分为角化型鳞状细胞癌和非角化型鳞状细胞癌。角化型形成角化珠，细胞较大，胞质丰富，透明或嗜酸，细胞核可以为任何级别。非角化型更为常见，主要由多角形边界清楚的鳞状细胞组成，呈片状或巢状生长，可能有细胞间桥，但无角化珠，在较高级别肿瘤中，细胞核多形性更明显，通常有大量核分裂，染色质分布不均匀、粗糙、颗粒状，核仁易见。

（2）子宫颈腺癌（adenocarcinoma）：占子宫颈癌的 15%～20%，近年来发病率有上升趋势。多数子宫颈腺癌与高危型 HPV 感染相关，但约 15%的子宫颈腺癌与 HPV 感染无关。根据腺体的分化，宫颈腺癌可分为高、中、低分化腺癌。2020 年 WHO 分类系统整合了 HPV 状态、组织形态及浸润模式等信息，将子宫颈腺癌分为 HPV 相关性腺癌（adenocarcinoma，HPV-associated）和非 HPV 相关性腺癌（adenocarcinoma，HPV-independent）两类。HPV 相关性腺癌在镜下易见核分裂象和凋亡小体，包括最常见的普通型腺癌与黏液型腺癌（肠型、印戒细胞型、浸润性复层产黏液的癌）；非 HPV 相关性腺癌在高倍镜下难以找到凋亡小体、核分裂象，其包括胃型腺癌、透明细胞癌、中肾腺癌、子宫内膜样腺癌。胃型腺癌细胞边界清楚，胞质丰富，含有中性黏液，腺体从分化良好至分化极差，分化极好者既往称微偏型腺癌，分化差者细胞核多变，呈泡沫状，可见核仁。所有胃型腺癌侵袭性强，预后差。

（3）子宫颈腺鳞癌（adenosquamous carcinoma）：较少见，占子宫颈癌的 3%～5%。是由颈管黏膜储备细胞同时向腺癌和鳞癌发展而形成。癌组织中含有腺癌和鳞癌两种成分。两种癌成分的比例及分化程度均可不同，低分化者预后较差。

（4）其他少见类型：如神经内分泌癌、癌肉瘤等，预后极差。

（四）转移途径

子宫颈癌的转移主要为直接蔓延和淋巴转移，血行转移少见。

**1. 直接蔓延** 最常见，癌组织向邻近器官及周围组织扩散。常向下累及阴道壁，极少向上累及宫腔。向两侧扩散至主韧带和宫旁淋巴管，可侵犯输尿管周围，甚至达骨盆壁。晚期可向前、后蔓延侵及膀胱或直肠。

**2. 淋巴转移** 癌灶侵入淋巴管，形成瘤栓，随淋巴液引流进入局部淋巴结。子宫颈癌淋巴结 3 级分站法：第一级为宫旁、闭孔、髂内、髂外淋巴结；第二级为髂总、骶前淋巴结；第三级为腹主动脉旁淋巴结。

**3. 血行转移** 极少见，晚期可转移至肺、肝或骨骼等。

## 二、诊断与鉴别诊断

（一）诊断

**1. 病史** 早婚、早产、多产、多个性伴侣等。

**2. 临床症状**

（1）阴道流血：接触性出血和不规则流血是常见表现。早期多为接触性出血，发生在性生活后或妇科检查后；后期则为不规则阴道流血。晚期因侵蚀大血管可引起大出血。

（2）阴道排液：多数患者有阴道排液。阴道排液可为白色或血性、稀薄如水样或米泔状并有腥臭味。晚期患者因存在癌组织坏死合并感染，可有大量米泔样或脓性恶臭白带。

（3）晚期症状：根据癌灶累及范围，出现不同的继发性症状。肿块较大压迫周围组织器官可出现尿频、尿急、便秘、下肢肿痛等；如癌灶压迫或累及输尿管时，可导致输尿管梗阻、肾盂积水甚至尿毒症；晚期可有贫血、恶病质等全身衰竭症状。

**3. 体征** 镜下诊断的子宫颈微小浸润癌，可无明显病灶。随子宫颈浸润癌发展，可出现不同体征。外生型可见息肉状、菜花状赘生物，常伴感染，质脆易出血；内生型表现为子宫颈肥大、质硬、子宫颈管增粗膨大。晚期癌组织出现坏死脱落，形成溃疡或空洞伴恶臭。阴道壁受累时，可见赘生物生长或阴道壁变硬；宫旁组织受累时，双合诊、三合诊检查可扪及子宫颈旁组织缩短、增厚、结节状或串珠状、质硬或形成冰冻骨盆状。

**4. 辅助检查** 早期病例的诊断应采用子宫颈细胞学检查和（或）HPV检测、阴道镜检查、子宫颈活组织检查的"三阶梯"程序，组织学诊断为确诊依据。子宫颈有明显病灶者，可直接在癌灶取材。对于子宫颈活检为HSIL需排除浸润癌者，或可疑微小浸润癌需明确病灶的浸润深度等情况，需行子宫颈锥切术，可采用冷刀切除、环形电切除，切除组织应做连续病理切片检查。

确诊后根据具体情况可选择盆腔或腹腔增强磁共振或CT、PET/CT及超声检查、胸部X线或CT平扫、静脉肾盂造影、膀胱镜检查、直肠镜检查等影像学检查，进一步明确病情。肿瘤标志物如鳞状细胞癌抗原（squamous cell carcinoma antigen，SCCA）在部分子宫颈鳞状细胞癌患者血清中会升高，不能单独用于诊断，更多用于病情监测和疗效评估。

（二）临床分期

采用国际妇产科联盟（FIGO，2018年）的分期标准（包含2019年更新），该分期在既往临床分期的基础上，纳入影像学诊断及淋巴结状态，为指导临床实践提供了更好的依据（表11-4）。

**表 11-4 子宫颈癌分期（FIGO，2018年）**

| 分期 | 分期描述 |
| --- | --- |
| Ⅰ期 | 癌灶严格局限于宫颈（扩散至宫体应忽略） |
| ⅠA | 仅在显微镜下诊断的浸润癌，最大浸润深度≤5mm |
| ⅠA1 | 所测量间质浸润深度≤3mm |
| ⅠA2 | 所测量间质浸润深度>3mm，且≤5 mm |
| ⅠB | 所测量的最大浸润深度>5mm的浸润癌（超过ⅠA期），病变局限在子宫颈，病变范围为肿瘤最大径线 |
| ⅠB1 | 间质浸润深度>5 mm且最大径线≤2cm的浸润癌 |
| ⅠB2 | 最大径线>2cm且≤4cm的浸润癌 |
| ⅠB3 | 最大径线>4cm的浸润癌 |

续表

| 分期 | 分期描述 |
|---|---|
| Ⅱ期 | 子宫颈癌侵犯超出子宫，但未达到阴道下 1/3 或骨盆壁 |
| ⅡA | 累及阴道上 2/3，且无宫旁浸润 |
| ⅡA1 | 最大径线≤4cm 的浸润癌 |
| ⅡA2 | 最大径线>4cm 的浸润癌 |
| ⅡB | 宫旁浸润，但未达骨盆壁 |
| Ⅲ期 | 癌累及阴道下 1/3，和（或）扩散至骨盆壁，和（或）导致肾积水或无功能肾，和（或）盆腔淋巴结转移，和（或）腹主动脉旁淋巴结转移 |
| ⅢA | 癌累及阴道下 1/3，未扩散至骨盆壁 |
| ⅢB | 癌扩散至骨盆壁，和（或）导致肾积水或无功能肾（除外其他原因所致） |
| ⅢC | 盆腔淋巴结转移和（或）腹主动脉旁淋巴结转移（包括镜下微转移），无论肿瘤大小与范围（采用 r 与 p 标记） |
| ⅢC1 | 仅盆腔淋巴结转移 |
| ⅢC2 | 腹主动脉旁淋巴结转移 |
| Ⅳ期 | 癌已扩散超出真骨盆或累及膀胱或直肠黏膜（活检证实）；泡样水肿不属于Ⅳ期 |
| ⅣA 期 | 扩散至邻近的盆腔器官 |
| ⅣB 期 | 转移至远处器官 |

注：ⅢC 期应备注 r（影像学）和 p（病理学）以表明分期的依据；若为影像学发现盆腔淋巴结转移，分期应为ⅢC1r；若为病理学证实者则为ⅢC1p；所用影像学方法和病理技术应予以记录。

### （三）鉴别诊断

鉴别依据为子宫颈活组织病理检查（表 11-5）。

表 11-5　子宫颈癌的鉴别诊断

| 项目 | 宫颈柱状上皮异位 | 宫颈息肉 | 子宫黏膜下肌瘤 | 子宫内膜癌 |
|---|---|---|---|---|
| 症状 | 可有接触性出血，阴道分泌物增多 | 可在月经间期出血或接触性出血 | 可有月经量增多，月经间期出血或接触性出血 | 有阴道不规则出血，阴道分泌物增加 |
| 体征 | 检查时宫颈外口周围有红色颗粒，擦拭后也可出血 | 可在宫颈口看到息肉样物，表面光滑，弹性好 | 宫颈口可见黏膜下肌瘤脱出宫颈口 | 当内膜癌累及宫颈时，查体可触及宫颈管增粗，宫颈口可见烂样组织 |
| 辅助检查 | 难以与早期宫颈癌鉴定。可以进行宫颈细胞学检查和 HPV 检查 | 息肉活组织检查病理明确诊断 | 宫颈细胞学涂片联合 HPV 筛查可排除宫颈癌 | 诊断性刮宫及宫颈活检病理可明确诊断 |
| 其他检查 | - | 超声可协助诊断 | 必要时进行宫颈肿物活组织检查 | CT 或 MRI 可协助诊断 |

## 三、治疗

子宫颈癌的治疗是采用手术和放疗为主、全身治疗为辅的综合治疗。根据患者年龄、生育要求、肿瘤分期、全身情况、医疗设备条件及技术水平等，综合考虑制订个体化治疗方案。

### （一）手术治疗

手术治疗通常用于早期（ⅠA～ⅡA 期），其优点是对年轻患者可保留卵巢及阴道功能，提高治疗后生活质量。具体手术范围根据是否保留生育功能及分期而不同。对于不需要保留生育功能的患者：①ⅠA1 期无淋巴脉管间隙浸润者行筋膜外全子宫切除术，有淋巴脉管间隙浸润者按ⅠA2 期处理。②ⅠA2 期行改良根治性子宫切除及盆腔淋巴结切除术（可考虑前哨淋巴结显影）。③ⅠB1 期、ⅠB2 期和ⅡA1 期行根治性子宫切除及盆腔淋巴结切除术，必要时行腹主动脉旁淋巴结取样（可考虑前哨淋巴结显影）。④ⅠB3 和ⅡA2 期首选根治性同期放化疗（Ⅰ级证据），也可行根治性子宫切除及盆腔淋巴结切除术和选择性腹主动脉旁淋巴结取样，或同步放化疗后行全子宫切除术。年轻（<45 岁）且未绝经的早期鳞状细胞癌患者可保留卵巢，必要时行卵巢移位。

对于要求保留生育功能的年轻患者，①ⅠA1 期无淋巴脉管间隙浸润者可行子宫颈锥切术（完整标本，且至少 1mm 阴性切缘）；②ⅠA1 期有淋巴脉管间隙浸润和ⅠA2 期可行根治性子宫颈切除及盆腔淋巴结切除术（可考虑前哨淋巴结显影），也可行宫颈锥切（完整标本，且至少 1mm 阴性切缘）及盆腔淋巴结切除术（可考虑前哨淋巴结显影）；③ⅠB1 期和选择性ⅠB2 期行根治性子宫颈切除及盆腔淋巴结切除术和选择性腹主动脉旁淋巴结取样（可考虑前哨淋巴结显影）。

（二）放疗

放疗是子宫颈癌重要的治疗方式，各期患者均可采用。根治性放疗是ⅠB3 期、ⅡA2 期和ⅡB～ⅣA 期患者的首选治疗方式，也适用于对于全身情况不适宜手术的ⅠA1～ⅠB2/ⅡA1 期患者；对手术后病理检查发现有复发高危因素的患者需行辅助放疗；对于晚期患者给予局部减瘤放疗或转移病灶姑息放疗。放疗包括体外照射、腔内放疗（后装放疗）、术中放疗。外照射放疗以三维适形放疗及调强放疗为主，主要针对子宫、宫旁及转移淋巴结。腔内放疗多采用铱-192（$^{192}$Ir）高剂量率腔内及组织间插值放疗，主要针对宫颈、阴道及部分宫旁组织给予大剂量照射。外照射和腔内放疗的合理结合，使病变部位的剂量分布更符合肿瘤生物学特点，可提高局部控制率。在肿瘤复发患者的手术治疗中，术中行放疗也可以提高患者的治疗效果。在放疗的同时，也会给予同期的化疗以增加疗效，称为同期放化疗。

（三）化疗

主要包括：①同步放化疗，放疗时同期化疗称为同步放化疗，既可用于根治性治疗，亦可用于辅助性治疗。以铂类药物为基础的同步放化疗较单纯放疗用于子宫颈癌初始治疗能明显降低晚期患者复发死亡风险，延长患者生存期。术后盆腔淋巴结阳性、子宫旁侵袭或手术切缘阳性患者，应补充盆腔外照射放疗+顺铂同步化疗±阴道近距离放疗；阴道切缘阳性者，应阴道近距离放疗同步化疗。②新辅助化疗，可用于子宫颈癌灶≥4cm 的局部晚期患者，目的是使肿瘤缩小，便于手术切除，但目前国际上对于子宫颈癌新辅助化疗的价值尚存争议。③晚期转移/复发癌化疗，化疗既可用于晚期转移/复发癌的一线治疗，也可用于后线或姑息性治疗。子宫颈癌常用化疗药物有顺铂、卡铂、紫杉醇、托泊替康、伊立替康、吉西他滨等，铂类药物首选顺铂，不能耐受顺铂者可以选用卡铂。常用化疗方案有顺铂（放疗增敏）、顺铂/卡铂+紫杉醇、顺铂+托泊替康和顺铂+吉西他滨等。

（四）靶向治疗和免疫治疗

晚期转移/复发子宫颈癌在铂类化疗基础上加用贝伐珠单抗可以显著延长生存时间。近年来研究表明，一些免疫检查点抑制剂不仅在铂类治疗失败后的复发子宫颈癌后线治疗中显示疗效，在转移/复发一线化疗中联合应用也可显著改善预后，甚至在高危局部晚期子宫颈癌根治性放化疗中同期应用也显示出治疗价值。我国已批准包括程序性死亡蛋白-1（programmed death-1，PD-1）单克隆抗体、程序性死亡蛋白配体-1（programmed death ligand-1，PD-L1）单克隆抗体、细胞毒性 T 淋巴细胞相关蛋白 4（cytotoxic T lymphocyte-associated protein-4，CTLA-4）/PD-1 双特异性抗体等多个免疫检查点抑制剂用于后线治疗晚期转移/复发子宫颈癌。

## 四、预后

本病预后与临床期别、病理类型及治疗方法等密切相关。早期患者手术与放疗效果相近，预后好；晚期患者预后差。宫颈腺癌放疗效果较鳞癌差。

## 五、随访

治疗后 2 年内应每 3～6 个月复查 1 次；第 3～5 年每 6～12 个月复查 1 次；第 6 年开始每年复查 1 次。随访内容包括妇科检查、宫颈/阴道脱落细胞学检查、HPV 检测、血常规、血生化及血鳞状细胞癌抗原（squamous cell carcinoma antigen，SCCA）、CA125、超声、CT、磁共振等，必要时行 PET/CT 检查。

## 六、预防

多数子宫颈癌是因高危型 HPV 持续感染引起的，病因较明确，子宫颈癌"三阶梯"筛查方法较完善，可以起到预防作用。①一级预防：HPV 疫苗接种，阻断 HPV 感染；②二级预防：普及、规范子宫颈癌筛查，早期发现 SIL；③三级预防：及时治疗高级别病变，阻断子宫颈浸润癌的发生；④开展预防子宫颈癌知识宣教，建立健康的生活方式，有症状者及时就医。

## 七、子宫颈癌合并妊娠

子宫颈癌合并妊娠较少见，但却是妊娠期最常见的妇科恶性肿瘤。大多数患者为 I 期。妊娠期出现阴道流血时，经仔细检查排除产科原因后，应行妇科检查并对子宫颈存在可疑的病变作子宫颈细胞学检查、HPV 检测、阴道镜检查，必要时行子宫颈活检以明确诊断。

子宫颈癌合并妊娠治疗涉及多个学科，应行多学科会诊，其治疗方案应个体化，并取决于患者期别、孕周和患者对维持妊娠的意愿。对于要求终止妊娠者，在终止妊娠后按子宫颈癌常规治疗方案治疗。对于要求继续妊娠者，因子宫颈锥切术可能引起晚期流产及早产，只有在细胞学和组织病理学提示子宫颈浸润癌可能性大且活检无法确诊时，才可行诊断性子宫颈锥切术。在妊娠 22 周前诊断子宫颈癌，除 I A1 期可观察外，其余均建议终止妊娠；妊娠 22～28 周确诊的子宫颈癌，I B2 期以内患者可行化疗，I B3 期及以上患者一般不推荐延迟治疗；妊娠 28 周后确诊子宫颈癌，可待胎儿成熟至 34 周行子宫体部剖宫产术及根治性切除手术，晚期患者也可于剖宫产后行放、化疗。

思维导图

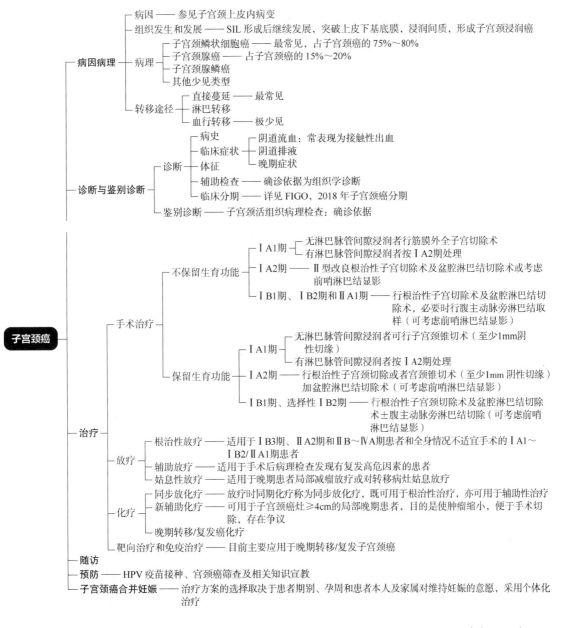

（张 辉）

# 第三节 子宫肿瘤

## 子宫肌瘤

子宫肌瘤（uterine myoma/fibroid）是女性生殖器官最常见的良性肿瘤，由平滑肌及结缔组织组成。常见于 30～50 岁妇女，20 岁以下少见。据尸检统计，30 岁以上妇女约 20%

患有子宫肌瘤。子宫肌瘤因生长部位不同可以没有症状，因此，临床实际发病率高于文献报道。

# 一、病理病机

（一）西医病因病理

**1. 病因** 子宫肌瘤的确切病因尚不清楚，可能与下列因素有关。

（1）女性激素：肌瘤好发于生育年龄，青春期前少见，绝经后萎缩或消退，提示其发生可能与女性激素相关。子宫肌瘤组织中雌二醇的雌酮转化明显低于正常肌组织，雌激素受体表达量明显高于正常肌组织，故认为子宫肌瘤组织局部对雌激素的高敏感性是其发生的重要机制之一。此外，孕激素有促进子宫肌瘤细胞有丝分裂、刺激子宫肌瘤生长的作用。

（2）遗传与分子生物因素：研究证实子宫肌瘤的形成可能与细胞染色体异常和基因突变有关，染色体易位、缺失，MED12 基因突变；肌瘤组织中生长因子增多，可能促进肌瘤生长。

（3）其他：研究发现，年龄＞40 岁、初潮年龄小、未生育、晚育、肥胖、多囊卵巢综合征、激素补充治疗、子宫肌瘤家族史等，均与子宫肌瘤的发病风险增加密切相关。

**2. 病理**

（1）大体观：肌瘤为实性球形包块，质地较子宫肌层硬，肌瘤的外周被覆由纤维结缔组织形成的假包膜，肌瘤瘤体与假包膜间有一层疏松网状间隙，子宫肌瘤剔除手术时将肌瘤瘤体从该假包膜中分离剔除。

（2）镜检：肌瘤主要由梭形平滑肌细胞和数量不等的纤维结缔组织构成。瘤细胞与正常平滑肌细胞相似，排列成旋涡状或束状，胞质红染，核为杆状，两端钝圆，核分裂象少见。

（3）子宫肌瘤变性：肌瘤变性是子宫肌瘤的继发性改变，常见的类型包括以下几种。

1）玻璃样变性（hyaline degeneration）：又称透明变性，最常见。剖视见原有漩涡状结构消失，由均匀透明样物质取代。镜下见变性区平滑肌细胞消失，被粉红色胶原纤维取代。

2）囊性变（cystic degeneration）：在玻璃样变性基础上，平滑肌细胞坏死、液化形成囊性变。此时肌瘤质地变软，需要与妊娠子宫和卵巢囊肿相鉴别。

3）红色变性（red degeneration）：是肌瘤的特殊类型坏死，可能与肌瘤内小血管退行性变引起血栓及溶血有关。肌瘤红色变性多见于妊娠期或产褥期。

4）钙化（calcification）：肌瘤钙化是指瘤体内有大量钙盐沉积。镜下可见沉积钙盐为深蓝色微细颗粒或呈层状排列。肌瘤钙化较少见，主要发生在瘤体血供不足或绝经期妇女。

5）肉瘤变（sarcomatous change）：临床少见，发生率为 0.4%～0.8%，常发生在年龄较大的妇女。

（二）分类

**1. 按肌瘤生长部位分类** 分为子宫体肌瘤（约 90%）和子宫颈肌瘤（约 10%）。

**2. 按肌瘤与子宫肌壁的关系分类** 分为肌壁间肌瘤、浆膜下肌瘤和黏膜下肌瘤。

（1）肌壁间肌瘤（intramural myoma）：肌瘤位于子宫肌壁间，周围均被肌层包围，是子宫肌瘤的常见类型，占 60%～70%。

（2）浆膜下肌瘤（subserous myoma）：肌瘤向子宫浆膜面生长并突出于子宫表面，约占20%，包括带蒂浆膜下肌瘤、游离性肌瘤（带蒂浆膜下肌瘤脱落）及阔韧带肌瘤。

（3）黏膜下肌瘤（submucous myoma）：肌瘤向宫腔方向生长并突出于宫腔，占10%～15%。带蒂黏膜下肌瘤有时可能脱出子宫腔，嵌入宫颈管或突入阴道。

子宫肌瘤可以单发、或多发，临床上多发肌瘤更为常见。

**3. 按照国际妇产科联盟（FIGO）标准分类** 分为以下9种类型，已在临床逐步采用。

0型：有蒂黏膜下肌瘤。

Ⅰ型：无蒂黏膜下肌瘤，瘤体向肌层扩展≤50%。

Ⅱ型：无蒂黏膜下肌瘤，瘤体向肌层扩展＞50%。

Ⅲ型：肌壁间肌瘤，瘤体接触宫内膜但不接触浆膜。

Ⅳ型：肌壁间肌瘤，瘤体既不接触宫内膜也不接触浆膜。

Ⅴ型：浆膜下肌瘤，≥50%的瘤体位于肌层。

Ⅵ型：浆膜下肌瘤，＜50%的瘤体位于肌层。

Ⅶ型：有蒂浆膜下肌瘤。

Ⅷ型：其他特殊类型或部位的肌瘤（子宫颈、阔韧带、圆韧带）。

注释：以上表述的瘤体百分比是指瘤体三维平均直径的百分比。

（三）中医病因病机

根据子宫肌瘤相关症状，可将其归为中医学"崩漏""癥瘕"等范畴，本病主要的病因病机为妇人经期、产后血室正开，胞脉空虚，风寒湿热之邪乘虚内侵；或因七情失和、感寒饮冷、房事不节、劳倦内伤，导致冲任失调，气血运行失常，胞络受损，经血恶露等污浊不去，痰浊、瘀血蕴结胞宫，渐聚成块，日益渐大而成子宫肌瘤。

## 二、诊断与鉴别诊断

（一）诊断

根据症状、体征和影像学检查，诊断多无困难。

**1. 临床症状** 子宫肌瘤是否引起临床症状，与肌瘤的部位、大小、生长速度有关。不影响子宫腔形态的肌瘤通常没有症状，大多是在体检时发现的；影响子宫腔形态的肌瘤多数会发生相应临床表现，常见症状如下。

1）月经异常：是子宫肌瘤的最常见症状，主要表现为经量增多或经期延长，多见于影响子宫腔形态的肌壁间肌瘤和黏膜下肌瘤。由于肌瘤的存在增大了子宫内膜面积，致使子宫内膜静脉丛扩张与淤血，子宫的异常收缩，进而引起经量增多、经期延长或月经血淋漓不尽等，长期月经量增多患者可能继发贫血，出现乏力、心悸等症状。

2）下腹包块与压迫症状：肌瘤增大或多发肌瘤致使子宫体积增大，超过3个月妊娠时，可以从下腹部触及。肌瘤位于子宫前壁时，患者常有尿频、小便次数增多症状；肌瘤生长在子宫后壁时，患者常有便秘甚至大便困难的表现；阔韧带肌瘤或宫颈巨大肌瘤可能压迫输尿管引起输尿管扩张甚至肾盂积水等。

3）阴道分泌物增多：影响子宫腔形态的肌瘤致使子宫内膜面积增大、内膜腺体分泌增多，出现白带增多的症状；子宫黏膜下肌瘤合并感染时，可能出现脓样白带；合并肌瘤表面坏死、溃烂时，可有脓血样或伴有恶臭的阴道排液。

4）不孕：主要是黏膜下肌瘤和影响子宫腔形态的肌瘤。

5）其他：包括下腹坠胀、腰酸背痛等。浆膜下肌瘤蒂扭转或肌瘤红色样变时常有急性下腹痛、肿瘤局部压痛等，严重者伴有呕吐、发热等。

**2. 体征**　妇科检查可扪及子宫增大、形状不规则、可有单个或多个结节状突起。黏膜下肌瘤位于宫腔内者子宫均匀增大，脱出于宫颈外口者，阴道窥器检查即可看到肌瘤卡在宫颈口处，或可见肌瘤脱入阴道。

**3. 影像学检查**

（1）B超：是诊断子宫肌瘤的常用方法，具有较高的敏感度和特异度。超声检查时肌瘤多呈类圆形或椭圆形低回声实性结节，单发或多发，大多界限清晰；瘤体周边可见血流信号呈星状或网状。有时对较小的肌瘤经腹超声难以发现，经阴道或经直肠超声可提高诊断率。

（2）MRI：可以从多维度对肌瘤的大小、数量及部位进行准确诊断，特别是对于多发和较小的子宫肌瘤定位更有优势。由于费用较高，通常用于超声检查不能明确的病例，或对特殊类型的肌瘤如血管内平滑肌瘤、富细胞平滑肌瘤等进行鉴别与协助诊断。

（二）鉴别诊断

子宫肌瘤需要与下列疾病相鉴别（表 11-6）。

表 11-6　子宫肌瘤的鉴别诊断

| 项目 | 子宫肌瘤 | 妊娠子宫 | 子宫腺肌病 | 卵巢囊肿 | 子宫恶性肿瘤 |
|---|---|---|---|---|---|
| 症状 | 经量增多及经期延长、下腹包块、压迫症状、白带增多 | 肌瘤囊性变时质地较软，应注意与妊娠子宫相鉴别。妊娠者有停经史及早孕反应 | 可有子宫增大、月经增多等。局限型子宫腺肌病类似子宫肌壁间肌瘤，质硬。但子宫腺肌病继发性痛经明显 | 多无月经改变 | 好发于围绝经期与老年妇女，生长迅速，多有不规则阴道流血 |
| 体征 | 子宫增大，表面不规则单个或多个结节状突起 | 子宫随停经月份增大变软 | 子宫多呈均匀增大，较少超过 3 个月妊娠子宫大小 | 囊肿位于子宫一侧，双侧囊肿可在子宫两侧触及肿物 | 子宫增大，外形不规则。中晚期可累及宫颈或盆壁 |
| 辅助检查 | 超声见肌瘤多呈类圆形或椭圆形低回声的实性结节，MRI 对于鉴别肉瘤有一定价值 | 尿或血 hCG 测定、超声检查可确诊 | 超声检查及外周血CA125 有助于诊断。但有时两者可以并存 | 超声检查有助于鉴别，必要时行 MRI 检查 | 超声、宫腔镜、宫颈脱落细胞学等检查，必要时行 MRI 有助于鉴别 |

# 三、治疗

（一）西医治疗

应结合患者年龄、生育要求，肌瘤部位、大小，相关临床症状等综合制订个体化方案。

**1. 观察随访**　无症状肌瘤可定期随访；围绝经期肌瘤，随着雌孕激素水平降低，部分肌瘤可能缓慢生长或在绝经后逐渐萎缩；每 3～6 个月检查一次，若肌瘤增长迅速或出现相应临床症状，酌情选择干预措施。

**2. 药物治疗**　主要用于减轻肌瘤所致严重贫血症状或在一定程度上缩小肌瘤体积。

（1）促性腺激素释放激素激动剂（GnRH-a）：通过减少垂体促性腺激素分泌，"降调节"（down regulation）抑制卵巢功能，进而降低体内雌二醇水平，达到抑制肌瘤生长的效果。GnRH-a可以显著缩小肌瘤和子宫体积，改善痛经、非经期下腹痛和压迫症状，增加血红蛋白水平，并改善围术期结局等。GnRH-a长期使用可能出现如绝经综合征（潮热、出汗等）、骨关节疼痛与骨质疏松等症状，通常GnRH-a的疗程为3~6个月。

（2）促性腺激素释放激素拮抗剂（gonadotropin releasing hormone antagonist，GnRH-ant）：与激动剂相同，产生可逆的、剂量依赖性的促性腺激素和性激素抑制从而发挥治疗效应。

（3）选择性孕激素受体调节剂（selective progesterone receptor modulator，SPRM）：如米非司酮等，可缩小肌瘤体积，改善患者症状，作为术前用药或提前绝经使用。其拮抗孕激素后子宫内膜长期受雌激素刺激，可增加子宫内膜病变风险，故不宜长期使用。

（4）其他：①激素类药物如复方口服避孕药、左炔诺孕酮宫内缓释节育系统（LNG-IUS）等，WHO推荐子宫肌瘤控制经量过多时可以使用口服避孕药，但对缩小肌瘤体积的作用不明显。②止血类药物如氨甲环酸，适用于肌瘤合并月经过多者；③非甾体抗炎药如布洛芬、对乙酰氨基酚等，通过抑制环氧合酶，减少前列腺素的合成，缓解痛经并减少月经出血量。

**3. 手术治疗**

（1）子宫肌瘤剔除术（myomectomy）：主要适用于年轻、有生育要求、具有保留子宫条件的子宫肌瘤患者。

1）腹腔镜子宫肌瘤剔除术：适用于：①肌壁间肌瘤导致月经过多或异常子宫出血，引起贫血，药物治疗无效；②子宫肌瘤造成不孕或反复流产，影响生育功能；③子宫肌瘤体积增大，引起压迫症状；④带蒂子宫肌瘤蒂扭转引起急腹痛症状。

2）宫腔镜子宫肌瘤剔除术：适用于：①黏膜下肌瘤0型、Ⅰ型、Ⅱ型；②部分影响子宫腔形态的Ⅲ型肌瘤。

3）开腹子宫肌瘤剔除术：适用于：①肌瘤数目较多、直径大（>10 cm）；②特殊部位肌瘤；③严重盆腔粘连；④肌瘤有恶变可能，或为了避免肌瘤粉碎过程中造成肿瘤播散。

（2）全子宫切除术（toal hysterectomy）：主要适用于年长、肌瘤生长过快或可疑肌瘤恶变的患者。手术入路可通过：①腹腔镜全子宫切除术；②经阴道全子宫切除术；③开腹全子宫切除术。

（3）其他手术治疗方法：主要适用于不能耐受或不愿意手术的患者，不推荐常规应用。①子宫动脉栓塞术（uterine artery embolization，UAE）：通过阻断子宫动脉血供，延缓肌瘤生长，缓解症状。对有生育要求的妇女一般不建议使用。②高频聚焦超声（high-intensity focused ultrasound，HIFU）：通过物理能量使肌瘤组织坏死、吸收或瘢痕化。施术前需要排除肌瘤恶变。③子宫内膜切除术（transcervical resection of endometrium，TCRE）：经宫腔镜切除子宫内膜，减少月经或闭经，针对围绝经期子宫和肌瘤体积均不大，仅伴月经过多致严重贫血的患者。

（二）中医治疗

中医治子宫肌瘤以活血化瘀，散结消癥为主，佐以理气行滞，扶正固本，以达到止血、消瘤、恢复元气的目的。临床上应根据患者的具体情况、身体强弱、病程长短、围手术期来决定或攻或补，或攻补兼施，做到"扶正以祛邪""祛邪不伤正"。

**1. 气滞血瘀证**

【主证】小腹包块坚硬，胀痛拒按，月经量多，经行不畅，色紫暗有块。

【次证】精神抑郁，经前乳房胀痛，胸胁胀闷，或心烦易怒，小腹胀痛或有刺痛。舌边有瘀点、瘀斑，苔薄白，脉弦涩。

【治法】行气活血，化瘀消癥。

【方药】膈下逐瘀汤（《医林改错》）。

【加减】若乳房胀痛，加橘核络、路路通；血瘀重而正不虚者，加三棱、莪术以逐瘀消癥，行气止痛；月经量多者加益母草、香附炭以化瘀止血。

**2. 痰湿瘀阻证**

【主证】小腹有包块、胀满，月经后期，量少不畅，或量多有块，经质黏稠，带下量多，色白质黏。

【次证】形体肥胖，脘闷痞满，嗜睡肢倦。舌体胖，色质紫暗苔白腻，脉沉滑。

【治法】化痰除湿，活血消癥。

【方药】苍附导痰丸（《广嗣纪要》）加丹参、水蛭。

【加减】若食欲不振，加山楂、鸡内金以助运消癥；眩晕者，加天麻、石菖蒲以化湿清窍；大便溏薄者，加炒薏苡仁、炒白术以健脾止泻；带下量多者，加海浮石、海螵蛸以化痰除湿止带；经量过多者加仙鹤草、阿胶珠等以和血止血。

**3. 气虚血瘀证**

【主证】小腹包块，小腹空坠，月经量多，经期延长，色淡质稀有块，面色无华，神疲乏力。

【次证】气短懒言，纳少便溏。舌淡暗，边尖有瘀点或瘀斑，脉细涩。

【治法】益气养血，消癥散结。

【方药】理冲汤（《医学衷中参西录》）加桂枝、山慈菇、煅龙骨、煅牡蛎。

【加减】若经血夹块者，加花蕊石、炒蒲黄活血化瘀；出血量多者，加田三七化瘀止血；出血量多伴头晕目眩者，加何首乌、熟地黄、女贞子、旱莲草补益精血。

**4. 肾虚血瘀证**

【主证】小腹包块，月经量多或少，色紫暗，有血块，腰酸膝软。

【次证】头晕耳鸣，夜尿频多。舌淡暗，舌边有瘀点或瘀斑，脉沉涩。

【治法】补肾活血，消癥散结。

【方药】金匮肾气丸（《金匮要略》）合桂枝茯苓丸（《金匮要略》）。

【加减】若经量多，加花蕊石、三七粉等化瘀止血；腰骶酸痛者，加杜仲、桑寄生、狗脊补肾强腰。

**5. 湿热瘀阻证**

【主证】小腹包块，疼痛拒按，经行量多，经期延长，色红有块，质黏稠，带下量多，色黄秽臭，腰骶酸痛。

【次证】溲黄便结。舌暗红、边有瘀点瘀斑，苔黄腻，脉滑数。

【治法】清热利湿，活血消癥。

【方药】大黄牡丹汤（《金匮要略》）加红藤、败酱草、石见穿、赤芍。

【加减】若小腹疼痛较重，加乳香、没药活血止痛；带下量多者，加贯众、土茯苓清热利湿止带；发热不退者，加蒲公英、紫花地丁、马齿苋清热解毒；经量过多时，去桃仁，加贯众炭、地榆、槐花、马齿苋以清热凉血止血。

（三）其他疗法

**1. 针灸治疗**　辨证选穴与对症选穴相结合，如月经异常可选任脉及足太阴经穴，以理气和血，调理冲任。

**2. 中成药治疗**

（1）桂枝茯苓胶囊：适用于血瘀证。

（2）宫瘤清：适用于气滞血瘀证。

（3）大黄䗪虫丸：适用于血瘀证。

（4）丹鳖胶囊：适用于气滞血瘀证。

## （四）中西医结合治疗

中西医结合治疗强调整体调治，实现改善症状、控制或缩小瘤体的目的。对于无症状或者围绝经期子宫肌瘤患者，以中医治疗为主，根据患者体质和证型，选择方药，攻补兼施，调和阴阳。对于症状较重或需要快速缓解症状的患者，选用活血化瘀、软坚散结的方药联合西药治疗，如文献报道的消瘤汤、桂枝茯苓胶囊、宫瘤清等分别联合米非司酮治疗子宫肌瘤可获得更明显的疗效。此外，脾气虚弱者可配伍健脾益气扶正药物（如党参、白术、黄芪），肝肾亏虚者可配伍补益肝肾药物（如杜仲、桑寄生、菟丝子、狗脊），确保祛邪不伤正。对于需要行手术治疗的患者，以有效促进子宫肌瘤患者术后恢复、减少并发症、提高生活质量为主要目的，积极进行围手术期的中西医结合护理及中西医结合加速康复外科治疗，在方药选择上多选择具有调理脏腑功能，恢复气血平衡功效的药物。

# 四、子宫肌瘤合并妊娠

子宫肌瘤合并妊娠占妊娠的 0.3%～0.5%，肌瘤小且无症状者常被忽略，实际发病率高于文献报道。肌瘤对妊娠及分娩的影响与肌瘤类型及大小有关。黏膜下肌瘤可能影响受精卵着床致早期流产；肌壁间肌瘤可能引起子宫腔变形或胚胎血供不足致流产；子宫下段肌瘤可能影响胎先露下降致胎位异常、胎盘早剥与产道受阻等。此外，子宫肌瘤患者易出现子宫收缩不良致产后大出血等，应积极预防。

# 五、预后

子宫肌瘤手术后整体预后良好。多发子宫肌瘤剔除由于剔除不干净，有术后复发和再次手术可能。

# 六、随访

未进行子宫切除的子宫肌瘤患者应定期随访，通常应 6～12 个月复诊一次。复诊内容包括病史、月经模式、月经量、盆腔 B 超等，必要时行 MRI 检查。

# 七、预防

对于月经紊乱、月经量过多合并贫血的患者应及时就诊，查找原因；围绝经期及绝经后女性、长期应用激素类药物的人群，均应进行年度体检，特别是上述合并异常阴道流血的情况，要及时排查子宫肌瘤或子宫体恶性肿瘤。

思维导图

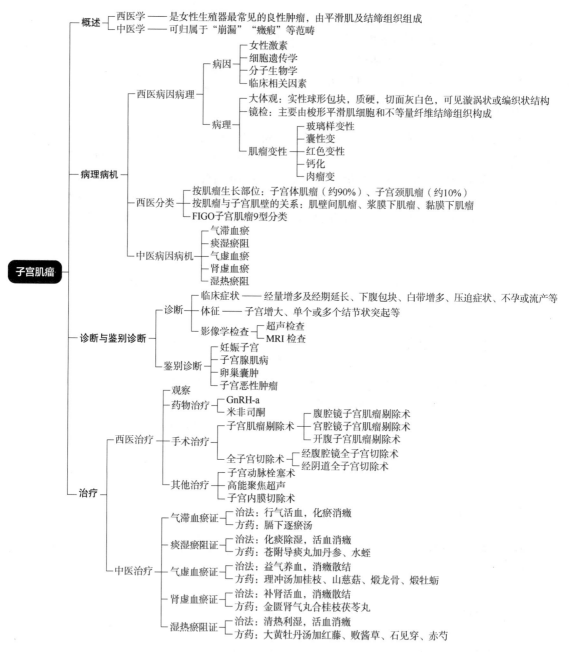

（西医 段 华 中医 輂伟奇）

## 子宫内膜癌

子宫内膜癌（endometrial carcinoma）是发生于子宫内膜的上皮性恶性肿瘤，占女性生殖道恶性肿瘤的 20%～30%。以围绝经期与绝经后人群常见，发病年龄在 50 岁以上妇女约占 75%。子宫内膜癌早期患者居多，整体预后较好。

# 一、病理病机

## （一）西医病因病理

**1. 发病相关因素**　具体病因不清，发病主要与下列因素有关。

（1）雌激素作用：包括内源性和外源性雌激素对子宫内膜的持续作用，特别是在长期无孕激素拮抗的情况下，致使子宫内膜异常增生继而癌变。

（2）代谢异常：子宫内膜癌患者常合并代谢紊乱表现，如肥胖、糖尿病、高血压，统称子宫内膜癌"三联征"；年轻多囊卵巢患者也是子宫内膜癌的高危人群。

（3）遗传因素：约占子宫内膜癌发病的 5%，其中关系最密切的是林奇综合征（Lynch syndrome），又称遗传性非息肉病性结直肠癌（hereditary non-polyposis colorectal cancer，HNPCC），是一种由 DNA 错配修复基因突变引起的常染色体显性遗传病，与年轻女性的子宫内膜癌发病相关。

（4）其他：与子宫内膜癌相关的风险因素包括不孕不育、绝经延迟、长期服用单一雌激素类药物及罹患功能性卵巢肿瘤等。

**2. 病理与分类**　根据发病相关因素子宫内膜癌可以分为两种类型：Ⅰ型，与雌激素和代谢异常有关，以子宫内膜样癌为主，预后较好；Ⅱ型，与雌激素无关，以浆液性癌为主，恶性度较高，预后不良。

（1）巨检：根据癌灶面积分为局灶型和弥散型。①局灶型：多见于宫腔底部或宫角部，常呈息肉或菜花样灶状生长，易发生肌层浸润；②弥散型：可侵犯大部分或全部子宫内膜，常伴有出血、坏死，癌灶可突向宫腔，也可侵入肌层或宫颈。

（2）镜检：2020 年 WHO 修订了子宫内膜癌组织病理学分类，引入子宫内膜癌分子分型。

1）子宫内膜样癌（endometrioid carcinoma）：是最常见类型，癌组织由类似增殖期子宫内膜样腺体构成，表现为腺样、绒毛腺管状或筛孔状结构，部分伴有鳞状细胞分化或分泌性变化。根据实性成分所占比例分为 G1（≤5%）、G2（6%～50%）和 G3（>50%），G1 和 G2 统称为低级别，G3 属于高级别。子宫内膜样癌的癌前病变是子宫内膜不典型增生（atypical endometrial hyperplasia，AH）或子宫内膜样上皮内瘤变（endometrioid intraepithelial neoplasia，EIN）。

2）浆液性癌（serous carcinoma）：常发生于息肉表面或萎缩的子宫内膜。表现为复杂的乳头和（或）腺样结构，伴有弥漫而明显的核多形性。浆液性癌多有 p53 突变，Ki-67 指数较高，易有深肌层浸润和腹腔、淋巴结及远处转移，预后差。

3）透明细胞癌（clear cell carcinoma）：较少见，癌细胞呈实性、腺管样、多角形、鞋钉状或扁平状，细胞质透明或嗜酸性，呈现中-重度异型性。恶性程度高，预后差。

4）子宫内膜未分化癌（undifferentiated carcinoma）和去分化癌（dedifferentiated carcinoma）：少见。未分化癌是一种没有分化的上皮性恶性肿瘤，癌细胞呈实性成片排列，无腺样结构，核分裂象多见。去分化癌是指在未分化癌中出现部分分化较好的子宫内膜癌成分。预后不良。

5）混合性癌（mixed adenocarcinoma）：罕见，通常由 2 种或以上不同组织类型子宫内膜癌组成，其中至少有一种成分是Ⅱ型癌（透明细胞癌或是浆液性癌等）成分。最常见的是子宫内膜样癌和浆液性癌的混合。

6）癌肉瘤（carcinosarcoma）：少见，表现为多形性上皮细胞与间叶分化区域混杂。这种混合性肿瘤实际上是由上皮来源单细胞克隆发展而来的化生癌，归为Ⅱ型子宫内膜癌。预后差。

**3. 分子分型**　近年来，根据分子特征对子宫内膜癌进行分子分型如下。

（1）POLE 超突变型（POLE mutation）：具有极高的突变负荷，主要由 POLE 基因的核酸外切酶结构域发生致病突变所致，通常为子宫内膜样癌，对免疫治疗敏感，预后良好。

（2）微卫星不稳定性高突变（microsatellite instability hypermutated，MSI-H）/错配修复缺陷型（mismatch repair-deficient，dMMR）：具有较高的突变负荷，主要由错配修复系统（dMMR）的功能缺陷所致，可能与 Lynch 综合征相关，病理可为子宫内膜样癌或非子宫内膜样癌，对免疫治疗敏感，预后尚可。

（3）低拷贝数（copy number low，CNL）/无特异分子改变（no specific molecular profile，NSMP）型：具有较低的突变负荷，没有明显的分子特征，通常为子宫内膜样癌，对免疫治疗不敏感，预后中等。

（4）高拷贝数（copy number high，CNH）/p53 异常型（p53 abnormality）：具有较高的拷贝数变异，主要由 p53 基因突变或缺失所致，通常为非子宫内膜样癌，如浆液性癌或透明细胞癌，对免疫治疗不敏感，预后较差。

### （二）转移途径

多数子宫内膜癌生长缓慢，特殊组织学类型易发生转移，其主要转移途径为直接蔓延、淋巴转移和血行转移。

**1. 直接蔓延**　癌灶沿子宫内膜蔓延生长，向上或向下累及输卵管、宫颈管及阴道；若癌灶向肌壁浸润，可累及和穿透子宫浆膜，种植于盆腹腔腹膜、邻近器官和大网膜等部位。

**2. 淋巴转移**　为子宫内膜癌的主要转移途径。当肿瘤累及子宫深肌层、宫颈间质或为高级别时，易发生淋巴转移。肿瘤生长部位与淋巴转移途径有关，盆腔淋巴结、腹主动脉旁淋巴结及腹股沟淋巴结等均可能受累。

**3. 血行转移**　晚期患者可经血行转移至全身各器官，常见部位为肺、肝、骨等。

## 二、诊断与鉴别诊断

### （一）诊断

临床诊断需根据病史、症状、体征与辅助检查综合分析，子宫内膜活检组织病理学检查是确诊的金标准。

**1. 病史**　绝经后阴道流血、绝经过渡期月经紊乱患者，均应排除子宫内膜癌，特别是异常子宫出血伴有以下高危因素者：①有子宫内膜癌发病高危因素如肥胖、糖尿病、高血压等代谢综合征者；②不孕、绝经延迟者；③有长期应用雌激素、他莫昔芬或雌激素增高疾病史者；④有子宫内膜癌、结直肠癌、乳腺癌家族史或林奇综合征者。

**2. 临床症状**

（1）阴道流血：大约90%的子宫内膜癌患者出现阴道异常流血，可表现为经量增多、经期延长或月经紊乱等，绝经期患者表现为少量阴道流血等。

（2）阴道排液：多为血性液体或浆液性分泌物，如合并感染则有脓血性分泌物，可伴有恶臭。

（3）下腹疼痛：若癌灶累及宫颈内口并引起堵塞，可能引起宫腔积脓；癌灶浸润子宫周围组织或压迫神经，可能引起下腹及腰骶部疼痛等。

（4）其他：晚期患者可能出现贫血、消瘦及恶病质等症状。

**3. 体征**　早期患者妇科检查没有特异性发现，晚期可能出现子宫增大，合并宫腔积脓时可有明显压痛，宫颈管内偶有癌组织脱出，出现接触性出血等。如癌灶广泛浸润周围组织，可致子宫边界不清、不活动，或扪及宫旁明显增厚甚至可及不规则结节等。

**4. 辅助检查**

（1）影像学检查：①经阴道超声：了解子宫大小、子宫腔形态、子宫内膜厚度与血流、子宫肌层有无浸润与深度等。典型子宫内膜癌的超声图像为宫腔或肌层有不均质回声区或宫腔线消失，有丰富血流信号等。②MRI、CT：MRI 用于评估子宫内膜癌灶肌层浸润深度和范围，对宫颈间质受累情况具有较高的特异性；CT 对了解腹膜后淋巴结具有参考作用；必要时 PET/CT 对了解盆腔外或全身转移具有重要价值。

（2）宫腔镜检查：可直视观察子宫腔与子宫颈管并进行定位活检，不易漏诊微小病灶，对评估局灶型癌灶和宫颈黏膜是否受侵更为准确。

（3）诊断性刮宫：是传统的诊断方法。因为在盲视下刮宫获取内膜，漏诊率高，特别是针对局灶型病灶更易漏诊。

（4）其他：①子宫内膜微量组织学或细胞学检查：操作方法简便，文献报道其诊断的准确性与诊断性刮宫相当。②血清 CA125 测定：对子宫外转移者或浆液性癌，血清 CA125 可能升高；有时也作为疗效观察的指标之一。

（二）分期

1988 年 FIGO 提出子宫内膜癌手术病理分期，2009 年 FIGO 修订了该分期，临床沿用至今（表 11-7）。

表 11-7　子宫内膜癌手术病理分期（FIGO，2009 年）

| 分期 | 分期描述 |
| --- | --- |
| Ⅰ期 | 肿瘤局限于子宫体 |
| 　ⅠA 期 | 肿瘤浸润深度＜1/2 肌层 |
| 　ⅠB 期 | 肿瘤浸润深度≥1/2 肌层 |
| Ⅱ期 | 肿瘤侵袭子宫颈间质，但无子宫体外蔓延 |
| Ⅲ期 | 肿瘤局部和（或）区域扩散 |
| 　ⅢA 期 | 肿瘤累及子宫浆膜和（或）附件 |
| 　ⅢB 期 | 肿瘤累及阴道和（或）子宫旁组织 |
| 　ⅢC 期 | 盆腔淋巴结和（或）腹主动脉旁淋巴结转移 |
| 　　ⅢC1 期 | 盆腔淋巴结转移 |
| 　　ⅢC2 期 | 腹主动脉旁淋巴结转移伴（或不伴）盆腔淋巴结转移 |
| Ⅳ期 | 肿瘤侵袭膀胱和（或）直肠黏膜，和（或）远处转移 |
| 　ⅣA 期 | 肿瘤侵袭膀胱和（或）直肠黏膜 |
| 　ⅣB 期 | 远处转移，包括腹腔内和（或）腹股沟淋巴结转移 |

2023 年 FIGO 又对上述手术病理分期进行全面修订，首次纳入了组织学类型、分化程度、淋巴脉管间隙浸润等病理学特征，将淋巴结转移大小、卵巢受累状况、盆腹腔受累状况等进行了细化分期，特别是引入了分子分型调整分期，如 Ⅰ/Ⅱ 期患者分子分型为 POLE 超突变型则分期下调为 ⅠA 期，p53 异常型累及子宫肌层则分期上调为 ⅡC 期。这一新分期可以更加精准地提示预后，有利于指导治疗。目前对新分期尚存争议，临床仍以 FIGO 2009 年分期为主。

（三）鉴别诊断

子宫内膜癌应与以下疾病进行鉴别（表 11-8）。

**表 11-8　子宫内膜癌的鉴别诊断**

| 项目 | 子宫内膜癌 | 绝经生殖泌尿综合征 | 子宫黏膜下肌瘤或内膜息肉 | 子宫肉瘤/输卵管癌 | 内生型子宫颈癌 |
|---|---|---|---|---|---|
| 症状 | 以绝经后与绝经过渡期阴道流血为主要症状 | 主要表现为外阴阴道干燥、血性白带 | 有月经过多或不规则阴道流血 | 不规则阴道流血、下腹隐痛、腹痛、间歇性阴道排液 | 阴道排液增多或不规则流血 |
| 体征 | 早期子宫正常，中晚期子宫可能增大、边界不清、活动度差 | 子宫萎缩、阴道黏膜变薄、充血或有出血点 | 子宫增大、多发肌瘤、子宫外形不规则 | 子宫增大或附件区包块 | 宫颈管变粗、硬或呈桶状 |
| 辅助检查 | 阴道超声、宫腔镜与诊刮；MRI 可辅助诊断，确诊需组织病理学检查 | 阴道超声示子宫内膜厚度<5mm，雌激素局部治疗有效 | 超声、宫腔镜检查、组织病理学检查 | 超声及 MRI 有助于鉴别，但术前较难明确诊断 | 诊刮或宫腔镜检查有助于鉴别 |

## 三、治疗

**1. 手术治疗**　手术是首选治疗方法，目的主要是进行手术-病理分期，确定病变范围及预后相关因素，同时切除病变子宫及可能存在的转移部位。手术可经腹或腹腔镜途径实施，手术范围如下：①对于术前检查病灶局限于子宫体的患者，基本术式是全子宫切除+双侧附件切除术；对于伴有高危因素的患者同时行盆腔和腹主动脉旁淋巴结切除术，或前哨淋巴结示踪活检术（sentinel lymph node mapping，SLN）。②对于术前宫颈活检或影像学提示病变侵犯宫颈间质者，行全子宫双附件切除或改良广泛全子宫双附件切除+盆腔淋巴结切除±腹主动脉旁淋巴结切除术。③对于病变超出子宫的晚期患者，施行肿瘤细胞减灭术，尽可能切除所有肉眼可见病灶；也可以酌情考虑先期化疗和（或）放疗和（或）系统治疗后经过评估再选择手术治疗。

手术切除的标本应常规进行病理学检查，癌组织还应行雌、孕激素受体检测，酌情进行分子分型检测，作为后续选择辅助治疗的依据。

对于年龄<45 岁的低级别子宫内膜样癌，肌层浸润<50%，无卵巢受累及子宫外转移证据，可考虑保留卵巢，但建议切除双侧输卵管。有 BRCA 基因突变、卵巢癌、乳腺癌或林奇综合征家族史等患者，一般不建议保留卵巢。

**2. 放疗**　主要用于：①分期手术后的辅助治疗，以降低术后复发风险；②合并严重内科基础疾病、高龄或病态肥胖等不适合手术或无法手术切除的患者；③晚期或复发转移患者的姑息治疗，主要以改善症状、提高生存质量为目的。对于放疗后经评估适合手术的患者仍然建议手术治疗。

**3. 化疗**　主要适用于晚期或复发的患者，或术后有复发中-高危因素患者的治疗，以减少盆腔外转移风险。一般选择以铂类为基础的联合治疗，卡铂+紫杉醇为首选化疗方案，可酌情联合免疫/靶向治疗。

**4. 其他疗法**

（1）内分泌治疗：除了用于保留生育功能的早期子宫内膜癌患者外，内分泌药物主要用于晚期复发性子宫内膜癌患者的综合治疗。常用药物为孕激素类如醋酸甲羟孕酮、甲地孕酮、左炔诺孕酮宫内缓释节育系统，抗雌激素制剂他莫昔芬，芳香化酶抑制剂来曲唑等。

（2）靶向治疗和免疫治疗：主要适用于晚期或复发的子宫内膜癌患者。结合分子分型，贝伐珠单抗与化疗联合用于复发性子宫内膜癌特别是 p53 异常型，可提高疗效。免疫检查点抑制剂如帕博利珠单抗与化疗联合，可显著改善晚期转移/复发子宫内膜癌患者的生存质量等。

## 四、预后

子宫内膜癌总体预后较好，5 年生存率 80%以上，侵袭性组织学类型预后不良。影响预后的因素主要有：①手术病理分期、组织学类型、组织学分级、淋巴脉管间隙浸润、分子分型等；②患者年龄及全身状况；③治疗方案的选择等。

## 五、随访

子宫内膜癌患者治疗后应定期随访，随访时间为术后 2～3 年每 3 个月 1 次，3 年后每 6 个月 1 次，5 年后每年 1 次。随访内容包括病史、盆腔检查、腹盆腔超声、血清 CA125 检测等，必要时可做 CT、MRI 及 PET/CT 检查。

鼓励子宫内膜癌患者增加体力活动、规律锻炼。高质量及健康膳食模式与癌症生存者总体死亡率呈负相关。

## 六、预防

预防措施：①重视绝经后阴道流血和绝经过渡期月经紊乱的诊治；②正确掌握雌激素应用指征及方法；③对有高危因素的人群，如肥胖、不育、绝经延迟、长期应用雌激素及他莫昔芬等药物的人群，应密切随访或监测；④加强对林奇综合征妇女的监测，对确诊人群建议在 30～35 岁后每年进行一次妇科检查、经阴道超声和内膜活检等，预防性切除子宫应根据患者的生育情况及致病基因类型等进行个体化分析决定。

 **思维导图**

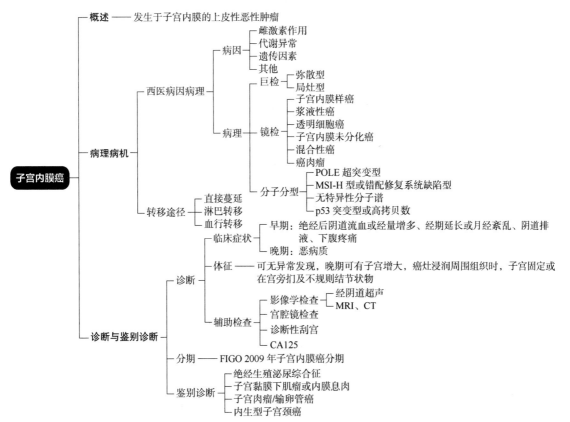

```
                         ┌─ 局限于子宫体：子宫内膜癌全面分期 ┌─ 能否保留卵巢
                         │                                    └─ 是否淋巴结切除
              ┌─ 手术治疗 ┼─ 侵犯宫颈间质：全子宫双附件切除或改良广泛全子宫双附件切除+盆腔淋巴
              │          │                 结切除术±腹主动脉旁淋巴结切除术
              │          └─ 超出子宫的晚期：肿瘤细胞减灭术
              ├─ 放疗
              │          ┌─ 复发中-高危因素
              ├─ 化疗 ────┤
子宫内膜癌 ─ 治疗 ─ 西医治疗 ┤          └─ 晚期或复发
              │          ┌─ 内分泌治疗
              ├─ 其他 ────┤
              │          └─ 免疫/靶向治疗
              ├─ 预后
              ├─ 随访
              └─ 预防
```

# 子宫肉瘤

子宫肉瘤（uterine sarcoma）是相对少见的子宫肿瘤，恶性程度高，约占女性生殖道恶性肿瘤的 1%，多见于 40～60 岁以上妇女。

## 一、组织发生与病理分类

子宫肉瘤是来源于子宫肌层、子宫内膜间质和肌层结缔组织的女性生殖系统恶性间叶肿瘤。主要病理类型包括以下几种。

**1. 子宫平滑肌肉瘤**（leiomyosarcoma，LMS） 最常见，是具有平滑肌分化的细胞组成的恶性肿瘤。起源于子宫肌层或肌壁间血管壁的平滑肌。肿瘤浸润性生长，与子宫肌层之间无明显界限。通常肿瘤体积较大，切面呈黄色或红色如鱼肉状或豆腐渣样结构；镜下见肿瘤细胞呈梭形，形态各异，排列紊乱，有核异型，核分裂象＞10/10HPF。此类肿瘤恶性程度高，易发生血行转移，患者预后差。

**2. 子宫内膜间质肉瘤**（endometrial stromal sarcoma，ESS） 起源于子宫内膜间质细胞，分为：①低级别子宫内膜间质肉瘤（low-grade endometrial stromal sarcoma，LGESS）：第二常见，大体见肿瘤呈息肉状或结节状突向宫腔或侵及肌层，边界不清。镜下见肿瘤由类似增殖期子宫内膜间质细胞构成，核分裂象一般＜5/10HPF。生物学行为相对惰性，有向宫旁组织转移倾向，较少发生淋巴及肺转移。②高级别子宫内膜间质肉瘤（high-grade endometrial stromal sarcoma，HGESS）：表现为子宫腔内多发性息肉状或肌层多发结节，切面鱼肉样，常伴出血和坏死。镜下见肿瘤呈现扩张性、渗透性或浸润性生长等多种侵袭模式，常有脉管侵袭和肿瘤细胞坏死，核分裂象通常＞10/10HPF。此类肿瘤恶性程度高，易有子宫外转移，预后差。

**3. 未分化子宫肉瘤**（undifferentiated endometrial sarcoma，UES） 起源于子宫内膜和肌壁、与增殖期子宫内膜间质完全不同、缺乏特异性分化的高级别肉瘤，属于排他性诊断。大体观肿瘤呈息肉状肿块侵入宫腔或子宫肌壁，切面鱼肉状，伴有出血坏死。镜下见细胞分化差，核异型明显，核分裂活跃，多伴脉管侵犯。此类肿瘤恶性度高，预后极差。

**4. 子宫腺肉瘤**（uterine adenosarcoma） 具有双向分化的恶性肿瘤，含有良性非典型腺上皮及肉瘤样间叶成分。大体观肿瘤呈息肉样突入宫腔，较少侵犯肌层，切面常呈灰红色，伴出血坏死。镜下见被间质挤压呈裂隙状的腺上皮成分，细胞轻度异型，核分裂不活跃 2～4/10HPF。多见于绝经后妇女，也可见于青春期或育龄期女性。

**5. 其他子宫间叶性肿瘤** 包括恶性血管周围上皮样细胞肿瘤（perivascular epithelioid cell tumor，PEComa）、炎性肌纤维母细胞瘤（inflammatory myofibroblastic tumor）及子宫发生的其他间叶组织来源的恶性肿瘤如横纹肌肉瘤、血管肉瘤、脂肪肉瘤等，均较罕见。

## 二、转移途径

转移途径包括血行转移、直接蔓延及淋巴转移。子宫平滑肌肉瘤易发生血行转移，如肺转移。低级别子宫内膜间质肉瘤有向子宫旁组织转移倾向，较少发生淋巴及血行转移。高级别子宫内膜间质肉瘤和未分化子宫肉瘤恶性程度高，可表现为浸润性、破坏性生长，可直接蔓延侵袭邻近器官，同时伴脉管内浸润，可通过淋巴结转移至区域淋巴结。

## 三、诊断与分期

（一）诊断

**1. 临床症状**　无特异性，随着病情发展可能出现以下表现。

（1）阴道不规则流血：最常见，量多少不等。

（2）腹痛：子宫迅速增大或瘤内出血，或子宫肌壁破裂引起急性腹痛。

（3）腹部包块与压迫症状：患者可触及下腹部包块，出现尿频、大便困难等症状。

（4）其他：晚期患者全身消瘦、贫血、低热等恶病质表现；肺、脑转移出现相应症状；宫颈肉瘤或肿瘤自宫腔脱出至阴道内时，常有大量恶臭分泌物等。

**2. 体征**　妇科检查扪及子宫增大，外形不规则。宫颈口可有息肉或肿块，呈紫红色，极易出血，继发感染后有坏死及脓性分泌物。晚期肉瘤可累及骨盆侧壁，子宫固定不活动，可转移至肠管及腹腔，但腹水少见。

**3. 辅助检查**　经阴道B超、诊断性刮宫、盆腔MRI等，但因缺乏特异性表现，术前诊断较困难，确诊依据组织病理学检查。MRI对鉴别子宫肉瘤更有帮助，必要时行PET/CT检查评估全身转移情况。

（二）分期

采用国际妇产科联盟（FIGO，2009年）制订的手术病理-分期（表11-9）。

**表11-9　子宫平滑肌肉瘤和子宫内膜间质肉瘤分期（FIGO，2009年）**

| 分期 | 分期描述 |
| --- | --- |
| I | 肿瘤局限于子宫体 |
| ⅠA | 肿瘤最大直径≤5cm |
| ⅠB | 肿瘤最大直径＞5cm |
| Ⅱ | 肿瘤侵及盆腔 |
| ⅡA | 累及附件 |
| ⅡB | 累及盆腔其他组织 |
| Ⅲ | 肿瘤侵及腹腔组织 |
| ⅢA | 1个部位 |
| ⅢB | 多于1个部位 |
| ⅢC | 盆腔或腹主动脉旁淋巴结转移 |
| Ⅳ | 肿瘤侵犯膀胱和（或）直肠转移和（或）远处转移 |
| ⅣA | 膀胱和（或）直肠转移 |
| ⅣB | 远处转移（不包括附件、盆腔和腹部组织） |

## 四、治疗

本病治疗以手术治疗为主。标准术式为全子宫切除+双附件切除术，是否进行系统性盆腔及腹主动脉旁淋巴结切除术存在争议。术后根据病理类型和分期,辅助化疗或放疗有助于提高疗效。Ⅲ期及Ⅳ期应考虑手术、放疗和化疗综合治疗。低级别子宫内膜间质肉瘤孕激素受体多为高表达,大剂量孕激素治疗有一定效果。

## 五、预后

子宫肉瘤复发率高,整体预后差。预后与肉瘤类型、疾病分期及治疗方法等有关。低级别子宫内膜间质肉瘤和无肉瘤过度生长的腺肉瘤预后相对较好,高级别子宫内膜间质肉瘤和子宫平滑肌肉瘤预后差,未分化子宫肉瘤预后最差。

## 六、随访

患者在治疗后应定期随访,一般前 3 年内每 3 个月 1 次,第 4～5 年每 6 个月 1 次,第 6～10 年根据肿瘤病理类型、分级及初始分期,可考虑每 1～2 年 1 次,连续 5 年。内容包括全身体格检查及妇科检查、影像学检查和健康宣教。影像学检查主要包括 CT 和 MRI 检查。

 **思维导图**

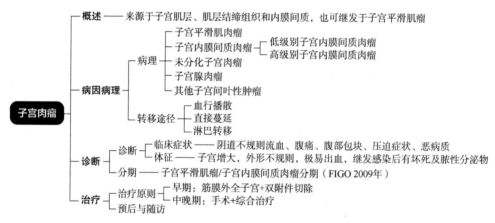

（段 华）

# 第四节 卵 巢 肿 瘤

卵巢肿瘤（ovarian tumor）是常见的妇科肿瘤,卵巢组织成分非常复杂,是人体脏器原发肿瘤组织病理类型最多的器官,不同类型卵巢肿瘤的组织学结构和生物学行为间存在较大差异,并且尚有良性、交界性和恶性之分。

## 一、病理病机

（一）西医病因病理

**1. 病因**

（1）遗传因素:大部分卵巢癌是散发性的,约15%的上皮性卵巢癌与遗传因素相关,遗传性卵巢癌综合征（HOCS）是一类具有常染色体显性遗传特征的综合征，主要包括遗传性乳腺癌卵巢癌综合征、遗传位点特异性卵巢癌综合征、林奇综合征和遗传性非息肉病，可表现为一人患有多种原发肿瘤和（或）家族中多人患有同种或多种原发肿瘤。

（2）内分泌因素：过多的促性腺激素刺激及雌激素的作用可促使卵巢包涵囊肿的上皮细胞增生与转化。乳腺癌或子宫内膜癌合并功能性卵巢癌的概率较一般妇女高2倍。

（3）环境因素：工业污染和各种物理、化学物质可能与发达国家卵巢癌发病率高有关。

**2. 病理与分类（表 11-10）**

（1）卵巢上皮性肿瘤：多见于中老年妇女，具有良性、交界性、恶性之分。

1）浆液性肿瘤：①浆液性腺瘤：约占卵巢良性肿瘤的25%。多为单侧，呈球形，大小不等，表面光滑，囊性，壁薄，囊内充满淡黄色清澈液体。镜下见囊壁为纤维结缔组织，内衬单层柱状上皮。②浆液性交界性肿瘤：中等大小，双侧多见，多向囊外呈乳头状生长。镜下见乳头分枝纤细而稠密，上皮复层不超过3层，细胞核轻度异型，核分裂象<1个/HP，无间质浸润。③浆液性癌：占卵巢恶性肿瘤的40%~50%，多为双侧，体积较大，囊实性，呈结节状或分叶状，灰白色。切面为多房，腔内充满乳头，质脆，出血、坏死。镜下见囊壁上皮细胞明显增生，复层排列，癌细胞为立方或柱状，细胞异型明显，向间质浸润。

2）黏液性肿瘤：①黏液性腺瘤：占卵巢良性肿瘤的20%。多为单侧，圆形或卵圆形，表面光滑，灰白色。切面常为多房，囊腔内充满胶冻样黏液。镜下见囊壁为纤维结缔组织，内衬单层柱状上皮，恶变率为5%~10%。巨大囊肿偶可自行破裂，瘤细胞广泛种植在腹膜上，形成胶冻样黏液团块，称腹膜假黏液瘤。瘤细胞呈良性，分泌旺盛，很少见细胞异型和核分裂。②黏液性交界性肿瘤：一般较大，多为单侧，表面光滑，常为多房。切面见囊壁增厚，由实质区和乳头形成，乳头细小、质软。镜下见上皮不超过3层，细胞轻度异型，细胞核大、深染、有少量核分裂，增生上皮向腔内凸出形成短粗乳头，无间质浸润。③黏液性癌：占卵巢恶性肿瘤的3%~4%。单侧多见，瘤体较大，囊壁可见乳头或实质区，切面为囊实性，囊液浑浊或呈血性。镜下见腺体密集，间质较少，腺上皮超过3层，异型明显，并有间质浸润。

3）卵巢子宫内膜样肿瘤：良性肿瘤较少见。多为单房，表面光滑，囊壁衬以单层柱状上皮，与子宫内膜相似。囊内被覆扁平上皮，间质内有含铁血黄素的吞噬细胞。交界性瘤很少见。卵巢子宫内膜样癌占卵巢恶性肿瘤的10%~24%，多为单侧，中等大，囊性或实性，有乳头生长，囊液多为血性。镜下与子宫内膜癌极相似，多为高分化腺癌或腺棘皮癌，常并发子宫内膜异位症和子宫内膜癌。

（2）卵巢生殖细胞肿瘤：发生率仅次于上皮性肿瘤，占卵巢肿瘤的20%~40%，多发生于年轻妇女及幼女，绝经后仅占4%。

1）畸胎瘤：由多胚层组织构成，偶见一个胚层成分。质地多为囊性，少数为实性。肿瘤的良、恶性及恶性程度取决于组织分化程度。①成熟畸胎瘤：属良性肿瘤，又称皮样囊肿。占卵巢肿瘤的10%~20%，占生殖细胞肿瘤的85%~97%，占畸胎瘤的95%以上。可发生于任何年龄，以20~40岁居多。多为单侧，中等大小，呈圆形或卵圆形，壁光滑质韧。切面多为单房，内含油脂与毛发，有时可见牙齿或骨质。囊壁内层的鳞状上皮有时可见小丘样突起，称"头节"。成熟畸胎瘤恶变率为2%~4%，多见于绝经后妇女，"头节"的上皮细胞易恶变，形成鳞状细胞癌，预后差。②未成熟畸胎瘤：为恶性肿瘤，好发于青少年。多为单侧、巨大、实性肿物，可有囊性区域。肿瘤含2~3个胚层，由分化程度不同的未成熟胚胎组织构成，主要为原始神经组织。切面多为实性，可有囊性区域。恶性程度取决于未成熟组织比例、分化程度及神经上皮含量。复发及转移率高，但复发后再次手术，可见未成熟肿瘤组织向成熟转化，即恶性程度逆转现象，此为独有特征。

2）无性细胞瘤：中度恶性的实性肿瘤，占卵巢恶性肿瘤的 1%～2%。多见于青春期及生育期妇女；单侧居多，右侧多于左侧，圆形或椭圆形，中等大小，实性，呈淡棕色；镜下见圆形或多角形大细胞，细胞核大，细胞质丰富，瘤细胞呈片状或条索状排列，有少量纤维组织相隔；对放疗敏感，5 年生存率可达 90%，混合型（含绒癌，内胚窦成分）预后差。

3）卵黄囊瘤：又称内胚窦瘤。来源于胚外结构卵黄囊，占卵巢恶性肿瘤的 1%，多见于儿童及年轻妇女；恶性程度高。多为单侧，较大，圆形或卵圆形。切面呈灰红或灰黄色，部分为囊性，质脆，有出血与坏死。镜下见疏松网状和内胚窦样结构；瘤细胞呈扁平、立方、柱状或多角形，分泌甲胎蛋白（AFP），故血清 AFP 是诊断及指导治疗的重要标志物；预后差，通常对化疗敏感。

（3）卵巢性索间质肿瘤

1）颗粒细胞-间质细胞瘤：由性索颗粒细胞及间质的衍生成分组成。

A. 颗粒细胞瘤：分为成人型和幼年型。成人型占 95%，低度恶性，发病高峰为 45～55 岁，占性索间质肿瘤的 80% 左右。肿瘤能分泌雌激素，表现为性早熟、月经紊乱或晚绝经，常合并子宫内膜增生过长甚至腺癌。镜下见颗粒细胞围绕囊腔呈菊花样排列，中心含嗜伊红物质及核碎片（Call-Exner 小体）。预后良好，5 年生存率为 80% 以上，但有晚期复发倾向。幼年型罕见，占 5%，恶性度极高。镜下极少含 Call-Exner 小体，10%～15% 呈重度异型性。

B. 卵泡膜细胞瘤：多为良性肿瘤，单侧居多；圆形、椭圆形或分叶状；表面被覆有光泽、薄的纤维包膜，切面呈灰白实性。镜下见漩涡状交错排列的梭形细胞，细胞质富含脂质，常合并子宫内膜增生过长，甚至子宫内膜癌。恶性较少见，预后较卵巢上皮性癌好。

C. 纤维瘤：为良性肿瘤，占卵巢肿瘤的 2%～5%；多见于中年妇女，单侧居多，中等大小，表面光滑或结节状，实性，坚硬，切面灰白。镜下见梭形瘤细胞，呈编织状排列。偶见患者伴有胸腔积液、腹水，称梅格斯综合征（Meige syndrome）。肿瘤切除后，胸腔积液、腹水可自行消失。

2）支持细胞-间质细胞瘤：又称睾丸母细胞瘤，罕见，多发生于 40 岁以下妇女；单侧居多，较小，实性，表面光滑，有时呈分叶状；镜下见分化程度不同的支持细胞及间质细胞；高分化属良性；中低分化为恶性，占 10%～30%；5 年存活率为 70%～90%。

（4）卵巢转移性肿瘤：体内任何部位原发恶性肿瘤均可转移到卵巢。常见的有乳腺、胃、肠道、生殖道、泌尿道等。库肯伯格瘤（Krukenberg tumor），即印戒细胞癌（signet-ring cell carcinoma），是一种特殊的转移性腺癌，原发部位为胃肠道，肿瘤为双侧性，中等大小，肾形，切面实性，胶质样；预后极差。

**表 11-10 世界卫生组织（WHO）2020 年卵巢肿瘤组织病理学分类**

| | 分类 | 良恶性 | | 分类 | 良恶性 |
|---|---|---|---|---|---|
| 浆液性肿瘤 | 浆液性囊腺瘤，非特指 | 良性 | | 黏液性交界性肿瘤 | 交界性 |
| | 浆液性表面乳头状瘤 | 良性 | | 黏液性腺癌 | 恶性 |
| | 浆液性腺纤维瘤，非特指 | 良性 | 子宫内膜样肿瘤 | 子宫内膜样囊腺瘤，非特指 | 良性 |
| | 浆液性囊腺纤维瘤，非特指 | 良性 | | 子宫内膜样腺纤维瘤，非特指 | 良性 |
| | 浆液性交界性肿瘤，非特指 | 交界性 | | 子宫内膜样交界性肿瘤 | 交界性 |
| | 浆液性交界性肿瘤，微乳头亚型 | 原位癌 | | 子宫内膜样腺癌，非特指 | 恶性 |
| | 非侵袭性低级别浆液癌 | 原位癌 | | 浆-黏液性癌 | 恶性 |
| | 低级别浆液性腺癌 | 恶性 | 透明细胞肿瘤 | 透明细胞囊腺瘤 | 良性 |
| | 高级别浆液性腺癌 | 恶性 | | 透明细胞腺纤维瘤 | 良性 |
| 黏液性肿瘤 | 黏液性囊腺瘤，非特指 | 良性 | | 透明细胞交界性肿瘤 | 交界性 |
| | 黏液性腺纤维瘤，非特指 | 良性 | | 透明细胞癌，非特指 | 恶性 |

续表

| 分类 | | 良恶性 | 分类 | | 良恶性 |
|---|---|---|---|---|---|
| Brenner 肿瘤 | Brenner 瘤，非特指 | 良性 | | 网状型 | 交界性 |
| | 交界性 Brenner 瘤 | 交界性 | | 性索肿瘤，非特指 | 交界性 |
| | 恶性 Brenne 瘤 | 恶性 | | 男性母细胞瘤 | 交界性 |
| 其他类型癌 | 中肾样腺癌 | 恶性 | 生殖细胞肿瘤 | 良性畸胎瘤 | 良性 |
| | 未分化癌，非特指 | 恶性 | | 未成熟畸胎瘤，非特指 | 恶性 |
| | 去分化癌 | 恶性 | | 无性细胞瘤 | 恶性 |
| | 癌肉瘤，非特指 | 恶性 | | 卵黄囊瘤，非特指 | 恶性 |
| | 混合细胞腺癌 | 恶性 | | 胚胎癌，非特指 | 恶性 |
| 间叶源性肿瘤 | 低级别内膜间质肉瘤 | 恶性 | | 绒癌，非特指 | 恶性 |
| | 高级别内膜间质肉瘤 | 恶性 | | 混合性生殖细胞肿瘤 | 恶性 |
| | 平滑肌瘤，非特指 | 良性 | 单胚层畸胎瘤和 | 良性卵巢甲状腺肿，非特指 | 良性 |
| | 平滑肌肉瘤，非特指 | 恶性 | 起源于皮样囊 | 恶性卵巢甲状腺肿 | 恶性 |
| | 恶性潜能未定的平滑肌肿瘤 | 交界性 | 肿的体细胞型 | 甲状腺肿类癌 | 交界性 |
| | 黏液瘤，非特指 | 良性 | 肿瘤 | 畸胎瘤伴恶性转化 | 恶性 |
| 混合性上皮性/间 | 腺肉瘤 | 恶性 | | 囊性畸胎瘤，非特指 | 良性 |
| 叶源性肿瘤 | | | 生殖细胞—性索 | 性母细胞瘤 | 交界性 |
| 性索间质肿瘤单 | | | 间质肿瘤 | 分割性性腺母细胞瘤 | |
| 纯间质肿瘤 | 纤维瘤，非特指 | 良性 | | 未分化性腺组织 | |
| | 富细胞性纤维瘤 | 交界性 | | 混合性生殖细胞-性索-间质肿 | 交界性 |
| | 卵泡膜细胞瘤，非特指 | 良性 | | 瘤，非特指 | |
| | 黄素化卵泡膜细胞瘤 | 良性 | 杂类肿瘤 | 卵巢网腺瘤 | 良性 |
| | 硬化性间质瘤 | 良性 | | 卵巢网腺癌 | 恶性 |
| | 微囊性间质瘤 | 良性 | | Wolffian 肿瘤 | 交界性 |
| | 印戒细胞间质瘤 | 良性 | | 实性假乳头状肿瘤 | 交界性 |
| | 卵巢 Leydig 细胞瘤，非特指 | 良性 | | 小细胞癌，高钙血症型 | 恶性 |
| | 类固醇细胞瘤，非特指 | 良性 | | 小细胞癌，大细胞亚型 | |
| | 恶性类固醇细胞瘤 | 恶性 | | Wilms 肿瘤 | 恶性 |
| | 纤维肉瘤，非特指 | 恶性 | 肿瘤样病变 | 卵泡囊肿 | 良性 |
| 单纯性索肿瘤 | 成年型颗粒细胞瘤 | 恶性 | | 黄体囊肿 | 良性 |
| | 幼年型颗粒细胞瘤 | 交界性 | | 巨大孤立性黄素化卵泡囊肿 | 良性 |
| | Sertoli 细胞瘤，非特指 | 交界性 | | 高反应性黄素化 | 良性 |
| | 环状小管性索间质瘤 | 交界性 | | 妊娠黄体瘤 | 良性 |
| 混合性性索间质 | Sertoli-Leydig 细胞瘤，非特指 | 交界性 | | 间质增生 | 良性 |
| 肿瘤 | 高分化型 | 良性 | | 间质泡膜增生症 | 良性 |
| | 中分化型 | 交界性 | | 纤维瘤病 | 良性 |
| | 低分化型 | 恶性 | | 重度水肿 | 良性 |
| | | | | Leydig 细胞增生 | 良性 |
| | | | 卵巢转移性肿瘤 | | |

## （二）中医病因病机

参见本章第六节。

# 二、诊断与鉴别诊断

（一）诊断

**1. 临床症状**

（1）卵巢良性肿瘤：早期肿瘤较小，多无症状，常在妇科检查时偶然发现。肿瘤增至中等大时，感腹胀或腹部扪及肿块，边界清楚。

（2）卵巢恶性肿瘤：早期常无症状，可在妇科检查发现。主要症状为腹胀、腹部肿块及腹水，症状的轻重决定于：①肿瘤的大小、位置、侵犯邻近器官的程度；②肿瘤的组织学类型；③有无并发症。肿瘤若向周围组织浸润或压迫神经，可引起腹痛、腰痛或下肢疼痛；若压迫盆腔静脉，出现下肢水肿；若为功能性肿瘤，产生相应的雌激素或雄激素过多症状。晚期可表现为消瘦、严重贫血等恶病质征象。

**2. 妇科检查**

（1）卵巢良性肿瘤：妇科检查在子宫一侧或双侧触及球形肿块，多为囊性，表面光滑、活动，与子宫无粘连。若肿瘤长大充满盆、腹腔即出现压迫症状，如尿频、便秘、气急、心悸等。腹部膨隆，肿块活动度差，叩诊呈实音，无移动性浊音。

（2）卵巢恶性肿瘤：三合诊检查在阴道后穹隆触及盆腔内硬结节，肿块多为双侧，实性或半实性，表面凹凸不平，不活动，常伴有腹水。有时在腹股沟、腋下或锁骨上可触及肿大淋巴结。

**3. 并发症**

（1）蒂扭转：为妇科常见急腹症。发生率约为10%。好发于瘤蒂长、中等大、活动度可、重心偏于一侧的肿瘤，如畸胎瘤。

（2）破裂：约3%的卵巢肿瘤会发生破裂。有自发或外伤两种。自发破裂常因肿瘤生长过速所致；外伤性破裂常因腹部受重击、分娩、性交、妇科检查及穿刺等引起。小囊肿或单纯性浆液性囊腺瘤破裂时，仅感轻度腹痛；大囊肿或成熟畸胎瘤破裂后，常致剧烈腹痛伴恶心呕吐，有时可导致腹腔内出血、腹膜炎及休克。体征为腹部压痛、肌紧张，可有腹水征，原有肿块消失或缩小。疑有肿瘤破裂，应立即剖腹探查，切除肿块，清洗腹腔，标本送病检。

（3）感染：较少见，多在肿瘤扭转或破裂后引起，也可因邻近器官感染灶扩散所致。表现为发热、腹痛、肿块及腹部压痛、反跳痛、腹肌紧张及白细胞升高等。应先抗感染，再手术切除肿瘤。若短期内感染不能控制，应即刻手术。

（4）恶变：卵巢良性肿瘤若生长迅速，尤其为双侧性，应疑有恶变。确诊后应尽早手术治疗。

**4. 辅助检查**

（1）影像学检查：①超声：能检测肿块部位、大小、形态，提示肿瘤性质，鉴别卵巢肿瘤、腹水和结核性包裹性积液，超声检查的临床诊断符合率＞90%。通过彩色多普勒超声扫描，能测定卵巢及其新生组织血流变化，有助于诊断。②胸部、腹部X线平片：对判断有无胸腔积液、肺转移和肠梗阻有诊断意义。卵巢畸胎瘤，腹部平片可显示牙齿及骨质，囊壁为密度增高的钙化层，囊腔呈放射透明阴影。③CT检查：可清晰显示肿块形态，良性肿瘤多呈均匀性吸收，囊壁薄，光滑；恶性肿瘤轮廓不规则，并向周围浸润或伴腹水；CT还可显示有无肝、肺结节及腹膜后淋巴结转移。④MRI：具有较高的软组织分辨度，在判断子宫病变的性质，评估肿瘤局部浸润的程度、周围脏器的浸润、有无淋巴转移、有无肝脾转移，确定手术方式方面有重要参考价值。⑤PET/CT 检查：是将 PET 与 CT 融为一体的影像学检查方法，由 PET 提供病灶详尽的功能与代谢等分子信息，而 CT 提供病灶的精确解剖定位，一次显像可获得全身各方位的断层图像，具有灵敏、准确、特异及定位精确等特点。

（2）肿瘤标志物：不同类型卵巢肿瘤有相对较为特殊的标志物，可用于辅助诊断及病情监测。①CA125：80%的卵巢上皮癌患者 CA125 水平高于正常值；90%以上的患者 CA125 水平的高低与病情缓解或恶化相一致，可用于病情监测，敏感度高。②人附睾蛋白4（HE4）：是一种新的卵巢瘤肿瘤标志物。正常生理情况下，HE4 在卵巢癌组织和患者血清中均高度表达，可用于卵巢癌的早期检测、鉴别诊断、治疗监测及预后评估。88%的卵巢癌患者都会出现 HE4 升高的现象。与 CA125 相比，HE4 的敏感度更高、特异性更强，尤其是在疾病初期无症状表现的阶段。HE4 与 CA125 两者联合应用，诊断卵巢癌的敏感度可增加到 92%，并将假阴性结果减少 30%，大大增加了卵巢癌诊断的准确性。③糖链抗原 19-9（CA19-9）和癌胚抗原（CEA）等肿瘤标志物在卵巢上皮癌患者中也会升高，尤其对卵巢黏液性癌的诊断价值较高。④AFP：对卵巢内胚窦瘤有特异性价值，对未成熟畸胎瘤、混合性无性细胞瘤中含卵黄囊成分者有协助诊断意义。⑤hCG：对于原发性卵巢绒癌有特异性。⑥性激素：颗粒细胞瘤、卵泡膜细胞瘤可产生较高水平的雌激素。

（3）腹腔镜检查：可直接观察肿块状况，对盆腔、腹腔及横膈部位进行窥视，并在可疑部位进行多点活检，抽吸腹腔液行细胞学检查。

（4）细胞学检查：腹水或腹腔冲洗液找癌细胞对早期患者进一步确定分期及选择治疗方法有意义，若有胸腔积液应作细胞学检查以确定有无胸腔转移。

**5. 转移途径**　以直接蔓延和腹腔种植为主，其次为淋巴转移，血行转移较少见。瘤细胞可直接侵犯包膜，累及邻近器官，并广泛种植于腹膜及大网膜表面。淋巴转移有三种途径：①沿卵巢血管从卵巢淋巴管向上达腹主动脉旁淋巴结。②从卵巢门淋巴管达髂内、髂外淋巴结，经髂总至腹主动脉旁淋巴结。③偶有沿圆韧带入髂外及腹股沟淋巴结。横膈为转移的好发部位，尤其右膈下淋巴丛密集，最易受侵犯。晚期可转移到肝、肺、胸膜。

**6. 临床分期**　采用国际妇产科联盟的分期（FIGO，2014 年）（表 11-11）。

表 11-11　卵巢癌、输卵管癌、腹膜癌分期（FIGO，2014 年）

| 分期 | 分期描述 |
| --- | --- |
| Ⅰ期 | 病变局限于卵巢或输卵管 |
| ⅠA | 肿瘤局限于单侧卵巢（包膜完整）或输卵管，卵巢和输卵管表面无肿瘤；腹水或腹腔冲洗液未找到癌细胞 |
| ⅠB | 肿瘤局限于双侧卵巢（包膜完整）或输卵管，卵巢和输卵管表面无肿瘤；腹水或腹腔冲洗液未找到癌细胞 |
| ⅠC | 肿瘤局限于单侧或双侧卵巢或输卵管，并伴有如下任何一项： |
| ⅠC1 | 手术导致肿瘤破裂 |
| ⅠC2 | 手术前包膜已破裂或卵巢、输卵管表面有肿瘤 |
| ⅠC3 | 腹水或腹腔冲洗液发现癌细胞 |
| Ⅱ期 | 肿瘤累及单侧或双侧卵巢并有盆腔内扩散（在骨盆入口平面以下）或原发腹膜癌 |
| ⅡA | 肿瘤蔓延或种植到子宫和（或）输卵管和（或）卵巢 |
| ⅡB | 肿瘤蔓延至其他盆腔内组织 |
| Ⅲ期 | 肿瘤累及单侧或双侧卵巢、输卵管或原发性腹膜癌，伴有细胞学或组织学证实的盆腔外腹膜转移或证实存在腹膜后淋巴结转移 |
| ⅢA1 | 仅有腹膜后淋巴结转移（细胞学或组织学证实） |
| ⅢA1（ⅰ） | 淋巴结转移最大直径≤10mm |
| ⅢA1（ⅱ） | 淋巴结转移最大直径>10mm |

续表

| 分期 | 分期描述 |
|------|----------|
| ⅢA2 | 显微镜下盆腔外腹膜受累，伴或不伴腹膜后淋巴结转移 |
| ⅢB | 肉眼盆腔外腹膜转移，病灶最大直径≤2cm，伴或不伴腹膜后淋巴结转移 |
| ⅢC | 肉眼盆腔外腹膜转移，病灶最大直径＞2cm，伴或不伴腹膜后淋巴结转移（包括肿瘤蔓延至肝包膜和脾，但未转移到脏器实质） |
| Ⅳ期 | 超出腹腔外的远处转移 |
| ⅣA | 胸腔积液细胞学阳性 |
| ⅣB | 腹膜外器官实质转移（包括肝实质转移和腹股沟淋巴结、腹腔外淋巴结转移） |

### （二）鉴别诊断

**1. 卵巢良性肿瘤的鉴别诊断**（表 11-12）

**表 11-12　卵巢良性肿瘤的鉴别诊断**

| 项目 | 卵巢良性肿瘤 | 卵巢瘤样病变 | 子宫肌瘤 | 腹水 |
|------|------------|------------|---------|------|
| 症状 | 腹胀或腹部扪及边界清楚的肿块 | 多无症状 | 肌瘤过大时腹部扪及边界清楚的肿块 | 常有肝病、心脏病史，平卧时腹部两侧突出如蛙腹 |
| 辅助检查 | 肿瘤标志物多正常 | 肿瘤标志物多正常 | 肿瘤标志物多正常 | 肝功能、心功能异常 |
| 影像学检查 | 超声、CT 或 MRI 可协助诊断 | 超声或 MRI 可协助诊断 | 超声或 MRI 可协助诊断 | 病史、超声或 CT 可协助诊断 |

**2. 卵巢恶性肿瘤的鉴别诊断**（表 11-13）

**表 11-13　卵巢恶性肿瘤的鉴别诊断**

| 项目 | 卵巢恶性肿瘤 | 子宫内膜异位症 | 结核性腹膜炎 | 转移性卵巢肿瘤 |
|------|------------|--------------|------------|--------------|
| 症状 | 腹胀、腹部肿块及腹水 | 进行性痛经、不规则阴道流血 | 不孕症史，月经稀少或闭经 | 腹胀、腹部肿块及腹水 |
| 辅助检查 | 肿瘤标志物 CA125 显著升高 | 可有 CA125 升高 | 结核菌素试验阳性 | 胃肠道来源的肿瘤标志物升高 |
| 影像学检查 | 超声、CT 或 MRI 可协助诊断 | 超声或 MRI 可协助诊断 | 胸部 X 线片检查可协助诊断 | CT、胃肠镜检查可协助诊断 |
| 手术探查 | 腹腔镜检查是有效的辅助诊断方法，必要时需剖腹探查确诊 | | | |

## 三、治疗

发现卵巢肿瘤，则应行手术治疗。手术目的：①明确诊断；②切除肿瘤；③恶性肿瘤进行手术病理分期。术中不能确定肿瘤性质者，应将切下的卵巢肿瘤进行快速冷冻组织病理学检查，明确诊断。手术可通过腹腔镜和（或）剖腹进行。术后应根据卵巢肿瘤的性质、组织学类型、手术病理分期等因素来决定是否进行辅助治疗。恶性肿瘤以根治性手术为主，辅以化疗、放疗、中药等综合治疗。中医可作为辅助治疗手段，用于术后调理及化疗、放疗中扶正减毒。

**1. 良性卵巢肿瘤的治疗**　根据患者年龄、生育要求及对侧卵巢情况决定手术范围。年轻、单侧良性肿瘤，可行患侧卵巢肿瘤剥除术或卵巢切除术或附件切除术，保留对侧卵巢。如为双侧肿瘤，应尽量行卵巢肿瘤剥除术，以保留卵巢皮质。围绝经期妇女可考虑行全子宫及双附件切除术。术中应剖开肿瘤观察以区分良、恶性，必要时行冰冻切片组织学检查以确定手术范围。

肿瘤应尽量完整取出，避免囊液漏到腹腔，以防止肿瘤细胞种植。

**2. 恶性卵巢肿瘤的治疗**

（1）手术治疗：首次手术很重要。一旦疑为恶性肿瘤，应尽早剖腹探查；开腹后先取腹水或腹腔冲洗液行细胞学检查，然后全面探查盆、腹腔，包括横膈、肝、脾、消化道、后腹膜各组淋巴结等，对可疑病灶及容易发生转移的部位应多处取材行组织学检查。根据探查结果，决定肿瘤分期及手术范围。手术范围：早期（FIGO Ⅰ、Ⅱ期）行全子宫及双附件切除术、结肠下网膜切除术、选择性盆腔淋巴结及腹主动脉旁淋巴结切除；若为黏液性肿瘤者应行阑尾切除。晚期（FIGO Ⅲ、Ⅳ期）肿瘤，应行肿瘤细胞减灭术，即尽可能切除原发病灶及转移灶，达到无肉眼可见残留肿瘤病灶（R0），或者使残余肿瘤直径＜1cm（R1），必要时需切除部分肠管或脾脏等，对于预估手术困难的Ⅲ～Ⅳ期患者，可在组织病理学证实为卵巢癌后，先行 1～3 个疗程的新辅助化疗，然后再行手术。

凡符合下列条件的年轻患者，可考虑保留对侧卵巢：①临床 Ⅰ A 期，肿瘤分化好。②肿瘤为交界性或低度恶性。③术中检查对侧卵巢未发现肿瘤，术后应严密随访。

（2）化疗：适用于术后预防复发、术前缩小病灶为手术创造条件、手术未能全部切除及无法实施手术的晚期患者等。卵巢恶性肿瘤对化疗较敏感，即使已广泛转移也能取得一定疗效（表 11-14）。

**表 11-14　卵巢癌常用化疗方案**

| 方案名称 | 剂量、给药途径、疗程日数 | 疗程间隔 |
|---|---|---|
| 静脉化疗方案 | 紫杉醇 175mg/m$^2$，＞3h 静脉滴注；卡铂（AUC5-6），＞1h 静脉滴注 | 3 周 |
| | 紫杉醇 175mg/m$^2$ 静脉滴注，随后顺铂 75mg/m$^2$ 静脉滴注 | 3 周 |
| | 紫杉醇 175mg/m$^2$，＞3h 静脉滴注；卡铂（AUC5-6），＞1h 静脉滴注，贝伐珠单抗 7.5mg/kg 静脉滴注 | 3 周 |
| | 紫杉醇 175mg/m$^2$，＞3h 静脉滴注；卡铂（AUC5-6），＞1h 静脉滴注，贝伐珠单抗 15mg/kg 静脉滴注 | 3 周 |
| | 脂质体多柔比星 30mg/m$^2$，＞1h 静脉滴注，卡铂（AUC5-6），＞1h 静脉滴注 | 4 周 |
| | 紫杉醇 80mg/m$^2$，＞3h 静脉滴注，间隔 1 周（第 1，8，15 日）；卡铂（AUC5-6），＞1h 静脉滴注 | 3 周 |
| | 紫杉醇 80mg/m$^2$，＞3h 静脉滴注，卡铂（AUC2），＞1h 静脉滴注 | 1 周 |
| | 多西紫杉醇 75mg/m$^2$，＞1h 静脉滴注，卡铂（AUC5），＞1h 静脉滴注，疗程间隔 3 周 | 3 周 |
| 静脉化疗联合腹腔化疗 | 紫杉醇 135mg/m$^2$，＞3h 或 24h 静脉滴注，第 1 日；顺铂 75～100mg/m$^2$，第 2 日腹腔注射；紫杉醇 60mg/m$^2$，第 8 日腹腔注射 | 3 周 |

（3）靶向治疗：作为辅助治疗，可用于初次化疗的联合用药和维持治疗。建议使用最近获得的肿瘤组织进行肿瘤分子检测。至少包括 BRCA1/2，微卫星不稳定性（microsatellite instability，MIN）/错配修复蛋白功能（mismatch repair，MMR），并可考虑同源重组缺陷（Homologous recombination deficiency，HRD）检测。常用的有：①多腺苷二磷酸核糖聚合酶抑制剂（PARPi），如奥拉帕利、尼拉帕利。②抗血管生成药物，以贝伐珠单抗为代表。③免疫治疗，在卵巢癌治疗的使用多为临床研究报道，尚需高级别循证证据支持，需根据基因检测结果选用药物。

# 四、随访

卵巢恶性肿瘤易于复发，应长期随访和监测。

（1）随访时间：术后 1 年内每个月 1 次；术后 2 年每 3 个月 1 次；术后 3～5 年视病情 4～6 个月 1 次；5 年以后每年 1 次。

（2）随访内容：临床症状、体征、全身检查及盆腔检查（包括三合诊检查）、超声检查。必要时做 CT 或 MRI 检查。肿瘤标志物测定，如 CA125、HEA、CA19-9、CEA、AFP、hCG、雌激素和雄激素等可根据病情选用。

 思维导图

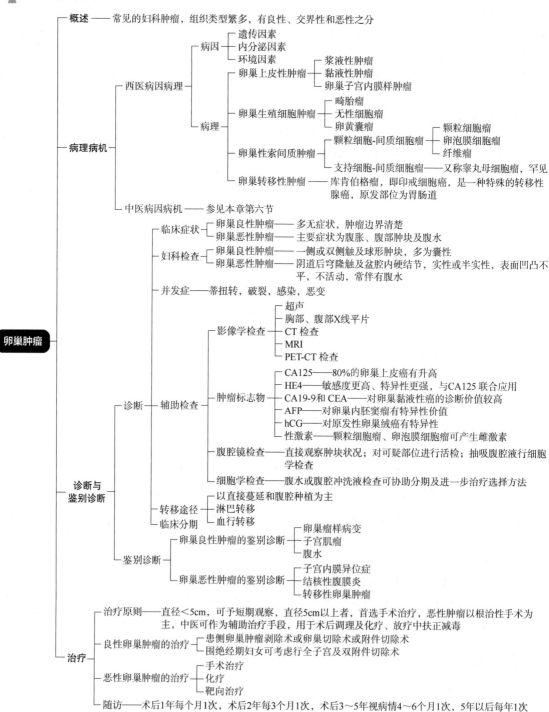

（狄　文）

# 第五节　妊娠滋养细胞疾病

妊娠滋养细胞疾病（gestational trophoblastic disease，GTD）是一组来源于胎盘滋养细胞的疾病。组织学上可分为：①葡萄胎妊娠（molar pregnancy），包括完全性葡萄胎、部分性葡萄胎和侵蚀性葡萄胎；②妊娠滋养细胞肿瘤（gestational trophoblastic neoplasia，GTN），包括绒毛膜癌、胎盘部位滋养细胞肿瘤和上皮样滋养细胞肿瘤；③非肿瘤病变；④异常（非葡萄胎）绒毛病变。

## 葡　萄　胎

葡萄胎因妊娠后胎盘绒毛滋养细胞异常增生、间质水肿，形成大小不一的水泡，水泡间借蒂相连成串，形如葡萄而名之，分为完全性葡萄胎和部分性葡萄胎。病变局限于宫腔内，不侵入肌层或转移至远处。中医学称之为"鬼胎""伪胎"。

## 一、病理病机

### （一）西医病因病理

**1. 病因**　确切病因不明，年龄是显著相关因素。完全性葡萄胎的染色体核型为二倍体，均来自父系，90%为46，XX，系由一个空卵与一个单倍体精子（23，X）受精，自身复制为二倍体（46，XX）。10%为46，XY，系由一个空卵被两个单倍体精子（23，X 和 23，Y）同时受精而成。染色体父系来源是滋养细胞过度增生的主要原因，并与基因组印迹紊乱有关。部分性葡萄胎的染色体核型90%以上为三倍体，合并存在的胎儿也为三倍体。最常见的是 69，XXY，其余为 69，XXX 或 69，XYY，系由一个单倍体卵子和两个单倍体精子受精或一个减数分裂缺陷的双倍体精子受精而成。

**2. 病理**

（1）完全性葡萄胎：大小不一的水泡状物占满整个宫腔，组织学特点：①胚胎或胎儿组织缺失；②绒毛间质水肿；③弥漫性滋养细胞增生；④种植部位滋养细胞呈弥漫和显著异型性。

（2）部分性葡萄胎：仅部分绒毛呈水泡状，组织学特点：①有胚胎或胎儿组织存在；②局限性滋养细胞增生；③绒毛大小及其水肿程度明显不一；④绒毛呈显著的扇贝样轮廓、间质内可见滋养细胞包涵体；⑤种植部位滋养细胞呈局限和轻度异型性。

### （二）中医病因病机

参见本章第六节。

## 二、诊断与鉴别诊断

### （一）诊断

**1. 临床症状**

（1）完全性葡萄胎

1）停经后阴道流血：一般在停经 8～12 周开始不规则阴道流血，阴道排出葡萄样水泡组织支持诊断，若大血管破裂，可造成大出血和休克，甚至死亡。

2）下腹痛：葡萄胎增长迅速导致子宫急速膨大时可引起下腹胀痛；若发生卵巢黄素化囊

肿扭转或破裂也可出现急腹痛。

3）子宫异常增大、变软：由于绒毛水肿及宫腔积血，约 2/3 患者的子宫大于相应的正常妊娠月份，质地极软。

4）妊娠呕吐及妊娠期高血压疾病征象：出现妊娠呕吐较正常妊娠早，持续时间长且症状严重。少数患者孕 24 周前出现高血压、蛋白尿、水肿等妊娠期高血压疾病征象。

5）甲状腺功能亢进现象：约 10%的患者可出现轻度甲状腺功能亢进现象。

6）卵巢黄素化囊肿：大量人绒毛膜促性腺激素刺激卵巢卵泡内膜细胞发生黄素化而形成，大小不等。

（2）部分性葡萄胎：表现为停经后阴道流血，有时与不全流产或过期流产过程相似。可有完全性葡萄胎的大多数症状，但程度较轻。

**2. 体征**

（1）子宫大小与停经月份不相符：明显大于停经月份，质软，听不到胎心，也摸不到胎体。

（2）卵巢黄素化囊肿：双侧附件处可摸到大小不等、活动的囊性肿物。

部分性葡萄胎子宫大小与停经月份相符或小于停经月份，通常不发生卵巢黄素化囊肿。

**3. 辅助检查**

（1）超声检查：是最常用又较准确的诊断方法，最好采用经阴道彩色多普勒超声。完全性葡萄胎的典型超声图像为子宫大于相应孕周，无妊娠囊或胎心搏动，宫腔内充满不均质密集状或短条状回声，呈"落雪状"，水泡较大时则呈"蜂窝状"。可测到双侧或一侧卵巢囊肿。子宫动脉血流丰富。部分性葡萄胎有时可见胎儿或羊膜腔，胎儿通常畸形。

（2）β-人绒毛膜促性腺激素（β-hCG）测定：是诊断葡萄胎的重要辅助检查，血清 β-hCG 滴度明显高于正常孕周的相应值，>8 万 U/L 支持诊断。

（3）DNA 倍体分析：流式细胞计数是最常用的倍体分析方法。完全性葡萄胎的染色体核型为二倍体，部分性葡萄胎为三倍体。

（4）组织学诊断：是葡萄胎的最终诊断依据。

（5）出现下列高危因素之一应视为高危葡萄胎：①hCG>100 000U/L；②子宫体积明显大于相应孕周；③卵巢黄素化囊肿直径>6cm；④年龄>40 岁妊娠或重复葡萄胎。部分性葡萄胎一般不发生转移，缺乏明显的临床或病理高危因素。

（二）鉴别诊断（表 11-15）

**表 11-15　葡萄胎的鉴别诊断**

| 项目 | 葡萄胎 | 不全流产 | 剖宫产瘢痕部位妊娠 |
|---|---|---|---|
| 症状 | 停经后阴道流血，伴下腹痛，子宫增大 | | |
| 辅助检查 | 血清 β-hCG 滴度显著高于正常孕周相应值 | 血清 β-hCG 滴度呈下降趋势 | 血清 β-hCG 滴度为正常孕周相应值 |
| 影像学检查 | 超声见宫腔内充满不均质密集状或短条状回声 | 超声可见宫腔内孕囊 | 超声见孕囊位于子宫下段切口瘢痕部位 |

## 三、治疗

葡萄胎的处理包括葡萄胎组织的清除、并发症的处理、恶性变的预防及术后随访等。葡萄胎诊断后应及时清除宫腔内容物。若有严重并发症，则应先处理并发症，待情况好转后再处理葡萄胎。

**1. 清宫**　一般采用吸刮术，由于葡萄胎清宫时出血较多，子宫大而软，容易穿孔，清宫应在手术室内进行，在输液、备血准备下，充分扩张宫颈管，吸管宜选用大号。开始吸宫后静脉滴注缩宫素。清宫过程中，若发生滋养细胞进入子宫血窦造成肺动脉栓塞，出现急性呼吸窘迫、急性右心衰竭，要及时给予心血管及呼吸功能支持治疗。子宫大于妊娠 12 周者，应在 1 周后行第二次刮宫。

**2. 卵巢黄素化囊肿的处理**　黄素化囊肿多在葡萄胎排出后 2～3 个月自然萎缩消失，一般不必处理。若发生扭转，可在腹腔镜直视下穿刺抽取囊液，松解和复位扭转的囊肿，若因扭转时间较久，血运无法恢复，需行患侧附件切除术。

**3. 预防性化疗**　不常规推荐，不能代替随访。预防性化疗仅适用于有高危因素（年龄＞40 岁、子宫明显大于停经月份、血 β-hCG 异常升高、滋养细胞高度增生或伴不典型增生、清宫后血 β-hCG 不呈进行性下降或始终处于高值且排除葡萄胎残留、有咯血等），以及出现可疑转移灶和随访困难的完全性葡萄胎患者。预防性化疗应在葡萄胎排空前或排空时实施，一般选用甲氨蝶呤、氟尿嘧啶或放线菌素-D 等单一药物，至血 β-hCG 正常，不必巩固化疗。部分性葡萄胎不作预防性化疗。

**4. 子宫切除术**　40 岁以上、有高危因素、无生育要求者可行全子宫切除术，保留双侧卵巢。

## 四、随访

完全性葡萄胎具有局部侵犯和远处转移的潜在危险，必须定期随访。随访包括以下内容：①定期 hCG 测定，葡萄胎清宫后每周一次，直至连续 3 次阴性，以后每个月一次共 6 个月，再每 2 个月一次共 6 个月，自第一次阴性后共计 1 年；②询问病史，包括月经状况，有无阴道流血、咳嗽、咯血等症状；③妇科检查，一定间隔时间行盆腔超声检查，必要时可选择超声、胸部 X 线片或 CT 检查等。

葡萄胎患者随访期间应可靠避孕，避孕方法可选用阴茎套或口服避孕药。不选用宫内节育器，以免混淆子宫出血的原因或造成穿孔。

### 妊娠滋养细胞肿瘤

妊娠滋养细胞肿瘤是一组以滋养细胞异常增生为特征的疾病，包括侵蚀性葡萄胎、绒毛膜癌和胎盘部位滋养细胞肿瘤。

侵蚀性葡萄胎继发于良性葡萄胎，多数在葡萄胎清除后 6 个月内发生，也有在葡萄胎未排出前即恶变者。

绒毛膜癌是一种高度恶性的滋养细胞肿瘤，简称绒癌。可继发于葡萄胎，也可继发于流产、足月产、异位妊娠等。

## 一、病理病机

（一）西医病因病理

**1. 病因**　原因不明，可能与下列因素有关。
（1）母体免疫力降低：即排斥异体细胞的能力降低，与患者年龄较大等因素有关。
（2）葡萄胎滋养细胞的侵蚀能力增强：表现为子宫快速增大，血 β-hCG 高水平，滋养细胞高度增生等。

**2. 病理**　侵蚀性葡萄胎的大体检查可见子宫肌层内有大小不等、深浅不一的水泡状组织，宫腔内可以没有原发病灶。镜下可见侵入肌层的水泡状组织的形态和葡萄胎相似，可见绒毛结构及滋养细胞增生和分化不良。少数绒毛结构退化，仅见绒毛阴影。

绒癌多数原发于子宫，极少数原发于输卵管、宫颈、阔韧带等部位，无固定形态，与周围组织分界清，质软而脆，海绵样，暗红色，伴出血坏死。镜下特点为滋养细胞不形成绒毛或水泡状结构，成片高度增生，广泛侵入子宫肌层和破坏血管，造成出血坏死。肿瘤中不含间质和自身血管，靠侵蚀母体血管获取营养物质。

（二）中医病因病机

参见本章第六节。

## 二、诊断与鉴别诊断

（一）诊断

**1. 临床症状**

（1）无转移滋养细胞肿瘤：大多数继发于葡萄胎妊娠。①阴道流血：葡萄胎排空、流产或足月产后，有持续的不规则阴道流血。②子宫复旧不全或不均匀性增大：葡萄胎排空后 4～6 周子宫尚未恢复到正常大小，质地偏软。③卵巢黄素化囊肿：葡萄胎排空、流产或足月产后，卵巢黄素化囊肿持续存在。④腹痛：子宫病灶穿破浆膜层或坏死继发感染时可引起急性腹痛、腹腔内出血等症状。黄素化囊肿发生扭转或破裂时也可出现急性腹痛。⑤假孕症状：乳房增大，乳头及乳晕着色，甚至有初乳样分泌，外阴、阴道、宫颈着色，生殖道质地变软。

（2）转移性滋养细胞肿瘤：易继发于非葡萄胎妊娠，主要经血行播散，转移发生早而且广泛。最常见的转移部位是肺（80%），其次是阴道（30%）、盆腔（20%）、肝（10%）和脑（10%）等。局部出血是各转移部位症状的共同特点。①肺转移：通过胸部 X 线片或肺 CT 做出诊断。典型表现为胸痛、咳嗽、咯血及呼吸困难。②阴道转移：转移灶常位于阴道前壁及穹隆，呈紫蓝色结节，破溃时引起不规则阴道流血。③盆腔转移：可能出现腹痛、盆腔肿块、阴道出血症状，通过盆腔 CT 扫描或 MRI 做出诊断。④肝转移：为不良预后因素之一，病灶较小时可无症状，也可表现为右上腹部或肝区疼痛、黄疸等，若病灶穿破肝包膜可出现腹腔内出血导致死亡。⑤脑转移：为主要的致死原因，可分为三个时期，首先为瘤栓期，可表现为一过性脑缺血症状如猝然跌倒、暂时性失语、失明等。继而发展为脑瘤期，瘤组织增生侵入脑组织形成脑瘤，出现头痛、喷射样呕吐、偏瘫、抽搐直至昏迷。最后进入脑疝期，因脑瘤增大及周围组织出血、水肿，造成颅内压进一步升高，脑疝形成，压迫生命中枢、最终死亡。⑥其他转移：包括脾、肾、膀胱、消化道、骨等，症状视转移部位而异。

**2. 辅助检查**

（1）血清 β-hCG 测定：β-hCG 水平异常是主要的诊断依据。

1）葡萄胎后滋养细胞肿瘤的诊断标准：在葡萄胎清宫后 hCG 随访的过程中，凡符合下列标准中的任何一项且排除妊娠物残留或再次妊娠即可诊断为妊娠滋养细胞肿瘤：①hCG 测定 4 次（即第 1，7，14，21 日）呈高水平状态（±10%），并持续 3 周或更长时间；②hCG 测定 3 次（即第 1，7，14 日）上升（>10%），并至少持续 2 周或更长时间。

2）非葡萄胎后滋养细胞肿瘤的诊断标准：流产、足月产、异位妊娠后，出现异常阴道流血，或腹腔、肺、脑等出血，或肺部症状、神经系统症状时，应考虑滋养细胞肿瘤可能，及时行血 hCG 检测，结合临床表现并排除妊娠物残留或再次妊娠，可诊断妊娠滋养细胞肿瘤。

（2）超声检查：是诊断子宫原发病灶最常用的方法。声像图上子宫可正常大小或不同程度增大，肌层内可见高回声团块或不均匀回声团块，边界清但无包膜。

（3）胸部 X 线片：肺转移典型的 X 线征象为棉球状或团块状阴影，以右侧肺及中下部较为多见。是预后评分中肺转移灶计数的依据。

（4）CT 和磁共振检查：胸部 CT 可以发现肺部较小病灶。磁共振主要用于脑、腹腔和盆腔转移灶的诊断。

（5）组织学诊断：子宫肌层内或子宫外转移灶组织中见到绒毛或退化的绒毛阴影，则诊断为侵蚀性葡萄胎；若仅见成片滋养细胞浸润及坏死出血，未见绒毛结构者，则诊断为绒癌。若原发灶和转移灶诊断不一致，只要在任一组织切片中见有绒毛结构，均诊断为侵蚀性葡萄胎。

**3. 临床分期** 目前国内外普遍采用 FIGO 2000 年审定的临床分期，包含解剖学分期和预后评分系统两部分（表 11-16、表 11-17），预后评分≤6 分者为低危，≥7 分，且≤12 分者为高危，≥13 分及对一线联合化疗反应差的肝、脑或广泛转移者为极高危。例如，患者为滋养细胞肿瘤肺转移，预后评分为 6 分，此患者的诊断应为"妊娠滋养细胞肿瘤（Ⅲ：6）"。

表 11-16　滋养细胞肿瘤解剖学分期（FIGO，2000 年）

| 分期 | 病变范围 |
|---|---|
| Ⅰ期 | 病变局限于子宫 |
| Ⅱ期 | 病变扩散，但仍局限于生殖器（附件、阴道、阔韧带） |
| Ⅲ期 | 病变转移至肺，有或无生殖系统病变 |
| Ⅳ期 | 所有其他转移 |

表 11-17　改良预后评分系统（FIGO，2000 年）

| 项目 | 0 | 1 | 2 | 4 |
|---|---|---|---|---|
| 年龄（岁） | <40 | ≥40 | - | - |
| 前次妊娠 | 葡萄胎 | 流产 | 足月产 | - |
| 距前次妊娠时间（月） | <4 | 4~7 | 7~12 | >12 |
| 治疗前血 hCG（U/L） | ≤$10^3$ | $10^3$~$10^4$ | $10^4$~$10^5$ | >$10^5$ |
| 最大肿瘤大小（包括子宫） | - | 3~5cm | ≥5cm | - |
| 转移部位 | 肺 | 脾、肾 | 胃肠道 | 肝、脑 |
| 转移病灶数目 | - | 1~4 | 5~8 | >8 |
| 先前失败化疗 | - | - | 单药 | 两种或两种以上药物 |

## （二）鉴别诊断（表 11-18）

表 11-18　妊娠滋养细胞肿瘤的鉴别诊断

| 项目 | 妊娠滋养细胞肿瘤 | 葡萄胎残留 | 肺、脑原发疾病 |
|---|---|---|---|
| 症状 | 葡萄胎排空、流产或足月产后，有持续不规则阴道流血 | 葡萄胎排空后有持续不规则阴道流血 | 肺、脑等原发疾病症状 |
| 辅助检查 | 血清 β-hCG 呈高水平平台状态或逐渐升高 | 再次刮宫后血清 β-hCG 降至正常 | 血清 β-hCG 正常，原发灶肿瘤标志物升高 |
| 影像学检查 | 超声、胸部 X 线片、CT 和 MRI 可协助诊断 | 超声可协助诊断 | 超声、胸部 X 线片、CT 和 MRI 可协助诊断 |
| 组织学检查 | 鉴别侵蚀性葡萄胎或绒癌 | 病理明确为葡萄胎组织 | 原发灶手术后病理明确 |

## 三、治疗

本病一经确诊，首选化疗，采用以化疗为主、手术和放疗为辅的综合治疗。必须做出正确的临床分期，再结合骨髓功能、肝肾功能及全身情况等评估，制订合适的治疗方案。可辅以中医辨证论治。

**1. 化疗**   常用的一线化疗药物有甲氨蝶呤（MTX）、放线菌素-D（Act-D）、氟尿嘧啶（5-FU）、环磷酰胺（CTX）、长春新碱（VCR）、依托泊苷（VP-16）等。低危患者常选择单一药物化疗；对于预后评分 5～6 分或病理诊断绒癌的低危患者，采用单药化疗的失败风险明显增高，可选择联合化疗。高危患者选择联合化疗，首选 EMA-CO 方案（依托泊苷、甲氨蝶呤、放线菌素 D、环磷酰胺、长春新碱）；极高危患者可选择 EP-EMA（依托泊苷+顺铂/依托泊苷+甲氨蝶呤+放线菌素 D）二线方案。

（1）疗效评估：每周测定血 hCG 一次，并结合妇科检查和影像学检查。每个疗程结束后18 日内，血 β-hCG 下降至少 1 个对数为有效。连续 2 个疗程化疗后，血清 hCG 水平处于平台（变化＜10%）甚至上升为无效。

（2）毒副作用防治：主要为骨髓抑制，其次为消化道反应、肝肾功能损害及脱发等，用药期间严密观察，注意防治。

（3）停药指征：血 β-hCG 正常后，低危患者巩固化疗 2～3 个疗程；高危患者巩固化疗 3个疗程。

**2. 手术治疗**   主要用于化疗的辅助治疗。

（1）子宫切除或病灶切除术：无生育要求的无转移患者在初次治疗时可选择全子宫切除术，并在术中给予单药辅助化疗至血 hCG 水平正常。有生育要求者，若发生病灶穿孔出血，可行病灶切除加子宫修补术；若出现单个子宫耐药病灶，且血 hCG 水平不高，可考虑病灶剜出术。

（2）肺叶切除术：对于多次化疗未能吸收的孤立的耐药病灶，可考虑肺叶切除。

**3. 放疗**   应用较少，主要用于肝、脑转移和肺部耐药病灶的治疗。

**4. 耐药复发病例的治疗**   几乎全部无转移和低危转移患者均能治愈，但尚有 20% 左右的高危转移病例出现耐药和复发，并最终死亡。对这类患者如何治疗仍然是滋养细胞肿瘤治疗的难题。策略大致有：①治疗前准确分期和评分，给予规范的化疗方案，减少耐药和复发；②采用由有效二线化疗药物组成的联合化疗方案；③新近研究显示，PD-1/PD-L1 抗体或联合抗血管生成靶向药物是有效的治疗选择。

## 四、随访

治疗结束后应严密随访，第 1 次在治疗结束后 3 个月，然后每 6 个月 1 次至 3 年，此后每年 1 次直至 5 年。随访内容同葡萄胎。随访期间应严格避孕，化疗停止≥12 个月后方可妊娠。

# 胎盘部位滋养细胞肿瘤

胎盘部位滋养细胞肿瘤指起源于胎盘种植部位的一种特殊类型的滋养细胞肿瘤，临床罕见，多数预后良好。

## 一、病理病机

（一）西医病因病理

**1. 病因**   病因尚不明确。

**2. 病理**

（1）大体观察：子宫增大，肿瘤位于胎盘种植部位，结节状，大小不等。剖面可见肿瘤组织明显侵入子宫肌层，边界不清，呈黄褐色，质地稍软或中等硬度，小灶区域的出血坏死较多见。

（2）镜下检查：无绒毛结构，几乎完全由中间型滋养细胞构成，细胞多呈圆形、多角形或梭形，细胞质丰富，有异染性，核分裂较少。肿瘤细胞可分泌低水平的 hCG 和人胎盘生乳素（hPL）。

（二）中医病因病机

参见本章第六节。

## 二、诊断与鉴别诊断

（一）诊断

**1. 临床症状**

（1）阴道流血：表现为不规则阴道流血或月经量增多。

（2）腹痛：瘤细胞浸润肌层可导致子宫穿孔，出现急腹痛。

（3）其他：有时闭经，常伴贫血、水肿，少数病例以转移症状为首发症状。

**2. 体征**　子宫常呈不规则或均匀增大。

**3. 辅助检查**

（1）血清 β-hCG 测定：多数阴性或轻度升高，其水平与肿瘤负荷不成比例，无评估预后的价值。

（2）hPL 测定：血清 hPL 一般为轻度升高或阴性，免疫组化染色通常阳性。

（3）超声检查：表现为类似于子宫肌瘤或其他滋养细胞肿瘤的声像图。

（4）病理检查：取刮宫标本行组织学检查并诊断。要全面准确地判断侵入的深度和范围则需子宫标本。

**4. 临床分期和高危因素**　可参照 FIGO 滋养细胞肿瘤解剖学分期（2000 年），但预后评分系统不适用。与 PSTT 预后相关的高危因素有：①深部浸润、坏死、有丝分裂指数＞5/10HPF 和脉管侵犯；②距先前妊娠时间＞2 年；③子宫外转移。

（二）鉴别诊断

应与绒癌鉴别，主要通过病理检查鉴别。

## 三、治疗

手术治疗为主，同时结合化疗和中医治疗，疗效较好。如发生转移，则化疗效果不佳。

手术是首选的治疗方法。无转移性患者（Ⅰ期）行全子宫切除+输卵管切除术±盆腔淋巴结活检，若术后发现不良预后因素应考虑化疗。转移性患者行全子宫切除+输卵管切除术+尽可能切除转移病灶+化疗。化疗优先选择 EP-EMA 方案。

## 四、随访

随访内容同妊娠滋养细胞肿瘤，PSTT 患者的 β-hCG 水平不高，临床表现和影像学检查在随访中相对更重要。

思维导图

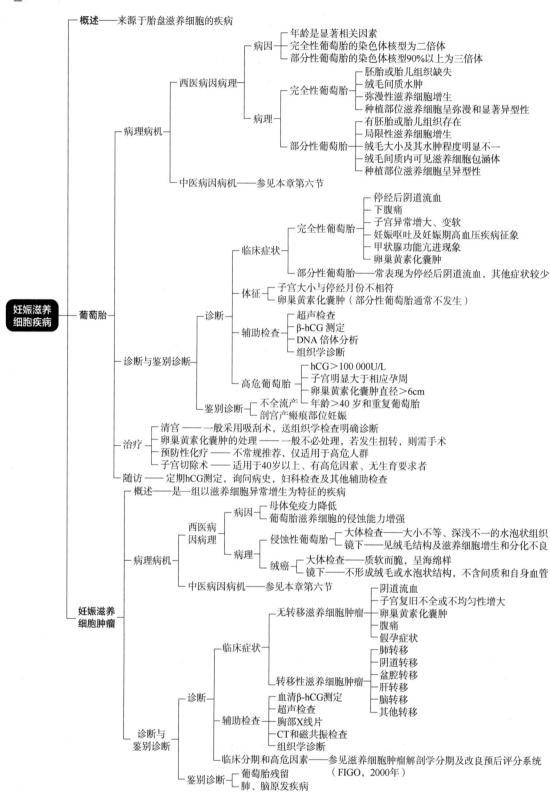

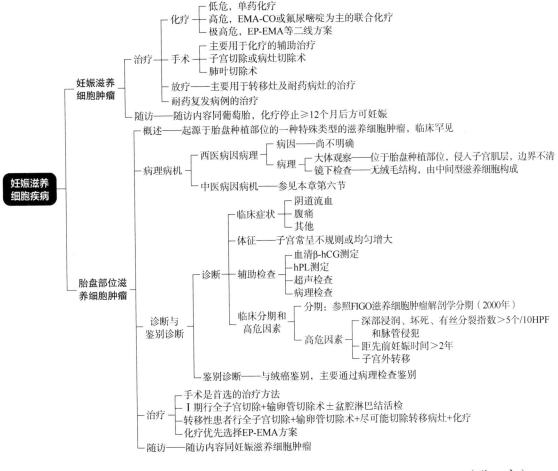

（狄　文）

# 第六节　妇科恶性肿瘤的中医治疗

　　妇科恶性肿瘤属于中医学"癥聚""癥瘕""积聚""石瘕""肠覃""崩漏""蕊色杂带"等范畴。祖国医学对妇科肿瘤的认识历史悠久，早从《素问·骨空论》就对妇科肿瘤的病因病机有记载："任脉为病……女子带下瘕聚。"《金匮要略·疟病脉证并治》已经有治疗妇科肿瘤的方药记载："病疟，以月一日发，当以十五日愈，设不瘥，当月尽解。如其不差，当云何？师曰：此结为癥瘕，名曰疟母，急治之，宜鳖甲煎丸。"

　　进入 21 世纪，手术、放化疗、靶向治疗、免疫治疗等西医治疗手段与中医整体理论和辨证论治结合，进一步推动了中西医结合防治妇科恶性肿瘤的创新与发展。众所周知，西医治疗恶性肿瘤以手术、放化疗等"杀伤性""对抗性"手段为特点，具有缩小瘤体、延长生存期、作用机制明确的优势，但同时亦可导致一系列毒副作用；中医治疗恶性肿瘤以"整体观念""治未病"为特色，具有综合调理机体功能、预防复发转移、实现带瘤生存的优势，但缩小瘤体效果弱于西医。因此在恶性肿瘤全程治疗中合理有序地将中医、西医治疗恶性肿瘤的方法、药物、技术有机结合，在恶性肿瘤不同治疗阶段充分发挥各自特色，构建妇科恶性肿瘤的中西医结合治疗新模式，是临床提高疗效的主要途径之一。

## 一、中医治疗妇科恶性肿瘤的主要途径

（1）中医治疗可作为综合治疗的一部分，用于各期肿瘤与手术治疗、放疗、化疗、靶向治疗、免疫治疗等治疗手段序贯使用，进行抗肿瘤治疗，即所谓祛邪治疗。

（2）对放疗、化疗、靶向治疗及免疫治疗中的患者进行增效、减毒治疗，提高抗肿瘤疗效，减轻治疗相关毒副作用，即所谓协同治疗。

（3）中医治疗可加速手术治疗、放疗、化疗后的患者体能恢复，即所谓扶正治疗。

（4）对不适宜手术治疗、放疗、化疗的患者，尤其是晚期患者，中医药可作为主要治疗方法，其目的是尽可能控制及减缓肿瘤进展，同时改善症状和提高患者生存质量。

（5）中医治疗可对肿瘤患者的伴随症状进行对症治疗。如对口燥咽干、失眠多梦、颧红目赤、潮热盗汗、五心烦热等阴虚火旺证，面色㿠白、神疲乏力、食少纳呆、畏寒肢冷、大便溏薄等脾胃虚寒证，脘腹胀闷、头晕身重、不思饮食、泛恶欲吐、身目发黄、肢体浮肿、小便短少、大便稀溏等脾虚湿困证者，中医药均有较好的治疗效果。

## 二、妇科恶性肿瘤的中医治疗

妇科恶性肿瘤的中医治疗原则与方法是在整体观念和辨证论治思想指导下，经过长期反复临床实践总结而成的宝贵经验。中医认为妇科恶性肿瘤的发生、发展是机体正邪交争的结果。正即正气，指脏腑组织的正常功能活动和抗病能力，以及机体生命活动的物质基础，如精、气、血、津液；邪即邪气，指各种致病因素及其病理产物，如六淫、疫气、气滞、痰饮、瘀血。在妇科肿瘤的治疗过程中，需要把扶正与祛邪、攻伐与补益有机地结合起来：以手术治疗、放疗、化疗及中药攻伐之品祛邪攻癌；同时，以扶正培本方药来调整人体的阴阳、气血、脏腑、经络以增强机体的抗癌能力，减轻攻癌的毒副作用。临床上应根据患者的具体情况、身体强弱、病期早晚来决定或攻或补，或攻补兼施，做到"扶正以祛邪""祛邪不伤正"。

（一）扶正培本治疗

恶性肿瘤患者多具有进行性消瘦乃至恶病质的特点，并出现阴、阳、气、血偏虚的症状。扶正培本包括扶助补养五脏气血阴阳，常用治法如健脾益气、补血养血、养阴生津、温阳补肾等。临证时，应辨清气血阴阳盛衰和脏腑虚实，调节脏腑间的相互关系，五脏重点在于脾肾二脏。常用的扶正类治法有以下四种。

**1. 气虚证**

【主证】少气懒言，动辄气短。

【次证】头晕，心悸自汗。舌质淡舌苔薄白，脉细弱无力。

【治法】益气健脾。

【方药】四君子汤（《太平惠民和剂局方》）加黄芪、怀山药。

中医学认为，脾乃气血生化之源。宋代李东垣在《脾胃论》中指出"脾胃之气既伤，而元气亦不能充，诸病之所由生也"，强调了脾胃之气不足是造成气虚证的关键。明代李中梓也指出："脾气一败，百药难施。"因此，临床上扶正补虚治疗的关键是健脾益气、调理脾胃。妇科恶性肿瘤患者在手术及放、化疗后常见气虚证，在放、化疗的同时应用益气健脾药可以减轻放、化疗所致的胃肠道反应和对造血功能的影响。

**2. 血虚证**

【主证】面色萎黄。

【次证】头晕眼花，心悸失眠，手足发麻，唇甲苍白。舌质淡白，脉细无力。

【治法】补血填精。

【方药】四物汤（《太平惠民和剂局方》）加枸杞子、黄精、阿胶、桂圆肉、紫河车、何首乌、鸡血藤、红枣、乌豆衣。

根据中医学"气血同源"的理论，应用补血药物时多可与补气健脾药配伍使用。

### 3. 阴虚证

【主证】潮热盗汗，五心烦热。

【次证】口干咽燥，失眠，大便干结，形体消瘦。舌红少苔或光红无苔，脉细数。

【治法】滋阴养津。

【方药】增液汤（《温病条辨》）加沙参、石斛、女贞子、旱莲草、龟甲、鳖甲、玉竹、天花粉。

### 4. 阳虚证

【主证】畏寒肢冷。

【次证】口淡神疲，倦卧嗜睡，气短而喘，面色苍白，小便清长，大便溏薄。舌淡苔白润滑，脉沉无力。

【治法】温补脾肾。

【方药】理中汤（《伤寒论》）加附子、肉桂、仙茅、淫羊藿、鹿茸、锁阳、肉苁蓉、巴戟天、补骨脂。

根据中医学"阴阳互根"的理论，使用补肾阳药时常可配伍熟地黄、龟甲等补肾阴之品。

扶正培本是用来治疗虚证的，无虚证时不可滥用。因此，注意辨清真虚假虚，不可贸然误投补药。古人有警句"大实有羸状，误补益疾；至虚有盛候，反泻含冤"不可不知。气血互生，气率血行，故补气时应适当加入补血药，补血时也应适当加入补气药。补阳时应注意不要过于温燥而伤阴，时时固护阴液，并应佐以养阴之剂，使阳得阴助而生化无穷；使用滋阴养血药时，勿过于滋腻而碍脾胃，并适当佐以补阳、理气之品，使阴得阳升而泉源不竭。峻补选药宜精，剂量要大，不能久服；缓补用于久虚，药力不宜过猛。

## （二）对围手术期的辅助治疗

妇科恶性肿瘤围手术期辅助中医治疗，具有调整机体功能、促进术后快速康复的优势。中医学理论认为手术耗伤气血，导致机体气血亏虚、脏腑失养，同时由于恶性肿瘤术后器官结构发生变化，手术部位所属脏腑往往功能失调，故围手术期的中医辅助治疗基本原则为益气养血、调理脏腑功能。妇科恶性肿瘤手术多在盆腹腔，常易损及胃肠及膀胱功能，症见乏力体虚、脘腹胀满、纳食欠佳，病机多为脾气虚弱、肠腑失调，治以健脾益气、调气通腑。此外，中医对于妇科恶性肿瘤术后其他并发症可进行针对性治疗，如术后淋巴水肿，其病机涉及气虚血瘀、阳虚水停、湿阻络脉等，主要治法有益气活血、温阳利水、利湿通络等，同时配合中药敷贴、局部熏蒸及经络针刺可取得较好疗效。

**1. 术前治疗**　术前治疗的目的主要是对体质虚弱者改善一般营养状况，有利于手术进行。治疗上大多按中医辨证使用补气养血的药物或健脾益气、滋补肝肾的药物，如四君子汤（《太平惠民和剂局方》）、八珍汤（《正体类要》）等。大部分等待手术的肿瘤患者都可以接受术前治疗以改善体质。

**2. 术后治疗**　中医学认为，手术创伤可导致耗气伤血，患者术后多表现为气血亏损、气阴两亏、营卫失和、脾胃失调等。术后配合中医药治疗能促进患者机体的快速康复，并为后续的放疗、化疗打好基础。

（1）调理脾胃：由于麻醉、手术创伤等，患者术后常有胃肠功能紊乱，症见腹胀气、大便秘结、食少等。可用六君子汤(《太平惠民和剂局方》)健脾理气。

（2）益气固表：患者术后常因营卫失调而出现动则汗多等表虚不固的表现，可用玉屏风散(《医方类聚》)加减以益气固表。

（3）养阴生津：部分术后患者，可见口干舌燥、大便干结、食少、舌光红无苔等气阴两亏证，治以养阴生津，可选用增液汤(《温病条辨》)加味。

（三）对放疗的辅助治疗

放疗是治疗妇科恶性肿瘤的重要手段，但放疗会引起一系列的毒副作用与后遗症。在放疗的过程中配合中医药治疗，能减轻毒副作用和后遗症，巩固疗效。

**1. 防治放疗毒副作用和后遗症** 放疗对肿瘤细胞及正常组织细胞均同时产生生物效应和破坏作用产生局部反应，见局部组织充血、水肿、色素沉着、溃疡坏死及纤维化。同时可引起全身的一系列变化，主要表现为乏力、食欲不振、恶心呕吐、腹泻、骨髓造血功能抑制等。中医学理论认为放射线属于"热毒"，可由外入内，搏血为瘀，毒壅血脉，损阴烁津，故中医协同放疗的基本原则为清热解毒、活血祛瘀、益气养阴。中医对于放疗导致的消化道反应、骨髓抑制处理原则与化疗基本一致，对于放疗引起的局部反应则根据具体放射部位施治。如放射性皮炎的病机多为火热炽盛、毒壅肌腠、瘀滞脉络，治以清热泻火、凉血解毒、祛瘀生肌，配合中药外敷可改善局部炎性反应并促进皮肤修复；放射性直肠炎的病机多为湿热蕴结、毒伤肠络、气血壅滞，治以清热解毒利湿、调和气血，配合中药灌肠、肛门熏洗可缓解肠道黏膜水肿、便血、肛门疼痛等症状。根据放疗引起毒副作用的证候特征，中医辨证施治如下。

（1）脾胃气虚证：放射损伤脾胃功能，以乏力、头晕、纳呆、恶心、呕吐等为主症者，治疗以健脾益气为主，宜用香砂六君子汤(《古今名医方论》)加减。以食欲不振、胃脘饱胀、胸胁窜痛为主症者，属肝胃不和，可用柴胡疏肝散(《景岳全书》)合金铃子散(《素问病机气宜保命集》)加减；以呕吐酸水、苦水为主症者，宜用橘皮竹茹汤(《金匮要略》)。

（2）气血两虚或气阴两虚证：放疗影响气血生化之源，引起红细胞、白细胞、血小板下降，骨髓抑制等，治疗应以健脾益气、滋阴补血为法，可选用八珍汤(《正体类要》)加减。

（3）放射性肠炎、膀胱炎：放疗后出现下腹部疼痛、里急后重、腹泻带血等放射性直肠炎表现者，可选用白头翁汤(《伤寒论》)加木香、赤芍、地榆、金银花、马齿苋、败酱草、炒白芍、乌梅、槐花、血余炭等治疗。如出现尿急、尿痛、尿频和血尿等放射性膀胱炎表现者，可用五苓散(《伤寒论》)合小蓟饮子(《重订严氏济生方》)加减治疗。

**2. 对放疗后的巩固** 不管是保守性放疗还是根治性放疗，均需要继续巩固治疗以预防复发及转移。中医药通过扶正、祛邪、减毒以起到巩固放疗疗效的作用。基本治法以益气健脾、疏肝益肾为主，兼理气活血、利湿解毒，同时结合辨证论治，以期降低复发转移风险。

（四）对化疗的辅助治疗

化疗药物治疗妇科恶性肿瘤同样存在着毒副作用大的缺点，特别是对机体免疫功能的影响，有的药物还具有远期毒性。化疗时配合中药治疗具有减轻化疗毒副作用、增加肿瘤细胞对化疗药物敏感性的作用。中医学理论认为，化疗药物虽然种类繁多、机制各异，但均属"药毒"范畴，可侵犯机体、耗伤气血、损伤脾胃，故中医辅助化疗的基本原则为健脾和胃止呕、补气养血、滋补肝肾等治法提高化疗疗效，防治恶心呕吐、骨髓抑制等化疗不良反应。

化疗期常出现的毒副作用及中医药治疗如下。

**1. 全身反应** 主要症状有头晕眼花、疲乏无力、精神萎靡、食欲不振等。中医辨证多属气血两虚、肝肾亏损，治宜补气养血、滋补肝肾。

（1）气血两虚证

【主证】面色萎黄，少气懒言。

【次证】唇甲苍白，头晕眼花，动辄气短，心悸失眠。舌质淡白舌苔薄白，脉细无力。

【治法】健脾益气，温补气血。

【方药】八珍汤（《正体类要》）去川芎，加党参、鸡血藤、阿胶、三七粉、黄精、紫河车、龙眼肉、红枣。

（2）肝肾亏损证

【主证】腰背酸软，眼干耳鸣。

【次证】下肢痿软无力。舌红少苔，脉细数。

【治法】补益肝肾，填精益髓。

【方药】归肾丸（《景岳全书》）合二至丸（《医学集解》）加制首乌、补骨脂。

**2. 消化道反应** 主要症状有食欲不振、恶心呕吐、胃脘饱胀、腹痛腹泻等。中医病机多为脾失健运，胃失和降，气逆于上，治以理气健脾、和胃降逆，方用香砂六君子汤（《名医方论》）等，同时可配合针刺足三里、内关、合谷，耳穴贴压胃、交感、神门、皮质下等中医外治。或选用以下方药。

（1）恶心呕吐：①呕吐清涎属脾胃虚寒、胃失和降者，可用陈夏六君汤（《医学正传》）合丁香柿蒂散（《卫生宝鉴》）加减。②呕吐酸水、苦水属胃热者，宜用橘皮竹茹汤（《金匮要略》）。呕吐伤阴者，加用芦根、知母、天花粉、麦冬、石斛、竹茹。

（2）胃脘饱胀、胸胁窜痛：属肝胃不和者，宜用逍遥散（《太平惠民和剂局方》）加减。

（3）腹痛腹泻，大便失调，甚至出现黏膜坏死、溃疡、出血属脾胃失调，宜芍药甘草汤（《伤寒论》）加白术、茯苓、石榴皮、木香、陈皮。

**3. 骨髓造血功能抑制** 肿瘤化疗期间宜配合中药治疗，以保护骨髓，促进骨髓造血功能的恢复和重建。化疗后骨髓抑制的病机多为脾肾亏虚、髓海失养，施以健脾补肾，养血生髓，可用八珍汤（《正体类要》）加味，或重用三七、骨碎补等，同时配合艾灸足三里、命门、神阙、关元等中医外治疗法，以上用于预防和治疗化疗引起的白细胞及血小板减少等有显著的疗效。

**4. 外周神经毒性** 妇科恶性肿瘤所使用的化疗药物常导致外周神经毒性，尤其如紫杉类化疗药导致外周神经毒性比例较高，其中医病机与气虚血瘀、寒凝络脉相关，治以益气活血、温经通络，临床上予以桂枝、红花、赤芍、络石藤等中药熏洗及艾灸涌泉、三阴交、合谷、十宣等中医外治疗法。

**5. 免疫功能抑制** 多数抗肿瘤药物对机体的免疫功能有不同程度的抑制作用。研究证实，能提高免疫功能的中药有补气类的人参、黄芪、刺五加、灵芝等；滋阴类的女贞子、山茱萸、沙参、生地黄、鳖甲等；活血化瘀类的莪术、三七、麝香等；清热解毒类的白花蛇舌草、白毛藤、蒲公英、山豆根、青黛、水牛角、黄柏、黄芩、黄连。以上药物均有免疫增强作用，应结合临床表现辨证选用。

**6. 炎症反应** 常见的有发热、口腔炎、口腔溃疡、食管或胃肠道黏膜充血、水肿及溃疡等。中医辨证多属热毒证，治宜清热解毒。常用药包括金银花、连翘、山豆根、射干、板蓝根、蒲公英、黄连。

（五）对靶向治疗的辅助治疗

妇科恶性肿瘤靶向治疗，主要有抗血管生成抑制剂及多腺苷二磷酸核糖聚合酶抑制剂（PARPi），靶向治疗期间联合中医治疗，具有减少靶向治疗毒副作用、提高药物耐受性、延缓耐药发生的作用。中医学理论认为靶向药物亦属于"药毒"范畴，应针对各种靶向药物引起的具体不良反应辨证施治。如抗血管生成靶向药物常导致皮疹、出血、高血压及蛋白尿等。其中，靶向药物引起皮肤毒性反应，多见分布于面部、躯干、四肢的痤疮样皮疹，其病机多为阴虚血燥在内，毒邪结聚在外，常治以疏风清热、养阴润燥，配合清热解毒类中药外敷或浸泡皮疹处收效更佳。鼻衄、便血、尿血等出血症状，其病机多与脾不统血、瘀血阻络相关，当治以健脾益气、祛瘀止血；高血压病机多属肝阳上亢、痰湿内阻，治以平肝潜阳、化痰祛湿，配合耳穴贴压内分泌、神门、降压沟或者针刺曲池、内关、足三里等。维持治疗期间可以运用疏肝健脾、益气养血等法治疗 PARPi 导致的贫血不良反应。

（六）对免疫治疗的辅助治疗

目前免疫治疗在妇科恶性肿瘤中使用得越来越广泛，其间辅助中医治疗具有调节机体免疫功能、增强抗肿瘤能力及减轻免疫治疗不良反应的作用。中医扶正抗癌治疗策略与恶性肿瘤免疫治疗理念一致，中医学理论认为恶性肿瘤机体免疫抑制状态与正气亏虚、阴阳失衡密切相关，基本治疗原则为扶正固本、调整阴阳，常用治法包括健脾、补肾、益气、温阳、养血、滋阴等。如免疫相关性肺炎，其病机与肺气亏虚、痰热瘀毒有关，因此在应用糖皮质激素免疫抑制的同时，综合使用益肺祛痰、清肺解毒、活血祛瘀类中药可降低脏器炎症反应，改善咳嗽咳痰、气喘憋闷等症状。对于内分泌功能异常，如免疫相关性甲状腺功能减退，中医理论认为其关键病机为脾肾阳虚，在西医常规补充激素疗法的基础上使用补益脾肾、温阳散寒中药可以明显改善疲乏、畏冷、水肿、脱发等症状。

（七）对癌性疼痛的辅助治疗

**1. 辨证论治**

（1）气郁证

【主证】疼痛部位闷胀，游走不定，时痛时缓。

【次证】舌质暗红，脉弦。

【治法】行气止痛。

【方药】柴胡疏肝散（《景岳全书》）。

（2）瘀毒证

【主证】疼痛部位固定，拒按。

【次证】入夜更甚，局部皮肤发紫，静脉怒张。舌质紫暗或有瘀斑，脉弦细涩或结代。

【治法】活血化瘀，散结止痛。

【方药】血府逐瘀汤（《医林改错》）。

（3）痰湿证

【主证】疼痛部位沉重。

【次证】全身困重，嗜睡，胸腹满闷，不思饮食。舌质淡胖苔白腻，脉沉滑。

【治法】健脾燥湿，化痰止痛。

【方药】陈夏六君汤（《医学正传》）。

（4）热毒证

【主证】疼痛剧烈，持续，局部红、肿、热、痛或酿脓，皮肤变蜡黄色，溃破后流出脓血，或有高热。

【次证】口渴欲饮，小便短赤，大便干结，舌质红绛苔黄，脉数或洪大。

【治法】清热解毒，凉血止痛。

【方药】五味消毒饮（《医宗金鉴》）。

（5）气血亏虚证

【主证】疼痛隐隐，面色萎黄。

【次证】喜温喜按，畏寒怕冷，精神不振，语声低微。舌质淡苔白，脉细弱。

【治法】益气养血，荣脉止痛。

【方药】人参养荣汤（《三因极一病证方论》）。

在上述辨证治疗的基础上，根据疼痛部位和性质，可针对性地选用以下药物，以增强止痛效果。腹痛者选用延胡索、香附、没药、白芍、甘草；腹胀者选用大腹皮、厚朴；少腹痛者选用刘寄奴、苏木；胸痛者选用全瓜蒌、香橼、枳壳；肝区痛者选用八月札、玫瑰花；胃胀者选用九香虫、绿萼梅；腹部瘤块痛者选用鳖甲、牡蛎、三棱、莪术。另外，骨转移痛用药特点有二：一是根据"肾主骨，骨生髓"的中医理论，重用补肾中药，如熟地黄、山茱萸、菟丝子、补骨脂、骨碎补、肉苁蓉、淫羊藿、葫芦巴等；二是重用虫蚁搜剔类中药，如土鳖虫、蜈蚣、全蝎、蜣螂虫等，常取得良效。

**2. 外治法** 外治止痛的膏、贴类中成药中多有冰片、麝香、蟾酥、马钱子、雄黄等。能缓解疼痛，改善症状，祛邪而不伤正。

**3. 针灸止痛治疗** 止痛机理：①针刺激活了内源性镇痛系统，使内啡肽、脑啡肽、强啡肽等鸦片样物质大量释放，与疼痛敏感神经元的鸦片受体相结合，降低了该神经对损伤刺激的兴奋性，从而调整了脊髓上行传导疼痛途径的活动。②针刺穴位激活了中枢神经系统各级水平的结构，尤其是脊髓后角和丘脑内侧核群，通过它们复杂的上行性和下行性联系及相互影响而抑制了疼痛信号的传导。

（1）止痛原则：针刺止痛的原则主要是"盛则泻之，虚则补之，热则疾之，寒则留之"；灸法止痛原则主要是"寒则温之，虚则补之"。

具体应用时，阳证多实热，宜针宜泻，多针少灸，刺浅而不留，出针宜快。阴证多虚寒，宜灸宜补，多灸少针，刺较深而久留，出针宜慢。

（2）常选穴位：①腹部疼痛：可取内关、足三里、中脘、关元、中极、归来、三阴交等。②腰部疼痛：可取肾俞、大肠俞、夹脊、命门、腰阳关、阿是穴等。③臀部及下肢疼痛：可取压痛点、夹脊、环跳、大肠俞、秩边、承扶、殷门、委中、阳陵泉、承山等。

（八）对腹水的辅助治疗

肿瘤晚期出现腹水属于中医学"鼓胀"范畴，多属虚证。

**1. 辨证论治**

（1）寒湿困脾证

【主证】腹大，按之如囊裹水，胸腹胀满。

【次证】全身浮肿，精神困倦，尿少，便溏。苔白腻，脉细缓。

【治法】温运脾阳，化湿行水。

【方药】实脾饮（《重订严氏济生方》）合胃苓汤（《丹溪心法》）。

（2）肝脾血瘀证

【主证】腹大坚满，脉络怒张。

【次证】胁腹攻痛，面色暗黑，胸部有蜘蛛痣，朱砂掌。唇色紫暗，舌质紫暗或有青紫斑，脉细涩。

【治法】活血化瘀利水。

【方药】膈下逐瘀汤（《医林改错》）。

（3）脾肾阳虚证

【主证】腹大胀满，入暮较甚，神倦怯寒。

【次证】脘闷纳呆，面色苍黄，小便短少，大便稀溏。舌质淡胖有齿印，脉沉细无力。

【治法】温补脾肾，化气行水。

【方药】附子理中汤（《阎氏小儿方论》）合五苓散（《伤寒论》）。

（4）肝肾阴虚证

【主证】腹大胀满，五心烦热。

【次证】形体消瘦，面色晦滞，口干舌燥，小便短赤。舌质红绛少津，脉沉细。

【治法】滋补肝肾，养阴利水。

【方药】麦味地黄丸（《医部全录》引《体仁汇编》）。

**2. 其他经验方**

（1）牵牛子粉：每次服 1.5～3g，每日 1～2 次。

（2）禹功散：牵牛子 120g，小茴香 30g，共研细末，每次服 1.5～3g，每日 1～2 次。

（3）甘遂大戟散：甘遂、大戟等量，研末装入胶囊，每次服 1g，每日 1～2 次。

（九）对癌因性疲乏的辅助治疗

**1. 辨证论治**

（1）气血亏虚证

【主证】少气懒言，面色萎黄。

【次证】身困乏力，头晕目眩，自汗，心悸不安，失眠多梦，眼睛干涩，爪甲色淡，舌淡而嫩，脉细弱。

【治法】健脾益气，养血补血。

【方药】八珍汤（《瑞竹堂方》）加减。

【加减】心悸、失眠者，加阿胶、龙眼肉、远志、酸枣仁养心安神；自汗明显者，加浮小麦、煅龙骨敛汗固摄。

（2）阴虚火旺证

【主证】潮热盗汗，五心烦热。

【次证】少寐，多梦，颧红，盗汗，口干咽燥，大便干结，尿少色黄，舌质干红或有裂纹，无苔或少苔，脉细数。

【治法】滋阴补肾，清热降火。

【方药】大补阴丸（《丹溪心法》）加减。

【加减】骨蒸潮热者，加地骨皮、牡丹皮滋阴清热；大便干结、排便困难者，加火麻仁、郁李仁润肠通便。

（3）脾肾阳虚证

【主证】乏力纳差，腰膝酸冷。

【次证】畏寒肢冷，面色㿠白，下腹冷痛，久泻久痢，或五更泄泻，完谷不化，或久痢赤白，或浮肿、少尿，舌质淡胖，舌苔白滑，脉迟缓。

【治法】健脾补肾，温阳散寒。

【方药】健脾补肾汤（《古今名方》）加减。

【加减】畏寒肢冷者，加附子、桂枝温阳散寒通络；五更泄泻或下利清谷者，加补骨脂、肉豆蔻、诃子温阳固摄止泻。

**2. 中医特色疗法**

（1）八段锦重视"意""气""形"的综合锻炼，属于有氧运动。有助于缓解肿瘤化疗患者的癌症相关性疲乏症状，提高患者的生活质量。此外，太极拳和气功也有一定益处。

（2）针灸能改善患者的躯体疲乏和精神疲乏，缓解抑郁和焦虑，提高生活质量；按摩可减轻癌症患者的癌症相关性疲乏症状。临床中可根据患者具体情况辨证施治。

思维导图

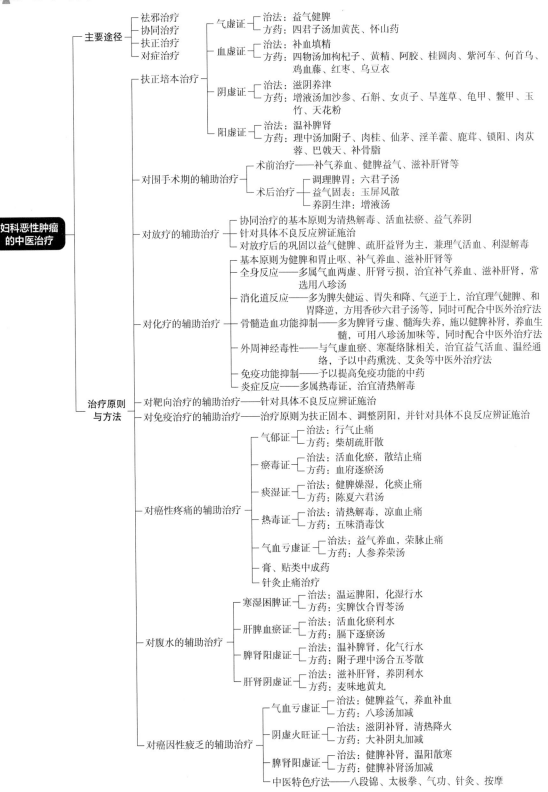

（辇伟奇）

思考题

1. 阐述外阴癌、阴道癌、子宫颈癌的临床分期。
2. 论述子宫颈鳞状上皮内病变的诊断要点及治疗。
3. 子宫肌瘤的分类（按肌瘤与子宫肌壁的关系分类）有哪些？手术指征是什么？如何辨证论治？
4. 简述子宫内膜癌分子分型及其预后。
5. 简述子宫肉瘤的检查方法和确诊依据。
6. 简述卵巢肿瘤的组织学分类。
7. 卵巢良、恶性肿瘤分别应与哪些疾病相鉴别？
8. 简述卵巢肿瘤的治疗思路。
9. 简述葡萄胎、侵袭性葡萄胎、绒毛膜癌的治疗方法。
10. 试述中医治疗妇科恶性肿瘤的主要途径与方法有哪些？

# 第十二章 盆底功能障碍性疾病

女性盆底由封闭骨盆出口的多层肌肉、筋膜、韧带及血管神经构成，这些组织共同组成复杂的盆底支持系统，尿道、阴道和直肠经此贯穿而出，其互相作用和支持以维持盆腔器官的正常位置和相应的功能。当各种病因导致的盆底支持系统异常，进而发生盆腔脏器位置的改变和功能的异常，就形成了盆底功能障碍性疾病（pelvic floor dysfunction，PFD）。其中以盆腔器官脱垂、压力性尿失禁为多见，盆腔淤血综合征也会出现盆底功能障碍的相关症状。

现代解剖学的腔室理论将盆底分为前、中、后三个腔室，前腔室包括阴道前壁、膀胱、尿道；中腔室包括阴道顶部、子宫；后腔室包括阴道后壁、直肠。而盆底支持结构的三个水平理论认为：水平 1 为上层支持结构（主韧带-宫骶韧带复合体）；水平 2 为旁侧支持结构（肛提肌群及膀胱、直肠阴道筋膜）；水平 3 为远端支持结构（会阴体及括约肌）。

## 第一节 盆腔器官脱垂

盆腔器官脱垂（pelvic organ prolapse，POP）是指盆腔器官下移于阴道内或阴道外。包括子宫脱垂和阴道前壁（膀胱、尿道）脱垂、阴道后壁（直肠、小肠）脱垂，如内容物为肠管，则为肠疝。三者可单独存在，但常并存。子宫切除术后若阴道顶端支持结构缺损，则发生阴道穹隆脱垂。在中医学，盆腔器官脱垂称为"阴挺""阴挺下脱""阴脱""阴蕈""阴菌""阴痔"等，因多由分娩损伤所致，故又有"产肠不收"之称。隋代《诸病源候论·卷四十》中就列有"阴挺出下脱候"等有关论述。《景岳全书·妇人规》明确提出了阴挺的定义，"妇人阴中突出如菌如芝，或挺出数寸，谓之阴挺"，并提出治疗以"升补元气，固涩真阴为主"，对临床治疗具有指导意义。

## 一、病理病机

### （一）西医病因病理

目前 POP 病因仍不明，多与分娩、长期慢性腹压增加、盆底组织发育不良或退行性变造成的损伤等有关。分娩损伤为最主要的高危因素。围产期盆底肌、筋膜及子宫韧带均过度拉伸，直接损伤或助产手术，过早体力活动，产后恢复不佳；长期腹压增加，如慢性咳嗽、便秘、重体力活动；其他如盆底组织发育不良、老年退行性变、医源性原因造成的盆底支持结构缺如均可增加 POP 的发生率。

### （二）中医病因病机

产伤未复或产后过早操劳持重，中气下陷；或房劳多产、年高体衰，肾元不固，胞络受损，带脉提摄无力，而致盆底器官脱垂。若邪气入侵可继发湿热。

**1. 中气下陷** 素体脾虚，中气不足；或分娩损伤，冲任不固；或产后过劳、久嗽不愈、便秘努责，耗气伤中；气虚下陷，冲任不固，带脉失约，无力系胞，以致阴挺下脱。

**2. 肾气亏虚**　先天不足，或房劳多产，或年老体弱，肾气亏虚，冲任不固，带脉失约，胞络损伤，无力系胞，以致阴挺。

**3. 湿热下注**　子宫脱出阴户之外，摩擦损伤，邪气入侵，湿热下注，浸淫阴部，则溃烂成疮。

## 二、诊断与鉴别诊断

（一）西医诊断要点

通过专科检查容易确诊，更加详细的病史询问、高危因素的了解、临床的分度和合并症评估，对于处理方式的选择、预后的判断很有必要。

**1. 临床症状**　POP 可无症状，或仅有外阴异物感，肿物脱出后经休息可自行回纳，重者需手动帮助还纳。可有腰骶部酸痛或坠胀感，劳累后加重，休息后减轻。可伴有尿频、尿急、排尿困难、残余尿增加，部分患者可发生咳嗽用力后漏尿，但随着膨出的加重，其漏尿可消失，甚至排尿困难，需要用手压迫阴道前壁帮助排尿。也可表现为便秘，甚至需要助手压迫阴道后壁帮助排便。暴露在外的宫颈和阴道黏膜可因摩擦致溃疡或出血、感染。POP 一般不影响月经，轻度者也不影响受孕、妊娠和分娩。

**2. 体征**　可见部分或全部阴道壁、宫颈、宫体脱出阴道口外，腹压增大可加重。脱垂组织黏膜可伴增厚角化、溃疡和出血、感染等。阴道后壁膨出可触及向阴道凸出的直肠或小肠。年轻患者常伴有子宫颈延长并肥大。

**3. 妇科检查**　妇科检查时需常规检查外阴皮肤和尿道外口、阴道外口；评估阴道、宫颈、子宫附件的情况。还需进行肛门指诊检查肛门括约肌的完整性和肌力，指压试验了解有无压力性尿失禁存在。并用力向下屏气判断脱垂严重程度，并予以分度。

**4. 临床分度**

（1）POP-Q 分度系统：国际上应用最多的是 POP-Q 分度系统。是由 Bump 教授提出的盆腔器官脱垂定量分度法（pelvic organ prolapse quantitation，POP-Q）（表 12-1、表 12-2）。此分度系统是分别利用阴道前壁、阴道顶端、阴道后壁上的两个解剖指示点与处女膜的距离来界定盆腔器官的脱垂程度。与处女膜平行以 0 表示，位于处女膜以上用负数表示，位于处女膜以下则用正数表示。阴道前壁上的两个点分别为 Aa 和 Ba 点；阴道顶端的两个点分别为 C 和 D 点；阴道后壁的 Ap、Bp 两点与阴道前壁 Aa、Ba 点是对应的。另外还包括阴裂的长度（gh）、会阴体的长度（pb）及阴道的总长度（tvl）。测量值均用厘米表示。阴裂的长度（gh）为尿道外口中线到处女膜后缘的中线距离。会阴体的长度（pb）为阴裂的后端边缘到肛门中点的距离。阴道的总长度（tvl）为总阴道长度（图 12-1）。

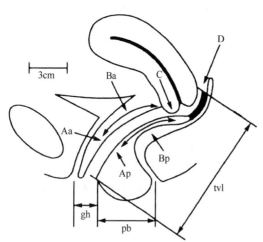

图 12-1　盆腔器官脱垂 POP-Q 分度图解

表 12-1　盆腔器官脱垂评估指示点（POP-Q 分期）

| 指示点 | 内容描述 | 范围 |
|---|---|---|
| Aa | 阴道前壁中线距处女膜 3cm 处，相当于尿道膀胱沟处 | −3～+3cm |
| Ba | 阴道顶端或前穹隆到 Aa 点之间阴道前壁上段中的最远点 | 在无阴道脱垂时，此点位于−3cm，在子宫切除术后阴道完全外翻时，此点将为 +tvl |
| C | 宫颈或子宫切除后阴道顶端所处的最远端 | −tvl～+tvl |
| D | 有宫颈时的后穹隆的位置，它提示了子宫骶骨韧带附着到近端宫颈后壁的水平 | −tvl～+tvl 或空缺（子宫切除后） |
| Ap | 阴道后壁中线距处女膜 3cm 处，Ap 与 Aa 点相对应 | −3～+3cm |
| Bp | 阴道顶端或后穹隆到 Ap 点之间阴道后壁上段中的最远点，Bp 与 Ba 点相对应 | 在无阴道脱垂时，此点位于−3cm，在子宫切除术后阴道完全外翻时，此点将为 +tvl |

表 12-2　盆腔器官脱垂分度（POP-Q 分度法）

| 分度 | 内容 |
|---|---|
| 0 | 无脱垂，Aa、Ap、Ba、Bp 均在−3cm，C、D 两点在阴道总长度和阴道总长度−2cm 之间，即 C 或 D 点量化值 <[tvl−2]cm |
| I | 脱垂最远端在处女膜平面上>1cm，即量化值<−1cm |
| II | 脱垂最远端在处女膜平面上<1cm，即量化值>−1cm，但<+1cm |
| III | 脱垂最远端超过处女膜平面>1cm，但<阴道总长度−2cm，即量化值>+1cm，但<[tvl−2]cm |
| IV | 下生殖道呈全长外翻，脱垂最远端即宫颈或阴道残端脱垂超过阴道总长度−2cm，即量化值>[tvl−2]cm |

注：应在向下用力屏气时，以脱垂完全呈现出来时的最远端部位计算。应针对每个个体先用 3×3 表格量化描述，再进行分期。为了补偿阴道的伸展性及内在测量上的误差，在 0 和 IV 度中的 tvl 值允许有 2cm 的误差。

（2）传统分度：中国沿用的传统分度是根据我国在 1981 年部分省、市、自治区"两病"科研协作组的意见，将子宫脱垂分为三度。

I 度：轻型，宫颈外口距处女膜缘<4cm，未达处女膜缘；重型，宫颈已达处女膜缘，阴道口可见子宫颈。

II 度：轻型，宫颈脱出阴道口，宫体仍在阴道内；重型，部分宫体脱出阴道口。

III 度：宫颈与宫体全部脱出阴道口外。

将阴道前壁膨出分为三度。

I 度：阴道前壁形成球状物，向下突出，达处女膜缘，但仍在阴道内。

II 度：阴道壁展平或消失，部分阴道前壁突出于阴道口外。

III 度：阴道前壁全部突出于阴道口外。

将阴道后壁膨出也分为三度。

I 度：阴道后壁达处女膜缘，但仍在阴道内。

II 度：阴道后壁部分脱出阴道口。

III 度：阴道后壁全部脱出阴道口。

（二）辨证要点

盆底器官脱垂多为虚证。若伴有小腹下坠、四肢无力、神疲气短，属中气下陷证；伴腰膝酸软、小便频数，属肾气亏虚证；脱出物表面溃烂、黄水淋漓或有臭味者，为湿热下注证。

（三）鉴别诊断

盆底器官脱垂主要和阴道壁肿物、宫颈延长、子宫黏膜下肌瘤、慢性子宫内翻相鉴别（表 12-3）。

表 12-3　盆底器官脱垂的鉴别诊断

| 项目 | 盆底器官脱垂 | 阴道壁肿物 | 宫颈延长 | 子宫黏膜下肌瘤 | 慢性子宫内翻 |
|---|---|---|---|---|---|
| 症状 | 无症状，或仅有外阴异物感，腰骶酸胀下坠感 | 无症状或外阴阴道异物感 | 无症状，或仅有外阴异物感 | 月经过多，经期延长 | 腰骶下腹坠痛不适，可伴不规则出血 |
| 体征 | 可见部分或全部阴道壁、宫颈、宫体脱出阴道口外 | 在阴道壁内，固定、边界清楚，可触及宫颈和宫体 | 阴道内宫颈延长，但宫体仍在盆腔内，屏气时不下移 | 宫颈可见红色、质硬之肿块，表面看不到宫颈口，但可扪及被扩张变薄的宫颈边缘 | 阴道内可见翻出的宫体，被覆暗红色绒样子宫内膜，两侧角可见输卵管开口，三合诊检查盆腔内无宫体 |

# 三、治疗

POP 治疗的目的旨在改善生活质量。对于无症状轻度脱垂（POP-Q Ⅰ～Ⅱ度），可以观察，注意避免高危因素。治疗方案应个体化，以安全、简单、有效为原则。

（一）调整生活方式

防止生育过多、过密；做好围产期盆底组织的保护，如避免胎儿过大以减少经阴道手术助产，避免产妇产后过早参加重体力劳动；加强营养，增强体质，提倡做产后康复；积极治疗慢性咳嗽、习惯性便秘，减少重体力劳动。

（二）西医治疗

**1. 非手术治疗**　对于所有 POP 患者均可作为一线治疗方法首先推荐。

盆底肌肉锻炼，可增强盆底肌肉群的张力，改善盆底功能。嘱患者用力收缩盆底肌肉 3s 以上后放松，每次 10～15min，每日 2～3 次。有条件者建议辅助电刺激、生物反馈等物理疗法，效果更好。

子宫托，适用于医学原因不宜手术；或妊娠期、产后、膨出面溃疡暂时不能手术；或主观不愿手术者。使用期间应间断取出，清洗后重新放置。若使用不合理，可发生嵌顿、膀胱阴道瘘或直肠阴道瘘等并发症。

**2. 手术治疗**　主要适用于非手术治疗失败或者有手术意愿的有症状的Ⅱ度及以上 POP 患者。手术治疗需综合考虑患者年龄、生育要求、全身健康状况，脱垂的程度、部位。手术途径主要有经阴道、开腹和腹腔镜三种，推荐经阴道手术为首选，必要时可以联合手术。手术方式分为封闭性手术和重建手术。合并压力性尿失禁患者可同时行耻骨后膀胱尿道悬吊术（Burch 手术）或阴道无张力尿道悬吊手术。

（1）阴道封闭术：分为阴道半封闭术和阴道全封闭术。适用于年老体弱不能耐受较大手术、不需保留性交功能者。

（2）盆底重建手术：以最大限度地恢复解剖、恢复功能并以微创为原则，包括围绕解剖的维持（保留子宫）或缺损修复、结构重建及网片（mesh）应用的各种手术。术式包括子宫/阴道骶前固定术、骶棘韧带固定术、高位骶韧带悬吊术、经阴道植入网片及曼氏手术。曼氏手术主要适用于年轻、症状性POP-Q Ⅱ度以上伴子宫颈延长、无子宫病变、要求保留子宫的患者。

## （三）中医治疗

根据"虚者补之，陷者举之，脱者固之"的原则，以益气升提，补肾固脱为主要治法。对湿热下注者，应先清利湿热以治标，再升提固摄治其本。

**1. 中气下陷证**

【主证】阴中有肿物脱出，劳则加剧。

【次证】小腹下坠，神疲乏力，少气懒言，或面色无华。舌淡苔薄，脉细弱。

【治法】补益中气，升阳举陷。

【方药】补中益气汤（《脾胃论》）加枳壳。

【加减】气虚甚者，重用黄芪、党参补中益气；形寒肢冷者，加附子、肉桂温阳散寒；带下量多、色白质稀者，加山药、芡实、茯苓、桑螵蛸健脾除湿止带；小便频数者加益智仁、覆盆子、桑螵蛸补肾缩泉；阴中痛者加郁金、川楝子理气止痛。

**2. 肾气亏虚证**

【主证】阴中有肿物脱出，久脱不复。

【次证】腰膝酸软，头晕耳鸣，小便频数或不利，小腹下坠。舌质淡苔薄，脉沉弱。

【治法】补肾固脱，益气升提。

【方药】大补元煎（《景岳全书》）加黄芪、升麻、枳壳。

【加减】腰膝酸冷者，加补骨脂、肉桂温肾壮阳；带下增多、色白质稀者，加金樱子、芡实、牡蛎、海螵蛸固涩止带。

**3. 湿热下注证**

【主证】阴中有肿物脱出，表面红肿疼痛，甚则溃烂流液，色黄气秽。

【次证】带下量多，色黄异味，舌质红苔黄腻，脉弦数或濡数。

【治法】清热利湿。

【方药】龙胆泻肝汤（《医宗金鉴》）合五味消毒饮（《医宗金鉴》）加减。

【加减】若带下量多，加黄柏、苍术、土茯苓。

## （四）其他疗法

**1. 针灸治疗**　根据辨证酌情选取子宫穴、关元、肾俞、足三里、三阴交、八髎、长强、会阴、三阴交、百会等穴位，可运用针刺、电针、温针疗法或运用艾灸疗法。

**2. 中成药治疗**

（1）补中益气丸（颗粒）：适用于中气下陷证。

（2）肾气丸：适用于肾气亏虚证。

（3）龙胆泻肝丸（软胶囊）：适用于湿热下注证。

## （五）中西医结合治疗

轻中度POP中西医结合治疗可以取得较好的疗效，盆底肌肉锻炼，配合中药口服、针灸治疗可以加强盆底肌肉力量，改善POP。对需要手术治疗的POP，术后辅以中药治疗，可以加快术后康复。

 **思维导图**

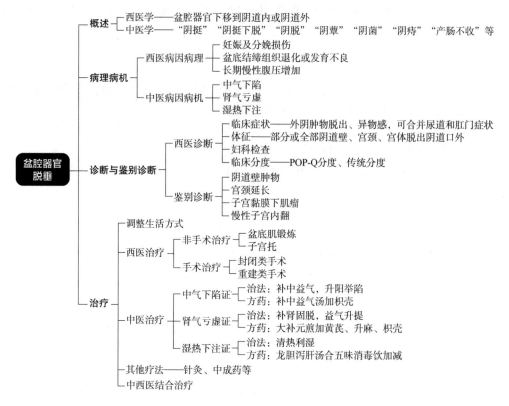

（西医：陈义松）

（中医：王 莉）

# 第二节 压力性尿失禁

压力性尿失禁（stress urinary incontinence，SUI）是指腹压的突然增加导致尿液不自主流出，不是由逼尿肌收缩压或膀胱壁对尿液的张力压引起的。也称真性压力性尿失禁、张力性尿失禁或应力性尿失禁。在中医学中尿失禁称为"遗溺""小便不禁""小便失禁""膀胱咳""遗尿"等。《素问·宣明五气》言："膀胱不利为癃，不约为遗溺。"《素问·咳论》言："肾咳不已……膀胱咳状，咳而遗溺。"《金匮翼·小便失禁》曰："脾肺气虚、不能约束水道而病为不禁者。"

## 一、病理病机

### （一）西医病因病理

压力性尿失禁分为两型：解剖型和尿道内括约肌障碍型。90%以上为解剖型压力性尿失禁，为各种原因导致的盆底组织松弛引起。最被广泛接受的压力传导理论认为压力性尿失禁的病因在于因盆底支持结构缺损而使膀胱颈/近端尿道脱出于盆底外，腹压增加引起的腹腔内压力不能被平均地传递到膀胱和近端的尿道，增加的膀胱内压力大于尿道内压力而出现漏尿。不到10%的患者为尿道内括约肌障碍型。

（二）中医病因病机

本病病因常为年老气虚、虚劳产伤等，主要病机为机体脾肺虚弱，中气不足，水道无法通调；或者是元气素虚，孕产损耗肾气，造成肾气不固，膀胱开阖失常、气化无权。

**1. 气血虚弱**　先天不足，年老体弱，或生育过多，损伤气血，或素体气虚，脾气不足，络脉失荣，三焦水道失司，而致遗溺。

**2. 肾气不足**　先天禀赋不足，或老年体弱，久病劳损，亏耗肾气，肾气不足，命门火衰，失于固摄，膀胱气化失常，约束失责，而致尿液溢出。

# 二、诊断与鉴别诊断

（一）诊断

诊断依据以患者的主观症状为主，包括常规查体、妇科检查及相关的神经系统检查，还需相关压力试验、指压试验、棉签试验和尿动力学检查等辅助检查。还需排除急迫性尿失禁、充盈性尿失禁及感染等情况。同时还需进行分度，以指导进一步的治疗。

**1. 临床症状**　腹压增加时不自主漏尿是最典型的症状，单纯的压力性尿失禁并无尿意。但是往往合并有几乎所有的下尿路症状及许多阴道症状，如尿急、尿频甚至尿痛。约80%的压力性尿失禁患者伴有膀胱膨出。

**2. 分度**　有主观分度和客观分度。临床常用的主观分度如下。

Ⅰ度：尿失禁只有发生在剧烈压力下，诸如咳嗽、打喷嚏或慢跑。

Ⅱ度：尿失禁发生在中度压力下，诸如快速运动或上下楼梯。

Ⅲ度：尿失禁发生在轻度压力下，诸如站立时。患者在仰卧位时可控制尿液。

客观分度主要基于尿垫试验，多用的是1h尿垫试验。尿垫试验小于2g为轻度尿失禁，2～10g为中度尿失禁，大于10g为重度尿失禁，40～50g为极重度尿失禁。

**3. 体格检查**　应对包括与尿失禁相关及可能影响下尿路功能的全身疾病进行检查。对于有明显神经系统疾病史者应做详尽的神经系统检查。应明确患者有无盆腔包块、盆腔器官脱垂及阴道萎缩。

**4. 专科检查**

（1）压力试验（stress test）：取截石位，充盈膀胱。嘱患者咳嗽，观察尿道口是否漏尿。如果每次咳嗽时伴随着尿液的不自主溢出，则可提示 SUI。延迟溢尿或有大量的尿液溢出提示非抑制性的膀胱收缩。如果截石位状态下没有尿液溢出，应让患者站立位时重复压力试验。

（2）指压试验（finger pressure test）：检查者把中指、示指放入阴道前壁的尿道两侧，指尖位于膀胱与尿道交接处，向前上抬高膀胱颈，再行诱发压力试验，如压力性尿失禁现象消失，则为阳性。

（3）棉签试验（Q-tip test）：患者取仰卧位，将涂有利多卡因凝胶的棉签置入尿道，使棉签头处于尿道膀胱交界处，分别测量患者在静息时及 Valsalva 动作（紧闭声门的屏气）时棉签棒与地面之间形成的角度。在静息及做 Valsalva 动作时该角度差小于15°为良好结果，说明有良好的解剖学支持；如角度差大于30°，说明解剖学支持薄弱；15°～30°时，结果不能确定。

（4）尿动力学检查（urodynamics study）：包括膀胱内压测定和尿流率测定，主要观察逼尿肌的反射及患者控制或抑制这种反射的能力，并可以了解膀胱排尿速度和排空能力。

（5）膀胱尿道镜检查（cystourethroscopy）：必要时用于辅助诊断，可以帮助诊断膀胱结石、肿瘤、憩室或以前手术的缝合情况。

（6）盆底超声检查：利用即时或区域超声，可获得患者休息和做 Valsalva 动作时关于尿道角度、膀胱基底部和尿道膀胱连接处的运动和漏斗状形成的信息。另外，也可能发现膀胱或尿道憩室及其他异常情况。

（二）鉴别诊断

与本病症状和体征最易混淆的是急迫性尿失禁，可通过详细询问病史、体格检查和尿动力学检查来明确诊断（表 12-4）。

**表 12-4　压力性尿失禁的鉴别诊断**

| 项目 | 压力性尿失禁 | 急迫性尿失禁 |
| --- | --- | --- |
| 症状 | 腹压增加时不自主漏尿，可合并尿频、尿急等下尿路症状 | 伴有强烈尿意的不自主性漏尿 |
| 体征 | 约80%的患者伴有阴道前壁膨出，可见部分或全部阴道壁、宫颈、宫体脱出阴道口外 | 无明显体征 |
| 辅助检查 | 压力试验、指压试验、棉签试验、尿动力学检查可帮助确诊 | 尿动力学检查可协助诊断 |

# 三、治疗

SUI 治疗的目的旨在改善生活质量。分为非手术治疗和手术治疗。预防和生活方式的调整同"盆腔器官脱垂"。

（一）西医治疗

**1. 非手术治疗**　对压力性尿失禁患者推荐首选非手术治疗，尤其是轻、中度压力性尿失禁。非手术治疗具有并发症少、风险小的优点，尤其适合老年患者，可减轻患者尿失禁症状。非手术治疗包括生活方式干预（如控制体重、戒烟、减少含咖啡因的饮料摄入量、避免增加腹压的活动和治疗便秘）、盆底康复锻炼、抗尿失禁子宫托、盆底电刺激、膀胱训练等。30%～60%的患者能改善症状，已证实可提高或治愈轻度的压力性尿失禁，也可延缓压力性尿失禁进一步加重。非手术治疗也可用于手术前、后的辅助治疗。

**2. 手术治疗**　手术治疗原则为修补膀胱颈及尿道的支持力量，压力性尿失禁的手术方法很多，但目前公认的标准术式为耻骨后膀胱尿道悬吊术和经阴道无张力尿道中段悬吊带术。因经阴道无张力尿道中段悬吊带术更为微创，效果肯定、复发率低，被认为是压力性尿失禁手术的金标准。手术治疗一般建议在患者完成生育后进行。

（1）耻骨后膀胱尿道悬吊术：术式很多而命名不同，但均遵循两个基本原则：缝合膀胱颈旁阴道或阴道周围组织，以提高膀胱尿道交界处；缝合至相对结实和持久的结构上，最常见的为缝合至髂耻韧带，即 Cooper 韧带（称 Burch 手术）。Burch 手术目前应用最多，手术后 1 年治愈率为 85%～90%，随着时间推移会稍有下降。

（2）经阴道无张力尿道中段悬吊带术：适用于解剖型压力性尿失禁、尿道内括约肌障碍型压力性尿失禁和合并有急迫性尿失禁的混合性尿失禁。悬吊带术可用自身筋膜或合成材料，经耻骨后、经闭孔悬吊完成。术后 1 年治愈率在 90%左右，最长术后 11 年随诊的治愈率在 70%。

（3）泌尿生殖膈成形术：包括阴道前壁修补术、尿道折叠术等。以 Kelly 手术为代表的阴道前壁修补术曾是压力性尿失禁治疗的主要手术，该手术方法比较简单，仅有术后短期症状缓解，目前已认为并非治疗压力性尿失禁的主要术式。

## （二）中医治疗

主要治法为补中益气、固肾缩尿。

### 1. 气血虚弱证

【主证】不自主漏尿，咳嗽或打喷嚏则加剧，甚则跑跳或站立而尿液不禁自出。

【次证】下腹坠胀感，气短声低，头晕体倦，乏力懒言，面色少华或萎黄。舌淡苔薄白，脉虚无力。

【治法】益气养血，升阳固摄。

【方药】补中益气汤（《脾胃论》）合四物汤（《太平惠民和剂局方》）。

【加减】白带偏多者可加莲子、芡实；小便频数者可加金樱子、山茱萸；如有寒，可加肉桂、干姜；如有热，可加黄芩、牡丹皮等。

### 2. 肾气不足证

【主证】不自主漏尿，咳嗽或打喷嚏则加剧。

【次证】伴腰膝酸软，头晕耳鸣，小便频数或不利，小腹坠胀感。舌质淡苔薄白，脉沉细。

【治法】补肾益气，固精缩尿。

【方药】肾气丸（《金匮要略》）合缩泉丸（《景岳全书》）。

【加减】如尿频重可加覆盆子、五味子、桑螵蛸；气虚明显者可加黄芪、党参、白术；阳虚明显者可加干姜、肉桂、巴戟天等；若伴湿热，可加车前子、薏苡仁、黄柏、苦参。

## （三）其他疗法

### 1. 针灸治疗

根据辨病酌情选取八髎、会阳、膀胱俞、关元、中极、三阴交、气海、肾俞、足三里等，可选用针刺、电针、温针或艾灸治疗。选用穴位以腰骶部穴位、腹部穴位为主。

### 2. 推拿治疗

通过手法推拿刺激穴位加强神经反射功能以达到治疗目的，施以腰骶部、腹部和下肢推拿治疗，手法以按揉、点按、震颤法为主。

### 3. 中成药治疗

（1）补中益气丸（颗粒）：适用于脾气虚弱证。

（2）肾气丸合缩泉丸：适用于肾气不足证。

## （四）中西医结合治疗

轻中度压力性尿失禁中西医结合治疗可以取得较好的疗效，盆底康复锻炼、盆底电刺激，结合针灸治疗和中药口服可以加强控尿能力，改善或消除症状。

**思维导图**

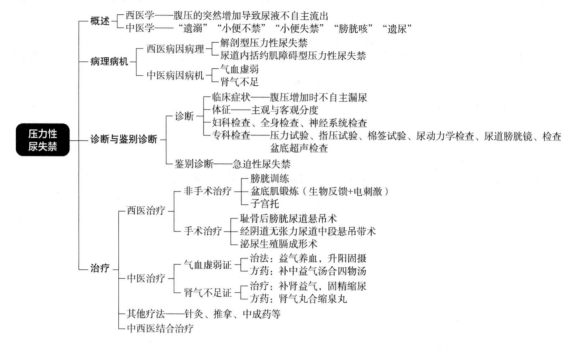

（西医：陈义松）

（中医：王　莉）

# 第三节　盆腔淤血综合征

　　盆腔淤血综合征（pelvic congestion syndrome，PCS）又称卵巢静脉综合征，以慢性盆腔疼痛、性交痛、尿急为主要表现，好发于 20～45 岁育龄期妇女。本病无特异性临床表现，且受疾病认知欠缺和诊断手段限制的影响，临床上对此病常误诊漏诊，严重影响了患者的身心健康。中医学无此病名，根据其临床特征及表现，可归属于"妇人腹痛""经行腹痛"等范畴。

## 一、病理病机

### （一）西医病因病理

　　**1. 病因**　本病病因尚未明确，目前普遍认为可能与解剖结构、激素变化等因素相关，加之遗传、精神压力、生活习惯等其他因素，出现盆腔静脉血流不畅、盆腔静脉充盈扩张等病理表现。

　　（1）解剖结构：女性盆腔内静脉数量多于动脉，且静脉丛吻合支数量众多，导致盆腔区域血流缓慢；同时因吻合支众多，在重要血管发生病变时盆腔静脉回流可能受阻，继发盆腔静脉曲张并发此病。此外盆腔静脉壁薄，缺乏外鞘，弹性较差，容易引起盆腔静脉淤血。

　　（2）激素变化：卵巢内分泌功能紊乱导致外周循环反应性改变，特别在妊娠过程中会产生大量雌激素和孕激素，盆腔静脉极度扩张充血，导致卵巢和盆腔静脉功能不全易发此病，因此多次妊娠女性更易患此病。

（3）其他因素：静脉曲张病变具有遗传倾向，因此盆腔静脉病变可能受到遗传因素的影响。自主神经紊乱在 PCS 中较为常见，其他危险因素还包括长立久坐、习惯性便秘、慢性咳嗽、后位子宫、输卵管结扎和慢性盆腔炎等。

**2. 病理**

（1）子宫病变：子宫内膜间质水肿，静脉充盈扩张。

（2）卵巢改变：初期水肿状，白膜粗糙，较正常组织增大，有时呈囊性改变；长期淤血改变后，则因结缔组织增生使其变硬变小。

（二）中医病因病机

本病主要是以脏腑功能失调为本，瘀血阻滞为标，故临床多为本虚标实之证。其发病多与肝、肾、脾脏密切相关，因瘀血阻滞胞脉、冲任气血不通而致病。

**1. 气滞血瘀** 素性多思多虑，忧思烦怒，肝郁气滞，气为血之母，气滞则血瘀；若血不循经，滞于胞宫，日久成瘀，则阻碍气机流畅。气滞与血瘀相互为病，发为腹痛。

**2. 寒凝血瘀** 冒雨涉水，感受寒邪，或饮食不节，过食生冷，或久居、迁居寒冷之地，使寒邪客于胞宫胞脉，血得寒则凝，以致瘀阻冲任，血行失畅，发为此病。

**3. 痰瘀互结** 素体痰湿内蕴，或因饮食不节，脾失健运，运化不畅，聚而成痰，与气血相互搏结，痰湿瘀结，凝滞于胞宫胞脉，则冲任气血不畅，发为此病。

**4. 气虚血瘀** 脾胃素虚，化源匮乏，后天不足，或大病久病，或失血过多，气血不足，胞脉空虚，故胞宫胞脉失于濡养而发病；兼气虚推动无力，血行迟缓，易成血瘀，冲任胞脉不利，亦可发病。

**5. 肝肾亏虚** 素体先天禀赋不足，或房劳多产，或久病耗损，以致肝肾亏虚，精亏血少，水不涵木；经后产后血海空虚，胞宫胞脉失去濡养，"不荣则痛"，发为本病。

## 二、诊断与鉴别诊断

（一）诊断

PCS 的诊断尚无明确的诊断标准。本病缺乏特异性临床表现，故临床上对 PCS 的诊断是一个排除性诊断的过程，不仅要与其他引起慢性盆腔痛的疾病鉴别，还需和其他系统疾病包括神经症、泌尿系统疾病和胃肠道疾病等相鉴别。其临床表现可归纳为"三痛两多一少"，"三痛"为盆腔坠痛、低位腰痛、性交痛，"两多"为月经量多、白带多，"一少"为阳性体征少。

**1. 临床症状**

（1）疼痛：盆腔疼痛，常为钝痛或下坠痛；腰骶疼痛；深部性交痛。

（2）经带异常：月经量多，经期延长，痛经；白带增多。

（3）其他：尿急，排尿困难，心悸，胸闷、气短，心烦，多梦。

**2. 体征** 无明显阳性体征。

**3. 妇科检查** 子宫颈举痛、子宫体压痛及特定卵巢部位压痛。病情严重者可见阴道壁和宫颈后唇出现充盈曲张的小静脉。宫颈呈紫蓝色，三合诊或肛诊可以触及如阔韧带肿物样柔软的静脉曲张团。

**4. 辅助检查**

（1）彩色多普勒超声：卵巢静脉扩张，盆腔静脉丛迂曲扩张，血液缓慢或有逆向血流信号，卵巢可见囊肿等。

（2）盆腔静脉造影：近段注射造影剂由卵巢静脉反流到远端的卵巢静脉丛，盆腔静脉直径超过 5～10mm 诊断为盆腔静脉功能不全，卵巢静脉丛扩张淤血。

（3）腹腔镜检查：腹腔镜可见盆腔静脉迂曲扩张或扭曲成团。

## （二）鉴别诊断（表 12-5）

**表 12-5　盆腔淤血综合征的鉴别诊断**

| 项目 | 盆腔淤血综合征 | 子宫内膜异位症 | 盆腔炎性疾病后遗症 | 盆腔粘连 | 严重的子宫后屈后倾 |
|---|---|---|---|---|---|
| 症状 | 慢性盆腔疼痛，性交痛，尿急 | 进行性加重的经行腹痛 | 慢性盆腔痛，腰骶痛 | 慢性盆腔痛，腰骶疼痛 | 腰骶下腹坠痛不适 |
| 体征 | 无明显阳性体征 | 宫颈后上方或骶骨韧带处扪及质硬、触痛明显的结节，附件可触及囊实性肿块 | 附件区片状增厚、压痛，宫骶韧带增粗、变硬，有压痛 | 无明显阳性体征 | 双合诊检查子宫呈后屈后倾 |
| 辅助检查 | 盆腔血流图、盆腔造影可以帮助诊断 | 腹腔镜检查可直接看到异位病灶 | 超声、子宫输卵管造影、腹腔镜均可辅助诊断 | 腹腔镜检查、子宫输卵管造影可鉴别 | 超声可提示子宫形态 |

# 三、治疗

PCS 患者临床表现常以慢性盆腔疼痛、性交痛、尿急为主要表现，同时伴随激素水平紊乱、经带改变等临床表现。临床治疗应该根据 PCS 患者的具体情况，进行辨证论治，发挥中西医结合治疗优势，制订个性化的治疗方案，以达到缓解临床症状、维护患者健康和提高生活质量的目的。

## （一）调整生活方式

**1. 改变生活习惯**　习惯性仰卧睡眠、长站久坐、习惯性便秘等因素会诱发盆腔淤血综合征，应改变仰卧位睡眠为侧卧位，采用周期性休息、调节体位等方式，避免长站久坐，减轻由盆腔静脉曲张及血流不畅引起的慢性疼痛症状。

**2. 体育锻炼**　可进行一些低强度、低冲击的体育运动，如散步、慢速深蹲等，为治疗起到辅助增效的作用。

**3. 胸膝卧位**　子宫后位的患者，每日坚持 2～3 次持续 10min 的胸膝卧位，可使盆腔疼痛的症状得到缓和。

## （二）西医治疗

**1. 药物治疗**

（1）缓解疼痛：盆腔淤血综合征患者盆腔内血流异常，从而导致血液滞留和静脉充血，进而可能引发疼痛，可应用前列腺素抑制剂或解热镇痛药物，如吲哚美辛、阿司匹林、塞来昔布、甲氯芬那酸、对乙酰氨基酚片等，从而达到缓解疼痛的目的。

（2）调节激素水平：调节体内激素水平，以醋酸甲羟孕酮、炔诺酮、促性腺激素释放激素激动剂和依托孕烯等激素类药物抑制卵巢功能，减少盆腔血管迂曲充血，增加血管张力，以改善症状。本病易发生在女性育龄期，尚有生育需求的患者应寻找其他替代疗法，不宜长期采用激素药物抑制卵巢功能的治疗方式。

（3）其他：服用肌肉营养药，如谷维素、维生素 E 等促进血管收缩舒张，以增加血管弹性，缓解盆腔静脉曲张，减少淤血发生；适当应用抗生素及肾上腺皮质激素以抗炎、改善毛细血管通透性，或适当给予低分子肝素、肝素钠、右旋糖酐促进血液循环；或给予洛伐他汀、辛伐他丁等提高血液流通速度，降低血管阻力。

**2. 手术治疗**　症状严重的患者，若保守治疗无效，可选择圆韧带悬吊术及骶韧带缩短术、阔韧带筋膜横行修补术、经腹全子宫及双侧附件切除术等式式进行治疗。

（1）圆韧带悬吊术及骶韧带缩短术：适用于肥大、后位子宫，欲留子宫及附件的年轻患者，且不宜做子宫及附件切除者。此式式可恢复子宫正常位置，使盆腔压力降低，减少静脉血管曲张及淤血，缓解盆腔疼痛等症状。此手术方式术后发生感染、出血、疼痛等并发症的概率低，安全度较高。

（2）阔韧带筋膜横行修补术：适用于尚有生育需求的年轻患者，此类患者常因生育过程损伤或其他原因导致阔韧带裂伤，盆腔淤血表现较严重。但手术修补后的患者再次怀孕时需行剖宫产术，以免造成再次损伤。若患者无生育需求，而有严重的阔韧带裂伤，在行此式式的同时行输卵管结扎术。

（3）经腹全子宫及双侧附件切除术：适用于重症及 40 岁以上近绝经期且无生育需求的妇女，此式式将全子宫及双侧附件全部切除，术后进行雌激素替代治疗，能快速缓解患者症状，减少复发的可能。

（三）中医治疗

本病主要是以脏腑功能失调为本，瘀血阻滞为标，因瘀血阻滞胞脉、冲任气血不通而致病，故治疗以"通"为要，总以理气活血、化瘀止痛为治疗准则，使气血条畅，瘀血去而新血生，通则不痛矣。

**1. 气滞血瘀证**
【主证】少腹胀痛，甚则连及腰骶，拒按，经前加剧，性交痛；经行涩滞不畅，色紫暗，有血块。
【次证】情绪不宁，胸闷不适，乳房胀痛，大便干结。舌质暗有瘀点，苔薄白，脉弦涩。
【治法】行气活血，化瘀止痛。
【方药】膈下逐瘀汤（《医林改错》）加郁金、皂角刺。
【加减】若小腹坠胀不适甚则连及前后二阴，加醋柴胡、川楝子理气行滞；若郁而化热，心烦口苦，加栀子清热泻火。

**2. 寒凝血瘀证**
【主证】小腹冷痛，拒按，按之痛甚，遇冷加重，得热则减，经行加剧，性交不适；经期延后，量少，色暗有血块，白带量多，清冷质稀。
【次证】腰酸背痛，畏寒肢冷，大便不实。舌淡，苔白，脉沉紧。
【治法】散寒祛瘀，理气止痛。
【方药】少腹逐瘀汤（《医林改错》）。
【加减】若小腹冷痛较甚，加吴茱萸、艾叶散寒止痛；若肢体酸重，苔白腻，则为寒湿，可加苍术、茯苓、白术健脾祛湿。

**3. 痰瘀互结证**

【主证】小腹钝痛或刺痛，下腹坠胀，性交痛；经期延长、经量过多或过少，白带量多，色白或黄。

【次证】胸脘痞闷，四肢无力，形体肥胖，小便不利，大便黏腻不爽。舌质淡或有瘀斑，舌苔白腻或黄腻，脉滑或涩。

【治法】化痰降浊，化瘀止痛。

【方药】苍附导痰丸（《叶氏女科》）加三棱、莪术。

【加减】若脾气亏虚者，加党参、黄芪、白术健脾益气；若胸脘痞闷、食欲不振者，加山楂、鸡内金消积导滞。

**4. 气虚血瘀证**

【主证】少腹隐痛，腰腹下坠，肛门坠痛不已，行经前痛甚，性交痛；月经量少，夹有血块，带下量多，色白清稀。

【次证】神疲乏力，少气懒言，面色萎黄，小便清长，大便稀溏。舌体胖大，舌质暗淡，边有齿印瘀点，脉沉细涩。

【治法】益气养血，化瘀止痛。

【方药】理冲汤（《医学衷中参西录》）。

【加减】若小腹痛甚，加干姜、小茴香温经止痛；若血虚者，加鸡血藤养血活血。

**5. 肝肾亏损证**

【主证】小腹绵绵作痛，自觉有空虚感，性欲减退；月经先后不定期，经量时多时少，色暗淡，质稀薄。

【次证】腰骶酸痛，头晕耳鸣，面色晦暗，五心烦热，夜尿频。舌红少津，脉沉细。

【治法】补益肝肾，化瘀止痛。

【方药】调肝汤（《傅青主女科》）加川芎。

【加减】若腰痛甚，加续断、桑寄生补肾强腰；若手足心热、眩晕耳鸣，加地骨皮、鳖甲养阴清热。

（四）其他疗法

**1. 中药塌渍及穴位贴敷治疗**　在脐部及周围进行药物贴敷，药物经皮肤渗入后直达盆腔组织，从而提高药物吸收率。同时可配合穴位贴敷，通过刺激穴位以达到疏通经络、调理气血的目的。此方法借助经络的疏通传导作用，可有效改善盆腔局部血液循环，同时减轻炎症反应和疼痛感。

**2. 中药灌肠治疗**　通过保留灌肠的方式，使药物直接经肠黏膜及静脉丛进行吸收，增加药物利用度，提高进入盆腔血液循环中的药物浓度，且可避免苦寒药物耗伤胃气，具有安全、便捷等诸多优势，从而达到改善盆腔血液循环的作用。

**3. 针灸治疗**　在传统技术的针刺、艾灸基础上，结合现代技术的红外线照射、穴位埋线或注射、低频电脉冲刺激等方式，疏通经络，从而更好地增强临床疗效。多取气海、八髎、关元、三阴交和中极等为主穴。

**4. 中成药治疗**

（1）丹鳖胶囊：适用于气滞血瘀证。

（2）少腹逐瘀胶囊：适用于寒凝血瘀证。

（3）散结镇痛胶囊：适用于痰瘀互结证。

（五）中西医结合治疗

盆腔淤血综合征是导致女性慢性盆腔痛的主要原因，约占慢性盆腔痛的 30%。本病临床发病常见，其发病基本原理是由于生理结构及激素水平改变导致女性盆腔区域血流缓慢，盆腔静脉回流受阻，继发盆腔静脉曲张及淤血。虽非炎症变化，但由于盆腔组织长期淤血，相对缺乏营养，故也可能并发组织炎症。近年来中医在治疗盆腔淤血综合征方面取得了显著成果，中西医结合治疗可优势互补。

**1. 基础治疗** 通过改变生活习惯、进行体育锻炼，常做胸膝卧位运动，缓解盆腔淤血综合征症状。

**2. 中西医结合分型管理**

（1）气滞血瘀证：本证常伴有盆腔静脉血流动力学改变，血流速度变缓，血液黏稠度增加，可结合患者具体情况，临床上在中药辨证论治的基础上，可同时联合西药调节。适当给予静脉活性药物及抗凝药物，如阿司匹林、右旋糖酐等，促进血液循环，预防血管栓塞及血栓性静脉炎的发生。

（2）寒凝血瘀证：本证常伴有因前列腺素和催产素等激素水平波动引起的异常子宫收缩，发作时可使患者疼痛感加剧，可用前列腺素抑制剂或镇痛药物来缓解，如吲哚美辛、阿司匹林、塞来昔布、甲氯芬那酸、对乙酰氨基酚片等。

（3）痰瘀互结证：本证常伴有明显盆腔静脉曲张，血管阻力增高，可应用低分子肝素、肝素钠等降低血管阻力。若患者有高脂血症，可联合西药洛伐他汀、辛伐他汀等降低血脂，促进血液循环。

（4）气虚血瘀证：本证常伴有盆腔静脉血管迂曲、疼痛等症状。若患者雌激素水平过高，可联合醋酸甲羟孕酮、炔诺酮、促性腺激素释放激素激动剂和依托孕烯等药物抑制卵巢功能，使体内雌激素水平下降，减少盆腔充血的发生，以缓解症状。

（5）肝肾亏损证：本证常伴有盆腔静脉血管平滑肌功能下降，盆腔静脉壁变薄，弹性降低，可伴有盆腔静脉炎症，临床可服用肌肉营养药如谷维素、维生素 E 等营养血管周围肌肉，促进血管收缩舒张，加速血液流通，缓解疼痛症状。针对其他症状适当应用抗生素及肾上腺皮质激素以抗炎、改善毛细血管通透性。

 **思维导图**

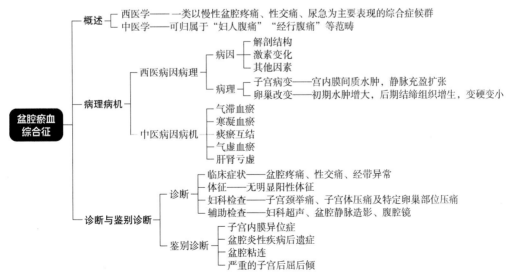

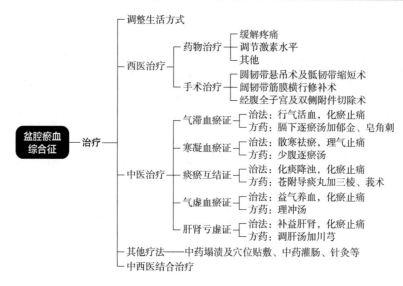

（陈　欣）

 **思考题**

1. 简述盆底器官脱垂的 POP-Q 分期。

2. 简述 POP 的主要证型及辨证施治。

3. 论述压力性尿失禁的诊断要点。

4. 简述压力性尿失禁肾气不足型的治疗。

5. 结合 PCS 的诊断要点，试述如何与引起腹痛的妇科疾病进行鉴别。

6. 结合 PCS 的中西医病因病机，试述如何利用中医药治疗缓解症状。

# 第十三章 妊 娠 病

　　女性在妊娠期间发生的与妊娠相关的疾病称为妊娠病。妊娠病病机复杂，不但严重影响孕妇的身心健康，妨碍妊娠的继续和胎儿的正常发育，甚则威胁母儿生命，应尽早对妊娠相关疾病进行预防、诊断及治疗，以减少不良结局发生。

　　临床常见的妊娠病有自然流产、早产及过期妊娠、妊娠期高血压疾病、妊娠期肝内胆汁淤积症、异位妊娠、妊娠剧吐、前置胎盘、胎盘早剥、多胎妊娠、羊水量异常、胎儿生长受限，常见妊娠合并疾病（心脏病、糖尿病、病毒性肝炎、慢性肾炎、急性肾盂肾炎、甲状腺功能亢进症、甲状腺功能减退症、贫血、特发性血小板减少性紫癜）、母胎血型不合等。中医学妊娠病包括妊娠恶阻、妊娠腹痛、胎漏、胎动不安、滑胎、堕胎小产、胎死不下、异位妊娠、胎萎不长、鬼胎、胎气上逆、胎水肿满、妊娠肿胀、妊娠心烦、妊娠眩晕、妊娠痫证、妊娠咳嗽、妊娠失音、妊娠小便淋痛、胎位不正、过期不产等。关于中、西医疾病之间的相互关系详见各节。

　　西医学对妊娠病病因病机的认识较为复杂，需要具体问题具体分析。而中医学认为，妊娠病的发病原因不外乎禀赋不足、素体虚弱、外感六淫、情志内伤、劳逸过度、房事不节及跌仆闪挫等。常见的发病机理可概括为以下四个方面：①阴血亏虚：女子素体阴虚血少，孕后阴血下注于冲任以养胎元，阴血下聚，阳气上浮，甚或气机逆乱，致阴虚阳亢而发病。②气机阻滞：素性忧郁，郁而气机不畅，随胎体渐长，升降失调加重，滞而成痰、成瘀，而发本病。③脾肾虚损：胞脉系于肾，肾藏精主生殖，因此肾虚则精亏血少，胎失所养或胎元不固。脾为气血生化之源、后天之本，脾虚则气血乏源，胎失所养；脾虚湿聚，泛溢肌肤或水停胞中而发病。④冲气上逆：孕后经血不泻，下聚冲任、胞宫以养胎元，冲脉气盛，伤及胃气或肝气上逆而发病。

　　常见的妊娠病中，先兆流产、先兆早产、妊娠期高血压疾病、妊娠期肝内胆汁淤积症、异位妊娠、妊娠剧吐、胎儿生长受限及一些妊娠合并疾病，中西医结合治疗效果显著，关于具体方案详见各节。妊娠病的治疗原则，是治病与安胎并举：首先胎元正常者，以补肾健脾、滋阴养血、理气清热为主。其次胎元异常者，或胎殒难留，或胎死不下，或母体有疾不宜继续妊娠者，则安之无益，均宜从速下胎以益母。妊娠病论治过程中更需注意以下四个问题：①应借助妊娠试验、超声检查等确定妊娠。②根据临床表现及辅助检查结果，确定其为何种妊娠病。③辨明母体、胎病的不同，如因母病而致胎不安者，其重点在治疗母病，母病去则胎自安；若因胎不安而致母病者，治疗重点应为安胎，胎安则母病自愈。④妊娠期间选方用药需知时刻顾护胎元，凡峻下、滑利、祛瘀、破血、耗气、散气及一切有毒药品，均需慎用或禁用。除在病情需要的情况下，可适当选用，正所谓"有故无殒，亦无殒也"。但在选用时必须严格控制剂量，遵循"衰其大半而止"的原则，以免动胎、伤胎。

## 第一节 自 然 流 产

　　胚胎或胎儿尚未具有生存能力而妊娠终止者，称为流产（abortion）。流产分为自然流产

（spontaneous abortion）和人工流产（artificial abortion）。不同国家和地区对妊娠周数有不同的定义。我国将未达到 28 周妊娠、胎儿体重不足 1000g 终止者，称为流产。妊娠 12 周前称为早期流产（部分为生化妊娠），发生在妊娠 12 周或之后者，称为晚期流产。

自然流产分为先兆流产、难免流产、不全流产、完全流产，还有三种特殊类型：稽留流产、复发性流产、流产感染。中医学有"胎漏""胎动不安""胎动欲堕""堕胎""小产""暗产""胎死不下""滑胎"等之分。

# 一、病理病机

## （一）西医病因病理

### 1. 病因

（1）胚胎因素：早期妊娠发生的流产 50%～60% 是胚胎染色体异常所致；中期妊娠的流产约占 1/3；晚期妊娠发生胎儿死亡仅占 5% 左右。染色体异常包括数目异常或结构异常。其中数目异常以三体多见，其次是 X 单体，三倍体及四倍体少见。结构异常引起流产并不常见，主要有平衡易位、倒置、缺失和重叠及嵌合体等。

（2）母体因素

1）全身性疾病：孕妇严重贫血、心力衰竭、血栓性疾病、慢性消耗性疾病、慢性肝肾疾病、高血压等导致缺血缺氧，可引起流产；孕妇患严重感染、高热疾病可致子宫收缩，导致流产；流感病毒、梅毒螺旋体、衣原体、支原体、弓形虫等感染若引起胎儿染色体畸变可致流产。TORCH 感染虽对孕妇影响不大，但可感染胎儿导致流产。

2）内分泌异常：内分泌功能异常（如黄体功能不足、高催乳素血症、多囊卵巢综合征等）、甲状腺功能异常、糖尿病血糖控制不良等，均可引起流产。

3）子宫异常：子宫畸形（如子宫发育不良、双子宫、单角子宫、子宫纵隔等）、子宫肌瘤（黏膜下肌瘤及某些肌壁间肌瘤）、子宫腺肌病、宫腔粘连等可影响胚胎着床发育而致流产。宫颈重度裂伤、宫颈部分或全部切除术后、宫颈内口松弛等所致的宫颈功能不全可引发流产。

4）强烈应激与不良习惯：妊娠期严重的躯体刺激（如手术、腹部撞击、性交过频）或心理（过度紧张、恐惧、焦虑、忧伤等）、吸烟、酗酒、过量饮用咖啡、海洛因等，可引起流产。

5）自身免疫和同种免疫功能异常：自身免疫功能异常主要发生于抗磷脂抗体、抗 β2-糖蛋白抗体、狼疮样抗凝物阳性的患者，也可同时存在风湿免疫性疾病（如干燥综合征、系统性红斑狼疮等），其次在于抗核抗体阳性、抗甲状腺抗体阳性的患者。同种免疫是基于妊娠属于同种异体移植的理论，母体对胚胎及胎儿的免疫耐受是胎儿在母体内得以生存的基础。同种免疫功能异常包含固有免疫紊乱及获得性免疫紊乱。如夫妇的 HLA 相容性过高，可以造成封闭因子缺乏或自然杀伤细胞的数量或活性异常升高，均有可能引起不明原因复发性流产。

6）血栓前状态：为多种因素引起凝血、抗凝和纤溶系统功能失调或障碍的一种病理过程，通常不导致血栓性疾病，却可引起凝血功能异常增高及纤溶功能降低而形成高凝状态，可导致子宫胎盘部位血流状态改变，并可使局部底蜕膜、胎盘绒毛及脐带血管内形成微血栓，引起胚胎缺血缺氧，导致流产。

（3）父亲因素：精子的染色体异常可导致自然流产，但临床上精子畸形率异常增高是否与自然流产有关尚不明确。

（4）环境因素：过多接触放射线和砷、铅、甲醛、苯、氯丁二烯、氧化乙烯等化学物质可致流产。

**2. 病理** 早期流产中，无胚芽多见于妊娠 8 周前，有胚芽多见于妊娠 8 周后。胚胎多在排出之前已死亡，多伴有底蜕膜出血、周边组织坏死、胚胎绒毛分离，分离后的胚胎组织似异物，可引起子宫收缩，多能完全排出妊娠物。少数排出不全或完全不能排出，易致出血量较多。

晚期流产，胎儿多数排出之前仍有胎心，流产时先出现腹痛，再排出胎儿、胎盘；或在没有明显产兆情况下宫口开张、胎儿排出。少数在排出之前已无胎心，随后胎儿自行排出；或不能自行排出形成肉样胎块，或胎儿钙化后形成石胎。另外还可见压缩胎儿、纸样胎儿、浸软胎儿、脐带异常等病理表现。

（二）中医病因病机

本病病机为冲任损伤，胎元不固。

**1. 肾虚** 先天肾气不足，或房劳多产，或久病、惊恐、孕后不节房事，损伤肾气，肾虚冲任不固，胎失所系，可引起胎漏、胎动不安，甚至屡孕屡堕而成滑胎。

**2. 气血虚弱** 素体虚弱，或饮食劳倦，或思虑过度损伤脾气，气血生化不足，或大病久病耗伤气血，气血虚弱，冲任不固，以致胎漏、胎动不安，甚至屡孕屡堕而成滑胎。

**3. 血热** 素体阳盛，或过食辛热助阳之品，或肝郁化热，或阴虚内热，或外感热邪，热扰冲任，迫血妄行，胎元不固，可致胎漏、胎动不安。

**4. 血瘀** 宿有癥疾，瘀阻胞宫，或孕后起居不慎，跌仆闪挫，气血失调，冲任损伤，胎元不固，可致胎漏、胎动不安。

**5. 感染邪毒** 流产时血室大开，邪毒直犯胞宫，损伤冲任，可导致气血营卫失和，正邪交争而致发热。

## 二、诊断与鉴别诊断

（一）诊断

**1. 临床症状** 有停经史或反复流产史，阴道流血、腰酸、腹痛、阴道排液、妊娠物排出等症状。

**2. 体征** 注意有无贫血及感染征象，测量体温、血压、脉搏、呼吸等。妇科检查注意宫颈口是否扩张，羊膜囊是否膨出，有无妊娠物堵塞宫颈口；子宫大小与停经周数是否相符，有无压痛；双侧附件有无压痛、增厚或包块。

**3. 辅助检查**

（1）超声检查：了解宫内有无孕囊，观察有无胚芽、胎心搏动和胎动等，确定胚胎或胎儿是否存活，并指导治疗。若孕囊形态异常或位置下移，多预后不良。不全流产及稽留流产均可借助超声检查协助确诊。

（2）尿、血 hCG 测定：尿液妊娠试验可快速明确是否妊娠。血 hCG 敏感性更高，动态监测可判断妊娠转归，正常妊娠 6～8 周时，其值每日应以 66% 的速度增长，若 48h 增长速度 <66%，多提示妊娠预后不良。

（3）其他检测：血常规检查可判断出血程度及有无感染。复发性流产患者可行染色体、内分泌因素、免疫因素、血栓前状态、子宫因素等检查。

**4. 流产类型**

（1）常见类型

1）先兆流产（threatened abortion）：指妊娠 28 周前先出现少量阴道流血，常为暗红色或血性白带，无妊娠物排出，随后出现阵发性下腹隐痛或腰背痛。妇科检查：宫颈口未开，胎膜未破，子宫大小与妊娠周数相符。经治疗及休息后症状消失，可继续妊娠。中医学称"胎漏""胎动不安"。

2）难免流产（inevitable abortion）：指流产不可避免。一般由先兆流产发展而来，表现为阴道流血增多，阵发性腹痛加重，或胎膜破裂出现阴道流液。妇科检查：宫颈口已扩张，有时宫颈口可见胚胎组织或羊膜囊堵塞，子宫大小与妊娠周数基本相符或略小。中医学称"胎动欲堕"。

3）不全流产（incomplete abortion）：由难免流产发展而来，部分妊娠物已排出，仍有部分残留在宫腔内或嵌顿于宫颈口处，影响子宫收缩，而致流血不止，甚至发生失血性休克。妇科检查：宫颈口已扩张，子宫颈口可见妊娠组织堵塞及持续性血液流出，子宫小于妊娠周数。中医学称"堕胎""小产"。

4）完全流产（complete abortion）：妊娠物排出完全，阴道流血渐止，腹痛逐渐消失。妇科检查：宫颈口闭合，子宫大小接近正常。中医学属"堕胎""小产"或"暗产"范畴。

（2）其他特殊类型

1）稽留流产（missed abortion）：指胚胎或胎儿已死亡，滞留在宫腔内未及时自然排出者，又称过期流产。表现为早孕反应消失，可有先兆流产症状或无任何症状，子宫不再增大反而较前缩小。如已到妊娠中期，则可见孕妇腹部不增大、胎动消失。妇科检查：宫颈口未开，子宫明显小于妊娠周数，质地不软，胎心未闻及。中医学称"胎死不下"。

2）复发性流产（recurrent abortion）：指与同一性伴侣发生连续 2 次及以上的自然流产者，包含生化妊娠。大多数为早期流产，少数为晚期流产。也有专家认为每次流产的原因不尽相同，称反复自然流产更恰当。中医学称"滑胎""数堕胎"。

3）流产感染（septic abortion）：流产过程中，若阴道流血时间长，有组织残留于宫腔内，可能引起宫腔感染。此类感染常为厌氧菌及需氧菌混合感染，严重时感染可扩散到盆腔、腹腔甚至全身，且可并发盆腔炎、腹膜炎、败血症及感染性休克等，可伴有高热、腹痛等症状。腹部检查时可有压痛、反跳痛及肌紧张。妇科检查：子宫及附件压痛明显，阴道有灼热感，可有脓性白带或败酱样血性分泌物，有臭味。

（二）鉴别诊断

首先应鉴别自然流产的类型，鉴别诊断要点见表 13-1。早期流产还应与输卵管妊娠、葡萄胎、异常子宫出血等鉴别。

表 13-1　各种自然流产类型的鉴别诊断

| 流产类型 | 临床表现 | | | 妇科检查 | |
|---|---|---|---|---|---|
| | 流血量 | 下腹痛 | 组织排出 | 宫颈口 | 子宫大小 |
| 先兆流产 | 少 | 无或轻 | 无 | 闭 | 与妊娠周数相符 |
| 难免流产 | 中→多 | 加剧 | 无 | 扩张 | 与妊娠周数相符或略小 |
| 不全流产 | 少→多 | 减轻 | 部分排出 | 扩张或有物堵塞或闭合 | 小于妊娠周数 |
| 完全流产 | 少→无 | 无 | 全部排出 | 闭 | 正常或略大 |

# 三、治疗

（一）西医治疗

**1. 先兆流产**　适当休息，禁止性生活。黄体功能不全者可肌内注射黄体酮或口服孕激素制剂；甲状腺功能减退者可口服左甲状腺片。经治疗，若阴道流血停止，超声检查提示胚胎存活，可继续妊娠。若临床症状加重，超声检查发现胚胎发育不良，血 hCG 持续不升或下降，提示流产难以避免，应终止妊娠。

**2. 难免流产、不全流产、完全流产、稽留流产**

（1）难免流产：确诊后应尽早使胚胎及胎盘组织完全排出。早期流产应及时行清宫术，并仔细检查妊娠物，送病理检查，建议查绒毛染色体以明确流产原因。晚期流产时，子宫较大，出血较多，可用缩宫素 10~20U 加入 5%葡萄糖注射液 500mL 中静脉滴注，以促进子宫收缩。当胎儿及胎盘排出后需检查是否完全，必要时需行刮宫以清除宫腔内残留物。需给予抗生素预防感染。

（2）不全流产：一旦确诊应尽快行刮宫术或钳刮术，以清除宫腔内残留组织。阴道大量流血伴休克者，需同时输血输液，并给予抗生素预防感染。

（3）完全流产：若流产症状消失，超声检查宫腔内无残留组织，且无感染征象，无须特殊处理。

（4）稽留流产：因胎盘组织机化，与子宫壁紧密粘连，刮宫较困难。晚期流产稽留时间过长可能发生凝血功能障碍，导致弥散性血管内凝血（disseminated intravascular coagulation，DIC），故术前应检查血常规、凝血功能，并做好输血准备。若凝血功能正常，可先口服 3~5 日雌激素类药物，提高子宫肌对缩宫素的敏感性。子宫<12 孕周者，刮宫术中可注射缩宫素以促进子宫收缩减少出血，手术应动作轻柔，避免子宫穿孔。如有残留需再次手术，建议在宫腔镜下残留物取出；子宫≥12 孕周者，可使用米非司酮加米索前列醇，或静脉滴注缩宫素，促使胎儿、胎盘排出。若出现凝血功能障碍，应尽早输注新鲜血、血浆、纤维蛋白原等，待凝血功能好转后，再行刮宫。

**3. 复发性流产**　染色体异常夫妇，应于妊娠前进行遗传咨询，有条件者建议行胚胎植入前遗传学筛查及胚胎种植前基因诊断。自然妊娠者因其胎儿有可能遗传异常的染色体，必须在妊娠中期行产前诊断。宫颈功能不全者应在孕 12~14 周行预防性宫颈环扎术。子宫纵隔、黏膜下肌瘤、宫腔粘连者应在宫腔镜下行纵隔切除、肌瘤剔除及粘连松解术；肌壁间肌瘤若影响妊娠可考虑手术。黄体功能不全者，应在孕后使用黄体酮制剂。甲状腺功能减退者应在孕前及整个孕期补充甲状腺素。糖耐量异常者应在孕前控制好血糖，胰岛素抵抗者可在孕前用胰岛素增敏剂。免疫功能异常、血栓前状态可口服小剂量阿司匹林和（或）皮下注射低分子肝素，继发于自身免疫病的患者，除抗凝治疗外，还需针对病因使用免疫抑制剂。不明原因的复发性流产患者，尤其是考虑同种免疫性流产者，可使用脂肪乳、免疫球蛋白、抗排异等治疗，但仍有争议。

**4. 流产感染**　治疗原则为控制感染同时尽快清除宫内残留物。若阴道流血不多，则先用广谱抗生素 2~3 日，感染得到控制后再行刮宫。若阴道流血量多，可在静脉滴注抗生素和输血的同时，先用卵圆钳钳出宫腔大块残留物以控制出血，切不可用刮匙全面搔刮宫腔，以免感染扩散。术后继续使用抗生素，待控制感染后再行彻底刮宫。若合并感染性休克，应积极行抗休克治疗。如感染严重或已形成盆腔脓肿，应行手术引流，必要时切除子宫。

（二）中医治疗

**1. 先兆流产**　根据阴道出血、腰酸、腹痛、小腹下坠四大症状的性质、轻重程度及全身脉症，综合辨证。治疗以补肾安胎为大法，根据不同的证型辅以益气养血、清热凉血或化瘀固冲等。

（1）肾虚证

【主证】妊娠期阴道少量流血，色淡暗；腰膝酸软，腹痛，或曾有堕胎。

【次证】头晕耳鸣，小便频数，夜尿多。舌淡苔白，脉沉细滑尺弱。

【治法】补肾益气，固冲安胎。

【方药】寿胎丸（《医学衷中参西录》）加党参、白术。

【加减】阴道下血量多，重用续断、菟丝子，加山茱萸、墨旱莲、苎麻根以固冲止血；腹坠明显，加黄芪、升麻益气升提安胎。

（2）气血虚弱证

【主证】妊娠期阴道少量流血，色淡红，质稀薄，或腰腹胀痛，小腹下坠。

【次证】神疲肢倦，面色㿠白，头晕眼花，心悸气短。舌质淡苔薄白，脉细滑。

【治法】补气养血，固肾安胎。

【方药】胎元饮（《景岳全书》）去当归，加黄芪、升麻、阿胶、桑寄生。

【加减】阴道下血多，加乌贼骨、艾叶炭以固冲止血。

（3）血热证

【主证】妊娠期阴道流血，色鲜红或深红，质稠，或腰腹坠胀作痛。

【次证】心烦少寐，口干口渴，尿赤便结。舌质红苔黄，脉滑数。

【治法】清热凉血，固冲安胎。

【方药】保阴煎（《景岳全书》）加苎麻根。

【加减】阴道下血多，加阿胶、墨旱莲、地榆炭凉血止血；腰痛，加菟丝子、杜仲、桑寄生补肾安胎。

（4）血瘀证

【主证】宿有癥疾，或孕后阴道流血，色红或暗红，甚则腰酸、腹痛下坠。

【次证】口干不欲饮，小腹刺痛。舌暗或边有瘀点，脉弦滑或沉弦。

【治法】活血消癥，补肾安胎。

【方药】桂枝茯苓丸（《金匮要略》）加菟丝子、桑寄生、续断。

【加减】不慎跌仆闪挫，伴腰痛腹痛，胎动下坠，阴道流血，神疲倦怠，脉滑无力，方用加味圣愈汤（《医宗金鉴》）。阴道下血较多，去当归、川芎，加艾叶炭、阿胶、苎麻根止血安胎。

**2. 难免流产、不全流产、完全流产、稽留流产**  难免流产、不全流产、完全流产、稽留流产康复期，可根据中医辨证治疗，祛瘀生新，以利复旧。

**3. 复发性流产**  滑胎治疗主张"预防为主，防治结合"。孕前需筛查流产原因，治疗以补肾健脾、益气养血、调理冲任为主，预培其损。孕后可按"胎漏""胎动不安"治疗。

（1）肾虚证

【主证】屡孕屡堕，甚或如期而堕，月经初潮晚，腰膝酸软。

【次证】月经周期延后或时前时后，经量较少，色淡暗；精神不振，头晕耳鸣，眼眶暗黑，或面有暗斑，夜尿频多。舌质淡或淡暗，脉沉弱。

【治法】补肾益气，调固冲任。

【方药】补肾固冲丸（《中医学新编》）。

【加减】偏阳虚，兼畏寒肢冷，小便清长，大便溏薄，舌质淡苔薄，脉沉迟或弱，治宜温补肾阳固冲，方用肾气丸（《金匮要略》）加菟丝子、杜仲、白术；偏阴虚，兼心烦少寐，尿黄便干，形瘦，舌质红苔薄黄，脉细滑而数，治宜养血清热固冲，方用保阴煎加菟丝子、桑寄生、杜仲。

（2）气血虚弱证

【主证】屡孕屡堕，神疲乏力，面色㿠白或萎黄。

【次证】月经周期延后，甚至闭经，月经量少，头晕心悸。舌质淡苔薄，脉细弱。

【治法】益气养血，调固冲任。

【方药】泰山磐石散（《景岳全书》）。

【加减】小腹空坠不适，重用党参、黄芪，加升麻、柴胡升阳举陷；心悸失眠，加酸枣仁、柏子仁、夜交藤养心安神。

（3）血瘀证

【主证】素有癥瘕，孕后屡孕屡堕，时有少腹胀痛或隐痛。

【次证】肌肤无华。舌质紫暗或有瘀斑苔薄，脉细弦或涩。

【治法】祛瘀消癥固冲。

【方药】桂枝茯苓丸（《金匮要略》）。

【加减】小腹刺痛，加当归、生白芍养血和血止痛；腰酸，加菟丝子、桑寄生、杜仲、川断补肾固冲。

**4. 流产感染** 本型多系感染邪毒所致，以清热解毒，祛瘀化湿为大法。

【主证】高热寒战，阴道不规则流血，色如败酱，臭秽，腹痛拒按。

【次证】带下色黄如脓，其气臭秽，尿黄便结。舌质红苔黄腻，脉滑数。

【治法】清热解毒，凉血化瘀。

【方药】五味消毒饮（《医宗金鉴》）合大黄牡丹汤（《金匮要略》）加红藤、败酱草、连翘、茵陈。

## （三）其他疗法

**1. 穴位贴敷治疗** 根据流产的不同类型，辨证选药、配穴进行贴敷。

**2. 中成药治疗** 用于先兆流产、复发性流产。

（1）固肾安胎丸：适用于肾阴虚证。

（2）孕康口服液：适用于气血虚弱证。

（3）滋肾育胎丸：适用于脾肾两虚证。

## （四）中西医结合治疗

自然流产各种类型随着病情变化存在一定的关联性，治疗时需密切关注临床症状及辅助检查，判断胚胎或胎儿是否存活，及时调整治疗方案。

**1. 先兆流产** 应积极保胎治疗，西医根据病因、辅助检查进行治疗，中医以补肾安胎为大法，辨证辅以益气养血、清热凉血或化瘀固冲等。一旦发现胚胎停止发育，则停止保胎治疗，采用中西医结合方法下胎益母。

**2. 难免流产、不全流产、完全流产、稽留流产** 应尽快清除宫内物，必要时辅以抗炎治疗。可根据中医辨证治疗，促进子宫修复，减少术后并发症。

**3. 复发性流产** 治疗需分孕前调治和孕后保胎两个阶段，孕前以"预防为主，防治结合"，西医针对病因进行治疗，如免疫治疗、激素治疗、抗凝治疗等；中医治以补肾健脾、益气养血、调理冲任，预培其损。孕后立即应用中西医药物治疗，以防妊娠丢失。早期 RSA 应保胎至孕12周，晚期 RSA 治疗期限应超过以往殒堕的最大时限 2 周，且无临床症状。

**4. 流产感染** 应在控制感染的同时尽快清除宫内残留物，中医辅以清热解毒，化湿祛瘀。

**思维导图**

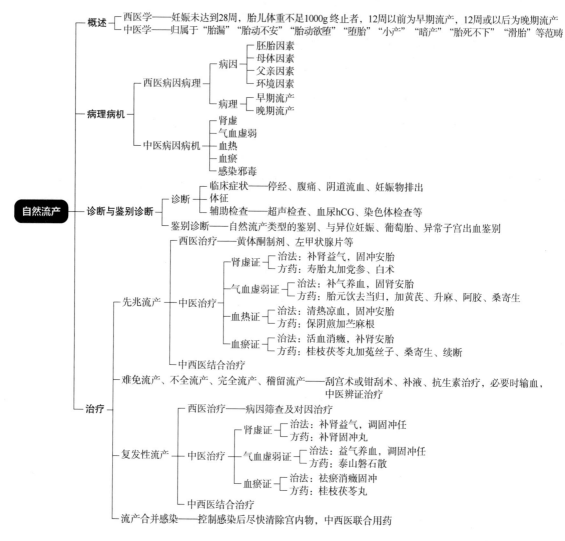

自然流产

- **概述**
  - 西医学——妊娠未达到28周，胎儿体重不足1000g终止者，12周以前为早期流产，12周或以后为晚期流产
  - 中医学——归属于"胎漏""胎动不安""胎动欲堕""堕胎""小产""暗产""胎死不下""滑胎"等范畴

- **病理病机**
  - 西医病因病理
    - 病因
      - 胚胎因素
      - 母体因素
      - 父亲因素
      - 环境因素
    - 病理
      - 早期流产
      - 晚期流产
  - 中医病因病机
    - 肾虚
    - 气血虚弱
    - 血热
    - 血瘀
    - 感染邪毒

- **诊断与鉴别诊断**
  - 诊断
    - 临床症状——停经、腹痛、阴道流血、妊娠物排出
    - 体征
    - 辅助检查——超声检查、血尿hCG、染色体检查等
  - 鉴别诊断——自然流产类型的鉴别、与异位妊娠、葡萄胎、异常子宫出血鉴别

- **治疗**
  - 先兆流产
    - 西医治疗——黄体酮制剂、左甲状腺片等
    - 中医治疗
      - 肾虚证
        - 治法：补肾益气，固冲安胎
        - 方药：寿胎丸加党参、白术
      - 气血虚弱证
        - 治法：补气养血，固肾安胎
        - 方药：胎元饮去当归，加黄芪、升麻、阿胶、桑寄生
      - 血热证
        - 治法：清热凉血，固冲安胎
        - 方药：保阴煎加苎麻根
      - 血瘀证
        - 治法：活血消癥，补肾安胎
        - 方药：桂枝茯苓丸加菟丝子、桑寄生、续断
    - 中西医结合治疗
  - 难免流产、不全流产、完全流产、稽留流产——刮宫术或钳刮术、补液、抗生素治疗，必要时输血，中医辨证治疗
  - 复发性流产
    - 西医治疗——病因筛查及对因治疗
    - 中医治疗
      - 肾虚证
        - 治法：补肾益气，调固冲任
        - 方药：补肾固冲丸
      - 气血虚弱证
        - 治法：益气养血，调固冲任
        - 方药：泰山磐石散
      - 血瘀证
        - 治法：祛瘀消癥固冲
        - 方药：桂枝茯苓丸
    - 中西医结合治疗
  - 流产合并感染——控制感染后尽快清除宫内物，中西医联合用药

（章　勤）

# 第二节　早产及过期妊娠

## 早　产

早产（preterm labor）是指妊娠满 28 周至 37 周的分娩。分为自发性早产（spontaneous preterm birth）和治疗性早产（preterm delivery for maternal or fetal indications）。自发性早产包括胎膜完整早产和未足月胎膜早破（preterm premature rupture of membranes，PPROM）。早产儿孕周越小，体重越轻，预后越差。随着早产儿救治及监护水平的进步，一些国家已将早产时间的下限设定为妊娠 24 周或 20 周。中医学认为"早产"即"妊娠七月以后，日月未足，胎气未全而产者"。在分娩前可参照"胎动不安"辨证论治。

## 一、病理病机

### （一）西医病因病理

**1. 胎膜完整早产** 是最常见的类型，约占 45%。发病机制主要为宫腔过度扩张，如双胎、羊水过多；母胎应激反应；宫内感染，常见病原体为阴道加德纳菌、梭形杆菌、人型支原体、解脲支原体等。

**2. 胎膜早破早产** PPROM 史；体重指数＜19.0kg/m$^2$；营养不良；吸烟；宫颈功能不全；子宫畸形；宫内感染；细菌性阴道病；子宫过度膨胀；辅助生殖技术受孕等。

**3. 治疗性早产** 由于母体或胎儿的原因无法继续妊娠，未达妊娠 37 周采取引产或剖宫产终止妊娠。

### （二）中医病因病机

早产的主要病机是冲任气血失调，胎元不固。

**1. 肾虚** 素体禀赋不足，肾气亏虚，或孕后房事不节，损伤肾气，肾虚冲任不固，胎失所系而早产。

**2. 气血虚弱** 素体气血不足，或孕后脾胃受损，气血生化乏源，胎失载养而早产。

**3. 血热** 素体阳盛，或肝郁化火，或外感热邪，或阴虚内热，致热伤冲任，扰动胎元而早产。

## 二、诊断与鉴别诊断

### （一）诊断

应了解患者病史，如早产史、晚期流产史、是否宫颈功能不全或辅助生殖技术受孕等。

**1. 临床症状** 最初不规则收缩，伴随少量阴道出血或血性分泌物，发展为规则宫缩。临床将早产分为先兆早产、早产临产两个阶段。先兆早产（threatened preterm labor）指出现规则或不规则宫缩，伴宫颈进行性缩短。早产临产（preterm labor）指有规律宫缩（20min≥4 次或 60min≥8 次），伴子宫颈进行性改变或宫颈扩张 1cm 以上或宫颈容受≥80%。

**2. 辅助检查** ①经阴道超声宫颈管长度测定：妊娠 24 周后宫颈长度＜25mm，或宫颈内口漏斗形成伴有宫颈缩短，提示早产风险极大。②宫颈分泌物生化检测：超声测量宫颈管长度 25～30mm 时可进一步行宫颈分泌物生化检测预测早产，包括胎儿纤连蛋白（FFN）（该指标阴性有较大预测价值）、磷酸化胰岛素样生长因子结合蛋白-1（insulin like growth factor binding protein-1，IGFBP-1）、胎盘 α 微球蛋白-1。

### （二）鉴别诊断

早产依据规律宫缩和伴有宫颈管进行性缩短及宫口扩张，与胎盘早剥、前置胎盘、宫颈局部病变出血、妊娠晚期生理性子宫收缩相鉴别（表 13-2）。

**表 13-2　早产的鉴别诊断**

| | | 临床表现 | | | 阴道超声 | | 宫口扩张 |
|---|---|---|---|---|---|---|---|
| | | 出血 | 腹痛 | 子宫收缩 | 宫颈管缩短 | 胎盘 | |
| 早产 | 先兆早产 | 无 | 无 | 规则或不规则 | 有 | / | 无 |
| | 早产临产 | 有 | 无 | 规则（20min≥4 次或 60min≥8 次） | 有 | / | 有 |
| 胎盘早剥 | | 有（陈旧不凝血） | 持续，宫缩间歇不缓解 | 可有 | 可有 | 胎盘后血肿 | 可有 |
| 前置胎盘 | | 可有 | 无 | 可有 | 可有 | 位置异常 | 可有 |
| 宫颈局部病变出血 | | 有 | 无 | 无 | 无 | 无 | 无 |

## 三、治疗

胎儿存活，无宫内窘迫，胎膜未破者，应抑制宫缩，尽力维持妊娠至 34 周。如无法继续妊娠，应尽可能提高早产儿的存活率。中医以补肾、益气养血安胎为主。

### （一）调整生活方式

避免情绪紧张，吸氧。宫缩频繁但宫颈尚未改变者，降低活动强度，避免长时间站立；已出现宫颈改变迹象的先兆早产者，住院并注意休息；已早产临产者，则住院治疗。

### （二）西医治疗

**1. 药物治疗**

（1）促使肺成熟：对妊娠 24～34$^{+6}$ 周，预计会在 1 周内早产或早产临产者，推荐使用 1 个疗程地塞米松或倍他米松（方法：地塞米松注射液 6mg 肌内注射，1 次/12h，共 4 次；或倍他米松注射液 12mg 肌内注射，24h 后再重复一次）。如果 1 周内未分娩，而再次出现早产表现，可给予第二个疗程，一般不使用更多疗程。

（2）抑制宫缩：为促胎肺成熟和宫内转运赢得时间。

1）钙通道阻滞剂（calcium channel blocker）：常用药物为硝苯地平（nifedipine），初始剂量为 20mg 口服，后每次 10～20mg，每日 3～4 次，根据宫缩情况调整。服药期间注意监测血压。

2）前列腺素合成酶抑制剂（prostaglandin inhibitors）：常用药物为吲哚美辛（indomethacin），初始剂量 50～100mg，可阴道、直肠给药；也可口服，25mg/6h，维持 48h。其可通过胎盘，用药过程中应对羊水量及胎儿动脉导管血流情况进行严密监控。

3）β 受体激动剂：常用药物有利托君（ritodrine），初始给药 50～100μg/min 静脉滴注，每 10min 可增加剂量 50μg/min，至宫缩止，最大剂量不超过 350μg/min，持续 48h。用药期间观察心率和主诉，控制输液量（不超过 2000mL/d），以免发生肺水肿。若患者心率>120 次/分，减滴数；若心率>140 次/分，停药；若发生胸痛，停药并行心电监护。

4）缩宫素受体拮抗剂：常用药物有醋酸阿托西班。初始剂量为 6.75mg 静脉滴注 1min，接着 18mg/h 维持 3h，继续 6mg/h 持续 45h。

5）硫酸镁：能降低早产儿的脑瘫风险，减轻 32 周及以下胎龄早产儿的脑瘫严重程度。妊娠 32 周前早产临产或择期剖宫产术在即（分娩前 4h 内最佳），推荐应用硫酸镁保护胎儿中枢神经系统。用法：硫酸镁 4～5g 静脉注射或快速滴注，随后 1.0～2.0g/h 缓慢滴注 12h，一般用药不超过 48h。

（3）控制感染：抗生素可有效延长破膜至胎儿娩出的时间。有条件者可做羊水感染指标相关检查，阳性者应根据药敏试验选用对胎儿安全的抗生素。对于未足月胎膜早破者，必须预防性使用抗生素。

（4）适时终止早产的治疗：下列情况需停止早产治疗。宫缩进行性增强，经治疗无效者；宫内感染者；继续妊娠对母胎的危害大于促胎肺成熟对胎儿的益处时；妊娠≥34 周，如无母胎并发症，应停用宫缩抑制剂，无须干预，监测母胎情况即可。

**2. 分娩期处理** 小于 32 孕周的早产儿，有条件者应尽早转运到有优质早产儿救治能力的医院分娩。大多数早产儿可经阴道分娩；产程中监护胎儿状况；不推荐常规会阴切开，不支持使用无指征的产钳助产术；针对臀位，特别是足先露者根据当地早产儿救治条件，评估剖宫产利弊，选择适合当地实际情况的分娩方式。早产儿出生后延长断脐时间≥60s，同时尽快擦干皮肤、保暖。

**3. 辅助治疗**

（1）孕酮制剂：孕酮预防早产有一定作用，一般用于单胎、妊娠中期宫颈短的孕妇，不管是否有晚期流产或早产史。

（2）宫颈环扎术：根据环扎时机、目的，可分为预防性宫颈环扎术、紧急宫颈环扎术、应急性宫颈环扎术。

（3）小剂量阿司匹林：在早产高发地区，妊娠 12 周后可给予小剂量阿司匹林口服，预防早产。

（三）中医治疗

参见"先兆流产"。

（四）其他疗法

穴位贴敷：将安胎中药制成糊剂贴敷于关元、肾俞、神阙穴等。

（五）中西医结合治疗

**1. 基础治疗** 定期产前检查，尽早发现早产高危因素，并对存在的高危因素进行评估和处理，指导孕期卫生。

**2. 中西医结合分型管理**

（1）肾虚：本证型患者多合并早产、流产史，应行早产预测；在中药辨证论治基础上结合预防宫缩药物。

（2）气血虚弱：本证型患者临床上可表现为自身营养欠佳，或合并宫颈功能不全，必要时需行宫颈环扎术，在中药辨证论治基础上结合预防宫缩药物，药物选择循序渐进。

（3）血热：本证型患者可表现为孕早期反复阴道出血，临床需谨慎宫内感染，在中医辨证论治的基础上，积极预防和控制感染。

**思维导图**

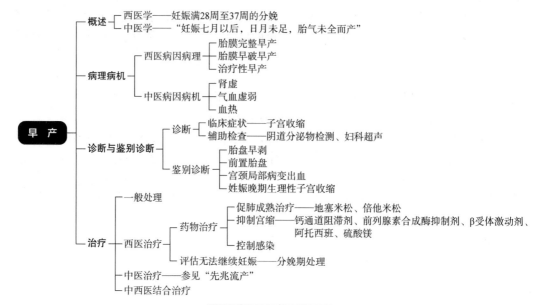

# 过 期 妊 娠

过期妊娠（postterm pregnancy）是指平时月经规则，妊娠达到或者超过42周尚未分娩者。其发生率占妊娠总数的 3%～15%，过期妊娠的围生儿患病率和死亡率增高，并随妊娠期延长而增加。中医学称本病为"过期不产"。

## 一、病理病机

### （一）西医病因病理

**1. 病因**

（1）雌、孕激素比例失调：内源性前列腺素和雌二醇分泌不足而孕激素水平增高，孕激素又抑制前列腺素和缩宫素，抑制子宫收缩，使分娩发动延迟。

（2）头盆不称：头盆不称时胎先露部对宫颈内口及子宫下段的刺激不强可致过期妊娠。

（3）胎儿畸形：如无脑儿，由于无下丘脑，垂体-肾上腺轴发育不良或缺如，雌激素的前身物质 $16\alpha$-羟基硫酸脱氢表雄酮不足，使雌激素分泌减少；或小而不规则的胎儿不能紧贴子宫下段及宫颈内口诱发宫缩，导致过期妊娠。

（4）遗传因素：某家族、某个体反复发生过期妊娠，提示可能与遗传因素相关。胎盘硫酸酯酶缺乏症亦可导致过期妊娠。

**2. 病理**

（1）胎盘：过期妊娠的胎盘病理有两种类型：一是胎盘功能正常，外观、镜检与足月胎盘相似，仅重量略增；另一种是胎盘功能下降。

（2）羊水：正常妊娠38周后，羊水量逐渐减少，至怀孕42周时急剧减少，约30%的孕妇减至 300mL 以下；羊水粪染率显著增高，是足月妊娠的2～3倍，若同时伴有羊水过少，羊水粪染率可达 71%。

（3）胎儿：胎儿生长模式有以下三种。

1）正常生长及巨大儿：胎盘功能正常，约 25%的胎儿体重增加为巨大胎儿。其中 5.4%的胎儿出生体重超过 4500g。

2）胎儿过熟综合征：胎儿过熟与胎盘功能下降、胎盘血流灌注不足、胎儿缺氧及营养缺乏等有关。表现为皮肤干燥、松弛、起皱、脱皮；胎脂消失、皮下脂肪减少、身体瘦长；头发浓密，指（趾）甲长；新生儿睁眼、异常警觉和焦虑，貌似"小老人"。因羊水减少和胎粪排出，胎儿皮肤黄染，羊膜和脐带呈黄绿色。

3）胎儿生长受限：小样儿可与过期妊娠并存，后者更增加胎儿的危险性，约 1/3 过期妊娠死产儿为生长受限小样儿。

## （二）中医病因病机

**1. 肝肾不足** 素体虚弱，形体消瘦，加之妊娠期间，气血荫养胎元，肝肾阴精益亏，致过期不产。

**2. 气虚血瘀** 素体虚弱，或久病体虚，或内伤脾气，使气虚运血无力，胞脉瘀阻，致过期不产。

**3. 寒凝血瘀** 素体虚寒，或感受寒邪，寒凝血瘀，胞脉阻滞，致过期不产。

# 二、诊断与鉴别诊断

## （一）诊断

准确核实妊娠周数，判断胎儿安危状况是诊断的关键。

**1. 临床症状** 平素月经规则，≥42 周尚未分娩。精确孕周是关键，可以通过病史（如末次月经、排卵日期、性行为日期和辅助生殖技术日期）、临床症状（早孕反应、胎动出现日期、子宫大小）及实验室检查（超声、血 $\beta$-hCG、尿 hCG）等来判断。

**2. 辅助检查**

（1）胎动情况：胎动频率明显减少，提示胎儿宫内缺氧。

（2）胎儿电子监护仪监测：无应激试验（NST）无反应型需做催产素激惹试验（OCT）。OCT 多次出现胎心晚期减速，提示胎儿有缺氧。出现胎心变异减速，常提示脐带受压，多与羊水过少有关。

（3）超声检查：观察胎动、胎儿肌张力、胎儿呼吸运动及羊水量，每周 1～2 次。借助脐血流检查仪检查胎儿脐动脉血流 S/D 比值，判断胎盘功能及胎儿安危。

## （二）鉴别诊断

本病需与既往月经不规则，妊娠达到或者超过 42 周未分娩者相鉴别。

# 三、治疗

过期妊娠一旦确诊应予及时终止妊娠。

## （一）西医治疗

**1. 促宫颈成熟** 在宫颈不成熟情况下直接引产失败率较高，增加剖宫产率。评价宫颈成熟度的主要方法是 Bishop 评分。Bishop 评分≥7 分者，可直接引产；Bishop 评分<7 分，先促宫

颈成熟再引产。现常用促宫颈成熟的方法有 PGE$_2$ 阴道制剂和宫颈扩张球囊。

**2. 引产术**（induction of labour）　宫颈已成熟即可引产，常用缩宫素静脉滴注诱发宫缩至临产。若胎头已衔接，可先人工破膜，1～2h 后静脉滴注缩宫素引产。人工破膜不仅能刺激体内前列腺素的产生提高引产的效果，还可观察羊水性状，及时评估是否存在胎儿窘迫风险。

**3. 产程处理**　产程中鼓励产妇吸氧、左侧卧位。持续胎心监测，关注羊水性状，必要时取胎儿头皮血测酸碱度，及时发现胎儿窘迫。过期妊娠常伴有胎儿窘迫、羊水粪染，分娩时应做充分准备。羊水胎粪污染严重且黏稠者，胎儿娩出后即刻行喉镜引导下气管插管，清除气管内容物，降低发生胎粪吸入综合征的风险。

**4. 剖宫产术**　由于过期妊娠时胎盘功能减退、胎儿储备能力下降，需适当放宽剖宫产指征。

（二）中医治疗

**1. 肝肾不足证**
【主证】妊娠过期，胎儿不下；腰膝酸软，头晕耳鸣。
【次证】形体消瘦，纳食不香。舌质淡苔薄，脉沉细。
【治法】滋养肝肾，补气活血，缩宫催生。
【方药】助产汤（《中西医结合妇产科学》）。

**2. 气虚血瘀证**
【主证】妊娠过期，不产；神疲乏力，头晕目眩。
【次证】腹胀不适，伴有刺痛。舌暗有瘀苔薄，脉涩无力。
【治法】益气活血，启动宫缩。
【方药】参芪启宫汤（《中西医结合妇产科学》）。

**3. 寒凝血瘀证**
【主证】妊娠过期，胎儿不下；小腹寒凉，四肢不温。
【次证】大便溏，小便清长。舌淡暗苔薄，脉沉紧而涩。
【治法】温经暖宫，活血催生。
【方药】保产无忧散（《傅青主女科》）。

（三）其他疗法

针刺引产：主穴取次髎（双）。配穴取三阴交（双）、合谷（双）。针法：先刺次髎用泻法，次刺三阴交用泻法，最后刺合谷用补法。每次行针 1～5min，留针 10min，每日 2 次，3 日为一个疗程。

（四）中西医结合治疗

选择适合的分娩方式需要考虑到胎盘功能、胎儿大小和宫颈成熟度等因素综合分析。配合中药辨证论治，辅以针刺引产，催生下胎。

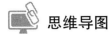 **思维导图**

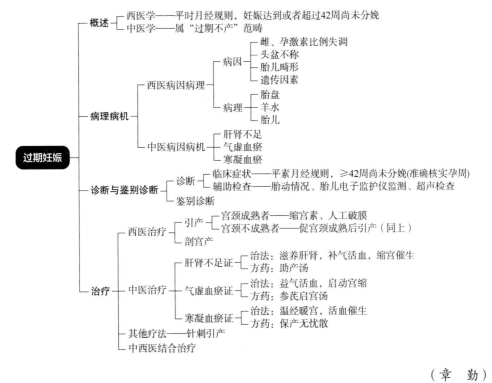

（章　勤）

# 第三节　妊娠期高血压疾病

妊娠期高血压疾病是妊娠并伴有血压升高的疾病，发生率为 5%～12%。严重影响母婴健康，是孕产妇和围产儿死亡的主要原因。

中医学无此病名，根据其临床特征及表现，可归属于"子肿""子晕""子痫"等范畴。妊娠中晚期，孕妇出现肢体面目肿胀者称"子肿"，亦称"妊娠肿胀"；妊娠中晚期孕妇出现头晕目眩，状若眩晕，甚至眩晕欲厥者，称"子晕""子眩"，亦称"妊娠眩晕"；妊娠晚期、临产时或新产后，突然发生眩晕仆倒，昏不知人，两目上视，牙关紧闭，四肢抽搐，全身强直，须臾醒，醒复发，甚至昏迷不醒者，称为"子痫"，又称"妊娠痫证"。

## 一、病理病机

### （一）西医病因病理

**1. 病因**　本病病因和发病机制尚未完全阐明，目前认为属于多因素、多机制及多通路致病的疾病。有关病因和发病机制的主要学说有以下几种。

（1）子宫螺旋小动脉重铸不良：孕早期母体和胎盘间免疫耐受异常，导致子宫螺旋小动脉生理重铸紊乱，胎盘灌注减少，滋养细胞缺血，造成"胎盘浅着床"，从而引发子痫前期。但造成子宫螺旋小动脉重铸障碍的病理机制仍需进一步研究。

（2）炎症免疫反应异常：子痫前期患者呈炎症免疫反应过度激活状态。母胎界面局部的

Toll 样受体家族、蜕膜自然杀伤细胞、巨噬细胞等天然免疫系统的数量、表型和功能异常均可影响子宫螺旋小动脉重铸过程，造成胎盘浅着床，引发子痫前期。CD4$^+$CD25$^+$调节性 T 细胞（regulatory T cell，Treg 细胞）调控 Th1/Th2 免疫状态，如 Treg 细胞显著减少，可使蜕膜局部 T 淋巴细胞呈现 Th1 型漂移，诱发子痫前期。

（3）血管内皮细胞损伤：胎盘缺血/缺氧刺激多种细胞因子释放进入母体循环，这些因子引起广泛的母体内皮功能障碍，导致母体全身血管阻力增加及母体凝血和免疫系统激活。此外，血管内皮损伤还可激活血小板及凝血因子，加重子痫前期高凝状态。

（4）遗传因素：妊娠期高血压疾病家族多发性提示本病可能存在遗传因素，但遗传方式不明。遗传和环境因素的交互作用导致了复杂的表型和异质性。

（5）营养缺乏：以白蛋白减少的低白蛋白血症，钙、镁、锌、硒等缺乏与子痫前期发生发展可能有一定关联。

**2. 病理及对母儿影响**　基本病理变化包括全身小血管痉挛、血管内皮损伤及局部缺血。全身各脏器、各系统灌注减少，多脏器、多系统损害，对母儿造成危害，严重时可导致母儿死亡。

（1）脑：脑血管痉挛及通透性增加，引起脑水肿、充血、缺血、出血及血栓形成等。CT 检查显示脑皮质呈低密度区，并有局部缺血和点状出血等脑梗死表现。大范围脑水肿则表现为感觉迟钝、思维混乱，严重者可出现昏迷或脑疝。子痫前期患者高灌注压可导致明显头痛。子痫的发生与脑血管自身调节功能异常密切相关。

（2）肾脏：肾小球内压力增加致肾小球扩张，出现内皮细胞肿胀，纤维素沉积。肾小球血管损伤和通透性增加，形成蛋白尿。肾血流量及肾小球滤过功能下降，出现血尿酸和肌酐浓度升高。肾功能损害严重可致少尿、无尿甚至肾衰竭。

（3）肝脏：首先表现为血清转氨酶升高，门静脉周围出血、玻璃样物质沉积，严重时门静脉周围坏死和肝包膜血肿形成，引起肝区疼痛，甚至发生肝破裂。

（4）心血管：血管痉挛，管腔狭窄或闭塞，血压升高，外周阻力增加；内皮细胞活化使血管通透性增加，血管内液进入心肌细胞间质，引起心肌缺血、间质水肿、点状出血或坏死，心肌受损，心肌搏动减弱，心输出量明显减少，心血管系统呈低排高阻状态。血容量增加、水钠潴留及血黏度增加等因素加重心脏负担，严重时可出现肺水肿、呼吸困难及心力衰竭。

（5）血液：全身小动脉痉挛及血管壁渗透性增加，导致血液浓缩、血细胞比容上升。如出现血细胞比容降低，大多合并红细胞受损或贫血或溶血。

（6）内分泌及代谢：血浆蛋白减少，组织间液增加，出现水肿。但不能以水肿判断疾病的严重程度。子痫抽搐后，可出现乳酸性酸中毒，酸中毒的严重程度与乳酸的产生、代谢及呼出的二氧化碳有关。

（7）子宫胎盘血流灌注：子宫螺旋动脉重铸障碍，胎盘灌注减少，加之伴有内皮损害及胎盘血管急性动脉粥样硬化，出现胎盘功能下降，影响胎儿发育及供氧，出现胎儿生长受限及胎儿窘迫。底蜕膜螺旋小动脉痉挛或硬化，引起远端毛细血管变性坏死甚至破裂出血导致胎盘早剥，严重时母儿死亡。

（二）中医病因病机

本病发生与孕妇体质密切相关，责之于肝、脾、肾三脏功能失调，主要以脏腑虚损，阴血不足为本，风、火、湿、痰为标。子肿、子晕、子痫虽为不同病证，但其在病因病机及病情发展趋势上有相互内在联系。

**1. 脾肾两虚**　素体脾肾虚弱，因孕重虚，或因孕后饮食不节、忧思劳倦伤脾，或房劳多产伤肾，脾虚运化失司，肾虚不能化气行水，可致水湿停聚，泛溢四肢、肌肤发为子肿。

**2. 气滞湿阻** 素体情志不畅，或因孕后胎体渐长，更碍气机升降，气机郁滞，湿郁泛溢肌肤则为子肿。

**3. 阴虚肝旺** 素体阴虚，孕后阴血下聚养胎，阴血愈亏，阴不制阳，肝阳上亢，上扰清窍，可致子晕。

**4. 脾虚肝旺** 素体脾虚，运化失司，水湿停聚，痰浊内生；脾虚失运，化生精血不足，孕后血聚养胎，精血愈虚，肝失濡养，肝阳偏亢，肝阳夹痰浊上扰清窍，可发为子晕。

**5. 肝风内动** 素体阴虚，孕后血聚养胎，阴虚愈剧，阴不涵阳，肝阳上亢，肝风内动，可发为子痫。

**6. 痰火上扰** 脾肾两虚，水湿停聚，聚湿成痰，郁久化热或孕后阴血养胎，阴虚生内热，热灼液为痰，痰热互结，痰火互炽，上蒙清窍发为子痫。

## 二、分类（表 13-3、表 13-4）

**表 13-3　妊娠期高血压疾病分类**

| 分类 | 临床表现 |
| --- | --- |
| 妊娠期高血压 | 妊娠 20 周后出现血压升高，收缩压≥140mmHg 和（或）舒张压≥90mmHg，于产后 12 周内恢复正常；尿蛋白（-）；产后方可确诊 |
| 子痫前期-子痫 | 妊娠 20 周后出现收缩压≥140mmHg 和（或）舒张压≥90mmHg，伴有尿蛋白≥0.3g/24h，或随机尿蛋白（+） |
| | 或无蛋白尿，但是有以下一项情况者： |
| | 血小板<100×10$^9$/L |
| | 持续性上腹部不适，血清丙氨酸氨基转移酶（ALT）或天冬氨酸氨基转移酶（AST）升高超过正常值 2 倍 |
| | 血肌酐水平>97.24μmol/L 或无其他肾脏疾病时肌酐浓度为正常值 2 倍以上 |
| | 肺水肿 |
| | 新发生的中枢神经系统异常或视觉障碍 |
| | 子痫前期基础上发生不能用其他原因解释的抽搐则为子痫 |
| 慢性高血压并发子痫前期 | 妊娠前慢性高血压，无蛋白尿，妊娠 20 周后出现蛋白尿；或妊娠前有蛋白尿，妊娠后蛋白尿明显增加，或血压进一步升高，或血小板减少<100×10$^9$/L，或出现肝肾功能损害、肺水肿、神经系统异常或视觉障碍等表现 |
| 妊娠合并慢性高血压 | 妊娠 20 周前收缩压≥140mmHg 和（或）舒张压≥90mmHg（除外滋养细胞疾病），妊娠期无明显加重；或妊娠 20 周后首次诊断高血压并持续到产后 12 周以后 |

**表 13-4　重度子痫前期诊断标准**

子痫前期伴有以下一项情况者：

收缩压≥160mmHg 和（或）舒张压≥110mmHg

血小板<100×10$^9$/L

持续性上腹部不适，血清 ALT 或 AST 升高超过正常值 2 倍

血肌酐水平>97.24μmol/L 或无其他肾脏疾病时肌酐浓度为正常值 2 倍以上

肺水肿

新发生的中枢神经系统异常或视觉障碍

## 三、诊断与鉴别诊断

### （一）诊断

需关注妊娠前有无高血压、系统性红斑狼疮、血栓性疾病等病史，有无妊娠期高血压疾病家族史等。

**1. 临床症状** 轻者可无明显自觉症状，随病情发展可出现头晕、头痛、上腹疼痛、恶心、呕吐、视物模糊等。

**2. 体征**

（1）高血压：同一手臂至少两次测量，收缩压≥140mmHg 和（或）舒张压≥90mmHg。若血压较基础血压升高 30/15mmHg，然而低于 140/90mmHg 时，不作为诊断依据，但必须严密观察。

（2）蛋白尿：高危孕妇每次产检均应检测尿蛋白，尿蛋白检查应选中段尿，对可疑子痫前期孕妇应测 24h 尿蛋白定量。尿蛋白的诊断标准有 2 个：①尿蛋白含量≥0.3g/24h；②尿蛋白定性≥（＋）。尿蛋白量不作为评价子痫前期严重程度的标准。

（3）水肿：妊娠期高血压疾病之水肿无特异性，因此不能作为诊断标准及分类依据。

（4）抽搐与昏迷：子痫表现为抽搐、面部充血、口吐白沫、深昏迷；随之深部肌肉僵硬，很快发展成典型的全身高张阵挛惊厥、有节律的肌肉收缩和紧张，持续 1～1.5min，其间患者无呼吸动作；此后抽搐停止，呼吸恢复，但患者仍昏迷，最后意识恢复，但易激惹、烦躁。

**3. 辅助检查**

（1）血液：血常规、肝肾功能、电解质及二氧化碳结合力等测定。

（2）尿液：应测尿常规、24h 尿蛋白定量等。

（3）眼底：视网膜小动脉能够反映体内主要器官小动脉的情况，对估测病情和决定处理有重要意义。

（4）超声：监测胎儿、羊水、胎盘、脐动脉血流等。

（5）其他：肝胆胰脾肾超声检查、动脉血气分析、心脏彩超及心功能检查、头颅 CT 或磁共振检查等，视病情而定。

### （二）鉴别诊断

本病需与妊娠合并慢性肾炎、营养不良性水肿、妊娠合并癫痫发作相鉴别（表 13-5）。

**表 13-5　妊娠期高血压疾病的鉴别诊断**

| 项目 | 妊娠期高血压疾病 | 妊娠合并慢性肾炎 | 营养不良性水肿 | 妊娠合并癫痫发作 |
|---|---|---|---|---|
| 病史 | 孕前有或无高血压病史 | 孕前有慢性肾炎病史 | 饮食失衡，蛋白质摄入不足 | 既往有癫痫发作史 |
| 高血压 | 有 | 有 | 无 | 无 |
| 水肿 | 有 | 有 | 有 | 无 |
| 抽搐与昏迷 | 无或者有 | 无 | 无 | 有 |
| 其他伴随症状 | 头晕、头痛、上腹不适、恶心、呕吐、视物模糊等 | 体倦乏力、腰膝酸痛等 | 消瘦、贫血、乏力等 | 发作时意识丧失，全身肌肉持续性收缩等 |
| 蛋白尿 | 无或者有 | 有，重者可有管型 | 无 | 无 |

## 四、治疗

（一）预防与调护

**1. 定期产前检查** 加强健康教育，使孕妇掌握孕期基础知识，自觉进行产前检查，早期发现，早期干预，积极治疗。

**2. 合理运动** 妊娠期间合理适度运动，合理安排休息。

**3. 慎起居、调情志** 孕期保证充足的休息和睡眠，避免过度劳累、熬夜；稳定情绪，心情舒畅，切忌情绪激动。

**4. 饮食均衡** 孕妇合理食用富含高蛋白、多种微量元素的食物，妊娠期不要求严格限制食盐摄入，妊娠期糖尿病者减少糖分摄入，妊娠期高脂血症者减少脂肪摄入。

**5. 补钙** 补充钙质，对于低钙摄入孕妇建议补钙 1000～2000mg/d。

**6. 抗凝治疗** 有子痫前期高危因素者，建议适时补充低剂量阿司匹林。

（二）西医治疗

治疗目的是控制延缓病情进展，延长胎龄，预防子痫、心脑血管意外和胎盘早剥等严重并发症，改善母婴结局。

妊娠期高血压和轻度子痫前期患者可门诊治疗，需严密随访观察，重度子痫前期及子痫患者应住院治疗。子痫前期-子痫是妊娠期特有的疾病，本病是一种动态性疾病，呈持续性进展，需早期识别。

**1. 一般处理**

1）适当休息，保证充足睡眠。

2）足量蛋白质和热量供给，适量食盐摄入。

3）间断吸氧，每日 2 次，每次 30min。

**2. 抗高血压治疗** 降低子痫、心脑血管意外和胎盘早剥等严重并发症发生风险。

（1）肾上腺素能受体阻滞剂：代表药物拉贝洛尔、酚妥拉明。

拉贝洛尔用法：口服剂量为 50～150mg，3～4 次/日。静脉注射初始剂量 20mg，10min 后降压无效，则剂量加倍，最大单次剂量 80mg，最大总剂量 220mg/d，静脉滴注 50～100mg，根据血压调整滴速，血压稳定后可调整为口服。

酚妥拉明用法：10～20mg 加入 5%葡萄糖溶液 100～200mL 中，以 10μg/min 静脉滴注。

（2）钙离子通道阻滞剂：代表药物硝苯地平、尼莫地平、尼卡地平。

硝苯地平用法：10mg 口服，3～4 次/日，禁舌下含服，24h 总量不超过 120mg。使用时监控血压，警惕血压太低而造成的母婴严重并发症。因其与硫酸镁有协同治疗作用，故不推荐联合使用。

尼莫地平用法：20～60mg 口服，2～3 次/日；静脉滴注：20～40mg 加入 5%葡萄糖溶液 250mL 中，每日总量不超过 360mg。

尼卡地平用法：初始剂量 20～40mg 口服，3 次/日。静脉滴注 1mg/h 起，根据血压情况每隔 10min 调整。

（3）血管扩张剂：代表药物硝酸甘油、硝普钠。

硝酸甘油用法：起始剂量 5～10μg/min 静脉滴注，每 5～10min 增加滴速至维持剂量 20～50μg/min。

硝普钠用法：50mg 加入 5%葡萄糖溶液 500mL 中，以 0.5～0.8μg/（kg·min）的速度静脉缓滴。因其代谢产物对胎儿有毒性作用，故妊娠期仅适用于其他降压药物无效的高血压危象孕妇。用药期间注意监测心率及血压情况。

**3. 解痉**    硫酸镁是预防重度子痫前期子痫发作及控制子痫再发作的重要药物。

（1）用法

1）子痫抽搐：硫酸镁静脉用药负荷剂量 4～6g 加入 25% 葡萄糖溶液 20mL 中缓慢静脉注射 15～20min，或加入 5% 葡萄糖溶液 100mL 中快速静脉注射，15～20min 滴注完毕，继而硫酸镁 1～2g/h 缓慢维持静脉注射。夜间在睡眠前可改为肌内注射，用法：25% 硫酸镁 20mL+2% 利多卡因 2mL 深部臀肌内注射。用药总量 25～30g/24h。

2）预防子痫发作：负荷剂量 2.5～5.0g，维持剂量与控制子痫处理相同。用药时间根据病情需要调整，一般每日静脉滴注 6～12h，24h 总量不超过 25g。

3）子痫复发抽搐：可追加静脉负荷剂量 2～4g，静脉注射 2～3min，继而 1～2g/h 静脉滴注维持。

4）产后新发现高血压合并头痛或视物模糊，建议启用硫酸镁治疗。

5）控制子痫抽搐 24h 后需要再评估病情，病情不稳定者需继续使用硫酸镁。

（2）注意事项：监测血清镁离子浓度，超过 3.5mmol/L 即可出现中毒症状。使用硫酸镁需要膝腱反射存在，呼吸≥16 次/分，尿量≥17mL/h 或≥400mL/24h。镁离子中毒时停用硫酸镁并静脉缓慢注射 10% 葡萄糖酸钙 10mL。如果患者合并肾功能不全、重症肌无力、心肌病等，则硫酸镁使用时应慎用或减量。

**4. 镇静**    使用硫酸镁无效或有禁忌证，可选择镇静药物来预防并控制子痫。

（1）地西泮：2.5～5mg 口服，3 次/日或睡前口服；10mg 肌内注射或静脉缓慢注射。用药超过 30mg/h 可能发生呼吸抑制，总量不超过 100mg/24h。

（2）冬眠药物：哌替啶 100mg、氯丙嗪 50mg、异丙嗪 50mg，1/3 或 1/2 量肌内注射，或加入 5% 葡萄糖溶液 250mL 中静脉缓滴。氯丙嗪可使血压快速下降，导致肾及子宫胎盘血供明显减少，引起胎儿缺氧，甚至胎儿宫内窘迫，并且损害母儿肝脏，故目前仅用于硫酸镁治疗效果不佳者。

（3）苯巴比妥钠：子痫发作，0.1g，肌内注射；预防子痫发作，每次 30mg，口服，3 次/日。本药能够导致胎儿呼吸抑制，故预计分娩前 6h 慎用。

**5. 利尿**    当患者出现全身性水肿、肺水肿、脑水肿、肾功能不全、急性心力衰竭时，可根据病情使用呋塞米等快速利尿剂。

**6. 促胎肺成熟**    胎龄<34 周的子痫前期患者，预计 1 周内可能分娩者使用糖皮质激素促胎肺成熟治疗。可用地塞米松注射液或倍他米松注射液。使用方法：地塞米松注射液 6mg 肌内注射，每隔 12h 一次，共使用 4 次；或倍他米松注射液 12mg 肌内注射，每日一次，24h 后重复使用一次。

**7. 终止妊娠时机和方式**

（1）终止妊娠时机

1）妊娠期高血压、病情未达到重度子痫前期患者可期待治疗至 37 周。

2）重度子痫前期患者：妊娠<26 周经治疗后病情不稳定者建议终止妊娠；妊娠 26～28 周根据母儿情况、当地医疗条件等综合决定治疗方案；妊娠 28～34 周且积极治疗 24～48h 病情仍继续加重，完成促胎肺成熟后终止妊娠；若病情相对稳定，可严密观察期待治疗，并建议转至有较强早产儿救治能力的医疗机构；妊娠>34 周的孕妇，存在威胁母儿的严重并发症和危及生命者或虽病情稳定，存在胎儿生长受限并伴有脐血流异常及羊水过少者考虑终止妊娠；妊娠>34 周仅表现为胎儿生长受限而无胎盘脐血流改变也无羊水过少者，或仅尿蛋白>2g/24h，而无其他重度子痫前期特征需严密监测母儿情况期待治疗。

3）子痫患者：一旦抽搐控制后即可考虑终止妊娠。

（2）终止妊娠方式：如无产科剖宫产术指征，建议阴道试产；短时间内不能阴道分娩，病情有加重和有严重并发症可放宽剖宫产指征。

（3）终止妊娠期间注意事项：注意观察患者有无头痛、视物模糊等自觉症状，监测血压并根据血压情况继续降压治疗；密切监护胎心；积极预防产后出血；产时禁用任何麦角新碱类药物。

**8. 子痫的处理**

（1）一般急诊处理：子痫发作时需保证气道通畅，给予面罩吸氧，密切观察母亲生命体征及胎儿情况等。避免声光等刺激。预防坠床坠地出现外伤、防止唇舌咬伤。

（2）控制抽搐：硫酸镁是治疗子痫及预防再次发作的一线药物。仅当患者存在使用硫酸镁禁忌或硫酸镁治疗无效时，可考虑使用地西泮、苯妥英钠或冬眠合剂控制抽搐。

（3）控制血压，降低颅压：子痫患者死亡的最常见原因是脑血管意外。当收缩压持续≥160mmHg，舒张压≥110mmHg时必须积极控制血压。降低颅压可以使用20%甘露醇250mL快速静脉滴注以预防脑血管并发症。

（4）改善缺氧，纠正酸中毒：面罩和气囊吸氧增加氧气吸入量，监测动脉血气分析，根据病情适量使用4%碳酸氢钠纠正酸中毒。

（5）终止妊娠：一旦抽搐控制后即可考虑终止妊娠。

（6）子痫前期-子痫发生的病因性治疗：控制子痫后，注意查找病因，针对病因积极治疗。

（三）中医治疗

坚持"治病与安胎并举"的治疗原则，采用标本兼顾之法，健脾利水化湿，滋阴平肝潜阳，平肝息风镇痉，根据伴随症状加入安胎之品，慎用滑利、峻下、逐水、耗散之品以免伤及母胎。

**1. 脾肾两虚证**

【主证】妊娠中晚期，下肢肿胀，甚则面浮、遍身俱肿，皮肤颜色淡黄或白，皮薄光亮，按之凹陷；食少纳呆，腰膝酸软，下肢逆冷。

【次证】脘腹胀满，气短懒言，小便短少，或大便溏薄。舌淡胖，边有齿痕，苔白滑或薄腻，脉沉滑无力。

【治法】健脾温肾，化气行水。

【方药】白术散（《全生指迷方》）合苓桂术甘汤（《金匮要略》）。

【加减】若少气懒言，神疲乏力明显者，可加党参、黄芪健脾益气；若腰痛明显者，可加桑寄生、续断、杜仲以强腰固肾安胎；若便溏者，可加白扁豆、莲子化湿健脾止泻。

**2. 气滞湿阻证**

【主证】妊娠中晚期，始于双下肢肿胀，渐渐蔓延至大腿，甚至腹部，皮厚色不变，随按随起；胸胁胀满。

【次证】头晕胀痛，饮食减少。苔薄腻，脉弦滑。

【治法】理气行滞，除湿消肿。

【方药】正气天香散（《证治准绳》）。

【加减】若肿势明显，腹胀纳呆者，可加茯苓、白术、大腹皮健脾渗湿行水；若气喘面肿者，可加桑白皮、杏仁、桔梗宣肺降气，利水消肿；若胸胁胀痛，情志不舒者，可加柴胡、佛手疏肝理气行滞。

### 3. 阴虚肝旺证

【主证】妊娠中晚期，颜面潮红，头晕目眩，视物模糊，五心烦热。

【次证】耳鸣，头胀痛，失眠多梦，口燥咽干。舌红或绛，少苔，脉弦细滑数。

【治法】滋阴养血，平肝潜阳。

【方药】杞菊地黄丸（《医级》）加天麻、钩藤、石决明。

【加减】若阴虚火旺者，可加知母、黄柏滋阴清热降火；若视物不清者，可加草决明、夏枯草、白蒺藜以清热平肝明目；若口苦心烦者，可加竹茹、黄芩以清热燥湿除烦。

### 4. 脾虚肝旺证

【主证】妊娠中晚期，下肢肿胀，甚则面浮肿，头昏头重眩晕，纳少便溏。

【次证】胸闷欲呕，神疲乏力，少气懒言。舌淡胖，或有齿痕，苔白腻，脉弦滑。

【治法】健脾利湿，平肝潜阳。

【方药】半夏白术天麻汤（《医学心悟》）。

【加减】若肿胀明显者，可加猪苓、泽泻以利湿消肿；若头痛明显者，可加蔓荆子、白僵蚕以祛风止痛。

### 5. 肝风内动证

【主证】妊娠晚期或产时或新产后，突发全身抽搐，牙关紧闭，甚则昏不知人。

【次证】眩晕头痛，烦躁不安，面色潮红，手足心热。舌红或绛，苔薄黄或无苔，脉弦细数。

【治法】滋阴清热，平肝息风。

【方药】羚角钩藤汤（《重订通俗伤寒论》）。

【加减】若喉中痰鸣，加竹沥、天竺黄、石菖蒲以清热化痰；若昏迷不醒、病情危重者，可加服安宫牛黄丸以清热镇痉、息风开窍。

### 6. 痰火上扰证

【主证】妊娠晚期或产时或新产后，胸闷泛恶，猝然昏不知人，全身抽搐，牙关紧闭。

【次证】头晕头重，气粗痰鸣。舌红，苔黄腻，脉弦滑而数。

【治法】清热豁痰，息风开窍。

【方药】牛黄清心丸（《痘疹世医心法》）加竹沥、天竺黄、石菖蒲。

（四）中西医结合治疗

妊娠期高血压疾病需产前产时产后综合管理，改善孕产妇和围产儿预后，同时减少老年痴呆症、糖尿病、缺血性心脏病和中风等远期风险。

**1. 基础治疗**　合理运动，饮食均衡，及时补钙，预防性使用阿司匹林。

**2. 中西医结合分型治疗**

（1）脾肾两虚证、气滞湿阻证：本证患者常伴有水肿、蛋白尿，在中医辨证治疗基础上配合降压治疗，必要时可补充白蛋白，利尿治疗。

（2）阴虚肝旺证、脾虚肝旺证：本证患者常伴有头晕头胀，眠差，需降压治疗，必要时镇静治疗。硫酸镁可预防产后子痫。

（3）肝风内动证：本证患者易病情进展为危急重症，如病情进展，出现子痫，需镇静降压控制抽搐，抽搐控制后终止妊娠并预防产后子痫。

（4）痰火上扰证：本证患者需严密监测病情，积极治疗产时和产后子痫。

**思维导图**

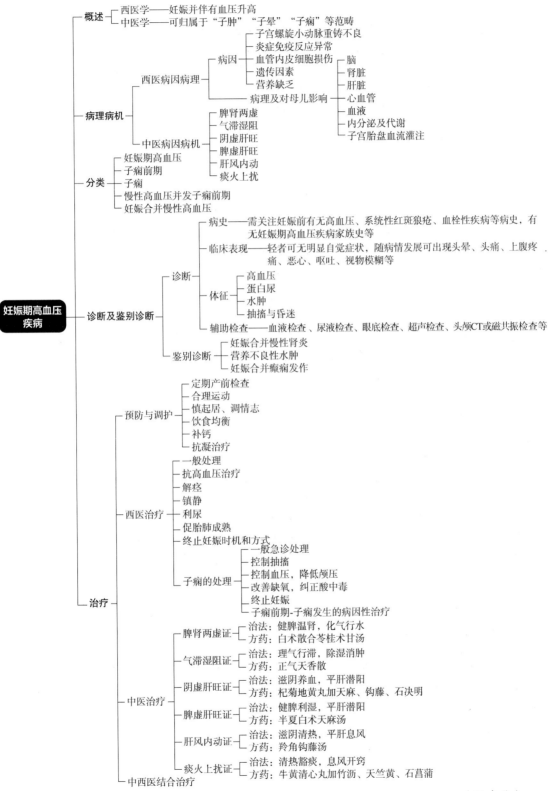

妊娠期高血压疾病
- 概述
  - 西医学——妊娠并伴有血压升高
  - 中医学——可归属于"子肿""子晕""子痫"等范畴
- 病理病机
  - 西医病因病理
    - 病因
      - 子宫螺旋小动脉重铸不良
      - 炎症免疫反应异常
      - 血管内皮细胞损伤
      - 遗传因素
      - 营养缺乏
    - 病理及对母儿影响
      - 脑
      - 肾脏
      - 肝脏
      - 心血管
      - 血液
      - 内分泌及代谢
      - 子宫胎盘血流灌注
  - 中医病因病机
    - 脾肾两虚
    - 气滞湿阻
    - 阴虚肝旺
    - 脾虚肝旺
    - 肝风内动
    - 痰火上扰
- 分类
  - 妊娠期高血压
  - 子痫前期
  - 子痫
  - 慢性高血压并发子痫前期
  - 妊娠合并慢性高血压
- 诊断及鉴别诊断
  - 诊断
    - 病史——需关注妊娠前有无高血压、系统性红斑狼疮、血栓性疾病等病史，有无妊娠期高血压疾病家族史等
    - 临床表现——轻者可无明显自觉症状，随病情发展可出现头晕、头痛、上腹疼痛、恶心、呕吐、视物模糊等
    - 体征
      - 高血压
      - 蛋白尿
      - 水肿
      - 抽搐与昏迷
    - 辅助检查——血液检查、尿液检查、眼底检查、超声检查、头颅CT或磁共振检查等
  - 鉴别诊断
    - 妊娠合并慢性肾炎
    - 营养不良性水肿
    - 妊娠合并癫痫发作
- 治疗
  - 预防与调护
    - 定期产前检查
    - 合理运动
    - 慎起居、调情志
    - 饮食均衡
    - 补钙
    - 抗凝治疗
  - 西医治疗
    - 一般处理
    - 抗高血压治疗
    - 解痉
    - 镇静
    - 利尿
    - 促胎肺成熟
    - 终止妊娠时机和方式
    - 子痫的处理
      - 一般急诊处理
      - 控制抽搐
      - 控制血压，降低颅压
      - 改善缺氧，纠正酸中毒
      - 终止妊娠
      - 子痫前期-子痫发生的病因性治疗
  - 中医治疗
    - 脾肾两虚证
      - 治法：健脾温肾，化气行水
      - 方药：白术散合苓桂术甘汤
    - 气滞湿阻证
      - 治法：理气行滞，除湿消肿
      - 方药：正气天香散
    - 阴虚肝旺证
      - 治法：滋阴养血，平肝潜阳
      - 方药：杞菊地黄丸加天麻、钩藤、石决明
    - 脾虚肝旺证
      - 治法：健脾利湿，平肝潜阳
      - 方药：半夏白术天麻汤
    - 肝风内动证
      - 治法：滋阴清热，平肝息风
      - 方药：羚角钩藤汤
    - 痰火上扰证
      - 治法：清热豁痰，息风开窍
      - 方药：牛黄清心丸加竹沥、天竺黄、石菖蒲
  - 中西医结合治疗

（王克华）

# 第四节 妊娠期肝内胆汁淤积症

妊娠期肝内胆汁淤积症（intrahepatic cholestasis of pregnancy，ICP）是一种产科特有的并发症，多见于妊娠中晚期。其临床特征是皮肤瘙痒和血清总胆汁酸水平升高，多在产后快速消退。可引起胎儿窘迫、死胎、羊水胎粪污染和早产等严重并发症。ICP 发病有明显的地域和种族差异，为 1%～27.6%。再次妊娠有可能复发。

本病属于中医学"黄疸""妊娠身痒"范畴，古人认为本病多属阳黄。

## 一、病理病机

（一）西医病因病理

**1. 病因** 尚在探索阶段，可能与性激素、遗传与环境、疾病与药物等因素有关。

（1）性激素因素：与高雌激素水平状态相关。雌激素阻碍孕妇体内胆汁代谢多通过以下几条途径：①抑制 $Na^+$-$K^+$-ATP 酶活性，导致胆盐排泄障碍；②增加肝细胞膜中胆固醇与磷脂比例，限制胆汁流出；③结合于肝细胞表面的雌激素受体，改变肝细胞蛋白表达，致更多的胆汁反流。而孕激素代谢产物硫酸盐增高，阻碍胆汁分泌，也可引发 ICP。

（2）遗传与环境因素：ICP 发病率有鲜明的种族和地域差异，存在家族聚集现象。此外，本病发病率还与季节有关，冬季高，夏季低。

（3）疾病与药物因素：患有妊娠期高血压、子痫前期、乙型肝炎表面抗原阳性、血小板减少症、高脂血症和妊娠期糖尿病的孕妇，患 ICP 的风险较高。而且肾移植后服用硫唑嘌呤，会导致胆道转运胆汁减少，引起 ICP。

总之，ICP 的发病可能受多种因素影响，个体易患性主要由遗传因素决定，而疾病的严重程度则更多取决于非遗传因素。

**2. 病理**

（1）肝脏对雌激素及其代谢产物产生免疫反应，减少窦状腺囊泡对牛磺酸的摄入，削弱窦状区域 $Na^+$-$K^+$-ATP 酶的活性，改变膜脂结构及流动性，限制胆盐及电解质转移，导致胆汁淤积，血清胆汁酸异常升高，影响脂肪和脂溶性维生素的吸收，增加产后出血风险。

（2）孕妇血清中的胆酸盐增加，在胎盘组织中大量沉积，使胎盘滋养细胞增生，合体细胞微绒毛肿胀、稀少，粗面内质网普遍扩张，新生绒毛粘连致绒毛间腔狭小，造成低血流灌注；血管合体膜减少，影响氧及营养物质的交换吸收，导致胎盘功能下降，胎儿缺氧。

（二）中医病因病机

本病病机为妊娠期胆液不循常道，浸溢肌肤，肌肤失于濡养而见皮肤瘙痒甚至黄疸。

**1. 肝胆湿热** 情绪抑郁，肝郁气滞，内化于热；或过食厚腻肥甘，损及脾土，健运失司，水湿停滞，郁而化热，熏蒸肝胆，胆汁外溢于肌肤。

**2. 肝郁血瘀** 肝胆郁热乘脾，脾土失司，内生湿热夹瘀，熏蒸肝胆，迫使胆汁外溢。

**3. 寒湿困脾** 脾阳失煦，寒湿困遏，孕后阴血下聚养胎，肝血相对匮乏，肝气疏泄过常，使胆汁泛溢肌肤。

## 二、诊断与鉴别诊断

（一）诊断

依据本病的典型临床表现和特殊病史，明确诊断不难，而判断病情轻重和鉴别诊断，需进一步结合实验室检查和其他辅助检查。

**1. 临床症状**

（1）瘙痒：ICP 最先出现的症状是无皮肤损伤的瘙痒，初发于手掌和脚掌，渐渐向肢体近端蔓延，甚者到颜面部，呈持续性，轻重不一，日轻夜重，往往产后数小时至数日间可消退。70%以上患者妊娠晚期出现以上症状，少数患者可在妊娠中期出现。

（2）黄疸：发生率为 10%～15%，常在瘙痒症状发生 2～4 周后出现，分娩后 1～2 周消退。

（3）其他症状：少数患者出现食欲下降、恶心呕吐、腹部不适、腹痛及轻度脂肪痢。

**2. 辅助检查**

（1）血清胆汁酸测定：空腹血清总胆汁酸（total bile acid，TBA）≥10μmol/L 或餐后血清 TBA≥19μmol/L，伴皮肤瘙痒即可做出诊断。

（2）肝功能测定：大部分 ICP 伴有转氨酶轻中度升高，其中以 ALT 多见，可达正常水平的 2～10 倍，一般不超过 1000U/L。部分患者会伴随 γ-谷氨酰转移酶（GGT）和胆红素水平升高，后者以直接胆红素为主。大多 ICP 患者在分娩后 4～6 周肝功能恢复正常。

（3）病毒学检查：完善肝炎病毒、EB 病毒及巨细胞病毒感染检测等，以排除病毒感染。

（4）超声检查：ICP 患者肝脏无特异性改变，肝脏超声检查排除肝脏及胆囊的基础疾病。

**3. ICP 分度**

（1）轻度：血清 TBA 10～39.9μmol/L 或餐后血清 TBA 19～39μmol/L；主要症状为瘙痒，无其余特殊症状。

（2）重度：血清总胆汁酸≥40μmol/L；血清胆红素水平升高；或者症状严重伴多胎妊娠、妊娠期高血压、复发性 ICP、既往有因 ICP 的死胎史或新生儿窒息死亡史等；早发型 ICP 等。符合以上任意一项即可诊断为重度 ICP。

（3）极重度：血清总胆汁酸≥100μmol/L 可作为极重度 ICP 的诊断阈值。

（二）鉴别诊断

ICP 需与妊娠合并急性肝炎、妊娠期急性脂肪肝、子痫前期肝病等鉴别（表 13-6）。

**表 13-6 ICP 的鉴别诊断**

| 项目 | 妊娠期肝内胆汁淤积症 | 妊娠合并急性肝炎 | 妊娠期急性脂肪肝 | 子痫前期肝病 |
|---|---|---|---|---|
| 黄疸 | 可有 | 可有 | 有 | 无 |
| 瘙痒 | 有 | 可有 | 无 | 无 |
| 上腹痛 | 可有 | 有 | 有 | 有 |
| 呕吐 | 可有 | 有 | 剧烈 | 无 |
| 精神症状 | 无 | 无 | 有 | 有 |
| 体温 | 正常 | 升高 | 正常 | 正常 |
| 血压 | 正常 | 正常 | 正常 | 升高 |
| 尿蛋白 | 阴性 | 阴性 | 正常 | 阳性 |
| 转氨酶 | 轻至中度升高 | 轻至中度升高 | 升高 | 升高 |

# 三、治疗

治疗目的是缓解症状，保护肝脏功能，降低血胆汁酸水平，改善围产结局。

（一）一般疗法

夜间休息较差者可使用镇静药物。通过监测胎动、电子胎心监护及超声检查密切监测胎儿宫内情况。轻度 ICP 每 1～2 周复查 1 次 TBA 水平直至分娩，重度和极重度 ICP 需每周复查 1 次 TBA 水平直至分娩。

（二）西医治疗

**1. 药物治疗**

（1）熊去氧胆酸：是治疗 ICP 的一线用药。每日 1g 或 15mg/（kg·d），分 3～4 次口服。可缓解瘙痒和改善生化指标。治疗期间根据病情每间隔 1～2 周复查一次肝功能。

（2）S-腺苷蛋氨酸：是治疗 ICP 的二线用药或联合治疗药物，口服或静脉用药均可，每日用量为 1g。

（3）促胎肺成熟：地塞米松可用于有早产风险的患者。

（4）改善瘙痒症状：薄荷类、炉甘石液等外用药及抗组胺药物均可缓解瘙痒。

（5）预防产后出血：当出现脂肪痢或凝血酶原时间延长时，可口服或肌内注射维生素 K，每日 5～10mg。

**2. 产科处理**

（1）产前监护：对妊娠≥32 周孕妇每周行 NST 试验，以警惕基线胎心率变异或消失；每日监测胎动和定期超声检查，以便及时发现并干预胎儿慢性宫内缺氧和羊水过少。

（2）适时终止妊娠：终止妊娠的时机个体性明显，需综合患者孕周、病情严重程度、治疗效果等后评判。不宜对早期发病、病程较长的重度 ICP 予长时间期待治疗。产前孕妇血清总胆汁酸≥40μmol/L，可预测围产儿不良结局。轻度 ICP 患者建议在孕 38～39 周终止妊娠，重度 ICP 患者在孕 34～37 周终止妊娠，但需全面评价患者的疗效、胎儿状况及是否有其他合并症等。

（3）终止妊娠方式

1）阴道分娩：轻度 ICP、不符合产科和其他剖宫产适应证、孕周＜40 周者，考虑尝试阴道分娩。产程中做新生儿复苏准备，实时监测宫缩及胎心情况，如存在胎儿窘迫可能，应适当放宽剖宫产指征。

2）剖宫产：重度 ICP，既往有 ICP 病史并有与之相关的不良妊娠病史者，高度怀疑胎儿窘迫或存在其他阴道分娩禁忌证者，应剖宫产终止妊娠。

（三）中医治疗

主要治法为清肝利胆、止痒退黄。

**1. 肝胆湿热证**

【主证】妊娠中晚期出现全身皮肤瘙痒，身目俱黄，色鲜若橘；胸脘痞闷满胀。

【次证】恶心欲吐，厌油口苦，尿黄便结。舌红苔黄腻，脉滑数。

【治法】清肝利胆，化湿退黄。

【方药】茵陈蒿汤（《伤寒论》）加黄芩、柴胡、牡丹皮、白鲜皮、白豆蔻。

**2. 肝郁血瘀证**

【主证】妊娠中晚期皮肤干燥瘙痒，夜间尤甚；胸闷胁胀。

【次证】烦躁寐差。舌暗红或有瘀点苔薄，脉细弦涩。

【治法】疏肝解郁，和血祛风。

【方药】当归饮子（《重订严氏济生方》）合四逆散（《伤寒论》）加牡丹皮。

**3. 寒湿困脾证**

【主证】妊娠中晚期出现全身皮肤瘙痒，身目色黄晦暗；脘闷腹胀，畏寒肢冷。

【次证】乏力倦怠，纳差便溏。舌质淡胖苔白腻，脉沉细。

【治法】温阳健脾，燥湿退黄。

【方药】茵陈术附汤（《医学心悟》）合真武汤（《伤寒论》）加陈皮、大腹皮、厚朴。

## （四）其他疗法

**1. 外治法**　可用炉甘石洗剂等制剂外涂，能够一定程度上缓解瘙痒症状。

**2. 中成药治疗**　茵栀黄口服液、消炎利胆片均适用于肝胆湿热证。

## （五）中西医结合治疗

ICP 不仅会引起皮肤持续瘙痒，还会抑制机体吸收脂肪及脂溶性维生素，导致孕妇营养不良，引发产后出血。

**1. 基础管理**　低脂、易消化饮食，适当休息，记胎动数，监测血压及血糖等。

**2. 中西医结合分层管理**

（1）门诊管理：妊娠＜39 周的轻度 ICP 且无规律宫缩者，可门诊观察，口服降胆酸药并结合中药辨证施治，7～10 日为 1 个疗程，根据病情是否有所改善及辅助检查结果进行综合评估，如治疗有效，则继续服药，直至总胆汁酸水平接近正常。根据疾病程度和孕周，适当缩短产前检查间隔，尤其关注孕 28 周前的 ICP，密切监测血总胆汁酸水平和肝功能，加强胎儿监护，如病情加重或伴有其他产科并发症，需住院治疗。

（2）住院管理：妊娠≥39 周的轻度 ICP、妊娠＞36 周的重度 ICP 及 ICP 伴有先兆早产者，均需住院治疗，通过静脉使用 S-腺苷蛋氨酸联合中药辨证论治，并根据病情适时终止妊娠。

 **思维导图**

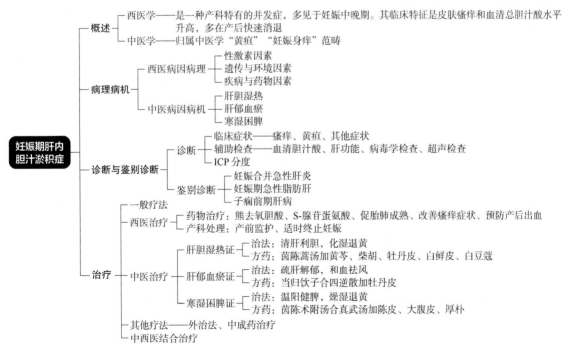

（章　勤）

# 第五节 异 位 妊 娠

异位妊娠是指受精卵在子宫腔以外着床发育，俗称"宫外孕"。其中输卵管妊娠最为常见，占异位妊娠的95%以上。异位妊娠发病率为2%～3%，是妇产科最常见的急腹症，也是孕产妇死亡的主要原因之一。

中医古籍中没有"异位妊娠"的病名，但在"妊娠腹痛""停经腹痛""少腹瘀血""经漏""妊娠下血""癥瘕"等病证中有类似症状的描述。本节重点讲述输卵管妊娠。

## 一、病理病机

（一）西医病因病理

**1. 病因**

（1）输卵管炎症：为最主要病因。炎症使黏膜皱褶粘连、纤毛功能受损，管腔缩窄、蠕动功能受限，导致受精卵运行受阻，发生输卵管妊娠。

（2）输卵管手术史：绝育术后再通，或输卵管粘连分离术、输卵管成形术等，可导致输卵管管腔狭窄，受精卵运行受阻。

（3）输卵管发育欠佳或功能失常：输卵管过长、肌层发育差、黏膜纤毛缺乏等，均可造成输卵管妊娠。此外，精神因素或内分泌调节失败，使输卵管痉挛和蠕动异常，干扰受精卵运送。

（4）其他：宫内节育器、口服紧急避孕药失败，辅助生殖技术，子宫肌瘤等盆腔肿物压迫输卵管，影响输卵管管腔通畅及蠕动，从而增加异位妊娠风险。

**2. 病理**

（1）输卵管的特点：输卵管细长，管腔窄小且管壁薄，无黏膜下组织，受精卵易穿透黏膜上皮接近或进入肌层，受精卵或胚胎多发育不良。常有以下结局。

1）输卵管妊娠流产：多见于妊娠8～12周的输卵管壶腹部或伞端妊娠。若整个胚胎完全剥离掉入管腔，并经输卵管伞端排出到腹腔，形成输卵管妊娠完全流产，出血一般不多。若胚胎部分剥离，仍有绒毛残留输卵管管腔内，形成输卵管妊娠不全流产，可反复出血，形成输卵管内、输卵管周围、盆腔积血和血肿，量多时甚至流入腹腔，形成腹腔血肿。

2）输卵管妊娠破裂：多见于妊娠6周左右的输卵管峡部妊娠，也可以没有停经史。由于管腔窄小，孕卵绒毛侵蚀输卵管管壁并穿透管壁，出现破裂。孕卵由破裂口排出，引起出血，出血量多可引起休克，危及生命。输卵管间质部妊娠较少见，间质部是子宫与卵巢血管的汇集区，血运丰富，一旦破裂极短时间内出现大量腹腔内出血而发生休克。其破裂一般发生在妊娠12～16周。

3）继发腹腔妊娠：当输卵管妊娠流产或破裂后，胚胎流入腹腔，绒毛组织着床于大网膜或肠管壁，胚胎具有活性，继续生存，可形成继发性腹腔妊娠。

4）陈旧性异位妊娠：输卵管妊娠破裂或流产，反复内出血形成的血肿不消散，胚胎失去活性，与周围组织粘连。日久血肿机化形成包块，可存在多年，甚至钙化形成石胎。

5）输卵管妊娠胚胎停止发育并吸收：临床表现不典型，无明确妊娠部位，需要依靠血 hCG 进行诊断，但血 hCG 水平很低，与宫内妊娠流产鉴别有难度。

6）持续性异位妊娠：输卵管妊娠行保守性手术时，若术中妊娠组织清除不全，或残存的滋养细胞仍有活性，出现术后血 hCG 下降少，甚至上升。

（2）子宫的变化：受妊娠期内分泌影响，输卵管妊娠时子宫亦增大变软，子宫内膜发生蜕膜变化，但无绒毛。当孕卵失去活性，随阴道流血排出蜕膜管型或细小蜕膜碎片。

## （二）中医病因病机

本病的主要病机是冲任不畅，孕卵异位着床。

**1. 气虚血瘀** 素体虚弱，或饮食劳倦伤脾，气虚运血无力，血行瘀滞，胎元不能及时运达胞宫，种植发育于胞络之中。气虚无力，胎元部分掉落，胞络损伤则血内溢。

**2. 气滞血瘀** 素性忧郁，或忿怒过度，气机郁滞，气滞而致冲任瘀阻，胞脉运行不畅，孕卵不能按时运达胞宫，则成异位妊娠。

**3. 湿热瘀结** 经期产后，余血未尽，不禁房事，或感染邪毒，湿热入侵，与血互结，冲任瘀阻，胞脉不畅，孕卵不能按时运达胞宫，则成异位妊娠。

# 二、诊断与鉴别诊断

## （一）诊断

输卵管妊娠的临床表现与受精卵着床部位、是否流产或破裂及出血量多少和时间长短等有关。典型症状为停经、腹痛与阴道流血。

**1. 临床症状**

（1）停经：患者多有停经史，但有 25% 的患者自觉无明显停经史。

（2）腹痛：常表现为一侧下腹部隐痛或酸胀痛。发生输卵管妊娠流产或破裂时，突感一侧下腹部撕裂样疼痛，可伴有恶心、呕吐。疼痛范围与内出血量有关，可波及下腹或全腹，甚至可引起肩胛部放射性疼痛。当血液较多，积聚在子宫直肠陷凹时，有肛门坠胀和排便感。

（3）阴道流血：多表现为少量不规则阴道流血，色暗红或深褐，一般比月经量少。少数流血较多者可有子宫蜕膜管型或碎片排出。一般妊娠组织去除后或绒毛滋养细胞失去活性，完全坏死吸收，则阴道流血停止。

（4）晕厥与休克：由于腹腔内出血及剧烈腹痛，轻者出现晕厥，严重者出现失血性休克。出血量越多、越快，症状出现越迅速、越严重，但与阴道流血量不成正比。

**2. 体征**

（1）一般情况：当少量腹腔出血时，血压可代偿性轻度升高；当腹腔出血较多时，可出现面色苍白、脉搏快而细弱、心率增快和血压下降等休克表现。通常体温正常，休克时体温略低，腹腔内血液吸收时体温略升高，但不超过 38℃。

（2）腹部检查：下腹随妊娠时长可有压痛、反跳痛，以患侧为著。出血较多时，出现移动性浊音。陈旧性异位妊娠包块较大或位置较高，腹软且较薄者，可于腹部扪及。

**3. 妇科检查** 阴道少量流血，子宫增大变软。输卵管妊娠未发生流产或破裂者，可能触及胀大的输卵管，患侧轻度压痛。输卵管妊娠流产或破裂者，有内出血，阴道后穹隆饱满，触痛，宫颈举痛或摇摆痛明显。内出血多时，子宫有漂浮感。病变持续时间长，肿块机化变硬，边界可逐渐清晰。输卵管间质部妊娠时，子宫大小与停经月份基本符合，但子宫不对称，一侧角部突出。

**4. 辅助检查**

（1）妊娠试验：动态监测血 hCG 是评价异位妊娠保守治疗效果的重要指标。异位妊娠血hCG 往往低于正常宫内妊娠。血 hCG 阴性不能完全排除异位妊娠。

（2）超声检查：超声检查必不可少，结合血 hCG 水平有助于早期异位妊娠的确诊。

（3）阴道后穹隆穿刺：疑有腹腔内出血或超声检查提示有盆腔积液较多的患者。若穿刺抽出颜色较暗的陈旧不凝血，为阳性，说明有血腹症存在。若穿刺呈阴性，或抽出的是能凝固的新鲜血液，都不能排除异位妊娠。

（4）诊断性刮宫：适用于阴道流血较多的患者，刮出组织送病理检查。

（5）腹腔镜检查：腹腔镜直视下进行检查，及时明确诊断，而且可以在明确诊断的同时行手术治疗。目前很少将腹腔镜作为检查手段，更多的是治疗手段。

（二）鉴别诊断

输卵管妊娠应与宫内妊娠流产、急性输卵管炎、急性阑尾炎、卵巢黄体破裂、卵巢囊肿蒂扭转相鉴别（表 13-7）。

表 13-7　异位妊娠的鉴别诊断

| | 主要症状 | 妇科检查 | 辅助检查 |
|---|---|---|---|
| 输卵管妊娠 | 停经后阴道少量流血，下腹隐痛或突发撕裂样疼痛，恶心、呕吐，甚至晕厥或休克，休克程度与外出血不成正比 | 宫口闭，举痛，附件可触及包块，触痛明显，内出血时直肠子宫陷凹饱满 | 血 hCG 阳性，B 超示宫外可见包块或妊娠囊 |
| 宫内妊娠流产 | 有停经史，阴道不规则流血，难免流产时下腹中央阵发性坠痛加剧，阴道流血增多，色鲜红，有血块或绒毛排出 | 宫颈口开大或见羊水流出或见妊娠组织嵌顿宫颈口 | 血 hCG 阳性，既往 B 超提示宫内可见妊娠囊或胚芽。妊娠囊或胚胎组织排出后 B 超提示宫腔内不均质回声 |
| 急性输卵管炎 | 下腹持续性疼痛，阴道分泌物增多，有异味 | 举宫颈时两侧下腹疼痛 | 血 hCG 阴性，体温升高，白细胞升高，B 超提示附件低回声区，后穹隆穿刺可抽出渗出液或脓液 |
| 急性阑尾炎 | 突发性右下腹疼痛，伴有恶心、呕吐 | 腹肌紧张，麦氏点压痛，妇科检查无阳性体征，直肠指检右侧高位压痛 | 血 hCG 阴性，体温升高，白细胞升高，B 超提示子宫附件无异常 |
| 卵巢黄体破裂 | 多发生在排卵后，同房或剧烈活动后下腹部一侧突发性疼痛 | 无肿块触及，一侧附件区压痛 | 血 hCG 阴性，血红蛋白下降，后穹隆穿刺可抽出不凝血，B 超提示一侧附件区低回声包块 |
| 卵巢囊肿蒂扭转 | 有卵巢囊肿病史，体位改变时突发下腹一侧疼痛，呈持续性，伴恶心呕吐 | 宫颈举痛，一侧附件区可触及包块，蒂部压痛明显 | 血 hCG 阴性，白细胞升高，B 超提示一侧附件区包块，边界清，有条索状蒂 |

# 三、治疗

本病强调早确诊、早治疗。治疗方式取决于异位妊娠的部位、时长及目前病情的缓急轻重。

（一）预防与调护

减少宫腔操作及人工流产术，积极治疗慢性盆腔炎等疾病。

（二）西医治疗

**1. 药物治疗** 保守治疗只适用于输卵管妊娠的某些阶段，有明确的适应证，并且要在有输液、输血及手术抢救条件的医疗机构实施。异位妊娠破损的患者，宜平卧或头低位，建立静脉通道，维持生命体征。

（1）适应证：必须符合下列条件。①早期输卵管妊娠未发生破裂；②输卵管妊娠包块直径＜4cm；③血 hCG＜2000U/L；④无药物治疗的禁忌证；⑤无明显内出血。

（2）禁忌证：①生命体征不稳定；②异位妊娠破裂；③妊娠囊直径≥4cm 或≥3.5cm 并见胎心搏动；④药物过敏、有药物使用禁忌、免疫缺陷等。

（3）代表药物：常用甲氨蝶呤（MTX）。常用治疗方案：①0.4mg/（kg·d），肌内注射，5日为一个疗程；②单次剂量肌内注射，常用 50mg/m$^2$，在治疗第 4 日和第 7 日监测血 hCG，若治疗后 4～7 日血 hCG 下降＜15%，可重复治疗，继续每周监测血 hCG，直到血 hCG 下降至5U/L，需要 3～4 周。

**2. 手术治疗**

（1）适应证：①生命体征不稳定或有明显腹腔内出血者；②异位妊娠治疗过程中有进展者（如血 hCG＞3000U/L 或持续升高、有胎心搏动、附件区大包块）等；③无法随诊者；④药物治疗禁忌证或无效者；⑤输卵管间质部妊娠；⑥持续性异位妊娠保守治疗失败；⑦要求绝育者。

（2）保守手术：适用于对生育有要求的年轻妇女，特别是对侧输卵管阻塞或已切除或有明显病变者。根据受精卵着床部位及输卵管病变情况选择输卵管开窗取胚、伞端挤压、病变段切除及再吻合等术式。

（3）根治手术：适用于无生育要求的输卵管妊娠或内出血并发休克的急重症患者；急重症患者需积极纠正休克，同时快速手术切除患侧输卵管。

**3. 期待治疗** 适用于生命体征平稳、无明显内出血，血清 hCG 水平不高（＜1500U/L），且有明显下降趋势者。期待治疗患者有知情选择权，充分说明病情，征得患者同意。

（三）中医治疗

异位妊娠属"少腹血瘀"，辨之实证或虚实夹杂之证。治疗以活血化瘀为主。

**1. 未破损期**（胎阻胞络证） 指输卵管妊娠尚未破损者。超声显示子宫内膜增厚，宫内未探及妊娠囊，附件区可见妊娠囊或边界不清、回声不均的混合型包块。妊娠试验阳性。

【主证】短期停经，下腹一侧隐痛或胀痛，少量阴道流血。

【次证】恶心、呕吐，纳少厌食。舌红苔薄，脉弦滑。

【治法】活血化瘀，杀胚消癥。

【方药】宫外孕Ⅱ号方（山西医科大学第一医院方）加天花粉、紫草、蜈蚣、全蝎。

【加减】若有阴道出血者，可加小蓟、炒地榆凉血止血。若有腹痛明显者，可加生蒲黄、三七化瘀止痛消癥。

**2. 已破损期** 指输卵管妊娠发生流产或破损者。临床有休克型、不稳定型及包块型。

（1）休克型（气陷血脱证）

【主证】突发一侧下腹剧烈疼痛，面色苍白，血压下降或不稳定。

【次证】四肢厥逆，或冷汗淋漓，恶心呕吐，有时烦躁不安。脉微欲绝或细数无力。

【治法】回阳救脱，补气举陷。

【方药】参附汤（《世医得效方》）合生脉散（《内外伤辨惑论》）加黄芪、柴胡、炒白术。休克型应中西医结合积极抢救，在纠正休克的同时行手术治疗。

（2）不稳定型（胎元阻络、气虚血瘀证）

【主证】停经后下腹一侧疼痛，患侧部位有压痛，拒按。

【次证】血压稳定，少量阴道流血，或头晕神疲，纳差。脉细缓。

【治法】活血祛瘀为主。

【方药】宫外孕Ⅰ号方（山西医科大学第一医院方）。

【加减】若兼气血两虚，头昏心悸者，可加党参、黄芪益气养血；若少腹有血肿包块形成者，可加牡蛎消癥散结；若瘀血内停，日久化热，出现低热起伏，可加金银花、黄芩、赤芍清解郁热。

在此治疗过程中严密观察病情变化，做好抢救休克及手术准备。

（3）包块型（瘀结成癥证）

【主证】腹腔血肿包块形成，腹痛逐渐减轻。

【次证】阴道出血逐渐减少或停止，下腹坠胀不适。舌暗苔薄，脉细涩或弦细。

【治法】活血化瘀，消癥散结。

【方药】宫外孕Ⅱ号方（见未破损期）。

【加减】若兼有气血虚弱，脉弱者，可加党参、黄芪补气。若日久稳定者，可加三棱、莪术行气破血，化瘀消癥，穿山甲、牡蛎软坚散结。

（四）其他疗法

**1. 中成药治疗**

（1）血府逐瘀颗粒：适用于未破损期。

（2）散结镇痛胶囊：适用于未破损期。

**2. 中药外敷治疗** 将侧柏叶、大黄、黄柏、薄荷、泽兰研末，取适量蜂蜜调和，敷于患侧下腹部，活血化瘀消癥，加快包块吸收。每日 1～2 次。

**3. 中药保留灌肠治疗** 以毛冬青、败酱草、忍冬藤、大黄等煎液保留灌肠，促进包块吸收。每次 100mL/d。适用于包块期。

（五）中西医结合治疗

异位妊娠需早期诊断、早期治疗。

**1. 未破损期** 中药以活血化瘀，杀胚消癥为主，可联合使用 MTX。

**2. 已破损期** 休克型患者生命体征不平稳，应中西医结合积极抢救，在纠正休克的同时积极行手术治疗。术后中药辨证治疗。不稳定型患者以活血祛瘀为主，根据其他兼症辨证用药，严密观察生命体征，做好抢救休克及手术准备。包块期以中药辨证治疗为主，根据其他兼症，补气行气破血，软坚散结消癥。

## 思维导图

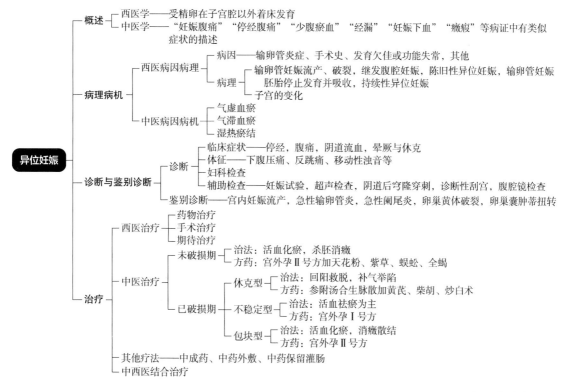

（王克华）

# 第六节　妊　娠　剧　吐

妊娠剧吐指妊娠早期出现严重持续的恶心呕吐，不能进食，并引起脱水、出现酮症甚至酸中毒者。妊娠早期，反复出现恶心呕吐，头晕厌食，甚则食入即吐者，称为"妊娠恶阻"，又称"妊娠呕吐""子病""病儿""阻病"等。若仅见恶心择食，偶有吐涎等，不作病论。通常只有 0.3%～1.0% 的孕妇可发展为妊娠剧吐。

## 一、病理病机

### （一）西医病因病理

**1. 病因**　妊娠剧吐的病因尚不明确。大多认为与 hCG 增高密切相关，亦与雌激素水平、孕妇的精神心理及神经因素等有关。

（1）内分泌因素：①血 hCG 水平增高；②甲状腺功能异常：部分妊娠剧吐患者伴有暂时的甲状腺功能亢进。

（2）精神因素：敏感、紧张、焦虑、忧虑等状态。

（3）其他因素：本病还与生活环境及经济状况、维生素 $B_1$ 缺乏、过敏反应等有关。

**2. 病理**　严重呕吐导致消化液大量丢失，无法进食、摄水，加重血容量不足，使机体渗透压产生变化，水钠代谢紊乱，引起组织脱水、低钠低钾等电解质紊乱。能量摄入不足，脂肪分解加速形成酮体过多积聚，发生代谢性酸中毒。脱水后血容量减少，器官灌注不足，导致组织缺氧、肝肾功能受损，严重者因维生素 $B_1$ 缺乏，甚至发生韦尼克（Wernicke）脑病。

### （二）中医病因病机

本病主要的发病机理为"冲气上逆，胃失和降"。

**1. 脾虚痰滞** 脾胃虚弱，运化失司，痰湿积聚内生，加之孕后血聚养胎，冲脉之血不足，而冲脉之气偏盛，冲脉隶属阳明，冲气夹胃气痰饮上逆犯胃，出现胃失和降，则恶心呕吐或食入即吐。

**2. 肝胃不和** 平素易多怒，郁怒伤肝，孕后血聚养胎，肝血不足，肝气愈旺，导致肝旺侮胃，胃失和降，遂致恶心呕吐。

**3. 气阴两虚** 呕伤气，吐伤阴，阴津不足，饮食难进无法纠正，可致精气耗散，阴液亏损，出现气阴两伤。

## 二、诊断与鉴别诊断

### （一）诊断

妊娠剧吐为排除性诊断，应仔细询问病史，排除可能引起呕吐的其他疾病。

**1. 临床症状** 停经 6 周左右出现，症状逐渐加重，继而呕吐频繁不能进食和水或食入即吐，呕吐物有食物、胆汁或咖啡样物，厌食，或伴头晕、倦怠乏力等症状。妊娠剧吐导致维生素 $B_1$ 及维生素 K 缺乏，急性期言语增多，以后逐渐精神迟钝、嗜睡，个别发生木僵或昏迷；维生素 K 缺乏可出现鼻出血、骨膜下出血甚至视网膜出血。

**2. 体征** 精神萎靡，全身乏力，皮肤干燥，眼球凹陷，体重下降，严重者可出现体温升高，脉搏增快，血压下降，黄疸，嗜睡和昏迷等危象。发生 Wernicke 脑病，表现为眼球震颤、视力障碍、共济失调等。

**3. 妇科检查** 妊娠子宫，子宫大小与孕周相符。

**4. 辅助检查**

（1）妊娠试验：尿妊娠试验阳性。

（2）尿液分析：尿量减少，尿酮体阳性；尿比重增加；尿中可出现蛋白或管型。

（3）血液分析：血常规血细胞比容增高，提示血液浓缩。凝血功能障碍，纤维蛋白原减少。钾、钠、氯浓度降低；严重者可见 ALT、血胆红素、血尿素氮、血肌酐等升高。

（4）B 超：子宫增大如停经月份，宫腔内可见妊娠囊，需注意是否多胎妊娠、葡萄胎、妊娠滋养细胞疾病。

（5）其他检查：必要时进行心电图检查、眼底检查及神经系统检查。

### （二）鉴别诊断

本病需与葡萄胎、妊娠合并急性胃肠炎、妊娠合并病毒性肝炎相鉴别（表 13-8）。

**表 13-8　妊娠剧吐的鉴别诊断**

| | 妊娠剧吐 | 葡萄胎 | 妊娠合并急性胃肠炎 | 妊娠合并病毒性肝炎 |
|---|---|---|---|---|
| 病史 | 有停经史 | 有停经史，阴道不规则流血病史 | 有停经史及饮食不洁史 | 孕前有与肝炎患者接触史或接受输血及血制品的病史 |

续表

| | 妊娠剧吐 | 葡萄胎 | 妊娠合并急性胃肠炎 | 妊娠合并病毒性肝炎 |
|---|---|---|---|---|
| 症状 | 恶心呕吐，甚至食入即吐 | 恶心呕吐较重，阴道不规则出血的同时可伴有水泡状胎块排出 | 上腹部或全腹阵发性疼痛，伴有恶心呕吐，或腹泻 | 恶心呕吐，食欲减退同时伴厌油腻、腹胀腹泻及肝区痛，部分有黄疸 |
| 体格检查 | 子宫增大与停经月份相符 | 子宫大小与停经月份不符，多数大于停经月份 | 胃脘部轻压痛，无反跳痛 | 肝脏肿大，有压痛 |
| 辅助检查 | 尿或血hCG（＋） | 血hCG明显升高，B超示宫腔内典型落雪图像，无胎儿及胎心搏动征 | 大便检查见白细胞及脓细胞 | HBsAg（＋）或肝功能异常，血清胆红素增高 |

# 三、治疗

## （一）预防与调护

**1. 心理调护** 调情志，保持精神愉快，克服恐惧心理，增强治愈信心。

**2. 合理饮食** 进食清淡而富于营养的食物，以流质、半流质饮食为主，勿食生冷、油腻及辛辣之品，宜少食多餐。

**3. 药味适宜** 用药宜清淡，药味宜少，宜浓煎，少量频服；汤药中可适当加生姜汁。

## （二）西医治疗

轻度患者可门诊治疗，中度患者根据病情门诊或住院治疗，重度患者需住院综合治疗。住院治疗包括静脉补充能量，补充多种维生素尤其是B族维生素，纠正脱水及电解质紊乱，合理应用止吐药物，防治并发症。

**1. 情感及行为指导** 对情绪不稳定者给予心理疏导，正确认识和对待妊娠剧吐。避免接触容易诱发呕吐的气味或食物等。避免晨起空腹，少量多餐。

**2. 补充治疗，调整电解质紊乱** 每日静脉补液量维持在3000mL左右，观察每日出入量，维持尿量≥1000mL/d。补充钾、钠等纠正电解质紊乱，补钾3～4g/d，严重低钾血症时可补钾至6～8g/d。补充维生素$B_6$、维生素$B_1$、维生素C，可极化液输注补充能量。见尿补钾，遵循静脉补钾原则；注意先补充维生素$B_1$以防止发生Wernicke脑病。同时动态监测电解质水平、酮体情况、心电图和肝肾功能等。

**3. 止吐药物** 维生素$B_6$或维生素$B_6$-多西拉敏复合制剂、甲氧氯普胺、昂丹司琼（恩丹西酮）、异丙嗪或糖皮质激素。鉴于糖皮质激素妊娠早期应用与胎儿唇裂相关，应避免在孕10周前使用，仅作为顽固性妊娠剧吐患者的最后止吐方案。

## （三）中医治疗

以调气和中，降逆止呕为大法。用药时需兼顾胎元，如有胎元不固，则酌加安胎之品。凡重坠沉降之品不宜过用；升提补气之品亦需少用。

**1. 脾虚痰湿证**

【主证】妊娠早期，恶心呕吐，不欲饮食，甚则食入即吐，口淡无味，呕吐物为清水或痰涎或食物。

【次证】头晕懒言，神疲倦怠，嗜睡。舌淡苔白，脉缓滑无力。

【治法】健脾化痰，降逆止呕。

【方药】香砂六君子汤（《古今名医方论》）加生姜。

【加减】若口腻痰多，时时流涎者，可加益智仁、白豆蔻、石菖蒲以温脾豁痰摄涎。

**2. 肝胃不和证**

【主证】妊娠早期，恶心呕吐，甚则食入即吐，呕吐酸水或苦水。

【次证】心烦口苦，胸胁胀满，嗳气叹息。舌质红苔薄黄或黄，脉弦滑数。

【治法】清肝和胃，降逆止呕。

【方药】橘皮竹茹汤（《金匮要略》）。

【加减】若口苦口渴明显者，可加芦根、石斛、栀子清热益胃生津；若头晕明显者，可加杭菊花、钩藤以清热平肝。

**3. 气阴两虚证**　上述证型皆可因呕吐不止、无法饮食而发展为本证。

【主证】呕吐剧烈，甚至呕吐咖啡物或血性分泌物，形体消瘦，眼眶下陷，四肢无力，唇舌干燥。

【次证】发热口渴，精神萎靡，便秘，尿少。舌红少津苔薄黄或花剥，脉细数无力。

【治法】益气养阴，和胃止呕。

【方药】生脉散（《内外伤辨惑论》）合增液汤（《温病条辨》）加竹茹、芦根、乌梅。

【加减】若呕吐物中带有血性分泌物，可酌加白及、藕节、白茅根以凉血止血。

（四）其他疗法

**1. 中成药治疗**

（1）香砂养胃丸：适用于脾胃虚弱证。

（2）左金丸：适用于肝胃不和证。

（3）生脉饮口服液：适用于气阴两虚证。

**2. 穴位封闭治疗**　维生素 $B_6$ 足三里穴位封闭治疗。

**3. 耳穴封闭治疗**　维生素 $B_1$ 肾穴、内分泌、交感穴封闭治疗。

（五）中西医结合治疗

**1. 基础治疗**　心理疏导，减少呕吐恐惧，进食清淡而富于营养的食物，少食多餐。可口服补钾补钠治疗。

**2. 中西医结合分型管理**

（1）脾虚痰滞证：本证患者脾胃功能虚弱，更宜重视饮食。饮食宜清淡营养，少食多餐。在西医补液基础上，中药辨证治疗同时配合穴位治疗。

（2）肝胃不和证：本证患者多情绪异常，需增强心理疏导。呕吐重者，可予止吐治疗。

（3）气阴两虚证：本证患者呕吐较重，无法进食，以西医补液治疗为主，调整电解质，可及时使用止吐药物。呕吐较重，有先兆流产症状者，及时保胎治疗。

**思维导图**

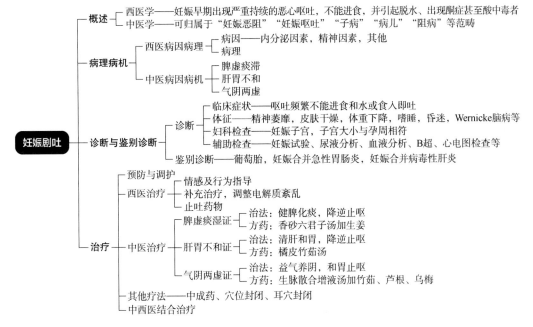

（王克华）

# 第七节　前　置　胎　盘

　　前置胎盘（placenta praevia）是指妊娠 28 周后，胎盘位置低于胎先露部，附着在子宫下段、胎盘下缘到达或覆盖子宫颈内口，是最严重的妊娠并发症之一。前置胎盘典型症状为孕晚期的无诱因、无痛性阴道流血，容易并发产后出血、胎盘植入、产褥感染，早产及围产儿死亡率高。中医学无此病名，根据其临床特征及表现，可归属于"胎漏""胎动不安"等范畴；并发产后出血时，可参照"产后出血"章节。

## 一、病因病机

### （一）西医病因

　　本病病因尚不清楚，目前认为可能的病因如下。

　　（1）胎盘异常：①胎盘形态异常：胎盘位置正常但副胎盘位于子宫下段接近宫颈内口，膜状胎盘大而薄延伸至子宫下段；②胎盘大小异常：双胎等因素导致胎盘面积过大。

　　（2）子宫内膜病变或损伤：感染或宫腔操作等引起子宫炎性或萎缩性病变，导致受精卵着床后子宫蜕膜血管形成不良、供血不足，胎盘面积增大继以摄取更多的营养。

　　（3）受精卵滋养层发育迟缓：滋养层尚未发育到可以着床的阶段时，受精卵已达子宫腔，继续下移，着床于子宫下段进而发育成前置胎盘。

　　（4）辅助生殖技术：促排卵药物造成子宫内膜与胚胎发育不同步，且人工植入时可诱发宫缩，导致其着床于子宫下段。

（二）中医病因病机

本病病因病机有胎元本身及母体两个方面。胎元方面多因父母先天精气不足造成胎元不能成实，发育不良而延缓着床时机；母体方面多因禀赋不足或房劳、多产伤肾，气血不足，造成天癸紊乱，胎元不能准时、精确着床所致。多由冲任气血不调，胎元不固而致。

## 二、分类

**1. 前置胎盘**　指胎盘组织部分或完全覆盖宫颈内口。胎盘组织完全覆盖宫颈内口者既往称为完全性前置胎盘，又称中央性前置胎盘；胎盘组织覆盖部分宫颈内口者既往称为部分性前置胎盘。

**2. 低置胎盘**　指胎盘附着于子宫下段，下缘达到宫颈内口，边缘距宫颈内口<2cm。包括既往的边缘性前置胎盘和低置胎盘。

既往有剖宫产史、子宫肌瘤剥除史，此次妊娠为前置胎盘，且胎盘附着于原手术瘢痕部位者称为凶险性前置胎盘。其胎盘粘连、植入发生率高，可引起致命性大出血。

## 三、诊断与鉴别诊断

（一）诊断

**1. 病史**　有多次流产史、宫腔操作史、产褥感染史、高龄、剖宫产史、多胎妊娠、辅助生殖技术受孕史者。

**2. 临床症状**　妊娠晚期或临产时发生无诱因、无痛性反复阴道流血。这是由于子宫下段不断伸展，但胎盘前置部分伸展能力差，与附着处发生错位分离、血窦破裂出血所致。前置胎盘初次出血多在妊娠 32 周前，出血量可逐渐变多或突发大出血；低置胎盘阴道流血出现时间较晚，出血量较少。无产前出血的前置胎盘孕妇，要考虑胎盘植入的可能性。

**3. 体征**　如为反复出血可见贫血貌，急性大量出血则可见休克表现。出血多时胎儿可因缺氧而见胎心有异常，严重时甚至胎死宫内。腹部检查见子宫软，大小与孕周一致，无压痛，先露部高浮，可合并胎位异常。禁止肛门检查。

**4. 辅助检查**

（1）超声检查：有助于确定前置胎盘类型，并判断胎盘植入情况，推荐阴道超声检查。妊娠中期不宜诊断为前置胎盘，而应称胎盘前置状态，因妊娠晚期子宫增大、子宫下段的形成及伸展，胎盘位置可随宫体上移而改变成正常位置。

（2）磁共振检查：怀疑合并胎盘植入者，磁共振检查可以了解胎盘植入的类型及其程度，对于诊断凶险性前置胎盘更有意义。

（3）其他：血常规可了解贫血情况。产后检查胎膜及胎盘，前置部分的胎盘有陈旧性血块附着，呈黑紫色，如胎膜破口距胎盘边缘小于 7cm 则可诊断为前置胎盘。

（二）鉴别诊断

前置胎盘应与胎盘早剥、先兆子宫破裂等产前出血疾病相鉴别（详见本章第八节"鉴别诊断"部分）

# 四、治疗

前置胎盘以西医治疗为主，根据孕妇出血量、孕周、产次、胎位、有无休克、是否临产、胎儿是否存活及前置胎盘类型等综合评估，制订治疗方案。

## （一）西医治疗

西医治疗原则是抑制宫缩、止血、纠正贫血、预防感染和适时终止妊娠。凶险性前置胎盘应当在有救治条件的医院治疗。临床处理前以最后一次检查结果来确定其分类。

**1. 期待疗法** 适用于妊娠<36 周、胎儿存活、一般情况良好、阴道流血量少、无须紧急分娩的孕妇。期待疗法的目的是在保障母儿安全的前提下，尽量延长妊娠时间，提高胎儿存活率。建议在有母儿抢救能力的医疗机构治疗，有阴道流血症状者应住院监护及治疗。

（1）一般处理：注意休息，避免便秘，密切观察阴道流血量，监护胎儿宫内状态。做好急诊手术的准备，常规备血，预防感染。

（2）纠正贫血：补充铁剂，维持血红蛋白≥110g/L，血细胞比容≥30%。

（3）糖皮质激素：孕 37 周前有阴道流血的孕妇，应予糖皮质激素促胎肺成熟；有早产高危因素的孕妇可在孕 34 周前做好促胎肺成熟的准备。

（4）宫缩抑制剂：对于有先兆早产症状者，可酌情考虑使用宫缩抑制剂，常用硝苯地平、吲哚美辛、利托君、硫酸镁等。一方面利于完成糖皮质激素治疗，一方面防止因宫缩引起的进一步出血。基于母亲或胎儿情况需要终止妊娠时，不应再使用宫缩抑制剂。

**2. 终止妊娠** 出现以下情况时，应行急诊剖宫产术终止妊娠：①孕妇出血量大甚至休克；②出现胎儿窘迫等产科指征，胎儿已可存活；③临产后诊断前置胎盘，阴道流血量多，且估计短时间内不能自然分娩。无急诊剖宫产指征者，根据阴道流血情况、母儿一般情况、前置胎盘类型、头盆位置等决定分娩时机和方式。有终止妊娠指征而无条件处理时，应在充分评估母儿安全的情况下，开放静脉通道、输血，可行阴道塞纱、腹部加压以压迫止血，及时转至上级医院救治。

（1）剖宫产术：剖宫产是前置胎盘终止妊娠的主要方式。对于持续大量出血、胎心胎位异常、短时间不能结束分娩者，剖宫产术能迅速结束分娩，对母儿相对安全。首选择期剖宫产。无症状者可在妊娠 36～38 周择期终止妊娠，合并其他高危因素者可提前至 34～37 周。术前积极纠正贫血，预防感染，同时做好处理产后出血和新生儿抢救复苏准备。剖宫产切口选择应注意避开胎盘，并保证能安全迅速娩出胎儿、便于术后止血。术中可应用缩宫素、前列腺素等药物止血，合理选用止血带捆扎子宫下段、各类缝合术、血管结扎或栓塞术等积极止血。大量出血且各止血措施均无效情况下应果断切除子宫。

（2）阴道分娩：阴道流血不多，无头盆不称和胎位异常，估计短时间内能结束分娩，妊娠 35 周以后胎盘边缘距子宫颈内口>11mm 的低置胎盘孕妇，可于有抢救母儿能力的医疗机构，在严密监控下阴道试产。如人工破膜后胎先露仍下降不顺利，应立即改行剖宫产术。

## （二）中医治疗

有高危因素者在妊娠早期运用中医治疗以期修复受损的子宫内膜、补益胎元，治法以益气固肾、补气养血、清热凉血为法，并与安胎并举；妊娠后期则重在止血及提高胎儿的存活能力，治疗以安胎止血为主，佐以健脾固肾、益气升阳治疗。但必须结合西医产科综合分析确定治疗方案。肾虚者可选用寿胎丸（《医学衷中参西录》），气血虚弱者可选用举元煎（《太平惠民和剂局方》），血热者可选用清热安胎饮（《刘奉五妇科经验》）。

## 思维导图

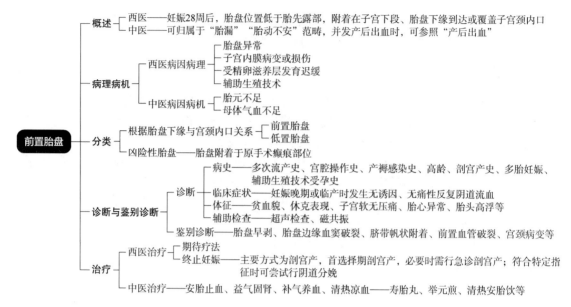

（李道成）

# 第八节 胎盘早剥

发生于妊娠 20 周后或分娩期，在胎儿娩出前，正常位置的胎盘部分或全部从子宫壁剥离，称为胎盘早剥（placental abruption）。其发病急，进展迅速，处理不当，会威胁母儿生命。我国胎盘早剥发病率为 0.46%～2.1%。中医无"胎盘早剥"的病名，根据其临床特征及表现，可归属于"胎漏""胎动不安"等范畴，并发产后出血时，可参考"产后血崩""产后血晕"等范畴论治。

## 一、病理病机

（一）西医病因病理

**1. 病因**

（1）血管病变：患妊娠期高血压疾病、慢性高血压、慢性肾脏疾病或全身血管病变的孕妇，因底蜕膜螺旋小动脉痉挛或硬化，使远端毛细血管变性、坏死以致破裂出血，血液流至底蜕膜与胎盘之间形成胎盘后血肿，致使胎盘从子宫壁分离。

（2）机械性因素：如有外伤，脐带过短或者脐带绕颈、绕体，以及羊膜穿刺时刺破前壁胎盘附着处等，可出现血管破裂出血而致胎盘剥离。

（3）宫腔压力骤减：引起宫腔内压力骤减事件如双胎分娩、羊水过多破膜等发生时，子宫骤然收缩，胎盘与子宫壁之间错位而剥离。

（4）子宫静脉压升高：若妊娠晚期或临产后的孕妇长时间仰卧，子宫静脉压因下腔静脉被子宫压迫而升高，蜕膜静脉床淤血或破裂出血，导致胎盘剥离。

（5）其他高危因素：其他如高龄、吸烟、吸毒、孕妇有血栓形成倾向、代谢异常、子宫肌瘤等均为胎盘早剥发生的高危因素。有胎盘早剥史者再发胎盘早剥的风险增加。

**2. 病理** 病理改变为底部蜕膜出血、胎盘后血肿形成，使胎盘从附着部位剥离。

（1）病理分类：依据病理特征可将胎盘早剥分为显性、隐性及混合性剥离三类（图 13-1）。

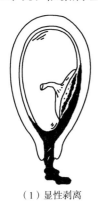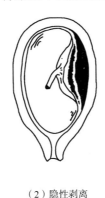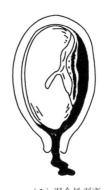

（1）显性剥离　　　　　　（2）隐性剥离　　　　　　（3）混合性剥离

图 13-1　胎盘早剥的类型

1）显性剥离：若胎盘剥离面积小，出血易止，无明显临床症状，产后检查胎盘母体面有凝血块及压迹。若剥离面积大，持续出血，较大胎盘后血肿形成，剥离面进一步扩大，当血液冲开胎盘边缘，沿胎膜与子宫壁之间经宫颈管向外流出，即为显性剥离或外出血。

2）隐性剥离：若胎盘边缘尚未被血液冲开，或因胎先露部位固定于骨盆入口，血液滞留，无阴道流血表现，即为隐性剥离或内出血。此时的宫底随胎盘后血液增多而升高。

3）混合性剥离：当内出血越来越多，到一定程度，血液冲破胎盘边缘外流，称为混合性出血。

（2）子宫胎盘卒中（uteroplacental apoplexy）：亦称为库弗莱尔子宫（Couvelaire uterus），是指内出血时，血液滞留于胎盘与子宫壁之间，胎盘后血肿压力不断增加，子宫肌层因血液渗入发生肌纤维分离、断裂甚至变性，当子宫浆膜层被血液渗透时，子宫表面呈现紫蓝色瘀斑。

## （二）中医病因病机

中医学认为本病的发生多由素体阴虚，或失血伤阴，或久病失养，或多产房劳，耗散精血。孕后血聚养胎，阴血愈虚，虚热内生，热扰胎元；或因瘀血内停，胞脉阻滞，冲任不固而致本病。

# 二、诊断与鉴别诊断

## （一）诊断

**1. 病史** 胎盘早剥病史，妊娠期高血压疾病，外伤史，羊水过多骤然流出等病史。

**2. 临床症状与体征** 胎盘早剥的典型症状是阴道流血、腹痛。阴道流血量往往与病情严重程度不相符，血液特征为陈旧性不凝血。早期常常是胎心率首先发生变化，宫缩后子宫弛缓欠佳。触诊时子宫张力增大，宫底升高，严重时子宫呈板状，压痛明显，胎位触及不清；胎心率改变或消失。严重的胎盘早剥可引起胎儿宫内死亡，孕妇失血性休克、DIC、急性肾衰竭、羊水栓塞等并发症。临床根据 Page 分级评估病情严重程度（表 13-9）。

表 13-9　病情严重程度评估标准

| 分级 | 标准 |
|------|------|
| 0级 | 分娩后回顾性产后诊断 |
| Ⅰ级 | 外出血，子宫软，无胎儿窘迫 |
| Ⅱ级 | 胎儿宫内窘迫或胎死宫内 |
| Ⅲ级 | 产妇出现休克症状，伴或不伴 DIC |

**3. 辅助检查**

（1）超声检查：胎盘与子宫壁之间有液性暗区，胎盘增厚或边缘呈"圆形"裂开。

（2）胎心监护：胎心监护用于判断胎儿的宫内状况，胎盘早剥时可出现胎心监护的基线变异消失、变异减速、晚期减速、正弦波形及胎心率缓慢等。

（3）实验室检查：主要监测孕妇的贫血程度、凝血功能等。危重患者应进行肾功能及二氧化碳结合力、DIC 筛选试验（凝血酶原时间、血小板计数、血纤维蛋白原测定）的检测，若 DIC 结果可疑，应进一步完善纤溶确诊试验[优球蛋白溶解时间、凝血酶时间（TT）和血浆鱼精蛋白副凝试验]。

**（二）鉴别诊断（表 13-10）**

表 13-10　胎盘早剥的鉴别诊断

| | 胎盘早剥 | 前置胎盘 | 先兆子宫破裂 |
|------|---------|---------|-------------|
| 病史 | 常伴发于妊娠期高血压疾病，或有外伤史 | 经产妇多见 | 有头盆不称、分娩梗阻或剖宫产史 |
| 腹痛 | 剧烈腹痛 | 无腹痛 | 强烈子宫收缩，烦躁不安 |
| 阴道流血 | 有内外出血，以内出血为主，阴道出血量与全身失血症状不成正比，严重时可出现血尿 | 外出血，阴道出血量与全身失血症状成正比 | 少量阴道出血，可出现血尿 |
| 子宫 | 子宫硬如板状，有压痛，可比妊娠月份大 | 子宫软，与妊娠月份相一致 | 可见病理性缩复环，子宫下段压痛 |
| 胎位胎心 | 胎位不清，胎心音弱或消失 | 胎位清楚，胎心音一般正常 | 胎位尚清楚，胎儿有宫内窘迫 |
| 阴道检查 | 无胎盘组织触及 | 子宫口内可触及胎盘组织 | 无胎盘组织触及 |
| 胎盘检查 | 早剥部分有凝血块压迹 | 无凝血块压迹；胎膜破口距离胎盘边缘在 7cm 以内 | 无特殊变化 |

# 三、治疗

胎盘早剥的治疗原则为积极纠正休克，及时终止妊娠，治疗并发症。

**（一）西医治疗**

**1. 纠正休克**　积极输血、补充血容量及凝血因子，改善血液循环，有 DIC 表现者要尽早纠正凝血功能障碍。使血红蛋白维持在 100g/L，血细胞比容＞30%，尿量＞30mL/h。

**2. 终止妊娠**　一旦确诊Ⅱ级或Ⅲ级胎盘早剥应及时终止妊娠。

（1）阴道分娩：0级、Ⅰ级胎盘早剥患者一般情况好，宫口已开大，预计短时间内能结束分娩者，可经阴道分娩，产程中，一旦病情恶化，应考虑改行剖宫产。

（2）剖宫产术分娩：凡Ⅰ级胎盘早剥，并出现胎儿窘迫，须抢救胎儿者；Ⅱ级患者，不能在短时间内结束分娩者；Ⅲ级，产妇病情恶化，胎儿死亡，不能立即分娩者；产程于破膜后无进展者，均应选用剖宫产。

**3. 并发症的处理**

（1）防治凝血功能障碍：一旦出现凝血功能障碍，须先终止妊娠后采用以下治疗方法。

1）纠正凝血机制障碍：重点补充血容量和凝血因子，及时、足量输入同等比例的血液制品。

2）抗凝：应在 DIC 高凝阶段及早使用肝素，而在有明显出血倾向或纤溶亢进阶段，严禁应用肝素。

3）抗纤溶：纤溶抑制剂应基于肝素化和补充凝血因子的基础使用。

（2）防治肾衰竭：若患者尿量<30mL/h，应及时补充血容量；若尿量<17mL/h 或无尿时，在血容量已补足基础上可予呋塞米 20～40mg 静脉注射。密切监测肾功能，必要时应及时行血液透析治疗。

（3）防止产后出血：分娩后应及时给予如缩宫素、麦角新碱等宫缩剂，另可采用子宫压迫止血、动脉结扎、动脉栓塞、子宫切除等手段控制出血。

（二）中医治疗

中医治疗以止血安胎为原则。通过辨证论治，虚则补益固冲，止血安胎；实则或清热养血安胎，或化瘀止血安胎。辨证应根据阴道流血的量、色、质，腹痛的性质和程度，结合兼症和舌脉进行综合分析。可选用寿胎丸、胎元饮、保阴煎、桂枝茯苓丸等方。中医治疗需与西医治疗积极配合，密切留意患者病情变化。条件允许的情况下，根据具体辨证结果，中西医结合治疗。

 **思维导图**

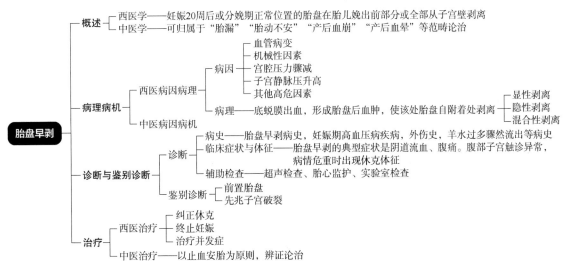

（李道成）

# 第九节 多 胎 妊 娠

多胎妊娠（multiple pregnancy）是指一次妊娠宫腔内同时有两个或两个以上胎儿。双胎妊娠多见，属高危妊娠范畴。多胎妊娠易引起妊娠期高血压疾病、妊娠期肝内胆汁淤积症、贫血、胎膜早破及早产、产后出血、胎儿发育异常等并发症。单绒毛膜双胎还可能合并双胎输血综合征（twin to twin transfusion syndrome，TTTS）、选择性生长受限（selective intrauterine growth restriction，sIUGR）等特殊并发症。本节主要讨论双胎妊娠（twin pregnancy）。

# 一、西医成因及类型

## （一）成因

多胎妊娠的形成原因可以归结为两大类：自然受孕和辅助生殖技术。

**1. 双卵双胎**  指母体同时释放两个卵子，两个卵子分别受精，发育成两个独立的受精卵，最终形成两个胚胎。此种多胎妊娠与遗传因素和应用促排卵药等因素有关。

**2. 单卵双胎**  指母体只释放出一个卵子，但这个卵子被两个精子受精，形成两个受精卵，最终形成两个胚胎。

**3. 三胞胎及以上的多胎妊娠**  可能由于母体同时释放出三个或更多的卵子，或者是一些卵子自然分裂而成的。

辅助生殖技术也可能导致多胎妊娠的发生。多胚胎宫腔内移植可能会形成多胎妊娠。

## （二）双胎类型和特点

**1. 双卵双胎**  约占双胎妊娠的70%。双卵双胎各自的遗传基因相对不同，胎儿血型、性别可以相同或不同，胎盘多为两个，也可融合成一个，血液循环各自独立。有两个羊膜腔，中间隔有两层羊膜及两层绒毛膜（图13-2）。

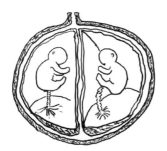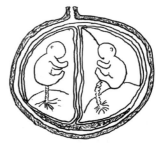

图13-2  双卵双胎的胎盘及胎膜示意图

**2. 单卵双胎**  约占双胎妊娠的30%。成因不明。一个受精卵分裂为两个胎儿，具有相同的遗传基因、性别、血型、外貌等。受精卵早期发育阶段发生分裂的时间不同，可形成以下四种类型（图13-3）。

（1）双羊膜囊双绒毛膜单卵双胎：分裂发生在桑葚期（受精后3日内），受精卵和羊膜囊、胎盘均为两个。约占单卵双胎的30%。

（2）双羊膜囊单绒毛膜单卵双胎：分裂发生在囊胚期（受精后4~8日），一个胎盘，两个羊膜囊之间仅隔两层羊膜。约占单卵双胎的68%。

（3）单羊膜囊单绒毛膜单卵双胎：分裂发生在受精后第9~13日，此时羊膜囊已形成，两个胎儿共存于一个羊膜腔内，共有一个胎盘。占单卵双胎的1%~2%。

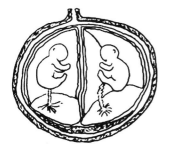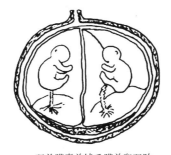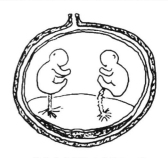

双羊膜囊双绒毛膜单卵双胎　　　　双羊膜囊单绒毛膜单卵双胎　　　　单羊膜囊单绒毛膜单卵双胎

图 13-3　单卵双胎胎盘及胎膜示意图

（4）联体双胎：分裂发生在受精后第 13 日，此时原始胚盘已经形成，机体不能完全分裂成两个，形成不同形式的联体儿，极罕见。

## 二、中医古籍有关多胎妊娠的记载

《左传》中有关于诊断双胎妊娠的最早记载。《汉书·五行志》可见连体胎儿的论述："六月，长安女子生儿，两头异颈，面相向，四臂共胸。"《医方类聚·娠子论》中提到："阳施阴化，精气有余，故生二胎。且谓成一胎之理其精有几耶！今观妇人有二胎者，其精神气宇，略无小异，至于数有两胎，或间成两胎者，有俱男俱女者，有一男一女者。"朱丹溪《女科经纶》曰："或问双胎者何也？曰：精气有余，歧而分之，血因分而摄之故也。若男女同孕者，刚日阳时，柔日阴时，感则阴阳混杂，不属左，不属右，受气于两歧之间也。亦有三胎四胎五胎六胎者，犹是而已。"古代医家用阴阳学说、精气神学说去解析双生子现象。

## 三、诊断与鉴别诊断

（一）诊断

**1. 病史**　多胎家族史或妊娠前曾用促排卵药或辅助生殖技术行多个胚胎移植史。

**2. 临床症状**

（1）妊娠期：早孕期子宫较单胎妊娠大，妊娠中晚期的体重增加迅速，子宫增大明显，可较早出现下肢浮肿及静脉曲张。妊娠晚期并发症易出现。

（2）分娩期：因妊娠期子宫过度膨大，分娩时易发生原发性子宫收缩乏力，导致产程延长；胎位异常合并羊水过多，出现胎膜早破及脐带脱垂；分娩过程中在第一个胎儿娩出后，宫腔压力骤然缩小，引起胎盘早剥，威胁第二个胎儿生命及产妇的生命；在分娩过程中，由于第一个胎儿为臀先露、第二个胎儿为头先露，分娩时如果出现两个胎头交锁，称胎头交锁，导致难产，两个胎儿均为头先露时，也可能发生相互碰撞造成阻塞性难产，称为胎头碰撞；在分娩过程中，多胎妊娠由于孕期的子宫过度膨大，易引起产后子宫收缩乏力，出现产后大出血，产程过程中腹压的快速下降引起心脏回心血量的增加导致休克，分娩时间过长引起产褥感染等并发症，需密切注意双胎妊娠的产时状态。目前为减少产时并发症及新生儿的并发症，常会用剖宫产作为双胎妊娠的分娩方式。

**3. 辅助检查**

（1）超声检查：孕 6～7 周在宫腔内见两个妊娠囊和原始心管搏动。孕 12 周可筛查胎儿的颈项透明层（nuchal translucency，NT），注意筛查结构畸形。孕 10～14 周根据胎膜和胎盘的插入点判断双胎绒毛膜性。孕 28 周可判断胎位情况。

（2）产科检查：孕 12 周腹部可闻及两个不同频率的胎心音（相差 10 次以上）。

## （二）鉴别诊断（表 13-11）

表 13-11　多胎的鉴别诊断

| 项目 | 巨大胎儿 | 单胎合并羊水过多 | 妊娠合并子宫肌瘤 | 卵巢囊肿 |
|---|---|---|---|---|
| 症状 | 子宫增大明显 | 子宫增大明显 | 子宫增大明显 | 子宫增大如正常孕周 |
| 超声检查 | 胎儿生长指数大于普通胎儿 | 胎儿生长指数正常，羊水指数大于 18cm 或羊水最大深度大于 8cm | 胎儿生长指数正常，但可见肌瘤声像 | 胎儿生长指数正常，子宫未见异常，双侧附件可见囊性肿物 |

# 四、治疗

双胎妊娠母儿并发症多，常可导致妊娠结局不良。在妊娠早期，明确诊断妊娠类型，排除胎儿异常。在妊娠中晚期，判断胎儿的安危情况，监测胎盘功能，判断胎儿有正常的生长发育，预防早产的发生。分娩期选择适当的分娩时机及方式。

## （一）妊娠的处理及监护

**1. 合理的膳食营养**　进食含高蛋白质、合理的维生素及必需脂肪酸的食物，注意补充铁、叶酸及钙剂，预防贫血及子痫前期。

**2. 预防早产**　是双胎产前监护的重点，增加休息时间，减少活动量，产兆若发生在孕 34 周之前可给予宫缩抑制剂，对可疑早产孕妇应行宫颈管长度检查及阴道分泌物检查，动态观察宫颈的长度变化。

**3. 防治妊娠期并发症**　注意血压、尿蛋白变化及皮肤瘙痒主诉，及时发现妊娠期高血压疾病及妊娠期肝内胆汁淤积症并及早治疗。

**4. 监护胎儿生长发育情况及胎位变化**　未发现胎儿异常者，定期行超声监测胎儿生长情况。对双绒毛膜性双胎，每 4 周一次行超声监测胎儿生长情况；对单绒毛膜性双胎，应每 2 周一次行超声监测胎儿生长发育情况以及时发现其特殊并发症。如有条件，对单绒毛膜性双胎应由胎儿医学专家进行随访和定期处理，妊娠晚期超声检查确定胎位可帮助选择分娩方式。

**5. 终止妊娠指征**

（1）合并急性羊水过多，压迫症状明显，腹部过度膨胀，呼吸困难，严重不适者。

（2）发现胎儿畸形。

（3）母亲有严重并发症，如妊娠期高血压疾病（子痫前期或子痫）、妊娠期合并糖尿病等，不宜继续妊娠者。

（4）无并发症及合并症的双绒毛膜性双胎可期待至孕 38 周，最晚不应超过 39 周考虑分娩。无并发症及合并症的单绒毛膜双羊膜囊双胎可在严密监测下至妊娠 35~37 周分娩。单绒毛膜单羊膜囊双胎孕 32~34 周分娩。复杂性双胎如 TTTS、sIUGR 及贫血多血质序列征( twin anemia polycythemia sequence，TAPS ) 需结合孕妇及胎儿情况制订个体化的分娩方案。

## （二）分娩期处理

多数双胎妊娠可尝试经阴道分娩，要密切关注产程：①产妇应保证足够的摄入量及睡眠；

②严密观察胎心及胎位的变化；③注意宫缩及产程进展，对胎头已衔接者，可在产程早期行人工破膜，加速产程进展，如宫缩乏力，可在严密监护下，给予低浓度缩宫素静脉滴注；④第二产程必要时行会阴后-侧切开，减轻胎头受压。第一胎儿娩出后，胎盘侧脐带必须立即夹紧，以防第二胎儿失血。助手应在腹部固定第二胎儿为纵产式，及时阴道检查了解胎位及排除脐带脱垂，并密切观察胎心、宫缩及阴道流血情况，注意有无胎盘早剥。通常在 20min 左右第二个胎儿娩出，若 15min 仍无宫缩，行人工破膜并静脉滴注低浓度缩宫素。必要时需尽快剖宫产结束分娩。

剖宫产指征：①第一个胎儿为肩先露、臀先露；②宫缩乏力导致产程过长；③出现胎儿窘迫；④联体双胎孕周＞26 周；⑤严重妊娠期并发症：如重度子痫前期、胎盘早剥等。

无论阴道分娩还是剖宫产，均需积极防治产后出血。

## 五、预防

辅助生殖技术时注意减少医源性多胎的发生，应严格掌握促排卵药物的应用指征，必要时行减胎术。

 **思维导图**

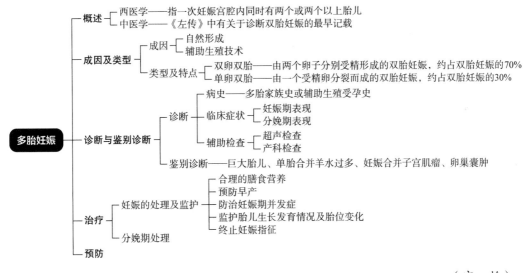

（宁　艳）

# 第十节　羊水量异常

## 羊 水 过 多

妊娠期间羊水量超过 2000mL 称为羊水过多（polyhydramnios）。羊水量在数周内缓慢增加称慢性羊水过多；羊水量在数日内迅速增加称急性羊水过多。羊水过多发病率为 0.5%～1%。本病属于中医学"子满""胎水肿满"范畴。

# 一、病理病机

## （一）西医病因及对母儿的影响

**1. 病因**    可能与胎儿结构异常、妊娠合并症和并发症等有关。约 1/3 原因不明的羊水过多孕妇，称为特发性羊水过多。

（1）胎儿疾病：包括胎儿结构异常、胎儿肿瘤、神经肌肉发育不良、代谢性疾病、染色体或遗传基因异常等。以神经系统和消化道异常最常见。羊水过多的原因还有腹壁缺陷、膈疝、心脏结构异常及代谢性疾病等。18 三体、21 三体、13 三体胎儿出现吞咽羊水障碍，也可引起羊水过多。

（2）多胎妊娠：双胎妊娠羊水过多的发生率约为 10%，以单绒毛膜性双胎居多。还可能并发双胎输血综合征，两个胎儿间的血液循环相互沟通，受血胎儿的循环血量多，尿量增加，导致羊水过多。

（3）胎盘脐带病变：胎盘绒毛血管瘤、巨大胎盘、脐带帆状附着等。

（4）妊娠合并症：妊娠期糖尿病、母儿 Rh 血型不合等。

**2. 对母儿的影响**

（1）对母体的影响：羊水过多时子宫张力增高，孕妇血压升高，严重者可引起孕妇心力衰竭。子宫张力过高，可发生胎膜早破、早产、胎盘早剥。子宫肌纤维过度伸展可致产后子宫收缩乏力，增加产后出血发生率。

（2）对胎儿的影响：胎位异常、胎儿窘迫、早产发生率增加。羊水过多的程度与围产儿的病死率呈正相关。破膜时羊水流出过快可导致脐带脱垂。

## （二）中医病因病机

本病主要发生机制是水湿失制，水滞胞中。

**1. 脾虚湿阻**    素体脾气虚弱，孕后饮食不节，血气下注以养胎，致脾气益虚，脾虚不能运化水湿，导致湿邪内停，水湿下注胞宫，以致胎水肿满。

**2. 气滞湿郁**    素体常抑郁，气机不畅，孕后胎体渐长，阻碍气机，气滞湿阻，水滞胞中，以致胎水肿满。

# 二、诊断与鉴别诊断

## （一）诊断

### 1. 临床症状

（1）急性羊水过多：常见于妊娠 20～24 周。羊水迅速增多，子宫于数日内明显增大，因腹压增加出现压迫症状。巨大的子宫压迫下腔静脉，影响静脉回流，出现下肢及外阴部水肿或静脉曲张。

（2）慢性羊水过多：常见于妊娠晚期。羊水在数周内缓慢增多。临床上无明显不适或仅出现轻微压迫症状。

### 2. 辅助检查

（1）超声检查：可测量羊水量及了解胎儿情况。超声诊断羊水过多的标准：①羊水最大暗区垂直深度（amniotic fluid volume，AFV）：≥8cm，其中 AFV 8～11cm 为轻度羊水过多，12～15cm 为中度羊水过多，>15cm 为重度羊水过多；②羊水指数（amniotic fluid index，AFI）：>

25cm，其中 AFI 25～35cm 为轻度羊水过多，36～45cm 为中度羊水过多，>45cm 为重度羊水过多。

（2）胎儿疾病检查：部分染色体异常胎儿可伴有羊水过多。对于羊水过多的孕妇，除了超声排除结构异常外，可采用羊水或脐血中胎儿细胞进行细胞或分子遗传学检查，了解胎儿染色体数目、结构有无异常，以及可能检测的染色体的微小缺失或重复。

（3）其他检查：糖耐量试验、母体血型抗体的滴度（Rh 血型不合者）。

（二）鉴别诊断（表 13-12）

**表 13-12　羊水过多的鉴别诊断**

| 项目 | 羊水过多 | 多胎妊娠 | 巨大胎儿 | 妊娠合并子宫肌瘤 |
|---|---|---|---|---|
| 临床特征 | 子宫大于妊娠月份 | 子宫大于妊娠月份，胎动较频，腹部可触及较多肢体和两个胎头 | 子宫大于妊娠月份 | 子宫肌瘤史，检查子宫表面不规则或不对称，隆起处质较实而硬 |
| 辅助检查 | 超声检查可以测定 AFV≥8cm 或 AFI>25cm | 超声检查可提示多胎妊娠 | 超声检查子宫内羊水量正常，胎儿偏大 | 超声检查可见单个或多个肌瘤，胎儿大小正常 |

# 三、治疗

## （一）西医治疗

**1. 羊水过多合并胎儿结构异常**　严重的胎儿结构异常，应及时终止妊娠；非严重的胎儿结构异常，应评估胎儿情况、预后及当前新生儿外科救治技术，并与孕妇及家属充分沟通后决定处理方法。

**2. 羊水过多合并正常胎儿**　寻找病因，治疗原发病。注意休息，必要时给予镇静剂。前列腺素合成酶抑制剂（吲哚美辛）有抗利尿作用，可抑制胎儿排尿，减少羊水，用药期间应每周监测羊水量。吲哚美辛可导致胎儿动脉导管提早闭合，不宜长期使用，妊娠>32 周不宜使用。症状严重时经腹羊膜腔穿刺放出适量羊水，可以缓解压迫症状。

**3. 分娩时的处理**　应警惕脐带脱垂和胎盘早剥，积极预防产后出血。

## （二）中医治疗

本病治疗原则以利水除湿为主，佐以益气行气，消水而不伤胎。若胎水肿满伴有胎儿畸形者，应及时终止妊娠，下胎益母。

**1. 脾虚湿阻证**

【主证】孕期胎水异常积聚，腹部膨大，皮肤光亮紧张，下肢及外阴部水肿，可发展至全身浮肿。

【次证】食少腹胀，神疲肢软，面色淡黄。舌淡，苔白，脉沉缓。

【治法】健脾渗湿，养血安胎。

【方药】当归芍药散（《金匮要略》）去川芎，或鲤鱼汤（《备急千金要方》）。

【加减】若畏寒肢冷者，酌加黄芪、桂枝以温阳化气；若腰痛明显者，酌加杜仲、续断、菟丝子补肾强腰。

**2. 气滞湿郁证**

【主证】孕期胎水异常积聚，腹部胀大，胸闷或喘促难卧，肢体肿胀，按之无明显压痕。

【次证】食欲不振，胸闷腹胀；舌红，苔白滑，脉弦滑。

【治法】理气行滞，化湿利水。

【方药】茯苓导水汤（《医宗金鉴》）去槟榔。

【加减】若腹胀甚者，可加枳壳理气消胀；若喘促难卧者，可加生姜皮、紫苏子降逆泻肺，下气定喘；若下肢水肿显著，可加防己除湿消肿。

### （三）其他疗法

**1. 灸法** 灸足三里穴，足三里为胃经的重要穴位，具有补中益气、健脾祛湿作用。

**2. 食疗** 适量玉米须煮水，玉米须具有清热利尿消肿作用。

### （四）中西医结合治疗

羊水过多是一种妊娠期间羊水量异常增多的病理状态，可能与胎儿异常、母体疾病或胎盘功能障碍有关。本病可能增加早产、胎盘早剥等围产期并发症的风险，因此需要针对性的长期管理和个体化治疗策略。中西医结合治疗可以发挥各自优势，为羊水过多的孕妇提供更为全面的治疗方案。

**1. 基础治疗** 合理膳食、心理支持。

**2. 中西医结合分型管理**

（1）脾虚湿盛证：本证型患者可能表现为全身性水肿、乏力等症状。中医治疗采用健脾利湿法，以增强脾脏的运化功能，减少体内湿邪。西医治疗包括限制钠盐摄入，必要时使用利尿剂减少羊水量。

（2）气滞血瘀证：本证型患者常伴有腹部不适、胸闷气喘等症状。中医治疗可选用疏肝理气、活血祛瘀的中药，以缓解腹部胀满，改善血液循环。西医治疗可能考虑经腹羊膜腔穿刺术放出适量羊水，以缓解压迫症状。

# 羊 水 过 少

妊娠晚期羊水量少于 300mL 者，称为羊水过少（oligohydramnios），发生率为 0.4%～4%。羊水过少严重影响围产儿预后。本病在中医古籍中无记载，其症状散见于"胎萎不长"等病中。

## 一、病理病机

### （一）西医病因及对母儿的影响

**1. 病因** 羊水过少主要与羊水产生减少或流失增多有关，部分原因不明。其可能病因包括如下几方面。

（1）胎儿结构异常：主要是胎儿泌尿系统异常为主，如肾脏发育不良、尿路梗阻等，导致尿量减少。染色体异常、脐疝、膈疝、法洛四联症等先天性疾病亦可能导致羊水生成不足。

（2）胎盘功能减退：过期妊娠导致的胎盘退行性变，引起胎儿尿量减少，导致羊水过少。

胎儿生长受限、胎儿慢性缺氧时为保障胎儿脑和心脏血供，肾血流量降低，胎儿尿生成减少，导致羊水过少。

（3）羊膜病变：包括羊膜的通透性改变、感染、胎膜早破等，羊水流失过快。

（4）母体因素：妊娠高血压、脱水、血容量不足或特定药物的使用，以及某些免疫性疾病，均可影响羊水量。

**2. 对母儿的影响**

（1）对胎儿的影响：轻度羊水过少时，围产儿病死率增加 13 倍。重度羊水过少时增加 47 倍，主要原因为胎儿缺氧和胎儿结构异常。妊娠早期羊水过少可能造成胎儿结构异常甚至肢体短缺；妊娠中晚期可能引发肌肉骨骼系统的畸形，包括斜颈、驼背及手足姿势异常。由先天性肾缺失引起的羊水减少可发展为 Potter 综合征，可能导致新生儿死亡。此外，羊水过少的胎儿生长受限和宫内窘迫的风险增加。

（2）对母体的影响：手术分娩率和引产率均增加。

## （二）中医病因病机

本病病机多是气血亏虚、脾肾不足，导致阴血津液受损，冲任日渐亏涸，以致胎水匮乏。

**1. 气血亏虚** 素体气血不充，孕后气血下聚以养胎元，气血益虚；或孕后恶阻明显，气血化源不足。津血同源，血不荣津，冲任脉失养，胎水因而涩滞不足。

**2. 脾肾不足** 禀赋脾肾不足，精血津液化生输布不畅，冲任脉失于充盈。孕后精血下聚养胎，脾肾益虚；或孕后调养失当，损伤脾肾，精血俱亏，冲任脉不得滋养，胎水日渐减少，可见胎水涩少之症。

# 二、诊断与鉴别诊断

## （一）诊断

**1. 临床症状** 不典型且多伴有胎儿生长受限。孕妇自觉腹部较其他孕妇小，胎动较少，胎动时常有不适感。因羊水过少导致子宫敏感，易引发宫缩。胎膜早破者，阴道漏出清亮或者血性流液，或者孕妇内裤变湿等。

**2. 体征** 宫高、腹围小于同期妊娠，尤以胎儿生长受限者明显。容易宫缩。临产时宫缩多不协调，宫口扩张缓慢，产程延长。阴道检查时，发现前羊膜囊不明显，胎膜紧贴胎儿先露部。人工破膜时羊水极少。

**3. 辅助检查**

（1）超声检查：妊娠晚期羊水最大暗区垂直深度（AFV）≤2cm，≤1cm 为严重羊水过少。羊水指数（AFI）≤5cm 诊断为羊水过少。超声检查还能及时发现胎儿生长受限及胎儿结构异常。

（2）电子胎心监护：羊水过少的胎儿胎盘储备功能减低，无应激试验（NST）可呈无反应型。

（3）胎儿染色体检查：可了解胎儿染色体数目、结构有无异常，以及可能检测部分染色体的微小缺失或重复。但因羊水过少，穿刺取样困难。

（二）鉴别诊断（表 13-13）

表 13-13　羊水过少的鉴别诊断

| 项目 | 羊水过少 | 胎儿生长受限 | 胎死宫内 |
|---|---|---|---|
| 临床特征 | 孕妇自觉胎动减少，腹围及宫高小于正常孕周 | 孕妇自觉腹部较小，腹围及宫高小于正常孕周 | 孕妇自觉胎动停止 |
| 辅助检查 | 超声检查胎儿肢体发育正常，AFV≤2cm 或 AFI≤5cm | 估计胎儿体重低于对应孕周胎儿体重的第 10 百分位数以下或胎儿腹围小于对应孕周腹围的第 10 百分位数以下 | 超声检查无胎心音、胎动 |

# 三、治疗

羊水过少的治疗应根据胎儿孕周大小、有无畸形选择治疗方案。

（一）西医治疗

**1. 羊水过少合并胎儿结构异常**　超声可明确胎儿结构异常，介入性产前诊断可检测染色体异常。确诊胎儿为严重致死性结构异常应尽早终止妊娠。

**2. 羊水过少合并正常胎儿**　针对病因进行治疗。

（1）终止妊娠：对于已足月且胎儿可存活的妊娠，应及时终止妊娠。对于合并胎盘功能不良、胎儿窘迫或羊水严重粪染等情况，应选择剖宫产。对于胎儿储备功能良好且无明显宫内缺氧，可尝试阴道分娩，但需密切监测产程和胎心变化。对于因胎膜早破导致的羊水过少，应按照胎膜早破处理。对于妊娠未足月，胎肺不成熟者，可针对病因对症治疗，尽量延长孕周。

（2）严密观察：动态监测胎儿宫内状况，包括胎动计数、胎儿生物物理评分、超声动态监测羊水量及脐动脉 S/D 比值、胎儿电子监护。

（二）中医治疗

本病治疗重在养气血、补脾胃、滋化源，使其精充血足，胎有所养。治疗时需首先排除胎儿畸形。

**1. 气血亏虚证**

【主证】妊娠晚期超声提示羊水不足，孕妇腹形小于相应孕周，面色无华，少气懒言，气短乏力，头晕。

【次证】失眠多梦，健忘心悸，精神恍惚，四肢无力。舌淡苔少，脉细弱。

【治法】补益气血，滋养胎元。

【方药】八珍汤（《正体类要》）加桑椹、何首乌；亦可予胎元饮（《景岳全书·妇人规》）加减。

【加减】若兼气滞，酌加苏梗、砂仁理气行滞；大便秘结者，加玄参、肉苁蓉润肠通便。

**2. 脾肾不足证**

【主证】妊娠晚期超声提示羊水不足，孕妇腹形小于相应孕周，食少体倦，腰酸膝软，四肢欠温。

【次证】肢体乏力，食欲不振，夜尿增多。舌淡苔白，脉沉迟无力。

【治法】健脾温肾，滋养胎元。

【方药】温土毓麟汤（《傅青主女科》）加白芍、麦冬、当归。

【加减】若腰酸明显，小便频数或夜尿多者，可加杜仲、覆盆子、益智仁加强补肾安胎、固摄缩泉之功。

 **思维导图**

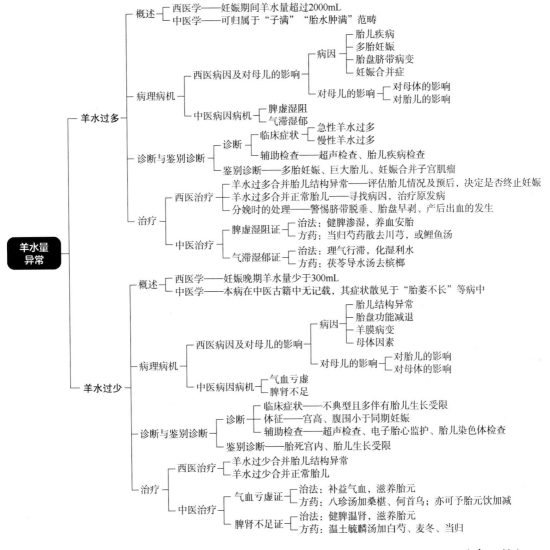

（宁　艳）

# 第十一节　胎儿生长受限

胎儿生长受限（fetal growth restriction，FGR）指胎儿因潜在的病理而未达到其遗传预期的生长潜能的情况。小于胎龄儿（SGA）指胎儿经超声测得的腹围（AC）或估测胎儿体重（EFW）低于参考范围的第 10 百分位数或指婴儿出生体重低于第 10 百分位数。FGR 增加孕妇围产期并发症率和死亡率，SGA 并不增加。

本病可归属于中医学"胎萎不长"的范畴。

# 一、病理病机

## (一)西医病因病理

本病病因复杂,影响胎儿生长的因素包括母亲因素、胎儿因素、胎盘因素和脐带因素等。

**1. 母体因素**

(1)营养因素:孕妇的营养不均衡,如偏食、严重孕吐,以及蛋白质、维生素和必要微量元素的摄入不足。

(2)妊娠并发症与合并症:妊娠并发症包括妊娠期高血压、多胎妊娠、胎盘早剥、过期妊娠、妊娠期肝内胆汁淤积症等。妊娠合并症包括心脏病、肾炎、贫血、抗磷脂抗体综合征、甲状腺功能亢进、自身免疫病等,均可使胎盘血流量受限,减少灌注。

(3)其他:孕妇个体差异,如年龄、居住环境、体重、身高、社会经济状况,以及不良生活习惯如吸烟、吸毒、饮酒,或暴露于感染源、辐射或有毒化学物质,还有孕期特定药物的使用等。

**2. 胎儿因素** 生长激素、胰岛素样生长因子、瘦素等,在脐血中的浓度降低,可能会干扰胎儿的内分泌平衡和代谢过程。此外,胎儿的基因或染色体异常、结构异常等内在因素也会影响其发育。

**3. 胎盘因素** 帆状胎盘、轮廓状胎盘、副胎盘、胎盘过小等,均可减少子宫胎盘血流,胎儿血供不足。

**4. 脐带因素** 单脐动脉、脐带过长、脐带过细(尤其近脐带根部过细)、脐带扭转、脐带打结等。

## (二)中医病因病机

本病主要的发病机制是父母禀赋虚弱和孕期营养不良,导致胎儿发育所需精气不足。

**1. 气血虚弱** 素体气血不充,或久患宿疾,或恶阻较重,致气血两虚;或胎动不安,日久耗损气血,冲任二脉气血不足,胎失所养,以致胎萎不长。

**2. 脾肾不足** 素体脾肾虚弱,或孕后房事不节,或思虑伤脾,致精血化生不足,肾气渐衰,胎失所养而生长迟缓,遂致胎萎不长。

**3. 血热** 素体阳盛或阴虚内热,或久病失血致阴液受损;或孕期饮食辛辣;或感受热邪,邪热伤阴,胎为热邪所伤,又失阴血的濡养,因而胎萎不长。

**4. 血瘀** 素有癥瘕,或孕期跌打损伤,或外伤手术,冲任瘀阻,气血运行不畅,胎元失养,遂致胎萎不长。

# 二、诊断与鉴别诊断

## (一)诊断

FGR 诊断主要基于超声标准。测量指标根据胎龄而异,包括胎儿大小、生长情况及脐动脉(UA)、子宫动脉(UtA)和大脑中动脉(MCA)多普勒异常。

**1. 临床指标** 妊娠晚期孕妇体重增长停滞或增长缓慢,检测体重指数$<30kg/m^2$的孕妇,用于低危人群的筛查。

**2. 分类** 分为妊娠 32 周前罕见的早发型 FGR（患病率为 0.5%），更常见的妊娠 32 周及以后的晚发型 FGR（患病率为 5%～10%）。

（1）早发型 FGR：在妊娠 32 周前诊断，依据应至少满足以下三个标准中的其中一个。

1）AC 或 EFW 低于第 3 百分位数。

2）多普勒 UA 评估中存在晚期不良变化（如脐动脉舒张末期血流缺失，AEDF 或反向，REDF 等）。

3）AC 或 EFW 低于第 10 百分位数，并伴有子宫动脉多普勒异常（UtA-PI＞第 95 百分位数）或 UA 多普勒异常（UA-PI＞第 95 百分位数）。

（2）晚发型 FGR：在妊娠 32 周及之后诊断，其依据是 AC 或 EFW 低于第 3 百分位数或满足以下 3 个标准中的至少 2 个标准。

1）AC 或 EFW 低于第 10 百分位数。

2）AC 或 EFW 超过 2 个四分位数。

3）多普勒异常（UA-PI＞第 95 百分位数或 CPR＜第 5 百分位数）。

**3. 辅助检查**

（1）彩色多普勒超声检查：有助于早发型 FGR 的诊断。经超声检测出的病理特征包括：胎儿的生物测量评估值低于其胎龄标准值一周以上、短股骨、肠回声、单脐动脉、脐带边缘插入或帆状附着等。

（2）胎盘相关循环因子：胎盘生长因子（PIGF）或者可溶性 fms 样酪氨酸激酶-1/胎盘生长因子（sFlt-1/PIGF）有助于区分胎盘源性的胎儿生长受限、非胎盘因素相关的胎儿生长受限及小于胎龄儿。

（3）抗心磷脂抗体的测定：抗心磷脂抗体与部分 FGR 的发生有关。

（4）母体血清 Torch 筛查：经胎盘的胎儿感染导致早发型 FGR，巨细胞病毒感染是最常见的疾病。

（二）鉴别诊断（表 13-14）

表 13-14　胎儿生长受限的鉴别诊断

| 项目 | 胎儿生长受限 | 羊水过少 | 胎死宫内 |
| --- | --- | --- | --- |
| 临床特征 | 妊娠晚期孕妇体重增长停滞或增长缓慢 | 孕妇自觉胎动减少，腹围及宫高小于正常孕周 | 孕妇自觉胎动停止 |
| 辅助检查 | 超声测量胎儿大小、胎儿生长情况及 UA、UtA 和 MCA 多普勒异常 | 超声检查胎儿肢体发育正常，AFV≤2cm 或 AFI≤5cm | 超声检查无胎心音、胎动 |

# 三、治疗

对临床怀疑 FGR 孕妇应积极寻找病因、改善胎盘循环、加强胎儿监测、适时终止妊娠。

（一）孕期治疗

**1. 一般治疗** 卧床休息、常规吸氧、均衡膳食。

**2. 药物治疗** 补充孕激素、静脉补充营养和注射低分子肝素。

**3. 胎儿健康状况监测** 综合应用超声多普勒血流、羊水量、胎心监护、生物物理评分和胎儿生长监测方法，全面评估监测 FGR 胎儿。

## （二）产科处理

**1. 继续妊娠指征**  胎儿状况良好，胎盘功能正常；妊娠未足月、孕妇无合并症及并发症者。

**2. 终止妊娠指征**  综合评估 FGR 的病因，监测指标异常情况、孕周和新生儿重症监护的技术水平。

**3. 分娩方式选择**  FGR 胎儿胎盘储备不足，对缺氧耐受力差，难以耐受分娩过程中子宫收缩时的缺氧状态，应适当放宽剖宫产指征。

**4. 预防**  因母体因素引起的 FGR，应积极治疗原发病。对于有 FGR 或子痫前期病史的孕妇，或存在多项高危因素（如吸烟饮酒、药物滥用、体重过重、年龄超过 40 岁、孕前存在高血压或糖尿病、通过辅助生殖技术受孕、多胎妊娠、有胎盘早剥或梗死的病史）的孕妇，推荐使用低剂量阿司匹林以预防 FGR。

## （三）中医治疗

治疗重在滋养精血，健脾养胃，培元固本。治疗期间动态观察胎儿的生长发育，若发现胎儿畸形或胎元已殒，则应下胎益母。

**1. 气血虚弱证**

【主证】妊娠腹形小于妊娠月份，胎儿存活；形瘦体倦，头眩心悸，语声低弱，面色淡黄或无华。

【次证】神疲乏力，自汗气短，失眠多梦。舌质淡，苔薄，脉细滑弱。

【治法】补益气血养胎。

【方药】胎元饮（《景岳全书》）。

【加减】若兼气滞，酌加苏梗、砂仁理气行滞；大便秘结者，加玄参、肉苁蓉润肠通便。

**2. 脾肾不足证**

【主证】妊娠腹形小于妊娠月份，胎儿存活；头眩耳鸣，腰膝酸软，纳少便溏，或身寒畏冷，四肢欠温，体倦神疲。

【次证】肢体乏力，食欲不振，夜尿增多。舌质淡，苔白，脉沉迟。

【治法】补益脾肾养胎。

【方药】寿胎丸（《医学衷中参西录》）合四君子汤（《太平惠民和剂局方》）。

【加减】若腰腹冷痛明显者，可加杜仲、鹿角片以增强补肾壮腰之功。若心悸失眠，可加酸枣仁以宁心安神。

**3. 血热证**

【主证】妊娠腹形小于妊娠月份，胎儿存活；口燥咽干，五心烦热。

【次证】渴而欲饮，或面颊红赤，唇色鲜红，头晕耳鸣，口舌生疮，大便干结，小便短黄。舌质红，苔黄，脉滑数或细数。

【治法】滋阴清热，养血育胎。

【方药】保阴煎（《景岳全书》）。

【加减】若阴虚内热重者，可用两地汤加枸杞子、桑椹滋阴壮水以平抑虚火。若盗汗重者，可加酸枣仁、五味子敛汗。

**4. 血瘀证**

【主证】素有癥瘕，或孕期跌打损伤，或外伤手术，妊娠中晚期腹形小于妊娠月份，胎儿存活，时感下腹隐痛或坠痛。

【次证】肌肤无华，皮肤瘀斑，肢体麻木。舌质暗红或有瘀斑，脉弦滑或沉弦。

【治法】祛瘀消癥，固冲育胎。

【方药】桂枝茯苓丸（《金匮要略》）合寿胎丸（《医学衷中参西录》）。

【加减】若下腹坠胀明显者，可加黄芪、升麻益气升提安胎。若食少者，加炒白术健脾益气。

（四）中西医结合治疗

FGR 是一种妊娠并发症，其治疗需综合考虑孕周及胎儿状况，进行长期管理、定期评估治疗效果。中西医结合治疗 FGR，可以充分发挥两种医学体系的优势，为孕妇和胎儿提供更为全面和个性化的治疗方案。

**1. 基础治疗**　调整饮食结构，改善母体营养状态。

**2. 中西医结合分型管理**

（1）气血不足，脾肾两虚证：本证型常伴有孕妇体质虚弱。在中药益气养血、温补脾肾的基础上，对于营养摄入不足或存在特定营养缺乏的孕妇，可考虑通过口服或肠外营养补充的方式，针对性地进行营养支持治疗。

（2）气滞血瘀，瘀血内阻证：本证型常伴胎盘功能不全，在中医治疗中，可采用活血祛瘀、行气化痰的方剂。与此同时，可结合西医治疗使用阿司匹林、低分子肝素等药物，以改善子宫胎盘的血流动力学，促进胎儿血流供应。

（3）阴阳失衡，内热炽盛证：本证型往往伴有妊娠期高血压等并发症，中医治疗策略以清热凉血、调和阴阳为主。可联合使用抗高血压药物，以控制血压并预防妊娠期高血压疾病的发展。

 **思维导图**

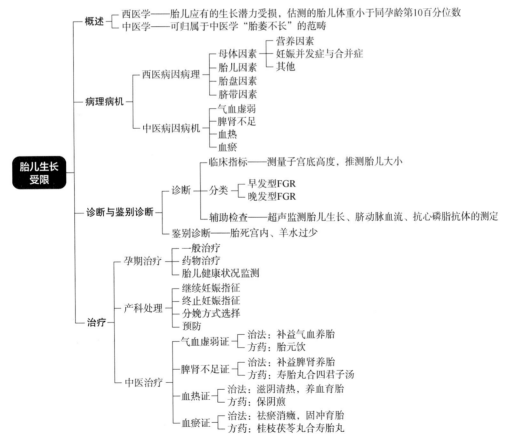

（宁　艳）

# 第十二节  常见妊娠合并症

## 妊娠合并心脏病

妊娠合并心脏病（pregnancy complicated with heart disease）含孕前已有及妊娠后新发生的心脏病。心脏病孕妇因妊娠、分娩及产褥期心脏负担加重而诱发心力衰竭，是我国孕产妇死因顺位中的第二位，非直接产科死因的首位。中医学无此病名，根据临床特征及表现，妊娠合并心脏病可与"妊娠心悸""妊娠怔忡""子痫""子肿"等病证相关。

## 一、病理病机

### （一）西医病因病理

**1. 妊娠期孕妇心血管方面的变化**

（1）妊娠期：从妊娠 6 周开始，为适应母胎的需要，血容量、心排血量逐渐增加，至孕 32～34 周达到高峰；心率也逐渐增加，至妊娠晚期每分钟平均增加 10～15 次。另约 5%的孕妇可因体位改变使心排血量减少引起体位性低血压。产后 2～6 周血容量、心排血量逐渐恢复至非妊娠状态。心脏病孕妇血容量及血流动力学的变化增加心力衰竭的风险。

（2）分娩期：此期为心脏负担最重的时期。宫缩时血液被挤入体循环，全身血容量增加，回心血量、心排血量、外周阻力均增加；第二产程中宫缩加上产妇屏气，周围循环、肺循环阻力加大，心脏负担进一步加重。第三产程因胎儿娩出后腹压骤减，血液向内脏灌注，回心血量增加，血流动力学急剧变化，均易使心脏病的孕妇发生心力衰竭。

（3）产褥期：产后 3 日内子宫收缩使大量血液及孕期组织间潴留液体进入体循环，心脏病产妇仍应警惕心力衰竭的发生。

**2. 妊娠合并心脏病的种类和影响**

（1）妊娠合并心脏病的常见种类：分为结构异常性心脏病、功能异常性心脏病和妊娠期特有心脏病三大类。以结构异常性心脏病为主，风湿性瓣膜性心脏病发病率已逐年下降。妊娠期特有心脏病如妊娠期高血压心脏病、围产期心肌病等也占有一定的比例。

（2）妊娠合并心脏病对孕妇的影响

1）结构异常性心脏病：常见的有先天性心脏病、风湿性心脏病和心肌炎。

A. 先天性心脏病：出生时即存在心脏和大血管结构异常的心脏病，包括左向右分流型、右向左分流型和无分流型三类。左向右分流型先天性心脏病以房间隔缺损、室间隔缺损、动脉导管未闭较常见；右向左分流型先天性心脏病以法洛四联症及艾森门格综合征最常见；无分流型先天性心脏病有肺动脉瓣狭窄、主动脉狭窄、马方综合征等。

B. 风湿性心脏病：根据心功能评定情况，最常见的是二尖瓣狭窄，血流从左心房进入左心室受阻，左心房负荷加重，舒张期左心室充盈时间缩短，易发生肺淤血和肺水肿，甚至发生心力衰竭。

C. 心肌炎：其病理改变为心肌局灶性或弥漫性炎性改变，可发生在妊娠的任何阶段，病因主要为病毒感染，还可由细菌、药物不良反应或中毒而致，临床表现缺乏特异性，可见隐匿性发病。

2）功能异常性心脏病：包括各种无心血管结构异常的心律失常。按照发生时心率的快慢，分为快速型心律失常和缓慢型心律失常。

3）妊娠期特有的心脏病：包括妊娠期高血压心脏病、围产期心肌病。

A. 妊娠期高血压心脏病：因冠脉痉挛、心肌缺血、外周阻力和易栓状态突发急性心力衰竭。

B. 围产期心肌病：指妊娠期 28 周后至产后 6 个月内发生的扩张型心肌病，病因可能与病毒感染、免疫、高血压、肥胖、营养不良及遗传等因素有关，表现为呼吸困难、心悸、咳嗽、咯血、端坐呼吸、胸痛、水肿等心力衰竭症状，部分患者可因心力衰竭、肺梗死或心律失常而死亡。

（3）妊娠合并心脏病对胎儿的影响：妊娠合并心脏病患者，流产、早产、死胎、胎儿生长受限、胎儿窘迫及新生儿窒息的发生率明显增高，围产儿死亡率是正常妊娠的 2～3 倍。治疗心脏病的一些药物对胎儿也存在着潜在的毒性。多数先天性心脏病患者其子代发生先天性心脏病及其他畸形的概率为普通人群的 5 倍以上。

## （二）中医病因病机

心脏病多由先天禀赋不足，或后天失养、久病大病之后，脏腑功能受损，心之气血阴阳失调所致。孕后阴血下聚以养胎，心之气血渐虚，心神失养；素体心肾阳虚，开阖失司，水湿内停；气虚无力推动血行，致心血不利，脉络阻滞，瘀闭心脉。常见的病因有心气虚、心血虚、阳虚水泛、气虚血瘀。

# 二、诊断与鉴别诊断

## （一）诊断

妊娠前有心悸、气短、心力衰竭史或心脏病史及风湿热病史，根据症状、体征，结合辅助检查可以确诊。

**1. 临床症状**　可见轻微活动后即出现胸闷、心悸、气短；休息时心率大于 110 次/分；夜间出现端坐呼吸，或到窗口呼吸新鲜空气；肺底部出现少量持续性湿啰音。

**2. 体征**　可有发绀、杵状指、持续性颈静脉怒张。心界轻度扩大、心脏听诊有 2 级以上舒张期杂音或粗糙的 3 级以上全收缩期杂音。

**3. 辅助检查**

（1）心电图：提示严重心律失常或心肌损害，如心房颤动、心房扑动、三度房室传导阻滞、ST 段及 T 波异常改变。

（2）X 线或超声心动图：提示心界明显扩大及心脏结构异常。

## （二）鉴别诊断（表 13-15）

表 13-15　妊娠合并心脏病的鉴别诊断

| 项目 | 妊娠合并心脏病 | 妊娠合并肺炎 | 支气管哮喘 |
|---|---|---|---|
| 症状 | 劳力性呼吸困难：胸闷、心悸、气短；心率>110 次/分、呼吸>20 次/分；夜间端坐呼吸、肺部湿啰音 | 发热、咳嗽、咯痰、胸痛，严重时呼吸困难 | 咳嗽痰多，胸闷、喘促、哮鸣，严重者出现发绀 |
| 体征 | 可有发绀、杵状指、持续性颈静脉怒张。心界轻度扩大、舒张期 2 级以上杂音或粗糙的 3 级以上全收缩期杂音 | 呼吸音粗，或有水泡音 | 两肺哮鸣音，无心脏病理杂音 |

续表

| 项目 | 妊娠合并心脏病 | 妊娠合并肺炎 | 支气管哮喘 |
|---|---|---|---|
| 辅助检查 | 心电图：严重心律失常或心肌损害；胸部 X 线片或超声心动图：心界显著扩大及心脏结构异常 | 血常规：白细胞及中性粒细胞升高；胸部 X 线：肺部阴影；痰培养：发现致病菌<br><br>心脏听诊：无杂音；心电图及超声心动图：心脏正常 | 心脏听诊：无杂音；心电图及超声心动图：心脏正常 |

## 三、心脏病孕妇心功能分级

1994 年纽约心脏病协会（NYHA）的两种心功能分级法如下。

### （一）第一种分级法

此分级法主要以患者生活能力状况为依据，分为以下几级。

Ⅰ级：一般体力活动不受限制。

Ⅱ级：一般体力活动轻度受限制，活动后心悸、轻度气短，休息时无症状。

Ⅲ级：一般体力活动明显受到限制，休息时无不适，轻微日常活动即感不适，心悸、呼吸困难，或既往有心力衰竭病史。

Ⅳ级：一般体力活动严重受限制，不能进行任何体力活动，休息时有心悸、呼吸困难等心力衰竭表现。

### （二）第二种分级法

此分级法将心功能按照心电图、负荷试验、X 线、超声心动图等检查分为四级。

A 级：无心血管病的客观依据。

B 级：客观检查表明属于轻度心血管病患者。

C 级：客观检查表明属于中度心血管病患者。

D 级：客观检查表明属于重度心血管病患者。

由医生根据检查结果进行判断。可将两种分级并列，如心功能Ⅱ级 B、Ⅲ级 C 等。心功能分级应动态进行，每个月 1 次。由此决定是否妊娠、分娩时机、分娩方式的选择及预后。

## 四、治疗

妊娠合并心脏病的主要死亡原因是心力衰竭和严重感染，早期诊断和积极治疗心力衰竭与感染极其重要。妊娠者应从妊娠早期定期产前检查，评估母婴状况，保证母胎安全的情况下治疗心脏病。妊娠、分娩、产褥等不同时期的处理以西医治疗为主。中医治疗则应以益气养血、通阳活血为法。

### （一）西医治疗

**1. 妊娠期处理**

（1）定期产前检查：明确不宜继续妊娠者，在妊娠 12 周前终止妊娠；妊娠大于 12 周为中期妊娠者，终止妊娠手术危险性与继续妊娠、分娩相同，应密切监护，防治心力衰竭的发生。

如为顽固性心力衰竭，为减轻心脏负担，在专科医生的监护下行剖宫取胎术。孕期合理膳食，起居有节，积极防治诱发心力衰竭的病因，动态观察心脏功能，必要时入院。孕期顺利者，孕36～38周提前住院待产。

（2）防治心力衰竭：①避免过劳及情绪激动。②孕期控制体重，以免加重心脏负担。③治疗引起心力衰竭的各种诱因，预防感染，纠正贫血；治疗心律失常，动态观察心脏功能。④心力衰竭的治疗：与未孕者基本相同，注意洋地黄类药物的毒性反应。妊娠晚期严重心力衰竭时，与内科医生联合控制心力衰竭，同时行剖宫产娩出胎儿，减轻心脏负担。

**2. 分娩期处理** 孕妇应于妊娠晚期提前选择好适宜的分娩方式。

（1）经阴道分娩及分娩期的处理：心脏病妊娠风险低，且心功能Ⅰ级者通常可耐受经阴道分娩。胎儿不大、胎位正常、宫颈条件良好者，可考虑在严密监测下经阴道分娩。

1）第一产程：消除紧张情绪，安慰及鼓励产妇。密切监测生命体征，适当给予地西泮、哌替啶等镇静剂，一旦出现心力衰竭，取半卧位，高浓度面罩给氧，立即予去乙酰毛花苷0.4mg加入25%葡萄糖注射液20mL内缓慢静脉注射。产程开始即应使用抗生素预防感染。

2）第二产程：避免用力屏气增加腹压，应行会阴侧切术、阴道助产术，尽可能缩短第二产程。

3）第三产程：胎儿娩出后，腹部压沙袋，以防腹压骤降诱发心力衰竭，必要时给予缩宫素10～20U预防产后出血，禁用麦角新碱；如产后出血过多，应及时输血、输液，注意调控输液速度。

（2）剖宫产：有产科指征及心功能Ⅲ～Ⅳ级，均应择期剖宫产。对妊娠合并心脏病患者应放宽剖宫产指征，注意麻醉方式的选择及术中、术后的输液量，监测心脏情况。

**3. 产褥期处理** 产后3日内，尤其是24h内是发生心力衰竭的危险时期，充分休息并密切监测生命体征。严重并发症为产后出血、感染和血栓栓塞，极易诱发心力衰竭。心功能在Ⅲ级及以上者，不宜哺乳。不宜再妊娠的阴道分娩者，可于产后1周进行绝育手术。

**4. 心脏手术指征** 一般不主张在妊娠期手术，尽可能在幼年、妊娠前、分娩后进行心脏手术。妊娠期必须手术，且手术操作不复杂者，宜在妊娠12周前进行，妊娠期心脏手术的孕妇死亡率与非孕期相似，流产率极高，手术前后注意保胎及预防感染。

## （二）中医治疗

### 1. 心气虚证

【主证】妊娠期间，心悸怔忡，气短喘促自汗，动则加剧。

【次证】面色㿠白或青白，肢倦乏力。舌质淡苔薄白，脉沉弱或结代。

【治法】益气养血，宁心安胎。

【方药】养心汤（《证治准绳》）去肉桂、半夏，加麦冬。

【加减】若心悸明显，可用龙骨、牡蛎以安神；失眠多梦者，可加用夜交藤、酸枣仁。

### 2. 心血虚证

【主证】妊娠期间，心悸怔忡。

【次证】面色少华，唇甲色淡，头晕目眩，眠差多梦。舌质淡，脉细弱。

【治法】养血益气，宁心安胎。

【方药】归脾汤（《正体类要》）。

【加减】若水肿明显，可加用茯苓、陈皮利水渗湿。

### 3. 阳虚水泛证

【主证】妊娠后心悸气短，喘不得卧，咳白色泡沫痰。

【次证】畏寒肢冷，倦怠懒言，腰痛肢肿，尿少便溏。舌质淡，苔白润，脉沉滑弱或结代。

【治法】温阳化气，行水安胎。

【方药】真武汤（《伤寒论》）合五苓散（《伤寒论》）去猪苓，加桑寄生、菟丝子。

附子属有毒之品，为妊娠禁忌药，应用时应注意炮制、用量、用法，且不宜久用，应中病即止。

【加减】若气虚自汗，可加用黄芪、白术补气敛汗。若小便不利，可加桂枝以增强温阳化气之力，辅助利水。

**4. 气虚血瘀证**

【主证】妊娠期间，心悸怔忡，气短胸闷，胸胁作痛。

【次证】咳嗽气喘，动则尤甚，口唇发绀。舌质紫暗有瘀斑苔白，脉弦涩或结代。

【治法】益气化瘀，通阳安胎。

【方药】补阳还五汤（《医林改错》）合瓜蒌薤白半夏汤（《金匮要略》）去红花、桃仁、半夏、地龙，加桑寄生、杜仲。

【加减】若胸胁作痛，可加用郁金以祛瘀止痛。

（三）中西医结合治疗

妊娠合并心脏病是妊娠期间危重病，在保证母胎安全的情况下治疗心脏病，以及在妊娠、分娩、产褥等不同时期的处理以西医治疗为主，可酌情使用中药治疗。中医治疗则应以益气养血、通阳活血为法，用药时要注意避免使用有妊娠毒性的药物及其他妊娠禁忌药物。

 **思维导图**

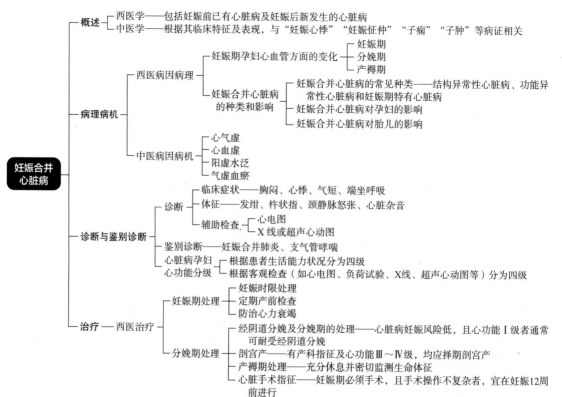

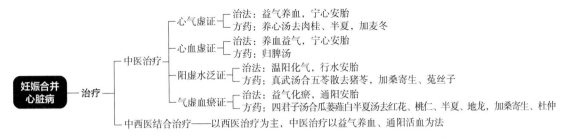

（宁 艳）

# 妊娠合并糖尿病

妊娠期高血糖有三种情况：怀孕前已患糖尿病者妊娠，称孕前糖尿病（pregestational diabetes mellitus，PGDM），或称糖尿病合并妊娠；妊娠前糖代谢正常或有潜在糖代谢减退，怀孕后才出现或发生的不同程度的糖代谢异常，称妊娠期糖尿病（gestational diabetes mellitus，GDM）；另一种为糖尿病前期：包括空腹血糖受损（impaired fasting glucose，IFG）和糖耐量受损（impaired glucose tolerance，IGT）。GDM糖代谢异常多数可在产后恢复。罹患GDM者远期发生2型糖尿病的概率明显升高，暴露于高血糖环境中的胎儿其青少年期及成年后患2型糖尿病的危险性也明显增加。本病属中医"消渴"范畴。

## 一、病理病机

### （一）西医病因病理

**1. 妊娠期糖代谢的特点** 胎儿的能量主要来源于胎盘从母体获取的葡萄糖。随着孕周延长，胎儿营养物质的需求增加，母体的供给葡萄糖量渐增，孕妇尿中的排糖量增加；雌孕激素加剧母体对葡萄糖的利用；空腹时孕妇清除葡萄糖的能力较非孕状态增强。因此，孕妇长时间空腹易发生低血糖及酮症酸中毒。妊娠中晚期体内抗胰岛素样物质如瘦素、胎盘生乳素、雌激素、孕激素、皮质醇、胎盘胰岛素酶等增加，且孕妇对胰岛素敏感性可随孕周增加而下降，为维持正常糖代谢水平，胰岛素的需求量相应增加。部分孕妇因为胰岛素分泌受限，无法代偿生理性变化而使血糖增高，出现GDM或使原有的糖尿病加重。

**2. 妊娠对糖尿病的影响** 妊娠可加重既往糖尿病患者的病情，也可使既往无糖尿病的孕妇发生GDM。妊娠早期空腹血糖低，如胰岛素的剂量未及时调整，易致低血糖的出现。分娩中，体力消耗较大，进食少，不及时调整胰岛素用量易致低血糖。胎盘娩出后，其分泌的抗胰岛素物质迅速消失，需尽快调整胰岛素用量。妊娠期代谢复杂，需及时调整胰岛素用量；血糖易波动，严重时可出现低血糖昏迷及酮症酸中毒。

**3. 糖尿病对妊娠的影响**

（1）对孕妇的影响：①高血糖可使自然流产发生率升高。②糖尿病孕妇可出现微血管病变，导致妊娠期高血压较非糖尿病孕妇高2~4倍。糖尿病合并妊娠者，子痫前期发生率达30%以上；糖尿病合并慢性高血压或肾性病变时，子痫前期发生率可高达42%~54%。③糖尿病孕妇因白细胞功能缺陷极易并发感染，如复发性外阴阴道假丝酵母菌病（RVVC）、肾盂肾炎、无症状菌尿症，产褥感染及乳腺炎等。④糖尿病孕妇因胎儿高血糖、高渗性利尿致胎尿排出增多，羊水过多发生率较非糖尿病孕妇高10倍。⑤巨大儿发生率明显增高，易致产后出血。⑥1型糖尿病孕妇易发生糖尿病酮症酸中毒（DKA）。胰岛素抵抗的逐渐增强可能是孕期DKA的高发原因。随着孕周的增加，机体对胰岛素抵抗渐增并在孕 26～34 周达到高峰，糖代谢异常，脂肪分解加速，血清酮体急剧升高，进而发展为代谢性酸中毒。⑦GDM 患者再次妊娠时，复发率高达 33%～69%。

（2）对胎儿的影响：①巨大儿增多：发生率高达 25%～42%。②妊娠早期可致胎儿畸形发生率增高，中晚期易致胎儿窘迫及胎死宫内。严重畸形发生率为正常妊娠的 7～10 倍。常见心血管畸形和神经系统畸形。③胎儿生长受限（FGR）：与高血糖抑制早期胚胎发育及胎盘血管病变有关。④流产和早产发生率增高：妊娠早期高血糖可使胚胎发育异常而自然流产，合并羊水过多、并发妊娠期高血压疾病、胎儿窘迫可致早产。

（3）对新生儿的影响：发生新生儿低血糖、新生儿窘迫综合征的概率增高。

### （二）中医病因病机

孕妇素体阴虚或房事不节，致肾精亏虚，且孕后阴血下聚以养胎，阴虚燥热耗伤津液，导致肺津亏损，本病的病机是肺燥胃热，肾阴亏虚。阴虚为本，燥热为标，阴愈虚，燥热愈盛，伤津愈重，日久阴损及阳，可形成气阴两虚、阴阳两虚之证。

**1. 肺热津伤** 素体阴虚，肺失濡润，孕后阴血下聚养胎，阴虚益甚，虚火上炎，或孕后感受热邪，火热刑金，耗伤津液，以致消渴。

**2. 胃热炽盛** 过食肥甘厚味或辛辣助阳之品，体内酿热，灼伤阴津，孕后阴血聚养胎元，胃阴不足，胃火愈炽，耗伤津液，以致消渴。

**3. 肾阴亏虚** 素体肾虚，或房事不节，致肾精亏虚，孕后血聚养胎，肾阴更虚，虚热内生，灼伤阴津，发为消渴。

**4. 阴阳两虚** 素体阴虚，或热灼津伤，阴液亏损，病程日久，阴损及阳，致阴阳两虚。

## 二、诊断

需关注孕妇有无糖尿病家族史，多囊卵巢综合征病史、GDM 病史，年龄≥35 岁，孕前体重≥90kg，曾有不明原因的流产、死胎、早产、死产、巨大儿、畸形儿、羊水过多等不良孕产史。

**1. 临床症状** 妊娠期出现三多症状（多饮、多食、多尿），或外阴阴道假丝酵母菌病反复发作。

**2. 体征** 孕妇体重过重（≥90kg），或伴有羊水过多、巨大儿者。

**3. 辅助检查**

（1）实验室检查：推荐妊娠 24～28 周行 75g OGTT 检查作为 GDM 的诊断方法：空腹及口服葡萄糖后 1h、2h 的血糖阈值分别为 5.1、10.0、8.5mmol/L，任何一个时间点血糖值达到或超过上述标准即诊断为 GDM。

孕前未确诊、孕期发现血糖升高达到以下任何一项标准应诊断为 PGDM：①FPG≥7.0mmol/L（空腹 8h 以上但不适宜空腹过久）；②伴有典型的高血糖或高血糖危象症状，同时任意血糖≥11.1mmol/L；③HbA1c≥6.5%。

（2）孕期 OGTT 检测方法：进行 OGTT 检查前禁食 8～10h；检查前连续 3 天正常饮食，5min 内口服含 75g 葡萄糖（无水葡萄糖粉）的液体 300mL，分别抽取服糖前及服糖后 1h、2h 的静脉血（从开始饮用葡萄糖水计算时间）。

## 三、妊娠合并糖尿病的分期

依据发生糖尿病时的年龄、病程长短及是否合并血管并发症等进行临床分期（即 White 分类法），有助于判断糖尿病病情的严重程度及预后。

A 级：妊娠期诊断的糖尿病。

A1 级：经控制饮食，空腹血糖<5.3mmol/L，餐后 2h 血糖<6.7mmol/L。

A2 级：经控制饮食，空腹血糖≥5.3mmol/L，餐后 2h 血糖≥6.7mmol/L，需应用胰岛素者。

B 级：显性糖尿病，于 20 岁以后发病，病程<10 年。

C 级：发病年龄 10～19 岁，或者病程达 10～19 年。

D 级：10 岁前即发病，或病程≥20 年，或者合并单纯性视网膜病变。

F 级：出现糖尿病肾病。

R 级：眼底检查有增生性视网膜病变或者玻璃体积血。

H 级：并发冠心病。

T 级：有肾移植史。

## 四、治疗

（一）西医治疗

**1. 管理原则**

（1）血糖控制目标

1）GDM 控制目标：空腹及餐前 30min 血糖控制在 3.3～5.3mmol/L，餐后 2h 血糖控制在 4.4～6.7mmol/L，夜间血糖值控制不低于 3.3mmol/L，孕期 HbA1c<5.5%。

2）PGDM 控制目标：妊娠早期不宜控制过度严格，防止低血糖的发生。空腹及餐前 30min 血糖控制在 3.3～5.6mmol/L，餐后 2h 血糖控制在 5.6～7.1mmol/L，HbA1c<6.0%。尽量避免低血糖的发生。

运动疗法可降低妊娠期胰岛素抵抗，每餐 30min 后进行中等强度的运动对母儿无不良影响。若经过饮食及运动控制后血糖不能达到上述目标，应及时加用胰岛素或口服降糖药。

（2）医学营养目标：目的是孕妇血糖控制在正常范围，保证母胎合理营养，减少并发症。多数 GDM 经饮食及运动治疗，血糖均能控制满意。运动疗法可降低妊娠期基础胰岛素抵抗，每餐 30min 后进行中等强度的运动对母儿无不良影响。孕妇妊娠期体重控制标准及能量摄入见表 13-16。

表 13-16 基于妊娠前孕妇体重指数推荐的每日能量摄入及妊娠期体重增长标准

| 妊娠前体重指数 （kg/m$^2$） | 能量系数 [kcal/（kg·d）] | 平均能量 （kcal/d） | 妊娠期体重增长值（kg） | 妊娠中晚期每周体重增长值（kg） | |
|---|---|---|---|---|---|
| | | | | 均数 | 范围 |
| <18.5 | 35～40 | 2000～2300 | 12.5～18.0 | 0.51 | 0.44～0.58 |
| 18.5～24.9 | 30～35 | 1800～2100 | 11.5～16.0 | 0.42 | 0.35～0.50 |
| ≥25 | 25～30 | 1500～1800 | 7.0～11.5 | 0.28 | 0.23～0.33 |

**2. 药物治疗** 根据血糖监测的结果，选择个体化的胰岛素治疗方案。妊娠期胰岛素的用量

应根据血糖情况调整。

（1）胰岛素治疗：GDM 孕妇饮食加运动管理血糖不达标者，应及时加用胰岛素治疗。建议 PGDM 孕妇孕前或早孕期改用胰岛素控制血糖，推荐采用基础胰岛素（长效或中效）联合餐前超短效或短效胰岛素的强化胰岛素治疗方案。妊娠期可以使用的胰岛素剂型包括超短效胰岛素、短效胰岛素、中效胰岛素和长效胰岛素。

孕前超重或肥胖的 GDM 或 PGDM 孕妇，可能出现胰岛素抵抗，导致增加胰岛素剂量时降糖效果不明显，此时不建议继续追加胰岛素用量，应及时加用改善胰岛素敏感性的药物。若孕妇因主客观条件无法使用胰岛素时，可使用二甲双胍控制血糖。但二甲双胍禁用于妊娠合并 1 型糖尿病、肝肾功能不全、心力衰竭、糖尿病酮症酸中毒和急性感染的孕妇等。

（2）妊娠合并糖尿病酮症酸中毒的治疗：在严密监测尿酮体、血糖、血气指标、血电解质的同时，将胰岛素 0.1U/（kg·h）加入 0.9%氯化钠注射液中持续静脉滴注，每小时监测血糖 1 次，血糖≤13.9mmol/L 时，可将胰岛素加入 5%葡萄糖氯化钠注射液中静脉滴注，待血糖降至 11.1mmol/L 以下，尿酮体转阴后胰岛素可改为皮下注射。

**3. 产科处理**

（1）分娩期处理：①分娩时机：PGDM 血糖控制满意且无其他母儿合并症者，推荐在妊娠 39～39$^{+6}$ 周终止妊娠。GDM 孕妇 A1 型经饮食和运动管理后，血糖控制良好者，推荐在妊娠 40～41 周终止妊娠；GDM 孕妇 A2 型需要胰岛素治疗且血糖控制良好者，推荐在妊娠 39～39$^{+6}$ 周终止妊娠。PGDM 伴血管病变、血糖控制不佳或有不良产史者，终止妊娠时机应个体化处理，如血管病变；合并重度子痫前期；FGR；严重感染；胎儿窘迫，计划终止妊娠前 48h 给予地塞米松促胎肺成熟。②分娩方式：糖尿病本身不是行剖宫产术分娩的指征，分娩方式的选择应根据母儿状况决定；糖尿病伴严重微血管病变或其他产科手术指征时可行择期剖宫产术分娩；妊娠期血糖控制不好且超声检查估计胎儿体重≥4000g 者或既往有死胎、死产史者，可适当放宽剖宫产术指征。

（2）产时处理：手术前后、产程中、产后非正常饮食期间停用所有皮下注射胰岛素，改用胰岛素静脉滴注，避免出现高血糖或低血糖。供给足够葡萄糖，以满足基础代谢需要和应激状态下的能量消耗。供给胰岛素以防止酮症酸中毒的发生，控制高血糖，并有利于葡萄糖的利用。保持适当血容量和电解质代谢平衡。产程中或手术前的检查：监测血糖、尿酮体。选择性手术还需行电解质、血气分析、肝肾功能检查。

（3）新生儿处理：母亲患妊娠期高血糖是新生儿低血糖的高危因素之一，存在 PGDM、妊娠期血糖控制不理想、巨大儿等情况时，低血糖风险进一步增加。新生儿应按高危儿处理，出生后需提供常规新生儿护理措施，并注意低血糖症状。新生儿低血糖的临床表现缺乏特异性，对于无低血糖症状的新生儿，监测血糖时间为初次喂养后（出生后 1.5h 内）及出生后 24h 内每 3～6h 检测 1 次喂养前血糖。有低血糖症状的新生儿需随时监测血糖，一旦出现异常情况需要及时监测血糖并请儿科医师会诊。

（二）中医治疗

本病以阴虚为本，燥热为标，以清热润燥，养阴生津为治疗大法，日久阴损及阳者，则宜阴阳双补。

**1. 肺热津伤证**

【主证】妊娠期间，烦渴多饮，口干舌燥。

【次证】尿频量多。舌边尖红苔薄黄或少苔，脉滑数。

【治法】清热润肺，生津止渴。

【方药】消渴方（《丹溪心法》）去天花粉，加葛根、麦冬、石斛、黄芩、菟丝子。

【加减】若大便干结，可加用火麻仁以润肠通便。若阴虚火旺，可加用玄参、地骨皮以滋阴降火。

**2. 胃热炽盛证**

【主证】妊娠期间，多食易饥，口干多饮。

【次证】形体消瘦，大便秘结，小便频数。舌红少苔，脉细数。

【治法】清胃泻火，养阴生津。

【方药】玉女煎（《景岳全书》）去牛膝，加玄参、芦根、黄连、黄芩、菟丝子。

【加减】若津伤口渴明显，可加用石斛以生津止渴。若胃热导致大便干结严重，可加用栀子、地骨皮以清热降火。

**3. 肾阴亏虚证**

【主证】妊娠期间，腰膝酸软，五心烦热。

【次证】头晕耳鸣，皮肤干燥；尿频量多，尿浊如膏脂，或尿甜，口干舌燥。舌红少苔，脉细数。

【治法】滋补肝肾，养阴清热。

【方药】六味地黄丸（《小儿药证直诀》）合生地黄饮子（《杂病源流犀烛》）去牡丹皮、茯苓，加菟丝子。

【加减】若阴虚火旺者，可加用知母、黄柏以滋阴降火。若尿浊明显，可加用益智仁、金樱子、桑螵蛸以益肾缩泉。

**4. 阴阳两虚证**

【主证】妊娠期间，口渴思饮；腰膝酸软，形寒肢冷。

【次证】面色黧黑，小便频数，浑浊如膏，甚则饮一溲二。舌淡苔少，脉沉细无力。

【治法】滋阴助阳。

【方药】金匮肾气丸（《金匮要略》）去泽泻、牡丹皮、附子，加菟丝子、益智仁。

【加减】若伴有心悸、气短，可加用人参、黄芪以补气。若肾阳虚明显，表现为畏寒肢冷、面色苍白，可加用淫羊藿、巴戟天以温补肾阳。

（三）中西医结合治疗

妊娠高血糖是妊娠期间常见病。临床上要结合病史及妊娠周数，进行合理的膳食管理及运动干预，尽早将血糖控制在满意的范围内。若经过饮食及运动干预，血糖不能达到控制目标，可配合中药辨证治疗，并及时加用胰岛素或口服降糖药。中医以清热润燥，养阴生津为法，可协助控制血糖，缓解孕妇的症状。在中药治疗过程中要避免使用妊娠禁忌药，保证母胎安全。

## 思维导图

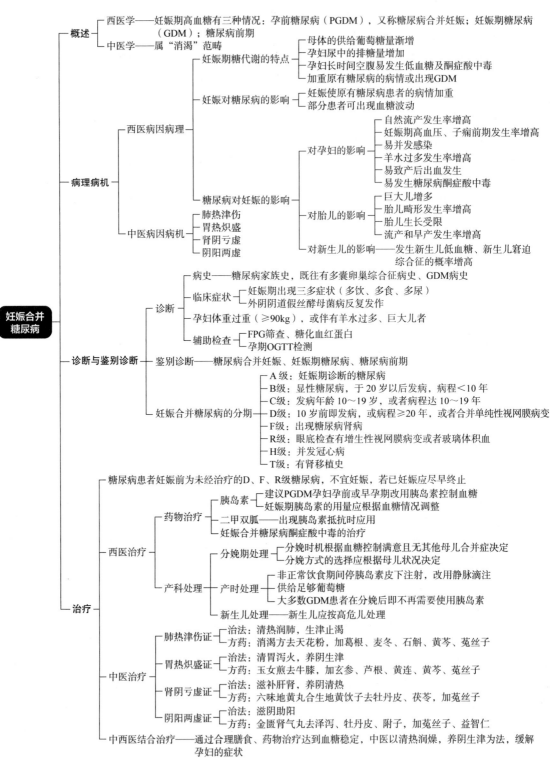

（宁　艳）

# 妊娠合并病毒性肝炎

病毒性肝炎（viral hepatitis）是由肝炎病毒引起的以肝脏病变为主的、可发生在妊娠任何时期的常见传染病。我国为乙型肝炎高发国家。妊娠合并重型肝炎是我国孕产妇死亡的主要原因之一，严重影响母婴健康。阻断母婴传播对从根源上消除病毒性肝炎意义重大。中医根据其不同的临床表现属妊娠合并"黄疸""胁痛""肝着""积聚""肝瘟"等病证范畴。

## 一、病理病机

### （一）西医病因病理

致病病毒包括甲型肝炎病毒（hepatitis A virus，HAV）、乙型肝炎病毒（hepatitis B virus，HBV）、丙型肝炎病毒（hepatitis C virus，HCV）、丁型肝炎病毒（hepatitis D virus，HDV）及戊型肝炎病毒（hepatitis E virus，HEV）等，以 HBV 和 HCV 感染更为常见。HAV、HEV 经粪-口途径传播，HEV 也可经输血及母婴传播。HBV、HCV 及 HDV 主要经血液、体液、母婴及性传播。丁型肝炎患者为 HDV 与 HBV 双重感染。

妊娠期基础代谢增高，糖原储备降低，大量雌激素在肝内灭活；胎儿代谢产物需经母体肝脏代谢；分娩时体力消耗、缺氧、产后出血等，导致母体肝脏负担加重，抗病能力降低。一旦感染肝炎病毒可加剧肝损伤，甚至肝细胞大片坏死，使重型肝炎发生率增高，可增加孕产妇和新生儿死亡率。妊娠合并病毒性肝炎可加重母体的早孕反应，增加妊娠肝内胆汁淤积症、子痫前期、胎儿生长受限发病率，引发流产、早产、胎死宫内、产后出血等。病毒可通过胎盘屏障垂直传播感染胎儿，婴儿可能转为慢性病毒携带状态。

### （二）中医病因病机

多由外感湿热疫毒、内伤饮食劳倦所致。湿热疫毒内侵是发病的首要条件，孕后正气亏虚为发病的内在因素。湿热蕴结、湿热困脾、肝郁脾虚、热毒内陷是其主要病机。病位主要在肝，克伐脾胃，可迅速转化，或陷于心包，上行于脑，下及于肾，最终导致血脉受伤，五脏俱损。

## 二、诊断与鉴别诊断

### （一）诊断

**1. 临床症状**　有病毒性肝炎患者接触史，或半年内输血、注射血液制品史。急性期常有发热、畏寒、腹痛、恶心、厌食、乏力、尿黄或黄疸等。慢性期多为食欲下降或厌油、乏力、腹胀、右上腹隐痛等，亦可无明显临床症状。查体可有皮肤、巩膜黄染，肝掌、蜘蛛痣，颈静脉怒张，肝区可有叩击痛、肝大、腹水等。

**2. 辅助检查**

（1）病原学检查：相应肝炎病毒血清抗原、抗体阳性，PCR 检测相应肝炎病毒 DNA 或 RNA 阳性。

（2）肝功能检查：血清 ALT、AST 明显升高，总胆红素、直接胆红素升高。肝衰竭时，可有"胆酶分离"、凝血酶原时间延长、凝血酶原活动度（PTA）下降和血清蛋白浓度降低。

（3）影像学检查：主要行超声检查，必要时行 MRI 检查。可了解肝脾大小，有无肝实质变化及腹水等。

**3. 重型肝炎诊断要点** 出现严重乏力、纳差、恶心呕吐等症状；凝血功能障碍，出血倾向，PTA<40%；黄疸进行性加重，血清总胆红素>171μmol/L。

## （二）鉴别诊断（表13-17）

**表 13-17 妊娠合并病毒性肝炎鉴别诊断**

| 项目 | 妊娠合并病毒性肝炎 | 妊娠期肝内胆汁淤积症 | 妊娠期急性脂肪肝 | HPLL 综合征 | 妊娠剧吐引起的肝损害 | 药物性肝损害 |
|---|---|---|---|---|---|---|
| 疾病特征 | 有肝炎病毒接触史，消化道症状 | 妊娠中晚期皮肤瘙痒 | 多发于妊娠晚期，消化道症状，进展快，易急性肝衰竭 | 在妊娠期高血压疾病的基础上发生 | 妊娠早期恶心呕吐较剧烈 | 有服用对肝脏有损害的药物史 |
| 检测指标 | ALT、AST 及血清总胆红素明显升高 | 胆汁酸升高，转氨酶轻至中度升高，胆红素正常或升高 | 转氨酶升高，尿胆红素阴性，超声显示强回声"亮肝" | 转氨酶升高、血管内溶血、血小板减少 | 肝功能轻度异常 | 肝功能异常 |
| 肝炎病毒血清 | 阳性 | 阴性 | 阴性 | 阴性 | 阴性 | 阴性 |
| 妊娠终止 | 恢复较慢 | 迅速消失或恢复正常 | 1 周左右病情趋于稳定并好转 | 迅速好转 | 迅速好转 | 停药后多可恢复 |

# 三、治疗

急性期应住院，休息，随着病情好转可逐渐增加活动量，以不感到疲劳为宜。饮食宜含丰富维生素，易消化，不要摄入过多热量。禁止饮酒。根据不同的病原体、急慢性感染的临床类型及肝损伤程度进行综合性治疗和管理，避免病情加重和严重并发症发生，积极预防和阻断母婴传播。

## （一）西医治疗

**1. 孕前** 可接种 HAV、HBV 疫苗。筛查 HBV 和 HCV，对 HBV 或 HCV 感染者进行孕前咨询，多学科联合会诊充分评估母体疾病程度，如病毒载量、基因型和是否存在肝硬化等决定能否妊娠。如抗 HCV RNA 阳性，应治愈后再备孕。应用干扰素治疗者，停药后 6 个月再考虑备孕。

**2. 孕期** 无论孕前是否接种疫苗，孕早期仍应进行乙肝表面抗原（HBsAg）、乙肝表面抗体（抗-HBs）和总抗-HBs 筛查。HBsAg 阳性者进行 HBV DNA 定量检测，病毒载量>$2×10^5$IU/mL 的患者建议孕 28 周以后进行抗病毒治疗。孕期首次诊断慢性乙肝者，其抗病毒治疗适应证同普通慢性乙肝患者。抗病毒药物可选用富马酸替诺福韦二吡呋酯（TDF）。TDF 因耐药率极低，且已有大量研究具有良好的母婴安全性，目前被推荐为一线用药。妊娠期发现丙型肝炎，可以考虑继续妊娠，产后哺乳期结束时进行丙肝的抗病毒治疗。孕期肝组织炎症明显或 ALT 明显升高者应护肝治疗。严密监测肝功能、凝血功能等指标。如治疗效果不好，病情加重，应考虑终止妊娠。

**3. 产时、产后** 无剖宫产指征者可经阴道分娩。预防产后出血，缩短第二产程，避免产道损伤和胎盘残留。产后注意休息和护肝治疗。妊娠前或妊娠期开始服用抗病毒药物的乙肝孕产妇，产后应继续抗病毒治疗。新生儿接受免疫后，HBV 感染的母亲无论是否在进行 TDF 治疗，如无其他禁忌证可支持母乳喂养。HCV 感染母亲如乳头出血或皲裂应避免母乳喂养。

**4. 重型肝炎治疗** 各种类型的重型肝炎病死率高，须密切观察病情，早期识别。诊断明确后，重症监护，多学科协作积极采取相应的病因治疗和综合治疗，防治并发症，必要时有条件者可采用人工肝支持系统。病情稳定 24h 后，尽快剖宫产终止妊娠。

（1）支持治疗：①卧床休息，减少体力消耗。②肠内营养，包括高碳水化合物、低脂、适量蛋白饮食，补足每日必需的热量、液体、维生素等。③运用肠道微生态调节制剂，减少肠道细菌易位或内毒素血症。④纠正水、电解质及酸碱平衡紊乱；纠正低蛋白血症，补充新鲜血浆或白蛋白；酌情补充凝血因子。⑤注意消毒隔离，加强口腔、会阴清洁护理及肺部、肠道管理，预防院内感染。

（2）对症治疗：①由 HBV 引起的重症肝炎应尽早给予核苷类似物抗病毒治疗。②选用抗炎、肝细胞膜保护剂、解毒及利胆等保肝药，促进肝细胞修复和再生、减轻肝内胆汁淤积，改善肝功能。③积极防治脑水肿、肝性脑病、肾衰竭、出血及感染等并发症。

**5. 阻断肝炎病毒的母婴传播**

（1）甲型肝炎：急性期禁止哺乳，有甲型肝炎接触的孕妇应于 7 日内肌内注射丙种球蛋白。出生时和产后 1 周新生儿各注射 1 次丙种球蛋白。

（2）乙型肝炎：①未接种乙肝疫苗者，妊娠期可预防接种疫苗。②HBV DNA 载量$\geqslant 2\times10^5$IU/mL，在与孕妇充分沟通和知情同意后，建议妊娠 28 周开始给予 TDF 治疗，以降低垂直传播的风险。③分娩时尽量避免产程延长、羊水吸入和软产道裂伤。④新生儿出生后依照《乙型肝炎病毒母婴传播预防临床指南（2020）》12h 内联合应用乙型肝炎免疫球蛋白（HBIG）和乙肝疫苗进行预防管理。

## （二）中医治疗

治疗大法为除湿退黄安胎，在清热解毒、健脾疏肝的同时，注意固肾养血安胎，治病与安胎并举。

**1. 湿热蕴结证**

【主证】妊娠期间身热发黄，恶心厌食，胸胁痞满，口苦咽干。

【次证】倦怠乏力，尿黄，便溏。舌质红，苔黄腻，脉弦滑或濡数。

【治法】清热利湿，佐以安胎。

【方药】茵陈汤（《伤寒论》）加金钱草、虎杖、桑寄生、续断。

【加减】若胁痛甚者，加川楝子、柴胡疏肝解郁；脘腹胀满者，加全瓜蒌、鸡内金开胸散结。

**2. 湿邪困脾证**

【主证】妊娠期面目发黄，头身困重，呕恶纳呆，脘腹胀满。

【次证】口淡不渴，神疲乏力，便溏。舌质淡，苔白腻，脉濡。

【治法】健脾化湿，养血安胎。

【方药】胃苓汤（《丹溪心法》）去桂枝、泽泻，加桑寄生、菟丝子。

【加减】恶心、呕吐明显者，加姜半夏、竹茹降逆止呕；脘腹胀满明显者，加大腹皮、木香理气除胀。

**3. 肝郁脾虚证**

【主证】孕期胁肋胀痛，情志抑郁，神疲乏力，纳呆食少。

【次证】腹胀脘痞，时时叹息，便溏。舌淡，苔白，脉弦细。

【治法】疏肝解郁，健脾安胎。

【方药】逍遥散（《太平惠民和剂局方》）或柴芍六君子汤（《医宗金鉴》）加桑寄生、菟丝子。

【加减】若胁痛明显，加川楝子、丝瓜络理气通络止痛；呕吐明显者，加竹茹、姜半夏和胃降逆止呕；口苦心烦者，加黄芩、栀子清泄肝热。

**4. 热毒内陷证**

【主证】妊娠期间身目发黄日益加重，极度乏力，或高热、神昏谵语、衄血。

【次证】心烦口渴，恶心呕吐，口有肝臭味，脘腹胀满，溲赤或少，便结。舌质红绛，苔黄干燥，脉弦数或弦大。

【治法】清热解毒，凉血救阴。

【方药】犀角地黄汤（《备急千金要方》）合黄连解毒汤（《外台秘要》）加茵陈、大青叶。

【加减】若出血者，选加大蓟、小蓟、生地黄炭、地榆、槐花等凉血止血；神昏谵语者，送服安宫牛黄丸、至宝丹开窍化浊。

热毒内陷证为肝炎重症，病情危重，危及孕产妇生命，需及时中西医结合积极救治。

### （三）中西医结合治疗

妊娠合并病毒性肝炎诊断明确后，符合抗病毒指征者应及时启动抗病毒治疗，同时动态病情监测与随访观察母体抗病毒治疗的疗效、用药依从性、耐药情况、不良反应及胎儿生长发育情况。中医以疏肝健脾、清热利湿、益气养阴、固肾安胎为基本治法遣方用药，辨证选用逍遥散或柴胡疏肝散、茵陈蒿汤或甘露消毒丹、一贯煎或杞菊地黄汤等加减治疗。因患者常伴有胁痛、腹胀、乏力、纳差、睡眠差等症状，可配合针灸、耳穴压豆等中医特色疗法缓解患者症状。针灸治疗可采用温针灸或麦粒灸法，选穴为中脘、气海、足三里、阳陵泉、曲池、合谷、三阴交、太冲等。耳穴压豆选择交感、内分泌、肝、胰、胆、脾、肝阳、三焦等。中西医结合治疗可改善临床症状，增强机体免疫力，调节肠道菌群，促进黄疸消退，养血安胎，提高抗病毒药物的疗效。如此标本兼治，优势互补，更利于改善孕产妇的预后，加快肝损伤修复。

 **思维导图**

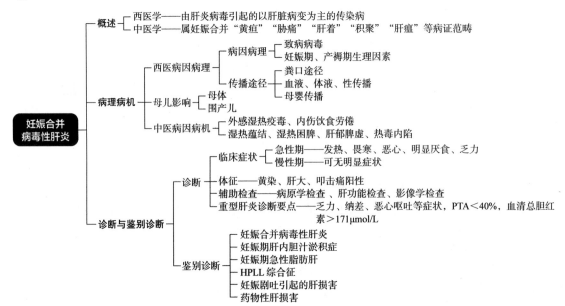

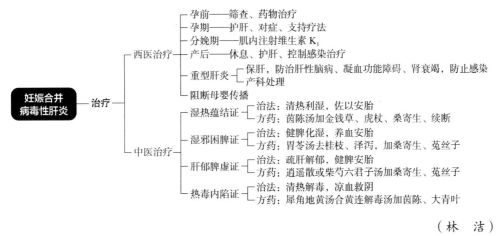

妊娠合并病毒性肝炎 ─ 治疗
├─ 西医治疗
│  ├─ 孕前──筛查、药物治疗
│  ├─ 孕期──护肝、对症、支持疗法
│  ├─ 分娩期──肌内注射维生素 $K_1$
│  ├─ 产后──休息、护肝、控制感染治疗
│  ├─ 重型肝炎 ─┬ 保肝，防治肝性脑病、凝血功能障碍、肾衰竭，防止感染
│  │            └ 产科处理
│  └─ 阻断母婴传播
└─ 中医治疗
   ├─ 湿热蕴结证 ─┬ 治法：清热利湿，佐以安胎
   │              └ 方药：茵陈汤加金钱草、虎杖、桑寄生、续断
   ├─ 湿邪困脾证 ─┬ 治法：健脾化湿、养血安胎
   │              └ 方药：胃苓汤去桂枝、泽泻，加桑寄生、菟丝子
   ├─ 肝郁脾虚证 ─┬ 治法：疏肝解郁、健脾安胎
   │              └ 方药：逍遥散或柴芍六君子汤加桑寄生、菟丝子
   └─ 热毒内陷证 ─┬ 治法：清热解毒，凉血救阴
                  └ 方药：犀角地黄汤合黄连解毒汤加茵陈、大青叶

（林　洁）

# 妊娠合并慢性肾炎、急性肾盂肾炎

## 妊娠合并慢性肾炎

慢性肾炎以蛋白尿、血尿、水肿、高血压为临床特征。如合并妊娠，可使病情加重，围产期母婴病死率较高。中医属"子肿"等病证范畴。

### 一、病理病机

（一）西医病因病理

妊娠期可加重肾脏缺血性病变和肾功能障碍，尤其是合并高血压者，严重时可发生肾衰竭或皮质坏死，并发重度子痫前期及子痫、胎盘早剥、产后出血等，可影响胎儿的生长，导致流产、死胎、死产。

（二）中医病因病机

本病由先天禀赋不足或摄生不慎，脾肾虚损，复感外邪所致。孕后阴血不足，气机升降受阻，由此内外互因，以致气血运行失常，三焦水道受阻，继而形成水湿、湿浊、湿热、瘀血等证。

### 二、诊断与鉴别诊断

（一）诊断

**1. 临床症状**　孕前有急性或慢性肾炎史。孕后疲倦乏力、腰部酸痛、食欲不振，眼睑、颜面部水肿，严重时下肢甚至全身水肿。血压≥140/90mmHg。

**2. 辅助检查**　①尿蛋白 1~3g/d，尿沉渣可见红细胞、颗粒管型和透明管型。②血红蛋白降低。③肾功能不全时，肾小球滤过率下降，肌酐清除率（Ccr）降低。当 Ccr 降至正常值的50%以下时，血清肌酐和尿素氮升高。④B 超可见肾脏的大小及肾皮髓质改变。⑤眼底可见视网膜出血、渗出及视网膜炎。

（二）鉴别诊断（表 13-18）

**表 13-18　妊娠合并慢性肾炎的鉴别诊断**

| 项目 | 妊娠合并慢性肾炎 | 妊娠期高血压 | 妊娠合并原发性高血压 | 妊娠合并肾盂肾炎 |
|---|---|---|---|---|
| 孕前病史 | 有急性或慢性肾炎史 | 无高血压、水肿、蛋白尿 | 妊娠 20 周前高血压 | 反复尿路感染病史 |
| 疾病特征 | 疲倦乏力、食欲不振，自眼睑开始出现不同程度的水肿，血压升高 | 妊娠 20 周以后血压升高，有不同程度水肿 | 高血压 | 常有发热、尿频，血压正常 |
| 尿液检查 | 有尿蛋白、尿红细胞、管型，有肾功能异常、肾炎性视网膜改变 | 子痫前期可见蛋白尿，无尿沉渣异常 | 一般不伴尿蛋白、管型。眼底常有动脉硬化 | 尿蛋白量一般在 1~2g/24h，尿常规以白细胞为主，可有白细胞管型。尿液细菌培养阳性 |
| 妊娠终止后 | 存在或恢复较慢 | 产后 12 周内恢复正常 | 产后 12 周后仍血压高 | 可迅速好转 |

# 三、治疗

## （一）一般治疗

注意休息，保证足够睡眠，保持平和心态，选择摄入优质蛋白质，低钠、低磷、高维生素食物。避免劳累、感染、应用肾毒性药物。

## （二）西医治疗

本病治疗原则是联合多学科治疗。

**1. 孕前**　孕前 3~6 个月用妊娠期安全的免疫抑制剂治疗至缓解，使尿蛋白定量小于 1g/24h。

**2. 孕期**　①控制高血压：首选拉贝洛尔和（或）硝苯地平控释片，如两种药物单用或联用血压控制不理想，可选用甲基多巴。口服药物血压控制不理想，可考虑静脉使用降压药。降血压不宜低于 110~130/80~85mmHg，以保证胎盘血流灌注。降压幅度不能太大，以平均动脉压的 10%~25%为宜。妊娠期禁止使用血管紧张素转化酶抑制剂和血管紧张素 Ⅱ 受体拮抗剂。当孕妇出现全身水肿、肺水肿、脑水肿、肾功能不全、急性心力衰竭等情况时，酌情使用呋塞米等快速利尿剂。②纠正贫血：补充铁剂。慢性肾功能不全血红蛋白低于 70g/L 需要少量多次输血。③免疫抑制剂：选用糖皮质激素、羟氯喹和钙调蛋白抑制剂。利妥昔单抗为妊娠早期治疗的最后手段，使用应当慎重。禁止使用有致畸作用的环磷酰胺、吗替麦考酚酯、来氟米特和甲氨蝶呤。④其他：可使用低分子肝素预防血栓。

**3. 产科处理**　无产科指征可阴道分娩。如病情加重，可适当放宽剖宫产指征。仅有蛋白尿，或蛋白尿伴血压不超过 150/100mmHg，病情较轻者，可在监护下继续妊娠。肾功能正常或轻度受损者可达足月分娩，但不应超过预产期。如尿蛋白定量超过 10g/24h，出现严重低蛋白血症、重度胸腹水，血清肌酐>141.4μmol/L（1.6mg/dL），或血压上升不易控制时，应考虑终止妊娠。

**4. 产后**　注意监测血压、尿常规和肾功能等；服用钙调蛋白抑制剂者，注意监测药物浓度；血栓高危者，预防血栓至产后 6 周；鼓励母乳喂养，如需用药，应使用最小剂量的哺乳期安全使用的药物；给予情感支持，以防产后抑郁症。

（三）中医治疗

**1. 脾肾阳虚证**

【主证】妊娠期面浮肢肿，神疲纳少，畏寒肢冷，头晕气短。

【次证】面色苍白，小便短少，大便溏薄。舌嫩淡胖，有齿痕，脉沉细或沉迟。

【治法】温补脾肾。

【方药】白术散（《全生指迷方》）合济生肾气丸（《济生方》）去附子、桂枝，加杜仲、续断、桑寄生。

【加减】神疲乏力甚者，酌加人参、黄芪益气。

**2. 脾虚肝旺证**

【主证】孕期面浮肢肿，胸胁胀满，纳差便溏。

【次证】头目眩晕、胸闷欲呕。舌暗红，苔白腻，脉弦或滑。

【治法】健脾利湿，平肝潜阳。

【方药】半夏白术天麻汤（《医学心悟》）加白蒺藜、钩藤、石决明、陈皮、紫苏。

【加减】兼肝郁者，加柴胡、佛手；有热者，酌加知母、黄柏；口苦心烦者，酌加黄芩、竹茹。

（四）中西医结合治疗

中西医结合辨病辨证治疗对保护肾功能、降低尿蛋白、改善临床症状及预防产科并发症有积极作用。应用中医药可减轻免疫抑制治疗引起的各种不良反应，同时还可增强体质，预防外感，减少复发等。在病情稳定期中医治疗以益气健脾，固肾安胎，扶正为主，据证选用四君子汤、玉屏风散、补中益气汤、生脉散合寿胎丸等，并以西药维持血压稳定。活动期或病情加重时，在西医对症治疗的基础上配合中医辨证，以健脾利湿、平肝潜阳、活血化瘀为法标本并治。治疗时注意避免使用肾毒性、致畸、活血化瘀作用较强的虫类及峻下滑利之品等损伤胎元的中、西药。

# 妊娠合并急性肾盂肾炎

妊娠合并急性肾盂肾炎是妊娠期常见的感染性疾病。属中医"子淋"等病证范畴。

## 一、病理病机

（一）西医病因病理

主要致病菌为大肠杆菌、变形杆菌、肺炎杆菌、粪肠球菌、葡萄球菌。多由泌尿系上行感染导致单侧或双侧肾盂肾盏黏膜炎症改变。导致感染的主要原因：①受妊娠期雌孕激素的影响，使输尿管、肾盂、肾盏、膀胱肌层增生增厚，平滑肌松弛，蠕动减弱，膀胱过度充盈，残余尿增多，加之尿中葡萄糖、氨基酸等营养物质增多，使细菌更易繁殖。②随着孕期增加，增大而右旋的子宫压迫盆腔内输尿管，致肾盂、输尿管扩张积尿，尤以右侧为重。③子宫及胎先露将膀胱向上推变位，排尿不畅，出现尿潴留。致病菌感染可诱发高热，导致流产、早产、胎儿畸形，严重者可发生败血症、中毒性休克。易引发妊娠期高血压疾病。

（二）中医病因病机

本病发病多因孕后外阴不洁，湿热入侵，上犯膀胱；或素体阴虚，阴虚火旺，下移膀胱；

或心火偏亢，热移小肠，蕴结膀胱。肾与膀胱气化失司是其主要病机。

## 二、诊断与鉴别诊断

### （一）诊断

**1. 临床症状** 突发高热、寒战、头痛、周身酸痛、恶心、呕吐；伴尿频、尿急、尿痛、排尿困难、下腹痛、腰酸痛或钝痛。肋腰点压痛，肾区叩击痛。

**2. 尿液检查** 尿沉渣见成堆白细胞或脓细胞，可有蛋白尿、血尿及管型尿。尿培养细菌阳性。

### （二）鉴别诊断（表13-19）

表 13-19　妊娠合并急性肾盂肾炎鉴别诊断

| 项目 | 妊娠合并急性肾盂肾炎 | 妊娠合并无症状菌尿症 | 妊娠合并急性膀胱炎 |
|---|---|---|---|
| 病史 | 反复尿路感染史 | 泌尿系统持续存在细菌 | 尿路急性感染 |
| 疾病特征 | 常有发热、尿频、腰痛 | 无泌尿系统感染症状 | 尿频、尿急及尿痛，偶有血尿，多不伴全身症状 |
| 尿液检查 | 白细胞为主，有少量尿蛋白、白细胞管型。尿液细菌培养阳性 | 清洁中段尿细菌培养杆菌数 $\geq 10^5$/mL 及球菌细菌数 $\geq 200$/mL。无尿蛋白 | 清洁中段尿白细胞增多，亦可有红细胞。尿培养细菌超过正常值。无尿蛋白 |

## 三、治疗

### （一）一般治疗

密切监测，卧床休息，取侧卧位，减少子宫对输尿管的压迫，使尿液引流通畅。多饮水或补充足量液体，保持每日尿量在 2000mL 以上。

### （二）西医治疗

根据药物敏感试验足疗程使用抗生素。首选对革兰氏阴性杆菌有效而对胎儿安全的药物，如氨苄西林、头孢菌素等药物。

### （三）中医治疗

**1. 湿热下注证**

【主证】妊娠期间，小便频数，灼热不利，腰痛拒按，纳呆恶心。

【次证】发热恶寒，口苦咽干，尿色黄赤，带下黄稠量多。舌质红，苔黄腻，脉滑数。

【治法】清热利湿，利尿通淋。

【方药】加味五淋散（《医宗金鉴》）去木通、滑石，加菟丝子、桑寄生。

【加减】热盛者，加金银花、野菊花、蒲公英清热解毒；尿血者，加大蓟、小蓟、地榆以凉血止血。

**2. 心火偏亢证**

【主证】妊娠期间，小便频数，短赤艰涩，腰痛拒按，面赤心烦。

【次证】口干舌燥、口舌生疮。舌尖红，苔薄黄，脉滑数。

【治法】清心泻火，润燥通淋。

【方药】导赤散（《小儿药证直诀》）合增液汤（《温病条辨》）去木通，加黄连、杜仲、桑寄生。

【加减】小便热痛者，加黄芩、栀子清热泻火。

**3. 阴虚火旺证**

【主证】妊娠期间，小便频数，淋沥不爽，五心烦热。

【次证】午后潮热，颧赤唇红，头晕耳鸣，口干不欲饮。舌红，少苔，脉细滑数。

【治法】滋肾养阴，清热通淋。

【方药】知柏地黄丸（《医宗金鉴》）去牡丹皮、茯苓，加桑寄生、菟丝子。

【加减】潮热明显者，加麦冬、地骨皮滋阴清热；尿中带血者，加女贞子、旱莲草、小蓟养阴止血。

（四）中西医结合治疗

本病为妊娠急性感染性疾病，需积极中西医结合治疗，预防并发症。急性期下焦湿热，三焦气化不利，邪多虚少，中医选用八正散、加味五淋散、龙胆泻肝汤加减以清热解毒、利湿通淋，并尽早使用抗生素控制感染，以迅速退热、加快消除膀胱刺激症状和尿常规异常。症状缓解后或正虚邪恋之时，在清热利湿的同时，配合疏理气机、健脾胜湿、补肾滋阴以扶正祛邪，顾护胎元，据证选用知柏地黄汤、猪苓汤、补中益气汤、肾气丸合二妙散加减等。注意中药慎用滑利和过于苦寒之品以免伤胎。

 **思维导图**

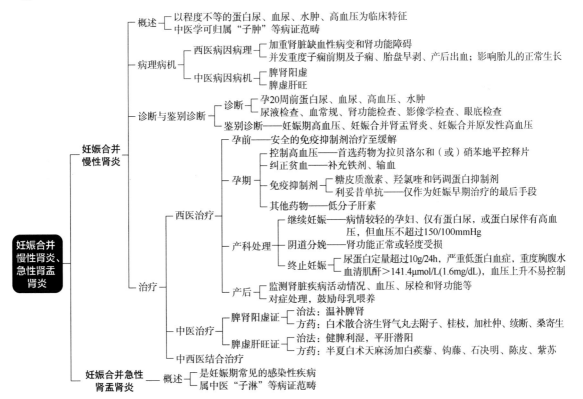

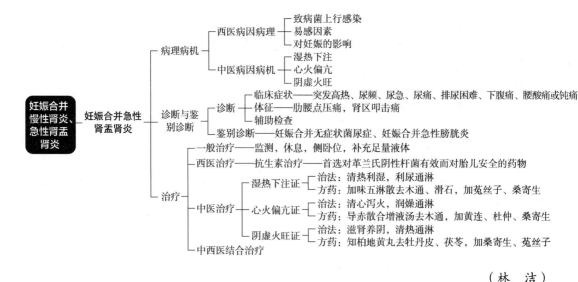

（林　洁）

## 妊娠合并甲状腺疾病

孕产期甲状腺疾病是影响母儿健康的一类重要疾病，主要包括甲状腺功能亢进（甲亢）和甲状腺功能减退（甲减）。中医属"瘿病""瘿瘤""瘿劳"等病证范畴。

## 妊娠合并甲状腺功能亢进

### 一、病理病机

（一）西医病因病理

妊娠期甲状腺处于相对活跃状态，合成分泌甲状腺激素过多，引起机体的神经、循环、消化等系统兴奋性增高和代谢亢进。当甲亢未治疗或没有得到良好的控制，易发生妊娠期高血压疾病、流产、早产、胎儿生长受限、低出生体重儿、死产等，如出现甲状腺危象及充血性心力衰竭，孕产妇死亡率较高。因升高的甲状腺素（$T_4$）能够通过胎盘进入胎儿体内，进而抑制垂体血清促甲状腺激素（TSH）分泌，导致胎儿甲亢、新生儿一过性中枢性甲减，可增加儿童智力降低及大脑皮质灰质体积减小、后代远期患癫痫和神经行为异常疾病的风险。

（二）中医病因病机

本病与情志失调及体质因素有关。孕后血聚养胎，阴血不足，若素体阴虚，加之忧思恼怒、精神创伤、气郁化火，耗气伤阴等，易致血不养肝，疏泄失常，脾失健运，气滞痰凝，壅于颈前。

### 二、诊断与鉴别诊断

（一）诊断

**1. 临床症状**　表现为代谢亢进、易激动、怕热多汗、皮肤潮红、脉搏快等。

**2. 体征**　甲状腺对称性弥漫性肿大，皮温升高、突眼、手震颤，严重者心率增快、心律不齐、心界扩大等。

**3. 辅助检查** TSH 降低，游离甲状腺素（FT$_4$）或总甲状腺素（TT$_4$）增高。

**4. 甲亢危象** 各种甲亢症状急骤加重和恶化，焦虑、烦躁、大汗淋漓、恶心、厌食、呕吐、腹泻，大量失水引起虚脱、休克甚至昏迷，体温>39℃、脉率>140 次/分，甚至>160 次/分，脉压增大。出现心房颤动或心房扑动，可伴有心力衰竭或肺水肿，偶有黄疸，血白细胞及 FT$_3$、FT$_4$增高。

（二）鉴别诊断（表 13-20）

表 13-20　孕产期常见甲状腺疾病鉴别

| 疾病名称 | 疾病特征 | 孕产期诊断标准 |
|---|---|---|
| 临床甲减 | 甲状腺合成分泌不足临床综合征 | TSH 升高（或妊娠早期>4.0mIU/L），FT$_4$ 降低 |
| 亚临床甲减 | 轻度甲减 | TSH 升高（或妊娠早期>4.0mIU/L），FT$_4$ 在正常范围 |
| 低甲状腺素血症 | 甲状腺功能异常状态 | FT$_4$ 下降，TSH 正常 |
| 甲亢 | 高代谢和交感神经兴奋表现 | TSH 下降（或妊娠早期<0.1mIU/L），FT$_4$ 或 FT$_3$ 升高 |
| 亚临床甲亢 | 甲状腺功能异常状态 | TSH 降低（或妊娠早期<0.1mIU/L），FT$_4$ 和 FT$_3$ 正常 |
| 妊娠一过性甲状腺毒症 | 与妊娠血 hCG 升高有关，伴有妊娠剧吐，常在妊娠 14～18 周自行消失 | 妊娠早期 TSH 降低（或<0.1mIU/L），FT$_4$ 或 FT$_3$ 正常或升高，甲状腺自身抗体为阴性 |
| 自身免疫性甲状腺炎 | 以自身免疫为病因的一组甲状腺疾病 | 甲状腺过氧化物酶抗体（TPOAb）或甲状腺球蛋白抗体（TgAb）升高 |

# 三、治疗

（一）西医治疗

**1. 孕前** 甲亢者治疗疗程 1 年以上、抗甲状腺药物（ATD）剂量小、甲状腺受体抗体（TRAb）阴性可以考虑停药备孕，备孕前达到甲状腺功能正常的稳定状态。[131]碘对胎儿有影响，治疗后至少停药 6 个月方可妊娠。

**2. 孕期** 加强孕妇及胎儿的监护。如 FT$_4$ 正常或接近正常可以停药。如需要治疗，首选丙硫氧嘧啶（PTU），甲巯咪唑（MMI）是二线选择，并告知 ATD 导致胎儿畸形的风险。与内分泌科医师共同监测与治疗，应用最小剂量的 ATD 将 FT$_4$ 控制在正常范围。不能控制者或 ATD 过敏者可在妊娠中期考虑行甲状腺部分切除术。妊娠期严禁用 [131] 碘进行诊断或治疗。

**3. 产科及新生儿处理** 原则上选择阴道试产，注意产后出血及甲亢危象，预防并发症。哺乳期治疗首选甲巯咪唑。新生儿应检查有无甲亢或甲状腺功能低下的症状和体征。

**4. 甲亢危象抢救** 启动多学科联合积极综合诊治，减少母婴危害。治疗包括 ATD、β 受体阻滞剂、无机碘化物、糖皮质激素、营养支持、针对诱因治疗及呼吸心脏监测等。病情稳定后终止妊娠，以剖宫产为宜，以抗生素控制感染。

（二）中医治疗

**1. 气郁痰阻证**

【主证】妊娠期间颈前结块肿大，质软，不痛，颈部憋胀，胸闷。

【次证】失眠，善太息，或胸胁窜痛。舌质淡，苔薄白，脉弦滑。

【治法】理气化痰，佐以安胎。

【方药】四海舒郁丸（《疡医大全》）加菟丝子、何首乌。

【加减】若颈前肿大，按之较硬，胸闷纳差，舌紫或暗，苔薄白或白腻，脉弦或涩，为血瘀痰阻，可酌加当归、丹参活血化瘀。

**2. 肝火旺盛证**

【主证】妊娠期间颈前结块，肿块柔软光滑，烦热多汗，急躁易怒，目突手颤。

【次证】口苦咽干，消谷善饥，或头晕目眩。舌质红，苔薄黄，脉弦数。

【治法】清泻肝火，佐以安胎。

【方药】栀子清肝汤（《外科正宗》）去牡丹皮、川芎，加夏枯草、菟丝子。

【加减】若心悸汗出，心烦少寐，倦怠乏力，舌红，少苔，脉弦细数，酌加天冬、麦冬、黄芩、知母、沙参、生地黄等滋阴降火。

（三）中西医结合治疗

在 ATD 治疗中加用中医治疗，纠正阴阳失调，通过疏肝清热、理气健脾、养阴补血、镇心安神等治法，提高母体的适应性，快速达到治疗缓解，逐步减少 ATD 治疗用量。如 ATD 治疗导致白细胞减少、肝功能损伤、皮炎时，中药治疗重在滋阴潜阳、清虚热、疏肝活血，减少不良反应。甲亢伴有严重失眠时，中医治宜宁心安神、柔肝养阴等以助睡眠。中西医结合治疗以期更好地改善血清甲状腺激素水平、缓解临床症状、降低不良反应发生率、减少母婴危害，降低孕产期并发症风险。

# 妊娠合并甲状腺功能减退

## 一、病理病机

（一）西医病因病理

甲状腺激素合成减少或组织作用减弱导致全身代谢减低，可明显增加子痫前期、胎盘早剥、心力衰竭等产科并发症的发生率。未经治疗的甲减孕妇，其胎儿易出现流产、胎死宫内、发育畸形、胎儿生长受限、先天性缺陷与智力发育迟缓等。

（二）中医病因病机

本病多由先天不足，肾精亏虚；或情志不遂，饮食不节，劳逸失节等致气血不足，阴阳失衡，脏腑功能失调而发病。

## 二、诊断与鉴别诊断

（一）诊断

**1. 高危病史** ①有甲亢、甲减、产后甲状腺炎、甲状腺肿大、甲状腺部分切除或妊娠前已服用甲状腺激素制剂或 [131] 碘治疗等病史；②有甲减表现或有颈部不适或存在甲状腺自身抗体者；③有甲状腺病家族史或患有 1 型糖尿病、其他自身免疫病、不育等。

**2. 临床症状** 全身疲乏、困倦、记忆力和食欲减退、声音嘶哑、便秘、言语徐缓、活动迟钝，表情呆滞，头发稀疏，皮肤干燥，体温低，贫血等，严重者出现心脏扩大、心包积液、心动过缓、腱反射迟钝等症状和体征。

甲减危象：出现昏迷、低体温、低血压、低血钠与水中毒、呼吸抑制和出血倾向等。常因孕产妇未经治疗或病情控制欠佳，在各种应激、手术、麻醉作用下诱发。

**3. 辅助检查** TSH 高于妊娠期参考值上限（或妊娠早期 4.0mIU/L），$FT_4$ 低于妊娠参考值下限或正常。

### （二）鉴别诊断

孕产期常见甲状腺疾病鉴别见表 13-20。

## 三、治疗

### （一）西医治疗

本病西医治疗主要药物为左甲状腺素（$LT_4$）。

**1. 孕前** 筛查、评估、治疗或转诊。将 TSH 控制在 0.1～2.5mIU/L。

**2. 孕期** 孕早期筛查 TSH、$FT_4$、TPOAb。甲减患者孕后，$LT_4$ 在原剂量基础上每天增加 20%～30%。妊娠新确诊的甲减，$LT_4$ 剂量按照每公斤体重 2.0～2.4μg 计算，妊娠期全程将 TSH 控制在 0.1～2.5ImU/L。注意监测与随访，妊娠 1～20 周每 2～4 周检测甲状腺功能，血清 TSH 稳定后可每 4～6 周检测 1 次。加强营养指导，监测胎儿宫内发育情况。

**3. 产时、产后** 鼓励阴道试产，预防产后出血及产褥感染。可以母乳喂养。分娩后产妇 $LT_4$ 应减至孕前的剂量，产后 6 周需再进行甲状腺功能检测。新生儿均应行先天性甲减的筛查。

### （二）中医治疗

中医辨证根据"虚则补之""损者益之"的理论，以补益为基本原则。甲减危象者需中西医结合积极抢救。

**1. 脾肾气虚证**

【主证】神疲乏力，纳呆腹胀，腰膝酸软。

【次证】少气懒言，面色萎黄，尿频而清，大便溏。舌质淡，脉沉弱。

【治法】益气健脾，补肾安胎。

【方药】四君子汤合大补元煎加菟丝子、续断、桑寄生。

【加减】形寒肢冷，心悸浮肿，舌质淡暗，阳虚甚者，加黄芪、巴戟天健脾温肾。

**2. 心肾阳虚证**

【主证】腰膝酸冷，心悸胸闷，表情淡漠，浮肿。

【次证】形寒肢冷，身倦欲寐，眩晕耳鸣，小便清长。舌质淡暗，苔白，脉迟缓。

【治法】温补心肾，利水消肿。

【方药】真武汤合苓桂术甘汤去附子，加菟丝子、续断、桑寄生。

【加减】心脉瘀阻者，加丹参、三七活血化瘀。

### （三）中西医结合治疗

甲状腺激素（TH）替代治疗甲减疗效确切，是西医治疗的主要方法。中医根据其病为本虚的核心病机，"虚则补之""损者益之"，以补益为基本治则，结合四诊情况，或疏肝理气、健脾和胃，或补益气血、调养心脾，或温补脾肾、利水消肿，根据不同症状，辨证用方，进行加减，无损胎元。替代治疗结合中医辨证论治，以改善症状，减轻 TH 替代治疗的不良反应，养血安胎，提高孕产妇的生活质量，降低孕产期并发症发生的风险。注意及早处理，坚持治疗，中医治疗中不宜随意减量或停用TH。甲减危象者需及时中西医结合抢救。

 **思维导图**

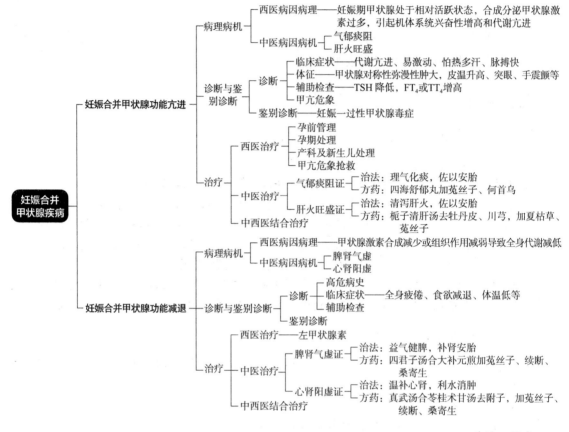

（林　洁）

# 妊娠合并贫血与原发免疫性血小板减少症

贫血和原发免疫性血小板减少症是妊娠期较常见的母体血液系统疾病，均可对母儿造成危害。

## 妊娠合并贫血

贫血指体内血液中红细胞或血红蛋白浓度降低。妊娠合并贫血常见的有缺铁性贫血、地中海贫血及巨幼红细胞性贫血等，其中以缺铁性贫血最为多见。中医属"虚劳""萎黄""血枯""心悸""血证"等病证范畴。

### 一、病理病机

（一）西医病因病理

妊娠不仅会加重贫血程度，还可增加并发症的风险。母体贫血可致胎盘供氧和营养物质不足以满足胎儿生长需要，易造成早产、胎儿生长受限、宫内窘迫、胎儿畸形、低体重儿或死胎。

**1. 缺铁性贫血**　约占妊娠期贫血的 95%。妊娠期血容量增加需铁 650～750mg；胎儿生长发育需铁 250～350mg，因此妊娠期需铁 1000mg。孕妇每日需铁总量约 4mg，而每日饮食中铁吸收利用的铁只有 1～1.5mg。如孕期铁摄入量不能满足母体铁需求量，则易耗尽体内储存铁，造成缺铁性贫血。

**2. 巨幼红细胞性贫血**　妊娠后叶酸需要量增加，每日需 300～400μg，加之孕期肾血流量增加，叶酸排泄增多，如摄入不足、营养不良或消耗丢失，导致叶酸或维生素 $B_{12}$ 缺乏，造血组织 DNA 合成障碍，细胞体积增大，巨幼细胞寿命短，造成巨幼红细胞性贫血。

**3. 地中海贫血**　是一组遗传性贫血。由于调控珠蛋白合成的基因缺陷，引起珠蛋白合成障碍，导致血红蛋白的组成成分改变，进而引发溶血和贫血。

## （二）中医病因病机

素体脾胃虚弱，化源不足；或禀赋不足，肝肾阴虚，精不化血；或因久病大病，失血伤阴等，使机体营阴暗耗，精血亏损，加之孕后更耗气血，精血益虚，致形体失荣，神失所养，或统摄无权而见血虚、虚劳、心悸、出血、血枯之候。

## 二、诊断与鉴别诊断

**1. 临床症状**　轻者无明显症状，重者可出现乏力、头晕、心悸、气短、食欲不振、腹胀、腹泻、呼吸困难和烦躁等。查体可见全身皮肤黏膜苍白、毛发干燥、指甲脆薄，或有水肿。

**2. 妊娠合并贫血的诊断**　妊娠期外周血血红蛋白（Hb）<110g/L 诊断为妊娠期贫血。分为轻度贫血（100～109g/L）、中度贫血（70～99g/L）、重度贫血（40～69g/L）和极重度贫血（<40g/L）。

**3. 常见妊娠合并贫血分类鉴别**（表 13-21）

表 13-21　常见妊娠合并贫血分类鉴别

| 项目 | 缺铁性贫血 | 巨幼细胞贫血 | 地中海贫血 |
|---|---|---|---|
| 病因特点 | 铁缺乏（补铁治疗有效） | 叶酸或维生素 $B_{12}$ 缺乏 | 遗传基因突变。多有家族史 |
| 外周血血细胞特征 | 小红细胞低色素贫血。Hb 降低，红细胞平均体积（MCV）、平均红细胞血红蛋白含量（MCH）、红细胞平均血红蛋白浓度（MCHC）均正常或降低；白细胞及血小板计数均正常 | 大细胞性贫血。血细胞比容降低，MCH 升高，大卵圆形红细胞增多、中性粒细胞分叶过多，粒细胞体积增大，核肿胀，网织红细胞减少，血小板减少 | 小细胞低色素贫血。Hb 正常或不同程度下降，MCV、MCH、MCHC 均降低 |
| 其他检测 | 血清铁蛋白<20μg/L。转铁蛋白饱和度<15%。骨髓象：红细胞轻、中度增生活跃；细胞外铁明显减少；铁染色可见细胞内外铁均减少 | 血清叶酸<6.8nmol/L、红细胞叶酸<227nmol/L。血清维生素 $B_{12}$<74pmol/L。骨髓象：巨幼细胞增生，核染色质疏松，可见核分裂 | 血红蛋白电泳结合血常规检测可初步诊断。基因检测可确诊和分型。血清铁蛋白正常 |

## 三、治疗

妊娠前或妊娠早期应做血常规、血清铁蛋白及血红蛋白电泳筛查，并在孕期定期复查。如有小细胞低色素贫血或夫妻一方或双方来自具有较高携带风险的种族或地区，夫妻应进行地中海贫血筛查；可疑地中海贫血基因携带者，应做基因检测以明确诊断和分型。产科应联合血液、内分泌、遗传、影像、检验及输血等科室进行多学科诊疗及管理。

## （一）西医治疗

**1. 分类治疗**

（1）缺铁性贫血：进食富含铁的食物。孕期、产后血清铁蛋白<30μg 时须及时补铁。餐前口服铁剂，常用的有硫酸亚铁和琥珀酸亚铁、多糖铁复合物等，需与维生素 C 同服，以增加吸收率。妊娠中晚期静脉补铁需慎重。注意排除地中海贫血。

（2）巨幼细胞贫血：加强营养。高危孕妇从妊娠 3 个月起口服叶酸，每日 0.5～1mg，连用 8～12 周；确诊者每日口服叶酸 15mg，或肌内注射 10～30mg，每日 1 次；有缺铁者应同时补铁。有神经系统症状者，应同时补充维生素 $B_{12}$100～200μg，每日肌内注射 1 次，连续 2 周后改为每周 2 次，至血红蛋白恢复正常。

（3）地中海贫血：轻型地中海贫血孕产妇通常不需要治疗，中间型和重型地中海贫血孕产妇应进行多学科联合诊疗与管理。如夫妻双方均为已知同型的地中海贫血基因携带者，应进行遗传咨询和产前诊断，避免重型地中海贫血患儿的出生。

**2. 产科处理**　妊娠合并贫血不是剖宫产指征，但需多学科会诊协助处理。重度贫血者临产后应备血。严密监护产程，积极处理和预防产后出血、感染。血红蛋白<70g/L，或接近预产期、短期内需行剖宫产术者，可少量、多次输红细胞悬液。

## （二）中医治疗

**1. 心脾两虚证**

【主证】妊娠期面色萎黄，心悸气短，食欲不振。

【次证】头晕目眩，口唇色淡，爪甲不泽，腹胀便溏，倦怠乏力。舌淡苔白，脉细滑。

【治法】健脾益气，养血安神。

【方药】归脾汤（《正体类要》）。

【加减】食欲不振明显者，加砂仁、鸡内金健脾醒胃；便溏严重者，加茯苓、山药、肉豆蔻温中健脾。

**2. 肝肾阴虚证**

【主证】妊娠期面色苍白，头晕眼花，腰膝酸软，五心烦热。

【次证】口干咽燥，耳鸣心悸，潮热盗汗。舌红少津，脉细滑数。

【治法】滋肾养肝，益血安胎。

【方药】左归丸（《景岳全书》）去牛膝。

【加减】血虚明显者，加当归、黄芪益气养血；虚热明显者加青蒿、地骨皮清退虚热；血热妄行出血者，加水牛角、藕节、生地黄凉血止血。

**3. 气血两虚证**

【主证】妊娠期面色㿠白或苍白，倦怠乏力，头晕眼花。

【次证】唇甲无华，毛发不荣，心悸气短，动则加剧。舌淡苔薄，脉细滑无力。

【治法】补气养血安胎。

【方药】八珍汤（《正体类要》）去川芎，加黄芪、阿胶。

【加减】心悸失眠重者，加龙眼肉、酸枣仁、制远志养心安神。

#### 4. 脾肾两虚证

【主证】妊娠期面色萎黄或白,面浮肢肿,腰膝酸软。

【次证】畏寒肢冷,精神萎靡,气短懒言,肢体麻木,口唇淡白,爪甲无泽,纳呆便溏。舌质胖淡苔白,脉沉滑无力。

【治法】补肾助阳,健脾安胎。

【方药】右归丸(《景岳全书》)合四君子汤(《太平惠民和剂局方》)去附子、肉桂。

【加减】若腹胀便溏,脾虚甚者,合用参苓白术散(《太平惠民和剂局方》);若脾阳不足,出血者,合用黄土汤(《金匮要略》)加减。

（三）中西医结合治疗

西医治疗贫血多根据贫血的病因或发病机制进行分类治疗。贫血患者一般有全身乏力、头痛、气短、心悸等症,中医药治疗能调整和增强体质,改善症状,减少服用西药时如恶心、呕吐、食欲不振等不良反应,提高生活质量,降低妊娠并发症的风险。孕期贫血在西医治疗的同时,中医辨证以健脾益气,滋补肝肾,舒肝和胃为主,以养血生血,固肾安胎。重度贫血或产时出血较多时应积极产科处理和输血治疗,并预防感染,中医治疗以独参汤、生脉饮、参附汤等加减益气固脱。

## 妊娠合并原发免疫性血小板减少症

原发免疫性血小板减少症(primary immune thrombocytopenia,ITP),既往称特发性血小板减少性紫癜,是一种获得性自身免疫性出血性疾病。临床表现变化较大,病情复杂多变,并可随妊娠的进展而加重,危及母儿安全。属中医学"血证"之"肌衄""鼻衄""齿衄"等范畴。

## 一、病理病机

（一）西医病因病理

ITP主要发病机制是血小板自身抗原免疫耐受性丢失,导致体液和细胞免疫异常活化,共同介导血小板破坏加速及巨核细胞产生血小板不足。妊娠通常不影响ITP患者的病程及预后,但可使已稳定的ITP患者复发或病情加重,分娩时更易发生产道裂伤性出血、血肿形成及产后出血。尤其是血小板<$50\times10^9$/L的孕妇,分娩过程中屏气用力可诱发颅内出血,增加母婴死亡风险。部分妊娠合并ITP孕产妇抗血小板抗体可通过胎盘进入胎儿血液循环破坏胎儿血小板,导致胎儿、新生儿血小板减少。但一般胎儿血小板减少为一过性,脱离母体后新生儿体内抗体可消失,血小板逐渐恢复正常。

（二）中医病因病机

本病主要病机是气不摄血,或血热妄行。常因心脾两虚,生成乏源;脾肾阳虚,统摄无权;阴虚内热,热迫血行所致。血溢脉外而出血,离经之血而成瘀。如此虚、热、瘀互为因果,出血贯穿始终。

## 二、诊断与鉴别诊断

（一）诊断

**1. 临床症状** 皮肤有瘀点、瘀斑,齿龈、鼻腔出血等,严重者可出现消化道、生殖道、视网膜及颅内出血。

**2. 体征** 脾脏检查不大或轻度增大。

**3. 实验室检查** 多次检查血小板低于 $100×10^9$/L。血小板抗体测定为阳性。

（二）鉴别诊断

妊娠期血小板减少的诊断标准为血小板计数<$100×10^9$/L。引起妊娠期血小板减少的病因较多，且缺乏特异性的症状、体征及实验室指标。故妊娠合并 ITP 的诊断须除外其他原因所致血小板减少的疾病，如再生障碍性贫血、病毒感染相关血小板减少症、药物性血小板减少、妊娠合并 HELLP 综合征、遗传性血小板减少、DIC 等。除详细的病史采集和体格检查外，应多学科联合会诊进行相关的实验室检查以助于鉴别。

# 三、治疗

（一）西医治疗

**1. 孕前** 孕前已诊断的 ITP 患者，血小板计数>$20×10^9$/L 可以备孕，但应做好孕前咨询并告知风险，由血液科等多学科专家评估决定是否可以妊娠。

**2. 妊娠期** 基层或专科医院应转诊至三级综合医院行孕期保健。妊娠合并 ITP 的治疗目的是降低妊娠期出血、围分娩期区域阻滞麻醉及分娩出血的风险。妊娠早期血小板计数<$20×10^9$/L、妊娠中期<$30×10^9$/L 或有出血时需治疗。一线治疗为糖皮质激素及静脉注射用免疫球蛋白（intravenous immunoglobulin，IVIg）。糖皮质激素推荐使用口服泼尼松或泼尼松龙。妊娠期以泼尼松 $0.25\sim0.50$mg/（kg·d）为起始剂量，妊娠早期不超过 $0.25$mg/（kg·d），妊娠中晚期不超过 $0.50$mg/（kg·d）。血小板计数上升并稳定后可逐渐减量，维持血小板计数>$30×10^9$/L 的最小剂量。IVIg 常用剂量为 $400$mg/（kg·d），连续使用 $3\sim5$ 日。及时与血液科医师共同管理评估血小板状况（计数与下降速度）、出血评分及对治疗的反应，决策治疗措施。

**3. 围分娩期** 终止妊娠前需组织多学科会诊。分娩时机由血小板计数、是否有出血症状、药物治疗的有效性、是否伴有产科并发症、胎儿成熟度及宫内情况、医院血源供给及综合救治能力等多方面因素综合决定，并根据产科指征决定分娩方式，建议阴道分娩时血小板计数>$50×10^9$/L，椎管内麻醉血小板计数>$70×10^9$/L。禁止使用可能引起出血的操作，如胎儿头皮取血、胎头吸引术等。围分娩期需短期内快速提升血小板计数时，可使用泼尼松或 IVIg。对于糖皮质激素或 IVIg 治疗无效需充分准备血制品后计划分娩。

**4. 产后处理** 孕妇在妊娠期接受糖皮质激素或 IVIg 治疗后，产后不需要限制哺乳。妊娠期应用糖皮质激素治疗者，产后应继续应用。注意预防感染。新生儿出生后常规检测血小板计数。

（二）中医治疗

**1. 心脾两虚证**

【主证】妊娠期紫癜，反复出现，紫斑色淡而疏，心悸气短。

【次证】齿衄，量少色淡，头晕乏力。舌淡苔白，脉细滑无力。

【治法】健脾益气，养血止血。

【方药】归脾汤（《正体类要》）加阿胶、菟丝子。

【加减】便血者，酌加生地黄、地榆；尿血者，酌加黄芩、旱莲草。

**2. 阴虚血热证**

【主证】妊娠前后出现紫癜，反复发作，紫斑色红，五心烦热。

【次证】口干思饮，鼻衄，齿衄，便血尿血，量多色鲜红，头晕耳鸣，腰膝酸软。舌红或红绛苔少，脉细滑数。

【治法】滋阴清热，凉血止血。

【方药】大补阴丸（《丹溪心法》）合二至丸（《医方集解》）加黄芩、侧柏叶。

【加减】潮热盗汗明显者，酌加玄参、龟板、地骨皮、浮小麦；口舌生疮者，加麦冬、栀子、茵陈。

**3. 脾肾阳虚证**

【主证】妊娠前后出现紫癜，色淡暗、稀疏，腰膝酸软，畏寒肢冷，腹胀便溏。

【次证】鼻衄，齿衄，便血尿血，量少色淡暗，面色晦暗，肢体浮肿。舌体胖大、有齿痕，苔白，脉沉迟。

【治法】温肾补脾，填精摄血。

【方药】右归饮（《景岳全书》）去附子、肉桂，加补骨脂、续断、黄芪。

【加减】伴乏力、气短者，加黄芪、党参；腹胀痛者，加木香、陈皮；尿血者，加蒲黄、藕节；便血者，加地榆、紫珠。

（三）中西医结合治疗

中西医结合治疗可充分利用各自的优势，优化诊疗策略，更快地提升血小板计数，降低出血风险，减少重症，改善母儿结局。对于妊娠期血小板计数高于 $30×10^9$/L，无明显出血倾向者，西医治疗以观察为主，此时可采用中医辨证论治，或清热凉血，或益气养阴、健脾补肾，以改善全身症状，减少疲乏，助胎长养，预防出血。对于血小板计数较低或有出血时，西药规范治疗同时配合中医辨证，以益气养阴、凉血止血，或凉血解毒、滋阴降火、祛瘀生新治疗为主，提高疗效，减少激素依赖，降低治疗毒性及妊娠并发症风险。中药方剂常选用归脾汤、二至丸、左归丸、右归丸、犀角地黄丸等为基本方辨证加减。

 **思维导图**

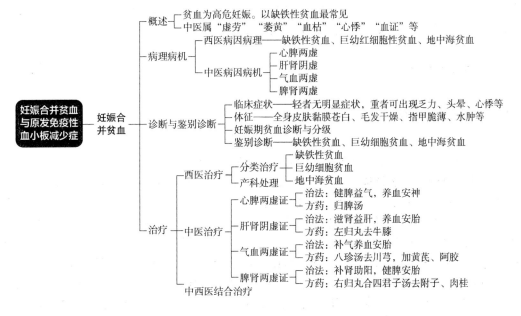

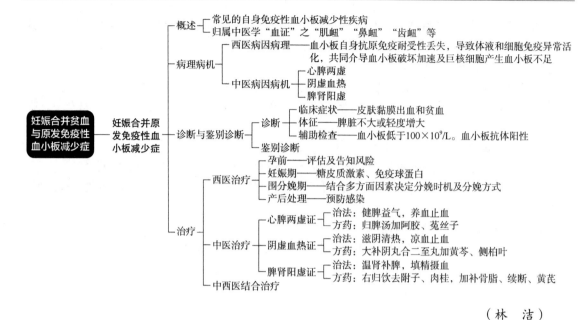

妊娠合并贫血与原发免疫性血小板减少症

妊娠合并原发免疫性血小板减少症

概述
- 常见的自身免疫性血小板减少性疾病
- 归属中医学"血证"之"肌衄""鼻衄""齿衄"等

病理病机
- 西医病因病理——血小板自身抗原免疫耐受性丢失，导致体液和细胞免疫异常活化，共同介导血小板破坏加速及巨核细胞产生血小板不足
- 中医病因病机
  - 心脾两虚
  - 阴虚血热
  - 脾肾阳虚

诊断与鉴别诊断
- 诊断
  - 临床症状——皮肤黏膜出血和贫血
  - 体征——脾脏不大或轻度增大
  - 辅助检查——血小板低于$100 \times 10^9$/L，血小板抗体阳性
- 鉴别诊断

治疗
- 西医治疗
  - 孕前——评估及告知风险
  - 妊娠期——糖皮质激素、免疫球蛋白
  - 围分娩期——结合多方面因素决定分娩时机及分娩方式
  - 产后处理——预防感染
- 中医治疗
  - 心脾两虚证
    - 治法：健脾益气、养血止血
    - 方药：归脾汤加阿胶、菟丝子
  - 阴虚血热证
    - 治法：滋阴清热，凉血止血
    - 方药：大补阴丸合二至丸加黄芩、侧柏叶
  - 脾肾阳虚证
    - 治法：温肾补脾，填精摄血
    - 方药：右归饮去附子、肉桂，加补骨脂、续断、黄芪
- 中西医结合治疗

（林　洁）

# 第十三节　母胎血型不合

母胎血型不合是孕妇与胎儿之间因血型不合而产生的同族血型免疫性疾病。由于夫妻双方血型不同，胎儿由父亲遗传获得的血型抗原恰为母亲所缺少，此抗原通过胎盘进入母体，刺激母体产生相应的免疫抗体，抗体又通过胎盘进入胎儿体内，抗原抗体结合而使胎儿红细胞凝集破坏，发生溶血。根据溶血发生的程度，有新生儿早发性黄疸、心力衰竭或核黄疸后遗症，甚至反复发生流产、死胎等。

本病在中医学中，根据其不同的临床表现而分属于不同的病证。如以新生儿早发性黄疸为主症者，属"胎黄""胎疸"范畴；以习惯性流产、死胎为主要表现者，属"滑胎""死胎"范畴；以孕期胎儿水肿或羊水过多为主要表现者，属"胎水""子满"范畴。

## 一、病理病机

### （一）西医病因病理

**1. 病因**

（1）ABO血型不合：本病多发生于孕妇为O型血而胎儿为A型或B型血，胎儿的A抗原或B抗原使母体致敏产生抗体。O型血母亲血清中的抗A及抗B抗体中IgG型分子量小，易通过胎盘循环传输给胎儿，引起胎儿、新生儿溶血。虽然母儿ABO血型不合发生率高，但真正发生溶血的病例较少，即便发生溶血，临床表现亦较轻，可表现为轻、中度的贫血和黄疸，极少发展为核黄疸和水肿。主要原因有：①ABO系统抗体有天然抗体与免疫抗体，天然抗体能够产生高滴度的抗A或抗B抗体，多为IgM，不能透过胎盘屏障，所以溶血不严重。②抗A或抗B中IgG抗体通过胎盘传输进入胎儿体内，经血型物质中和、组织细胞吸附后，部分抗体失效。③胎儿红细胞表面的抗原密度比成人少，A或B抗原结合位点仅为成人的1/4，抗原性较弱。④胎儿红细胞抗原膜与成人不同，前者在脂膜内可动，后者固定，但这些因素是否减少溶血病的发生，目前尚不明确。

（2）Rh 血型不合：Rh 血型不合发生在 Rh 阴性孕妇与 Rh 阳性胎儿之间。Rh 血型抗原有 C 和 c、D 和 d、E 和 e 共 6 种，其抗原性强弱依次为 D＞E＞C＞c＞e＞d，迄今尚无抗 d 抗体发现，故 Rh 溶血病中以 RhD 溶血病最常见，Rhe 溶血病罕见。临床上以抗 D 血清来检验，当母亲或新生儿红细胞与已知的抗 D 血清发生凝集，即为 Rh 阳性，反之则为阴性。胎儿 Rh 血型抗原经胎盘进入母体，刺激母体产生相应的抗 Rh 抗体，此抗体经过胎盘循环后，再进入到胎儿体内即可发生溶血。另外也可能有两种抗原同时作用，产生两种抗体，共同导致围生儿溶血。Rh 血型不合的溶血病较 ABO 血型不合的溶血病起病早，病情重、病程长。

Rh 溶血病一般不发生在第一胎，因为自然界无 Rh 血型物质，Rh 抗体只能由人类红细胞 Rh 抗原刺激产生。Rh 阴性母亲首次妊娠，于妊娠末期或胎盘剥离（包括流产及刮宫）时，大于 0.5～1mL Rh 阳性胎儿血进入母血中，经过 8～9 周产生初发免疫反应生成 IgM 抗体，此抗体不能通过胎盘，以后产生少量 IgG 抗体，但胎儿已经娩出。如母亲再次妊娠（与第一胎 Rh 血型相同），怀孕期 0.05～0.1mL 胎儿血进入母体循环，几天便可产生继发免疫反应，生成大量 IgG 抗体，该抗体通过胎盘即可引起胎儿溶血。

既往输过 Rh 阳性血的 Rh 阴性母亲，第一胎可发病。极少数 Rh 阴性母亲虽未接触过 Rh 阳性血，但其第一胎也可能发生 Rh 溶血病，这可能是由于 Rh 阴性孕妇的母亲为 Rh 阳性，其母亲怀孕时已使孕妇致敏，故其第一胎发病（外祖母学说）。

**2. 病理** 胎儿遗传自父亲和母亲各一半基因成分，胎儿红细胞可能携带来自父亲的抗原，表现为不同于母亲的胎儿血型。正常情况下，红细胞不能通过胎盘，但是在妊娠、流产或分娩过程中，胎盘绒毛出现小部分破损，胎儿红细胞进入母体血液循环，诱发母体免疫系统产生抗体，抗体再通过胎盘进入胎儿血液循环，结合并破坏胎儿红细胞，导致胎儿或新生儿溶血。

（1）胎儿期：大量胎儿红细胞被破坏，使胎儿贫血。严重贫血增加心脏负荷，容易导致心力衰竭。肝脏缺氧损害，出现低蛋白血症，出现胎儿水肿，表现为胎儿胸腔积液、腹水、全身水肿等，病情严重者，有死胎可能。

（2）新生儿期：新生儿时期，由于新生儿胆红素处理能力较差，或宫腔内或分娩过程中有感染等情况，溶血产生的大量胆红素不能被及时从肝脏排出，新生儿出现黄疸，血清未结合胆红素过高可透过血脑屏障，使基底核等处的神经细胞黄染，发生胆红素性脑病，严重者甚至发生新生儿死亡。

## （二）中医病因病机

"两神相搏，合而成形"。胎儿的形成，是以父母先天之精为物质基础，故胎儿的健康与父母的身体素质有密切关系。同时又与母亲孕期的摄生息息相关。本病主要病因病机是湿、热、瘀蕴结胞中，伤及胎体为患。而孕母脾肾素虚、冲任不足是发病的内在因素。

**1. 湿热内蕴** 脾运失健，水湿内生，又肝郁日久化热，湿热互结，熏蒸于胎；或由孕后摄生不慎，湿热之邪乘虚直入胞中，侵犯胎体而发病。《证治准绳》说："胎黄之候，皆因乳母受湿热而传于胎也。"

**2. 热毒内结** 孕母摄生不慎，湿热毒邪直犯胞中，或宿有湿热内蕴于胞中，日久化火为毒，伤及胎体为患。

**3. 瘀热互结** 素性忧郁，气郁血滞不行，日久瘀阻，瘀热内犯于胎；或肝郁化火，湿热互结，湿热久蕴不去，化为湿毒，熏蒸于胎；或孕母摄生不慎，感受热邪，热瘀互结胞中，侵犯胎体患病。

**4. 阴虚血热** 素体阴虚，妊娠后血聚养胎，阴虚加剧，或胎漏失血伤阴，或孕期房事无节制，损伤阴精，阴液亏损加重，虚热生内热，虚火侵扰胎体。

## 二、诊断

**1. 病史** 既往不明原因流产、死胎、分娩过重度黄疸或水肿新生儿史；输血史；孕妇为 O 型或 Rh 阴性血，其配偶为不同血型者。

**2. 临床症状** 妊娠期可无明显临床症状，少数表现为羊水过多或超声发现胎儿水肿、腹水等。

新生儿期溶血病主要表现有黄疸、贫血、肝脾肿大。

（1）黄疸：大多数 Rh 溶血病患儿出生后 24h 内即出现黄疸并迅速加重，而多数 ABO 溶血病在第 2～3 日出现血清胆红素以未结合型为主，但如溶血严重，造成胆汁淤积，结合胆红素也可升高。

（2）贫血：贫血程度不一。重症 Rh 溶血，出生后即可有严重贫血或伴有心力衰竭。部分患儿因其抗体持续存在，也可于出生后 3～6 周发生晚期贫血。

（3）肝脾肿大：Rh 溶血病患儿多有不同程度的肝脾肿大，ABO 溶血病患儿则不明显。

**3. 实验室及其他检查**

（1）孕期检查

1）血型检查：有不良妊娠和分娩史的孕妇再次妊娠前进行血型检查。无明显高危因素的孕妇在初次产科检查时需行血型检查；孕妇血型如果为 O 型或 Rh 阴性，则需检查其配偶血型。

2）血型抗体测定：国外相关指南不推荐孕妇常规 ABO 血型抗体筛查及治疗，除非妊娠期发现明确胎儿宫内溶血证据。鉴于我国国情，对母亲血型为 O 型，其配偶为 O 型以外血型者，仍建议在妊娠晚期检查 ABO 血型抗体效价。Rh 阴性孕妇推荐在首次产前检查和孕 28 周时检测血型和抗体。

3）超声检查：B 型超声可观察胎儿、胎盘及羊水量等情况，判断胎儿溶血严重程度。胎儿皮肤水肿、胸腹腔积液、肝脾肿大、胎盘增大、羊水过多等提示胎儿有严重溶血。一般 2～4 周检查 1 次，必要时每周 1 次。

4）羊水检查：仅在抗体滴度提示病情严重或以往因溶血症胎死宫内发生者。正常羊水无色透明，或混有少许乳白色胎脂；当胎儿溶血后羊水变黄。溶血程度越重，羊水越黄。经 B 型超声定位穿刺抽取羊水，用分光光度计做羊水胆红素吸光度分析，胆红素危险值是波长 450nm 处，吸光差（$\Delta OD_{450}$）大于 0.06，警戒值为 0.03～0.06，安全值为小于 0.03。也可用化学测定法测羊水中胆红素含量，妊娠 36 周后羊水中胆红素正常值为 0.51～1.03μmol/L，如果增至 3.42μmol/L 以上提示胎儿有溶血损害。还可检测羊水中抗体效价，Rh 效价为 1：8 以上，提示胎儿有溶血损害；1：32 以上提示病情严重。

5）胎儿电子监护仪监测：孕 32 周起进行 NST 检查，出现正弦波形时，提示胎儿危险，贫血缺氧。

（2）产后检查：胎盘水肿对诊断母胎血型不合有一定参考意义。正常胎盘重量与新生儿体重之比是 1：7；而 Rh 溶血病时，比例可能达到 1：（3～4）。对早发型黄疸的新生儿或水肿儿，应立即检查新生儿及父亲母亲血型。

## 三、治疗

治疗目的在于防治流产、死胎及新生儿溶血。

### （一）预防与调护

预防母胎 Rh 同种免疫，未致敏者孕期定期持续监测抗体，如持续阴性，在孕 28 周和产后 72h 内分别注射抗 D 免疫球蛋白 300μg。发生胎盘创伤或母胎界面受损事件时，考虑母胎输血检测，必要时补充额外的抗 D 免疫球蛋白。

### （二）西医治疗

**1. 产前治疗**

（1）一般治疗：维生素 C 1g 加入 25%葡萄糖溶液 40mL 中，每日静脉注射 1 次；维生素 E 100mg，每日 2 次，口服。妊娠早期、中期、晚期各进行综合治疗，共 10 日。预产期前 2 周可口服苯巴比妥 10～30mg，每日 3 次。

（2）提前分娩：既往有输血、死胎、流产和分娩史的 Rh 阴性孕妇，本次妊娠 Rh 抗体效价逐渐升至 1：32 或 1：64 以上，用分光光度计测定羊水胆红素增高，且羊水 L/S＞2 者，提示胎肺已成熟，可考虑提前分娩。

（3）孕妇血浆置换：对血 Rh 抗体效价明显增高，但又不宜提前分娩的孕妇，进行血浆置换，以换出抗体，减少胎儿溶血。

（4）宫内输血：对胎儿水肿或胎儿 Hb＜80g/L，胎肺尚未成熟者，可直接将与孕妇血清不凝集的浓缩红细胞在 B 超引导下注入脐血管或胎儿腹腔内，以纠正贫血。

**2. 产时处理** 轻度患者不超过预产期，无剖宫产指征可行阴道分娩，产程中密切监测胎心；重度患者经保守治疗妊娠达 32～33 周，促胎肺完成后可剖宫产终止妊娠。分娩时需做好新生儿抢救准备。胎儿娩出后立即断脐，预留脐带 7～10cm 以备换血时用。测量胎盘大小和重量，送病理检查。

**3. 新生儿治疗** 新生儿治疗方法包括光照疗法、药物治疗和换血疗法。药物治疗包括供给白蛋白、静脉用免疫球蛋白、肝酶诱导剂。

（1）光照疗法：指征如下。①血清胆红素水平：足月儿＞205μmol/L（12mg/dL）；低出生体重儿＞170μmol/L（10mg/dL）；极低出生体重儿＞102μmol/L（7mg/dL）；超低出生体重儿＞85μmol/L（5mg/dL）（小早产儿易发生胆红素脑病）。②产前已诊断为新生儿溶血者，出现黄疸即血清胆红素＞85μmol/L（5mg/dL），可以保守治疗。

（2）药物治疗：①供给白蛋白：输血浆每次 10～20mL/kg 或白蛋白 1g/kg。②纠正代谢性酸中毒：可用 5%碳酸氢钠提高血 pH。③肝酶诱导剂：常用苯巴比妥每日 5mg/kg，分 2～3 次口服，共 4～5 日，或加用尼可刹米每日 100mg/kg，分 2～3 次口服，共 4～5 日。④静脉用免疫球蛋白：用法为 1g/kg，于 6～8h 静脉滴入，早期使用临床效果较好。

（3）换血疗法：换出部分血中游离抗体和致敏红细胞，减轻溶血，防止发生胆红素脑病，纠正贫血，防止心力衰竭。

### （三）中医治疗

治疗母儿血型不合，孕期重在预防流产、死胎或减轻胎儿的溶血，补虚、安胎、解毒、利湿是其基本方法；新生儿期则着重降低血清胆红素，防止核黄疸的发生，以清热利湿、温脾化湿、活血化瘀等法为原则。

### 1. 湿热内蕴证

【主证】有新生儿溶血病史或流产、死胎病史，疑有母儿血型不合，妊娠后出现脘腹胀满，纳差食少，皮肤瘙痒。

【次证】白带量多，色黄质稠，小便黄，大便不爽。舌质红苔黄腻，脉弦滑。

【治法】清热利湿，固冲安胎。

【方药】茵陈二黄汤（《产科病效方443首》）。

【加减】若脾虚痰湿不化者，加白术、党参健脾祛湿；若肝气不舒，胸胁满痛者，加郁金、柴胡、香附疏肝解郁清热。

### 2. 热毒内结证

【主证】有新生儿溶血病史或流产、死胎病史，妊娠后口干渴喜冷饮，面红，心烦易怒。

【次证】腰酸背胀，四肢肿胀，小便色黄，大便秘结。舌质红苔黄燥，脉弦滑数。

【治法】清热解毒，利湿安胎。

【方药】黄连解毒汤（《外台秘要》）加茵陈、苎麻根、甘草。

【加减】若大便干，秘结，可加玄参、知母滋阴清热通便，养血安胎。

### 3. 瘀热互结证

【主证】有新生儿溶血病史或流产、死胎病史，妊娠后腹部刺痛或胀痛不适，口干喜饮。

【次证】小便短赤，大便秘结。舌暗红苔黄，脉弦涩。

【治法】清热凉血，化瘀安胎。

【方药】二丹茜草汤（《新编妇科秘方大全》）。

【加减】若肝郁脾虚，可加柴胡、白术疏肝健脾；若腹痛伴阴道流血者，赤芍改为白芍缓急止痛，养血柔肝。

### 4. 阴虚血热证

【主证】有新生儿溶血病史或流产、死胎病史，妊娠后口燥咽干，五心烦热。

【次证】腰酸腿软，小便短赤，大便干。舌红少苔，脉细滑数。

【治法】滋阴清热，养血安胎。

【方药】知柏地黄丸（《医方考》）加茵陈、桑寄生、菟丝子。

【加减】若阴道流血者，可加苎麻根、旱莲草安胎止血；若水肿明显者，可加茵陈、生姜皮、大腹皮利水渗湿。

### （四）中西医结合治疗

母胎血型不合的治疗重在预防流产、死胎或减轻胎儿的溶血，中西医结合治疗可优势互补，改善预后。

**1. 预防**　减少母胎界面创伤，注射抗D免疫球蛋白。

**2. 中西医结合分段治疗**

（1）产前治疗：在中医辨证治疗的基础上，可口服维生素C，病情严重者可孕妇血浆置换或宫内输血，必要时促胎肺治疗，提前终止妊娠。

（2）新生儿治疗：新生儿期以利湿退黄为基本治疗法则，需顾护脾胃。配合光照疗法、药物治疗，必要时换血疗法。

**思维导图**

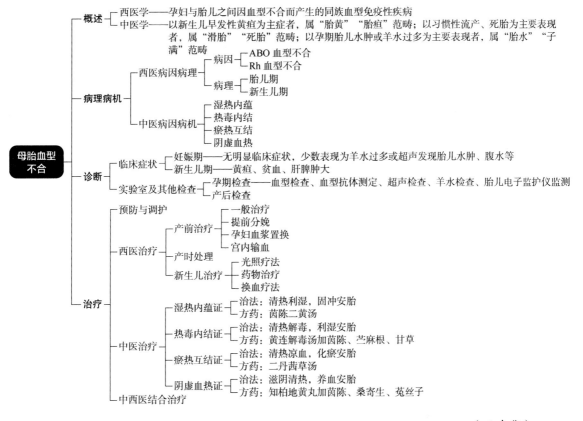

（王克华）

 **思考题**

1. 论述自然流产的定义、不同阶段各类型的临床表现，并论述先兆流产的中西医治疗。

2. 论述早产的诊断要点及中西医治疗方法。

3. 简述子痫的急症处理原则。

4. 试述 ICP 的分度及辨证论治。

5. 输卵管妊娠保守治疗的适应证是什么？应如何辨证论治？

6. 简述妊娠恶阻重症的临床表现及处理方法。

7. 简述前置胎盘孕妇终止妊娠的指征。

8. 论述羊水量异常的处理原则、治疗方法及危害性。

9. 论述妊娠合并糖尿病胰岛素使用的时机及方法。

10. 妊娠合并甲状腺疾病应如何管理？

# 第十四章　产时病

产时病是分娩过程中严重危害母婴健康和生命安全的疾病，其发病因素众多，包括母体因素、胎儿因素及外界因素等，大部分疾病一旦发生情况紧急，需要立即进行救治，是引起产妇死亡、新生儿窒息、围生儿死亡的重要因素之一。妊娠分娩对于产妇而言，极易出现焦躁、抑郁等不良情绪，影响体内激素分泌情况，进而引起产妇一系列症状，最终可能出现产程停滞、难产力竭从而导致产后大出血等。产时病的治疗主要依靠西医学，借助现代医学的诊查手段如超声、胎儿监护、实验室检查等，早诊断、早治疗，有效减少母婴的并发症及死亡率；但其中胎膜早破、产力、胎位异常及产后出血等疾病辅以中医中药及针灸等中医特色疗法，行之有效、安全性高，还可以弥补西医治疗上的不足，两者结合达到最大程度的治疗效果。

## 第一节　胎儿窘迫与胎膜早破

### 胎 儿 窘 迫

胎儿窘迫（fetal distress）是指胎儿在子宫内因急性或慢性缺氧危及健康和生命的综合症状，其发生率为 2.7%～38.5%。急性胎儿窘迫多发生在分娩期；慢性胎儿窘迫常发生在妊娠晚期，但在临产后常表现为急性胎儿窘迫。中医学无此病名。

## 一、西医病因病理

**1. 病因**　母体血液含氧量不足、母胎间血氧运输及交换障碍、胎儿自身因素异常，均可导致胎儿窘迫。

（1）胎儿急性缺氧：母胎间血氧运输、交换障碍，或脐带血液循环障碍所致。常见因素：①前置胎盘、胎盘早剥；②脐带异常，如脐带绕颈、脐带真结、脐带扭转、脐带脱垂等；③母体严重血液循环障碍，如休克等；④药物：缩宫素、麻醉药及镇静剂等使用不当。

（2）胎儿慢性缺氧：①母体血液含氧量不足，如先天性心脏病伴心力衰竭、肺功能不全等；②子宫胎盘血流灌注不足，如妊娠期高血压疾病、糖尿病、过期妊娠等；③胎儿发育异常：如胎儿严重心血管疾病、呼吸系统疾病等导致胎儿运输及利用氧能力下降。

**2. 病理**　胎儿通过脐静脉从母体摄取氧气和营养物质，通过脐动脉将代谢产物输送到胎盘绒毛。胎儿对宫内缺氧有一定的代偿能力，一过性或轻度、中度缺氧时胎儿通过自主神经反射，兴奋交感神经，使胎儿的心、脑及肾上腺等重要器官血流分布增加，胎儿心率增快、血压升高。如果持续缺氧进入失代偿期，则无氧糖酵解增加，发展为代谢性酸中毒，乳酸堆积可对胎儿的重要器官尤其是脑和心肌产生进行性损害，如不及时干预，可造成严重损害，如缺血缺氧性脑病，甚至胎死宫内。重度缺氧时胎儿呼吸运动加深，羊水吸入，可出现新生儿吸入性肺炎。妊娠期慢性缺氧使子宫胎盘灌注下降，导致胎儿生长受限，肾血流减少引起羊水过少。

## 二、诊断与鉴别诊断

（一）诊断

**1. 分类**

（1）急性胎儿窘迫：主要发生在分娩期。多因脐带异常、胎盘早剥、宫缩过强等引起。

（2）慢性胎儿窘迫：主要发生在妊娠晚期，常延续至临产并加重。多因妊娠期高血压疾病、慢性肾炎、糖尿病、先天性心脏病等所致。

**2. 临床症状**

（1）胎心率异常：产时胎心率变化是急性胎儿窘迫的重要征象。早期可表现为胎心增快，无宫缩时胎心率＞160 次/分，晚期表现为胎心减慢，胎心率＜110 次/分。当胎心监护提示胎心基线无变异，且反复出现晚期减速或变异减速或胎心过缓（胎心基线＜110 次/分），即Ⅲ类胎心监护图时，提示胎儿缺氧严重，随时发生胎死宫内。

（2）羊水胎粪污染：胎儿可在宫内排出胎粪，单纯的羊水中胎粪污染不能诊断胎儿窘迫。根据污染程度不同分为三度：Ⅰ度浅绿色；Ⅱ度黄绿色，浑浊；Ⅲ度棕黄色，稠厚。当出现羊水污染伴有胎心监护异常，考虑存在胎儿宫内缺氧。

（3）胎动异常：缺氧初期为胎动频繁，继而减弱及次数减少，进而消失。胎动计数≥10 次/2h 为正常，若＜10 次/2h 或减少50%则提示胎儿缺氧可能，临床常见胎动消失24h 后胎心消失。

**3. 辅助检查**

（1）脐动脉血气分析：胎儿娩出后立即夹闭脐动脉并采血分析 PH、BE（碱剩余）、乳酸水平，正常脐动脉 pH7.24～7.27。当脐动脉血气 pH＜7.15 考虑新生儿窒息缺氧，当 PH＜7.0，或 BE＜–12.0mmol/L，同时乳酸≥6.0mmol/L 提示胎儿围产期缺氧预后不良。

（2）胎心监护异常：NST 无反应型、OCT 阳性、Ⅱ、Ⅲ类胎心监护图形，胎儿心动过速，胎儿心动过缓等提示胎儿宫内缺氧。

（3）胎儿生物物理评分低：≤4 分提示胎儿缺氧，5～6 分为胎儿可疑缺氧。

（4）胎儿脐动脉多普勒超声血流异常：脐动脉 S/D 升高提示胎盘灌注不足，若出现脐动脉舒张末期血流缺失或倒置和静脉导管反向"a"波，提示随时有胎死宫内的危险。

（二）鉴别诊断

胎儿窘迫的胎心异常需与胎儿心律失常鉴别，主要表现在胎心变化持续的时间（表 14-1）。

**表 14-1 胎儿窘迫的鉴别诊断**

| 项目 | 急性胎儿窘迫 | 慢性胎儿窘迫 | 胎儿心律失常 |
|------|------|------|------|
| 病因 | 多见于分娩期 | 多见于妊娠晚期 | 胎儿迷走神经发育不完善 |
| | 因脐带异常、胎盘早剥、宫缩过强、子宫破裂、母体休克等引起 | 多因母体合并症及并发症导致，如妊娠期高血压疾病、过期妊娠、糖尿病等 | 先天性心脏病、药物的作用、母体免疫系统疾病等 |
| 胎动 | 频繁→减少→消失 | ＜10 次/2h | / |
| 胎心监护 | 异常 NST | 异常 NST | 常表现为一过性的胎心异常 |
| | 频发变异减速 | OCT 阳性 | 心率＞160 次/分持续 10min 以上称心动过速 |
| | 晚期减速 | 胎心率异常（胎心基线＜110 次/分或＞160 次/分） | |
| | 正弦波 | | 心率＜110 次/分持续 10min 称心动过缓 |

## 三、治疗

### （一）急性胎儿窘迫

采取果断措施，改善胎儿缺氧状态。

**1. 一般处理** 持续胎心监护，改变体位，吸氧，停止使用缩宫素等。

**2. 病因治疗** 迅速查找病因，排除脐带脱垂、胎盘早剥、子宫破裂等，如宫缩过强则抑制宫缩。若为羊水过少，脐带受压征象，可考虑经腹羊膜腔输液。

**3. 尽快终止妊娠** 根据产程进展，决定分娩方式。

### （二）慢性胎儿窘迫

针对病因，根据孕周、胎儿成熟度及胎儿缺氧程度综合评估后决定处理方案。

**1. 一般处理** 积极治疗妊娠合并症或并发症，改善胎儿宫内环境，加强胎儿监护，严密监测胎动及胎心变化；侧卧位；低流量吸氧。

**2. 期待疗法** 孕周小，估计胎儿娩出后存活可能性小者，应向患者说明情况，期待观察过程中可能出现的不良妊娠结局，由家属决定胎儿去留。延长胎龄，同时促肺成熟及胎儿脑神经保护，争取胎儿成熟后终止妊娠。

**3. 终止妊娠** 妊娠近足月或胎儿已成熟，胎盘功能进行性减退，OCT 阳性，胎儿电子监护 CST、OCT 提示 Ⅱ、Ⅲ 类胎心监护类型，胎儿生物物理评分 ≤4 分者，均应行剖宫产术终止妊娠。

## 胎 膜 早 破

胎膜早破（premature rupture of membrane，PROM）是指胎膜在临产前自然破裂。根据孕周分为足月胎膜早破（PROM）和未足月前胎膜早破（preterm PROM，PPROM），前者发生率为 8%，后者发生率为 2%～4%，双胎妊娠 PPROM 的发生率为 7%～20%。本病属于中医学"胞衣先破"范畴。

# 一、病理病机

### （一）西医病因病理

**1. 生殖道感染** 厌氧菌、GBS（B 族链球菌）、衣原体等病原体上行性感染引起胎膜炎，使胎膜的基质和胶质被破坏，胎膜局部抗张能力下降而破裂，是胎膜早破的主要病因。

**2. 羊膜腔压力增高** 多胎妊娠、羊水过多等引起胎膜早破。

**3. 胎膜受力不均** 胎位异常、头盆不称等使胎儿先露部与骨盆入口衔接不良，前羊膜囊受力不均；宫颈功能不全，宫颈内口松弛，前羊膜囊易于楔入，胎膜受压不均，造成胎膜早破。

**4. 营养因素** 缺乏维生素 C、锌及铜，使胎膜的抗张能力下降，引起胎膜早破。

**5. 创伤** 腹部撞击、羊膜穿刺、性生活刺激等可能导致胎膜早破。

### （二）中医病因病机

**1. 气血虚弱** 孕妇素体虚弱，气血不足，或饮食劳倦，脾失运化，气血化生乏源，冲任气血虚少，胞宫失养，胞衣薄脆，儿身转动触之而破。《大生要旨·临盆》曰："胞衣先破，其故因母弱气血虚，胞衣薄，儿身转动，随触而破。"

**2. 气滞血瘀** 产妇素多忧郁，或胎位不正，气机不利，冲任、胞宫瘀滞，胞衣薄脆，儿身转动，触破胞衣。

**3. 感染邪毒** 孕期摄生不慎或产前房事不节，邪毒侵袭胞宫，亦可致胞衣破损。

## 二、诊断与鉴别诊断

（一）诊断

**1. 临床症状**

（1）阴道流液：腹压增加或体位改变时明显。

（2）绒毛膜羊膜炎：母体体温升高（≥38 ℃）的同时伴有①～④项中的任一项即可诊断。①阴道分泌物有异味；②胎心率增快（胎心率基线≥160 次/分）或母体心率增快（心率≥100次/分）；③母体外周血白细胞计数≥$15×10^9$/L；④子宫呈激惹状态、宫体压痛。

**2. 产科检查** 阴道窥器检查：见液体自宫颈内口流出或阴道后穹隆有较多积液，是诊断胎膜早破的直接证据。前羊膜囊不能触及，上推胎头阴道流液增多，见胎脂和胎粪。

**3. 辅助检查**

（1）阴道液 pH 测定：正常妊娠阴道液 pH 为 4.5～6.0，羊水 pH 为 7.0～7.5，阴道液 pH≥6.5，常采用硝嗪或石蕊试纸测定，试纸变蓝绿色可诊断胎膜早破。若阴道液被血液、尿液、精液及细菌污染，可产生假阳性。

（2）阴道液涂片检查：在显微镜下见羊齿植物叶状结晶。

（3）宫颈阴道液生化检查：包括胰岛素样生长因子结合蛋白-1（IGFBP-1）检测、可溶性细胞间黏附分子-1（soluble intercellular adhesion molecule-1，sICAM- 1）检测、胎盘 α 微球蛋白-1（placental alpha microglobulin-1，PAMG-1）测定。以上生化指标检测诊断 PROM 均有较高的敏感性及特异性，且不受精液、尿液、血液或阴道感染影响。

（4）超声检查：羊水量较破膜前减少，且孕妇有阴道排液病史，排除其他原因导致羊水过少，可协助诊断。

（二）鉴别诊断

少量间断不能自控的阴道流液需与尿失禁、阴道炎溢液进行鉴别（表 14-2）。

表 14-2 胎膜早破的鉴别诊断

| 项目 | 胎膜早破 | 尿失禁 | 阴道炎溢液 |
|---|---|---|---|
| 临床表现 | 持续性阴道流液，体位改变增加 | 通常漏一次，腹压增加时明显 | 水样分泌物，或伴有瘙痒和异味感 |
| 液体颜色 | 无色无味或偶有淡淡的腥味，可见胎脂样物质 | 黄色、有氨臭味 | 白色、黄绿色的沉渣，时有拉丝 |
| 酸碱度 | 碱性，pH 试纸变色 | 酸性，pH 试纸不变色 | 酸性，pH 试纸不变色 |

## 三、治疗

（一）西医治疗

胎膜早破容易引起感染、胎盘早剥、脐带脱垂、脐带受压、早产、胎儿发育不良及胎儿受压导致骨骼发育异常等。故治疗方案应根据孕周、母胎情况等综合决定。

**1. 足月胎膜早破**  评估母胎状况，包括有无胎儿窘迫、绒毛膜羊膜炎、胎盘早剥和脐带脱垂等。破膜后容易引起胎儿宫内感染，破膜>12h应预防性应用抗生素，避免不必要的阴道检查。无明确剖宫产指征者，破膜后 2～12h 积极引产。宫颈成熟的孕妇，首选缩宫素引产。若宫颈不成熟且无阴道分娩禁忌证者，可先予前列腺素制剂促宫颈成熟，试产过程中需严密监测母胎情况。有明确剖宫产指征时宜行剖宫产终止妊娠。

**2. 未足月胎膜早破**  依据孕周、母胎状况、当地的医疗水平及孕妇和家属意愿四个方面进行综合决策：①放弃胎儿，终止妊娠；②期待保胎治疗；如果终止妊娠的益处大于期待延长孕周，则积极引产或有指征时剖宫产术分娩。

引产：妊娠<24 周的 PPROM，胎儿存活率低、母胎感染风险大，以引产为宜；妊娠 24～27$^{+6}$ 周的 PPROM，根据孕妇及家属意愿、新生儿抢救能力等决定是否引产。

不宜继续妊娠：妊娠 34～36$^{+6}$ 周；无论孕周大小，明确诊断的绒毛膜羊膜炎、胎儿窘迫、胎盘早剥等不宜继续妊娠。

期待治疗：妊娠 24～27$^{+6}$ 周，充分告知相关风险后，要求行期待治疗；妊娠 28～33$^{+6}$ 周，无继续妊娠禁忌。

1）卧床休息，保持会阴清洁，避免不必要的肛诊及阴道检查，密切观察孕妇体温、心率、宫缩、阴道流液性状及子宫是否有激惹征。

2）动态监测感染指标、羊水量及胎心监护，若出现感染、胎儿窘迫、胎盘早剥、羊水持续过少应及时终止妊娠。

3）促进胎肺成熟：妊娠<35 周应给予地塞米松 6mg 肌内注射，每 12h 一次，注射 4 次，必要时间隔 2 周后可重复使用一次，但总疗程不能超过 2 次。

4）预防感染：预防性使用抗生素，可有效延长孕周，减少绒毛膜羊膜炎和新生儿感染的发生。一般 5～7 日为一个疗程，B 族链球菌检测阳性者，青霉素为首选。

5）抑制宫缩：妊娠<34 周者，可予宫缩抑制剂 48h，配合完成促胎肺成熟治疗并宫内转运至有新生儿 ICU 的医院。但如有明确感染或已经进入产程，不宜再继续保胎。

6）胎儿神经系统的保护：妊娠<32 周有早产分娩风险的孕妇，给予硫酸镁静脉滴注行胎儿脑神经保护，预防早产儿脑瘫的发生。

**3. 终止妊娠**  需综合考虑孕周、早产儿存活率、是否存在羊水过少或绒毛膜羊膜炎、胎儿能否耐受宫缩、胎方位等因素适时终止妊娠。有剖宫产指征时，应选择剖宫产术分娩为宜。无明确的剖宫产指征，阴道分娩时尽可能减少阴道助产。分娩时做好新生儿复苏准备。胎儿娩出后建议行胎盘胎膜病理检查，明确有无组织病理性绒毛膜羊膜炎，对于可疑或明确宫内感染者行羊膜腔和新生儿耳拭子培养。

（二）中医治疗

胞衣先破，可因胞浆先干而导致难产，且易感染邪毒，个别可发生脐带脱垂，故临证时当密切观察，产妇宜卧床休息，并注意外阴清洁，防止邪毒乘虚入胞。

**1. 气血两虚证**

【主证】临产前或刚临产，胞衣先破，阴道流水，质清稀，羊水流出后量减少，产道干涩，腹不痛或阵痛微弱，神疲乏力，面色苍白。

【次证】心悸气短，头晕眼花。舌淡苔白，脉虚大或细弱。

【治法】补气养血，润胎催产。

【方药】蔡松汀难产方（成都中医学院妇科教研室.中医妇科学讲义.北京：人民卫生出版社，

1960）。

**2. 气滞血瘀证**

【主证】临产前或刚临产，阴道流水，羊水量减少，质稠，产道干涩，阵痛难忍，胸闷脘胀。

【次证】烦躁不安，面色紫暗。舌暗红，苔白，脉弦大或至数不匀。

【治法】行气调血，滑胎催产。

【方药】济生汤（《达生篇》）。

**3. 感染邪毒证**

【主证】临产前或刚临产，胞衣先破，阴道流水，质稠，臭秽，小腹阵痛难忍，发热

【次证】口苦咽干，尿赤便结。舌红苔薄黄，脉滑数。

【治法】清热解毒，滑胎催生。

【方药】五味消毒饮（《医宗金鉴》）合济生汤（《达生篇》）。

（三）中西医结合治疗

胎膜早破中西医结合治疗应审证求因，辨证论治，精准治疗，防止病情进展。西医治疗应根据孕周、母胎情况而定，在保胎过程中，一旦发现感染迹象，应及时终止妊娠。中医认为：肾主生殖，为先天之本，胞脉系于肾；脾为后天之本、气血生化之源；胎赖母体肾以系之，气以载之，血以养之，冲任以固之；胎动不安、堕胎多责之于脾肾亏虚，气血不足，冲任不固。可根据其证候之不同分别给予培补脾肾，益气养阴，固本培元，或行气化瘀、清热解毒、滑胎催生。

 **思维导图**

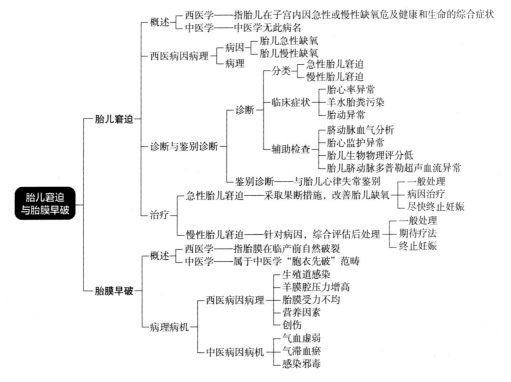

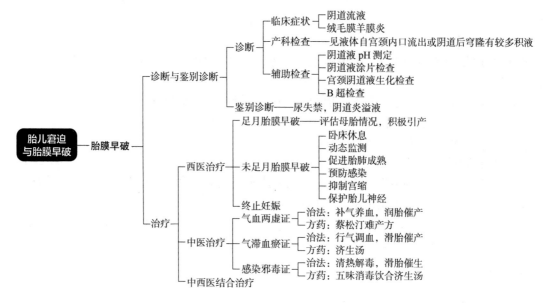

（黄莉萍）

# 第二节　异 常 分 娩

产力包括子宫收缩力、腹肌与膈肌收缩力及肛提肌收缩力。产力以子宫收缩力为主要动力，在分娩过程中，将子宫收缩的节律性、对称性及极性不正常或强度、频率的改变均称子宫收缩力异常，简称产力异常（abnormal uterine action）。临床上子宫收缩力异常分为子宫收缩乏力（简称宫缩乏力）和子宫收缩过强（简称宫缩过强）两类，每类又分为协调性子宫收缩异常和不协调性子宫收缩异常。本病属于中医学"产难"或"难产"范畴。

## 子宫收缩乏力

## 一、病理病机

### （一）西医病因病理

**1. 头盆不称或胎位异常**　胎先露下降受阻，先露部无法紧贴子宫下段及宫颈内口，不能刺激子宫收缩。

**2. 子宫因素**　巨大胎儿、羊水过多、双胎、子宫畸形、子宫肌瘤、经产妇、高龄产妇等使子宫纤维变性导致子宫收缩乏力。

**3. 精神心理因素**　产妇恐惧分娩，精神过度紧张、睡眠不足、体力过度消耗等因素导致子宫收缩乏力。

**4. 内分泌失调**　分娩启动后，体内雌激素、缩宫素及前列腺素等合成、分泌不足，或缩宫素受体量少及子宫对宫缩物质的敏感性下降，胎儿、胎盘合成与分泌硫酸脱氢表雄酮量不足，致宫颈不成熟。

**5. 药物影响**　产程中镇静剂、镇痛剂及麻醉药使用不当，如吗啡、氯丙嗪、哌替啶、硫酸镁等可直接抑制子宫收缩，导致子宫收缩乏力。

**6. 其他** 进食不足、膀胱过度充盈、过早使用腹压等可致宫缩乏力。

（二）中医病因病机

**1. 气血虚弱** 孕妇素体虚弱，元气不足；或临产后用力过早，耗气伤力，不能迫胎娩出；或胎衣早破，水干液涸，致气血虚弱，气虚失运，血虚不润，令分娩异常。

**2. 气滞血瘀** 或因临产过度紧张，惊恐惧怕，或产前精神抑郁，气血运行不畅，或产前过度安逸，逸则气滞，气不运行，血不流畅；或感受寒邪，寒凝血滞，气机不利，气滞血瘀，碍胎外出，而致难产。

## 二、诊断与鉴别诊断

（一）诊断

**1. 协调性子宫收缩乏力** 子宫收缩节律性、对称性、极性正常，但弱而无力，宫缩持续时间短、间歇期长且无规律。根据宫缩乏力发生的时间分为原发性宫缩乏力和继发性宫缩乏力。表现为宫缩不强，宫缩高峰时，按压宫体时有凹陷，先露下降及宫颈扩张缓慢，产程进展缓慢甚至停滞。

**2. 不协调性宫缩乏力** 宫缩失去正常对称性、节律性和极性，子宫收缩极性倒置，产程一开始就出现宫缩乏力。表现为产妇自觉下腹部持续性疼痛，无间歇期，肠胀气、尿潴留，查体下腹部有压痛，胎位触之不清，胎心异常，宫口扩张早期缓慢或停滞，潜伏期延长，胎先露部下降延缓或停滞。

（二）鉴别诊断（表14-3）

表14-3 子宫收缩乏力的鉴别诊断

| 项目 | 协调性宫缩乏力（低张性） | 不协调性宫缩乏力（高张性） | 假临产 |
|---|---|---|---|
| 原因 | 头盆不称、胎位异常，多为继发性 | 精神紧张、休息欠佳等因素引起，多为原发性 | 生理性，可能与子宫肌层过度拉伸、胎头下降有关 |
| 特点 | 持续时间短、间歇期长且无规律 | 子宫收缩极性倒置 | 宫缩持续时间短且不恒定，时间长且不规则，宫缩强度不增加 |
| 临床表现 | 宫缩高峰时，按压宫体时有凹陷 | 持续性下腹痛，拒按，胎位不清，产妇烦躁，呼叫 | 宫缩时不伴有宫颈扩张和胎先露下降 |
| 对母儿的影响 | 宫腔内压力低，对母儿影响小 | 宫腔内压力高，更导致胎儿窘迫 | 对母儿的影响小 |
| 对产程的影响 | 活跃期和第二产程延长 | 潜伏期延长 | 不进入产程，对产程无影响 |
| 处理 | 寻找病因，明确有无头盆不称及胎位异常，如有头盆不称、胎位异常则及时剖宫产；否则加强宫缩 | 协调宫缩，恢复正常节律性及极性，予哌替啶100mg镇静，如未纠正或伴有胎儿窘迫、头盆不称则行剖宫产 | 100mg 盐酸哌替啶镇静后宫缩消失 |

## 三、对产程及母儿的影响

（一）对产程的影响

宫缩乏力使产程进展缓慢甚至停滞。

**1. 潜伏期延长**　临产开始至宫口扩张（4～6cm）为潜伏期，初产妇>20h，经产妇>14h。

**2. 活跃期停滞**　活跃期以宫口扩张（4～6cm）为标志。当破膜且宫口扩张≥6cm 后，如宫缩正常，宫口停止扩张≥4h 可诊断为活跃期停滞；如宫缩欠佳，宫口停止扩张≥6h 可诊断为活跃期停滞。

**3. 第二产程延长**　宫口开全到胎儿娩出，初产妇>3h，经产妇>2h；如实施硬膜外麻醉镇痛分娩时初产妇>4h，经产妇>3h，称为第二产程延长。

**4. 胎头下降延缓**　第二产程初产妇胎头先露下降速度<1cm/h，经产妇<2cm/h，则为胎头下降延缓。

**5. 胎头下降停滞**　第二产程胎头先露停留在原处不下降>1h。

### （二）对产妇及胎儿的影响

手术产率增加，产妇易发生水电解质紊乱、产后尿潴留、产后出血和产褥感染等，胎儿窘迫、新生儿窒息、颅内出血、吸入性肺炎等发生率亦升高。

## 四、治疗

本病可采用中西医结合方法治疗。

### （一）西医治疗

**1. 协调性子宫收缩乏力**　存在头盆不称、胎位异常，经评估不能经阴道分娩者，应行剖宫产。除外头盆不称、胎位异常及胎儿窘迫，可加强宫缩，缓慢但有进展的潜伏期延长不作为剖宫产指征。

（1）第一产程：保持小便通畅，必要时留置导尿。宫口扩张≤3cm 予镇静剂如哌替啶 100mg 或吗啡 10mg 肌内注射协调宫缩。胎头已衔接，宫口扩张≥3cm 可行人工破膜术。经上述处理后可静脉滴注缩宫素加强宫缩。

（2）第二产程：无头盆不称的宫缩乏力，静脉滴注缩宫素加强宫缩，胎头下降至≥+3 水平，可会阴侧切或行阴道助产协助胎儿娩出；胎头位于≤+2 或伴有胎儿窘迫，短时间内不能经阴道分娩，则实施剖宫产术。

（3）第三产程：预防产后出血，当胎肩娩出后立即予缩宫素 10～20U 静脉滴注。

**2. 不协调性宫缩乏力**　予哌替啶 100mg 或吗啡 10mg 肌内注射，使产妇充分休息，多能恢复为协调性宫缩；如宫缩仍较弱，可按协调性宫缩乏力处理。若经上述处理，宫缩仍不协调，或伴有胎儿窘迫征象及头盆不称者，则应行剖宫产术。宫缩未恢复协调性之前，禁止使用缩宫剂。

### （二）中医治疗

协调性宫缩乏力多属气血虚弱证，不协调性宫缩乏力多属气滞血瘀证。

**1. 气血虚弱证**

【主证】宫缩时间短，间歇时间长，产程过长，腹部阵痛不强，面色无华，神疲乏力。

【次证】心悸气短。舌淡苔薄，脉虚或细弱无力。

【治法】补气养血，润胎催产。

【方药】送子丹（《傅青主女科》）、佛手散（《删补名医方论》）加人参、龟甲。

**2. 气滞血瘀证**

【主证】产时腰腹疼痛剧烈，按之痛甚，宫缩虽强，但间歇不匀，无规律，久产不下，胸脘胀闷，面色紫暗。

【次证】精神紧张，时欲呕恶。舌暗红，脉弦大或涩。

【治法】行气化瘀，滑胎催生。

【方药】催生饮（《万病回春》）加益母草。

# 子宫收缩过强

## 一、诊断

**1. 协调性子宫收缩过强**　子宫收缩节律性、对称性及极性均正常，仅子宫收缩过强、过频（10min 内至少 5 次宫缩）。若产道无阻力，产程常短暂，总产程 <3h，称为急产（precipitous labor）。宫缩过强可能出现病理性缩复环（pathologic retraction ring），甚至子宫破裂。

**2. 不协调性子宫收缩过强**

（1）强直性子宫收缩：宫缩失去节律性，无间歇、持续性强直收缩，多见于宫缩剂使用不当。产妇因持续性腹痛而出现烦躁不安，腹部拒按，胎位、胎心不清。合并产道梗阻，可出现血尿、病理性缩复环等先兆子宫破裂征象。

（2）子宫痉挛性狭窄环：常因精神紧张、过度疲劳、不恰当使用缩宫素、粗暴阴道内操作等导致。狭窄环可出现在任何部位，多在子宫上下段交界处，以胎颈、胎腰处常见。产妇可出现持续性腹痛，烦躁不安，胎儿窘迫，产程异常等（图 14-1）。

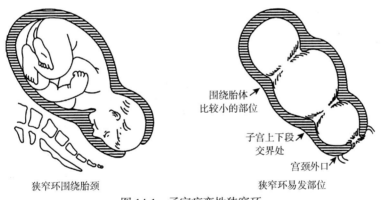

狭窄环围绕胎颈　　　　　　　狭窄环易发部位

围绕胎体比较小的部位

子宫上下段交界处

宫颈外口

图 14-1　子宫痉挛性狭窄环

## 二、对母儿的影响

可致急产、软产道裂伤、胎盘嵌顿、产后出血甚至子宫破裂，易发生胎儿窘迫、新生儿窒息、新生儿颅内出血、新生儿坠地骨折等。

## 三、治疗

（一）西医治疗

（1）寻找原因，及时纠正异常。停止阴道内操作及停用缩宫素等。掌握宫缩剂应用的适应证及禁忌证。提前做好接产及抢救新生儿的准备。

（2）应用宫缩抑制剂，如特布他林或硫酸镁等，必要时使用哌替啶。宫缩正常，无胎儿宫内窘迫则可继续阴道试产；若出现病理性缩复环、胎儿窘迫征象者，应立即行剖宫产术；若胎死宫内，尽可能以不损害母体为原则处理死胎。

## （二）中医治疗

### 气滞湿郁证

【主证】产时腰腹持续胀痛，疼痛剧烈，宫缩虽强，但无规律，无推力，久产不下，胸腹满闷，恶心呕吐。

【次证】面浮肢肿，头晕目眩，心悸气短。舌质暗，苔白腻，脉弦滑或滑大。

【治法】理气化湿，滑胎催产。

【方药】神效达生散（《达生篇》）。

## （三）其他疗法

**1. 体针治疗**　取穴合谷、三阴交、太溪、太冲、支沟、中极、关元等。

**2. 耳针治疗**　取穴子宫、交感、内分泌，以上针刺方法仅用于气血虚弱所致宫缩乏力。

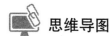

## 思维导图

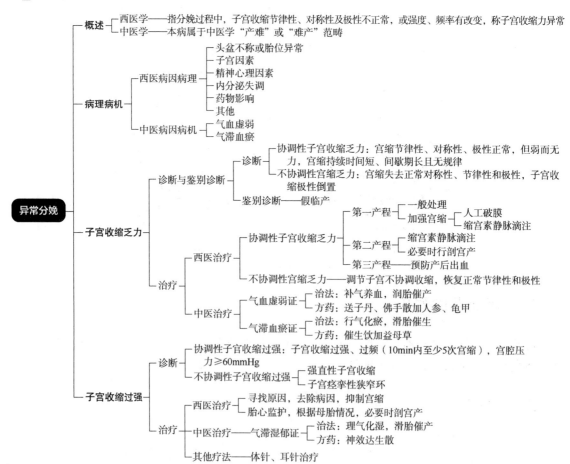

# 产 道 异 常

产道异常包括骨产道异常及软产道异常，以骨产道异常多见，会使胎儿娩出受阻。

## 骨产道异常

骨盆径线过短或形态异常，致使骨盆腔小于胎先露部可通过的限度，使胎先露部下降受阻，影响产程进展，称狭窄骨盆（contracted pelvis）。可以是一个径线或多个径线同时过短，也可为一个平面或多个平面同时狭窄。造成狭窄骨盆的原因有先天发育异常、出生后营养不良、疾病及外伤等因素。

中医认为母体先天骨盆狭小，可导致交骨不开或胎位异常而难产。

## 一、诊断

### （一）骨盆入口平面狭窄

**1. 根据骨盆入口平面狭窄程度分级**

（1）Ⅰ级：临界性狭窄，骶耻外径 18cm，对角径 11.5cm，入口前后径 10cm，胎儿不大，胎位正常，可自然分娩。

（2）Ⅱ级：相对性狭窄，骶耻外径 16.5～17.5cm，对角径 10～11cm，入口前后径 8.5～9.5cm，试产后决定分娩方式。

（3）Ⅲ级：绝对性狭窄，骶耻外径≤16.0cm，对角径≤9.5cm，入口前后径≤8.0cm，须剖宫产分娩。

临产后胎头仍未入盆，腹部检查胎头跨耻征阳性，应剖宫产分娩。评估头盆是否相称的方法：孕妇排空膀胱后仰卧，两腿伸直。检查者将手放在耻骨联合上方，将胎头向骨盆腔方向推压，若胎头低于耻骨联合平面，表示胎头可以入盆，头盆相称，称跨耻征阴性；若胎头与耻骨联合在同一平面，则可疑头盆不称，称跨耻征可疑阳性；若胎头高于耻骨联合平面，表示明显头盆不称，称跨耻征阳性（图 14-2）。

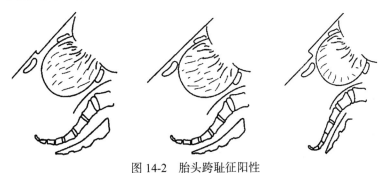

图 14-2　胎头跨耻征阳性

**2. 根据形态变异分类**

（1）单纯扁平骨盆：骨盆入口呈横扁圆形，骶岬向前下突出，使骨盆入口前后径变短，横径正常，对角径＜11.5cm（图 14-3）。

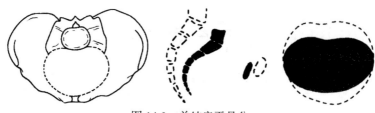

图 14-3 单纯扁平骨盆

（2）佝偻病性扁平骨盆：骨盆入口呈横的肾形，骶岬向前突出，骶骨变直向后翘，尾骨呈钩状突，骨盆出口横径变宽。骨盆变形严重，应剖宫产分娩（图 14-4）。

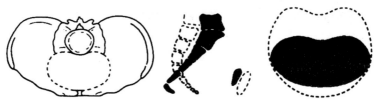

图 14-4 佝偻病性扁平骨盆

（二）中骨盆及骨盆出口平面狭窄

中骨盆及骨盆出口平面狭窄常同时存在。坐骨棘明显凸出，棘间径估计＜10cm，坐骨切迹宽度不超过两横指，为中骨盆平面狭窄。坐骨结节间径加后矢状径＜15cm，则骨盆出口平面狭窄。

**1. 分级**

（1）Ⅰ级：临界性狭窄，坐骨棘间径 10cm，坐骨结节间径 7.5cm，坐骨结节间径加出口后矢状径之和为 15.0cm，可阴道试产。

（2）Ⅱ级：相对性狭窄，坐骨棘间径 8.5～9.5cm，坐骨结节间径 6.0～7.0cm，坐骨结节间径加出口后矢状径之和为 12.0～14.0cm，无头盆不称，可阴道试产。

（3）Ⅲ级：绝对性狭窄，坐骨棘间径≤8.0cm，坐骨结节间径≤5.5cm，坐骨结节间径加出口后矢状径之和≤11.0cm，应剖宫产分娩。

**2. 分类** 常见以下类型骨盆。

（1）漏斗型骨盆：常见于男性骨盆，骨盆入口各径线正常，两侧骨盆壁向内倾斜，状似漏斗。耻骨弓角度＜90°，坐骨结节间径＜8cm（图 14-5）。

（2）横径狭窄骨盆：常见于类人猿型骨盆，骨盆三个平面横径均缩短，前后径稍长，坐骨切迹宽，骶耻外径正常，但髂棘间径及髂嵴间径均缩短（图 14-6）。

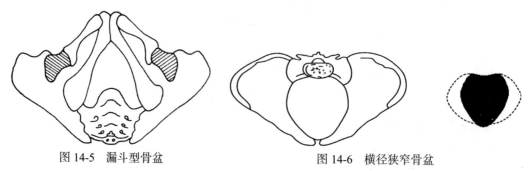

图 14-5 漏斗型骨盆　　　　　　图 14-6 横径狭窄骨盆

（3）骨盆三个平面均狭窄：每个平面径线均小于正常值 2cm 或更多，称为均小骨盆，常见于身材矮小、体形匀称的女性（图 14-7）。

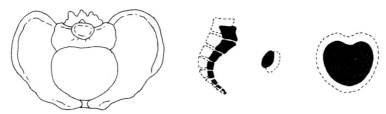

图 14-7　均小骨盆

（4）畸形骨盆：骨盆失去正常形态，包括骨软化症骨盆及偏斜骨盆。

## 二、狭窄骨盆对母儿的影响

（1）对产妇的影响：①入口平面狭窄：易发生胎位异常、继发性宫缩乏力、产程延长或停滞。②中骨盆及出口平面狭窄：易发生持续性枕横位或枕后位，增加助产及手术率，易发生感染及难产，甚至子宫破裂等，严重时危及生命。

（2）对胎儿及新生儿的影响：易发生胎膜早破、脐带脱垂、胎儿窘迫等。

## 三、处理

明确狭窄骨盆的类别和程度，明确头盆是否相称，结合年龄、产次、既往分娩史进行综合分析判断，决定分娩方式。

## 软产道异常

软产道包括子宫下段、宫颈、阴道及外阴，异常者可由先天发育异常及后天疾病因素引起。

## 一、外阴异常

**1. 会阴坚韧**　多见于高龄初产妇，组织坚韧，缺乏弹性，分娩时应做预防性会阴切开，避免发生会阴严重裂伤。

**2. 外阴水肿**　临产前局部用50%硫酸镁湿敷；临产后在严格消毒下多点针刺皮肤放液；产后应加强护理，预防感染。

**3. 外阴瘢痕**　瘢痕小，分娩时可行适度的会阴切开；瘢痕较大，应行剖宫产术。

## 二、阴道异常

**1. 阴道横隔**　分娩时可行 X 形切开，分娩结束后切除横隔，用可吸收线缝合残端。若阻碍胎先露下降，选择剖宫产。

**2. 阴道纵隔**　部分可自行断裂，对分娩无阻碍。若妨碍胎头下降，需将其剪断，待分娩结束后，再切除剩余的隔，并用可吸收线缝合残端。

**3. 阴道包块**　阻碍胎先露部下降时，可行剖宫产术。阴道尖锐湿疣宜行剖宫产分娩。

## 三、宫颈异常

**1. 宫颈粘连及瘢痕** 严重宫颈粘连及瘢痕者，建议行剖宫产。

**2. 宫颈水肿** 头盆不称所致者，宜行剖宫产终止妊娠。可于宫颈两侧分别注射 0.5%利多卡因注射液 5~10mL 或静脉注射地西泮 10mg，待宫口近开全，可将水肿的前唇向胎头上方推移，使胎头越至前方，等待经阴道分娩。上述处理无效果、宫口不扩张者，应行剖宫产术。

**3. 宫颈坚韧** 宫颈缺乏弹性，宫口不易扩张，常见于高龄初产妇，可静脉注射地西泮 10mg；或于宫颈两侧各注入 0.5%利多卡因 5~10mL。未见缓解，应行剖宫产术。

**4. 宫颈肿瘤** 子宫颈癌使宫颈脆硬，阴道分娩易发生大出血、裂伤及癌扩散，应先行剖宫产术，术后放疗。妊娠合并宫颈肌瘤，如阻塞产道，阻碍胎先露下降，应行剖宫产。

## 四、子宫异常

**1. 子宫畸形** 子宫畸形易导致子宫收缩乏力、产程异常、子宫破裂等，可适当放宽剖宫产指征。

**2. 瘢痕子宫** 根据前次剖宫产的术式、指征、术后有无感染、术后再孕间隔的时间，既往剖宫产的次数，有无紧急剖宫产的条件，本次妊娠胎儿大小、胎位、产力、产道等因素综合分析而决定。在阴道试产的过程中，发现子宫破裂的征象，应行紧急剖宫产同时修补子宫破口，必要时切除子宫。

## 五、盆腔肿瘤

常见的为子宫肌瘤、卵巢囊肿。良性肿瘤临产后，不阻碍产道，可阴道分娩；若阻碍产道，则行剖宫产。剖宫产术中不影响切口情况，不常规剔除肌瘤。妊娠合并卵巢肿瘤，易发生蒂扭转、破裂、感染。

 思维导图

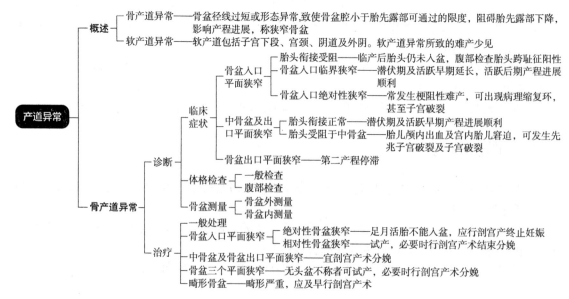

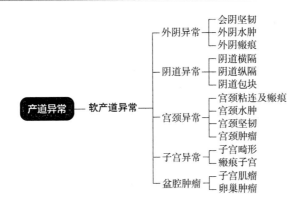

# 胎 位 异 常

胎位异常（abnormal fetal position）是造成难产的常见因素，包括头先露、臀先露及肩先露等胎位异常。分娩时胎位异常约占 10%，以头先露异常最常见。中医有"交骨不开""脚手先下难产""坐胎""横产"的记载。

## 持续性枕后位、枕横位

经充分试产，胎头枕骨持续不能向前方旋转，仍位于母体骨盆后方或侧方，致分娩发生困难者，称持续性枕后位（persistent occipitoposterior position）或持续性枕横位（persistent occipitotransverse position），发生率为 5%。

### 一、病因

**1. 骨盆异常** 常见于中骨盆平面异常，胎头因在中骨盆平面向前旋转受阻，而成为持续性枕后位或持续性枕横位。

**2. 胎儿俯屈不良、头盆不称** 胎儿径线及骨盆径线不适应，导致胎儿俯屈不良或头盆不称，影响胎头的内旋转。

**3. 子宫收缩乏力** 宫缩乏力影响胎头下降、俯屈及内旋转，容易形成持续性枕后（横）位，两者互为因果关系。

**4. 其他** 膀胱充盈、宫颈肌瘤、前置胎盘等。

### 二、诊断

**1. 临床症状** 产妇自觉肛门坠胀及排便感，过早使用腹压，容易导致宫颈前唇水肿。常致活跃晚期及第二产程延长。

**2. 腹部检查** 可于宫底触及胎臀，胎背偏向母体侧或后方，对侧可触及胎儿肢体，胎心音在脐下一侧偏外方听及最响亮。

**3. 肛门检查或阴道检查** 枕后位时盆腔后部空虚，当出现胎头水肿、颅骨重叠、囟门触不清时，需行阴道检查，借助胎儿耳廓及耳屏位置与方向判定胎位，若耳部朝向骨盆后方，诊断为枕后位；若耳部朝向骨盆侧方，诊断为枕横位。

**4. 超声检查** 通过超声探测胎头枕部及眼眶方位明确胎头位置。

## 三、对母儿的影响

**1. 对产妇的影响** 胎位异常可导致继发性宫缩乏力，产程延长，常需手术助产，容易发生软组织损伤，增加产后出血及感染风险。胎头长时间压迫软产道亦可导致生殖道瘘。

**2. 对胎儿的影响** 胎儿窘迫，新生儿窒息，围产儿死亡率升高。

## 四、治疗

首先确定有无头盆不称。持续性枕横位、持续性枕后位，骨盆正常且胎儿不大，具有有效宫缩时，可试产。

第一产程：潜伏期保证产妇充分休息及营养，可注射哌替啶。让产妇向胎儿肢体方向侧卧，以利胎头枕部转向前方。宫缩乏力者可使用缩宫素。进入活跃期而宫缩乏力者，排除头盆不称，可予人工破膜，并予缩宫素加强宫缩。在试产过程中出现胎儿窘迫或活跃期延长或产程无进展，应剖宫产结束分娩。

第二产程：当胎头双顶径位于坐骨棘水平或以下，此时可试行徒手旋转胎头至枕前位，或向后转成正枕后位，阴道自然分娩或阴道助产。若出现第二产程延长、胎头下降停滞或胎儿窘迫等情况时，及时选择阴道助产或剖宫产。

第三产程：分娩后应立即静脉注射或肌内注射宫缩剂。产道有裂伤者，应予以缝合，必要时予抗生素预防感染。

# 胎头高直位

胎头以不屈不仰姿势衔接于骨盆入口，其矢状缝与骨盆入口前后径相一致，称胎头高直位（sincipital presentation），包括高直前位和高直后位，约占分娩总数的 1.08%。

## 一、病因

胎头高直位可能与头盆不称、腹部松弛、腹直肌分离、胎膜早破等有关。

## 二、诊断

**1. 临床症状** 部分孕妇可有耻骨联合部位疼痛，排尿困难及尿潴留，先露部高浮，活跃期宫口扩张延缓或停滞。

**2. 腹部检查** 高直前位，胎儿肢体不易触及，胎心在腹中线稍高处听诊最清楚。高直后位，下腹部及左右两侧均可听到胎心音，有时在耻骨上方可触及胎儿下颏。

**3. 阴道检查** 胎头矢状缝与骨盆入口前后径相一致，高直前位时，后囟在耻骨联合后，前囟在骶骨前，反之为胎头高直后位。

**4. 超声检查** 胎头双顶径与骨盆入口横径一致。高直后位时可在耻骨联合上方探及胎儿眼眶反射；高直前位时可在母腹壁正中探及胎儿脊柱。

## 三、治疗

胎头高直后位经阴道分娩难度大，宜剖宫产结束分娩。胎头高直前位临产后，若盆骨正常，胎儿不大，产力良好，可阴道试产，必要时行剖宫产术。

# 前不均倾位

枕横位入盆的胎头前顶骨先入盆，称前不均倾位（anterior asynclitism），发生率为 0.5%~0.81%。

## 一、病因

头盆不称是主要原因，骨盆倾斜度过大、腹壁松弛等亦可导致。

## 二、诊断

**1. 临床症状** 胎头下降停滞，产程延长，产妇可能过早出现排尿困难、尿潴留等。

**2. 腹部检查** 临产早期，耻骨联合上方可扪及胎头前顶部。随着产程进展，因前顶骨入盆胎头折叠于胎肩之后，胎头不易在耻骨联合上方触及，形成胎头衔接入盆的假象。

**3. 阴道检查** 胎头矢状缝与骨盆入口横径相一致，矢状缝向后移靠近骶岬侧。同时，前囟一起后移。前顶骨紧嵌于耻骨联合后方，宫颈前唇水肿，尿道受压可出现尿潴留。后顶骨大部分在骶岬之上，盆腔后半部分空虚。

## 三、治疗

一旦确诊前不均倾位，因耻骨联合后面直而无凹陷，前顶骨紧紧嵌顿于耻骨联合后，使胎头不能正常衔接入盆，一般不宜试产，应剖宫产结束分娩。

# 面 先 露

胎头极度仰伸，以颜面为先露时称面先露（face presentation），发生率为 0.8‰~2.7‰，多于临产后发现。面先露以颏骨为指示点，有颏左前位、颏左后位、颏右前位、颏右后位、颏左横位、颏右横位六种胎位。

## 一、病因

主要因胎儿先露衔接受阻，造成胎头极度仰伸，常与头盆不称、骨盆狭窄、腹壁松弛、胎儿畸形、悬垂腹、胎膜早破、脐带过短等有关。

## 二、诊断

**1. 临床症状**　潜伏期延长可合并活跃期延长，胎头不易入盆。

**2. 腹部检查**　颏前位时，在腹前壁下可触及胎儿肢体，胎心可在胎儿肢体侧的下腹部闻及。颏后位时胎儿枕部与胎背接触，于耻骨联合上方可触及枕骨隆突，于胎背之间有明显的凹沟，胎心较远且弱。

**3. 肛门及阴道检查**　肛门检查可触及高低不平，软硬不均的胎儿面部，宫口开大 3cm 以上时，阴道内可扪及胎儿口、鼻、眼等。

**4. 辅助检查**　B 超可以确诊面先露，确定胎位。

## 三、治疗

颏前位时，如无头盆不称，宫缩好，胎儿不大，可经阴道自然娩出。如出现继发性宫缩乏力，第二产程延长，可行低位产钳助娩，且会阴切开要足够大。颏前位伴头盆不称或出现胎儿窘迫征象，或持续性颏后位，均应行剖宫产术。

# 臀 先 露

臀先露是最常见的异常胎位，占妊娠足月分娩总数的 3%～4%。围生儿死亡率增高，是枕先露的 3～8 倍。臀先露以骶骨为指示点，有骶左（右）前、骶左（右）横、骶左（右）后六种胎位。中医称之为"坐胎""倒产"。《妇人大全良方·产难门》将逆生、横生定义为"若先露脚谓之逆；先露手谓之横"。

## 一、病因

**1. 胎儿活动空间因素**　羊水过多、经产妇等致胎儿活动空间过大，或子宫畸形、胎儿畸形、羊水过少等致胎儿活动空间受限，均可导致臀先露。

**2. 胎头衔接受阻**　骨盆狭窄、前置胎盘、子宫肌瘤等，易形成臀先露。

## 二、分类

**1. 单臀先露**　先露为胎儿臀部，胎儿双髋关节屈曲，双膝关节伸直，此型最常见。

**2. 完全臀先露**　胎儿双髋关节及膝关节均屈曲，先露为胎儿臀部及双足，此型较常见。

**3. 不完全臀先露**　胎儿一足或双足、一膝或双膝为先露，以及一足一膝为先露，而膝先露进入产程后常转为足先露，此型较少见。

## 三、诊断

**1. 临床症状**　孕妇常感肋下有圆而硬的胎头，易发生宫缩乏力、宫口扩张缓慢、产程延长，或可见胎膜早破、脐带脱垂。

**2. 腹部检查**　宫底部触到圆而硬、按压时有浮球感的胎头；若未衔接，在耻骨联合上方触到不规则、软而宽的胎臀，胎心在脐左（或右）上方听诊最明显。

**3. 阴道检查** 触及软而不规则的胎臀或触到胎足、胎膝，了解宫口扩张程度及有无脐带脱垂。若胎膜已破能直接触到胎臀、外生殖器及肛门。

**4. 超声检查** 确定臀先露类型，估计胎儿大小。

## 四、对母儿的影响

**1. 对产妇的影响** 易致胎膜早破，产褥感染概率增加；继发性宫缩乏力，产程延长，产后出血及手术产率增加；若宫口未开全强行牵拉，易致宫颈撕裂甚至累及子宫下段。

**2. 对胎儿及新生儿的影响** 脐带脱垂、胎儿窘迫，新生儿颅内出血、窒息、臂丛神经损伤等概率增加。

## 五、治疗

（一）妊娠期

妊娠 30 周前，臀先露可自然回转成头位。妊娠 30 周后仍为臀位，用下述方法可予以矫正。常用矫正方法如下。

**1. 膝胸卧位** 孕妇排空膀胱，松解裤带，胸部贴床，大腿与床成直角，每日 2 次，每次 15min，1 周后复查（图 14-8）。

**2. 艾灸或激光照射至阴穴** 每日 1 次，每次 15min，5 日为 1 个疗程。

**3. 外倒转术** 上述方法无效者，一般可在妊娠 36~37 周后，于 B 超和胎儿电子监护下实施，术前做好紧急剖宫产的准备。

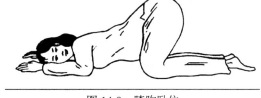

图 14-8  膝胸卧位

（二）分娩期

**1. 剖宫产术** 骨盆狭窄、软产道异常、胎儿体重＞3500g、不完全臀先露、胎儿窘迫、高龄初产、瘢痕子宫、妊娠合并疾病、有难产史等，均应实施剖宫产结束分娩。

**2. 阴道分娩** 阴道分娩的条件：① 孕龄≥36 周；②单臀先露；③胎儿体重为 2500~3500g；④无胎头仰伸；⑤骨盆大小正常；⑥无其他剖宫产指征。

# 肩　先　露

胎儿横卧于骨盆入口平面之上，先露为肩，称为肩先露（shoulder presentation），发生率为 0.25%。

## 一、病因

肩先露与腹壁松弛、前置胎盘、骨盆狭窄、子宫异常、子宫肿瘤、羊水过多等有关。

## 二、诊断

**1. 临床症状** 宫缩乏力；或胎膜早破、脐带脱垂、胎儿窘迫甚至胎死宫内。

**2. 腹部检查** 子宫呈横椭圆形，宫底高度低于孕周，耻骨联合上方空虚，宫体横径较正常宽，腹部一侧可触及胎头，另一侧触及胎臀，胎心在脐周听诊最清楚。

**3. 肛门及阴道检查** 若宫口扩张，胎膜已破，可触及胎儿肩胛骨、肩峰、腋窝及肋骨。

**4. 辅助检查** B超能确定肩先露及胎方位。

## 三、治疗

**1. 妊娠期** 妊娠30周后发现肩先露，可采用膝胸卧位，或艾灸、激光照射至阴穴及时矫正。如未成功，可行外倒转术，如失败则建议剖宫产分娩。

**2. 分娩期** 肩先露分娩以剖宫产为主。①初产妇、足月活胎无论宫口扩张多大或者是否破膜，均应行剖宫产。②经产妇、足月活胎首选剖宫产。如果宫口扩张大于5cm，羊水未流尽，胎儿不大，可在麻醉下由有经验的产科医师行内倒转术，转成臀先露，按臀先露协助分娩，同时做好新生儿复苏准备。③早产肩先露，活胎者选择剖宫产。④双胎妊娠足月活胎。第二胎为肩先露，可行内转胎位术。⑤出现先兆子宫破裂或子宫破裂征象，无论胎儿死活，均应立即行剖宫产。⑥若胎儿已死，无先兆子宫破裂征象，若宫口近全开，在麻醉下行断头术或碎胎术，术后常规检查子宫下段、宫颈及阴道有无裂伤。若有裂伤应及时缝合。

# 复 合 先 露

胎儿先露部（胎头或胎臀）伴有肢体（上肢和下肢）同时进入骨盆，称复合先露（compound presentation）。一般以胎儿一手或一前臂沿胎头脱出最为常见，发生率为0.8‰～1.66‰。

## 一、病因

复合先露与腹壁松弛、临产后胎头高浮、骨盆狭窄、子宫异常、子宫肿瘤、羊水过多等有关。

## 二、诊断

阴道检查触及胎先露旁有小肢体即可确诊。

## 三、治疗

发现复合先露时，首先应除外头盆不称。无头盆不称者，嘱产妇向脱出肢体对侧侧卧，有时可自行还纳，如胎头与脱出肢体已入盆，可在宫口开全后上推肢体还纳、下压胎头使其下降，同时阴道助产；若头盆不称者或伴有胎儿窘迫征象，应尽早行剖宫产术。

## 思维导图

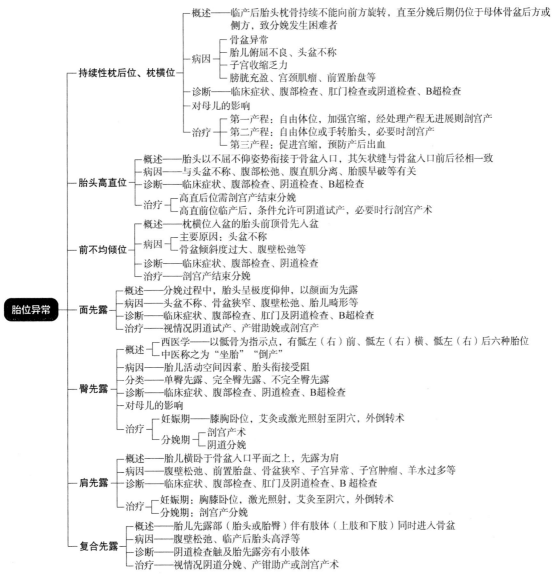

持续性枕后位、枕横位
- 概述——临产后胎头枕骨持续不能向前方旋转，直至分娩后期仍位于母体骨盆后方或侧方，致分娩发生困难者
- 病因
  - 骨盆异常
  - 胎儿俯屈不良、头盆不称
  - 子宫收缩乏力
  - 膀胱充盈、宫颈肌瘤、前置胎盘等
- 诊断——临床症状、腹部检查、肛门检查或阴道检查、B超检查
- 对母儿的影响
- 治疗
  - 第一产程：自由体位，加强宫缩，经处理产程无进展则剖宫产
  - 第二产程：自由体位或手转胎头，必要时剖宫产
  - 第三产程：促进宫缩，预防产后出血

胎头高直位
- 概述——胎头以不屈不仰姿势衔接于骨盆入口，其矢状缝与骨盆入口前后径相一致
- 病因——与头盆不称、腹部松弛、腹直肌分离、胎膜早破等有关
- 诊断——临床症状、腹部检查、阴道检查、B超检查
- 治疗
  - 高直后位需剖宫产结束分娩
  - 高直前位临产后，条件允许可阴道试产，必要时行剖宫产术

前不均倾位
- 概述——枕横位入盆的胎头前顶骨先入盆
- 病因
  - 主要原因：头盆不称
  - 骨盆倾斜度过大、腹壁松弛等
- 诊断——临床症状、腹部检查、阴道检查
- 治疗——剖宫产结束分娩

胎位异常

面先露
- 概述——分娩过程中，胎头呈极度仰伸，以颜面为先露
- 病因——头盆不称、骨盆狭窄、腹壁松弛、胎儿畸形等
- 诊断——临床症状、腹部检查、肛门及阴道检查、B超检查
- 治疗——视情况阴道试产、产钳助娩或剖宫产

臀先露
- 概述
  - 西医学——以骶骨为指示点，有骶左（右）前、骶左（右）横、骶左（右）后六种胎位
  - 中医称之为"坐胎""倒产"
- 病因——胎儿活动空间因素、胎头衔接受阻
- 分类——单臀先露、完全臀先露、不完全臀先露
- 诊断——临床症状、腹部检查、阴道检查、B超检查
- 对母儿的影响
- 治疗
  - 妊娠期——膝胸卧位，艾灸或激光照射至阴穴，外倒转术
  - 分娩期
    - 剖宫产术
    - 阴道分娩

肩先露
- 概述——胎儿横卧于骨盆入口平面之上，先露为肩
- 病因——腹壁松弛、前置胎盘、骨盆狭窄、子宫异常、子宫肿瘤、羊水过多等
- 诊断——临床症状、腹部检查、肛门及阴道检查、B超检查
- 治疗
  - 妊娠期：胸膝卧位，激光照射，艾灸至阴穴，外倒转术
  - 分娩期：剖宫产分娩

复合先露
- 概述——胎儿先露部（胎头或胎臀）伴有肢体（上肢和下肢）同时进入骨盆
- 病因——腹壁松弛、临产后胎头高浮等
- 诊断——阴道检查触及胎先露旁有小肢体
- 治疗——视情况阴道分娩、产钳助产或剖宫产术

（黄莉萍）

# 第三节 分娩并发症

## 产 后 出 血

产后出血（postpartum hemorrhage, PPH）指胎儿娩出后24h内，阴道分娩者出血量≥500mL，剖宫产者≥1000mL，是导致我国孕产妇死亡的首要原因，发病率为5%～10%。严重产后出血指胎儿娩出后24h内出血量≥1000mL；难治性产后出血是指经保守措施治疗后无法止血，需采用外科手术、介入治疗甚至切除子宫的严重产后出血。根据本病的临床表现属中医学"产后

血崩""产后血晕""胞衣不下"范畴。

# 一、病理病机

## （一）西医病因病理

子宫收缩乏力、胎盘因素、软产道裂伤和凝血功能障碍是产后出血的主要原因。这些原因可共存，相互影响或互为因果。

**1. 子宫收缩乏力**　是产后出血最常见的原因。产妇体质虚弱，精神过度紧张；产程长，使用镇静剂、麻醉剂或子宫收缩抑制剂；多胎妊娠、羊水过多、巨大胎儿、子宫肌瘤、畸形子宫等。

**2. 胎盘因素**　胎盘滞留、胎盘植入、胎盘胎膜残留均可引起产后出血。依据侵入深度分为粘连性、植入性及穿透性胎盘植入。依据粘连或植入面积分为部分性、完全性。

**3. 软产道裂伤**　包括会阴、阴道和宫颈的裂伤，严重时可导致腹膜后或阔韧带血肿，甚至子宫破裂等。常见于软产道弹性和伸展性差、急产、巨大儿分娩、阴道助产等。

**4. 凝血功能障碍**　任何原发或继发的凝血功能异常，均能导致子宫大量出血。如原发性血小板减少症、再生障碍性贫血、肝脏疾病、胎盘早剥、死胎、羊水栓塞、重度子痫前期等。

## （二）中医病因病机

本病常因气虚、血瘀、产伤所致，病机主要有气虚血失统摄；瘀血留滞，血不归经；或产伤损伤脉络。

**1. 气虚**　产妇素体虚弱，产程过长，疲劳过度，耗伤元气，以致气虚冲任不固，血失统摄，则致血崩甚至晕厥。

**2. 血瘀**　产时血室正开，寒邪乘虚侵入胞中，血行凝滞；或情志不畅，气血瘀滞，瘀阻冲任，迫血妄行，而致崩下不止。

**3. 产伤**　助产不当、产力过强、产程过快或胎儿过大，以致产道损伤，胞脉胞络破损，致流血不止，而致血崩。

# 二、诊断与鉴别诊断

## （一）诊断

**1. 临床症状**

（1）阴道流血：①胎盘娩出后，阴道出血增多，查体宫底升高，子宫质软、轮廓不清，按摩子宫及使用缩宫素子宫变硬，阴道出血减少或停止，应考虑子宫收缩乏力；②胎儿娩出后胎盘未娩出，阴道大量出血，应考虑胎盘因素；③表现为持续性阴道流血，血液不凝固，全身多部位出血、皮肤可见瘀斑，应考虑凝血功能障碍所致；④胎儿娩出后立即发生阴道流血，色鲜红，应考虑软产道裂伤。宫颈裂伤常见于3点与9点处，有时可上延至子宫下段、阴道穹隆部。阴道裂伤注意检查顶端及两侧有无延裂和阴道壁血肿形成。

（2）低血压症状：患者可出现面色苍白，头晕心慌，烦躁不安，皮肤湿冷，脉搏细数等。

**2. 体征**　会阴、阴道裂伤可分为四度：Ⅰ度裂伤指会阴皮肤及阴道入口黏膜撕裂；Ⅱ度裂伤指撕伤已达会阴体筋膜及肌层，累及阴道后壁黏膜，可致后壁两侧沟向上撕裂，解剖结构不清，出血较多；Ⅲ度裂伤指撕裂向下扩展，肛门外括约肌断裂，直肠黏膜尚完整；Ⅳ度裂伤指撕裂累及直肠阴道隔，肛门、直肠和阴道完全贯通，直肠肠腔暴露，为最严重的阴道会阴撕伤。

**3. 实验室检查及辅助检查**

（1）血红蛋白：每下降 10g/L，提示失血 400～500mL。

（2）失血量的测定：计算方法包括称重法、容积法、面积法、休克指数法等。

1）称重法：失血量（mL）=［胎儿娩出后接血敷料湿重（g）－接血前敷料干重（g）］/1.05［血液比重（g/mL）］。

2）容积法：产后接血容器收集血液，放入量杯测量失血量。

3）面积法：按纱布血湿面积估计失血量。

4）休克指数法：休克指数（shock index，SI）=脉率（次/分）/收缩压（mmHg）。SI=0.5，血容量正常；SI=1.0 时，失血量 10%～30%（500～1500mL）；SI=1.5，失血量 30%～50%（1500～2500mL）；SI=2.0，失血量 50%～70%（2500～3500mL）。

（二）鉴别诊断（表 14-4）

**表 14-4　产后失血类别鉴别**

| 类别 | 临床表现 |
| --- | --- |
| 子宫收缩乏力 | 胎盘娩出后阴道流血，宫底高，子宫软，轮廓不清 |
| 胎盘因素 | 胎儿娩出后胎盘未娩出，阴道大量出血，呈暗红色 |
| 软产道裂伤 | 持续性阴道流血，血液不凝固，全身多部位出血，皮肤可见瘀斑 |
| 凝血功能障碍 | 胎儿娩出后立即发生阴道流血，色鲜红 |

# 三、治疗

（一）西医治疗

西医治疗原则：针对出血原因，迅速止血；补充血容量，纠正失血性休克，防止感染。

**1. 子宫收缩乏力**　加强宫缩能迅速止血。导尿排空膀胱后可采用以下方法。

（1）按摩或按压子宫：①腹壁按摩宫底：胎盘娩出后，术者一手拇指在前，其余四指在后，下腹部按摩并压迫宫底，均匀有节律地按摩子宫；②腹部-阴道双手压迫子宫法：一手戴无菌手套伸入阴道，握拳置于阴道前穹窿，顶住子宫前壁，另一手自腹壁按压子宫后壁，使宫体前屈，双手相对紧压子宫，均匀有节律地按摩子宫。按摩时配合使用宫缩剂。

（2）应用宫缩剂：①缩宫素：缩宫素 20U 加入 0.9%生理盐水 500mL 内静脉滴注，必要时缩宫素 10U 肌内注射或宫体注射。②卡贝缩宫素：卡贝缩宫素 100μg 缓慢静脉注射或肌内注射，2min 起效，半衰期 1h。③麦角新碱：马来酸麦角新碱 0.2mg 直接肌内注射或静脉注射，每隔 2～4h 可以重复给药，心血管疾病及高血压患者禁用。④前列腺素类药物：当缩宫素及麦角新碱无效或麦角新碱禁用时加用，包括卡前列素氨丁三醇、米索前列醇等，首选肌内注射。

（3）宫腔填塞：包括宫腔纱条填塞和宫腔球囊填塞。阴道分娩者建议使用球囊填塞，剖宫产术中可选用球囊填塞或纱布填塞。填塞后 24～48h 取出，同时配合强有力的宫缩剂，并给予抗生素预防感染。

（4）子宫压缩缝合术：常用 B-Lynch 缝合法，适用于经宫缩剂和按压子宫无效者。先将子宫从腹壁切口托出，用两手托住并挤压子宫体，观察出血情况，判断缝合成功的概率。若加压后出血明显减少或停止，则成功可能性大。

（5）结扎盆腔血管：以上无效时，可结扎子宫动脉上、下行支，必要时结扎髂内动脉。

（6）经导管动脉栓塞术：经保守治疗无效的难治性产后出血且产妇生命体征稳定者适用。行股动脉穿刺插入导管至髂内动脉或子宫动脉，注入明胶海绵颗粒栓塞动脉。栓塞剂可于2～3周后吸收，血管复通。

（7）子宫切除：经积极抢救无效，危及产妇生命时，应及时行子宫次全切除术或子宫全切术。

**2. 胎盘因素** 疑有胎盘滞留，应立即行宫腔检查。若胎盘已剥离但未排出，立即取出胎盘；若胎盘粘连，可试行徒手剥离胎盘后取出。若剥离困难疑有胎盘植入，应停止剥离，根据出血情况及胎盘剥离面积行保守治疗或子宫切除术。

**3. 软产道损伤** 按解剖层次逐层缝合裂伤，宫颈裂伤>1cm和（或）有活动性出血时应缝合，软产道血肿应切开血肿、清除积血，彻底止血，不留死腔，若无法常规经阴缝合时，可经腹修补，注意避免损伤膀胱及输尿管，必要时可置橡皮管引流。

**4. 凝血功能障碍** 根据实验室检查明确后，尽快输血、血浆，补充血小板、纤维蛋白原或凝血酶原复合物、凝血因子等。若发生DIC按DIC处理。

（二）中医治疗

**1. 气虚证**

【主证】新产后，突然阴道大量出血、血色鲜红，气短懒言，肢冷汗出。

【次证】头晕目花，心悸怔忡，面色苍白。舌淡无苔，脉微欲绝或浮大而虚。

【治法】益气固脱，摄血止崩。

【方药】升举大补汤（《傅青主女科》）去黄连，加地榆炭、海螵蛸。

【加减】若昏不知人，肢冷汗出，脉微细欲绝者，为气随血脱，宜补气固脱，方用独参汤（《景岳生书》）；若冷汗淋漓、四肢厥逆，宜回阳救逆，方用参附汤（《正体类要》）。

**2. 血瘀证**

【主证】新产后，突然阴道大量下血，色暗红，夹有血块，小腹疼痛拒按，血块下后腹痛减轻。

【次证】舌紫暗，或有瘀点瘀斑，脉沉涩。

【治法】行血逐瘀，理血归经。

【方药】化瘀止崩汤[《中医妇科学》（第六版）]。

【加减】若神疲乏力、气短懒言，则加人参、黄芪，益气固脱。

**3. 产伤证**

【主证】产后阴道突然出血，持续不止，量多，色鲜红，软产道裂伤。

【次证】面色苍白，舌淡，苔薄，脉细数。

【治法】益气养血，生肌固经。

【方药】摄血固冲汤（《中医妇科治疗学》）

（三）针灸推拿治疗

**1. 气脱血晕** 针刺眉心、人中、涌泉穴；艾灸百会，十宣放血。

**2. 宫缩乏力** 针灸合谷、足三里、三阴交，强刺激；温灸百会、足三里、神阙穴；亦可用缩宫素1～2U做穴位注射。

**3. 隔盐灸** 在神阙穴上填上食盐，取艾炷在其上灸，每次灸10壮。

## （四）中西医结合治疗

本着"急则治其标，缓则治其本"的原则，采用中西医结合的方法。西医治疗原则是针对出血原因，迅速止血；补充血容量，纠正失血性休克，防止感染等对症支持抢救治疗。中医治本，调理气血阴阳，活血祛瘀止血，调理冲任。

 **思维导图**

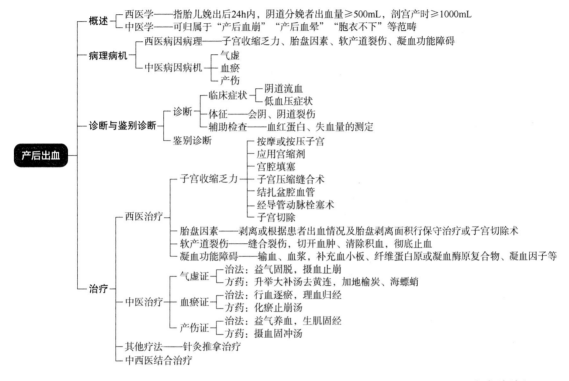

（黄莉萍）

## 子 宫 破 裂

子宫破裂（rupture of uterus）指在妊娠晚期或分娩期，子宫体部或子宫下段发生破裂，若未及时发现并处理，或可威胁母儿生命，是产科严重的并发症。按其发生原因可分为自然破裂与损伤性破裂；按其破裂程度可分为完全性破裂与不完全性破裂；按其发生部位可分为子宫体部破裂与子宫下段破裂。

## 一、西医病因病理

**1. 梗阻性难产** 是导致子宫破裂最常见的病因，产妇骨盆狭窄、头盆不称、软产道阻塞、胎位异常、胎体巨大、胎儿畸形等因素均可因胎儿先露部位下降受阻，子宫收缩过强，子宫下段过度伸展变薄，从而导致子宫破裂。

**2. 瘢痕子宫** 是导致子宫破裂的较常见原因，子宫肌瘤剔除术后、剖宫产术后、子宫成形术后等形成瘢痕子宫，妊娠晚期或分娩期宫腔内压力增高可致瘢痕破裂。若前次手术后伴有感染、切口愈合不良、剖宫产术后间隔时间过短而再次妊娠者，临产时更易发生子宫破裂。

**3. 宫缩剂使用不当** 胎儿娩出前不恰当地使用前列腺素栓剂、缩宫素等，或因孕妇对药物敏感性存在差异，均可导致子宫收缩过强，造成子宫破裂。

**4. 产科手术损伤** 宫口未开全时即行产钳或臀牵引术，可造成子宫下段及宫颈撕裂伤；有时内转胎位术、穿颅术、毁胎术及强行剥离严重粘连胎盘或植入性胎盘，也可引起子宫破裂。

**5. 其他** 多次宫腔操作或子宫发育异常等，出现局部肌层菲薄而导致子宫自发破裂。

## 二、诊断与鉴别诊断

### （一）诊断

子宫破裂多发生于分娩期，可分为先兆子宫破裂和子宫破裂两个阶段。

**1. 先兆子宫破裂** 多见于梗阻性难产，如骨盆狭窄、胎位不正、胎体过大等，此类患者临产后常有产程停滞或延长、不当使用宫缩剂等病史。因胎先露部下降受阻，子宫呈痉挛性或强直性过强收缩，子宫体部增厚变短，子宫下段变薄拉长，两者间形成环状凹陷，称为病理性缩复环（pathologic retraction ring）。随着产程的进展，该环逐渐上升，可与脐平或达脐上。此时，产妇烦躁不安，心率、呼吸加快，下腹剧痛难忍，子宫下段有明显压痛，出现少量阴道流血。因宫缩过频、过强，可导致胎心率加快或减慢或听不清，胎体触不清。膀胱受压充血，出现排尿困难及血尿。故病理性缩复环、下腹部压痛、胎心率的变化及血尿是先兆子宫破裂的四个重要症状。由于产程停滞延长，孕妇可出现水、电解质紊乱。

**2. 子宫破裂** 可有瘢痕子宫等病史，在先兆子宫破裂的基础上突然发生剧烈腹痛，且有明显的腹部体征及休克。超声检查能确定破口部位及胎儿与子宫的关系。

（1）不完全性子宫破裂：指子宫肌层全层或部分破裂而浆膜层完整，胎儿及其附属物仍在宫腔内，腹腔与宫腔不相通，多见于子宫下段剖宫产切口瘢痕破裂，常无先兆破裂症状，仅在不全破裂处有明显腹痛、压痛等，体征也不明显。若破裂口累及两侧子宫血管，则可导致阔韧带内血肿或急性大出血。查体可在子宫一侧触及有压痛且逐渐增大的包块，多有胎心率异常。

（2）完全性子宫破裂：指子宫肌壁全层破裂，腹腔与宫腔相通。常发生于一瞬间，产妇突感下腹撕裂样剧痛，子宫收缩骤停。腹痛稍缓后，因血液、羊水进入腹腔刺激腹膜，又可出现全腹持续性疼痛，伴呼吸急促、面色苍白、脉搏细数、血压下降等休克征象。全腹出现反跳痛、压痛，腹壁下可清楚触及胎体，子宫位于侧方，胎心、胎动均消失。阴道检查可见鲜血流出，开大的宫颈口缩小，胎儿先露部升高。

### （二）鉴别诊断（表 14-5）

**表 14-5　子宫破裂的鉴别诊断**

| 项目 | 子宫破裂 | 胎盘早剥 | 难产并发腹腔感染 |
|---|---|---|---|
| 病史 | 瘢痕子宫，多次宫腔操作史 | 有外伤史，妊娠期高血压疾病史 | 慢性炎症病史 |
| 查体 | 下腹部压痛、病理性缩复环、胎心率变化及血尿基础上突然发生剧烈腹痛，有明显全腹压痛及反跳痛甚则休克征象 | 子宫呈板状硬，无病理性缩复环 | 胎儿先露部无上升，宫颈口无回缩 |
| 辅助检查 | 超声检查可确定子宫破口部位及胎儿与子宫的关系 | 超声检查常出现胎盘后血肿 | 超声检查可见胎儿位于宫腔内、子宫无缩小，常有体温升高和白细胞计数增多 |

# 三、治疗

## （一）治疗思路

子宫破裂是产科严重的并发症，如未及时诊治可威胁产妇与胎儿的生命，故提前预防尤为重要，重视产前检查，及时发现骨盆、胎位、胎儿的异常。对于产程长、有梗阻性难产因素、有剖宫产史的产妇，应密切观察产程进展，临产后注意宫缩情况及胎先露部下降情况，若出现子宫呈痉挛性或强直性过强收缩，下腹压痛，要注意有无先兆子宫破裂的可能。下腹部压痛、病理性缩复环、胎心率的变化及血尿是先兆子宫破裂的主要症状，一经确诊，应迅速抑制宫缩，并立即行剖宫产术，防止子宫破裂。在先兆子宫破裂的基础上突然发生剧烈腹痛，有明显的腹部体征及休克时，可诊断为子宫破裂，超声检查能确定破口部位及胎儿与子宫的关系。在吸氧、输液、输血、抗休克治疗的同时，应迅速进行手术，并且控制感染。严格掌握宫缩剂使用的适应证、禁忌证；应用缩宫素催产时需专人监护；规范手术操作，手法应轻柔，忌粗暴。

## （二）西医治疗

**1. 先兆子宫破裂**　静脉全身麻醉或肌内注射哌替啶 100mg，以立即抑制子宫收缩；迅速行剖宫产术，防止发展至子宫破裂。

**2. 子宫破裂**　一经确诊，在吸氧、输液、输血、抗休克治疗的同时，无论胎儿是否存活，均应迅速进行手术。可根据产妇全身状况、有无感染、子宫破口的情况和生育要求选择子宫破口修补术、子宫次全切除术、全子宫切除术；手术前后应给予足量足疗程的广谱抗生素以控制感染。

 **思维导图**

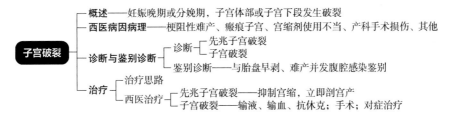

（冯晓玲）

# 羊 水 栓 塞

羊水栓塞（amniotic fluid embolism，AFE）是由于羊水进入母体血液循环而引起的肺动脉高压、低氧血症、循环衰竭、DIC 及多器官功能衰竭等一系列病理生理变化的过程。羊水栓塞是产科的危急重症，以起病急骤、病情危重、病势凶险、难以预测、死亡率高为临床特点。发病率为（1.9~7.7）/10 万，死亡率为 19%~86%。本病属中医学"产后血晕"范畴。

# 一、病理病机

## （一）西医病因病理

**1. 病因**　高龄初产妇和经产妇、宫颈裂伤、羊水过多、子宫破裂、多胎妊娠、自发或人为的过强宫缩、胎膜早破、急产、前置胎盘、胎盘早剥、子宫不完全破裂、羊膜腔穿刺、剖宫产术、大月份钳刮术等可能是羊水栓塞的诱发因素。具体原因不明,可能与下列因素有关:①羊膜腔内压力过高:羊膜腔内压力升高超过静脉压,羊水被挤入破损的微血管进入母体血液循环。②宫颈或宫体损伤:由分娩过程中各种原因引起,羊水通过损伤处开放的静脉或血窦进入母体血液循环。③胎膜破裂:大部分羊水栓塞发生于胎膜破裂后。羊水通过子宫蜕膜或宫颈管破损的小血管进入母体血液循环。

**2. 病理**

(1)**过敏性休克**:羊水中的抗原成分可引起母体Ⅰ型变态反应,导致过敏性休克。患者多在羊水栓塞后立即出现血压骤降甚至消失,至休克后才有心肺功能衰竭表现。

(2)**肺动脉高压**:羊水内有形成分形成栓子,阻塞母体肺循环中的小血管并刺激产生肺小血管反射性痉挛。同时羊水中含有大量促凝物质,激活凝血过程,使肺毛细血管内形成广泛的血栓,进一步阻塞肺小血管。肺小血管阻塞反射性引起迷走神经兴奋,导致支气管痉挛和支气管分泌物增加,使肺通气、换气量减少,导致呼吸困难。同时,肺小血管阻塞可引起肺动脉高压,直接加重右心负荷,导致急性右心衰竭,继而出现周围血液循环衰竭、呼吸循环衰竭、休克,甚至死亡。

(3)**DIC**:羊水中含大量类似于组织凝血活酶的促凝物质,当羊水进入母体血液循环后,可激发外源性凝血系统,在血管内广泛形成微血栓,消耗大量凝血因子、血小板及纤维蛋白原,同时,炎症介质和内源性儿茶酚胺大量释放,并触发凝血级联反应,导致DIC。DIC是羊水栓塞的临床特点之一,甚至是唯一的临床表现,也常是导致死亡的主要原因。

(4)**炎症损伤**:羊水栓塞可致炎性介质系统突然激活,引起类似于全身炎症反应综合征。

### (二)中医病因病机

本病辨证主要为虚实两端,虚者多由阴血暴亡,心神失守而发;实者多因瘀血上攻,扰乱心神所致。

**1. 血虚气脱** 产妇素体气血虚弱,复因产时失血过多,以致营阴下夺,气随血脱,心神失守,而致血晕。

**2. 瘀阻气闭** 产时或产后感受风寒,寒邪乘虚而入胞中,血为寒凝,瘀滞不行,或情志不遂,气滞血瘀,瘀滞冲任;或产后元气亏虚,运血无力,滞而成瘀,以致恶露涩少,血瘀气逆,败血冲肺,扰及神明为患。

## 二、诊断与鉴别诊断

### (一)诊断

目前尚无国际统一的羊水栓塞诊断,羊水栓塞是基于临床表现和诱发因素进行的诊断,是排除性诊断。

**1. 临床症状** 可有分娩过程中宫缩过强、胎膜早破、宫颈裂伤、急产等,或存在某些病理性妊娠因素如胎盘早剥、前置胎盘等病史。羊水栓塞起病急骤,以骤然出现的低氧血症、低血压和凝血功能障碍为特征,病势凶险,典型羊水栓塞的临床经过分为三个阶段。

(1)**呼吸循环衰竭和休克**:分娩过程中,尤其刚破膜时,产妇突然出现寒战、呛咳、气急、烦躁不安、恶心、呕吐,继而出现呼吸困难、发绀,抽搐、昏迷;突发血氧饱和度下降;脉搏细数、血压迅速下降;心电图ST段改变;听诊心率加快、肺底部可闻及湿啰音等;严重者发病急骤,仅惊叫一声或打一哈欠,血压迅速下降,于数分钟内猝死。

（2）凝血功能障碍：若经抢救度过第一阶段，则进入凝血功能障碍阶段，出现以子宫出血为主的全身出血倾向，如难以控制的大量阴道流血、切口渗血、全身皮肤黏膜出血、血尿甚至出现消化道大出血等。产妇可死于出血性休克。

（3）急性肾衰竭等脏器受损：后期存活的患者可出现少尿（或无尿）和尿毒症的表现。

以上临床表现出现的顺序不定，具有多样性和复杂性。少部分羊水栓塞也可表现症状不典型，如钳刮术中出现羊水栓塞仅表现为一过性呼吸急促、胸闷后出现阴道大量出血。

**2. 诱发因素** 临床上常发生在阴道分娩、剖宫产、刮宫术或产后短时间内，多数发生在产后 30min 内。

**3. 辅助检查**

（1）实验室检查：血涂片或器官病理检查可发现羊水有形物质，可协助诊断羊水栓塞。血小板计数、纤维蛋白原定量、凝血酶原时间测定、血浆鱼精蛋白副凝试验等可协助诊断 DIC。

（2）床旁胸部 X 线：可见双肺弥漫性点片状浸润阴影沿肺门周围分布，伴右心扩大。

（3）心电图或心脏彩色多普勒超声检查：可见右心房、右心室扩大，ST 段下降。

（二）鉴别诊断（表 14-6）

**表 14-6　羊水栓塞的鉴别诊断**

| 项目 | 羊水栓塞 | 产后出血 | 子宫破裂 | 心肌梗死 |
|---|---|---|---|---|
| 病史 | 可有子宫手术史 | 可有慢性炎症病史 | 瘢痕子宫，多次宫腔操作史 | 冠状动脉病变 |
| 查体 | 寒战、呛咳、抽搐、呼吸困难，心率快，阴道、皮肤黏膜、切口等出血 | 阴道流血，子宫增大、变软，宫口松弛，有时可触及残留组织和血块；或子宫有压痛；亦可有发热 | 下腹部压痛、病理性缩复环、胎心率变化及血尿基础上突然发生剧烈腹痛，有明显全腹压痛及反跳痛甚则休克征象 | 心脏体征及血压降低 |
| 辅助检查 | 血压、血氧降低，听诊心率加快、肺底部可闻及湿啰音，凝血功能障碍 | 超声检查：子宫大小、有无残留物及切口愈合情况，血常规，血 β-hCG，凝血功能可协助诊断 | 超声检查确定子宫破口部位及胎儿与子宫的关系 | 心电图，心肌坏死标志物 |

# 三、治疗

羊水栓塞是严重的分娩并发症。一旦出现羊水栓塞的临床表现，应立即抢救。治疗原则为维持生命体征和保护脏器功能。

早期阶段以抗过敏，纠正呼吸循环衰竭和改善低氧血症、抗休克为主；DIC 阶段早期应以抗凝治疗为主，晚期则应以抗纤溶治疗为主；少尿、无尿阶段，应及时使用利尿剂，预防肾衰竭发生。在抢救过程中，应查找血液中羊水成分以明确诊断。根据产妇的具体情况，配合中药辨证治疗。待病情好转后再进行产科处理。

为预防本病的发生，阴道检查时，动作应轻柔，避免产道损伤；人工破膜应在宫缩间歇时进行。严格掌握剖宫产指征，手术操作应规范、轻柔；中期妊娠钳刮时，应先破膜，羊水流尽再钳刮；规范羊膜腔穿刺手术操作。合理使用宫缩剂，防止宫缩过强，避免急产、子宫破裂、子宫颈裂伤等诱发因素。

（一）西医治疗

**1. 抗过敏，解除肺动脉高压，改善低氧血症**

（1）供氧：保持呼吸道通畅，尽早施以面罩给氧或气管插管正压给氧；必要时行气管切开术。

（2）抗过敏：氢化可的松 100～200mg 加入 5%～10%葡萄糖注射液 50～100mL 中快速静脉滴注，继用 300～800mg 加入 5%葡萄糖注射液 250～500mL 中静脉滴注，每日用量可达 500～1000mg，或地塞米松 20mg 加入 25%葡萄糖注射液中静脉注射后，再 20mg 加入 5%～10%葡萄糖注射液中静脉滴注。

（3）缓解肺动脉高压：①推荐使用磷酸二酯酶-5 抑制剂、一氧化氮（NO）及内皮素受体拮抗剂等特异性舒张肺血管平滑肌的药物。具体用法：前列环素 1～2ng/（kg·h），静脉泵入；西地那非，每次 20mg，每日 3 次口服。②盐酸罂粟碱：30～90mg 加入 10%～25%葡萄糖注射液 20mL 中缓慢静脉注射，日用量不超过 300mg；与阿托品同时应用效果更佳。③阿托品：1mg 加入 10%～25%葡萄糖注射液 10mL 中，每 15～30min 静脉注射 1 次，直至患者面色潮红症状缓解。阿托品能阻断迷走神经反射所致的肺血管和支气管痉挛；心率＞120 次/分者慎用。④氨茶碱：250mg 加入 25%葡萄糖注射液 20mL 中缓慢静脉注射。⑤酚妥拉明：5～10mg 加入 10%葡萄糖注射液 100mL 中，以每分钟 0.3mg 的速度静脉滴注。

**2. 抗休克**

（1）补充血容量：右旋糖酐-40、葡萄糖注射液 500mL 静脉滴注，日用量＜1000mL；并应用新鲜血浆和血液。其补充速度及补充所需量应依据测定的中心静脉压决定。

（2）升压药物：多巴胺 10～20mg 加入 10%葡萄糖注射液 250mL 中静脉滴注；间羟胺 20～80mg 加入 5%葡萄糖注射液 250mL 中静脉滴注。根据血压调整滴速，通常为 20～30 滴/分。

（3）纠正酸中毒：应行血清电解质测定及血气分析。出现酸中毒时，用 5%碳酸氢钠 250mL 静脉滴注，并及时纠正电解质紊乱。

（4）纠正心力衰竭：去乙酰毛花苷 0.2～0.4mg 加入 10%葡萄糖注射液 20mL 中缓慢静脉注射；或给予毒毛花苷 K 0.125～0.25mg 以相同方法缓慢静脉注射；必要时 4～6h 可重复用药。

**3. 防治 DIC**

1）积极处理产后出血，祛除诱因。

2）及时补充凝血因子：包括及时输送大量新鲜血或血浆、冷沉淀、纤维蛋白原等。

3）抗纤溶药物：纤溶亢进时，用氨基己酸、氨甲苯酸、氨甲环酸静脉滴注。补充纤维蛋白原每次 2～4g，使血纤维蛋白原浓度达 1.5g/L。

4）肝素抗凝治疗：因 DIC 早期高凝状态难以把握，肝素治疗方案的利弊争议较大，因此不作首要考虑。

**4. 预防肾衰竭及感染**　血容量补足后若仍有少尿情况，应选用呋塞米 20～40mg 静脉注射，或给予 20%甘露醇 250mL 快速静脉滴注（10mL/min），以扩张肾小球动脉，预防肾衰竭，患者出现心力衰竭时慎用；检测血电解质，防止水、电解质平衡失调；选用肾毒性较小的广谱抗生素以预防感染。

**5. 产科处理**　若羊水栓塞发生于胎儿娩出前，应考虑立即终止妊娠。同时积极改善产妇呼吸循环功能，防止 DIC，抢救休克，心搏骤停者应实施心肺复苏术，复苏后仍无自主心跳可考虑紧急实施剖宫产。若在第一产程发病，应行剖宫产终止妊娠。若在第二产程发病，应行阴道助产结束分娩；若发生产后大出血，出现凝血功能障碍，经积极处理仍不能止血者，应果断快速地实施子宫切除术，以减少胎盘剥离面开放的血窦出血，争取抢救时间。

## （二）中医治疗

应本着"急则治其标，缓则治其本"的原则。当休克发生时，应首先抗休克治疗，促患者苏醒，待其醒后进行辨证论治。根据神志状态结合全身证候和舌脉辨其虚实。若突然晕眩、心悸胸闷甚则昏厥、手撒肢冷、恶露量多，多为虚证；若寒战呛咳、气粗喘促、面色紫暗、不省人事，多为实证。血虚气脱者，宜益气固脱；瘀阻气闭者，宜行血逐瘀。

### 1. 血虚气脱证

【主证】产时或产后流血过多，突然晕眩，心悸烦闷，甚则昏不知人。

【次证】面色苍白，冷汗淋漓，眼闭口开，手撒肢冷。舌淡无苔，脉微欲绝或浮大而虚。

【治法】益气固脱。

【方药】参附汤（《校注妇人良方》）。

【加减】若阴道下血不止，可加姜炭、黑芥穗以止血；若神志昏迷，不能口服时可鼻饲，待清醒后可大补气血，方用当归补血汤（《医理真传》）加减。

### 2. 瘀阻气闭证

【主证】产时或产后突然寒战，呛咳，气急，烦躁不安，恶心呕吐，气粗喘促。

【次证】面色青紫，神昏口噤，不省人事，两手握拳。唇舌紫暗，脉涩。

【治法】行血逐瘀。

【方药】夺命散（《妇人大全良方》）加当归、川芎。

【加减】若兼有胸闷呕哕者，加姜半夏、胆南星降逆化痰。

 **思维导图**

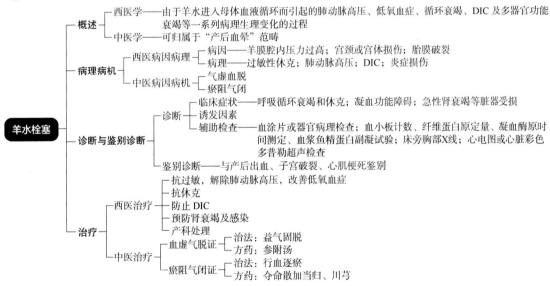

（冯晓玲）

# 脐 带 异 常

## 脐带先露与脐带脱垂

胎膜未破时脐带位于胎先露部前方或一侧，称为脐带先露（presentation of umbilical cord）

或隐性脐带脱垂。当胎膜破裂，脐带脱出于宫颈口外，降至阴道内，甚至露于外阴部，称为脐带脱垂（prolapse of cord）。

## 一、病因

脐带先露或脐带脱垂易发生在胎儿先露部位不能衔接时。常见原因有：①头盆不称、胎头入盆困难。②胎位异常如肩先露、足先露或枕后位等。③胎体过小。④羊水过多。⑤脐带过长。⑥低置胎盘及脐带附着异常等。

## 二、诊断

胎膜未破，于宫缩、胎动后胎心率突然减慢，经改变体位、抬高臀部及上推胎先露部后可迅速恢复者，应考虑脐带先露的可能，临产后胎膜已破而出现胎心率异常，应立即行阴道检查，了解脐带血管有无搏动及有无脐带脱垂。在胎儿先露部位旁侧或前侧及阴道内可触及脐带者，或脐带脱出于外阴者，即可确诊。超声及彩色多普勒超声等辅助检查有助于本病的诊断。

## 三、对母儿的影响

**1. 对产妇的影响**　增加手术助产率及剖宫产率。

**2. 对胎儿的影响**　脐带先露多发生于胎先露部尚未衔接时，宫缩时胎先露部下降，脐带一过性受压，可导致胎心率异常；胎先露部已衔接，胎膜已破者，脐带受压于骨盆与胎先露部之间，可引起胎儿缺氧，甚至可导致胎心完全消失。以头先露最严重，肩先露最轻。若脐带血液循环被阻断超过7～8min，则胎死宫内。

## 四、治疗

加强妊娠晚期及临产后监护，尽早发现脐带先露；对临产后胎先露部未入盆者，尽量不行或少行肛门检查或阴道检查；破膜后应监测胎心；需行人工破膜者，应采取高位破膜，使羊水缓慢流出，以免脐带脱出。

**1. 脐带先露**　经产妇、宫缩良好、胎膜未破者，取头低臀高位，密切监护胎心率，等待胎头衔接；宫口逐渐扩张，胎心持续良好者，可经阴道分娩。初产妇、肩先露或足先露者，应行剖宫产术。

**2. 脐带脱垂**　胎儿存活，胎心尚好者，应争取尽快娩出胎儿。

（1）宫口开全：胎头已入盆者，行产钳术；臀先露者行臀牵引术。

（2）宫口未开全：产妇立即取头低臀高位，将胎先露部上推，应使用宫缩抑制剂，以缓解或减轻脐带受压情况。严密监测胎心同时应尽快行剖宫产手术。

# 脐　带　缠　绕

脐带围绕于胎儿颈部、四肢或躯干者，称为脐带缠绕（cord entanglement）。90%为脐带绕颈，以绕颈1周者居多，约占分娩总数的20%。脐带绕颈对胎儿的影响与脐带缠绕周数、缠绕松紧及脐带长短有关。

## 一、病因

脐带缠绕发生原因与脐带过长、胎体过小、胎动频繁及羊水过多等有关。

## 二、诊断

**1. 临床症状** 可引起胎先露部下降受阻，使产程延长或停滞；脐带受牵拉或受压可致血液循环受阻，胎儿窘迫。

**2. 辅助检查**

（1）超声检查：检查可见胎儿缠绕处皮肤有明显压迹，可诊断为脐带缠绕。

（2）彩色多普勒超声检查：可在胎儿颈部发现脐带血流信号。

（3）胎心监护：胎儿于宫内缺氧时，可出现频繁的变异减速。

## 三、治疗

产前超声诊断为脐带缠绕者，在分娩过程中应加强监护，一旦出现胎儿窘迫，应及时处理，特别是胎心监护过程中出现频繁的变异减速，经改变体位、吸氧后均不能缓解时，应及时终止妊娠。

## 脐带长度异常

脐带的正常长度为 30～100cm，平均长度为 55cm。脐带短于 30cm 者，称为脐带过短。本病妊娠期间常无临床征象；临产后因胎先露部下降，脐带被牵拉过紧，可导致胎儿血液循环受阻，因缺氧出现胎心率异常，严重者可导致胎盘早剥。胎先露部下降受阻，可引起产程延长，以第二产程延长较多。若临产后胎心率异常，疑有脐带过短，若经吸氧和抬高床脚，胎心率仍无改善，应立即行剖宫产结束分娩。脐带长度超过 100cm 者，称为脐带过长。过长的脐带易造成脐带绕颈、绕体、脱垂、打结或脐带受压。

## 脐 带 打 结

脐带打结分为真假两种。脐带假结是指因脐血管较脐带更长，血管卷曲似结，或因脐静脉较脐动脉更长，形成迂曲似结，通常对胎儿无较大危害。脐带真结多先为脐带缠绕胎体，后因胎儿穿过脐带套环而成真结。脐带真结较为少见，发生率为 1.1%。若脐带真结未拉紧则无症状，拉紧后胎儿血液循环受阻可致胎死宫中，多在分娩后确诊。

## 脐 带 扭 转

脐带扭转（torsion of cord）少见。胎儿活动可使脐带顺其纵轴扭转呈螺旋状，其生理性扭转可达 6～11 周。脐带过分扭转在近胎儿脐轮部变细，呈索状坏死，可引起血管闭塞或伴有血栓形成，胎儿可因血运中断而导致死亡。

# 脐带附着异常

脐带附着异常包括脐带帆状附着和球拍状胎盘。脐带附着于胎盘边缘者，称为球拍状胎盘。脐带附着异常在分娩过程中对孕妇与胎儿无大影响，多在产后检查胎盘时发现。若脐带附着于胎膜上，脐带血管通过羊膜与绒毛膜间隙进入胎盘者，称为脐带帆状附着；若胎膜上的血管跨过宫颈内口位于胎先露部前方，称为前置血管。当胎膜破裂时，若伴有前置血管破裂出血达200～300mL 时可导致胎儿死亡；若前置血管受胎先露部压迫，可导致脐带血液循环受阻，胎儿窘迫或死亡。临床表现为胎膜破裂时发生无痛性阴道流血，同时伴有胎心率的异常甚或消失，胎儿死亡。取其流出血涂片检查，可见有幼红细胞或核红细胞并有胎儿血红蛋白，即可确诊。

 **思维导图**

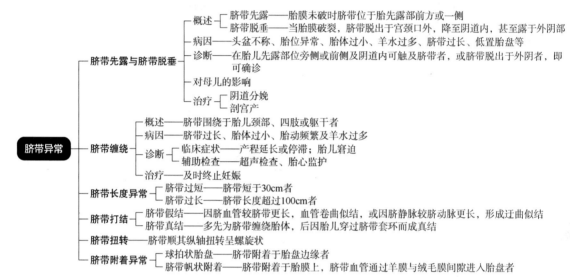

脐带异常
- 脐带先露与脐带脱垂
  - 概述
    - 脐带先露——胎膜未破时脐带位于胎先露部前方或一侧
    - 脐带脱垂——当胎膜破裂，脐带脱出于宫颈口外，降至阴道内，甚至露于外阴部
  - 病因——头盆不称、胎位异常、胎体过小、羊水过多、脐带过长、低置胎盘等
  - 诊断——在胎儿先露部位旁侧或前侧及阴道内可触及脐带者，或脐带脱出于外阴者，即可确诊
  - 对母儿的影响
  - 治疗
    - 阴道分娩
    - 剖宫产
- 脐带缠绕
  - 概述——脐带围绕于胎儿颈部、四肢或躯干者
  - 病因——脐带过长、胎体过小、胎动频繁及羊水过多
  - 诊断
    - 临床症状——产程延长或停滞；胎儿窘迫
    - 辅助检查——超声检查、胎心监护
  - 治疗——及时终止妊娠
- 脐带长度异常
  - 脐带过短——脐带短于30cm者
  - 脐带过长——脐带长度超过100cm者
- 脐带打结
  - 脐带假结——因脐血管较脐带更长，血管卷曲似结，或因脐静脉较脐动脉更长，形成迂曲似结
  - 脐带真结——多先为脐带缠绕胎体，后因胎儿穿过脐带套环而成真结
- 脐带扭转——脐带顺其纵轴扭转呈螺旋状
- 脐带附着异常
  - 球拍状胎盘——脐带附着于胎盘边缘者
  - 脐带帆状附着——脐带附着于胎膜上，脐带血管通过羊膜与绒毛膜间隙进入胎盘者

（冯晓玲）

 **思考题**

1. 简述胎儿窘迫的定义、分类及临床诊断和处理原则。
2. 简述胎膜早破的诊断及辨证要点。
3. 简述宫缩乏力的辨证要点。
4. 简述异常分娩的常见原因及诊断要点。
5. 简述胎位异常的常见类型及分娩方式。
6. 简述产后出血的临床表现及中西医处理。
7. 简述子宫破裂的临床表现及处理方法。
8. 简述羊水栓塞的临床表现及处理方法。
9. 简述脐带异常的分类及处理。

# 第十五章　产　后　病

产妇在产褥期内发生与分娩或产褥有关的疾病，称为产后病。

常见的产后病有产褥感染、晚期产后出血、产褥期抑郁症、产后缺乳、产后乳汁自出、产后常见并发症（产后便秘、产后排尿潴留、产后关节痛、产后腹痛）等。

中西医结合妇产科学产后病的诊疗，应结合中西医各自特点，发挥中西医各自优势，病证结合，审时度势，以"愈病"为核心导向，针对疾病的不同阶段、不同状态，中西互用，从而实现诊疗思维、诊断技术、治疗手段、预防调护的全过程中西医结合。

产后病诊治首当病证结合，辨病情之轻重缓急。古代医家对产后病比较重视，《金匮要略·妇人产后病脉证并治》有产后常见"三病"的记载："新产妇人有三病，一者病痉，二者病郁冒，三者大便难。"后世记载更加丰富，如陈自明《妇人大全良方》列产后门七卷，凡七十六论。随着中西医结合妇产科学的发展及西医学诊断技术、生命支持手段的丰富，产后病诊疗更加立体，更具中西医结合特色。合理选择诊疗手段是产后病尤其是产后危重症诊治的关键。产后危重症在古代医籍中有记载，如《张氏医通·卷十一》所论的产后"三冲""三急"均是产后急症。但当前，"急则治其标，缓则治其本"的内涵发生了深刻的变化，如产褥感染、晚期产后出血等产后危重症，其标在"病之变"，这类疾病往往病情变化迅速，时刻危及生命，故治标防变为急，需及时明确诊断，积极救治，以防病变。而本在"病之源"，即病因，如病原体之于产褥感染，宫缩、胎盘、产道、凝血功能等因素之于晚期产后出血，西医学针对病因的治疗当为治本之法。在标本缓急的大原则下，又当灵活把握，或治以标，或治以本，或标本兼治。

中医药在产后病的治疗中亦可起重要甚至主导的作用。在产后危重症中可与西医学发挥协同作用，提高疗效，改善预后。产后缺乳、产后乳汁自出、产后便秘、产后尿潴留、产后关节痛、产后腹痛等疾病的诊治则以中医为主。辨治产后病需要考虑其特殊生理病理特点：①亡血伤津：失血过多、褥汗外泄，使阴血暴亡，虚阳浮散，或血虚火动而致病。②元气受损：产程过长、产时耗气、产后操劳或失血过多，气随血耗，致气虚失摄、冲任不固，或百节空虚，卫表不固而为患。③瘀血内阻：分娩创伤，脉损血溢，离经成瘀；或产后血室正开，摄生不慎，邪与血结为瘀；或胞衣、胎盘残留，或恶露不下，瘀血内阻，败血为病。④外感六淫或饮食房劳所伤：产后元气耗损，卫表不固，摄护不当，两虚相得，诸证蜂起。

产后病的治疗，应据以上特点，本着"勿拘于产后，亦勿忘于产后"的原则，辨证论治，务求补虚不留邪，祛邪不伤正。化瘀必兼顾养血，开郁勿过耗散，消导必兼扶脾，祛寒勿过温燥，清热勿过苦寒，解表勿峻汗，攻里勿过削伐。同时，应掌握产后用药"三禁"，即禁大汗，以防亡阳；禁峻下，以防亡阴；禁通利小便，以防亡津液。

产后病应注重调护，要做到：起居衣着适寒温，饮食清淡重营养，劳逸结合慎房劳，舒畅情志防抑郁，注意卫生御病邪。

# 第一节　产　褥　感　染

产褥感染（puerperal infection）是指分娩及产褥期生殖道受病原体侵袭，引起局部或全身感染，其发病率为 6%，主要症状为发热、腹痛、异常恶露。产褥病率指分娩 24h 以后的 10 日内，每日测量体温 4 次，间隔时间 4h，有 2 次体温达到或超过 38℃。产褥病率常由产褥感染引起，但也可由生殖道以外感染如急性乳腺炎、上呼吸道感染、泌尿系统感染、血栓静脉炎等原因所致。

本病可归属中医学"产后发热"范畴。

## 一、病理病机

（一）西医病因病理

**1. 病因**

（1）诱因：健康女性的阴道对外界致病因子侵入有一定防御能力，对入侵病原体的反应与病原体的种类、数量、毒力及机体的免疫力有关。当机体免疫力与病原体毒力及数量之间平衡失调时，会导致感染的发生。产妇体质虚弱、孕期营养不良、孕期卫生不良、慢性疾病、胎膜早破、羊膜腔感染、产科手术、产程延长、产前产后出血过多及多次宫颈检查等，均可成为产褥感染的诱因。

（2）病原体种类：健康女性阴道内寄生大量微生物，包括需氧菌、厌氧菌、真菌、衣原体和支原体等，可区分为致病微生物和非致病微生物。有些非致病微生物在特定条件下可以致病称为条件病原体，但即便是致病微生物也需要达到一定数量或宿主免疫力下降时才会致病。

（3）感染途径

1）外源性感染：指外界病原体进入产道所致的感染。可通过医务人员消毒不严或被污染的衣物、用具、各种手术器械及产妇临产前性生活等途径侵入机体引起感染。

2）内源性感染：内源性感染比外源性感染更重要，孕妇生殖道病原体不仅可导致产褥感染，而且还能通过胎盘、胎膜和羊水间接感染胎儿，引起流产、早产、胎儿生长受限、胎膜早破和死胎等并发症。

**2. 病理**

（1）急性外阴、阴道、宫颈炎：分娩时会阴部损伤导致感染，主要病原体为葡萄球菌和大肠杆菌。

（2）子宫感染：包括急性子宫内膜炎、子宫肌炎。病原体由胎盘剥离面入侵，扩散至子宫蜕膜层，称为子宫内膜炎，子宫内膜充血、坏死；病原体侵入子宫肌层，称为子宫肌炎，两者常伴发。

（3）急性盆腔结缔组织炎和急性输卵管炎：病原体沿宫旁淋巴和血行达宫旁组织，出现急性炎性反应而形成炎性包块，同时累及输卵管，形成急性输卵管炎。淋病奈瑟菌沿生殖道黏膜上行感染，达输卵管与盆腹腔，形成脓肿后，出现高热不退。

（4）急性盆腔腹膜炎及弥漫性腹膜炎：炎症继续发展，扩散至子宫浆膜，形成盆腔腹膜炎，进一步可发展为弥漫性腹膜炎。腹膜面分泌大量渗出液，纤维蛋白覆盖可引起肠粘连，亦可在直肠子宫陷凹形成局限性脓肿。

（5）血栓性静脉炎：盆腔内血栓性静脉炎常侵及子宫静脉、卵巢静脉、髂内静脉、髂总静脉和阴道静脉，厌氧菌为常见病原体，病变单侧居多，产后 1～2 周多见。下肢血栓静脉炎多继发于盆腔静脉炎，病变多在股静脉、腘静脉及大隐静脉。

（6）脓毒血症：感染血栓脱落进入血液循环可引起菌血症，继续发展可并发脓毒血症和迁徙性脓肿（肺脓肿、肾脓肿）。若病原体大量进入血液循环，繁殖并释放毒素，可形成严重脓毒血症、感染性休克及多器官功能衰竭，甚至危及生命。

### （二）中医病因病机

本病与产后多虚、多瘀的特点密切相关，产后体虚，感染邪毒，正邪交争。如热毒不解，极易传入营血或内陷心包，出现急危重症。

**1. 感染邪毒**　产时产创、出血，元气耗损，血室正开，如产时接生不慎、产褥不洁、不禁房事，致使邪毒乘虚侵入，稽留于胞宫、胞脉，正邪交争可致发热。

**2. 热入营血**　感染邪毒不解，火热炽盛，加之产后元气大伤，邪毒内陷，热入营血，与血搏结，损伤营阴，可致发热。

**3. 热陷心包**　营分失治，热毒深陷，内闭心包亦可生热。

## 二、诊断与鉴别诊断

### （一）诊断

发热、腹痛、异常恶露，为产褥感染三大主要症状。由于感染部位、程度、扩散范围不同，其临床表现也不同。

**1. 临床症状**

（1）发热：一般出现在分娩后的2～7日，产褥早期发热的最常见原因是脱水，但在2～3日低热后突然出现高热，应考虑感染可能。外阴、阴道、宫颈部位感染者，发热症状常不明显；子宫肌炎或急性盆腔结缔组织炎、急性输卵管炎时，表现为高热、寒战、头痛等，盆腔脓肿形成者则高热不退；弥漫性腹膜炎时，体温可高达40℃；盆腔内血栓静脉炎可表现为寒战、高热，可持续数周并反复发作；下肢血栓静脉炎可表现为弛张热。

（2）腹痛：宫颈裂伤感染向深部蔓延，可引起盆腔结缔组织炎。炎症发展扩散至子宫、输卵管、盆腔结缔组织或盆腔腹膜时，均可出现不同程度的腹痛，从下腹部开始，逐渐波及全腹。腹膜炎时，往往疼痛剧烈并伴有恶心呕吐、肛门坠胀。

（3）异常恶露：子宫内膜炎患者阴道内可有大量脓性分泌物且有臭味；若为子宫肌炎，恶露增多并呈脓性。

（4）其他：若形成盆腔脓肿，脓肿波及肠管与膀胱可出现腹泻、里急后重及排尿困难；下肢血栓静脉炎可见下肢持续性疼痛、肿胀，站立时加重，行走困难；如形成脓毒血症、败血症，则可出现持续高热、寒战、谵妄、昏迷、休克，严重者可能导致死亡。

**2. 体征**

（1）一般体格检查：体温升高，脉搏增快，下腹部压痛，炎症波及腹膜时，可出现腹肌紧张及反跳痛。下肢血栓静脉炎患者可出现局部静脉压痛，或触及硬索状，下肢水肿，皮肤发白，习称"股白肿"。

（2）妇科检查：双合诊检查子宫压痛明显，大而软，活动不良，宫旁一侧或两侧结缔组织增厚、压痛和（或）触及炎性包块，或在生殖道发现明显感染灶。

**3. 辅助检查**　血常规白细胞总数及中性粒细胞增高，有核左移现象。血清C反应蛋白、降钙素原升高有助于早期诊断。超声检查、CT、磁共振等检测手段能够对感染形成的炎性包块、脓肿做出定位及定性诊断。

**4. 病原体检查** 通过宫腔分泌物、脓肿穿刺物、后穹隆穿刺物做细菌培养和药物敏感试验，必要时需做血培养和厌氧菌培养。

## （二）鉴别诊断（表 15-1）

**表 15-1 产褥感染的鉴别诊断**

| 项目 | 产褥感染 | 导致产褥病率的其他疾病 | 产褥中暑 |
|---|---|---|---|
| 症状 | 产褥期发热，腹痛，异常恶露 | 产褥期除了出现呼吸道感染、急性乳腺炎、泌尿系统感染等原发病的特征以外，均有发热，但恶露正常 | 产褥期恶心、呕吐、心悸、发热，甚至出现谵妄、抽搐、昏迷，恶露正常。多发生于炎热夏季 |
| 辅助检查 | 白细胞总数及中性粒细胞增高，有核左移现象。血清C反应蛋白、降钙素原升高。超声检查、CT、磁共振等显示炎性包块、脓肿 | 血常规、血清C反应蛋白、降钙素原及超声检查、CT、磁共振等检查可以对原发病进行协助诊断。但子宫附件等影像学检查无异常 | 严重者可出现肝、肾、胰和横纹肌损伤的实验参数改变，如血清天冬氨酸氨基转移酶、丙氨酸氨基转移酶、乳酸脱氢酶、凝血功能及动脉血气分析等 |
| 妇科检查 | 子宫压痛明显，大而软，活动不良，宫旁一侧或两侧结缔组织增厚、压痛和（或）触及炎性包块，或在生殖道发现明显感染灶 | 无异常，子宫复旧良好 | 无异常，子宫复旧良好 |

# 三、治疗

## （一）西医治疗

**1. 支持疗法** 加强营养支持并补充足够维生素，纠正水、电解质失衡。病情严重或贫血者，可多次少量输新鲜血或血浆。取半卧位，利于恶露引流或使炎症局限于盆腔，高温者可物理降温。

**2. 抗生素的应用** 未能确定病原体时，应根据临床表现及临床经验，选用广谱高效抗生素。如果有病原体证据，则根据培养和药敏试验选用有效抗生素。抗生素使用需严格遵守给药间隔和剂量，保持有效血药浓度。对于病情危重，出现中毒症状者，可短期加用肾上腺皮质激素，提高机体应激能力。部分抗生素可以通过乳汁分泌，推荐在哺乳后用药，降低新生儿药物负荷。若使用的药物可能对新生儿产生不良影响，应当暂时停止哺乳。

**3. 手术治疗** 盆腔脓肿可经腹或后穹隆穿刺或切开引流；子宫严重感染，经积极治疗无效，炎症持续扩展，导致无法控制出血、脓毒血症或感染性休克时，应考虑及时行子宫切除术，清除感染源，保护患者的生命安全。

**4. 抗凝治疗** 血栓静脉炎时，应用大剂量抗生素的同时，可辅以中医治疗，并加用肝素钠或尿激酶，同时口服双香豆素、阿司匹林等抗凝药物。用药期间应监测凝血功能。

**5. 胎盘、胎膜残留处理** 患者急性感染伴发高热，应有效控制感染，同时行宫内感染组织的钳夹术，在感染彻底控制、体温正常后，再彻底清宫，避免因刮宫引起感染扩散、子宫内膜破坏和子宫穿孔。

（二）中医治疗

本病的治疗以清热解毒、凉血化瘀为主。对感染邪毒、热入营血、热陷心包甚或亡阳者，应分清标本缓急，急宜清心凉血开窍或回阳救逆。

**1. 感染邪毒证**

【主证】产后高热寒战，小腹疼痛拒按，恶露量多或少，色紫暗如败酱，气臭秽。

【次证】烦躁，口渴引饮，尿少色黄，大便燥结。舌红苔黄而干，脉数有力。

【治法】清热解毒，凉血化瘀。

【方药】五味消毒饮（《医宗金鉴》）合失笑散（《太平惠民和剂局方》）加牡丹皮、赤芍、白花蛇舌草、益母草。

【加减】高热不退、大汗出、烦渴引饮、脉虚大而数者，加生石膏、知母、天花粉、芦根、沙参等以清热透邪，生津止渴；下肢肿胀、疼痛者，加路路通、鸡血藤、丹参等活血通络；发热、腹痛拒按、大便不通之热瘀成脓者，用大黄牡丹汤加味以清热逐瘀，排脓通腑。

**2. 热入营血证**

【主证】产后高热汗出，烦躁不安。

【次证】皮肤斑疹隐隐。舌红绛苔黄燥，脉弦细而数。

【治法】清营解毒，散瘀泄热。

【方药】清营汤（《温病条辨》）加紫花地丁、蒲公英、栀子、牡丹皮。

**3. 热陷心包证**

【主证】产后高热不退，神昏谵语，甚至昏迷。

【次证】面色苍白，四肢厥冷。舌红绛，脉微而数。

【治法】清心开窍。

【方药】清营汤送服安宫牛黄丸（《温病条辨》）或紫雪丹（《温病条辨》）。

【加减】若病情进一步发展至热深厥脱，出现冷汗淋漓、四肢厥冷、脉微欲绝等亡阳证候者，急宜回阳救逆，方用独参汤（《十药神书》）、参附汤（《正体类要》）或生脉散（《内外伤辨惑论》）。

（三）其他疗法

**1. 中药保留灌肠治疗** 赤芍15g，龙葵10g，三棱15g，莪术15g，蒲公英25g，丹参30g，牡丹皮15g，细辛3g，生甘草15g。浓煎至150mL，保留灌肠，每日1次。适用于邪毒感染证。

**2. 针灸治疗** 针刺合谷、大椎、曲池、风池穴，用泻法退热；太冲、灵台、气海、上巨虚祛瘀止痛。热退、无腹痛者，可采用中脘、下脘、气海、关元用补法引气归元等。

**3. 中成药治疗**

（1）安宫牛黄丸或紫雪丹：适用于热陷心包证。

（2）西黄胶囊：适用于盆腔或生殖道有脓肿形成者。

**4. 中药熏洗治疗** 若合并有会阴伤口感染，局部红、肿、热、痛，或有脓性分泌物，用蒲公英、马齿苋、黄连、黄柏、赤芍、牡丹皮、金银花等煎水熏洗。

（四）中西医结合治疗

产褥感染是产科危重症，原则上给予广谱、足量及有效抗生素控制感染，同时配合中药内服、外用辨证论治，并结合针灸治疗。根据感染病原体和药敏试验结果及时调整抗生素。对已形成脓肿或宫内残留组织感染者，应及时进行感染灶的处理。

**思维导图**

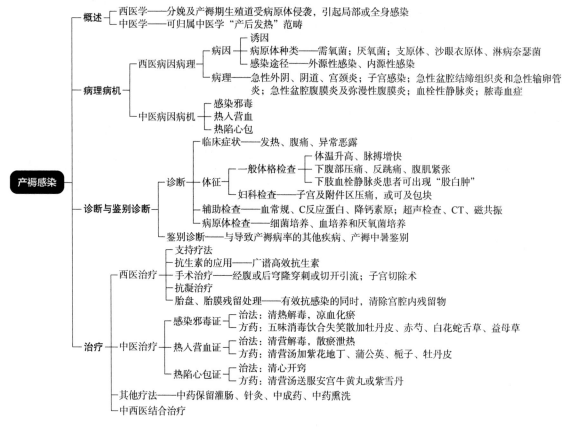

（林寒梅）

# 第二节　晚期产后出血

晚期产后出血（late postpartum hemorrhage）是指分娩 24h 后，在产褥期内发生的子宫大量出血。表现为持续或间断的阴道少量或中等量出血，或急性大量出血。常于产后 1～2 周发病，亦有产后 2 月余发病者。中医学中并无此病名记载，但根据患者的临床特征与表现，属于"产后恶露不绝""产后血崩"范畴。产后恶露不绝指产后血性恶露持续 2 周以上，仍淋漓不尽者。

## 一、病理病机

（一）西医病因病理

**1. 病因**　常见病因有胎盘胎膜残留、蜕膜残留、子宫胎盘附着面复旧不全、感染、剖宫产术后子宫切口愈合不良等。

（1）胎盘、胎膜残留：是经阴道分娩的晚期产后出血的主要原因，多发于产后 10 日左右。宫腔内残留胎盘组织发生变性、坏死和机化，当坏死组织脱落时，基底部血管暴露，进而引发反复阴道流血或大量出血。

（2）蜕膜残留：产后1周内蜕膜大多会脱落，随恶露排出。若蜕膜不能完全剥离，长时间滞留宫腔，影响子宫复旧，继发子宫内膜炎症，导致晚期产后出血。

（3）子宫胎盘附着面复旧不全：胎盘附着面复旧不全可导致该部位已形成的血栓脱落，血窦重新开放，从而引发子宫出血。多发生在产后2周左右。

（4）感染：多因子宫内膜炎导致胎盘附着面处子宫收缩欠佳和复旧不良，血窦关闭不全导致子宫出血。

（5）剖宫产术后子宫切口愈合不良：以下为切口愈合不良造成出血的常见原因。

1）子宫动脉向下斜行分支被子宫下段横切口两端切断，导致局部供血不足。手术中止血不当，可能导致局部出现血肿或组织坏死，引起切口愈合不良。多次剖宫产手术，切口处瘢痕组织多造成局部供血不足，影响切口愈合。取出胎头的过程中，切口向下延伸并发生撕裂，伤口对合不良影响愈合。

2）横切口选择过低或过高：横切口位置偏低，宫颈侧血液供应较差，导致组织愈合能力较弱；横切口过高，切口上缘宫体肌组织缩复作用强，切口上缘厚而短，而切口下缘子宫下段肌组织缩复差、肌层薄，两者厚薄相差大，缝合时不易对齐，愈合不良。

3）缝合不当：组织对位不良、血管缝扎不紧密、切口两侧角部回缩血管未进行有效缝扎而形成血肿，或缝扎组织过多过密导致切口血液循环受阻，均可能引发切口愈合不良。

4）切口感染：胎膜早破、产程延长、多次阴道检查、前置胎盘、术中出血过多或贫血等情况，导致切口感染，切口愈合不良。

（6）其他：妇科肿瘤如产后子宫滋养细胞肿瘤、子宫颈癌、子宫黏膜下肌瘤等，均可引起晚期产后出血。

**2. 病理**

（1）胎盘胎膜残留：宫腔刮出物肉眼见为残留坏死的胎盘组织与血凝块混在一起，时间过久可形成胎盘息肉。镜下见息肉外周有血液成分，中央部分有很多退化的绒毛埋在机化的血块中，见到绒毛即可确诊为胎盘组织残留。胎盘息肉可向宫腔突出。

（2）蜕膜组织残留：宫腔刮出物肉眼见为坏死蜕膜混以纤维素，镜下见玻璃样变的蜕膜细胞及红细胞，无绒毛组织是其特点。

（3）子宫胎盘附着部位复旧不全：宫腔刮出物镜下可见处于不同复旧状态的血管，有的血管壁呈玻璃样变，有的血栓已机化。其中常能见到壁薄腔大的血管，内膜组织很少，见不到腺体，而子宫平滑肌组织较多。

（4）剖宫产术后子宫切口愈合不良：送检裂开的子宫下段切口边缘组织，在镜下可见到因感染所致的坏死子宫肌组织，见有脓栓、白细胞浸润等炎性反应。

## （二）中医病因病机

本病的核心病机在于冲任失固，气血运行失常。常见病机有气虚、血热和血瘀。

**1. 气虚** 素体气虚，或孕期调摄不慎，加之分娩时耗气伤血，正气愈虚；或因产后操劳过早，劳倦伤脾，气虚冲任不固，血失统摄。

**2. 血热** 素体阴虚，分娩过程中亡血伤津，而生内热；或素体阳盛；或产后过食辛辣燥热之品；或情志不遂，肝郁化热；或感受热邪，热扰冲任，致迫血下行。

**3. 血瘀** 产后胞宫、胞脉空虚，寒邪乘虚而入，寒凝则血瘀，瘀阻冲任；或因产后七情内伤，情志不畅，气滞血瘀；或因劳倦耗气，气虚运血无力，则血行瘀滞；或因胞衣残留，阻滞冲任，瘀血内阻，新血不得归经。

## 二、诊断与鉴别诊断

（一）诊断

分娩24h后，在产褥期内发生子宫大量出血，结合病史、临床症状、体征及辅助检查，即可做出诊断。

既往多孕多产，有剖宫产、难产、胎盘胎膜残留、子宫肌瘤及子宫复旧不全等病史。如为阴道分娩，需密切关注产程的进展情况，同时观察产后恶露的变化情况，特别注意是否存在反复或突然的阴道流血病史；如为剖宫产手术，必须充分了解手术指征、采取的术式，术中特殊情况，以及术后恢复是否顺利，术后有无发热等。

**1. 临床症状**

（1）阴道流血：胎盘胎膜和蜕膜残留引起的阴道流血通常发生在产后 10 日左右；胎盘附着部位复旧不良引起的阴道流血多发生在产后 2 周左右，或反复多次阴道流血，或突然大量阴道流血。剖宫产者子宫切口愈合不良或裂开，通常在术后 2～3 周突然出现大量阴道流血，甚至可导致失血性休克。

（2）腹痛和发热：反复阴道流血常合并感染，出现腹痛、发热及恶露增加、恶臭。

（3）全身症状：继发性贫血，严重者甚至出现失血性休克，危及生命。

**2. 体征**

（1）贫血貌：面色、皮肤黏膜苍白。

（2）休克体征：血压下降、心率增快、四肢湿冷等。

**3. 妇科检查**　子宫复旧不全可触及增大的子宫、质软，宫口松弛，有时可触及残留组织和血块；伴感染者子宫压痛明显。剖宫产的切口出现裂开时，可见宫颈内有血块，宫颈外口松弛，可触及子宫下段明显变软，切口部位可出现凹陷或突起的现象。此外，对于滋养细胞肿瘤的患者，有时可在产道内发现转移结节。

**4. 辅助检查**

（1）血常规：了解贫血和感染情况。

（2）血 hCG：有助于排除胎盘残留及产后滋养细胞肿瘤。

（3）病原菌和药敏试验：宫腔分泌物培养、发热时行血培养，有助于选择有效广谱抗生素。

（4）超声检查：主要了解子宫大小形态，宫腔有无残留物，以及有无子宫切口肌层变薄、断裂等情况，评估子宫切口愈合情况。

（5）病理检查：切除子宫标本或宫腔刮出物，应送病理检查。

（二）鉴别诊断（表 15-2）

表 15-2　晚期产后出血的鉴别诊断

| 项目 | 晚期产后出血 | 产褥期外伤性出血 | 凝血功能障碍性疾病 |
|---|---|---|---|
| 病史 | 多孕多产、剖宫产、难产、胎盘胎膜残留、子宫肌瘤及子宫复旧不全等 | 产褥期内发生性交行为 | 孕前有凝血障碍性疾病 |
| 症状 | 阴道流血、腹痛、发热及贫血，严重者出现休克 | 同房后阴道流血 | 除阴道流血外，还可见皮下出血点或瘀斑、鼻腔出血、尿血、黑便等 |
| 妇科检查 | 子宫增大、质软，宫口松弛；或伴子宫压痛；或可触及子宫下段明显变软，切口部位可出现凹陷或突起 | 可见阴道、宫颈裂伤 | 未见异常 |

续表

| 项目 | 晚期产后出血 | 产褥期外伤性出血 | 凝血功能障碍性疾病 |
|---|---|---|---|
| 辅助检查 | 超声检查提示宫腔有残留物或子宫切口肌层变薄、断裂等 | 超声检查子宫、附件未见异常 | 血常规可见血小板减少；凝血功能 PT、APTT、TT 可见延长；骨髓穿刺有助于明确诊断。超声检查示子宫、附件未见异常 |

## 三、治疗

治疗方案取决于出血原因、严重程度及产妇未来的生育要求。对于急性大量出血，应积极进行抢救，纠正休克，必要时手术治疗；病情平稳以后，中西医结合治疗巩固疗效，促进子宫复旧，帮助产妇康复。

### （一）西医治疗

（1）少量或中等量阴道流血，应用足量广谱抗生素、子宫收缩剂及支持疗法。出血量多导致休克者，应立即建立静脉通道，注意监测生命体征，补充血容量、使用血管活性药物、控制感染及支持治疗，同时记录出血量。注意改善患者的贫血状况，定期检查血常规。

（2）疑有胎盘、胎膜、蜕膜残留或胎盘附着部位复旧不全者，应在做好静脉输液、备血及准备手术的前提下行清宫术，注意操作应轻柔，以防子宫穿孔。剖宫产术后如疑有胎盘残留，应在手术室做好输血、输液及开腹手术的准备，在超声监控下行清宫术，操作应轻柔，一旦出血不止应立即剖腹探查。刮出物送病理检查，以明确诊断。术后继续给予抗生素及子宫收缩剂。

（3）即使少量阴道出血也应住院，予广谱抗生素及支持疗法，密切观察病情变化；若阴道出血量多，可行剖腹探查或腹腔镜检查。如切口周围组织小范围坏死，且炎症反应轻微，可采取清创缝合及髂内动脉、子宫动脉结扎止血；若为切口假性动脉瘤形成，首选髂内动脉或选择性子宫动脉栓塞术；若为大范围组织坏死，酌情行次全子宫切除术或全子宫切除术。

（4）肿瘤引起的阴道流血，需依据肿瘤性质、部位做相应处置。

### （二）中医治疗

"急则治其标，缓则治其本"为本病的治疗原则，调理气血、固摄冲任为本病的主要治法。当出血量多势急时，急宜益气固冲、回阳救逆，可选用独参汤或参附汤。待血势缓解，根据阴道流血的量、色、质、气味，结合全身症状及舌脉辨其寒、热、虚、实，虚者补之，热者清之，瘀者攻之，并随证选加相应止血药，标本同治。

**1. 气虚证**

【主证】产后血性恶露过期不止，量多，质稀，色淡红，无臭味。

【次证】面色㿠白，神疲懒言，四肢无力，小腹空坠。舌淡苔薄白，脉细弱或缓弱。

【治法】补脾益气，固冲摄血。

【方药】补中益气汤（《脾胃论》）加阿胶、艾叶炭、鹿角胶。

【加减】心悸气短者，加龙眼肉、五味子以养心安神；夹有血块，气虚兼瘀者，予祛瘀止血，加益母草、茜草、炒蒲黄、三七粉；腰酸肢软、头晕耳鸣者，予补肝肾、固冲任，加菟丝子、金樱子、桑寄生、续断、巴戟天等。

**2. 血热证**

【主证】产后恶露过期不止，量较多，质黏稠，色紫红，有臭味。

【次证】面色潮红，口燥咽干。舌红苔燥或少苔，脉细数无力。

【治法】清热养阴，凉血止血。

【方药】保阴煎（《景岳全书》）加七叶一枝花、贯众、炒地榆、煅牡蛎。

【加减】若感受热毒，症见恶露量多，色紫暗如败酱，发热，下腹疼痛，舌红，苔黄，脉滑数，治宜清热解毒，凉血止血，去熟地黄，合五味消毒饮（《医宗金鉴》）加败酱草、益母草、马齿苋等；若肝郁化热，症见恶露量多或少，色深红有块，乳房、少腹胀痛，心烦易怒，口苦咽干，舌红苔黄，脉弦数者，方用丹栀逍遥散（《内科摘要》）加生地黄、旱莲草、茜草以疏肝解郁，清热止血。

**3. 血瘀证**

【主证】产后血性恶露过期不止，量时多时少，色暗有血块。

【次证】伴有小腹疼痛拒按，块下痛减。舌紫暗，或边尖有瘀点瘀斑，脉弦涩。

【治法】活血化瘀，调冲止血。

【方药】生化汤（《傅青主女科》）合失笑散（《太平惠民和剂局方》）加益母草、茜草、三七粉。

【加减】若小腹冷痛者，加炒艾叶、肉桂、乌药、补骨脂温经散寒；若胸胁、少腹胀痛者，加延胡索、川楝子、郁金理气行滞；若体倦乏力，小腹空坠者，加党参、黄芪以补气摄血；若瘀久化热，恶露臭秽，口燥咽干者，加紫草、黄柏、败酱草、马齿苋、蒲公英清热解毒化瘀。

（三）其他疗法

**1. 针灸治疗** 取穴关元、中极、足三里、三阴交。气虚明显者加脾俞、气海穴，用补法；血热者加血海、太冲、肝俞穴，用泻法；血瘀者加石门、气海、地机穴，用泻法。

**2. 耳针治疗** 取子宫、神门、交感、内分泌、脾、肝、肾、皮质下等穴，主要用于气虚证。

**3. 艾灸治疗** 取脾俞、神阙、气海、足三里、血海、三阴交等穴。

**4. 中成药治疗**

（1）新生化颗粒：适用于血瘀证。

（2）伊血安颗粒：适用于血瘀证。

（3）葆宫止血颗粒：适用于血热证。

（四）中西医结合治疗

晚期产后出血作为产科的一种严重病症，针对病因的治疗是根本。全面检查患者的宫缩状况、产道情况及凝血功能等，明确出血原因后，积极采取相应的治疗措施。西医治疗可快速减少出血量，结合中医的辨证论治，可以有效改善症状，预防并发症，促进产后恢复，提高患者生活质量。

（1）对于急性大出血者，应积极进行抢救。充分发挥西医优势，输血、输液纠正休克，使用有效的子宫收缩药物。抗休克期间可配合中药生脉注射液益气固脱，或参附注射液回阳救逆。

（2）西医对因治疗，以促进宫缩、预防和控制感染、纠正贫血为治法，可短时间内控制出血。对于宫内有胎盘胎膜残留者，应及时行清宫术；如为子宫切口裂开者，必要时再次手术治疗。中医治疗根据多虚多瘀的特点，遵循虚者补之、瘀者攻之的原则，施以补气养血、活血祛瘀止血为主的治法，注意补虚不滞邪，祛邪勿伤正。对于久治不愈者，需警惕变生他病。

（3）预防是减少产后晚期出血的关键，要针对产妇的具体情况和分娩方式，制订个性化、有针对性的预防策略。包括加强早期妊娠检查及孕期营养调护；胎盘娩出后，仔细检查胎盘、胎膜完整性，有无副胎盘；剖宫产时应合理选择切口，正确缝合子宫；产后注意休息，加强营养，提高机体免疫力，提倡产后母乳喂养，以促进子宫复旧；注意产褥期卫生；若出现产后恶露量多或恶露不止时，应及时就医。

 **思维导图**

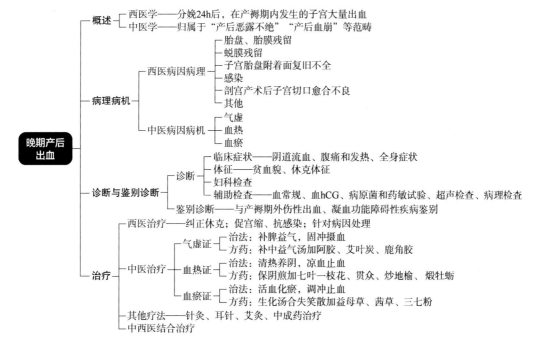

（林寒梅）

# 第三节 产褥期抑郁症

产妇在产褥期出现持续和严重的情绪低落及一系列证候，如动力减低、失眠、悲观厌世等，甚至影响对新生儿的照料能力，称为产褥期抑郁症（postpartum depression）。产褥期抑郁症是产褥期精神障碍的一种常见类型，是产后女性最常见的健康问题之一，对于母亲和孩子有长期的不良影响，应当予以重视。中医学无此病名，根据其临床特征及表现，当属"产后情志异常"范畴。

## 一、病因病机

（一）西医病因

**1. 心理因素** 产妇认真和固执的性格、焦虑的个性，或原有抑郁症病史。

**2. 社会因素** 社交隔离、不良生活事件如处于社会逆境、缺乏家庭支持、睡眠质量差、婴儿出现疾病等。

**3. 生理变化** 产后雌激素和孕激素的含量迅速下降，胎盘类固醇的分泌减少，产后皮质酮消失，尿中去甲肾上腺素减少；分娩后出血、疲劳、子宫恢复不良等。

## （二）中医病因病机

主要病机为产后气血亏虚，血不养心，心神失养；或情志所伤，肝气郁结，肝血不足，魂失潜藏；或产后元气本亏，再因劳倦，气虚无力运血，或感受寒邪，寒凝血瘀，瘀血停滞，上攻于心。

**1. 心血不足**　素体血虚，或产时产后失血过多，或产后思虑太过，心血暗耗，心失所养，神明不守，血虚不能养神，神不足则悲，故致产褥期抑郁。

**2. 肝气郁结**　素性忧郁，胆怯心虚，产后情志所伤或突受惊恐，加之产后血虚，肝血不足，肝不藏魂，魂不守舍，而致产褥期抑郁。

**3. 瘀血内阻**　产后元气亏虚，复因劳倦耗气，气虚无力运血，血滞成瘀，或产时、产后感寒，寒凝血瘀，或产后瘀血停滞胞宫，瘀血停积，败血攻心，而致产褥期抑郁。

# 二、诊断与鉴别诊断

## （一）诊断

产褥期抑郁症至今尚无统一标准。根据美国精神病学会（American Psychiatric Association，APA）于 1994 年在《精神疾病的诊断与统计手册》第四版（DSM-Ⅳ）中制订的标准，产褥期抑郁症诊断标准如表 15-3 所示。

**表 15-3　产褥期抑郁症的诊断标准**

1. 在产后 2 周内出现下列 5 条或 5 条以上的症状，必须具备（1）（2）两条

（1）情绪抑郁

（2）对全部或多数活动明显缺乏兴趣或愉悦

（3）体重显著下降或增加

（4）失眠或睡眠过度

（5）精神运动兴奋或阻滞

（6）疲劳或乏力

（7）遇事均感毫无意义或有自罪感

（8）思维能力减退或注意力不集中

（9）反复出现想死亡的想法

2. 在产后 4 周内发病

## （二）鉴别诊断（表 15-4）

**表 15-4　产褥期抑郁症的鉴别诊断**

| 项目 | 产褥期抑郁症 | 产后神经衰弱 |
| --- | --- | --- |
| 症状 | 产褥期出现持续和严重的情绪低落及一系列证候，如动力减低、失眠、悲观厌世等，甚至影响对新生儿的照料能力 | 产后情绪烦恼、易激惹、睡眠障碍、记忆力下降及乏力等，经充分休息，可较快恢复 |

# 三、治疗

心理治疗和中西医治疗对产褥期抑郁症均有效。可采用中医治疗、西医治疗或中西医结合

治疗，同时配合心理治疗效果更佳。

（一）心理治疗

心理治疗包括心理支持、咨询与社会干预等。通过心理咨询，解除致病的心理因素（如婚姻关系紧张、婴儿性别不遂所愿等），缓解其精神压力。为产褥期产妇提供更多的情感支持及社会支持，指导产妇对情绪和生活进行自我调节及养成良好的睡眠习惯。

（二）西医治疗

**1. 药物治疗** 适用于中重度抑郁症及心理治疗无效患者。应在专科医师指导下用药，尽量选用不进入乳汁的抗抑郁药。

（1）对症治疗：有助于恢复睡眠，缓解抑郁。

（2）5-羟色胺（5-HT）再吸收抑制剂

1）盐酸帕罗西汀：起始量和有效量为 20mg，每日早餐时 1 次，2～3 周后，若疗效不佳且副作用不明显，可以 10mg 递增，最大剂量 50mg（体弱者 40mg），每日 1 次。肝肾功能不全患者慎用。不宜骤然停药。

2）盐酸舍曲林：口服，开始每次 50mg，每日 1 次，与食物同服。数周后增至每日 100～200mg。常用剂量为每日 50～100mg，最大剂量为每日 150～200mg（此量不得连续应用超过 8周）。需长期应用者，需用最低有效剂量。

（3）三环类抗抑郁药：阿米替林（amitriptyline），常用量开始一次 25mg，每日 2～3 次，然后根据病情和耐受情况逐渐增至每日 150～250mg，分 3 次口服，最高剂量一日不超过 300mg，维持量每日 50～150mg。

**2. 电休克**（ECT）**治疗** 作用快且有效，对于绝大部分严重病例是一种救命的选择。

**3. 其他** 人造光治疗等。

（三）中医治疗

治疗以调和气血，安神定志为主。产褥期抑郁症证有虚实，以虚证为主，实者多为本虚标实，还应重视产后多虚多瘀及气血变化的特点，结合产后全身症状及舌脉，辨其虚实及在气在血，分而治之。临证时需注意观察，及时发现情志异常程度的变化，尽早给予干预，防止不良事件的发生。

**1. 心血不足证**

【主证】产后焦虑、伤心，情绪低落，沉默寡言，悲伤欲哭，心神不宁，健忘心悸，失眠多梦。

【次证】恶露量多，头晕乏力，气短懒言，面色苍白或萎黄。舌质淡，苔薄白，脉细弱。

【治法】补血滋阴，养心安神。

【方药】天王补心丹（《摄生秘剖》）。

**2. 肝气郁结证**

【主证】产后心情不畅，或心烦易怒，夜不能寐，或噩梦纷纭，惊恐易醒。

【次证】恶露量或多或少，色紫暗，有血块；善太息，胸胁、乳房胀痛。舌淡红，苔薄，脉弦或弦细。

【治法】疏肝解郁，镇静安神。

【方药】逍遥散（《太平惠民和剂局方》）。

【加减】夜寐不宁者加夜交藤、合欢皮、磁石、柏子仁。

**3. 瘀血内阻证**

【主证】产后焦虑抑郁，默默不语，神思恍惚，失眠多梦。

【次证】恶露不下或淋漓日久不止，色暗有块，面色晦暗，心前区憋闷刺痛，小腹疼痛拒按。唇舌紫暗或边有瘀点，脉沉涩。

【治法】活血化瘀，镇静安神。

【方药】芎归泻心汤（《罗氏会约医镜》）。

## （四）其他疗法

**1. 中成药治疗**

（1）天王补心丹：适用于心血不足证。

（2）逍遥丸：适用于肝气郁结证。

**2. 针灸治疗**

（1）取穴肝俞、肾俞、关元、气海、三阴交等穴，用补法并加艾灸。适用于心血不足证。

（2）取穴肝俞、心俞、内关、神门、三阴交等穴，用泻法。适用于肝气郁结证。

## （五）中西医结合治疗

产褥期抑郁症需进行较长时间的管理。应根据患者的具体情况进行个体化决策。中西医结合治疗可以取长补短，能更好更快地改善患者症状，是产褥期抑郁症管理的较好选择。

轻症患者可在心理治疗的基础上以中医治疗为主，辨证论治。

中重度患者可采用中西医结合治疗的方法，在心理治疗、抗抑郁药治疗的基础上，结合中医药辨证治疗。

 **思维导图**

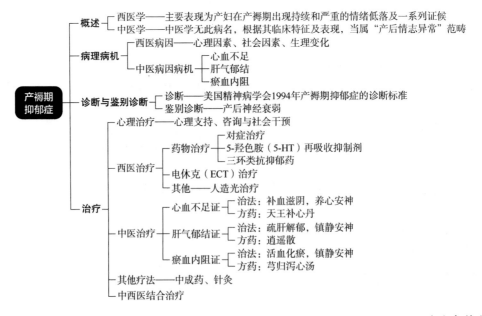

（林寒梅）

# 第四节 产后缺乳

哺乳期内产妇乳腺无乳汁分泌，或泌乳量少，不能满足喂养婴儿者，称为产后缺乳（postpartum hypogalactia）。本病多发生在产后 2～3 日至半个月内，也可发生在整个哺乳期。哺乳中期月经复潮后乳汁的减少，则属于正常的生理现象，不属于本病范畴。

本病中医学称为"产后缺乳"，或"产后乳汁不足""产后乳汁不行"等。

## 一、病理病机

### （一）西医病因病理

**1. 各种因素影响下丘脑垂体功能**　贫血、营养不良、疲劳、剧烈疼痛、各种不良情绪影响、年龄过大等，均可直接影响下丘脑、垂体的功能，导致儿茶酚胺水平升高，催乳素抑制因子（PIF）分泌增加，催乳素（PRL）分泌减少，导致乳汁不足或缺乳。

**2. 产妇泌乳次数减少**　产后婴儿对乳头的刺激不足，或吸吮乳头的姿势不正确，可引起乳头开裂和疼痛，导致母乳喂养频率减少，泌乳频率不足，垂体 PRL 分泌减少，乳泡泌乳减少，乳汁不足。

### （二）中医病因病机

中医理论认为，乳房属阳明胃经，乳头属厥阴肝经。乳汁乃气血所化，源于中焦脾胃，赖肝气之疏泄条达，故只有脾胃健旺，气血充足，肝之疏泄有常，乳汁才能正常分泌。若气血化源不足，或乳汁运行受阻，必致缺乳或乳汁过少。

**1. 气血虚弱**　素体脾胃虚弱，或产后忧思伤脾，气血化生不足；或操劳过度耗伤气血，或孕妇年岁已高，而气血虚衰，或产后失血过多，均致乳汁乏源，继而乳汁甚少或全无。

**2. 肝郁气滞**　素性忧郁，或产后情志不遂，肝失疏泄，气机不畅，则乳脉涩滞，乳汁运行受阻而缺乳。

**3. 痰湿阻滞**　素体中阳不足，脾失健运，痰湿内阻，或产后恣食肥甘厚腻，痰湿内生，痰脂充溢，壅阻于乳络乳脉之间，以致乳汁不行。

## 二、诊断与鉴别诊断

### （一）诊断

哺乳期乳汁甚少，甚至乳汁全无。查体时，可见乳腺发育正常或欠佳，乳房柔软，挤压乳汁点滴而出，质稀；或乳房胀硬，或有积块，皮色不变，挤压乳汁疼痛难出，质稠。

### （二）鉴别诊断（表 15-5）

**表 15-5　产后缺乳的鉴别诊断**

| 项目 | 产后缺乳 | 急性乳腺炎 |
| --- | --- | --- |
| 泌乳情况 | 乳腺无乳汁分泌，或泌乳量少 | 可表现为乳汁缺少 |
| 乳房症状 | 乳房柔软无胀痛或乳房胀硬或有结块，乳房局部无红肿热痛 | 乳房红肿热痛或有波动感，甚至化脓溃破成痈 |
| 全身情况 | 无全身症状 | 初期恶寒发热 |

## 三、治疗

### （一）西医治疗

西医对本病无针对性治疗，主要是服用大量 B 族维生素，或超声波、红外线进行乳房照射等治疗。

### （二）中医治疗

本病根据乳房有无胀痛及乳汁的稀稠，结合全身情况及舌脉辨其虚实。乳房柔软、乳汁清稀、面色少华、倦怠乏力、舌淡、少苔、脉虚细者，属气血虚弱证；乳房胀硬或疼痛，乳汁浓稠，伴胸胁胀闷，情志不遂，舌淡苔薄，脉弦者，为肝郁气滞证；乳房丰满，按之松软而无胀感，胸闷泛恶，纳少便溏，大便黏滞不畅，舌质淡胖，舌质白腻，脉弦滑，为痰湿阻滞证。

**1. 气血虚弱证**

【主证】产后乳少或无乳，乳汁清稀，乳房柔软，无胀感。

【次证】面色少华，神疲乏力，或心悸头晕。舌淡白，脉虚细。

【治法】补气养血，佐以通乳。

【方药】通乳丹（《傅青主女科》）去木通，加通草。

【加减】脾胃虚弱者加白术、茯苓、陈皮、山药；脾胃气滞者加白蔻、炒山楂、炒神曲、莱菔子等，禁用麦芽。

**2. 肝郁气滞证**

【主证】产后乳少或全无，乳汁浓稠，乳房胀硬或疼痛。

【次证】情绪抑郁，或烦躁易怒，心烦难寐。舌象变化轻微，脉弦。

【治法】疏肝解郁，通络下乳。

【方药】下乳涌泉散（《清太医院配方》）。

【加减】乳房胀甚者，加橘络、丝瓜络、路路通；乳房痛甚者，加全瓜蒌、川芎、夏枯草；睡眠不佳者加入合欢皮、炒酸枣仁。

**3. 痰湿阻滞证**

【主证】乳汁稀少或点滴全无，乳房丰满柔软，形体肥胖。

【次证】胸闷泛恶，纳食欠佳，或食多乳少，大便偏溏。舌质胖，苔白腻，脉沉细而滑。

【治法】健脾化痰，通络下乳。

【方药】漏芦散（《太平惠民和剂局方》）合苍附导痰丸（《广嗣纪要》）。

【加减】形体畏寒，加干姜、川桂枝；大便溏泄，去瓜蒌皮，加炒白术、砂仁。喜食油腻者加入炒山楂、莱菔子；兼气机郁滞者加入郁金；腑气不畅者加入郁李仁、火麻仁。

### （三）其他疗法

**1. 外敷治疗** 可用葱汤熏洗乳房，或用橘皮煎水湿敷乳房，适用于肝郁气滞证。

**2. 体针治疗** 取膻中、乳根，配取少泽、天宗、合谷，得气后留针 5～10min，每日 1 次。气血虚弱者，加足三里、三阴交、脾俞、胃俞、膈俞；肝气郁结者，加太冲、合谷、内关、肝俞。痰湿阻滞者，加丰隆。

**3. 灸法治疗** 取膻中、乳根。用艾条温和灸 10～20min，每日 2 次，7～10 日为 1 个疗程。

**4. 推拿治疗** 根据中医辨证的结果，虚者侧重全身推拿，补气养血，充盈乳汁；实者侧重局部推拿，疏通腺管，通络下乳。全身推拿与局部推拿相结合，从而达到更好的效果。①全身推拿：产妇取侧卧位或者俯卧位，由上至下擦、按揉足太阳膀胱经，点按肺俞、心俞、膈俞、肝俞、脾俞、胃俞、肾俞。按揉足三里、三阴交、少泽、血海、合谷、太冲等穴，每穴操作1min左右。拿肩井穴，每次操作10~15min。②局部推拿：局部推拿前使用温热毛巾热敷，促进局部血液循环。用掌根或四指指腹环形按揉整个乳房，五指相对，以指腹轻轻抓揉乳房10~20次，然后以手掌托住乳房轻轻振抖1min，自上而下直推胸骨，分推膻中至乳头各10遍。最后采用梳篦法，即左手托住乳房，右手四指分开呈梳子状，顺着乳腺导管的生长方向，从乳房根部向乳头方向轻拉3~5min。

**5. 耳穴压豆治疗** 选胸、内分泌、交感、肝、脾等穴位，嘱患者每日自行点压，以产生酸胀痛感、耳廓有热感为度。每周可换贴耳穴2次，两耳交替运用。

**6. 中成药治疗**

（1）催乳丸、十全大补丸：适用于气血虚弱证。

（2）逍遥丸：适用于肝郁气滞证。

（3）香砂六君子丸：适用于痰湿阻滞证。

## （四）中西医结合治疗

本病西医无针对性治疗，以中医治疗为主，同时注意产后给予高蛋白、高热量、易消化及富含胶原蛋白饮食，忌辛辣酸咸。保持心情舒畅，切忌情绪抑郁，并充分休息。鼓励母婴同室，做到早接触、早吸吮，掌握正确的哺乳姿势，使婴儿反复吸吮刺激乳头，加快乳腺排空。

 **思维导图**

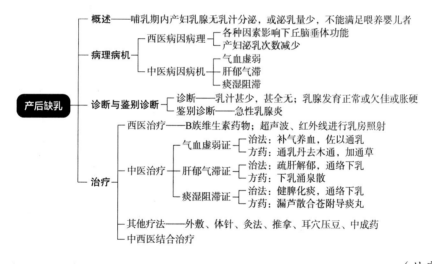

（林寒梅）

# 第五节　产后乳汁自出

哺乳期产妇乳汁不经婴儿吸吮而自然流出，称产后乳汁自出（postpartum leaking milk），又称"漏乳""产后乳汁自漏"等。

西医学无此病名，若产妇体格健壮，乳汁旺盛，值哺乳时乳汁自行溢出；或断乳之初，乳汁难断而自出，均不作病论。

## 一、病理病机

### （一）西医病因病理

产后乳汁自出的产妇多因脑垂体分泌催乳素及缩宫素旺盛，乳腺管粗，致使在没有吮吸乳头刺激的情况下而乳汁自溢。另外，生活作息不规律、情绪波动大、抑郁等，会导致机体内分泌紊乱，体内激素水平不稳定，可能会出现泌乳素水平升高，导致偶尔有乳头溢液。此外，控制激素分泌的相应腺体发生病变，如患有下丘脑、垂体等部位肿瘤，也可以引起乳头溢液，不属于本节讨论的范畴。

### （二）中医病因病机

本病主要病机为脾胃气虚，乳失摄纳；或肝经郁热，迫乳外泄。

**1. 脾胃气虚** 乳房属胃，产妇脾胃素虚，加之产时失血耗气，或饮食劳倦，损伤脾胃，中气不足，不能摄纳乳汁，而乳汁自出。

**2. 肝经郁热** 乳头属肝，产后产妇情志不畅，郁久化热，或因恼怒伤肝，引动肝火，热扰冲任，则迫乳外溢。

## 二、诊断与鉴别诊断

### （一）诊断

哺乳期产妇乳汁不经婴儿吮吸或挤压而自然溢出，查体可见双侧乳头或一侧乳头乳汁点滴而下，乳汁清晰或浓稠，渗湿衣衫，乳房柔软或胀满。

### （二）鉴别诊断（表 15-6）

**表 15-6　产后乳汁自出的鉴别诊断**

| 项目 | 产后乳汁自出 | 乳泣 | 高泌乳素血症 | 乳腺癌 |
|---|---|---|---|---|
| 症状 | 哺乳期乳汁自然溢出 | 孕期乳汁自然流出 | 非哺乳期仍时常有乳汁溢出，量少；可伴有闭经 | 乳头溢出液多为血性分泌物 |
| 乳房症状 | 乳房柔软或胀满 | 乳房柔软无结块 | 乳房可胀痛或增大 | 乳房有肿块，边界不清，且质地较硬 |
| 乳房皮肤 | 皮肤无改变 | 皮肤无改变 | 皮肤无改变 | 橘皮样外观 |
| 辅助检查 | 无 | 无 | PRL 升高、部分患者头颅 CT/MRI 提示存在垂体瘤 | 乳腺钼靶、乳腺 B 超、乳腺 MRI 提示乳腺存在恶性肿块 |

## 三、治疗

### （一）西医治疗

西医对本病无针对性治疗，出现溢乳的现象后，患者可以在日常生活中通过减少对乳头的刺激，保持乳房卫生，注意休息，劳逸结合，保持心情舒畅，可以缓解溢出现象。哺乳结束后，应以手挤或吸奶器、奶泵辅助将乳房内乳汁排出。

（二）中医治疗

本病以中医治疗为主，以敛乳为原则。虚者补气摄乳；实者清热敛乳。中医辨证时应依据乳汁量多少、乳汁清稀或浓稠、乳房柔软或胀痛，结合其他症状与舌脉分辨虚实。

**1. 脾胃气虚证**

【主证】乳汁自出，质地清稀，乳房柔软。

【次证】神疲乏力，面色无华。舌淡白，脉细弱。

【治法】健脾益气，固摄乳汁。

【方药】补中益气汤（《脾胃论》）加芡实、五味子。

【加减】若脾肾两虚，固摄无权，伴腰膝酸痛、头晕耳鸣，可加桑寄生、续断、补骨脂；若食少纳呆，加砂仁、木香；头晕眼花、心烦少寐，可加阿胶、柏子仁。

**2. 肝经郁热证**

【主证】乳汁自出，质地浓稠，乳房胀硬疼痛。

【次证】情绪抑郁，胸胁胀满，烦躁易怒，口苦，小便短赤，大便秘结。舌红苔黄，脉弦数。

【治法】疏肝解郁，清热敛乳。

【方药】丹栀逍遥散（《内科摘要》）去煨姜，加夏枯草、生牡蛎。

【加减】大便秘结者，可加火麻仁；小便短赤者，可加车前子、泽泻；心烦不寐者，可加生地黄、郁金、合欢花。

（三）其他疗法

**1. 针灸治疗** 取膻中、气海、少泽、乳根、膈俞、行间固摄止乳；取足三里、脾俞、胃俞、肺俞、心俞补脾益气，固摄止乳。针用补法加灸。适用于脾胃气虚证；取膻中、气海、少泽、乳根、膈俞、行间以固摄止乳；取太冲、中都、期门、肝俞、肩井、足临泣以疏肝解郁止乳。针灸并用，针用泻法。适用于肝经郁热证。

**2. 中成药治疗**

（1）八珍丸：适用于脾胃气虚证。

（2）加味逍遥丸：适用于肝经郁热证。

**3. 食疗方**

（1）人参粥（《普济方》）：吉林红参10g，大米60g。适用于脾胃气虚证。

（2）黄芪乳（《民间验方》）：炙黄芪20g，芡实10g，羊乳30g。适用于脾胃气虚证。

（3）益母草粥粉（《圣济总录》）：益母草12g，香附9g，芡实20g，大米50g。适用于肝经郁热证。

（4）马蹄糖水（《民间验方》）：马蹄60g，海蜇30g，白糖适量。适用于肝经郁热证。

（四）中西医结合治疗

本病西医无针对性治疗，以中医治疗为主，同时注意加强营养，保持精神愉快，以利乳汁生化及蓄溢正常。乳胀可做热敷，保持乳房清洁，预防乳痈发生。

**思维导图**

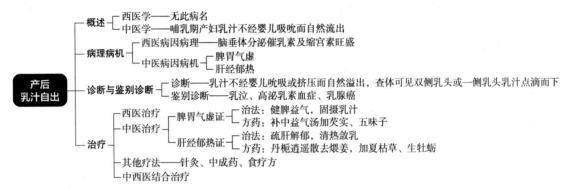

（林寒梅）

# 第六节　产后常见并发症

## 产 后 便 秘

产后饮食如常，大便数日不解，或大便干结疼痛者，称产后便秘。中医学称之为"产后大便难""产后大便秘涩"。

### 一、病理病机

（一）西医病因病理

产后水液失衡，未补充水量，或产后卧床时间长，活动少，腹肌及盆底肌松弛，肠蠕动减弱致便秘。

（二）中医病因病机

本病主要病机为血虚津亏，肠燥失润，或肺脾气虚，传导无力，或阳明腑实，肠道阻滞。
1. **血虚津亏**　素体血虚，或产时产后失血、汗出，致津亏血耗，肠失濡润，致大便燥结。
2. **肺脾气虚**　分娩时失血耗气，脾虚升举无力，肺虚肃降失司，大肠传导失司。
3. **阳明腑实**　因产正气耗伤，复伤饮食，食热内结，糟粕壅滞肠道，大便艰涩。

### 二、诊断与鉴别诊断

（一）诊断

多有滞产或难产，失血、汗出过多，或素体气血虚弱，便秘史。
1. **临床症状**　大便干结、数日不解；或大便不坚，努责难出。
2. **体格检查**　腹软无压痛，或触及肠形，肛门局部无异常，妇科检查无异常。
3. **辅助检查**　结肠传输试验、肛肠直肠测压等，可酌情选择。

（二）鉴别诊断（表 15-7）

表 15-7 产后便秘的鉴别诊断

| 项目 | 产后便秘 | 痔疮 | 肠梗阻 |
|---|---|---|---|
| 症状 | 大便干结、数日不解，或大便不坚，但努责难出 | 间歇性便血，直肠肛门坠胀，或肛内肿物脱出、疼痛，或伴肛周瘙痒 | 产后呕吐，腹痛、腹胀，无排气、排便 |
| 辅助检查 | 结肠传输试验、肛肠直肠测压 | 直肠指诊 | 腹部 X 线片见肠内气液平面 |

## 三、治疗

（一）西医治疗

本病西医治疗措施包括开塞露塞肛，肥皂水灌肠，或口服缓泻剂。

（二）中医治疗

血虚者，以养为润；气虚者，以补助行；腑实者，通补兼施。不宜妄行苦寒通下之品，以免损伤中气。

**1. 血虚津亏证**
【主证】产后大便干燥，或数日不解，或解时艰涩难下；面色萎黄。
【次证】口燥咽干，头晕心悸。舌淡苔薄白，脉细弱。
【治法】养血滋阴，润肠通便。
【方药】四物汤（《太平惠民和剂局方》）。
【加减】若阴液耗伤者，加玄参、生地黄；心悸失眠者，加茯神、酸枣仁。

**2. 肺脾气虚证**
【主证】产后大便不坚，时有便意，临厕则努责难出，便后疲乏益甚。
【次证】自汗少气。舌质淡苔薄白，脉缓弱。
【治法】补脾益肺，润肠通便。
【方药】润燥汤（《万氏妇人科》）。
【加减】若腹胀者，加木香、佛手；气虚下陷者，加升麻、党参。

**3. 阳明腑实证**
【主证】产后大便艰结，多日不解；身微热，脘腹胀满疼痛。
【次证】时有矢气臭秽，口臭或口舌生疮。舌红，苔黄或黄燥，脉弦数。
【治法】通腑泻热，养血通便。
【方药】玉烛散（《儒门事亲》）。
【加减】若脘腹胀甚者，加鸡内金、佛手；心烦口臭、口疮者，加黄芩、竹叶。

（三）其他疗法

**1. 中成药治疗**
（1）麻子仁丸：适用于血虚津亏证。
（2）补中益气丸：适用于肺脾气虚证。

**2. 中医外治法**
（1）针刺：选胃经、脾经腧穴，常规针刺。

（2）推拿：腹部以脐为中心做顺时针摩法、掌揉法，再推前腹、侧腹。

（3）耳针：取大肠、直肠下段、三焦、肝、脾、肾穴，取王不留行贴压。

**3. 生物反馈治疗** 训练腹部及盆底肌肉，纠正排便的用力方式。

## （四）中西医结合治疗

**1. 基础治疗** 评估盆底肌群状态，判断盆底功能，调整饮食作息、锻炼身体。

**2. 中西医结合分型管理**

（1）血虚津亏证：口服麻子仁丸，或中药内服及针刺补法治疗。

（2）肺脾气虚证：口服补中益气丸，或中药内服及推拿恢复脾胃功能。

（3）阳明腑实证：予开塞露塞肛，或肥皂水灌肠，配合中药内服通便。

 **思维导图**

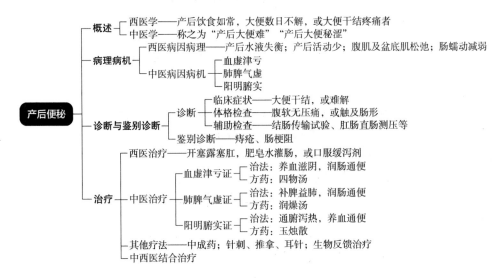

（曾　莉）

## 产后尿潴留

产后膀胱处于充盈状态，但小便不能自主排出或排尿困难，即产后尿潴留。中医学称本病为"产后小便不通"。

## 一、病理病机

### （一）西医病因病理

**1. 病因** 在分娩过程中，导致膀胱、尿道组织及支配排尿的神经纤维受到损伤，疼痛、精神心理等因素，均可致本病发生。

**2. 病理** 膀胱和尿道受压时间长，使膀胱黏膜、尿道充血水肿，或膀胱、尿道组织增生。

（二）中医病因病机

本病基本病机为膀胱气化不利。

**1. 肺脾气虚** 产程过久，劳力耗伤气血，或失血过多，气随血耗，以致肺脾气虚，影响膀胱气化不利所致。

**2. 肾阳亏虚** 先天禀赋不足，又因产时伤及肾阳，蒸化功能失调，膀胱气化不利所致。

**3. 血瘀** 难产、滞产使膀胱受压，血行不畅，膀胱气化不利所致。

**4. 气滞** 产后情志抑郁，肝失疏泄，气机阻滞，膀胱气化不利所致。

## 二、诊断与鉴别诊断

（一）诊断

常见于产程长，失血多及难产、手术助产史，或精神紧张等因素。

**1. 临床症状** 新产后，尤以产后 6～8h 后或产褥期排尿困难，甚则癃闭不通，小腹胀急。

**2. 体征** 下腹膨隆、膀胱充盈、腹部触痛，膀胱区叩诊呈浊音。

**3. 妇科检查** 了解子宫复旧情况，检查尿道、膀胱是否膨出。

**4. 辅助检查** 残余尿超声检查可协助诊断。

（二）鉴别诊断（表 15-8）

表 15-8　产后尿潴留的鉴别诊断

| 项目 | 产后尿潴留 | 产后尿路感染 | 生成障碍性尿少或无尿 |
|---|---|---|---|
| 症状 | 产后或产褥期排尿困难，甚则癃闭不通，小腹胀急 | 产后尿频、尿痛、尿欲出不尽，每日总尿量基本正常 | 产后尿少或无尿，小腹无胀痛感，行导尿术无尿排出 |
| 辅助检查 | 残余尿超声检查 | 尿常规可见红细胞、白细胞 | 有效循环血量不足，或既往肾病史 |

## 三、治疗

（一）一般治疗

一般治疗措施包括多饮水、听流水声，或用热水熏蒸外阴，促进排尿反射。

（二）西医治疗

**1. 药物治疗** 新斯的明 0.5～1mg 肌内注射。

**2. 导尿术** 其他疗法无效时，可无菌操作下留置导尿管。

（三）中医治疗

以通利小便为治疗原则。虚者宜补气温阳以化之，实者当疏利小便以通之。

**1. 肺脾气虚证**

【**主证**】产后小便不通，小腹坠胀疼痛；倦怠乏力，少气懒言。

【**次证**】面色淡白。舌淡，苔薄白，脉缓弱。

【治法】补气升清，化气行水。

【方药】补气通脬饮（《女科辑要》）。

【加减】若汗出、咽干、口渴，加沙参、葛根；小腹坠者，加用党参、升麻。

**2. 肾阳亏虚证**

【主证】产后小便不通，小腹胀急疼痛，腰膝酸软，形寒肢冷。

【次证】头晕耳鸣，面色晦暗。舌淡，脉沉迟。

【治法】补肾温阳，化气利水。

【方药】济生肾气丸（《济生方》）。

【加减】若腰酸痛者，可加巴戟天、炒杜仲、续断。

**3. 血瘀证**

【主证】产后小便不通或点滴而下，尿色略浑浊带血丝，小腹胀满刺痛，夜间尤甚。

【次证】恶露不行或行而量少。舌紫暗，苔薄白，脉沉涩。

【治法】养血活血，祛瘀利尿。

【方药】加味四物汤（《医宗金鉴》）。

**4. 气滞证**

【主证】产后小便不通，小腹胀满或痛；情志抑郁，胸胁胀满。

【次证】烦闷少言。舌淡红，苔薄白，脉弦。

【治法】理气通滞，行水利尿。

【方药】木通散（《妇科玉尺》）。

（四）其他疗法

**1. 针刺治疗** 选气海、中极、三阴交、阴陵泉、肾俞等穴。

**2. 艾灸治疗** 灸神阙穴。

**3. 推拿治疗** 交替指压足三里、关元穴，或掌揉小腹。

**4. 中成药治疗**

（1）金匮肾气丸：适用于肾虚证。

（2）补中益气丸：适用于气虚证。

（3）逍遥丸：适用于气滞证。

（五）中西医结合治疗

**1. 基础治疗** 放松情绪，多饮水，鼓励下床半蹲位，用温水热敷外阴。

**2. 中西医结合分型管理**

（1）肺脾气虚证：予新斯的明肌内注射，配合中药内服、针刺治疗。

（2）肾阳亏虚证：予中药内服及隔姜灸神阙穴。

（3）血瘀证：予针刺取任脉、胃经穴位加血海、膈俞等，先补后泻，配合中药内服及新斯的明穴位注射。

（4）气滞证：予中药内服、针刺治疗联合新斯的明足三里穴位注射。

## 思维导图

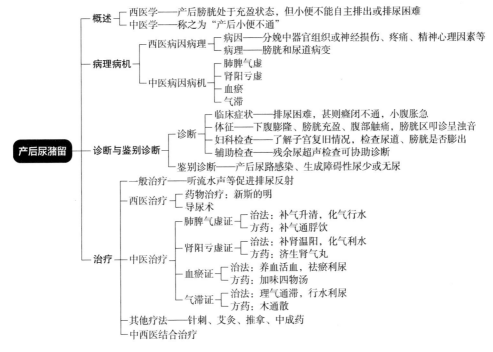

（曾　莉）

# 产后关节痛

产褥期内，出现关节或肢体酸楚、疼痛、麻木、重着者，称产后关节痛。中医学称本病为"产后身痛""产后遍身痛""产后痹证"。

## 一、病理病机

### （一）西医病因病理

多因头盆不称、头位难产、胎位异常、强行阴道分娩，胎头降入骨盆，压迫骶丛神经支，或产程中部分神经牵拉损伤等引起。

### （二）中医病因病机

本病病机为产后营血亏虚，经脉失养或风、寒、湿邪乘虚而入，稽留关节、经络所致。常见病因有血虚、血瘀、肾虚、外感风寒。

**1. 血虚**　素体血虚，或产时、产后失血过多，四肢百骸、筋脉关节失养，不荣则痛。

**2. 肾虚**　素体肾虚，复因产伤动肾气，耗伤精血，胞脉失养，不荣则痛。

**3. 血瘀**　产伤血瘀，或产后恶露去少，余血未净，瘀血留滞经络、筋骨之间，气血运行受阻，不通则痛。

**4. 外感风寒**　产后百节空虚，卫表不固，或起居不慎，邪气乘虚而入，客于经络、关节、肌肉，经脉痹阻，不通则痛。

## 二、诊断与鉴别诊断

### （一）诊断

**1. 临床症状** 产褥期肢体关节疼痛、麻木、重着，关节活动不利，甚则肿胀，病久不愈者可见肌肉萎缩，关节变形。

**2. 辅助检查** 血常规、红细胞沉降率、抗"O"、类风湿因子等检查可协助诊断。

### （二）鉴别诊断（表 15-9）

**表 15-9 产后关节痛的鉴别诊断**

| 项目 | 产后关节痛 | 痹证 | 痿证 |
|---|---|---|---|
| 症状特点 | 产褥期肢体关节酸楚、疼痛、麻木、重着，甚至活动不利，关节肿胀 | 产后关节痛外感证与痹证发病机制相同，临床表现相似，但痹证发作不拘于时 | 肢体筋脉弛缓、软弱无力、不能随意运动或伴有肌肉萎缩 |

## 三、治疗

本病以中医治疗为主，并配合针灸、推拿等中医外治法。

### （一）中医治疗

本病治疗当以养血益气补肾为主，兼活血通络，祛风止痛。养血之中，可佐理气通络之品，以标本同治；祛邪之时，宜配养血补虚之药，使祛邪而不伤正。

**1. 血虚证**

【主证】遍身酸痛，肢体麻木，关节酸楚，面色萎黄。

【次证】头晕心悸。舌淡苔少，脉细弱无力。

【治法】养血益气，温经通络。

【方药】黄芪桂枝五物汤（《金匮要略》）加当归、鸡血藤。

【加减】若头晕眼花、心悸甚者，加枸杞子、龙眼肉、制首乌。

**2. 肾虚证**

【主证】腰膝、足跟疼痛，艰于俯仰。

【次证】头晕耳鸣，夜尿多。舌淡暗，苔薄，脉沉细弦。

【治法】补肾填精，强腰壮骨。

【方药】养荣壮肾汤（《叶氏女科证治》）加熟地黄、秦艽、山茱萸。

**3. 血瘀证**

【主证】遍身疼痛，或关节刺痛，按之痛甚。

【次证】恶露量少色暗，小腹疼痛拒按。舌紫暗，脉弦涩。

【治法】养血活络，行瘀止痛。

【方药】身痛逐瘀汤（《医林改错》）加益母草、木瓜。

【加减】若痛处不温者，加姜黄、桂枝；小腹疼痛拒按者，加炮姜、益母草。

**4. 外感风寒证**

【主证】肢体、关节疼痛，屈伸不利，或痛处游走不定，或冷痛剧烈，恶风畏寒。

【次证】喜热喜暖，或关节肿胀，麻木重着。舌淡苔薄白，脉浮紧。

【治法】养血祛风，散寒除湿。

【方药】独活寄生汤（《备急千金要方》）。

【加减】若疼痛游走不定，加羌活；关节重着麻木者，酌加苍术、木瓜；关节活动不利者，加伸筋草、络石藤、路路通。

## （二）针灸治疗

血瘀证取膈俞、血海、气海等穴；肾虚证取脾俞、膈俞、阴陵泉、足三里等穴；外感风寒证取风池、曲池、膈俞、阴陵泉等穴。

 **思维导图**

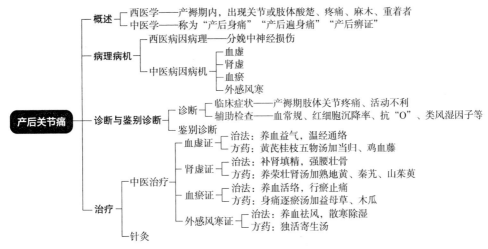

（曾　莉）

# 产 后 腹 痛

产后腹痛，是孕妇分娩后因子宫阵发性收缩而致的小腹疼痛。本病多见于新产后的经产妇，中医学称本病为"产后腹痛""儿枕痛"。

由于子宫缩复作用而出现的下腹阵发性疼痛，西医属于宫缩痛范畴，属于生理现象。

## 一、病理病机

### （一）西医病因病理

产妇分娩后，由于子宫的正常缩复，呈阵发性痉挛状态，子宫肌壁血管缺血，组织缺氧，神经细胞受刺激而出现腹痛。

### （二）中医病因病机

本病主要病机是气血运行不畅，"不通则痛"为实，"不荣则痛"为虚。

**1. 血虚**　产时产后失血过多，冲任血虚，胞脉失养，不荣则痛。

**2. 血瘀**　产后产妇气虚不能载血，血行不畅；或起居不慎，产后血室正开，寒邪乘虚而入，血为寒凝；或因情志不畅，肝气郁结，气滞血瘀；或产妇恶露当下不下，冲任被阻，胞脉不畅，不通则痛。

## 二、诊断与鉴别诊断

### （一）诊断

常有难产、胎膜早破，产后出血病史。

1. **临床症状** 产褥期小腹疼痛，或作或止，或拒按，常伴有恶露异常。
2. **体征** 下腹扪及子宫球状变硬，或按之痛甚，或腹肌紧张，或腹部柔软，无块。
3. **辅助检查** 血常规、超声检查可协助诊断。

### （二）鉴别诊断（表 15-10）

**表 15-10 产后腹痛的鉴别诊断**

| 项目 | 产后腹痛 | 产褥感染腹痛 | 产后伤食痛 | 产后下痢 |
| --- | --- | --- | --- | --- |
| 症状 | 腹痛，恶露异常 | 腹痛，寒战发热，阴道分泌物色紫暗如败酱、臭秽 | 腹痛，伴胃脘满闷，嗳腐吞酸，大便秽臭 | 腹部绞痛，里急后重，下痢赤白脓血 |
| 体征 | 下腹扪及子宫球状变硬，压痛明显，腹肌紧张，或腹部柔软，无块 | 体温升高，脉搏增快，下腹压痛；会阴切口或裂伤处、阴道黏膜充血、水肿、溃疡，脓性分泌物增多，子宫、附件触痛，附件区增厚或触及包块，包块可有波动感 | 胃脘部压痛 | |
| 辅助检查 | 超声提示胎盘、胎膜残留 | 分泌物涂片镜检或细菌培养异常 | | 大便常规见白细胞、红细胞 |

## 三、治疗

轻微宫缩痛是生理现象，一般持续 2～3 日后逐渐消失，无须治疗。若腹痛剧烈，难以忍受，影响产妇康复，应及时治疗。

### （一）一般治疗

1. **产后护理** 勿食生冷、辛辣之品，避风寒。
2. **纠正卧位** 子宫后倾后屈严重者，可取膝胸卧位，以利恶露排出，减轻疼痛。
3. **按摩子宫** 促进血液循环，可减轻疼痛。

### （二）西医治疗

1. **药物治疗** 疼痛影响产妇休息及睡眠时需给予适量止痛药物。
2. **清除宫腔残留物** 如有胎盘、胎膜残留，应于常规消毒下行清宫术，术后预防感染治疗，如合并感染予抗感染治疗。

### （三）中医治疗

根据产后多虚多瘀的特点，本病治疗重在调养气血，以补虚化瘀为主。虚则补而调之，实则通而调之。补虚而不碍实，泻实不可伤下，忌用攻下破血之品。

**1. 血虚证**

【主证】产后小腹隐隐作痛，喜揉喜按，恶露色淡质稀。

【次证】头晕心悸，面色无华，大便秘结。舌淡，脉细弱。

【治法】养血益气。

【方药】肠宁汤（《傅青主女科》）。

【加减】腹痛剧烈者，加没药、延胡索；便秘明显者，去肉桂，加瓜蒌、肉苁蓉。

**2. 血瘀证**

【主证】产后小腹疼痛拒按，夜间尤重，恶露色暗有块。

【次证】胸胁胀痛，四肢不温。舌暗，脉沉紧或沉弦。

【治法】温经活血，祛瘀止痛。

【方药】生化汤（《傅青主女科》）加益母草。

【加减】恶露紫暗血块多者，加五灵脂、生蒲黄、延胡索；胸胁胀痛，小腹胀痛者，加郁金。

（四）其他疗法

**1. 针灸治疗**　取三阴交、足三里、关元、气海等穴，虚证用补法或艾灸。

**2. 按摩治疗**　拇指指端点按双侧次髎、腰阳关穴。

（五）中西医结合治疗

**1. 血虚证**　可注射缩宫素，中药内服联合针刺补法或艾灸。

**2. 血瘀证**　可注射缩宫素，中药内服配合针刺平补平泻或按摩。

 **思维导图**

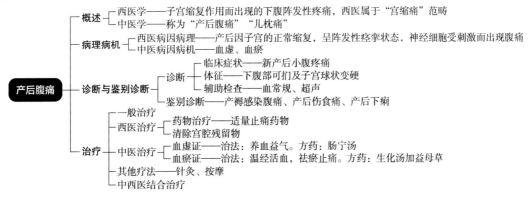

（曾　莉）

 **思考题**

1. 论述产褥感染的诊断要点。

2. 简述晚期产后出血的常见病因。

3. 简述产期抑郁症的病因病机。

4. 产后缺乳、产后乳汁自出和产后腹痛中医如何进行辨证治疗？

5. 产后便秘的病机要点是什么？

6. 中西医结合治疗产后尿潴留有哪些优势？

7. 试论述产后关节痛与痹证的鉴别点。

# 第十六章　不孕症与辅助生殖技术

## 第一节　不　孕　症

女子与配偶同居，性生活正常，未避孕未孕 1 年以上；或曾孕育，而未避孕未再孕 1 年以上者，称为不孕症。前者称为"原发性不孕症"，古称"全不产"；后者称为"继发性不孕症"，古称"断绪"。夫妇一方有先天或后天生殖器官解剖生理方面的缺陷或损伤，无法纠正而不能妊娠者，称绝对性不孕；夫妇一方因某些因素阻碍受孕，一旦纠正仍能受孕者，称为相对性不孕。

"不孕"之名首载于《周易》，其曰："妇三岁不孕。"《素问·上古天真论》首先提出"女子七岁，肾气盛……二七而天癸至，任脉通，太冲脉盛，月事以时下，故有子"的受孕机理。明代万全著《广嗣纪要》针对女性先天生理缺陷和畸形造成的不孕总结了"五不女"，即螺、纹、鼓、角、脉。随着医学的发展，其中部分问题已得到解决。

不孕症的总发病率为 8%~15%。影响受孕的因素有女方、男方或男女双方因素等，据统计，女方因素占 40%~55%，男方因素占 25%~40%，男女双方因素占 20%~30%，不明原因不孕约占 10%。

本节重点讨论女性不孕症的诊断及治疗。但临床应坚持"夫妇同治"的原则，初诊首先排除男方因素导致的不孕症，以提高妊娠率。

## 一、病理病机

（一）西医病因病理

**1. 女方不孕因素**　输卵管因素和排卵障碍是两个主要因素，各约占 40%，其他因素包括子宫因素、宫颈因素、免疫因素等不常见因素约占 10%，不明原因不孕约占 10%。

（1）输卵管因素：输卵管具有运送精子、"拾卵"及将受精卵运送至宫腔中的作用，当输卵管管腔不通或功能受损时，可引起不孕症。输卵管的炎症、输卵管手术、输卵管的周围病变、输卵管发育不良、子宫内膜异位症、盆腔手术等均影响输卵管的功能。近年来，输卵管因素导致的不孕症呈增加趋势，可能与人工流产、性传播疾病（如淋球菌、沙眼衣原体、支原体的感染）和生殖道感染、子宫内膜异位症等增加有关。

（2）卵巢功能障碍

1）排卵障碍：①下丘脑性无排卵：GnRH 脉冲式分泌功能失调可导致功能性下丘脑性无排卵；②垂体性无排卵：垂体肿瘤、空蝶鞍综合征、希恩综合征可引起器质性垂体性无排卵，高催乳素血症是常见的功能性垂体性无排卵的原因；③卵巢性无排卵：如卵巢早衰、卵巢促性腺激素不敏感综合征等；④下丘脑-垂体-卵巢轴功能紊乱：如多囊卵巢综合征（PCOS）；⑤卵泡未破裂黄素化综合征：排卵期 LH 峰出现后卵泡不能破裂释放卵子；⑥其他：性腺轴以外的其他内分泌疾病如甲状腺、肾上腺皮质功能失调和一些全身性疾病如重度营养不良，可影响卵巢功能的调节而导致排卵障碍。

2）黄体功能不足：由于黄体功能低下，子宫内膜与胚胎的发育不能同步，不利于胚胎的植入而导致不孕，或孕后易发生早期自然流产。

（3）子宫内膜异位症：子宫内膜异位症患者不孕率高达40%～50%。病灶可造成盆腔腹膜、子宫、输卵管、卵巢的损伤和粘连，影响卵子的排出、捡拾及精子和受精卵的运行而导致不孕。此外，还可能与卵巢功能异常、盆腔微环境紊乱及子宫内膜容受性下降有关。

（4）子宫、宫颈、阴道因素：①子宫发育不良及畸形可致不孕，子宫内膜的炎症特别是子宫内膜结核可导致内膜破坏、宫腔粘连而引起不孕；②宫颈的炎症、肿瘤、发育异常均可导致不孕；③外阴、处女膜、阴道发育异常或创伤后形成的瘢痕狭窄导致性交不能而致不孕，另外，严重的阴道炎亦可影响受孕。

（5）免疫因素：包括女方体液及子宫内膜局部细胞免疫异常，使精、卵不能结合或受精卵不能着床而致不孕。

**2. 男方不育因素**　主要与精子生成障碍、精子运送受阻及精子异常有关。

**3. 男女双方因素**　夫妇双方性生活障碍、缺乏性知识及精神高度紧张，也可导致不孕。

**4. 不明原因不孕**　指经过临床系统检查，依靠现今检查方法尚未发现明确病因的不孕症。

### （二）中医病因病机

男女双方在肾气盛，天癸至，任脉通、冲脉盛的条件下，女子月事以时下，男子精气溢泻，两性相合，便可媾成胎孕，可见不孕主要与肾气不足及冲任气血失调有关。不孕症的病因病机复杂多变，但病性多属虚实夹杂，病位主要在冲任、胞宫及肾、肝、脾。临床常见的有肾虚、肝气郁结、痰湿内阻、瘀滞胞宫等类型。

**1. 肾虚**　先天不足，或房劳多产，或久病大病，或年逾五七，肾气亏虚，精不化血，则冲任虚衰，难以受孕；素体阳虚或寒湿伤肾，肾阳不足，胞宫失煦，则冲任虚寒，不能成孕；肾阴素虚，或久病耗损真阴，天癸乏源，胞宫失养，冲任血海空虚，或阴虚内热，热扰冲任，乃致不孕。如《女科经纶·嗣育门》引朱丹溪语："妇人久无子者，冲任脉中伏热也……其原必起于真阴不足，真阴不足，则阳胜而内热，内热则荣血枯。"

**2. 肝气郁结**　情志不畅，或盼子心切，肝郁气滞，疏泄失常，气血失调，冲任失和，胎孕不受。《景岳全书·妇人规》曰："产育由于血气，血气由于情怀，情怀不畅则冲任不充，冲任不充则胎孕不受。"

**3. 痰湿内阻**　思虑劳倦，或肝木犯脾，伤及脾阳，健运失司，水湿内停，湿聚成痰，冲任壅滞，而致不孕；或素体肥胖，嗜食肥甘，躯脂满溢，痰湿内盛，胞脉受阻，致令不孕。《傅青主女科·种子》言："妇人有身体肥胖，痰涎甚多，不能受孕者。人以为气虚之故，谁知是湿盛之故乎……而肥胖之湿，实非外邪，乃脾土之内病也。"

**4. 瘀滞胞宫**　经行产后，摄生不慎，邪入胞宫致瘀；或寒凝血瘀，或热灼血瘀，或气虚运血无力致瘀，瘀滞冲任、胞宫，以致不孕。《诸病源候论·妇人杂病诸候》"结积无子候"引《养生方》说："月水未绝，以合阴阳，精气入内，令月水不节，内生积聚，令绝子。"

## 二、诊断与鉴别诊断

### （一）诊断

**1. 临床症状**　不同原因引起的不孕伴有不同的症状。如排卵障碍者可伴有月经异常；生殖器官病变者，又因病变部位不同而症状不一：输卵管炎症者，常伴有下腹痛、白带增多等；子宫内膜异位症者，常伴有痛经、月经改变等病史；免疫性不孕症患者可无症状。

**2. 体征** 因致病原因不同，体征各异。如输卵管炎症，妇科检查可见附件区增厚、压痛；子宫内膜异位症者，双合诊检查后穹隆可触及结节；多囊卵巢综合征者常伴有痤疮、多毛、肥胖，或扪及增大的卵巢等；闭经泌乳综合征者可见患闭经、溢乳；促性腺激素不足者可见阴毛和腋毛缺如；特纳综合征者表现为身材矮小、第二性征发育不良、蹼项、盾胸、后发际低、肘外翻等。

**3. 体格检查** 首先应做全身检查以了解营养及第二性征发育情况，排除导致不孕的非妇科因素，然后进行有关女性不孕的特殊检查。包括一般检查和妇科检查。一般检查需要观察患者的身高、体重（体重指数）、腰围、臀围、第二性征发育情况、体毛分布及乳房有无溢乳等。妇科检查需了解生殖道包括外阴、处女膜、阴道、宫颈、子宫及盆腔有无器质性疾病，如畸形、炎症、肿瘤等。

**4. 辅助检查**

（1）卵巢功能检查：常用方法有基础体温测定、女性激素水平测定、B超监测卵泡发育、宫颈黏液检查、经前子宫内膜活检等，了解有无排卵及黄体功能。

（2）输卵管通畅试验：方法有输卵管通液术、子宫输卵管造影术（包括子宫输卵管碘水造影、子宫输卵管碘油造影、子宫输卵管超声造影、MRI下子宫输卵管造影术）等。其中子宫输卵管碘水造影是目前应用最广、诊断价值最高的方法。

（3）性交后精子穿透力试验：检测精子穿过宫颈黏液的能力和精子活动力。

（4）超声影像学检查：超声检查是诊断不孕症的常用手段，能够发现盆腔肿瘤、子宫病变，监测卵泡发育及排卵，观察子宫内膜反应情况等。

（5）生殖免疫功能检查：抗精子抗体、抗透明带抗体、抗子宫内膜抗体等测定。

（6）宫腔镜检查：了解宫腔内情况，诊断宫腔粘连、黏膜下肌瘤、内膜息肉、子宫畸形等与不孕相关的宫腔病变。

（7）腹腔镜检查：直接观察子宫、卵巢、输卵管有无病变或粘连，发现子宫内膜异位症病灶，并可直视下行输卵管通液，确定输卵管是否通畅。

（8）输卵管镜检查：观察输卵管内各段内膜形态，了解输卵管腔内正常解剖生理及病理学改变，提高对输卵管病变诊断的准确性。

（9）CT、MRI检查：对诊断垂体病变引起的不孕有帮助。

（10）夫妇双方染色体核型分析。

（二）鉴别诊断

（1）盆腔因素不孕（包括盆腔炎症、子宫内膜异位症、结核性盆腔炎）的鉴别诊断见表16-1。

表16-1　盆腔因素不孕的鉴别诊断

| 项目 | 盆腔炎症 | 子宫内膜异位症 | 结核性盆腔炎 |
|---|---|---|---|
| 症状 | 持续性下腹痛；可伴有发热，不孕 | 下腹痛、痛经；月经不调；性交痛；不孕 | 月经不调；下腹坠痛；不孕 |
| 体征 | 腹部压痛、反跳痛；宫颈举痛 | 子宫多为后位，可于子宫直肠陷凹及宫骶韧带处扪及单个或多个触痛性结节或包块 | 低热；子宫活动度低；宫体及附件区压痛 |
| 辅助检查 | 影像学检查显示输卵管增粗、积液；急性期白细胞升高、中性粒细胞升高 | 卵巢型可见卵巢囊肿，囊壁厚，透声差，内有点状细小的絮状光点，形态规则，可与子宫粘连；CA125升高 | 结核菌素试验阳性；急性期淋巴细胞升高；腹腔镜检查可见结核病灶 |

（2）排卵障碍不孕[包括多囊卵巢综合征、卵巢功能减退、低促性腺激素性排卵障碍、高催乳素血症（垂体瘤）等]的鉴别诊断见表16-2。

表 16-2 排卵障碍不孕的鉴别诊断

| 病因 | 多囊卵巢综合征 | 卵巢功能减退 | 低促性腺激素性排卵障碍 | 高催乳素血症（垂体瘤） |
|------|--------------|-------------|----------------------|---------------------|
| 症状 | 月经稀发；不孕；多毛、痤疮、肥胖 | 闭经或月经稀发；不孕；潮热、盗汗等更年期症状 | 多见原发性闭经，阴毛、腋毛脱落或稀少，第一、第二性征发育不良 | 闭经或月经稀发；溢乳，不孕 |
| 内分泌特征 | 高雄激素血症；LH/FSH >2～3；胰岛素抵抗 | FSH 水平升高；$E_2$ 水平降低，AMH 水平低下 | FSH、LH 水平降低；$E_2$ 水平降低 | PRL 水平升高 |
| 辅助检查 | 超声显示 PCOM 征象 | 超声显示双侧卵巢体积较正常小；窦卵泡数减少 | B 超多见子宫发育不良 | 垂体磁共振检查发现垂体肿瘤 |

# 三、治疗

不孕症应首先明确病因，根据病因、病情，并结合患者年龄、身体状况等，决定相应的治疗方案。初始治疗方式常为药物治疗、手术治疗。对有强烈生育需求，但通过常规治疗无法实现受孕者，可采用辅助生殖技术，如试管婴儿、人工授精等。

## （一）西医治疗

年龄是影响女性受孕的重要因素，选择治疗方案时应充分评估患者的卵巢功能。在查明不孕的原因之后，根据不同的原因选择不同的治疗方法。

**1. 排卵障碍** 采用诱发排卵和黄体支持治疗。

（1）氯米芬（clomiphene）：能够与垂体雌激素受体结合而产生低雌激素效应，负反馈于下丘脑而刺激促性腺激素的分泌，促使卵泡生长。于月经或撤退性出血第 5 日开始，50mg/d（最大剂量 150mg/d），口服，共 5 日，3 个周期为 1 个疗程。当卵泡直径≥18mm 时，肌内注射 hCG 5000～10 000U，通常在注射 hCG 后 36～48h 发生排卵，排卵后给予黄体支持疗法。氯米芬为使用最广泛的、临床首选的促排卵药物。

（2）来曲唑（letrozole）：为芳香化酶抑制剂，可抑制雄激素向雌激素的转化，降低雌激素水平，减弱对垂体的负反馈作用，促进促性腺激素分泌，刺激卵泡发育。适应证和用法同氯米芬，剂量一般为 2.5～5mg/d，诱发排卵及黄体支持方案同前。

（3）尿促性腺激素（HMG）/卵泡刺激素（FSH）：HMG 从绝经后妇女尿中提取，理论上 75U 制剂中含 FSH 和 LH 各 75U。于月经或撤退性出血后第 5 日，每日或者隔日 HMG 75～150U 肌内注射，用药期间通过阴道超声和血清激素监测卵泡发育情况，防止发生 OHSS。当卵泡直径达 18～20mm 时，肌内注射 hCG，排卵后进行黄体支持。若 HMG 治疗失败，可用 FSH，方法同 HMG。

（4）黄体支持疗法：常用药物有黄体酮和 hCG。黄体酮注射液，20～40mg/d，肌内注射；黄体酮胶囊（丸），50～200mg/d，口服；阴道用黄体酮 50～100mg/d。hCG 可以 1000U 或 2000U，隔日一次。黄体支持需 14 日，如果受孕成功，则继续应用。

**2. 输卵管因素**

（1）宫腔镜：宫腔镜下联合输卵管插管疏通术，可疏通阻塞、分离粘连。

（2）腹腔镜：分解盆腔粘连，处理子宫内膜异位症病灶，宫腔插管在直视下行输卵管通液，还可矫治生殖器官畸形等。

（3）输卵管导管扩通术：对于输卵管近端阻塞的患者，在 X 线透视下，选择性输卵管插管，进行输卵管扩通与造影。

（4）体外受精-胚胎移植（IVF-ET）等辅助生殖技术：是治疗输卵管性不孕的有效措施。

**3. 子宫内膜异位症**　对于轻度患者,可行腹腔镜手术,提高自然妊娠率。对于 EFI 评分≥5 分,无高危因素者可在医生指导下试孕 3～6 个月;如果未孕,建议行超促排卵加 IUI,3～4 周期仍未孕则行 IVF-ET。EFI 评分≥5 分,但 30 岁及以上、不孕年限>3 年、合并轻中度男方因素者,可直接行超促排卵加 IUI。年龄在 35 岁以上、EFI 评分<4 分、合并重度男方因素、重度或深部浸润型及复发性子宫内膜异位症患者,均应考虑行 IVF-ET。在辅助生殖治疗前给予 GnRH 激动剂 3～6 个月以提高临床妊娠率。EFI 评分标准见表 16-3。

表 16-3　EFI 评分标准

| 类别 | 评分 |
| --- | --- |
| 病史因素 | |
| 　年龄≤35 岁 | 2 |
| 　年龄 36～39 岁 | 1 |
| 　年龄≥40 岁 | 0 |
| 　不孕年限≤3 年 | 2 |
| 　不孕年限>3 年 | 0 |
| 　原发性不孕 | 0 |
| 　继发性不孕 | 1 |
| 手术因素 | |
| 　LF 评分 7～8 分 | 3 |
| 　LF 评分 4～6 分 | 2 |
| 　LF 评分 0～3 分 | 0 |
| 　ASRM 评分(异位病灶评分之和)<16 分 | 1 |
| 　ASRM 评分(异位病灶评分之和)≥16 分 | 0 |
| 　ASRM 总分<71 分 | 1 |
| 　ASRM 总分≥71 分 | 0 |

**4. 免疫因素**　目前缺乏有效的治疗方法及疗效指标,可能有益的治疗方法如下。

(1)避免抗原刺激:性生活时使用避孕套可避免精子抗原对女方的进一步刺激。期待通过自身免疫调节,而使抗精子抗体逐渐消失。

(2)免疫抑制治疗:宫颈黏液中存在抗精子抗体的患者采用局部疗法,可用氢化可的松栓剂置于阴道内;血清抗精子抗体阳性的患者及少精症患者采用低剂量法,泼尼松每日 5mg,连用 3～12 个月。

(3)人工授精:通过非性交方式将精液置入女性生殖道内。

(二)中医治疗

治疗重点是温养肾气,调理气血,使经调病除,则胎孕可成。此外,还须情志舒畅,房事有节,择"的候"而合阴阳,以利于受孕。

**1. 肾虚证**

(1)肾气虚证

【主证】婚久不孕,月经不调或停闭,经量或多或少,色淡暗质稀;头晕耳鸣,腰酸腿软。

【次证】精神疲倦,小便清长。舌淡,苔薄,脉沉细,两尺尤甚。

【治法】补肾益气,调补冲任。

【方药】毓麟珠(《景岳全书》)。

【加减】若经来量多者,加阿胶、炒艾叶固冲止血;若经血量少不畅者,加丹参、鸡血藤活血调经；若心烦少寐者，加柏子仁、夜交藤养心安神；腰膝酸软者，加续断、桑寄生补肾强腰。

（2）肾阳虚证

【主证】婚久不孕，初潮延后，月经后期，量少，色淡质稀，甚至闭经，平时白带量多，清稀如水；腰膝酸软，畏寒肢冷。

【次证】性欲淡漠，面色晦暗；大便溏薄，小便清长。舌淡，苔白，脉沉迟。

【治法】温肾助阳，调补冲任。

【方药】温胞饮（《傅青主女科》）。

【加减】若小便清长，夜尿多者，加益智仁、桑螵蛸补肾缩小便；性欲淡漠者，加紫石英、肉苁蓉补肾填精；血肉有情之品如紫河车、龟甲、鹿茸等，具补肾阴阳，通补奇经之效，可适时加味。

（3）肾阴虚证

【主证】婚久不孕，月经后期，量少，色红质稠，甚或闭经，或带下量少，阴中干涩；腰膝酸软，五心烦热。

【次证】头晕耳鸣，失眠多梦，形体消瘦，便秘溲黄。舌质红，少苔或无苔，脉细或细数。

【治法】滋肾养血，调补冲任。

【方药】养精种玉汤（《傅青主女科》）。

【加减】若胁肋隐痛，两目干涩者，加女贞子、旱莲草柔肝养阴；面色萎黄，头晕眼花者，加龟板、紫河车填精养血；五心烦热，午后潮热者，加地骨皮、牡丹皮、知母滋阴清热。

**2. 肝气郁结证**

【主证】多年不孕，月经周期先后不定；情志抑郁，或烦躁易怒，胸胁、乳房胀痛。

【次证】经量或多或少，色暗，有血块。舌淡红，苔薄白，脉弦。

【治法】疏肝解郁，养血理脾。

【方药】开郁种玉汤（《傅青主女科》）。

【加减】若痛经较重者，加延胡索、生蒲黄、山楂化瘀止痛；心烦口苦者，加栀子、夏枯草清泄肝热；胸闷纳少者，加陈皮、砂仁健脾和胃；经前乳房胀痛明显者，加橘核、青皮、玫瑰花理气行滞。

**3. 痰湿内阻证**

【主证】婚久不孕，月经后期，甚或闭经；肢体困重。

【次证】肥胖，头晕心悸，胸闷泛恶；带下量多，色白质黏无臭。舌淡胖，苔白腻，脉滑。

【治法】燥湿化痰，理气调经。

【方药】苍附导痰丸（《叶氏女科证治》）。

【加减】若带下量多者，加芡实、金樱子固涩止带；胸闷气短者，加瓜蒌、石菖蒲宽胸利气；心悸者，加远志祛痰宁心；月经后期，闭经者，加丹参、泽兰养血活血通经。

**4. 瘀滞胞宫证**

【主证】多年不孕，月经后期，量少或多，色紫黑，有血块，可伴痛经。

【次证】平素小腹或少腹疼痛，或肛门坠胀不适。舌紫暗，或舌边有瘀点，脉弦涩。

【治法】活血化瘀，止痛调经。

【方药】少腹逐瘀汤（《医林改错》）。

【加减】若小腹冷痛者，加吴茱萸、乌药温经散寒；经血淋漓不止者，加茜草、三七粉化瘀止血；小腹结块者，加鳖甲、炮山甲散结消癥。

（三）其他疗法

**1. 中成药治疗**

（1）滋肾育胎丸：适用于脾肾两虚证。

（2）右归丸：适用于肾阳虚证。

（3）坤泰胶囊：适用于心肾不交证。

（4）逍遥丸：适用于肝气郁结证。

（5）少腹逐瘀丸：适用于瘀滞胞宫证。

**2. 针灸治疗** 对排卵障碍所致不孕症，应用针灸促进卵泡发育及排卵。体针取关元、中极、三阴交、子宫、气海、足三里等穴，随证加减；灸法以艾灸为主，取神阙、关元等为主穴。

另外，中药外敷热熨、肛门导入、穴位离子导入及导管介入等疗法，对输卵管性不孕有较好疗效，临证多以内治与外治法联合应用。

（四）中西医结合治疗

不孕症病因复杂，临床表现纷繁多样，往往不是一个单独的病证，而是多种疾病的结局，可见于多囊卵巢综合征、子宫内膜异位症、高泌乳素血症、盆腔炎性疾病后遗症等，既有排卵功能的障碍，也有输卵管阻塞等诸方面的原因。因此，必须综合分析，采用辨病与辨证相结合，局部与整体相结合，夫妇双方与单方（女方或男方）相结合，妇科与内、外科疾病相结合等方法，以明确病因、病位、病证等，从而提高临床疗效。

**1. 中医治疗优势环节** 中医对不孕症的干预优势主要体现在精子或卵子的成熟、成熟卵泡的排出、黄体支持及妊娠维持等环节。

（1）精子或卵子的成熟：中医学认为，肾为先天之本、天癸之源、元气之根，又为冲任之本，且肾藏精，主生殖。肾气旺盛，精血充沛，任通冲盛，两精相搏，方能有子。卵子发育成熟发生于卵泡期，即"经后期"。经后期的病理变化主要在于阴血不足、血海空虚。除了本身的阴虚外，又与心火、肾火、肝火有关。治疗上以滋阴养血为大法，结合辨证施治。

（2）成熟卵泡的排出：成熟卵泡排出是受孕的关键，"天地生物必有氤氲时，万物化生必乐育之时……凡妇人一月经行一度，必有一月氤氲之候，于一时辰气蒸而热，昏而闷，有交接不可忍之状，此之候也……顺而施之则成胎"。其中"氤氲""的候"均指排卵而言，并指出"顺而施之则成胎"的治疗时机。中医对此的干预要补肾调理阴阳，活血通络以促排卵。不孕症多夹有痰湿、湿浊、气郁、血瘀等，临证须多加变通。尚可结合针灸疗法促进卵泡排出。

（3）黄体支持：胚胎的顺利着床还赖于肾阳的温煦功能。主要的治疗时机在排卵后的6～7日。此时黄体功能稳定，孕激素的产生使得子宫内膜的容受性增加，利于胚胎种植。中医干预以补肾助阳，辅助阳长为主。"善补阳者，必于阴中求阳"，其次是气中补阳、血中补阳等。

（4）妊娠维持：辅助生殖技术治疗获得的妊娠，其妊娠并发症发生率比自然妊娠高，一旦确定宫内妊娠后，应尽力行妊娠维持治疗。当以安胎、维持黄体功能为治疗大法。若出现妊娠合并证候，本着治病与安胎并举的原则，维持妊娠至90日，宫内见成形胎儿方可。

**2. 中西医有机融合** 助孕是中医妇科的优势与特色之一，治疗中重视局部与整体相结合，形成了特色鲜明的临证思路与治疗方案，突出体现于以下两点。

（1）病证结合：不孕症的治疗应西医辨病与中医辨证相结合，加强治疗的针对性，如排卵障碍性不孕多责之于肾虚，涵盖的病种有异常子宫出血、多囊卵巢综合征、高泌乳素血症、未破裂卵泡黄素化综合征及卵巢早衰等，证型有肾虚血瘀、肾虚痰湿及肾虚肝郁，治疗以补肾为主，兼以疏肝、化痰、活血；输卵管性不孕可由气滞、湿热、寒凝瘀滞等所致，治以活血化瘀通络，内服外治兼施；免疫性不孕以脾肾虚为本，痰瘀互结为标，补益脾肾，祛瘀化痰取得较好的临床疗效。

（2）中西结合治疗：关键在于把握结合治疗的切入点，如中西医联合诱导排卵能提高临床妊娠率且降低不良反应；宫腹腔镜联合中药治疗子宫内膜异位症及输卵管性不孕症；中医药联合辅助生殖技术亦展现出良好的应用前景，在提高卵细胞质量及改善子宫内膜容受性等方面均取得了长足的发展，对高龄不孕、反复种植失败等困扰助孕技术的瓶颈问题亦积累了较丰富的临床经验。

此外，不孕症患者求子心切，往往合并心理疾病，辅以心理治疗，身心兼顾，可提高受孕率。近年来，中医药联合辅助生殖技术亦展现出良好的应用前景，在诱导排卵、改善子宫内膜容受性等方面均取得了长足的发展。

 **思维导图**

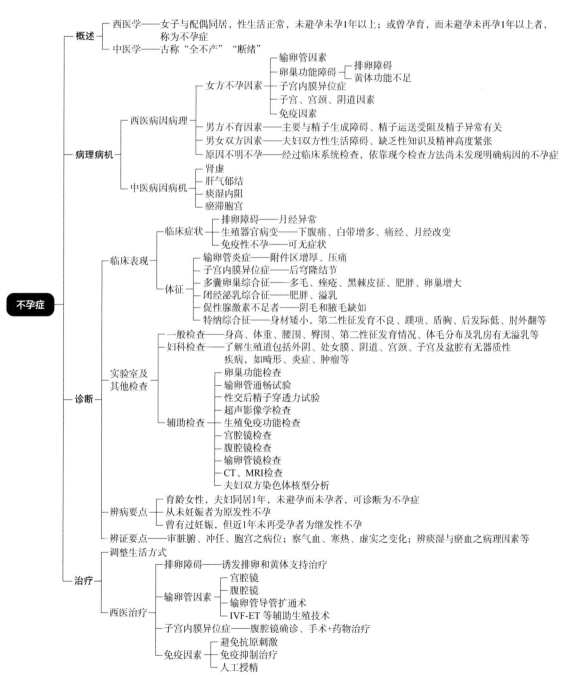

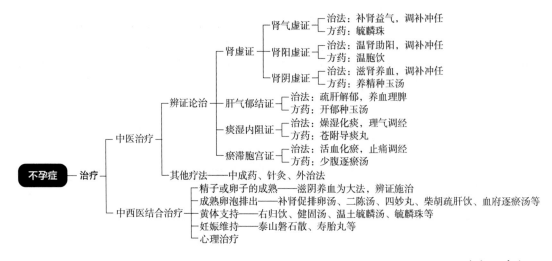

（张　宁）

# 第二节　辅助生殖技术

辅助生殖技术（assisted reproductive technology，ART）包括人工授精（artificial insemination，AI）、体外受精-胚胎移植（in vitro fertilization embryo transfer，IVF-ET）、卵细胞质内单精子注射（intra cytoplasmic sperm injection，ICSI）技术、胚胎植入前遗传学检测（preimplantation genetic testing，PGT）及其衍生技术等。

## 一、人工授精

人工授精是指通过非性交的方式将精子置入女性生殖道内使其受孕的一种方法。按照精液来源，AI 可分为来自丈夫精液人工授精（artificial insemination by husband，AIH）和供精者精液人工授精（artificial insemination by donor，AID）。按照国家法规，目前 AID 精子来源一律由国家卫生健康委员会认定的人类精子库提供和管理。

目前临床上常用的人工授精方法为宫腔内人工授精，其操作大致为将精液洗涤处理后去除精浆，取 0.3～0.5mL 精子悬液，在女方排卵期间，以导管将精液经过宫颈管注入宫腔内，助其受孕。另外还有阴道内、宫颈管内人工授精方式。

## 二、体外受精-胚胎移植及其衍生技术

体外受精-胚胎移植（IVF-ET）技术是指从女方卵巢内取出卵子，在体外与精子受精后，培养 2～5 日，再将发育到一定程度的胚胎（囊胚）移植到宫腔内，使其着床发育成胎儿的过程，俗称"试管婴儿"技术。

### （一）常规体外受精-胚胎移植

IVF-ET 的主要步骤为药物促排、监测卵泡、性激素至卵泡发育成熟，经阴道超声介导下取卵，将卵母细胞（图 16-1）和精子在培养液中受精，受精卵在体外培养 2～5 日，形成卵裂期（图 16-2）或囊胚期胚胎，继而进行宫腔内胚胎移植，并同时使用黄体酮进行黄体支持。此

技术的适应证为输卵管性不孕、子宫内膜异位症、排卵异常、免疫因素、原因不明的不孕症及男方因素等。

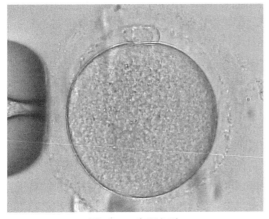

图 16-1　卵母细胞

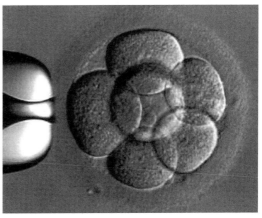
图 16-2　卵裂期胚胎

（二）卵细胞质内单精子注射技术

卵细胞质内单精子注射（intracytoplasmic sperm injection，ICSI）是指将精子直接注射到卵胞浆内使精卵结合的一种方法（图 16-3）。此项技术主要用于治疗男性不育。

（三）胚胎植入前遗传学检测

胚胎植入前遗传学检测（preimplantation genetic testing，PGT）技术是辅助生殖技术与现代的分子遗传学检测技术有机结合而产生的新技术体系，其中包括染色体非整倍性的植入前遗传学检测（PGT for aneuploidy，PGT-A）、染色体结构重排的植入前遗传学检测（PGT for chromosomal structural rearrangement，PGT-SR）、单基因遗传病的植入前遗传学检测（PGT for monogenic disease，PGT-M）。此项技术通过在配子或胚胎阶段对遗传病进行分子遗传学的诊断，选择没有疾病表型的囊胚期胚胎（图 16-4）移植入子宫，从而避免遗传病胎儿的妊娠。可以说 PGT 是在胚胎的最早期实现的产前诊断技术，从妊娠的源头上实现优生，有效避免了选择性流产，以及伴随的伦理道德观念的冲突，并缩短了由于选择性流产需要恢复的妊娠间隔时间。

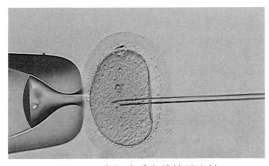
图 16-3　卵细胞质内单精子注射

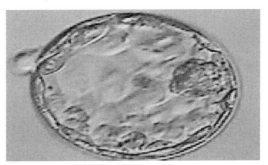
图 16-4　囊胚期胚胎

## 三、辅助生殖技术的常见并发症

**1. 多胎妊娠** 多胎妊娠对母儿都不利，可增加流产、早产及母体孕产期各种并发症的发生率。若发生多胎妊娠，应行选择性胚胎减灭术。为减少多胎妊娠的发生，应严格促排卵药物的适应证，并控制辅助生殖技术中胚胎移植的数目。

**2. 卵巢过度刺激综合征** 是一种伴随超促排卵治疗而来的医源性疾病，轻症表现为腹部胀满、少量腹水、卵巢增大。重症表现为腹胀、腹痛、大量腹水、胸腔积液、呼吸困难、全身水肿、血液浓缩、重要脏器血栓形成、低蛋白血症、肝肾功能损害、电解质紊乱等，严重者会造成患者死亡。

**3. 腹腔内出血** 经阴道超声引导下卵泡穿刺取卵术可能引起阴道壁、卵巢或其他盆腔血管损伤，从而引起腹腔内出血，穿刺时避开子宫周围血管丛，注意卵巢外上方大血管。

**4. 脏器损伤** 经阴道超声引导下卵泡穿刺取卵术可能会引起盆腔组织损伤，如肠管、膀胱及尿道等。穿刺尽量避开宫颈、膀胱与宫体，看清针尖，不要穿透卵巢而损伤周围肠管。

**5. 卵巢扭转** 促排卵治疗使得卵巢内的多个卵泡同时发育，卵巢的体积和重量都会增加，进而使卵巢的活动度增加，从而卵巢系膜或韧带容易发生扭转。

## 四、辅助生殖技术的中西医结合治疗

辅助生殖助孕中由于外源性促性腺激素大量运用，易耗伤阴精，运用中药调周协助可减少Gn用量，改善卵巢反应；肾中阳气亏虚，孕酮分泌减少，影响子宫内膜的容受性，不利于受精卵着床，辅以中药调节肾中阴阳，具有独到的优势。通过临床实践我们体会到，在辅助生殖中应用中药调周治疗具有积极的临床意义，值得推广运用。

在人工授精周期中同时进行中药调周可以减少Gn用量，提高卵子质量，改善受孕率。在助孕周期中患者往往受到来自配偶、家庭、社会的多重压力，心肝气郁，心气不舒影响排卵及妊娠，中药调周以心-肾-子宫轴为本，整体调节，缓解心理压力，调畅情志，起到积极的支持作用，其应用除了在人工授精周期中，还可以在普通促排卵周期、IVF超促排卵周期中应用，在冻融胚胎移植周期中均可变通应用。

**1. 月经期**

【证候分析】此时为重阳必阴，由阳转阴的转化期，在阳气的推动下，血海由满而溢，胞宫泻而不藏，血室正开，经血下泄，除旧生新，此期的"泻"是为了下一个阶段的"藏"，气血活动呈下行状态，调经须顺应下降之势。

【治法】补血调经。

【方药】四物汤（《太平惠民和剂局方》）。

【加减】若胸胁小腹胀痛，加路路通、郁金、延胡索行气止痛。小腹冷痛，加肉桂、小茴香、乌药温经行气止痛。咽干口苦，加焦栀子、牡丹皮凉血活血。神疲乏力，加黄芪、人参、白术健脾益气。

**2. 经后期** 开始使用促排卵药物，B超监测卵泡生长。

【证候分析】经血下泄后，子宫胞脉相对空虚，阴血亦相对不足，血室已闭，胞宫藏而不泄，通过肾之封藏蓄养阴精，使阴血渐长，是阴长阳消的阶段。

【治法】滋肾养血。

【方药】两地汤（《傅青主女科》）合二至丸（《医便》）。

【加减】若心火偏旺，心肾不交，加入钩藤、莲子心、黄连清心降火。阴虚相火偏旺者，加入知母、黄柏、生地黄滋阴降火。阴虚及阳，阴阳两虚者，方用大补元煎。

**3. 经间期**　以优势卵泡排出为主要标志，在应用扳机药物后24～36h行人工授精术，B超检查确定排卵。

【证候分析】此时为重阴必阳，由阴转阳的转化期，通过经后期的蓄养，使阴精渐充，冲任气血旺盛，达到重阴状态，重阴必阳，在心、肾阳气的鼓动下出现氤氲状变化，此为孕育之"的候"时，又称"真机期"。

【治法】滋阴助阳，促发排卵。

【方药】补肾促排卵汤（夏桂成经验方）。

【加减】脾虚痰湿者，治宜化痰燥湿、通络调经，方选苍附导痰汤合越鞠二陈汤加减。肝经湿热者，治宜清热利湿、疏肝调经，方选丹栀逍遥散合龙胆泻肝汤加减。肝郁气滞者，治宜疏肝理气、活血通络，方选逍遥散加减。肾虚血瘀者，治宜益肾行滞、活血化瘀，方选归肾丸合膈下逐瘀汤加减。

**4. 经前期**　B超监测卵泡排出后予以健黄体，助着床治疗。

【证候分析】重阴转阳后，则阳长较快，出现阴盛阳长状态。胞宫、胞脉、冲任等气血盈满，呈阳气阴血皆充盛，为育胎做好准备。若真机期阴阳交媾，胎元已结，则藏而不泻，育胎生长。若未结胞胎，孕育未成，则胞宫行泻，血室重开，经血下泄进入下一个周期。

【治法】补肾健脾，益气安胎。

【方药】寿胎丸（《医学衷中参西录》）。

【加减】气虚者，加入人参补气。大气陷者，加入生黄芪升阳举陷。气血不足者，方选八珍汤加减。阳虚者，方选右归饮加减。脾肾两虚者，治宜气中补阳，火中暖土，方选健固汤加减。

ART技术为许多之前被认为是绝对性不孕症的患者带来了福音，但其带来的社会、伦理、道德、法律等一系列问题也日益突出，其应用前应当全面地评估患者的身体情况，严把适应证，避免辅助生殖技术的滥用。

 **思维导图**

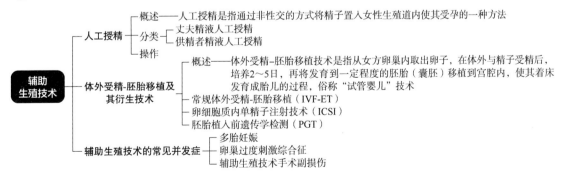

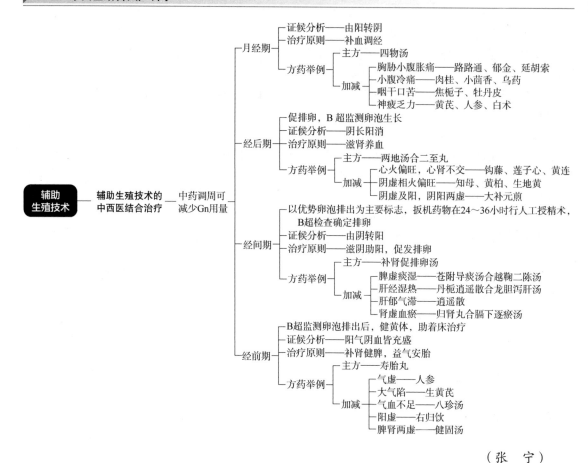

（张　宁）

 **思考题**

1. 论述不孕症的诊断要点。

2. 论述不孕症的辨证论治。

3. 论述人工授精的操作要点。

4. 论述体外受精-胚胎移植及其衍生技术的分类。

# 第十七章 生育调节

生育调节是妇女生殖健康的重要内容。人口问题是影响社会经济发展的关键因素，提高出生人口质量，最大限度地发挥人口对经济社会发展的能动作用。做好避孕方法的知情选择，及时确定节育方法并落实，可避免先天性缺陷代代相传，防止后天因素影响发育。我国常用的女性避孕方法有工具避孕、药物避孕及外用避孕法等，男性避孕的主要方法有阴茎套避孕及输精管结扎术。本章主要介绍女性避孕节育的各种方法及避孕失败后的补救措施。

## 第一节 避 孕

避孕（contraception）是生育调节的重要组成部分，是采用科学手段使妇女暂时不受孕。避孕主要控制生殖过程中三个关键环节：①抑制精子与卵子产生；②阻止精子与卵子结合；③使子宫环境不利于精子获能、生存，或不适宜受精卵着床和发育。理想的避孕方法，应符合安全、有效、简便、实用、经济的原则。目前常用的女性避孕方法有宫内节育器、激素避孕及其他避孕方法等。

### 一、宫内节育器

宫内节育器（intrauterine device，IUD）是一种安全、有效、简便、经济、可逆的避孕工具，为我国育龄妇女常用的避孕措施之一。

（一）宫内节育器的种类

**1. 惰性宫内节育器**（第一代 IUD） 由惰性原料如金属、硅胶、塑料或尼龙等制成，由于脱落率及带器妊娠率高，现已淘汰。

**2. 活性宫内节育器**（第二代 IUD） 含有活性物质如铜离子、激素、药物等，可以提高避孕效果，减轻不良反应。主要有含铜 IUD 和含药 IUD 两类。

（1）含铜 IUD：是我国目前应用较广泛的 IUD，可在宫内持续释放具有较强抗生育活性的铜离子。从形态上分宫形、T 形、V 形等。其避孕效果与含铜表面积成正比，避孕有效率在 90% 以上，主要副作用为阴道点滴出血。

（2）含药 IUD：将药物储存于节育器内，每日微量释放以提高避孕效果，降低不良反应。目前我国临床常用的是含孕激素 IUD（如左炔诺孕酮 IUD），其他的含药 IUD 包括含吲哚美辛 IUD，含锌、磁及其他止血药的 IUD。

（二）避孕机制

IUD 的避孕机制复杂，大量研究表明，IUD 的抗生育作用，主要包括对精子和胚胎的毒性作用，局部组织对异物的组织反应而干扰受精卵着床，使宫颈黏液稠厚不利于精子的穿透。活性 IUD 的避孕机制还与活性物质有关。

### （三）宫内节育器放置术

**1. 适应证** 育龄妇女自愿要求放置 IUD 并无禁忌证者。

**2. 禁忌证** ①妊娠或可疑妊娠者。②生殖道急性炎症。③严重的全身性疾病。④生殖器官肿瘤。⑤生殖道畸形（如纵隔子宫、双子宫等）。⑥宫颈内口过松、重度陈旧性宫颈裂伤、重度宫颈狭窄或子宫脱垂等。⑦宫腔>9cm 或<5.5cm（除外足月分娩后、大月份引产后或放置含铜无支架 IUD）。⑧有铜过敏史者，不能放置带铜节育器。⑨人工流产出血多，疑有妊娠组织物残留或感染可能；中期妊娠引产、分娩或剖宫产胎盘娩出后，子宫收缩不良有出血或潜在感染可能。

**3. 放置时间** ①月经干净后 3～7 日，无性交史。②哺乳期闭经者排除早孕后。③人工流产术后立即放置。④产后 42 日，恶露已净，会阴伤口愈合，子宫恢复正常。⑤剖宫产术后半年。⑥含孕激素 IUD 可在月经第 3～7 日放置。⑦自然流产者转经后，药物流产者 2 次正常月经后。⑧性交后 5 日内放置为紧急避孕方法之一。

**4. 放置方法** ①受术者排空膀胱，取膀胱截石位，双合诊检查子宫位置、大小、倾屈度及附件情况。②外阴阴道常规消毒铺巾，阴道窥器暴露宫颈后消毒宫颈与宫颈管。③以宫颈钳夹持宫颈前唇，子宫探针顺宫腔方向探测宫腔深度以选择节育器。④用放置器将节育器推送入宫腔，IUD 上缘必须抵达宫底。⑤观察无出血后，取出宫颈钳和阴道窥器。

**5. 注意事项与随访** ①严格无菌操作，以防感染。②节育器要一次放至宫底部。③哺乳期子宫易穿孔，故操作必须仔细轻柔。④术后休息 3 日，1 周内忌重体力劳动，2 周内忌性交及盆浴，保持外阴清洁。⑤术后第一年 1、3、6、12 月各随访 1 次，以后每年随访 1 次直至停用，特殊情况随时就诊。

### （四）宫内节育器的取出

**1. 适应证** ①计划再生育或已无性生活不需避孕者。②放置期限已满需更换者。③绝经过渡期停经 1 年内。④拟改用其他避孕措施。⑤因不良反应及并发症经治疗无效者。⑥带器妊娠，包括宫内和宫外妊娠。

**2. 禁忌证** ①并发生殖道急性炎症应先予抗感染治疗。②全身情况不良或疾病急性期，应待病情好转后再取出 IUD。

**3. 取器时间** ①月经干净后 3～7 日。②带器早期妊娠，行人工流产术时同时取器。③带器异位妊娠术前行诊断性刮宫时，或在术后出院前取器。④子宫不规则出血随时可取，同时行诊断性刮宫，刮出组织送病理检查，排除内膜病变。

**4. 取器方法** 常规消毒，有尾丝者用血管钳夹住尾丝轻轻牵引取出。无尾丝者按进宫腔操作程序操作，前三步与放置方法相同，然后用子宫探针查清节育器位置，再用取环钳或取环钩将 IUD 取出。取器困难者可在超声监视下进行操作，必要时在宫腔镜下取出。

**5. 注意事项** ①取器前应做超声或 X 线检查确定节育器是否在宫腔内，同时了解 IUD 类型。②取出 IUD 后，检查其是否完整，必要时需行超声或 X 线检查，并落实其他避孕措施。

### （五）宫内节育器的不良反应

**1. 阴道不规则流血** 是放置 IUD 的常见不良反应，主要表现为经量增多、经期延长或少量点滴出血，轻症一般不需处理，3～6 个月后逐渐恢复。若严重应进行治疗。

（1）西医处理：放环后纤溶系统活性增强、前列腺素含量升高可出现月经过多或阴道不规则流血。治疗上，流血期或经前期可选用抗纤溶药物、前列腺素合成酶抑制剂、复方雌孕激素避孕药等止血及抗生素预防感染。如出血多难以控制或出现明显贫血者，可给予相应对症治疗并取出宫内节育器。

（2）中医治疗：中医学将其归为"月经过多""崩漏""经期延长"等疾病范畴，本病是在子宫受损的基础上，复因情志不舒、体虚久病、劳倦过度，或瘀久化热，导致胞脉瘀阻，血不归经而妄行。治法可参考第八章第一节。

**2. 下腹坠痛、腰骶酸痛** 多由 IUD 与宫腔大小、形态不适应，引发子宫频繁收缩而致。轻者宜中医辨证治疗；重者应取出节育器。

**3. 白带增多** 多数不需治疗，一般数月后自行减少。

（六）放置宫内节育器的并发症及处理

**1. 子宫穿孔、节育器异位** 操作不当或子宫壁薄而软（如哺乳期）导致 IUD 穿孔至宫腔外；IUD 过大、过硬，子宫收缩造成 IUD 逐渐移位穿孔到宫腔外。确诊 IUD 异位后，应在腹腔镜下或经腹将 IUD 取出。

**2. 节育器嵌顿或断裂** 由于 IUD 放置时损伤子宫壁，或放置时间过长，致部分器体嵌入子宫肌壁或发生断裂，应及时取出。若取出困难，应在超声引导下或在宫腔镜直视下取出。

**3. 节育器下移或脱落** 是由于操作不规范，IUD 放置未达子宫底部；IUD 与宫腔大小、形态不符；月经过多；宫颈内口过松及子宫过度敏感等原因所致。多发生于放置节育器 1 年以内，尤其是放置后 3 个月内。

**4. 带器妊娠** 多见于 IUD 下移或异位。一经确诊，需行人工流产同时取出节育器。

**5. 术后感染** 因手术操作或生殖道炎症导致上行感染，感染发生后应予抗生素治疗，必要时取出 IUD。

# 二、激素避孕

激素避孕（hormonal contraception）指女性使用甾体激素达到避孕目的，是一种高效避孕方法。

（一）激素避孕机制

**1. 抑制排卵** 甾体激素避孕药的主要成分是雌激素和孕激素，雌激素、孕激素负反馈抑制下丘脑释放 GnRH，通过干扰下丘脑-垂体-卵巢轴的正常功能抑制排卵。

**2. 改变宫颈黏液性状** 孕激素使宫颈黏液量减少，黏稠度增加、拉丝度降低，不利于精子穿透。

**3. 改变输卵管功能** 在雌激素、孕激素作用下，输卵管上皮纤毛功能、肌肉蠕动和输卵管上皮分泌功能均受到影响，改变受精卵在输卵管内的运行，从而干扰受精卵着床。

**4. 改变子宫内膜形态与功能** 孕激素干扰雌激素效应，抑制子宫内膜增殖，腺体停留在发育不完全阶段，使子宫内膜与胚胎发育不同步，不利于受精卵着床。

（二）激素避孕药的种类与用法

甾体激素避孕药根据药物作用时间分为短效、长效、缓释和速效类。

**1. 复方短效口服避孕药**（combination oral contraception，COC） 是雌激素、孕激素组成的复合制剂，适用于长期同居的夫妇，有效率在 99% 以上。雌激素成分主要为炔雌醇，孕激素成分各不相同。常用的有以下几种（表 17-1）。

**表 17-1　常用的女用甾体激素复方短效口服避孕药**

| 名称 | 雌激素含量（mg） | 孕激素含量（mg） | 剂型 |
|---|---|---|---|
| 复方炔诺酮片（避孕片 1 号） | 炔雌醇 0.035 | 炔诺酮 0.6 | 22 片/板 |
| 复方甲地孕酮片（避孕片 2 号） | 炔雌醇 0.035 | 甲地孕酮 1.0 | 22 片/板 |
| 复方避孕片（避孕片 0 号） | 炔雌醇 0.035 | 炔诺酮 0.3 | 22 片/板 |
| | | 甲地孕酮 0.5 | |
| 复方去氧孕烯片 | 炔雌醇 0.03 | 去氧孕烯 0.15 | 21 片/板 |
| | 炔雌醇 0.02 | 去氧孕烯 0.15 | 21 片/板 |
| 炔雌醇环丙孕酮片 | 炔雌醇 0.035 | 环丙孕酮 2.0 | 21 片/板 |
| 屈螺酮炔雌醇片 | 炔雌醇 0.03 | 屈螺酮 3.0 | 24+4 片/板 |
| 屈螺酮炔雌醇片 Ⅱ | 炔雌醇 0.02 | 屈螺酮 3.0 | 24+4 片/板 |
| 左炔诺孕酮/炔雌醇三相片 | | | 21 片/板 |
| 第 1 相（第 1~6 天） | 炔雌醇 0.03 | 左炔诺孕酮 0.05 | |
| 第 2 相（第 7~11 天） | 炔雌醇 0.04 | 左炔诺孕酮 0.075 | |
| 第 3 相（第 12~21 天） | 炔雌醇 0.03 | 左炔诺孕酮 0.0125 | |

使用方法：复方炔诺酮片（避孕片 1 号）、复方甲地孕酮片（避孕片 2 号）、复方避孕片（避孕片 0 号）于月经第 5 日开始服用第 1 片，连服 22 日，停药 7 日后服第二周期。复方去氧孕烯片、屈螺酮炔雌醇片和炔雌醇环丙孕酮片，于月经第 1 日服药，连服 21 日，停药 7 日后服第二周期。屈螺酮炔雌醇片 Ⅱ 内含 24 片活性药片，4 片不含药的空白片，月经第 1 日开始服药，先服活性药片后服空白片，服完 28 日无须停药接着服下一周期。左炔诺孕酮/炔雌醇三相片于月经第 3 日服药，连服 21 日，停药 7 日后服第二周期。若有漏服应及早补服，且警惕有妊娠可能，若漏服 2 片，补服后要同时加用其他避孕措施，漏服 3 片应停药，待出血后开始服用下一周期药物。

**2. 长效避孕药**

（1）长效避孕针（contraceptives injection）：包括雌激素、孕激素复合制剂和单孕激素制剂两种，避孕有效率达 98% 以上。雌激素、孕激素复合制剂：复方己酸羟孕酮注射液（避孕针 1 号）、复方甲地孕酮避孕针等，首次于月经周期第 5 日和第 12 日各肌内注射 1 支，以后在每次月经周期第 10~12 日肌内注射 1 次。单孕激素制剂：醋酸甲羟孕酮避孕针每隔 3 个月注射 1 针；庚炔诺酮避孕针每隔 2 个月肌内注射 1 次。单孕激素制剂对乳汁分泌影响较小，适用于哺乳期妇女。

（2）复方长效口服避孕药：由长效雌激素和人工合成孕激素配伍制成。有复方炔诺孕酮二号片、复方炔雌醚片和三合一炔雌醚片。服药 1 次可避孕 1 个月，但因激素含量大，不良反应多，目前应用较少。

**3. 缓释系统避孕药**　是将避孕药与具备缓慢释放性能的高分子化合物载体制成多种剂型，一次性给药，药物可缓慢、微量释放而维持恒定的血药浓度，达到长效避孕目的。

（1）皮下埋植剂：为含孕激素的缓释系统，包括左炔诺孕酮（LNG）硅胶棒埋植剂 Ⅰ 型（6根）和 Ⅱ 型（2根）、依托孕烯植入剂（单根）。于月经来潮 7 日内在上臂内侧做皮下扇形插入，LNG 硅胶棒可避孕 5 年左右，依托孕烯植入剂可放置 3 年。皮下埋植剂避孕有效率在 99% 以上。

（2）缓释阴道避孕环（CVR）：是以硅胶或柔韧塑料为载体，内含激素的阴道环。甲地孕酮硅胶环内含甲地孕酮 200mg 或 250mg，可持续使用 1 年，月经期不需取出。依托孕烯炔雌醇阴道避孕环内含依托孕烯 11.7mg、炔雌醇 2.7mg，月经第 1 日放置，3 周后取出，停用 1 周后再放下一个环，CVR 避孕有效率为 98%～99%。

其他缓释系统避孕药还包括微球和微囊避孕针、避孕贴片及含药的宫内节育器（详见本节"宫内节育器"）。

**4. 探亲避孕药** 适用于两地分居的夫妇探亲时临时服用，不受经期限制。如甲地孕酮探亲避孕片和炔诺孕酮探亲避孕片等，于探亲前 1 日或当日中午起服 1 片，此后每晚服 1 片，至少连服 10～14 日。但是由于探亲避孕药的激素剂量大，现已经较少使用。

（三）激素避孕禁忌证

激素避孕禁忌证包括：①严重的心血管疾病；②急、慢性肝炎或肾炎；③血栓性疾病；④部分恶性肿瘤、癌前病变；⑤内分泌疾病如糖尿病需用胰岛素控制、甲状腺功能亢进；⑥年龄＞35 岁的吸烟者服用避孕药，增加心血管疾病发病率，不宜长期服用；⑦哺乳期不宜使用复方口服避孕药；⑧患精神病生活不能自理者；⑨严重偏头痛反复发作者。

（四）激素避孕不良反应及治疗

**1. 类早孕反应** 用药后出现如头晕、乏力、食欲下降、恶心、呕吐等类早孕反应，轻症坚持服药数周后可自然消失或减轻；重者可口服维生素 $B_6$、复合维生素等，中医可参照"妊娠剧吐"辨证治疗；症状严重者需考虑更换制剂或改用其他措施。

**2. 不规则阴道流血** 又称"突破性出血"，多发生在漏服、迟服、错服避孕药后，少数未漏服也会发生。轻症随着服药时间延长而逐渐好转。流血偏多者，可加服炔雌醇 1 片直至停药。流血似月经量或流血时间已近月经期，可停药，作为一次月经来潮。于下一周期再开始服用药物，或更换避孕药。

**3. 停经或月经过少** 停经应先除外妊娠，停经超过 2 个月者，应更换避孕药。调换药物后月经仍不来潮，或连续停经 3 个月以上者应停药，大多数在停药后月经可自然恢复。停经超过 6 个月者，称为避孕药后闭经，可使用人工周期调节。中医可参照"闭经"治疗。停药期间应采取其他方法避孕。月经过少可每日加用炔雌醇 1～2 片，按周期加服。

**4. 体重增加** 早期避孕药中的孕激素有弱雄激素活性，可促进体内合成代谢，激素还可使水钠潴留，导致少数妇女体重增加，需要注意饮食均衡、加强锻炼。近年来随着避孕药研究的不断发展，激素活性增强，剂量降低，对体重影响较小。

**5. 其他** 如色素沉着、头痛、乳房胀痛、食欲增强、瘙痒等，可对症处理。复方短效口服避孕药停药后即可妊娠，不影响子代生长与发育，但长效避孕药可能存在致畸作用，应在停药 6 个月后妊娠。

# 三、其他避孕方法

其他避孕方法包括紧急避孕、外用避孕和安全期避孕法。

（一）紧急避孕

紧急避孕仅对一次无保护性生活有效，避孕有效率明显低于常规避孕方法，不能代替常规避孕。紧急避孕包括口服紧急避孕药和紧急放置含铜宫内节育器，通过阻止或延迟排卵、干扰受精或阻止着床达到避孕目的。

**1. 紧急避孕药** ①复方左炔诺孕酮片（雌激素、孕激素复方制剂）：含炔雌醇 0.03mg 和左炔诺孕酮 0.15mg。在无防护性生活 72h 内服 4 片，12h 后再服 4 片。②左炔诺孕酮片（单孕激素制剂）：含左炔诺孕酮 0.75mg。在无防护性生活 72h 内服 1 片，12h 后再服 1 片。正确使用妊娠率仅 4%。③米非司酮（抗孕激素制剂）：每片含米非司酮 10mg 或 25mg，在无防护性生活后 120h 内服用 1 片即可，服药后妊娠率为 2%。紧急避孕药服药后可能出现恶心、呕吐、不规则阴道流血及月经紊乱，一般不需处理。若月经延迟 1 周以上，需除外妊娠。

**2. 紧急放置含铜宫内节育器** 可用于紧急避孕，特别适合希望长期避孕而且符合放置节育器者。在无防护性交后 5 日（120h）内放入带铜 IUD，有效率在 95%以上。

（二）外用避孕

**1. 阴茎套** 也称男用避孕套，每次性交时使用，作为屏障阻止精子进入阴道而达到避孕目的，同时防止性传播疾病。性交前排去储精囊内空气套在勃起的阴茎上。射精后在阴茎尚未软缩时，捏住套口一起取出。正确使用避孕率达 95%以上。

**2. 女用避孕套** 简称阴道套，既能避孕又能防止性传播疾病。除生殖道畸形、阴道过紧、子宫脱垂、生殖器急性炎症及对女用避孕套过敏者外，均可使用。

**3. 阴道杀精剂** 以壬苯醇醚为主要成分，通过灭活精子起避孕作用。常用的有避孕栓、胶冻剂、片剂、凝胶剂和避孕药膜。性交前 5~10min 将上述制剂置入阴道深处，待其溶解后即可性交。正确使用避孕有效率达 95%。

（三）安全期避孕法

安全期避孕法又称自然避孕，需事先推测排卵日期。多数妇女月经周期为 28~30 日，排卵通常发生在下次月经前 14 日左右，排卵日及其前后 4~5 日以外时间即为安全期。由于排卵可受情绪、健康状况或外界环境等因素影响而推迟或提前，或发生额外排卵，故安全期避孕法十分不可靠，失败率高达 20%。

# 第二节　生育调节相关的输卵管手术

输卵管绝育术（tubal sterilization）是一种安全、永久性节育措施，通过手术将输卵管结扎、切断、电凝、夹闭等，阻断精子与卵子相遇而达到绝育目的。目前临床常用方法为经腹输卵管结扎或经腹腔镜输卵管绝育，行此种绝育手术后又要求再孕妇女可行输卵管吻合术。

## 一、经腹输卵管结扎术

**1. 适应证** ①自愿接受绝育手术无禁忌证者。②严重全身疾病不宜生育者。

**2. 禁忌证** ①全身情况较差不能耐受手术者。②24h 内体温两次达到并超过 37.5℃。③严重的神经症。④各种疾病急性期、盆腔炎性疾病、腹壁皮肤感染等。

**3. 手术时间** ①月经干净 3~7 日为宜。②人工流产或中期妊娠终止后即可手术。③顺产后、剖宫产或施行其他妇产科手术时同时进行。④哺乳期或闭经妇女，应排除早孕后施行。

**4. 术前准备** ①术前做好解释与咨询，解除受术者思想顾虑。②详细问问病史、全身检查及妇科检查。③检查血尿常规、凝血功能、肝功能及阴道分泌物常规等。④按妇科腹部手术前常规准备。

**5. 手术方法** ①采用局部浸润麻醉或硬膜外麻醉，常规消毒、铺巾。②在下腹正中耻骨联合上 3～4cm 处行 2～3cm 纵切口，产后则在宫底下 2～3cm 处行纵切口。③可用指板、输卵管吊钳或无齿弯头卵圆钳提取输卵管。④追溯到输卵管伞端，确认为输卵管。⑤多采用抽心近端包埋法结扎双侧输卵管，或双折结扎切除法结扎。

**6. 术后并发症** 发生率较低。包括：①出血或血肿。②感染。③邻近脏器损伤，多因盆腔解剖关系辨认不清或操作粗暴所致。④绝育失败，输卵管结扎术有 1%～2%再通率。

## 二、经腹腔镜输卵管绝育术

**1. 适应证** 同经腹输卵管结扎术。
**2. 禁忌证** 主要为严重腹腔粘连、心肺功能不全、膈疝等，余同经腹输卵管结扎术。
**3. 术前准备** 同经腹输卵管结扎术。
**4. 手术步骤** 采用局麻、连续硬膜外麻醉或静脉全身麻醉。于脐孔下缘作 1cm 横弧形切口，充气（二氧化碳）后置腹腔镜。在腹腔镜直视下将弹簧夹钳夹或硅胶环套于输卵管峡部，阻断输卵管通道；也可采用双极电凝烧灼或剪除输卵管峡部 1～2cm。
**5. 术后处理** 患者术后静卧数小时后可下床活动；注意观察一般情况、生命体征、腹痛等。

## 三、输卵管吻合术

输卵管吻合术（anastomosis of tube），又称输卵管复通术，是指输卵管绝育术后，因为各种原因需要恢复生育功能而进行的输卵管手术。手术将结扎或堵塞部位的输卵管切除，再重新将两断端修整后吻合接通，适合夫妇双方身体健康且具有生育功能的女性。近年来腹腔镜下输卵管复通术逐年增加，并替代了显微镜下输卵管吻合术。

# 第三节　避孕失败的补救措施

各种避孕措施或绝育术都有一定的失败率，避孕失败后妊娠的补救措施有人工终止妊娠（简称人工流产）。人工流产是指因意外妊娠、疾病等原因而采用人工方法终止妊娠，是避孕失败的补救方法。人工流产分为手术流产和药物流产。

## 一、手术流产

（一）负压吸引术

**1. 适应证** ①妊娠 10 周以内要求终止妊娠而无禁忌证者。②妊娠 10 周内因疾病（包括遗传性疾病）而不宜继续妊娠者。
**2. 禁忌证** ①生殖器官炎症。②各种疾病的急性期或严重的全身性疾病不能耐受手术者。③术前两次体温在 37.5℃以上。
**3. 术前准备** ①详细询问病史，进行全身及妇科检查。②行血或尿 hCG 检测、超声检查以确诊。③阴道分泌物常规、血常规、凝血功能检查。④术前测量体温、脉搏、血压。⑤受术者知情并签署同意书。
**4. 手术步骤** ①前两步与放置宫内节育器相同。②探测宫腔：用子宫探针探测子宫方向和宫腔深度。③扩张宫颈：用宫颈扩张器由小号到大号扩张宫颈管。④负压吸引：按孕周选择吸管型号及负压大小，负压一般控制在 400～500mmHg，按顺时针方向吸引宫腔 1～2 周，当感到宫腔缩小、宫壁粗糙时，表明组织吸净。将橡皮管或塑料管折叠使吸头处在无负压状态下，取出吸管。⑤检查宫腔是否吸净：用小号刮匙轻刮宫腔，尤其注意宫底及两侧宫角部。⑥吸出物检查有无绒毛及胚胎组织，肉眼发现异常应送病理检查。

**5. 注意事项** ①严格遵守无菌操作。②需静脉麻醉，应由麻醉师实施和监护。③正确判别子宫方向与大小，扩张宫颈管用力需均匀，动作宜轻柔。④妊娠 10～14 周可采用钳刮术，该手术先应充分扩张宫颈，然后用卵圆钳钳夹妊娠物，容易造成子宫穿孔等并发症，近年来多用米非司酮与米索前列醇配伍药物流产代替钳刮术。⑤若操作困难，可在 B 超监测下完成。⑥流产后做好避孕宣教，落实避孕措施，避免再次意外妊娠。

### （二）手术流产并发症的诊断与防治

**1. 子宫穿孔** 器械进入宫腔突然出现"无底"感觉，或其深度明显超过原来探针所测的深度，提示子宫穿孔。若穿孔小、无脏器损伤或内出血，妊娠物已清除，应停止手术，给予子宫收缩剂和抗生素，同时应严密观察生命体征、腹痛、阴道流血及腹腔内出血征象；若胚胎组织尚未吸净，患者情况稳定，可在超声或腹腔镜监护下避开穿孔部位完成手术；尚未进行吸宫操作者，可待 1 周后再清除宫腔内容物；若内出血增多或疑有脏器损伤者，应立即腹腔镜检查或剖腹探查。

**2. 人工流产综合反应** 指受术者在人工流产术中或结束时，出现面色苍白、大汗淋漓、头晕、胸闷、恶心呕吐、心动过缓甚至血压下降、晕厥和抽搐等。此反应主要是由于宫颈和子宫受到机械性刺激引起迷走神经兴奋所致，一旦发生应立即停止手术，给予吸氧，一般能自行恢复。严重者静脉注射阿托品 0.5～1mg。麻醉镇痛及术中操作轻柔能降低人工流产综合反应的发生率。

**3. 吸宫不全** 术后流血超过 10 日，血量过多或流血停止后又有多量流血者，应考虑为吸宫不全，血或尿 hCG 检测及超声检查有助于诊断。如无明显感染征象，应行刮宫术，刮出物送病理检查，若伴有感染，应控制感染后再行刮宫术。

**4. 漏吸** 施行人工流产术未吸出胚胎及绒毛而导致妊娠继续，称为漏吸。当吸出物过少肉眼未见胚囊时，应复查子宫大小及超声检查等，确属漏吸者，应再次行负压吸引术。若吸出组织送病理检查仍未见绒毛或胚胎组织，除考虑漏吸外，还应排除异位妊娠可能。

**5. 术中出血** 多发生在妊娠月份较大时，术中组织不能迅速排出，影响子宫收缩引起出血。可在扩张宫颈管后，注射缩宫素促进子宫收缩，同时尽快吸取妊娠物。若漏诊剖宫产瘢痕部位妊娠，术中可能发生严重出血甚至危及生命。

**6. 羊水栓塞** 少见，由于宫颈损伤、胎盘剥离使血窦开放，致羊水进入血液。妊娠早、中期羊水含有形物质极少，即使发生，其症状及严重性也不如晚期妊娠发病凶险。治疗参见"羊水栓塞"。

**7. 术后感染** 可发生急性子宫内膜炎、盆腔炎等，主要表现为体温升高、下腹疼痛、白带浑浊或不规则阴道流血，双合诊子宫或附件区有压痛。治疗予口服或静脉抗生素治疗。

**8. 远期并发症** 有宫腔粘连或宫颈内口粘连、盆腔炎性疾病后遗症、继发不孕、月经失调等，多次手术流产还可能导致子宫腺肌病发生率升高。

## 二、药物流产

药物流产是应用药物终止早期妊娠的方法，目前临床常用米非司酮与米索前列醇配伍。米非司酮具有抗孕激素活性，米索前列醇是前列腺素类似物，米索前列醇具有兴奋子宫和宫颈软化作用。两者配伍应用终止妊娠完全流产率达 90% 以上。药物流产必须在有正规抢救条件的医疗机构进行。

**1. 适应证** ①正常宫内妊娠≤49日，自愿要求使用药物终止妊娠的健康妇女。②高危手术流产对象，如瘢痕子宫、多次人工流产、哺乳期、宫颈发育不良及严重骨盆畸形等。③对手术流产有恐惧或顾虑心理者。

**2. 禁忌证** ①有使用米非司酮的禁忌证：如肾上腺疾病、糖尿病及其他内分泌疾病、肝肾功能异常、妊娠期皮肤瘙痒史、血液病和血栓性疾病、与甾体激素有关的肿瘤。②有使用前列腺素药的禁忌证：如心血管疾病、青光眼、哮喘、癫痫、胃肠功能紊乱、高血压、贫血（血红蛋白低于 95g/L）等。③带器妊娠、异位妊娠。④其他：过敏体质，妊娠剧吐，长期服用抗结核、抗癫痫、抗抑郁、抗前列腺素药物等。

**3. 用药方法** 米非司酮可应用顿服法和分服法。顿服法为用药第 1 日服 200mg 米非司酮一次。分服法为 150mg 米非司酮分次服，服药第 1 日早晨服 50mg，8～12h 再服 25mg；第 2 日，早晚各服 25mg；第 3 日上午 7 点再服 25mg。每次服药前后至少空腹 1h。顿服法于第 3 日早上口服米索前列醇 0.6mg，分服法于第 3 日早上口服米非司酮 1h 后服米索前列醇 0.6mg。服药后应严密随访，除服药过程中可出现恶心、呕吐、腹痛、腹泻等胃肠道症状外，药物流产的主要不良反应是流产后出血量多、出血时间延长。大出血者应急行刮宫术。

# 第四节 避孕节育措施的选择

避孕方法知情选择是指通过宣传、教育、培训、咨询和指导等途径，使育龄妇女了解常用避孕知识，并在医务人员的精心指导下，根据自身特点（包括家庭、身体、婚姻状况等）选择适合、安全、有效的避孕方法，从而达到节育目的。

**1. 新婚期** 选择使用方便、不影响将来生育的避孕方法，多采用阴茎套、口服短效避孕药或女性外用避孕栓/薄膜。一般不选用宫内节育器，不适宜应用安全期避孕、体外排精及长效避孕方法。

**2. 哺乳期** 选择不影响乳汁分泌及婴儿健康的避孕方法，阴茎套是哺乳期最佳的避孕方式。也可用单孕激素制剂长效避孕针或皮下埋置剂，使用方便，不影响乳汁质量。若放置宫内节育器，操作要轻柔，防止子宫损伤。哺乳期不适宜应用避孕药膜、雌孕激素复合避孕药或避孕针及安全期避孕等方法。

**3. 生育后期** 宜选择可靠安全的避孕方法，减少非意愿妊娠进行手术带来的痛苦及并发症。根据自身情况选择避孕方法（阴茎套、宫内节育器、皮下埋置剂、复方口服避孕药、避孕针等），有多个子女的夫妇，可以选择绝育术。

**4. 绝经过渡期** 此期仍有排卵可能，应坚持避孕。可采用阴茎套，原来使用 IUD 无不良反应者可继续使用，至绝经后半年取出。绝经过渡期阴道分泌物较少，不宜选用避孕药膜避孕，可选用避孕栓、凝胶剂。不宜应用复方避孕药及安全期避孕。

思维导图

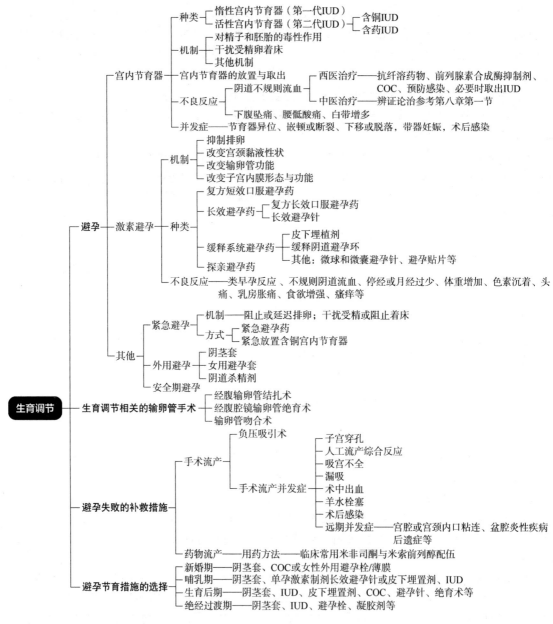

（王 莉）

 思考题

1. 避孕的方法有哪些？

2. 避孕失败的补救措施有哪些？对应的适应证是什么？

3. 人工流产的并发症有哪些？

4. 药物流产常用的药物是什么？

# 第十八章 妇产科特殊诊断与检查

妇产科疾病的诊断除了需要了解患者的病史、进行常规体格检查外，还涉及实验室检查、病理学检查、影像学检查，必要时应做妇科检查。这些检查有助于了解女性外阴、阴道、宫颈、子宫、卵巢、输卵管、宫旁组织和骨盆腔的情况，以便尽早地诊断、治疗或预防妇产科疾病。

## 第一节 阴道、宫颈管分泌物检查

女性阴道内常存在少量分泌物，主要由阴道黏膜渗出物，宫颈管、子宫黏膜及输卵管腺体分泌物等混合而成，一般称之为白带。临床上常根据异常白带的情况鉴别病因，是妇产科诊疗过程中最常见、最基础的检查方法之一。

### 一、检查方法

阴道、宫颈管分泌物的样本采取，多于使用阴道窥器检查时一同进行。检查者应正确放置阴道窥器，暴露宫颈、阴道壁及穹隆部，观察并初步判断阴道分泌物的量、性质、颜色、有无异味，以及宫颈外口鳞柱交界及宫颈分泌物性状。取无菌棉签多点蘸取目标取样部位分泌物后，浸于生理盐水或培养管中送检。

### 二、检查结果

（一）外观分析

正常阴道分泌物的性状表现为白色稀糊状，无气味，量一般与雌激素水平高低及生殖器官充血程度有关，多少不等。若近排卵期，可表现为白带量多，清澈透明、稀薄；排卵期 2～3日后白带量减少、浑浊、黏稠；经前量可能增加；妊娠期白带量通常较多。异常白带可能表现为色、质、量或气味的改变。

（二）清洁度分析

根据阴道分泌物中白细胞、上皮细胞、阴道正常菌群（多为革兰氏阳性杆菌）与病原菌的多少划分清洁度。正常阴道分泌物的清洁度为 Ⅰ～Ⅱ度，没有致病菌和特殊细胞；当清洁度为Ⅲ度及以上，同时未发现病原菌，为非特异性阴道炎。清洁度为Ⅲ～Ⅳ度同时发现阴道炎，提示为感染性阴道炎（表 18-1）。

表 18-1　阴道分泌物清洁度分级

| 清洁度 | 正常菌群 | 上皮细胞 | 白细胞 | 病原体 | 临床意义 |
|---|---|---|---|---|---|
| Ⅰ | 多 | 多 | 0~5/HP | 无或很少 | 正常 |
| Ⅱ | 中 | 中 | 5~15/HP | 少 | 正常 |
| Ⅲ | 少 | 少 | 15~30/HP | 中 | 感染 |
| Ⅳ | 无 | 少 | >30/HP | 多 | 严重感染 |

（三）有形成分分析

**1. 真菌**　正常情况下亦有真菌存在于健康阴道中,且对机体不致病。在阴道抵抗力减弱时,阴道中真菌可以致病,引起真菌性阴道炎。阴道真菌多为白假丝酵母菌,偶见阴道纤毛菌、放线菌等。

**2. 阴道毛滴虫或阿米巴**　健康阴道中不存在阴道毛滴虫和阿米巴原虫。若阴道分泌物检查中提示阴道毛滴虫或阿米巴原虫阳性,提示滴虫性阴道炎或阿米巴性阴道炎。

**3. 病毒**　健康阴道中不存在病毒。病毒性阴道炎常见的致病病毒为单纯疱疹病毒Ⅰ型和Ⅱ型、人巨细胞病毒（先天感染的主要病原）及人乳头瘤病毒（生殖道鳞状上皮肉瘤样变和宫颈癌的常见致病原）。

**4. 其他**　其他病原体包括淋病奈瑟菌、阴道加德纳菌、沙眼衣原体等。

（四）异常阴道分泌物

**1. 灰黄色或黄白色泡沫状稀薄分泌物**　为滴虫性阴道炎的特征,常于经期前后、妊娠期或产后等阴道分泌物 pH 发生改变时明显增多,多伴外阴瘙痒。

**2. 凝乳块状分泌物**　为白假丝酵母菌阴道炎的特征,常呈白色膜状覆盖于阴道黏膜表面,多伴有外阴奇痒或灼痛。

**3. 灰白色匀质分泌物**　为细菌性阴道病的特征。有鱼腥味,可伴有外阴瘙痒或灼痛。

**4. 透明黏性分泌物**　外观类似正常白带,但量显著增加。可考虑宫颈病变或卵巢功能失调。偶见于宫颈高分化腺癌或阴道腺体病等。

**5. 脓性分泌物**　色黄或色绿,质稠伴臭味,为细菌感染所致。可见于急性阴道炎、宫颈炎等。

**6. 血性分泌物**　阴道分泌物中混有血液,呈淡红色,量多少不一,可由宫颈息肉、宫颈癌、子宫内膜癌、子宫黏膜下肌瘤或输卵管癌导致。

**7. 水样分泌物**　量多、持续、淡乳白色,常伴有奇臭味。多见于宫颈管腺癌、晚期宫颈癌、阴道癌或子宫黏膜下肌瘤伴感染。间歇性排出清澈、黄红色液体,应考虑输卵管癌的可能性。

**思维导图**

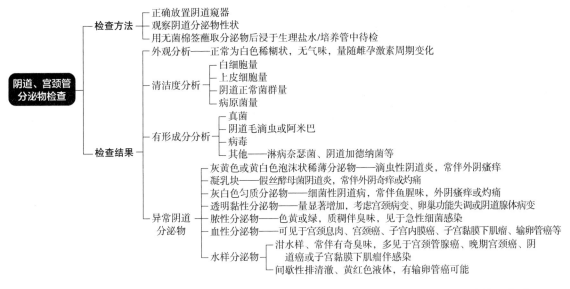

（许　泓）

# 第二节　生殖道脱落细胞学检查及 HPV 检测

女性生殖道细胞通常指阴道、子宫颈管、子宫及输卵管的上皮细胞。生殖道脱落细胞检查既可反映体内性激素水平，又可协助诊断生殖道不同部位的恶性肿瘤及观察其治疗效果，是一种简便、经济、实用的辅助诊断方法。

## 一、生殖道脱落细胞学检查

（一）涂片种类及标本采集、制片及相关技术

采集标本前 24h 内禁止性生活、阴道检查、阴道灌洗及用药，避免月经期采样，取标本的用具必须无菌干燥。

**1. 阴道涂片**　于阴道侧壁的上 1/3 处轻轻刮取分泌物及细胞，涂于玻片上，用 95% 乙醇固定。

**2. 子宫颈刮片**　是子宫颈癌筛查的重要方法。在子宫颈外口鳞-柱状上皮交接处取材，以子宫颈外口为圆心用木质铲形小刮板轻轻刮取一周，避免损伤组织引起出血。

**3. 子宫颈刷片**　清洁子宫颈表面的分泌物，将细胞刷插入子宫颈管，应到达子宫颈外口上方大约 10mm。在子宫颈管内旋转数圈后取出，将细胞刷上的标本均匀地涂在玻片上或者洗脱在保存液中。

**4. 宫腔吸片**　当怀疑宫腔内存在恶性病变时，可以采取宫腔吸片。将塑料管一端连接到干燥并消毒过的注射器上，用大镊子将塑料管的另一端送入子宫腔内至宫底部，轻轻抽吸注射器，将吸出物涂在玻片上，进行固定和染色。

（二）正常生殖道脱落细胞的形态特征

**1. 鳞状上皮细胞**　阴道和子宫颈阴道部上皮的鳞状上皮相似，为非角化性分层鳞状上皮。

上皮细胞分为底层、中层及表层，受卵巢雌激素影响。细胞由底层向表层逐渐成熟，细胞由小逐渐变大，形态由圆形变舟形、多边形，胞质染色由蓝染变粉染，胞核由大变小。

**2. 柱状上皮细胞** 分为子宫颈黏膜细胞及子宫内膜细胞。

（1）子宫颈黏膜细胞：主要包括黏液细胞和带纤毛细胞两种类型。黏液细胞呈高柱状或立方状，其核位于底部，形状为圆形或卵圆形，染色质分布均匀。带纤毛细胞呈立方形或矮柱状，并有纤毛，其核为圆形或卵圆形，位于细胞底部。

（2）子宫内膜细胞：较子宫颈黏膜细胞小，呈低柱状，其大小是中性粒细胞的 1～3 倍。细胞核呈圆形，大小和形状一致。细胞质较少，颜色呈淡灰色或淡红色，边界不清晰。

**3. 非上皮成分** 如吞噬细胞、白细胞、淋巴细胞等。

（三）生殖道脱落细胞检查的临床应用

**1. 雌激素水平** 临床上常用四种指数代表体内雌激素水平。

（1）成熟指数（MI）：指阴道上皮三层细胞的百分比。通常在低倍显微镜下观察计数 300 个鳞状上皮细胞，计算各层细胞的百分率。如果底层细胞的百分率较高称左移，即雌激素水平下降。相反则称右移，表示雌激素水平升高。

（2）致密核细胞指数（KI）：指鳞状上皮细胞中表层致密核细胞的百分率。此指数越高，表示上皮越成熟。

（3）嗜伊红细胞指数（EI）：指鳞状上皮细胞中表层红染细胞的百分率。此指数越高，提示上皮细胞越成熟。

（4）角化指数（CI）：指鳞状上皮细胞中表层嗜伊红致密核细胞的百分率。

**2. 细菌性阴道病** 镜检加入了 0.9%氯化钠溶液的阴道分泌物涂片，可以观察到线索细胞。

**3. 衣原体性子宫颈炎** 在子宫颈涂片上可以观察到化生的细胞质内有球菌样物及嗜碱性包涵体，同时感染的细胞会出现肥大和多核现象。

**4. 病毒感染** 常见的有 HPV 和单纯疱疹病毒（HSV）Ⅱ型。

（1）HPV 感染：涂片标本中的挖空细胞、不典型角化不全细胞及反应性外底层细胞的出现，都可提示存在 HPV 感染。

（2）HSV 感染：早期表现为感染细胞的核增大，染色质结构呈"水肿样"退变，染色质很细，分布在整个细胞核中，呈淡的嗜碱性染色，均匀，像毛玻璃状，细胞多呈集结状，细胞核众多。晚期可见嗜伊红染色的核内包涵体，其周围有清亮的晕环。

（四）生殖道细胞学在妇科肿瘤中的应用

癌细胞的特征主要体现在细胞核、细胞及其间关系的改变上，如细胞核可能会出现核增大、核浆比例失常、核大小和形态不一、核深染且深浅不均、核膜明显增厚且不规则，以及染色质分布不均匀、颗粒变粗或凝聚成团等情况。还可能出现核分裂异常、核仁增大变多及畸形裸核的情况。细胞可能会出现大小不等、形态各异，细胞质减少，如果发生变性，则内部可能出现空泡。癌细胞可能单独或成群出现，排列紊乱。

（五）阴道细胞学诊断的报告形式

报告形式主要有分级诊断及描述性诊断两种。巴氏分类法由于主观因素较多，未能与组织病理学诊断名词相对应等缺点，已逐步被 TBS 分类法所取代。TBS 分类法如下。

**1. 未见上皮内病变细胞和恶性细胞**

（1）病原体：可诊断滴虫性、假丝酵母菌、细菌性阴道病及单纯疱疹病毒感染。

（2）非瘤样发现：可见与炎症有关、与放疗有关或与宫内节育器相关的反应性细胞改变，或子宫切除术后的腺细胞，或萎缩细胞。

（3）其他：出现子宫内膜细胞，未见上皮细胞不正常。

**2. 上皮细胞异常**

（1）鳞状上皮细胞异常：①不典型鳞状细胞（ASC）：包括无明确诊断意义的不典型鳞状细胞（ASC-US）和不能排除高级别鳞状上皮内病变的不典型鳞状细胞（ASC-H）；②低级别鳞状上皮内病变（LSL）：与 CIN1 术语符合；③高级别鳞状上皮内病变（HSL）：包括 CIN2、CIN3 和原位癌；④鳞状细胞癌：若能明确组织类型，应按下述报告：角化型鳞癌、非角化型鳞癌、小细胞型鳞癌。

（2）腺上皮细胞改变：①不典型腺上皮细胞（AGC）：包括子宫颈管细胞 AGC 和子宫内膜细胞 AGC；②腺原位癌（AIS）；③腺癌：若可能，则判断来源：子宫颈管、子宫内膜或子宫外。

（3）其他恶性肿瘤：原发于子宫颈和子宫体的不常见肿瘤及转移癌。

# 二、人乳头瘤病毒分型

人乳头瘤病毒（HPV）属于乳头多瘤空泡科乳头瘤病毒属，分为两类：致癌型（高危型）和非致癌型（低危型）。HPV 感染与宫颈上皮内瘤变（CIN）和宫颈浸润癌（CIS）有明显的相关性。因此，HPV 感染的早期发生、准确分型和病毒定量对于子宫颈癌防治具有重要意义。

## （一）HPV 型别

**1. 高危型 HPV**　如 HPV16、HPV18、HPV31、HPV33、HPV35、HPV39、HPV45、HPV51、HPV52、HPV56、HPV58、HPV59、HPV66、HPV68 等与癌及癌前病变相关。

**2. 低危型 HPV**　如 HPV6、HPV11、HPV42、HPV43、HPV44 等主要与轻度鳞状上皮损伤和泌尿生殖道系统疣、复发性呼吸道息肉相关。

## （二）检测方法

大部分 HPV 感染无临床症状或为亚临床感染，只能通过 HPV 检测得知。临床上用于检测 HPV 的方法包括细胞学方法、免疫组化、原位杂交、斑点杂交、核酸印迹和 PCR 等。

杂交捕获 HPV-DNA 分析方法有较好的特异度和敏感度，可以进行 HPV-DNA 分型，目前被广泛地应用于子宫颈癌的筛查和复查中。

## （三）HPV 监测的临床意义

高危型 HPV 感染的检测对于预防和早期发现子宫颈癌及其癌前病变有非常重要的意义。HPV 检测主要用于子宫颈癌筛查中的以下几方面。

1）与细胞学检查联合或单独使用进行子宫颈癌的初筛，可有效减少细胞学检查的假阴性结果。适用于大面积普查，初筛并聚焦高风险人群。

2）各型别 HPV 对子宫颈上皮的致病力并不相同，如 HPV16 或 HPV18 阳性女性发生高级别病变的风险显著高于其他型别，所以若 HPV16 或 HPV18 阳性，可直接转诊阴道镜。

3）监测治疗效果：CIN 治疗后，监测治疗效果。

4）监测疫苗：是针对使用疫苗者的监测。

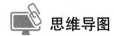思维导图

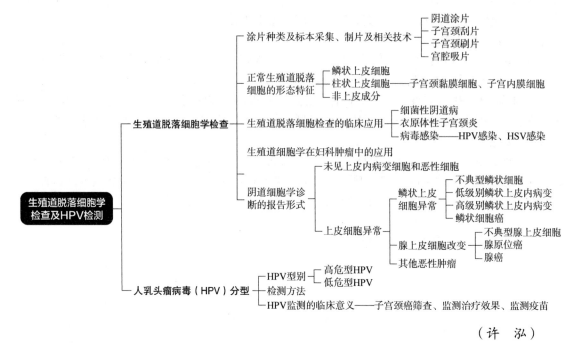

（许　泓）

# 第三节　女性生殖器活组织检查

生殖器活组织检查是指在生殖器病变处或可疑部位取小部分组织做病理学检查，简称活检。常用的取材方法包括局部活组织检查、诊断性子宫颈锥切术、诊断性刮宫、组织穿刺检查。

## 一、局部活组织检查

（一）外阴及阴道活组织检查

**1. 适应证**

1）确定外阴色素减退性疾病的类型及排除恶变者。

2）外阴部及阴道赘生物或久治不愈的溃疡。

3）外阴及阴道特异性感染，如结核、尖锐湿疣等。

4）阴道镜诊断为高级别病变。

**2. 禁忌证**

1）急性、亚急性生殖器炎症或盆腔炎性疾病。

2）月经期。

3）疑外阴恶性黑色素瘤。

**3. 方法**　患者取膀胱截石位，常规外阴消毒、铺巾。

（1）外阴活组织检查：取材部位做局部浸润麻醉。小赘生物可自蒂部剪下或用活检钳钳取，局部压迫止血。病灶面积大者行部分切除，如有局部活动出血，可创面缝合止血。病灶较小者应整块切除，并注意取材深度。标本固定后送检。

（2）阴道活组织检查：用阴道窥器暴露活检部位并消毒。活检钳咬取可疑部位组织，对表面有坏死的肿物，要取至深层新鲜组织。用无菌纱布压迫止血，必要时放置无菌带尾纱布压迫止血。组织送病理检查。

## （二）子宫颈活组织检查

**1. 适应证**

1）阴道镜诊断为子宫颈 HSIL 或可疑癌。

2）阴道镜诊断为子宫颈 LSIL，但细胞学为 ASC-H 及以上或 AGC 及以上，或阴道镜检查不充分，或检查者经验不足等。

3）肉眼检查可疑癌。

**2. 方法**　患者取膀胱截石位，用阴道窥器暴露子宫颈，用干棉球揩净子宫颈黏液及分泌物，局部消毒。选择病变最严重区，用活检钳多点或单点取材，需注意取材深度，应钳取上皮全层及部分间质，以适合组织学评估。当病变延伸至子宫颈管或细胞学 AGC 及以上或 3 型转化区时，应同时行子宫颈管搔刮术（ECC）。子宫颈局部填塞带尾纱布压迫止血，嘱24h 后自行取出。

**3. 注意事项**

1）急性、亚急性生殖器炎症或盆腔炎性疾病应治疗后再取活检。

2）月经前期不宜做活检。妊娠期必要时可做活检。

## （三）子宫内膜活组织检查

**1. 适应证**

1）确定异常子宫出血原因。

2）影像学检查有宫腔占位病变。

3）检查不孕症病因。

4）子宫颈脱落细胞学提示子宫内膜来源的不典型腺细胞。

**2. 禁忌证**

1）急性、亚急性生殖器炎症或盆腔炎性疾病。

2）可疑妊娠。

3）急性严重全身性疾病。

4）体温$>37.5℃$者。

**3. 采取时间及部位**

1）了解卵巢功能可在月经期前 1~2 日取材，一般多在月经来潮 6h 内取材；闭经如能排除妊娠则随时可取材。

2）若疑为子宫内膜异常增生，应于月经前 1~2 日或月经来潮 6h 内取材；疑为子宫内膜不规则脱落时，则应于月经第 5~7 日取材。

3）原发性不孕者，应在月经来潮前 1~2 日取材。

4）疑有子宫内膜结核，应于经前 1 周或月经来潮 6h 内取材。检查前 3 日及术后 4 日每日肌内注射链霉素 0.75g 及异烟肼 0.3g 口服，以防引起结核病灶扩散。

5）疑有子宫内膜癌者随时可取。

**4. 方法**　排尿后，受检者取膀胱截石位，查明子宫大小及位置。消毒外阴、铺巾。用阴道窥器暴露子宫颈，消毒宫颈。钳夹宫颈前唇或后唇，用探针探查子宫位置和宫腔深度。对于宫腔占位病变的诊断，多在宫腔镜引导下定点活检。若无条件，也可使用专用活检钳。为了解子宫内膜功能状态可用小刮匙沿宫壁刮取组织。组织固定后送检。

## 二、诊断性子宫颈锥切术

**1. 适应证**

1）子宫颈活检为 LSIL 及以下，为排除 HSL，如细胞学检查为 HSIL 及以上、HPV16 和（或）HPV18 阳性等。

2）子宫颈活检为 HSL，而临床为可疑浸润癌，为明确病变累及程度及决定手术范围者。

3）子宫颈活检诊断为原位腺癌。

**2. 禁忌证**

1）急性、亚急性生殖器炎症或盆腔炎性疾病。

2）有血液病等出血倾向。

**3. 方法**  在麻醉下取膀胱截石位，消毒、铺巾。导尿后，用阴道窥器暴露子宫颈并消毒阴道、宫颈及宫颈外口。钳夹子宫颈前唇向外牵引，子宫颈涂复方碘溶液。在碘不着色区外 0.5cm 处，以尖刀在子宫颈表面做深约 0.2cm 环形切口，包括子宫颈上皮及少许皮下组织，按 30°～50°向内做子宫颈锥形切除，根据病变深度和组织学类型，切除子宫颈管深度可达 1～2.5cm。于切除标本的 12 点处做一标志，固定后送检。用无菌纱布压迫创面止血。若有动脉出血，可用可吸收线缝扎止血，也可加用局部止血。术毕探查子宫颈管。

**4. 注意事项**  不宜用电刀、激光刀，以免破坏边缘组织而影响诊断。应在月经干净后 3～7 日施行。术后用抗生素预防感染。术后 6 周复查。2 个月内禁性生活及盆浴。

## 三、诊断性刮宫

诊断性刮宫简称诊刮，目的是刮取子宫内膜和内膜病灶行活组织检查。怀疑同时有子宫颈管病变时，需对子宫颈管及宫腔分别进行诊断性刮宫，称分段诊刮。

（一）一般诊断性刮宫

**1. 适应证**

1）异常子宫出血或阴道排液需证实或排除子宫内膜癌、子宫颈管癌，或其他病变如流产、子宫内膜炎等。

2）判断月经失调类型。

3）不孕症行诊断性刮宫有助于了解有无排卵，并能发现子宫内膜病变。

4）疑有子宫内膜结核者。

5）宫腔内有组织残留、反复或多量异常子宫出血时，彻底刮宫有助于明确诊断，并可迅速止血。

**2. 禁忌证**  急性、亚急性生殖器炎症或盆腔炎性疾病。

**3. 方法**  与子宫内膜活组织检查基本相同。对子宫颈内口较紧者，酌情予镇痛剂或麻醉。

（二）分段诊断性刮宫

操作时，先不探查宫腔深度，以免将子宫颈管组织带入宫腔混淆诊断。用小刮匙自子宫颈内口至外口顺序刮子宫颈管一周，将所取组织置纱布上，然后刮匙进入宫腔刮取子宫内膜。刮出组织分别装瓶、固定后送检。适用于异常子宫出血可疑子宫内膜癌者，区分子宫颈管癌和子宫内膜癌。

（三）诊刮时注意事项

1）不孕症或异常子宫出血患者应选在月经前或月经来潮 6h 内刮宫，以判断有无排卵或黄体功能不良。

2）分段诊刮时，若肉眼观察刮出物为可疑癌组织，无须彻底刮宫，只要刮出组织足以组织学诊断即可，以避免子宫穿孔、出血及癌扩散。

3）出血、子宫穿孔、感染是刮宫的主要并发症。

4）疑子宫内膜结核者，刮宫时要特别注意刮取两侧子宫角部，该部位阳性率较高。

5）术者在操作时反复刮宫易伤及子宫内膜基底层，甚至肌层，造成子宫内膜炎或宫腔粘连，导致闭经，应注意避免。

# 四、组织穿刺检查

组织穿刺检查主要用于获取组织样本进行病理学检查。腹腔穿刺检查和羊膜穿刺检查是妇产科常用的穿刺检查技术。详见本章第五节。

 **思维导图**

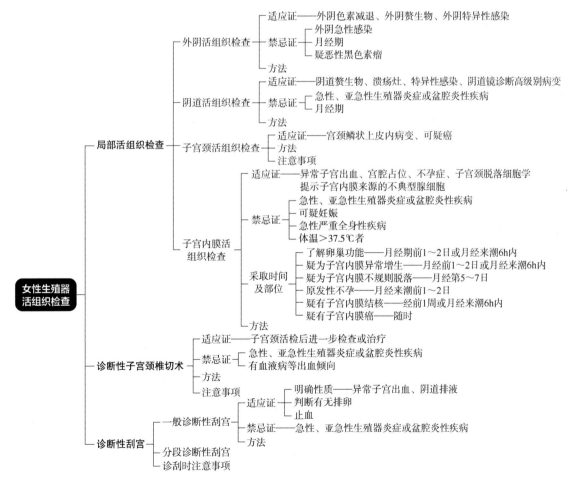

（许　泓）

# 第四节　输卵管通畅检查

## 一、输卵管通液术

输卵管通液术（hydrotubation）是检查输卵管是否通畅的一种方法，且具有一定的治疗功效。检查者通过导管向宫腔内注入液体，根据注液阻力大小、有无液体回流及患者感觉等判断输卵管是否通畅。

**1. 适应证**

（1）不孕症，男方精液正常，疑有输卵管阻塞者。

（2）检验和评价输卵管绝育术、输卵管再通术或输卵管成形术的效果。

（3）对输卵管黏膜轻度粘连有疏通作用。

**2. 禁忌证**

（1）内外生殖器急性炎症或慢性炎症急性或亚急性发作患者。

（2）月经期或有不规则阴道流血者。

（3）可疑妊娠。

（4）严重的全身性疾病，如心、肺功能异常等，不能耐受手术者。

（5）体温高于 37.5℃者。

**3. 术前准备**

（1）月经干净 3～7 日，月经干净后禁性生活。

（2）术前半小时可肌内注射阿托品 0.5mg 解痉。

（3）排空膀胱。

**4. 操作方法及步骤**

（1）取膀胱截石位，常规消毒外阴、阴道，铺无菌巾，双合诊检查子宫位置及大小。

（2）放置阴道窥器，充分暴露宫颈，再次消毒阴道穹隆及宫颈，以宫颈钳钳夹宫颈前唇。沿宫腔方向置入宫颈导管，并使其与宫颈外口紧密相贴。

（3）用 Y 形管将宫颈导管与压力表、注射器相连，压力表应高于 Y 形管水平，以免液体进入压力表。

（4）将注射器与宫颈导管相连，并使宫颈导管内充满生理盐水或抗生素溶液。排出空气后沿宫腔方向将其置入宫颈管内，缓慢推注液体，压力不超过 160mmHg。观察推注时阻力大小、经宫颈注入的液体是否回流、患者下腹部是否疼痛等。

（5）术毕取出宫颈导管，再次消毒宫颈、阴道，取出阴道窥器。

**5. 结果评定**

（1）输卵管通畅：顺利推注 20mL 液体无阻力，或开始稍有阻力，随后阻力消失，无液体回流，患者也无不适感。

（2）输卵管阻塞：勉强注入 5mL 液体即感有阻力，患者感下腹酸胀痛，加压注射时下腹酸胀痛加重，停止推注后液体又回流至注射器内，术者觉阻力大，回流液体在 10mL 以上。

（3）输卵管通而不畅：注射液体有阻力，再经加压注入又能推进，说明有轻度粘连已被分离，患者感轻微腹痛。

## 二、子宫输卵管造影

子宫输卵管造影包括传统的子宫输卵管造影（hysterosalpingography，HSG）和超声下子宫输卵管造影（hysterosalpingo-contrast sonography，HyCoSy）。子宫输卵管造影除诊断准确率高外，同时具有一定的治疗功效。

**1. 适应证**

（1）了解输卵管是否通畅，并评估其形态、阻塞部位。

（2）了解宫腔形态，确定有无子宫畸形及类型，有无宫腔粘连、子宫黏膜下肌瘤、子宫内膜息肉及异物等。

（3）不明原因的习惯性流产，于排卵后做造影以了解宫颈口是否松弛，宫颈及子宫是否畸形。

（4）内生殖器结核非活动期。

**2. 禁忌证**

（1）内、外生殖器急性或亚急性炎症。

（2）严重的全身性疾病，不能耐受手术。

（3）妊娠期、月经期。

（4）产后、流产、刮宫术后 6 周内。

（5）碘过敏者。

（6）体温高于 37.5℃者。

**3. 术前准备**

（1）造影时间以月经干净 3～7 日为宜，月经干净后禁性生活。

（2）某些造影剂需要进行碘过敏试验，注意备好造影剂过敏抢救药物。

（3）术前半小时肌内注射阿托品 0.5mg 解痉。

（4）术前排空膀胱，便秘者术前行清洁灌肠，以使子宫保持正常位置，避免出现外压假象。

**4. 器械及造影剂**

（1）设备及器械：X 线放射诊断仪、子宫导管、阴道窥器、宫颈钳、妇科钳及 20mL 注射器等。

（2）造影剂：目前国内外均使用碘对比剂作为造影剂，分油溶性与水溶性两种。

**5. 操作步骤**

（1）前两步操作同"输卵管通液术"。

（2）将造影剂充满宫颈导管，排出空气，沿宫腔方向将其置入宫颈管内，徐徐注入造影剂，在 X 线透视下观察造影剂流经输卵管及宫腔情况并摄片。需在一定时间后再次摄片，了解盆腹腔造影剂情况。

（3）若输卵管痉挛，可适当注射阿托品 0.5mg。

**6. 观察内容**

（1）正常子宫、输卵管：宫腔呈倒三角形，双侧输卵管显影形态柔软，用碘油者，24h 后摄片盆腔内见散在造影剂。

（2）宫腔异常：患子宫内膜结核时子宫失去原有的倒三角形态，内膜呈锯齿状不平；患子宫黏膜下肌瘤时可见宫腔充盈缺损；子宫畸形时有相应显示。

（3）输卵管异常：输卵管结核显示输卵管形态不规则、僵直或呈串珠状，有时可见钙化点；

输卵管积水见输卵管远端呈气囊状扩张；24h 后盆腔 X 线摄片未见盆腔内散在造影剂，说明输卵管不通。

## 三、妇科内镜输卵管通畅检查

近年来随着妇科内镜的大量采用，为输卵管通畅检查提供了新方法，包括腹腔镜直视下输卵管通液检查、宫腔镜下经输卵管口插管通液检查和腹腔镜联合检查等方法，具体操作步骤见相关章节。

 **思维导图**

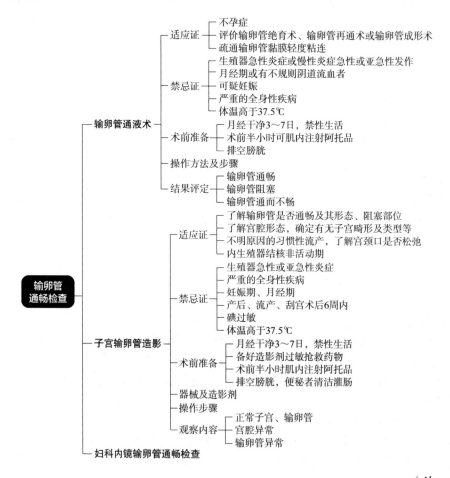

（许　泓）

# 第五节　常用穿刺检查

腹腔穿刺检查和经腹壁羊膜腔穿刺术是妇产科常用的穿刺检查技术。

# 一、腹腔穿刺检查

（一）经腹壁腹腔穿刺术

**1. 适应证**

（1）协助诊断，明确积液性质。

（2）确定靠近腹壁的盆腔及下腹部肿块性质。

（3）放出部分腹水，降低腹压、缓解呼吸困难等症状。

（4）同时注入化学药物行腹腔化疗。

（5）注入二氧化碳气体，做气腹 X 线造影，使盆腔器官清晰显影。

**2. 禁忌证**

（1）疑有腹腔内严重粘连、肠梗阻者。

（2）疑为巨大卵巢囊肿者。

（3）大量腹水伴有严重电解质紊乱者禁大量放腹水。

（4）精神异常或不能配合。

（5）中、晚期妊娠。

（6）DIC。

**3. 方法**　经腹超声引导下穿刺，常先充盈膀胱确定肿块部位，再排空膀胱进行穿刺。经阴道超声指引下穿刺，需在术前排空膀胱。腹水量较多及囊内穿刺时，患者取仰卧位；液量较少时，患者取半卧位或侧斜卧位。穿刺点一般选择在脐与左髂前上棘连线中外 1/3 交界处；囊内穿刺点宜在囊性感明显部位。常规消毒皮肤、铺巾，术者戴无菌手套，一般不需麻醉。将 7 号穿刺针从选定点垂直刺入腹腔，穿透腹膜时针头阻力消失。助手协助固定针头，术者拔除针芯，见有液体流出，根据患者病情和诊治需要确定放液量及导管放置时间。细针穿刺活检时在超声引导下穿入肿块组织，抽取少量组织送检。操作结束拔针。局部再次消毒，覆盖无菌纱布固定。

**4. 穿刺液性质和结果判断**

（1）血液

1）新鲜血液：放置后迅速凝固，为血管刺伤，应改变穿刺针方向，或重新穿刺。

2）陈旧性暗红色血液：放置 10min 以上不凝固，表明有腹腔内出血。多见于异位妊娠、卵巢黄体破裂或其他脏器破裂如脾破裂等。

3）小血块或不凝固陈旧性血液：多见于陈旧性异位妊娠。

4）巧克力色黏稠液体：多为卵巢子宫内膜异位囊肿破裂。

（2）脓液：呈黄（绿）色、淡巧克力色，有臭味，提示盆腔或腹腔内有化脓性病变或脓肿破裂，应行细胞学涂片、细菌培养、药物敏感试验。

（3）炎性渗出物：呈粉红色、淡黄色浑浊液体，提示有炎症，应行细胞学涂片、细菌培养、药物敏感试验。

（4）腹水：有血性、浆液性、黏液性等，应送常规化验。肉眼血性积液，多疑为恶性肿瘤，应行脱落细胞检查。

**5. 注意事项**　对疑有卵巢恶性肿瘤或卵巢巧克力囊肿患者应慎用腹腔穿刺术。因腹腔穿刺或可造成ⅠA期卵巢恶性肿瘤扩散进展为ⅠC期；卵巢巧克力囊肿的囊液黏稠，常规穿刺针难以吸取囊液，取出针头后囊内液体溢出，可造成病灶进展、种植；同时子宫内膜异位患者的盆腔环境复杂，可合并严重盆腔粘连，易造成肠管、重要血管等损伤。

（二）经阴道后穹隆穿刺术

**1. 适应证**

（1）疑有腹腔内出血，如异位妊娠、黄体破裂等。

（2）疑盆腔内有积液、积脓，穿刺了解积液性质、穿刺引流及局部注射药物。

（3）盆腔肿块位于直肠子宫陷凹，直接抽吸肿块内容物做涂片或细胞学检查。

（4）超声引导下行卵巢子宫内膜异位囊肿或输卵管妊娠部位注药治疗。

（5）超声引导下经阴道后穹隆穿刺取卵。

**2. 禁忌证**

（1）盆腔严重粘连，直肠子宫陷凹被粘连块状组织完全占据，并已凸向直肠。

（2）疑有肠管与子宫后壁粘连，穿刺易损伤肠管或子宫。

（3）异位妊娠准备采用非手术治疗时应避免穿刺，以免引起感染。

**3. 方法**　患者排空膀胱后取膀胱截石位，常规消毒、铺巾。双合诊检查后用阴道窥器暴露宫颈及阴道后穹隆并消毒，钳夹宫颈后唇向前提拉，充分暴露阴道后穹隆，再次消毒。用腰椎穿刺针或 22 号长针头接 5～10mL 注射器，于后穹隆中央或稍偏病侧，平行宫颈管快速进针刺入 2～3cm。当针穿过阴道壁有落空感后开始抽吸，若无液体抽出，边抽吸边缓慢退针，必要时适当改变方向。见注射器内有液体抽出时，停止退针，继续抽吸至满足化验检查需要。

**4. 穿刺液性质和结果判断**　同"经腹壁腹腔穿刺术"。

# 二、经腹壁羊膜腔穿刺术

**1. 适应证**

（1）治疗

1）胎儿异常或死胎需做羊膜腔内注药引产终止妊娠。

2）胎儿未成熟，但必须在短时间内终止妊娠，需行羊膜腔内注入地塞米松 10mg 以促进胎儿肺成熟。

3）胎儿无畸形而羊水过多，需放出适量羊水以改善症状及延长孕期，提高胎儿存活率。

4）胎儿无畸形而羊水过少，可间断向羊膜腔内注入适量 0.9%氯化钠注射液，以预防胎盘和脐带受压，减少胎儿肺发育不良或胎儿窘迫。

5）胎儿生长受限者，可向羊膜腔内注入氨基酸等促进胎儿发育。

6）母儿血型不合需给胎儿输血。

（2）产前诊断：对经产前筛查怀疑胎儿异常的高危孕妇进行穿刺抽取羊水细胞，检查以明确胎儿染色体病及遗传病等。

**2. 禁忌证**

（1）用于羊膜腔内注射药物引产时：①心、肝、肺、肾疾病在活动期或功能严重异常；②各种疾病的急性阶段；③有急性生殖道炎症；④术前 24h 内两次体温在 37.5℃以上。

（2）用于产前诊断时：①孕妇曾有流产征兆；②术前 24h 内两次体温在 37.5℃以上。

**3. 术前准备**

（1）孕周选择：①胎儿异常引产者，宜在妊娠 16～26 周；②产前诊断者，宜在妊娠 16～22 周进行。

（2）穿刺部位定位：①手法定位：助手固定子宫，于宫底下方 2～3 横指处的中线或两侧选择囊性感明显部位作为穿刺点；②超声定位：穿刺前可先行胎盘及羊水暗区定位标记后操作，尽量避开胎盘，在羊水量相对较多的暗区进行；也可在超声引导下直接穿刺。

（3）中期妊娠引产术前准备：①测生命体征，全身检查，注意有无盆腔肿瘤与子宫畸形及宫颈发育情况；②测血、尿常规，查出凝血功能、血小板计数和肝功能；③会阴部备皮。

**4. 方法** 孕妇排尿后取仰卧位，做好穿刺点标记，常规消毒，铺巾。在选择好的穿刺点行局部麻醉。用 22 号或 20 号腰穿针垂直刺入腹壁，穿刺阻力第一次消失表示进入腹腔，继续进针又有阻力表示进入宫壁，阻力再次消失表示已达羊膜腔。拔出针芯即有羊水溢出。抽取所需羊水量或直接注药。将针芯插入穿刺针内，迅速拔针，敷以无菌干纱布，加压 5min 后用胶布固定。

 **思维导图**

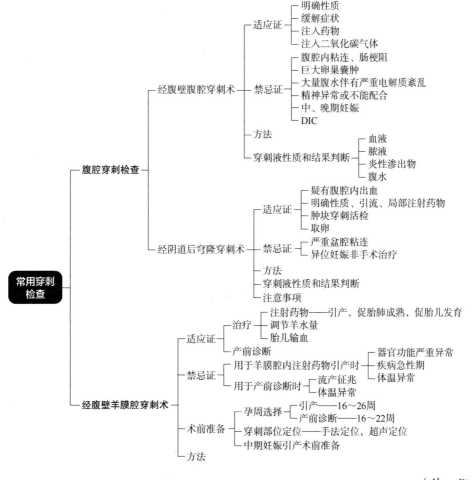

（许　泓）

# 第六节　羊　水　检　查

羊水检查是经羊膜腔穿刺取羊水采用多种实验室技术进行羊水分析的出生前的一种诊断方法。目前临床上常用于遗传病的产前诊断、宫内感染病原体的检测及胎儿肺成熟度的判断。

## 一、适应证

**1. 宫内胎儿成熟度的判定** 处理高危妊娠引产前需了解胎儿成熟度,以选择分娩的有利时机。

**2. 超声波检查** 疑有神经管缺陷等胎儿畸形或母体血中甲胎蛋白异常高值。

**3. 孕早期有某些病原体感染** 如风疹病毒、巨细胞病毒或弓形虫感染。

**4. 细胞遗传学检查(染色体分析)及先天性代谢异常的产前诊断** 夫妇任何一方有染色体异常分娩史;35 岁以上的高龄孕妇易发生胎儿染色体异常;夫妇一方是某种基因病患者或曾生育过某基因病患儿的孕妇;胎儿诊断怀疑先天性代谢异常。

**5. 疑为母胎血型不合的诊断** 检查羊水中血型物质及胆红素、雌三醇,判定胎儿血型及预后。

## 二、操作方法

经腹壁羊膜腔穿刺术,参见本章“常用穿刺检查”。

## 三、临床应用

(一)胎儿肺成熟度的检查

**1. 卵磷脂与鞘磷脂比值(L/S)测定** 两者为肺表面活性物质,对新生儿呼吸功能至关重要。若羊水中 L/S≥2,提示胎儿肺已成熟;L/S<1.5,提示胎儿肺尚未成熟,新生儿呼吸窘迫综合征(RDS)的发生率约为 73%;当 L/S 为 1.5~1.9,新生儿约 50%可能发生 RDS。糖尿病孕妇的羊水中 L/S 达 2 时仍有较多新生儿发生 RDS;>3 时表示胎儿肺成熟。

**2. 磷脂酰甘油(phosphatidylglycerol,PG)** 测定 PG 占肺泡表面活性物质中总磷脂的 10%。PG 测定判断胎儿肺成熟度优于 L/S 法,因 PG 的测定不受血液或胎粪污染的影响,妊娠 35 周后会突然出现,代表胎儿肺已成熟,以后可继续升高至分娩。糖尿病时,即使 L/S>2,但未出现 PG,则说明胎儿肺部仍未成熟。

(二)细胞遗传学及先天性代谢异常的检查

**1. 染色体异常** 可通过羊水细胞培养行染色体核型分析,以诊断染色体(常染色体及性染色体)数目或结构异常。较常见的常染色体异常有先天愚型(21 三体);性染色体异常有先天性卵巢发育不全综合征(Turner's syndrome)等。

**2. 先天性代谢异常** 经羊水细胞培养进行某些酶的测定,以诊断因遗传基因突变引起的某种蛋白质或酶的异常或缺陷。

**3. 基因病** 从羊水细胞提取胎儿 DNA,针对某一基因行直接或间接分析或检测。

(三)检测宫内感染

孕妇有风疹病毒等感染时,可测羊水中特异免疫球蛋白。

(四)协助诊断胎膜早破

若有胎膜早破者,用石蕊试纸测试阴道内排液的 pH 应>7。也可取阴道后穹隆处液体一滴置于玻片上,烘干后可在光镜下见羊齿植物叶状结晶及少许毳毛。

思维导图

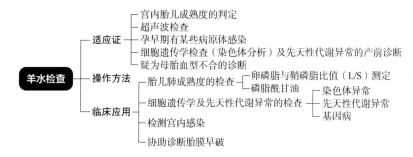

（许　泓）

# 第七节　影像学检查

超声检查以其对人体损伤小、可重复、实时、诊断准确的特点而广泛应用于妇产科领域，而其他影像学检查如 X 线、CT、MRI、放射免疫定位检查也正逐渐成为妇产科领域重要的检测方法。

## 一、超声检查

### （一）B 型超声检查

**1. 检查方法**　可分为经腹部 B 超检查、经阴道 B 超检查、经直肠 B 超检查。

**2. B 型超声的临床应用**

（1）产科应用：通过 B 超可测定胎儿发育是否正常，有无胎儿畸形，可测定胎盘位置、胎盘成熟度及羊水量。

1）早期妊娠：妊娠 5 周时在宫腔内可见到圆形或椭圆形妊娠囊；妊娠 6 周时妊娠囊检出率达 100%，可见到胚芽和原始心管搏动；妊娠 8 周胚胎初具人形，可测量头臀径（CRL），以估计胎儿的孕周[妊娠 12 周前，孕周=CRL（cm）+6.5]。妊娠 9～14 周超声检查可以排除严重的胎儿畸形，如无脑儿。

2）中、晚期妊娠

A. 胎儿主要生长径线测量：根据测量的胎儿生长的各种参数，如双顶径、头围、胸围、腹围、股骨长度等。另外根据胎头、脊柱及双下肢的位置可确定胎产式、胎先露及胎方位。

B. 估计胎儿体重：胎儿体重是判断胎儿成熟度的一项重要指标。根据胎儿腹围预测法、双顶径与腹围联合预测法等方法连续动态观察，推算出胎儿的体重，可协助诊断胎儿宫内发育迟缓（IUGR）。

C. 胎盘定位及胎盘成熟度检查：妊娠 12 周后，胎盘轮廓清楚，可进行胎盘定位，显示为半月形弥漫光点区。胎盘成熟度可根据孕周，以及结合其他参数及临床资料如胎盘钙化分度等，做出综合分析。

D. 探测羊水量：羊水呈无回声的暗区、清亮。妊娠晚期，羊水中有胎脂，表现为稀疏的点状回声漂浮。最大羊水暗区垂直深度（AFV）≥8cm 时为羊水过多，AFV≤2cm 为羊水过少。以脐水平线为标志将子宫分为四个象限，测量各象限最大羊水池的最大垂直经线，四者之和为羊水指数（AFI）。AFI≥25cm 诊断为羊水过多，AFI≤5cm 诊断为羊水过少。

E. 确定胎儿性别：超声检查辨认胎儿性别的准确率可达 97.1%，一般妊娠中晚期在胎儿两大腿间有羊水衬托就能显示外生殖器的形态。超声检查对胎儿性别鉴定应有医疗指征，不能随意发出诊断报告。

3）异常妊娠

A. 葡萄胎。

B. 鉴别胎儿是否存活。

C. 判断前置胎盘及胎盘早剥。

D. 探测多胎妊娠。

E. 判断异位妊娠。

F. 探测胎儿畸形如脑积水、无脑儿、先天性脊柱裂或多囊肾等。

（2）妇科应用

1）子宫肌瘤：子宫增大且形态异常，切面呈凹凸不平的隆起。肌瘤常为低回声、等回声或中强回声，肌瘤变性时可见瘤体内回声减低甚至为低回声；B 型超声可对肌瘤进行较精准的定位，准确区分肌壁间肌瘤、黏膜下肌瘤及浆膜下肌瘤。

2）子宫腺肌病和腺肌瘤：子宫均匀性增大，子宫断面回声不均匀，有低回声和强回声区，也可见小的无回声区。腺肌瘤时子宫呈不均匀增大，其内散在小蜂窝状无回声区。

3）盆腔子宫内膜异位症：与周围组织较少粘连的异位症囊性肿块，边界清晰；而与周围粘连的囊性肿块，边界不清。囊肿大小不等，多为中等大小，内可见颗粒状细小回声或因血块机化呈较密集粗点状影像。

4）卵巢肿瘤：卵巢囊肿在子宫一侧或双侧显示边缘清晰的液性暗区，多为单纯性囊腺瘤。若显示液性暗区，其中出现明显的间隔反射，多为多房性黏液性囊腺瘤。囊性畸胎瘤因其内容物特殊，介于液性与实性之间，且杂有毛发、骨骼等，故虽呈液性暗区，边界明显，但出现杂乱光团，有牙齿等组织回声。恶性肿瘤因增生较快，并有坏死液化灶，较正常组织疏松，故在癌瘤的液性暗区内有大小不规则的光团出现，常累及双侧卵巢并伴腹水。

5）探测宫内节育器：通过对宫体的扫查可准确地显示宫内节育器在宫腔的位置及节育器的形状。可诊断节育器位置下移、嵌顿、穿孔或子宫外游走。嵌顿的节育器最好在超声指导下取出。

6）监测卵泡发育：一般从月经周期第 10 天开始监测卵泡大小，正常卵泡直径每天增长1.6mm，排卵前卵泡直径约达 20mm。

（二）彩色多普勒超声检查

**1. 在产科领域中的应用**　应用彩色多普勒超声可获取母体和胎儿血管血流超声参数。

（1）母体血流：子宫动脉血流是重要的超声检查指标，此外还可测定卵巢和子宫胎盘床血流。

（2）胎儿血流：对胎儿的脐动脉（UA）、脐静脉（UV）、静脉导管（DV）、大脑中动脉（MCA）等进行监测。其中，脐血流的测定是母胎血流监测的常规内容。正常妊娠期间，脐动脉血流RI、P 和 S/D 与妊娠周数密切相关。脐动脉血流阻力升高与胎儿窘迫、胎儿生长受限、子痫前期等相关。若舒张末期脐动脉血流消失进而出现反流，提示胎儿处于濒危状态。

**2. 在妇科领域中的应用**　利用彩色多普勒超声可以很好地判断盆、腹腔肿瘤的边界及肿瘤内部血流的分布和血流状态，尤其对恶性滋养细胞疾病及卵巢恶性肿瘤，其内部血流信号明显增强。

## （三）三维超声影像

三维超声影像（three-dimensional ultrasound imaging，3-DUI）是将二维超声及彩色多普勒超声采集的二维图像通过计算机软件重建，形成立体的三维图像。产科方面在观察胎儿外形和脏器结构方面有优势。三维超声透明成像模式可以用于观察胎儿唇裂、腭裂、脑畸形、耳朵和颅骨畸形及心脏畸形。

## （四）超声造影

超声造影（ultrasonic contrast）是利用造影剂增强"后散射"回声，提高图像分辨力的一种超声诊断技术。超声造影可用于妇科肿瘤的早期诊断，卵巢良恶性肿瘤、子宫肌瘤与腺肌病的鉴别诊断等。

宫腔超声造影通过向宫腔内注入对比剂（生理盐水或过氧化氢）将宫腔扩张，超声下可清晰观察到子宫内膜息肉、黏膜下肌瘤、子宫内膜癌和子宫畸形等病变及输卵管腔是否通畅。

## （五）介入超声

介入超声用于阴道超声引导下对成熟卵泡进行采卵；对于部分盆腔肿块可在超声引导下进行细胞学或组织学检查，以明确肿块性质；介入超声还可用于肿块内给药做局部治疗，或者减胎术。

# 二、X 线平片检查

X 线平片检查借助造影剂可了解子宫腔和输卵管的腔内形态，是诊断先天性子宫畸形和输卵管通畅程度常用的检查方法。胸部 X 线片是诊断妇科恶性肿瘤肺转移的重要手段。此外，X 线平片对骨性产道的各径线、骨盆入口的形态、骶骨的屈度、骶坐骨切迹的大小等方面的测定可为临床判断有无自然分娩可能性提供重要参考。

# 三、CT 检查

CT 的基本原理是 X 线对人体不同密度组织的穿透能力不同，从而产生所接收的信号差异，再由计算机对数字信息进行处理，显示出图像。CT 除显示组织器官的形态外，还可高分辨率显示组织密度。在妇产科领域，主要用于肿瘤的诊断，协助诊疗方案的制订、预后估计、疗效观察及术后复发的诊断。CT 可以显示肿瘤的结构特点、周围侵犯及远处转移情况。

# 四、MRI 检查

MRI 检查是利用原子核在磁场内共振所产生的信号经重建的一种影像技术。MRI 检查无放射性损伤，无骨性伪影，对软组织分辨率高。能清晰地显示肿瘤信号与正常组织的差异，可以从多方位观察病灶的情况，显示子宫壁三层的信号，故能准确判断肿瘤大小及浸润转移情况。MRI 是妇科恶性肿瘤术前分期方面最佳影像学诊断手段。

目前 MRI 在产科领域也得到了应用，胎儿 MRI 可克服超声观察视野小、软组织对比度较差等缺点，减少孕妇腹部肥厚的脂肪、肠道气体等成像质量的影响，对复杂性病理表现或胎儿畸形显像良好。

## 五、PET

PET 是一种通过示踪原理，以显示体内脏器或病变组织生化和代谢信息的影像技术，为功能成像。目前 PET 最常用的示踪剂为"F 标记的脱氧葡萄糖"，其在细胞内的浓聚程度与细胞内糖代谢水平高低呈正相关。由于恶性肿瘤细胞内糖酵解代谢率明显高于正常组织和良性肿瘤细胞，因此 PET 被用于妇科恶性肿瘤的诊断、鉴别诊断、预后评价及复发诊断等。

PET/CT 是将 PEI 与 CT 两种不同成像原理的设备同机组合。利用同一扫描床对病变同时进行 PET 和 CT 扫描图像采集，用同一个图像处理工作站对 PET 图像和 CT 图像进行融合。融合后的图像既能显示病灶的精细解剖结构，又能显示病灶的病理生理变化，明显提高诊断的准确性，从而实现功能与结构成像的有机融合。

 **思维导图**

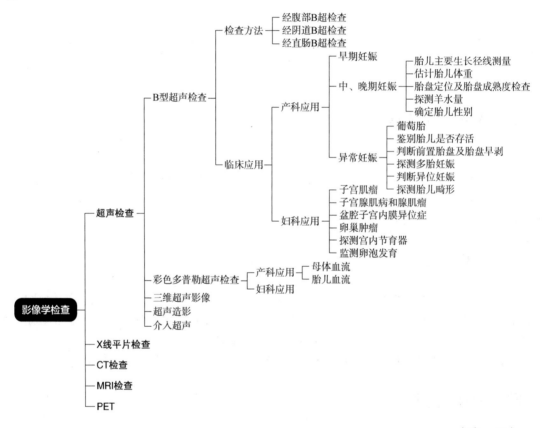

（许　泓）

## 第八节　妇产科内镜检查

内镜检查（endoscopy）是用冷光源探视镜头经人体自然孔道或人造孔道，探视人体组织内部，窥视体内结构或病变的一种检查方法。可在内镜直视下对管腔或体腔内组织、器官进行检查和手术。妇产科内镜主要包括阴道镜（colposcope）、宫腔镜（hysteroscope）、腹腔镜（laparoscope）等。

# 一、阴道镜检查

阴道镜检查（colposcopy）是将充分暴露的阴道和子宫颈光学放大 5～40 倍，直接观察这些部位的血管形态和上皮结构，对可疑部位行定点活检。阴道镜检查也可观察外阴、会阴体及肛周皮肤相应病变。

## （一）适应证

（1）子宫颈细胞学检查 LSIL 及以上，或 ASCUS 伴高危型 HPV 阳性或 AGC。
（2）HPV 检测 16 型或 18 型阳性者，或其他高危型 HPV 阳性持续 1 年以上者。
（3）子宫颈锥切术前确定切除范围。
（4）外阴及阴道良恶性病变的评估，如可疑外阴皮肤病变、可疑阴道鳞状上皮内病变、阴道恶性肿瘤。
（5）子宫颈、阴道及外阴病变治疗后复查和评估。

## （二）结果分析

### 1. 一般评价
（1）检查充分或不充分（注明不充分的原因如子宫颈炎症、出血、瘢痕等）。
（2）鳞-柱交接的可见性：分为完全可见、部分可见或不可见。
（3）转化区类型：Ⅰ型（转化区全部位于子宫颈外口以外，鳞-柱交接完全可见）；Ⅱ型[转化区鳞-柱交接部分延伸入子宫颈管，但通过辅助手段（如子宫颈扩张器等）可完全暴露转化区]；Ⅲ型（转化区鳞-柱交接部分可见或完全不可见）。

### 2. 正常阴道镜图像
原始鳞状上皮（成熟、萎缩）、柱状上皮、异位、鳞状上皮化生、纳氏囊肿、腺开口隐窝、妊娠期蜕膜。

### 3. 异常的阴道镜图像
（1）病变部位：转化区内或外，并以时钟标识病变部位。
（2）病变大小：病变所覆盖4个象限的数目，病变所占子宫颈的百分比。
（3）低级别病变的特征：细镶嵌、细点状血管、薄醋酸白上皮不规则、地图样边界。
（4）高级别病变的特征：粗镶嵌、粗点状血管、边界锐利、内部边界标志、隆起标志、厚醋酸白上皮、醋酸白出现速度快、袖口状腺开口隐窝。
（5）非特异性：白斑、糜烂。
（6）复方碘溶液染色：染色或不染色。
（7）浸润癌：非典型血管。
（8）其他征象：脆性血管、表面不规则、外生型肿瘤、坏死、溃疡。

### 4. 杂类
先天性转化区、湿疣、息肉、炎症、狭窄、先天异常、子宫颈治疗后改变、子宫颈内异症等。

# 二、宫腔镜检查与治疗

宫腔镜检查（hysteroscopy）采用膨宫介质扩张宫腔，直视下观察子宫颈管、宫颈内口、宫内膜及输卵管开口的生理及病理情况，取材并送病理检查；也可在直视下行宫腔内的手术治疗。

（一）宫腔镜检查适应证

（1）异常子宫出血。
（2）疑宫腔粘连及畸形。
（3）超声检查宫腔内异常回声及占位病变。
（4）原因不明的不孕、复发性流产。
（5）节育器定位。
（6）子宫造影异常。

（二）宫腔镜治疗适应证

（1）子宫内膜息肉。
（2）子宫黏膜下肌瘤及部分突出宫腔的肌壁间肌瘤。
（3）宫腔粘连分离。
（4）子宫纵隔切除
（5）子宫内膜切除。
（6）宫腔内异物取出，如嵌顿节育器及流产残留物等。
（7）宫腔镜引导下输卵管插管通液、注射药物及行绝育术。

（三）禁忌证

**1. 绝对禁忌证**
（1）生殖器急性或亚急性感染。
（2）近期（3个月内）子宫穿孔或子宫手术史。
（3）心、肝、肾衰竭急性期及其他不能耐受手术者。

**2. 相对禁忌证**
（1）宫颈瘢痕，难以扩张者。
（2）宫颈裂伤或松弛，灌注液大量外漏者。

# 三、腹腔镜检查与治疗

腹腔镜检查（laparoscopy）是将接有冷光照明的腹腔镜自腹壁插入腹腔内，连接摄像系统，将盆、腹腔内脏器显示于监视屏幕上。通过监视屏幕检查诊断疾病的称为诊断腹腔镜（diagnostic laparoscopy）。在体外操纵进入盆、腹腔的手术器械，直视屏幕对疾病进行手术治疗称为手术腹腔镜（operative laparoscopy）。

（一）适应证

**1. 诊断腹腔镜**
（1）子宫内膜异位症（腹腔镜是本病诊断的金标准）。
（2）盆腹腔肿物性质的确定。
（3）确定不明原因的急、慢性腹痛和盆腔痛的原因。
（4）明确或排除不孕的盆腔疾病。

（5）计划生育并发症的诊断，如寻找并取出异位的子宫内节育器，确诊吸宫术导致的子宫穿孔等。

**2. 手术腹腔镜**

（1）有适应证实施经腹手术的各种妇科良性疾病。

（2）早期子宫内膜癌分期手术和早中期宫颈癌根治术。

（3）中晚期子宫颈癌放、化疗前后腹膜淋巴结取样。

（4）计划生育节育手术，如异位的子宫内节育器的取出、绝育术等。

（二）禁忌证

**1. 绝对禁忌证**

（1）严重心、肺功能不全。

（2）凝血功能障碍。

（3）绞窄性肠梗阻。

（4）大的腹壁疝或膈疝。

（5）弥漫性腹膜炎。

（6）结核性腹膜炎等盆腹腔严重粘连。

（7）腹腔内大出血。

**2. 相对禁忌证**

（1）盆腔肿块过大，超过脐水平。

（2）妊娠超过 16 周。

（3）晚期卵巢癌。

 **思维导图**

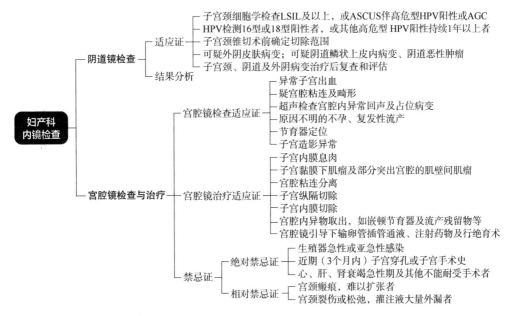

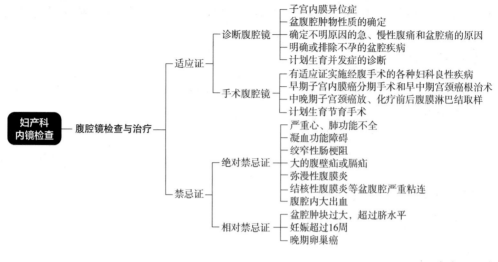

妇产科
内镜检查 ── 腹腔镜检查与治疗

- 适应证
  - 诊断腹腔镜
    - 子宫内膜异位症
    - 盆腹腔肿物性质的确定
    - 确定不明原因的急、慢性腹痛和盆腔痛的原因
    - 明确或排除不孕的盆腔疾病
    - 计划生育并发症的诊断
  - 手术腹腔镜
    - 有适应证实施经腹手术的各种妇科良性疾病
    - 早期子宫内膜癌分期手术和早中期宫颈癌根治术
    - 中晚期子宫颈癌放、化疗前后腹膜淋巴结取样
    - 计划生育节育手术
- 禁忌证
  - 绝对禁忌证
    - 严重心、肺功能不全
    - 凝血功能障碍
    - 绞窄性肠梗阻
    - 大的腹壁疝或膈疝
    - 弥漫性腹膜炎
    - 结核性腹膜炎等盆腹腔严重粘连
    - 腹腔内大出血
  - 相对禁忌证
    - 盆腔肿块过大，超过脐水平
    - 妊娠超过16周
    - 晚期卵巢癌

（许　泓）

# 第九节　女性内分泌激素测定

女性生殖内分泌系统激素包括下丘脑分泌的促性腺激素释放激素，垂体分泌的卵泡刺激素、黄体生成素及泌乳素，卵巢分泌的雌激素、孕激素、雄激素，胎盘合体滋养细胞分泌的绒毛膜促性腺激素及胎盘生乳素等。测定下丘脑-垂体-卵巢轴上的激素水平，有助于某些疾病的诊断、疗效及预后评估等。

## 一、下丘脑促性腺激素释放激素测定

促性腺激素释放激素（gonadotropin-releasing hormone，GnRH）由下丘脑分泌，直接通过垂体门脉系统输送到腺垂体，调节垂体促性腺激素的合成和分泌。

（一）GnRH 刺激试验

**1. 原理**　人工合成的 GnRH 使垂体分泌黄体生成素（luteinizing hormone，LH）的作用高于卵泡刺激素（follicle-stimulating hormone，FSH），也被称为黄体生成素释放激素（luteinizing hormone releasing hormone，LHRH）。给受试者注射外源性 LHRH 后在不同时相取外周血测定促性腺激素含量，可了解垂体功能。

**2. 测定方法**　上午 8 时（无须禁食）静脉注射 LHRH 100μg（溶于 5mL 生理盐水中），于注射前和注射后 15、30、60 和 90min 各取静脉血 2mL，测定 LH 值。

**3. 结果分析**

（1）正常反应：静脉注射 LHRH 后，LH 值比基值升高 2～3 倍，高峰出现在注射后 15～30min。

（2）活跃反应：高峰值比基值升高 5 倍。

（3）延迟反应：高峰出现时间迟于正常反应出现的时间。

（4）无反应或低弱反应：LH 值无明显变化，一直处于低水平或稍有上升但不足基值的 2 倍。

**4. 临床意义**

（1）下丘脑功能减退：FSH、LH 基值较低，GnRH 刺激试验呈正常反应或延迟反应。

（2）垂体功能减退：FSH、LH 基值较低，GnRH 刺激试验呈无反应或低弱反应，如希恩综合征、垂体肿瘤等。

（3）卵巢功能不全：FSH、LH 基值均＞30U/L，GnRH 刺激试验呈活跃反应。

（4）多囊卵巢综合征：LH/FSH≥2～3，GnRH 刺激试验呈活跃反应。

## （二）氯米芬试验

**1. 原理**　氯米芬是一种具有弱雌激素作用的非甾体类雌激素拮抗剂，可在下丘脑与雌激素、雄激素受体结合,阻断雌激素对下丘脑和腺垂体的负反馈调节作用,促进下丘脑释放 GnRH,可用于鉴别下丘脑和垂体病变。

**2. 测定方法**　月经来潮第 5～9 日，每日口服氯米芬 50～100mg。分别在服药第 1、3、5 日测 LH、FSH，服药第 3 周或经前测孕酮。

**3. 结果分析**　服药后 LH 可增加 85%，FSH 可增加 50%，停药后 LH、FSH 下降。

（1）排卵型反应：再次出现 LH 上升达到排卵期水平，诱发排卵，一般出现在停药后第 5～9 日。

（2）无反应：停药后 20 日不再出现 LH 上升。

**4. 临床意义**

（1）下丘脑病变：对 GnRH 刺激试验有反应，对氯米芬试验无反应。

（2）青春期延迟：可通过 GnRH 兴奋试验判断青春期延迟是否为下丘脑或垂体病变所致。

# 二、垂体促性腺激素测定

## （一）生理作用

FSH 和 LH 由腺垂体促性腺激素细胞分泌，受下丘脑 GnRH、卵巢激素和抑制素的调节，随月经周期出现周期性变化。FSH 的生理作用主要是促进卵泡成熟及分泌雌激素。LH 的生理作用主要是促进卵巢排卵和黄体生成，促使黄体分泌孕激素和雌激素。

## （二）正常值（表 18-2）

表 18-2　血 FSH、LH 参考值

| FSH | | LH | |
| --- | --- | --- | --- |
| 测定时期 | 参考范围（U/L） | 测定时期 | 参考范围（U/L） |
| 卵泡期、黄体期 | 1～9 | 卵泡期、黄体期 | 1～12 |
| 排卵期 | 6～26 | 排卵期 | 16～104 |
| 绝经期 | 30～118 | 绝经期 | 16～66 |

## （三）临床应用

**1. 鉴别闭经原因**　FSH 及 LH 水平低于正常值提示原因在腺垂体或下丘脑;均高于正常值提示原因在卵巢。

**2. 监测排卵**　测定 LH 峰值，可以预估排卵时间、了解排卵情况。

**3. 鉴别真性和假性性早熟** 真性性早熟 FSH 及 LH 呈周期性变化；假性性早熟 FSH 及 LH 水平均较低，且无周期性变化。

**4. 辅助诊断多囊卵巢综合征** 测定 LH/FSH≥2～3。

**5. 诊断卵巢早衰** 间隔 1 个月内至少 2 次 FSH＞40U/L，可确诊。

## 三、垂体催乳素测定

（一）生理作用

催乳素（prolactin，PRL）由腺垂体催乳素细胞分泌，受下丘脑催乳素抑制激素和催乳素释放激素的双重调节。主要功能是促进乳腺发育及泌乳，以及与卵巢类固醇激素共同促进分娩前乳腺导管及腺体发育。

（二）正常值

**1. 非妊娠期** 59～619mIU/L。

**2. 妊娠期** 206～4420mIU/L。

**3. 绝经期** 0～430mIU/L。

（三）临床应用

**1. 鉴别诊断** 闭经、不孕及月经失调的患者应测定 PRL 排除高催乳素血症。

**2. 辅助诊断** 如垂体肿瘤患者伴有 PRL 异常增高，应考虑存在垂体催乳素瘤。性早熟、原发性甲状腺功能低下、卵巢早衰、黄体功能不全时 PRL 水平升高。垂体功能减退时 PRL 水平降低。

## 四、雌激素测定

（一）生理作用

正常生育期妇女体内雌激素主要由卵巢产生；孕妇体内雌激素主要由卵巢、胎盘产生，少量由肾上腺产生。雌激素（E）分为雌酮（estrone，$E_1$）、雌二醇（estradiol，$E_2$）、雌三醇（estriol，$E_3$），其中 $E_2$ 活性最强，参与维持女性生殖功能及第二性征。

（二）正常值（表 18-3、表 18-4）

表 18-3　血 $E_2$、$E_1$ 参考范围

| 测定时期 | 血 $E_2$ 参考范围（pmol/L） | 血 $E_1$ 参考范围（pmol/L） |
|---|---|---|
| 青春前期 | 18.35～110.1 | 62.90～162.8 |
| 卵泡期 | 92.0～275.0 | 125.0～377.4 |
| 排卵期 | 734.0～2200.0 | 125.0～377.4 |
| 黄体期 | 367.0～1101.0 | 125.0～377.4 |
| 绝经后 | ＜100.0 | - |

表 18-4  血 $E_3$ 参考范围

| 测定时期 | 参考范围（nmol/L） |
| --- | --- |
| 非妊娠状态 | <7 |
| 妊娠 24~28 周 | 104~594 |
| 妊娠 29~32 周 | 139~763 |
| 妊娠 33~36 周 | 208~972 |
| 妊娠 37~40 周 | 278~1215 |

（三）临床应用

**1. 监测卵巢功能**  测定血 $E_2$ 或 24h 尿总雌激素水平。

（1）鉴别闭经原因：激素水平符合正常周期变化，表明卵泡发育正常，考虑为子宫性闭经。雌激素水平偏低，考虑原发性或继发性卵巢功能低下，或药物导致的卵巢功能抑制，也可见于下丘脑-垂体功能失调、高催乳素血症等。

（2）监测卵泡发育：诱导排卵时，血 $E_2$ 是监测卵泡发育和成熟的指标之一。

（3）判断有无排卵：无排卵时雌激素无周期性变化。

（4）诊断性早熟：8 岁前出现第二性征发育，血 $E_2$>275pmol/L 是诊断标准之一。

（5）协助诊断多囊卵巢综合征：$E_1$ 升高，$E_2$ 正常或轻度升高，并恒定于早卵泡期水平，$E_1/E_2$>1。

**2. 监测胎儿-胎盘单位功能**  妊娠期 $E_3$ 主要由胎儿-胎盘单位产生，测定孕妇尿 $E_3$ 含量反映胎儿-胎盘功能状态。

# 五、孕激素测定

（一）生理作用

孕激素由卵巢、胎盘和肾上腺皮质产生。孕酮一般随月经周期性变化而变化，通常在雌激素的作用基础上发挥作用。妊娠时血清孕酮水平随孕期增加而稳定上升，早期主要来自卵巢黄体，中晚期主要由胎盘分泌。

（二）正常值（表 18-5）

表 18-5  血孕酮正常范围

| 时期 | 参考范围（nmol/L） | 时期 | 参考范围（nmol/L） |
| --- | --- | --- | --- |
| 卵泡期 | <3.2 | 妊娠早期 | 63.6~95.4 |
| 黄体期 | 9.5~89 | 妊娠中期 | 159~318 |
| 绝经后 | <2.2 | 妊娠晚期 | 318~1272 |

（三）临床应用

**1. 监测排卵**  血孕酮水平>15.9nmol/L，提示有排卵。

**2. 评估黄体功能**  黄体期血孕酮水平低于生理值提示黄体功能不足；月经来潮前 4~5 日血孕酮高于生理值提示黄体萎缩不全。

**3. 辅助诊断异位妊娠**　异位妊娠时孕酮水平较低,如孕酮水平＞78.0nmol/L 基本可排除异位妊娠。

**4. 辅助诊断先兆流产**　孕 12 周内孕酮水平低,则早期流产风险高。

**5. 评估胎盘功能**　妊娠期胎盘功能减退时,血孕酮下降,单次≤15.6nmol/L 考虑为死胎。

# 六、雄激素测定

## (一)生理作用

女性体内雄激素由卵巢及肾上腺皮质分泌。雄激素分为睾酮及雄烯二酮。

## (二)正常值(表 18-6)

**表 18-6　血总睾酮参考范围**

| 测定时间 | 参考范围(nmol/L) |
| --- | --- |
| 卵泡期 | ＜1.4 |
| 排卵期 | ＜2.1 |
| 黄体期 | ＜1.7 |
| 绝经后 | ＜1.2 |

## (三)临床应用

**1. 卵巢男性化肿瘤**　女性短时间内出现血清雄激素明显升高或进行性加重的雄激素过多症状,提示卵巢男性化肿瘤。

**2. 多囊卵巢综合征**　睾酮水平通常不超过正常范围上限 2 倍,雄烯二酮常升高,脱氢表雄酮正常或轻度升高。血清雄激素也可作为疗效的评价指标。

**3. 肾上腺皮质增生或肿瘤**　血清雄激素异常升高。

**4. 鉴别两性畸形**　男性假两性畸形及真两性畸形患者睾酮在男性正常范围内;女性假两性畸形患者睾酮在女性正常范围内。

# 七、人绒毛膜促性腺激素测定

## (一)生理作用

人绒毛膜促性腺激素(hCG)主要由妊娠滋养细胞产生。

## (二)正常值(表 18-7)

**表 18-7　血 hCG 浓度参考范围**

| 测定时间 | 参考范围(U/L) |
| --- | --- |
| 非妊娠期 | ＜3.1 |
| 妊娠 7～10 日 | ＞5.0 |
| 妊娠 30 日 | ＞100 |
| 妊娠 40 日 | ＞2000 |
| 滋养细胞疾病 | ＞100 000 |

（三）临床应用

**1. 诊断妊娠**　血 hCG 定量测定＜3.1U/L 为妊娠阴性，＞25U/L 为妊娠阳性。早早孕诊断试纸条可检测尿 hCG，可检出的最低量为 25U/L。

**2. 异位妊娠**　血 hCG 维持在低水平，间隔 2～3 日测定无成倍上升，应考虑异位妊娠。

**3. 葡萄胎及侵蚀性葡萄胎的诊断**　血 hCG 浓度经常＞100kU/L 并维持高水平不下降，且子宫≥妊娠 12 周大小，提示葡萄胎。葡萄胎清宫后 hCG 应大幅下降，若下降缓慢或下降后又上升，或 16 周未转阴，排除宫腔内残留，则考虑为侵蚀性葡萄胎。

## 八、人胎盘生乳素测定

（一）生理作用

人胎盘生乳素（hPL）由胎盘合体滋养细胞产生、储存及释放。生理作用主要为促进胎儿生长及母体乳腺腺泡发育等。自妊娠 5 周时能从孕妇血中测出，随孕周增大而升高，于妊娠 39～40 周达到高峰，维持至分娩，分娩后迅速下降。

（二）正常值（表 18-8）

**表 18-8　血 hPL 参考范围**

| 测定时间 | 参考范围（mg/L） |
| --- | --- |
| 非妊娠期 | ＜0.5 |
| 妊娠 22 周 | 1.0～3.8 |
| 妊娠 30 周 | 2.8～5.8 |
| 妊娠 40 周 | 4.8～12.0 |

（三）临床应用

**1. 监测胎盘功能**　如妊娠 35 周后多次测定血 hPL＜4mg/L 或突然下降＞50%，提示胎盘功能减退。

**2. 提示糖尿病合并妊娠**　hPL 水平与胎盘大小成正比，糖尿病合并妊娠时胎盘较大，hPL 值偏高。

**3. 辅助诊断胎盘部位滋养细胞肿瘤**　血 hPL 轻度升高。

## 九、抗米勒管激素测定

（一）生理作用

抗米勒管激素（AMH）由卵巢的颗粒细胞和睾丸的支持细胞分泌，在调节细胞发育及分化中起重要作用。

（二）正常值

年轻女性的 AMH 正常值应该为 2.2～6.8ng/mL。从婴儿期到 14～16 岁，血清 AMH 水平递增达到最大值，血清 AMH 与年龄呈正相关关系。随后，进入平台期并一直维持到 25 岁，25 岁之后血清 AMH 水平与年龄呈负相关，直到绝经时无法检出。

## （三）临床应用

AMH 值也是判断女性卵巢储备能力的指标，其数值越高，则代表女性卵子储备能力越强。能辅助诊断多囊卵巢综合征、预测辅助生殖技术的结局，也可辅助诊断颗粒细胞肿瘤。

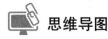 思维导图

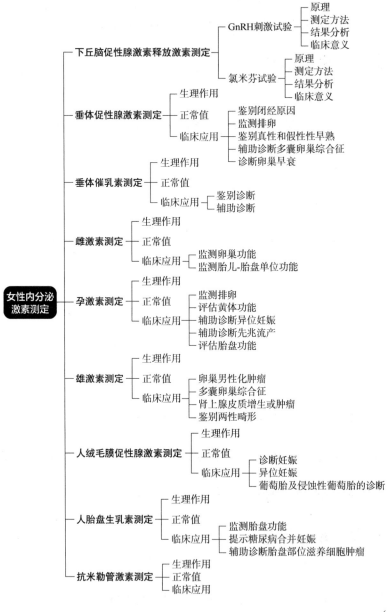

（许　泓）

# 第十节　基础体温测定

基础体温（BBT）是机体处于最基本情况下测得的体温，反映机体在静息状态下的能量代

谢水平。女性的基础体温会随着月经周期发生动态变化，可以通过每天测量基础体温、绘制基础体温曲线图，了解性激素的变化、有无排卵或有无妊娠等情况。

## 一、基础体温变化

### （一）基础体温变化原理

随着月经来潮，体内卵泡逐渐发育，当卵泡发育成熟，排卵后卵巢内会形成黄体，黄体分泌孕激素使体温升高 0.3～0.6℃，通常高温期会维持 14 天左右，未受孕则排卵期后体温会下降到基线水平，而受孕者则会因为体内继续分泌孕激素等物质而维持在高温期。

### （二）基础体温曲线图

**1. 正常排卵的基础体温曲线图** 在月经期到排卵前，体温维持在较低的水平。排卵后，体温会略升高到 36.8～37℃。排卵期过后体温下降到正常水平，呈双相曲线。

**2. 无排卵的基础体温曲线图** 没有孕激素的影响，基础体温没有规律的周期变化，呈单相曲线。

## 二、测量方法

晚上睡觉前把体温计放在伸手可及处。次日醒来，不做任何活动将体温计含在舌下 5min，每日测量时间最好固定，并注意记录感冒、服药等影响体温的因素。纵坐标代表温度、横坐标代表日期，将测量的结果及其他情况记入。一般需连续测量至少 3 个周期。

## 三、临床应用

### （一）指导避孕与受孕

基础体温上升 4 日后提示已排卵，此时至月经来潮前的 10 日称安全期。基础体温上升前后 2～3 日是排卵期，易受孕。

### （二）观察排卵及黄体功能

**1. 判断是否排卵** 若 BBT 呈双相表现，表示有排卵；若呈单相型无后期升高的体温曲线，提示无排卵。

**2. 协助诊断早期妊娠** 若处于妊娠状态，妊娠黄体持续分泌孕激素，体温持续为高温。

**3. 提示早期流产** 在孕早期 BBT 曲线渐渐下降，则提示黄体功能不足或胎盘功能不良，有流产倾向。

**4. 观察黄体功能** 排卵后 BBT 立即上升，且持续在高水平≥11 日。若 BBT 呈阶梯形上升，曲线需 3 日才达高水平或 BBT 稳定上升＜11 日，可诊断为黄体功能不足。若黄体期体温虽有上升，但上升的幅度不足 0.3℃或体温上升较慢、下降较早或黄体期体温波动较大都提示黄体功能不足。

### （三）协助诊断疾病

**1. 异常子宫出血** 无排卵性异常子宫出血者基础体温为单相。排卵性异常子宫出血，可依据基础体温上升持续时间、体温高低、下降速度来推断黄体功能和状态。

**2. 闭经** 原发性闭经患者 BBT 呈双相型时，应考虑子宫性闭经。若呈单相型，则闭经的病变部位可能在卵巢、垂体或下丘脑。

 **思维导图**

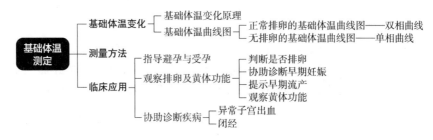

（许　泓）

# 第十一节　常用妇科肿瘤标志物及相关基因检测

肿瘤标志物是特征性存在于肿瘤细胞，或由肿瘤细胞异常表达所产生的蛋白抗原及生物活性物质，或是宿主对肿瘤的刺激反应产生的物质，可以在肿瘤患者的组织、血液或体液及排泄物中检测出，能反映肿瘤的发生发展。

## 一、肿瘤相关抗原及胚胎抗原

### （一）癌抗原 125

癌抗原 125（cancer antigen 125，CA125）在胚胎时期的体腔上皮有阳性表达，一般表达水平低并且有一定的时限。常用血清检测参考范围为 <35U/mL。CA125 是目前世界上应用最广泛的卵巢上皮性肿瘤标志物，在临床上广泛应用于盆腔肿块的鉴别诊断、治疗后的病情监测及预后判断等。

（1）辅助诊断：CA125 在多数卵巢浆液性腺癌表达阳性，一般阳性准确率可达 80% 以上。对子宫颈腺癌及子宫内膜癌、原发性腺癌及复发的诊断也有一定敏感性。CA125 的测定值还与子宫内膜癌的分期有关。子宫内膜异位症、盆腔炎性疾病的患者血 CA125 水平也可增高，但很少超过 200kU/L。CA125 水平的高低可反映肿瘤的大小，但血 CA125 降至正常水平却不能排除直径小于 1cm 的肿瘤存在。

（2）疗效监测：有效的手术切除及成功的化疗后，血 CA125 水平明显下降。如果开始治疗后血 CA125 的水平下降 30% 或在 3 个月内下降至正常范围，则可视为治疗有效。

（3）预后判断：在经过治疗后，CA125 水平持续升高或降至正常水平后再次升高，则复发转移概率明显上升。

### （二）人附睾蛋白 4

人附睾蛋白 4（human epididymis protein 4，HE4）是得到高度认可的上皮性卵巢癌的标志物，在正常卵巢表面上皮中是不表达的，而在卵巢浆液性癌和子宫内膜样癌中存在明显的高表达。正常参考范围为 <150pmol/L。

（1）辅助诊断卵巢癌：HE4 联合 CA125 检测可用于卵巢上皮性癌的早期诊断、病情监测和术后复发的评估中，也有助于与良性肿瘤的鉴别。

（2）辅助诊断子宫内膜癌：HE4 对子宫内膜癌的诊断也有一定的敏感性。HE4 的测定值还与子宫内膜癌的分级及分化程度等密切相关。

## （三）糖链抗原 19-9

糖链抗原 19-9（carbohydrate antigen 19-9，CA19-9）是由直肠癌细胞系相关抗原制备的单克隆抗体，除了对消化道肿瘤有标记作用外，在部分妇科肿瘤中也有阳性表达，如卵巢黏液性腺癌、卵巢上皮性肿瘤及浆液性肿瘤、子宫内膜癌及子宫颈管腺癌等。血清正常参考范围为＜37U/mL。

## （四）甲胎蛋白

甲胎蛋白（alpha-fetoprotein，AFP）是由胚胎肝细胞及卵黄囊产生的一种糖蛋白，属于胚胎期的蛋白产物，但在出生后部分器官恶性病变时可以恢复合成 AFP 的能力。血清正常参考范围为＜20μg/L。AFP 对卵巢恶性生殖细胞肿瘤，尤其是卵黄囊瘤（内胚窦瘤）的诊断、疗效及预后监测有较高的临床价值。

（1）辅助诊断：卵巢恶性生殖细胞肿瘤是一组来源于胚胎性腺原始生殖细胞的妇科恶性肿瘤，其中一部分组织类型的肿瘤患者会出现 AFP 水平明显升高，尤其是卵黄囊瘤，其组织能够大量产生 AFP，血 AFP 水平常常＞1000μg/L。卵巢胚胎性癌和未成熟畸胎瘤血 AFP 水平也可出现较明显的升高。

（2）预后监测：卵巢卵黄囊瘤患者的治疗方案首选手术联合化疗，经治疗后血 AFP 可转阴或消失。若 AFP 持续 1 年保持阴性，在长期临床观察中患者多无复发。若 AFP 升高，即使临床上无症状，也可能出现隐性复发或转移，需要严密随访并及时治疗。

## （五）癌胚抗原

癌胚抗原（carcinoembryonic antigen，CEA）属于一种肿瘤胚胎抗原，为糖蛋白，出生后血浆中含量甚微。血浆正常阈值因测定方法不同而不同，一般不超过 2.5μg/L。多种妇科恶性肿瘤如子宫颈癌、子宫内膜癌、卵巢上皮性癌、阴道癌及外阴癌等均可表达阳性，因此 CEA 对肿瘤类别无特异性标记功能。

## （六）鳞状细胞癌抗原

鳞状细胞癌抗原（squamous cell carcinoma antigen，SCCA）是从子宫颈鳞状上皮细胞癌分离制备得到的一种肿瘤糖蛋白相关抗原，对绝大多数鳞状上皮细胞癌均有较高特异性。正常参考范围为＜1.5μg/L。

（1）辅助诊断：70%以上的子宫颈鳞状细胞癌患者血 SCCA 升高。对外阴及阴道鳞状上皮细胞癌敏感度为 40%～50%。SCCA 水平与子宫颈鳞状细胞癌患者的病情进展与临床分期有关。

（2）疗效评估：当患者接受彻底治疗痊愈后，SCCA 水平持续下降。当化疗后 SCCA 持续上升，提示患者对此化疗方案不敏感，应更换化疗方案或使用其他治疗方法。

（3）预后监测：SCCA 对复发癌的敏感度可达 65%～85%，且在影像学方法确定前 3 个月，SCCA 水平就已经开始持续升高。

## 二、妇科肿瘤相关癌基因和抑癌基因

（一）原癌基因

**1. Myc 基因** 属于原癌基因，参与细胞增殖、分化、凋亡的调控，是细胞周期的正性调节基因。Myc 基因的改变往往是扩增或重排导致的。在卵巢恶性肿瘤、子宫颈癌、子宫内膜癌等妇科恶性肿瘤中可发现 Myc 基因异常表达。

**2. ras 基因** ras 基因家族（N-ras、K-ras、H-ras）属于原癌基因，在恶性肿瘤的发生发展中起重要的作用，且与组织学分级和临床分期有关。

（二）抑癌基因

**1. p53 基因** 是研究最广泛的人类肿瘤抑制基因，涉及 DNA 修复、细胞周期调节和凋亡等过程。p53 基因的异常包括点突变、等位片段丢失、重排、缺乏等方式，这些变化使其丧失原有功能，进而导致恶性肿瘤的过度增殖。50%～96%的卵巢恶性肿瘤存在 p53 基因缺陷，晚期患者远高于早期患者。子宫内膜癌患者中有 20%存在 p53 基因过度表达，且与临床分期、组织分级、浸润深度有关。

**2. 其他抑癌基因** BRCA1/BRCA2 基因参与 DNA 损伤修复、细胞周期调控、基因转录等过程，缺失后会导致肿瘤细胞大量繁殖。PTEN 基因能阻止细胞生长和促进细胞凋亡，缺失后会诱导细胞持续增殖、恶性转化，研究发现其在子宫内膜癌中突变率最高。

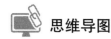 **思维导图**

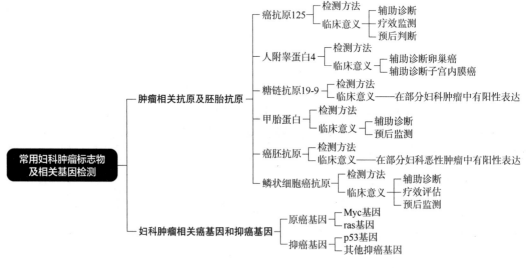

（许　泓）

# 第十二节　精液一般检查

不孕症是一种低生育力状态，指一对配偶未采取任何避孕措施，有规律性生活至少 12 个月未能获得临床妊娠的状态。不孕症根据病因，可以分为女性因素不孕症、男性因素不孕症和原因不明不孕症。其中，男性不育症作为唯一不孕症的因素约占不孕症案例的 30%。对于男性不育症的诊疗，精液分析是评估男性生育力的重要检查项目。

## 一、理学性质

**1. 量**　通常使用量筒测量法测量，参考区间为 1.5～6.0mL。

**2. 外观**　成年男性正常精液直视下呈灰白色或乳白色，久未射精者可呈淡黄色，通常不透明，液化后可呈半透明。

**3. 黏稠度**　成年男性正常精液应形成不连续液滴从滴管口滴下，形成小于 2cm 的拉丝。

**4. 液化时间**　成年男性正常精液新排出后应立刻凝固，从凝固到完全液化应少于 60min。

**5. 酸碱度**　成年男性正常精液液化后的 pH 为 7.2～8.0。

## 二、化学检查

对精液的化学分析通常使用比色法测量果糖、锌、中性 α-葡萄糖苷酶。果糖主要反映精囊腺的功能，是精子能量的主要来源，正常应 >13μmol/次射精。锌含量主要反映前列腺的分泌功能，对精子的生成、成熟、激活和获能过程至关重要，正常应 >2.4μmol/次射精。中性 α-葡萄糖苷酶主要反映附睾功能，正常应 >20mU/L。

## 三、有形成分分析

### （一）精子存活率

精子存活率是指活精子占总精子的比例。精子死亡后细胞膜完整性受损，失去屏障功能易于着色，因此可以通过伊红染色法区分存活精子与死亡精子。计数视野中 200 个精子，精子存活率 ≥58% 为正常区间。若死亡精子 >50%，诊断为死精子症，可能与附属性腺炎症和附睾炎有关。

### （二）精子活动力

精子活动力是指精子前向运动的能力。WHO 将精子活动力分为 3 级，即前向运动（PR）、非前向运动（NP）和无运动（IM）。检测精子活动力通常运用计算机辅助分析系统或显微镜法，向前运动（PR）≥32%、总活动力（PR+NP）≥40% 为正常区间。

### （三）精子数量

精子计数通常使用计算机辅助分析系统或显微镜技术，有两种计算方式：一种是计算单位体积内的精子数量，即精子浓度；另一种是精子总数，以精子浓度乘以本次的精液量，即得到一次射精的精子数。精子浓度 $\geq 20 \times 10^9/L$、精子总数 $\geq 40 \times 10^6$ 为正常区间。精子浓度持续 $< 20 \times 10^9/L$ 见于少精子症，精液多次检查无精子时为无精子症。

### （四）精子形态

将液化精液涂成薄片，经干燥、固定后通过巴氏染色、Shorr 染色等染色法处理后，油镜下观察计数 200 个精子，正常形态精子应 ≥4%。异常精子形态包括头部异常、颈中段异常和尾部异常。精液中正常形态的精子减少称为畸形精子症，与睾丸、附睾的功能异常密切相关。

## （五）其他细胞

正常男性精子生精细胞＜1%。曲细精管基膜异常时，生精细胞发育异常可导致无精子症。受到药物或其他因素的影响或损害时，可见未成熟的生精细胞或形态异常的生精细胞。

# 四、微生物学一般检验

男性生殖道任何部位感染，均可在精液中查出病原体。若炎症部位有较多的上皮细胞脱落，可能在细胞内查见沙眼衣原体的包涵体、单纯疱疹病毒及巨细胞病毒包涵体等。由生殖道感染所致不育症发病率比非感染所致不育症高 4 倍。

 **思维导图**

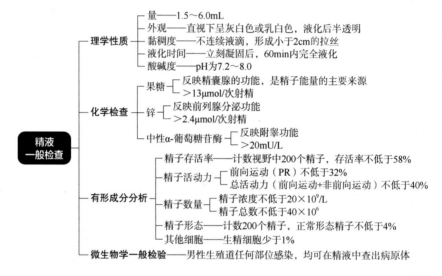

- 精液一般检查
  - 理学性质
    - 量——1.5～6.0mL
    - 外观——直视下呈灰白色或乳白色，液化后半透明
    - 黏稠度——不连续液滴，形成小于2cm的拉丝
    - 液化时间——立刻凝固后，60min内完全液化
    - 酸碱度——pH为7.2～8.0
  - 化学检查
    - 果糖——反映精囊腺的功能，是精子能量的主要来源 / ＞13μmol/次射精
    - 锌——反映前列腺分泌功能 / ＞2.4μmol/次射精
    - 中性α-葡萄糖苷酶——反映附睾功能 / ＞20mU/L
  - 有形成分分析
    - 精子存活率——计数视野中200个精子，存活率不低于58%
    - 精子活动力——前向运动（PR）不低于32% / 总活动力（前向运动+非前向运动）不低于40%
    - 精子数量——精子浓度不低于20×10⁹/L / 精子总数不低于40×10⁶
    - 精子形态——计数200个精子，正常形态精子不低于4%
    - 其他细胞——生精细胞少于1%
  - 微生物学一般检验——男性生殖道任何部位感染，均可在精液中查出病原体

（许　泓）

 **思考题**

1. 简述阴道、宫颈分泌物检查的操作方法。
2. 如何判断生殖道脱落细胞检查的结果？
3. 简述女性生殖器官活组织检查的常用方法。
4. 简述诊断性刮宫的适应证和禁忌证。
5. 如何判断子宫输卵管造影的结果？
6. 羊水检查的临床应用有哪些？
7. MRI 相比于 B 超在妇产科应用中有哪些优势？
8. 简述腹腔镜常见的并发症。
9. 正常的基础体温变化有何规律？
10. 简述甲胎蛋白对卵黄囊瘤诊疗的临床意义。

# 参 考 文 献

杜惠兰，2021. 中西医结合妇产科学[M]. 4 版. 北京：中国中医药出版社.

冯晓玲，李力，曲凡，等，2022. 早发性卵巢功能不全中西医结合诊疗指南[J]. 中医杂志，63（12）：1193-1198.

冯晓玲，张婷婷，2021. 中医妇科学[M]. 5 版. 北京：中国中医药出版社.

国家癌症中心，国家肿瘤质控中心宫颈癌质控专家委员会，2022. 中国宫颈癌规范诊疗质量控制指标（2022 版）[J]. 中华肿瘤杂志，44（7）：615-622.

国家卫生健康委员会，2022. 卵巢癌诊疗指南（2022 年）. 国家癌症中心.

国家卫生健康委员会临床检验中心产前筛查与诊断实验室室间质量评价专家组，2019. 产前筛查质量评价指标专家共识[J]. 中华医学遗传学杂志，36（5）：413-418.

孔北华，马丁，段涛，2024. 妇产科学[M]. 10 版. 北京：人民卫生出版社.

郎景和，张晓东，2020. 妇产科临床解剖学[M]. 2 版. 济南：山东科学技术出版社：96-123.

李静然，赵丽君，李明珠，等，2023. 外阴苔藓类疾病诊治专家共识[J]. 中国妇产科临床杂志，24（2）：220-224.

连方，吴效科，2020. 中西医结合妇产科学[M]. 2 版. 北京：人民卫生出版社.

廖秦平，2023. 妇产科学[M]. 5 版. 北京：科学出版社：3-10.

沈丽霞，王子莲，2022. 预防母胎 Rh 同种免疫相关指南要点解读[J]. 中华围产医学杂志，25（5）：377-379.

王庭槐，2015. 生理学[M]. 3 版. 北京：人民卫生出版社.

王小云，黄健玲，2017. 中西医结合妇产科学[M]. 3 版. 北京：科学出版社：818.

谢幸，孔北华，段涛，2022. 妇产科学[M]. 9 版. 北京：人民卫生出版社.

《孕产期甲状腺疾病防治管理指南》编撰委员会，中华医学会内分泌学分会，中华预防医学会妇女保健分会，2022. 孕产期甲状腺疾病防治管理指南[J]. 中华内分泌代谢杂志，38（7）：539-551.

中国抗癌协会妇科肿瘤专业委员会，2021. 卵巢恶性肿瘤诊断与治疗指南（2021 年版）[J]. 中国癌症杂志，31（6）：490-500.

中国抗癌协会妇科肿瘤专业委员会，2021. 妊娠滋养细胞疾病诊断与治疗指南（2021 年版）[J]. 中国癌症杂志，31（6）：520-532.

中国抗癌协会妇科肿瘤专业委员会，2021. 外阴恶性肿瘤诊断和治疗指南（2021 年版）[J]. 中国癌症杂志，31（6）：533-545.

中国整形美容协会科技创新与器官整复分会，2024. 中国女性外生殖器官整复手术临床实践指南（2024 版）[J]. 中华妇产科杂志，59（2）：108-117.

中国中西医结合学会妇产科专业委员会，2023. 更年期综合征中西医结合诊治指南（2023 年版）[J]. 中国实用妇科与产科杂志，39（8）：799-808.

中华医学会妇产科分会产科学组，复发性流产诊治专家共识编写组，2022. 复发性流产诊治专家共识（2022）[J]. 中华妇产科杂志，57（9）：653-667.

中华医学会妇产科分会产科学组，中华医学会围产分会，2020. 乙型肝炎病毒母婴传播预防临床指南（2020）[J]. 中华围产医学杂志，23（5）：289-298.

中华医学会妇产科分会产科学组，2023. 原发免疫性血小板减少症妊娠期诊治专家共识[J]. 中华妇产科杂志，58（3）：170-177.

中华医学会妇产科分会产科学组，2024. 早产临床防治指南（2024 版）[J]. 中华妇产科杂志，59（4）：257-269.

中华医学会妇产科学分会产科学组，中华医学会围产医学分会，中国妇幼保健协会妊娠合并糖尿病专业委员会，2022. 妊娠期高血糖诊治指南（2022）[第一部分][J]. 中华妇产科杂志，57（1）：3-12.

中华医学会妇产科学分会产科学组，2020. 前置胎盘的诊断与处理指南（2020）[J]. 中华妇产科杂志，55（1）：3-8.

中华医学会妇产科学分会产科学组，2012. 胎盘早剥的临床诊断与处理规范（第 1 版）[J]. 中华妇产科杂志，47（12）：957-958.

中华医学会妇产科学分会妇科内分泌学组，2024. 闭经诊断与治疗指南（2023 版）[J]. 中华妇产科杂志，59（1）：5-13.

中华医学会妇产科学分会妇科内分泌学组，2022. 异常子宫出血诊断与治疗指南（2022 更新版）[J]. 中华妇产科杂志，57（7）：481-490.

中华医学会妇产科学分会妇科内镜学组，2023. 中国宫腔镜诊断与手术临床实践指南（2023 版）[J]. 中华妇产科杂志，58（4）：241-251.

中华医学会妇产科学分会妇科盆底学组，2020. 盆腔器官脱垂的中国诊治指南（2020 年版）[J]. 中华妇产科杂志，55（5）：300-306.

中华医学会妇产科学分会绝经学组，2023. 早发性卵巢功能不全的临床诊疗专家共识（2023 版）[J]. 中华妇产科杂志，58（10）：721-728.

中华医学会妇产科学分会绝经学组，2023. 中国绝经管理与绝经激素治疗指南 2023 版[J]. 中华妇产科杂志，58（1）：4-21.

中华医学会妇产科学分会妊娠期高血压疾病学组，2020. 妊娠期高血压疾病诊治指南（2020）[J]. 中华妇产科杂志，55（4）：227-238.

中华医学会肝病学分会，中华医学会感染病学分会，2022. 慢性丙型肝炎防治指南（2022 年版）[J]. 中华肝脏病杂志，30（12）：1332-1348.

中华医学会肝病学分会，中华医学会感染病学分会，2022. 慢性乙型肝炎防治指南（2022 年版）[J]. 中华肝脏病杂志，30（12）：1309-1331.

中华医学会围产医学分会，中华医学会妇产科分会产科学组，2020. 地中海贫血妊娠期管理专家共识[J]. 中华围产医学杂志，23（9）：577-584.

中华医学会围产医学分会，2014. 妊娠期铁缺乏和缺铁性贫血诊治指南[J]. 中华围产医学杂志，（7）：451-454.

中华医学会围产医学分会胎儿医学学组，中华医学会妇产科学分会产科学组，2021. 双胎妊娠临床处理指南（2020 年）[J]. 中国产前诊断杂志（电子版），13（1）：51-63.

中华医学会消化病学分会胃肠动力学组，中华医学会消化病学分会功能性胃肠病协作组，2019. 中国慢性便秘专家共识意见（2019，广州）[J]. 中华消化杂志，39（9）：577-598.

子宫肌瘤的诊治中国专家共识专家组，2017. 子宫肌瘤的诊治中国专家共识[J]. 中华妇产科杂志，52（12）：793-800.

Hoffman B L，Schorge J O，Bradshaw K D，et al，2021. 威廉姆斯妇科学[M]. 3 版. 段华，王建六译. 北京：北京大学医学出版社：830-858.

Abu-Rustum N，Yashar C，Arend R，et al，2023. Uterine Neoplasms，Version 1. 2023，NCCN Clinical Practice Guidelines in Oncology[J]. J Natl Compr Canc Netw，21（2）：181-209.

Berek J S，Matias-Guiu X，Creutzberg C，et al，2023. FIGO staging of endometrial cancer：2023. [J]：Int J Gynaecol Obstet，162（2）：383-394.

Kingdom J，Ashwal E，Lausman A，et al，2023. Guideline No. 442：Fetal Growth Restriction：Screening，Diagnosis，and Management in Singleton Pregnancies[J]. J Obstet Gynaecol Can，45（10）：102154.

# 方 剂 附 录

## A

**安宫牛黄丸**《温病条辨》

牛黄 郁金 黄连 朱砂 栀子 雄黄 黄芩 犀角（水牛角代）冰片 麝香 珍珠 金箔衣

## B

**八物汤**《济阴纲目》

当归 川芎 芍药 熟地黄 延胡索 苦楝 木香 槟榔

**八珍汤**《瑞竹堂方》

当归 川芎 白芍 熟地黄 人参 白术 茯苓 炙甘草 生姜 大枣

**八珍汤**《正体类要》

人参 白术 茯苓 甘草 当归 芍药 川芎 熟地黄

**白头翁汤**《伤寒论》

白头翁 秦皮 黄连 黄柏

**白术散**《全生指迷方》

白术 茯苓 大腹皮 生姜片 陈皮

**半夏白术天麻汤**《医学心悟》

半夏 天麻 茯苓 橘红 白术 甘草 生姜 大枣

**保产无忧散**《傅青主女科》

当归 川芎 白芍 南木香 枳壳 乳香 血余炭

**保阴煎**《景岳全书》

生地黄 熟地黄 芍药 山药 川续断 黄芩 黄柏 生甘草

**萆薢渗湿汤**《疡科心得集》

萆薢 薏苡仁 黄柏 赤茯苓 牡丹皮 泽泻 通草 滑石

**补气通脬饮**《女科辑要》

黄芪 麦冬 通草

**补肾促排卵汤**夏桂成经验方

当归 赤芍 白芍 山药 熟地黄 牡丹皮 茯苓 川续断 菟丝子 鹿角片 山萸肉 五灵脂 红花,或可加入川芎 山楂

**补肾固冲丸**《中医学新编》

菟丝子 川续断 白术 鹿角霜 巴戟天 枸杞子 熟地黄 砂仁 党参 阿胶 杜仲 当归头 大枣

**补中益气汤**《脾胃论》

黄芪 炙甘草 人参 当归 橘皮 升麻 柴胡 白术

## C

**苍附导痰丸**《广嗣纪要》

茯苓 法半夏 陈皮 苍术 香附 胆南星 枳壳 生姜 神曲 川芎 滑石

**苍附导痰丸**《叶氏女科证治》

苍术 香附 陈皮 云苓 枳壳 南星 炙甘草

**苍附导痰丸**《叶天士女科诊治秘方》

茯苓 半夏 陈皮 甘草 苍术 香附 南星 枳壳 生姜 神曲

**柴胡疏肝散**《景岳全书》

柴胡 白芍 川芎 枳壳 香附 陈皮 甘草

**柴芍六君子汤**《医宗金鉴》

人参 白术 茯苓 陈皮 姜半夏 炙甘草 柴胡 白芍 钩藤

**肠宁汤**《傅青主女科》

当归 熟地黄 阿胶 人参 山药 续断 肉桂 麦冬 甘草

**陈夏六君汤**《医学正传》

人参 甘草 白术 茯苓 姜半夏 陈皮

**催生饮**《万病回春》

当归 川芎 枳壳 大腹皮 白芷

## D

**大补阴丸**《丹溪心法》

熟地黄 龟甲 黄柏 知母 猪脊髓

**大补元煎**《景岳全书》

人参 山药 熟地黄 杜仲 当归 山茱萸 枸杞子 甘草

**大黄牡丹汤**《金匮要略》

大黄 牡丹皮 桃仁 冬瓜仁 芒硝

**丹溪治湿痰方**《丹溪心法》

苍术 半夏 滑石 茯苓 白术 香附 川芎 当归

**丹栀逍遥散**《内科摘要》

牡丹皮 炒栀子 当归 白芍 柴胡 白术 茯苓 甘草 煨姜 薄荷

**当归芍药散**《金匮要略》

当归 芍药 茯苓 白术 泽泻 川芎

**当归饮子**《重订严氏济生方》

当归 生地黄 川芎 白芍 黄芪 荆芥 防风 何首乌
白蒺藜 甘草

**导赤散**《小儿药证直诀》

木通 生地黄 生甘草梢 竹叶

**丁香柿蒂散**《卫生宝鉴》

丁香 柿蒂 陈皮 青皮

**独活寄生汤**《备急千金要方》

独活 桑寄生 秦艽 防风 细辛 当归 川芎 干地黄
杜仲 牛膝 人参 茯苓 甘草 桂心 芍药

**独参汤**《十药神书》

人参

**夺命散**《妇人大全良方》

没药 血竭末

## E

**二丹茜草汤**《中西医结合妇产科学》

当归 牡丹皮 青皮 栀子 茜草 丹参 茵陈 益母草
蒲公英 生地黄 桑寄生 杜仲 甘草

**二仙汤**《中医方剂临床手册》

仙茅 淫羊藿 巴戟天 黄柏 知母 当归

**二至丸**《医便》

女贞子 旱莲草

**二至丸**《医方集解》

女贞子 墨旱莲

## F

**佛手散**《普济本事方》

当归 川芎

**茯苓导水汤**《医宗金鉴》

茯苓 猪苓 砂仁 木香 陈皮 泽泻 白术 木瓜 桑白
皮 苏叶 大腹皮 槟榔

**扶阳救脱汤**《中医妇科治疗学》

高丽参 熟附子 黄芪 浮小麦 乌贼骨

**附子理中汤**《阎氏小儿方论》

人参 白术 干姜 甘草 制附子

## G

**膈下逐瘀汤**《医林改错》

当归 川芎 赤芍 桃仁 红花 枳壳 延胡索 五灵脂
牡丹皮 乌药 香附 甘草

**宫外孕Ⅱ号方**山西医科大学第一医院

赤芍 丹参 桃仁 三棱 莪术

**宫外孕Ⅰ号方**山西医科大学第一医院

赤芍 丹参 桃仁

**固本止崩汤**《傅青主女科》

人参 黄芪 白术 熟地黄 当归 黑姜

**瓜蒌薤白半夏汤**《金匮要略》

瓜蒌 薤白 半夏

**归脾汤**《校注妇人良方》《正体类要》

人参 黄芪 白术 当归 茯神 远
志 龙眼肉 酸枣仁 木香 生姜 大枣 炙甘草

**归肾丸**《景岳全书》

熟地黄 山药 山茱萸 茯苓 当归 枸杞子 杜仲 菟丝子

**桂枝茯苓丸**《金匮要略》

桂枝 茯苓 牡丹皮 赤芍 桃仁

## H

**黑神散**《仙拈集》

当归 熟地黄 白芍 肉桂 蒲黄 香附 延胡索 炮
姜 五灵脂 大黑豆 沉香

**黑逍遥散**《太平惠民和剂局方》

地黄 柴胡 当归 白芍 白术 茯苓 甘草 生姜 薄荷

**黄连解毒汤**《外台秘要》

黄芩 黄连 黄柏 栀子

**黄芪桂枝五物汤**《金匮要略》

黄芪 桂枝 白芍 生姜 大枣

**黄芪建中汤**《金匮要略》

饴糖 桂枝 芍药 生姜 大枣 黄芪 炙甘草

## J

**济生肾气丸**《济生方》

炮附子 茯苓 泽泻 山茱萸 炒山药 车前子 牡丹皮
官桂 川牛膝 熟地黄

**加味圣愈汤**《医宗金鉴》

熟地黄 白芍 川芎 人参 当归 黄芪 杜仲 续断 砂仁

**加味四物汤**《医宗金鉴》

熟地黄 白芍 当归 川芎 蒲黄 瞿麦 桃仁 牛膝 滑
石 甘草梢 木香 木通

**加味五淋散**《医宗金鉴》

黑栀 赤茯苓 当归 白芍 黄芩 甘草 生地黄 泽泻
车前子 滑石 木通

**健固汤**《傅青主女科》

人参 白术 茯苓 巴戟天 薏苡仁

**健脾补肾汤**《古今名方》

党参 白术 茯苓 川续断 白芍 当归 五味子 菟丝子
厚朴 香附

**金匮肾气丸**《金匮要略》

熟地黄 山药 山茱萸 茯苓 牡丹皮 桂枝 泽泻 附片

**金铃子散**《素问病机气宜保命集》

川楝子 延胡索

**橘皮竹茹汤**《金匮要略》

橘皮 竹茹 大枣 人参 生姜 甘草

**举元煎**《太平惠民和剂局方》

人参 黄芪 炙甘草 升麻 白术

### K

**开郁种玉汤**《傅青主女科》

白芍 香附 当归 白术 牡丹皮 茯苓 天花粉

### L

**理冲汤**《医学衷中参西录》

黄芪 党参 白术 山药 天花粉 知母 三棱 莪术 生
鸡内金

**理中汤**《伤寒论》

人参 白术 干姜 炙甘草

**两地汤**《傅青主女科》

生地黄 玄参 地骨皮 麦冬 阿胶 白芍

**凉膈散**《太平惠民和剂局方》

芒硝 大黄 栀子 连翘 黄芩 甘草 薄荷 竹叶

**苓桂术甘汤**《伤寒论》

茯苓 桂枝 白术 甘草

**羚角钩藤汤**《重订通俗伤寒论》

羚角片 霜桑叶 京川贝 鲜生地黄 双钩藤 滁菊花
茯神木 生白芍 生甘草 淡竹茹

**六君子汤**《太平惠民和剂局方》

人参 白术 茯苓 法半夏 陈皮 甘草

**六味地黄丸**《小儿药证直诀》

熟地黄 山药 山茱萸 牡丹皮 茯苓 泽泻

**龙胆泻肝汤**《医宗金鉴》

龙胆草 栀子 黄芩 车前子 木通 泽泻 生地黄
当归 柴胡 甘草

**漏芦散**《太平惠民和剂局方》

漏芦 蛇蜕 瓜蒌

### M

**麦味地黄丸**《古今图书集成·医部全录》引《体仁汇编》

熟地黄 山茱萸 山药 泽泻 茯苓 牡丹皮 麦冬 五味子

**木通散**《妇科玉尺》

枳壳 槟榔 木通 滑石 冬葵子 甘草

### N

**内补丸**《女科切要》

鹿茸 菟丝子 潼蒺藜 紫菀 黄芪 白蒺藜 肉桂 桑螵
蛸 肉苁蓉 制附子 茯苓

### Q

**秦艽鳖甲汤**《卫生宝鉴》

秦艽 鳖甲 柴胡 地骨皮 当归 知母 乌梅 青蒿

**清肝引经汤**《中医妇科学》四版教材

当归 白芍 生地黄 牡丹皮 山栀子 黄芩 茜草根 川
楝子 川牛膝 白茅根 甘草

**清肝止淋汤**《傅青主女科》

白芍 生地黄 当归 阿胶 牡丹皮 黄柏 牛膝 香附
红枣 小黑豆

**清经散**《傅青主女科》

牡丹皮 地骨皮 白芍 熟地黄 青蒿 黄柏 茯苓

**清热安胎饮**《刘奉五妇科经验》

山药 石莲 黄芩 川连 椿根白皮 侧柏炭 阿胶

**清热固经汤**《简明中医妇科学》

黄芩 焦栀子 生地黄 地骨皮 地榆 生藕节 阿胶 陈
棕炭 龟甲 牡蛎 生甘草

**清热调血汤**《古今医鉴》

牡丹皮 黄连 当归 川芎 生地黄 白芍 红花 桃仁
莪术 香附 延胡索

**清营汤**《温病条辨》

犀角（水牛角代） 生地黄 玄参 竹叶 麦冬 丹参
黄连 连翘 金银花

### R

**人参养荣汤**《三因极一病证方论》

黄芪 当归 桂心 甘草 橘皮 白术 人参 白芍 熟地
黄 五味子 茯苓 远志 生姜 大枣

**人参养营汤**《太平惠民和剂局方》

人参 白术 茯苓 炙甘草 当归 白芍 熟地黄 肉桂
黄芪 五味子 远志 陈皮 生姜 大枣

**润燥汤**《万氏妇人科》

人参 甘草 当归身 生地黄 枳壳 火麻仁 桃仁泥 槟
榔汁

### S

**芍药甘草汤**《伤寒论》

白芍　甘草

**少腹逐瘀汤**《医林改错》

小茴香　干姜　肉桂　当归　川芎　赤芍　没药　蒲黄
五灵脂　延胡索

**参附汤**《世医得效方》

人参　制附片

**参附汤**《校注妇人良方》《正体类要》

人参　附子

**参苓白术散**《太平惠民和剂局方》

人参　白术　扁豆　茯苓　甘草　山药　莲子肉　桔梗　薏
苡仁　砂仁

**参芪启宫汤**《中西医结合妇产科学》

黄芪　党参　当归　牛膝　血余炭　川芎　炙龟甲　王不留
行　玄参　麦冬　甘草

**肾气丸**《金匮要略》

干地黄　山药　山茱萸　茯苓　牡丹皮　泽泻　桂枝　附子

**身痛逐瘀汤**《医林改错》

秦艽　川芎　桃仁　红花　甘草　羌活　没药　当归　五灵
脂　香附　牛膝　地龙

**神效达生散**《达生篇》

苏梗　当归　白芍　甘草　川芎　大腹皮　枳壳　白术
陈皮　川贝母　葱白

**生地黄饮子**《杂病源流犀烛》

人参　黄芪　生地黄　熟地黄　石斛　麦冬　天冬　枳壳
枇杷叶　泽泻　甘草

**生化汤**《傅青主女科》

当归　川芎　桃仁　炮姜　炙甘草　黄酒　童便

**生脉散**《内外伤辨惑论》

人参　麦冬　五味子

**生铁落饮**《医学心悟》

麦冬　天冬　贝母　胆南星　橘红　远志　连翘　茯苓　茯
神　玄参　钩藤　丹参　辰砂　石菖蒲　生铁落

**十补丸**《济生方》

炮附子　五味子　山萸肉　炒山药　牡丹皮　鹿茸　熟地
黄　白茯苓　肉桂　泽泻

**失笑散**《太平惠民和剂局方》

炒蒲黄　五灵脂

**实脾饮**《重订严氏济生方》

厚朴　白术　木瓜　木香　草果仁　大腹子　附子　白茯苓
干姜　甘草　生姜　大枣

**寿胎丸**《医学衷中参西录》

菟丝子　桑寄生　川续断　阿胶

**顺经汤**《傅青主女科》

当归　熟地黄　白芍　牡丹皮　白茯苓　沙参　黑芥穗

**四海舒郁丸**《疡医大全》

木香　陈皮　海蛤粉　海带　海藻　昆布　海螵蛸

**四君子汤**《太平惠民和剂局方》

人参　白术　茯苓　炙甘草

**四逆散**《伤寒论》

柴胡　白芍　枳实　甘草

**四神丸**《证治准绳》

肉豆蔻　补骨脂　五味子　吴茱萸

**四物汤**《太平惠民和剂局方》

当归　川芎　白芍　熟地黄

**送子丹**《傅青主女科》

生黄芪　当归　麦冬　熟地黄　川芎

**缩泉丸**《景岳全书》

乌药　益智仁　山药

**T**

**胎元饮**《景岳全书》

人参　当归　杜仲　芍药　熟地黄　白术　炙甘草　陈皮

**泰山磐石散**《景岳全书》

人参　当归　白芍　熟地黄　续断　黄芩　黄芪　白术　糯
米　炙甘草　川芎　砂仁

**桃红四物汤**《医宗金鉴》

当归　熟地黄　白芍　川芎　桃仁　红花

**天麻钩藤饮**《杂病证治新义》

天麻　钩藤　石决明　山栀　黄芩　川牛膝　杜仲　益母草
桑寄生　夜交藤　茯神

**天王补心丹**《摄生秘剖》

人参　玄参　丹参　茯苓　五味子　远志　桔梗　当归　天
冬　麦冬　柏子仁　酸枣仁　生地黄　辰砂

**调肝汤**《傅青主女科》

山药　阿胶　当归　白芍　巴戟天　甘草　山茱萸

**通窍活血汤**《医林改错》

赤芍　川芎　桃仁　红枣　红花　老葱　鲜姜　麝香

**通乳丹**《傅青主女科》

人参　黄芪　当归　麦冬　木通　桔梗　猪蹄

**通瘀煎**《景岳全书》

当归尾　山楂　香附　红花　乌药　青皮　木香　泽泻

**W**

**完带汤**《傅青主女科》

白术　苍术　陈皮　人参　白芍　柴胡　怀山药　黑芥穗

甘草 车前子

**胃苓汤**《丹溪心法》

厚朴 苍术 陈皮 甘草 猪苓 泽泻 白术 茯苓 桂枝

**温胞饮**《傅青主女科》

巴戟天 补骨脂 菟丝子 肉桂 附子 杜仲 白术 山药 芡实 人参

**温经汤**《妇人大全良方》

人参 当归 川芎 白芍 肉桂 莪术 牡丹皮 甘草 牛膝

**温土毓麟汤**《傅青主女科》

人参 白术 山药 巴戟天 覆盆子 神曲

**五苓散**《伤寒论》

桂枝 白术 茯苓 猪苓 泽泻

**五味消毒饮**《医宗金鉴》

金银花 野菊花 蒲公英 紫花地丁 紫背天葵子

### X

**犀角地黄汤**《备急千金要方》

犀角（用代用品） 生地黄 牡丹皮 赤芍

**下乳涌泉散**《清太医院配方》

柴胡 青皮 当归 白芍 川芎 生地黄 天花粉 白芷 穿山甲 王不留行 漏芦 通草 桔梗 甘草

**仙方活命饮**《校注妇人良方》

金银花 当归 赤芍 穿山甲 皂角刺 天花粉 贝母 防风 白芷 陈皮 乳香 没药 甘草

**香砂六君子汤**《古今名医方论》

人参 白术 茯苓 法半夏 陈皮 甘草 木香 砂仁 生姜

**消风散**《外科正宗》

当归 生地黄 防风 蝉蜕 知母 苦参 胡麻 荆芥 苍术 牛蒡子 石膏 甘草 木通

**逍遥散**《太平惠民和剂局方》

柴胡 当归 白芍 白术 茯苓 甘草 薄荷 煨姜

**消渴方**《丹溪心法》

黄连 天花粉 人乳汁 藕汁 生地黄汁 姜汁 蜂蜜

**小蓟饮子**《重订严氏济生方》

生地黄 小蓟 滑石 通草 蒲黄 淡竹叶 藕节 栀子 当归 炙甘草

**小营煎**《景岳全书》

当归 熟地黄 芍药 山药 枸杞子 炙甘草

**芎归泻心汤**《罗氏会约医镜》

当归尾 川芎 延胡索 蒲黄 牡丹皮 桂心 五灵脂

### Y

**阳和汤**《外科证治全生集》

麻黄 熟地黄 白芥子 炮姜炭 肉桂 甘草 鹿角胶

**养精种玉汤**《傅青主女科》

熟地黄 山茱萸 白芍 当归

**养荣壮肾汤**《叶天士女科证治》

当归 川芎 独活 肉桂 川断 杜仲 桑寄生 防风 生姜

**养心汤**《仁斋直指方论》

人参 黄芪 肉桂 茯苓 当归 川芎 远志 茯神 五味子 柏子仁 炙甘草 半夏 酸枣仁

**一贯煎**《续名医类案》

北沙参 麦冬 当归 生地黄 枸杞子 川楝子

**茵陈二黄汤**《产科病效方443首》

茵陈 黄芪 大黄 苎麻根 石莲 栀子 木香 白术 白芍 益母草 甘草

**茵陈汤**《伤寒论》

茵陈 栀子 制大黄

**茵陈术附汤**《医学心悟》

茵陈 白术 制附片 肉桂 干姜 甘草

**银甲丸**《王渭川妇科经验选》

金银花 连翘 红藤 蒲公英 生鳖甲 西茵陈 升麻 紫花地丁 生蒲黄 椿根皮 大青叶 琥珀末 桔梗

**右归丸**《景岳全书》

制附子 肉桂 熟地黄 山药 山茱萸 枸杞子 菟丝子 鹿角胶 当归 杜仲

**玉女煎**《景岳全书》

石膏 知母 牛膝 熟地黄 麦冬

**玉屏风散**《医方类聚》

黄芪 白术 防风

**玉烛散**《儒门事亲》

当归 川芎 熟地黄 白芍 大黄 芒硝 甘草

**毓麟珠**《景岳全书》

鹿角霜 川芎 白芍 茯苓 川椒 人参 当归 杜仲 甘草 菟丝子 熟地黄 白术

### Z

**增液汤**《温病条辨》

玄参 生地黄 麦冬

**真武汤**《伤寒论》

制附片 白术 白芍 茯苓 生姜

**知柏地黄汤**《医宗金鉴》

山药 牡丹皮 白茯苓 山萸肉 泽泻 黄柏 熟地黄 知母

**知柏地黄丸**《医方考》

熟地黄 山药 山茱萸 茯苓 泽泻 牡丹皮 知母 黄柏

**知柏地黄丸**《医宗金鉴》

熟地黄　山茱萸　山药　泽泻　茯苓　牡丹皮　知母　黄柏

**止带方**《世补斋医书·不谢方》

猪苓　茯苓　车前子　泽泻　茵陈　赤芍　牡丹皮　黄柏　栀子　川牛膝

**栀子清肝汤**《外科正宗》

牛蒡子　柴胡　川芎　白芍　石膏　当归　山栀　牡丹皮　黄芩　黄连　甘草

**助产汤**《中西医结合妇产科学》

太子参　炙甘草　熟地黄　菟丝子　牛膝　当归　川芎　红花　白术　枸杞子　车前子　枳壳

**逐瘀止血汤**《傅青主女科》

生地黄　大黄　赤芍　牡丹皮　当归尾　枳壳　龟板　桃仁

**紫雪丹**《温病条辨》

石膏　寒水石　磁石　滑石　犀角　羚羊角　木香　沉香　玄参　升麻　甘草　丁香　朴硝　硝石　麝香　朱砂

**左归丸**《景岳全书》

枸杞子　山茱萸　山药　菟丝子　鹿角胶　龟甲胶　熟地黄　川牛膝